产前诊断技术与胎儿畸形评估

主　编　李　军（空军军医大学西京医院）
陈必良（空军军医大学西京医院）
朱　军（中国出生缺陷监测中心）
副主编　张建芳（空军军医大学西京医院）
朱　霆（空军军医大学西京医院）
雷小莹（西安交通大学第二附属医院）

世界图书出版公司
西安　北京　广州　上海

图书在版编目（CIP）数据

产前诊断技术与胎儿畸形评估 / 李军，陈必良，朱军主编 . —西安：世界图书出版西安有限公司，2018.7

ISBN 978-7-5192-4844-4

Ⅰ . ①产… Ⅱ . ①李… ②陈… ③朱… Ⅲ . ①妊娠诊断 ②畸胎—超声波诊断 Ⅳ . ① R714.15 ② R714.53

中国版本图书馆 CIP 数据核字（2018）第 169913 号

书　　名	**产前诊断技术与胎儿畸形评估** CHANQIAN ZHENDUAN JISHU YU TAIER JIXING PINGGU
主　　编	李　军　陈必良　朱　军
责任编辑	马元怡
装帧设计	新纪元文化传播
出版发行	**世界图书出版西安有限公司**
地　　址	西安市北大街 85 号
邮　　编	710003
电　　话	029-87214941（市场营销部） 029-87234767（总编室）
网　　址	http://www.wpcxa.com
邮　　箱	xast@wpcxa.com
经　　销	新华书店
印　　刷	西安牵井印务有限公司
开　　本	889mm × 1194mm　　1/16
印　　张	30.75
字　　数	520 千字
版　　次	2018 年 7 月第 1 版　2018 年 7 月第 1 次印刷
国际书号	ISBN 978-7-5192-4844-4
定　　价	280.00 元

医学投稿　xastyx@163.com　‖ 029-87279745　87284035

☆如有印装错误，请寄回本公司更换☆

本书由国家重点研发计划项目（2018YFC1002200），陕西省卫计委专项课题（SXWS JSWZF CGHT 2016-012），陕西省科技统筹创新项目（2012KTCL03-09）资助。

编写人员名单

（按姓氏笔画排序）

姓名	职称	单位	姓名	职称	单位
马向东	主任医师	空军军医大学西京医院	王　云	主治医师	空军军医大学西京医院
王　峥	主治医师	空军军医大学西京医院	王　音	主治医师	空军军医大学西京医院
朱　军	教授	中国出生缺陷监测中心	朱　霆	高级工程师	空军军医大学西京医院
朱永胜	主任医师	南方医科大学深圳医院	孙国成	主任医师	空军军医大学西京医院
苏海砾	副主任医师	空军军医大学西京医院	李　军	主任医师	空军军医大学西京医院
李泽桂	教授	陆军军医大学组胚教研室	杨文娟	主治医师	空军军医大学西京医院
宋婷婷	助理研究员	空军军医大学西京医院	张　军	主任医师	空军军医大学西京医院
张建芳	副主任医师	空军军医大学西京医院	陈必良	主任医师	空军军医大学西京医院
郑　瑜	主任医师	西安市中心医院	赵丽莎	主治医师	空军军医大学西京医院
赵美玲	主治医师	空军军医大学唐都医院	赵海涛	高级工程师	空军军医大学西京医院
赵联璧	主治医师	空军军医大学唐都医院	侯　娜	主治医师	空军军医大学唐都医院
姜亚红	助理调研员	陕西省爱卫会办公室	袁丽君	主任医师	空军军医大学唐都医院
徐　盈	助理研究员	空军军医大学西京医院	徐　鹏	主治医师	空军军医大学西京医院
郭芬芬	助理研究员	空军军医大学西京医院	唐　兴	主治医师	空军军医大学西京医院
程　亮	副主任医师	空军军医大学西京医院	雷小莹	主任医师	西安交通大学第二附属医院
黎　昱	助理研究员	空军军医大学西京医院	燕　凤	助理研究员	空军军医大学西京医院

序 1

我国每年出生缺陷儿的数量至少在80万人，相当于一个小国的人口。部分患儿在出生后及成长过程中死亡，即使存活也会有终生残疾，给个人、家庭以至于社会带来巨大的痛苦和经济负担。

作为军医大学附属医院，如何发挥我们的责任担当和学术引领作用，彰显公立医院的公益性，西京医院一直在努力，并在医学前沿领域及社会急需方面发挥着临床、教学和科研优势，解决临床重大问题。我们将出生缺陷的早期筛查及治疗作为重点的临床及研究方向，取得了很好的临床效果，培养了大批的临床人才，得到了军内外的认可，带来了良好的社会效益，同时也积累了一定的临床经验。超声医学科李军主任医师是我院出生缺陷早期诊疗团队的主要领导者，在临床实践中，筛查了超过10万余例正常与畸形胎儿，做出了突出的贡献。在她的带领下，医院组成了包括产科、超声医学科、心脏外科、磁共振检查及遗传学等学科的专家团队，并成为国家、军队及省级的产前超声诊断培训基地，为军内外培养了一批扎根在基层的临床一线骨干。《产前诊断技术与胎儿畸形评估》是该团队多年临床经验及成果的总结和系统介绍，内容涵盖胎儿影像学诊断、遗传学诊断和产前产后一体化诊治工作模式，是包含知识、技能、临床思维和激情的高水平著作。

一名好医生及医务工作者，应该是科学精神与人文情怀的完美结合。本书不仅科学性强，更难能可贵的是充分彰显了编者团队的人文情怀，他们对患者的极端负责及对社会的担当精神给我留下了极其深刻的印象，作为他们的同事我非常自豪。我衷心地希望更多的医务工作者能够读到这本书，尤其是产科、超声医学科、核磁共振及遗传学等相关学科的医务工作者。希望我国有更多的相关专家及临床医务工作者参与产前诊断及胎儿畸形评估，为提高我国人口素质、为健康中国做出更大的贡献。

熊利泽

2018年7月

熊利泽　空军军医大学大学西京医院教授、主任医师（原第四军医大学西京医院院长）

序 2

1958 年，原第四军医大学西京医院心脏外科开展了国内首例体外循环心内直视手术，自此，我们开启了各类心脏病的心内直视手术治疗。20 世纪 80 年代初期，彩色多普勒超声心动图的问世为心血管疾病提供了明确而丰富的诊断信息。目前，超声成像检查技术已成为先天性心脏病，特别是复杂先天性心脏病患者诊治和术后随访的主要手段，西京医院超声科对该病的诊断准确率达 95% 以上，已取代了有创的心导管检查技术。

李军和张军主任医师等在长期超声临床诊断工作中，发现重症先天性心脏病患儿手术预后差，或无法进行手术治疗， 使整个家庭陷入困境，因病致贫。出于职责心与同情心，他们萌生了必须将超声诊断关口前移，设法减少严重复杂的先天性心脏病患儿出生的想法，希望能减轻患儿的家庭负担，同时帮助解决社会问题。从 20 世纪 80 年代末期开始，他们尝试对超声诊断胎儿心血管畸形进行临床研究，经过 20 年的探索，2008 年科室决定由李军主任医师负责组建胎儿先天性心脏病诊断组，同时与妇产科、心血管外科、磁共振室、遗传实验室等相关学科开展大量合作，并聘请西安交通大学第二附属医院的妇产超声专家雷小莹教授进行指导。自此，积累了大量胎儿先天性心脏病病例，取得丰硕的有关胎儿先天性心脏病诊断及鉴别诊断的研究成果，并在先天性心脏病分类的基础上，根据胎儿先天性心脏病不同病种与类型、合并畸形、能否手术、矫治术式，对预后疗效进行综合的评估，提出可治根治型、可治姑息型、无法治疗型这 3 大类分型及产前产后一体化管理的新理念。2011 年陕西省卫生厅批准在西京医院设立国内首家单病种省级“胎儿先天性心脏病超声诊断中心”（简称“中心”）；2013 年，又批准成立“陕西省产前诊断会诊中心”和“陕西省产前超声检查培训基地”（简称“基地”）。

为了将长期积累的产前超声诊断技术的临床经验不断推广，推进减少出生缺陷国策的落实，提供更多临床产前诊断技术人员技术规范化指导，起到“中心”和“基地”的引领作用，李军率领团队先后主办了国际、国家级、部级 (国家卫计委)、省级和军队的产前超声诊断与筛查技术初级、高级培训班 16 场，有来自全国、军队和基层的 5000 余人参加。2014—2018 年，“中心”和“基地”承担了“陕西省培养产前超声诊断专业规范化人才”的项目；联合省内其他 8 家三甲医院共同开展“中长期产前超声诊断培训”项目，每期 4 个月，已完成 10 期，覆盖全省 107 个县区各级医疗机构，为陕西省培养了 400 余名产前超声高级人员。同期，李军还带领巡讲团，利用周末到基层开展产前诊断基础知识及规范化操作诊断的讲座及义诊，共举办 18 期，为基层近 4000 名医务人员服务。

在长期的临床和教学工作中，李军及其团队深感需要一本能包容国内外超声操作指南、诊断及多学科相融合的技术，并且能解答一线工作者临床诊断需要的专业书籍。为此，他们经过潜心收集和倾心钻研，历时 3 年，终将此书奉献给大家。

本书由从事临床超声诊断近50年的李军主任医师、西京医院妇产科拥有“中国妇科达·芬奇手术第一人”美誉的陈必良主任、长期从事出生缺陷监测的朱军主任担任主编。编者基于前期的临床经验积累及教学反馈，持续关注产前诊断的相关技术发展，参阅大量国内外文献，及国内外制定的相关产前诊断检查规范和指南，从日常工作中收集的10万余例正常及畸形胎儿的产前诊断资料中，精心挑选汇编成此书。

此书为超声科、产科、遗传咨询、磁共振成像以及从事与产前诊断有关的医师及科研人员提供参考，相信此书将成为产前超声诊断领域有价值的专业指导书。

钱蕴秋

2018年7月23日

钱蕴秋　教授、主任医师　原第四军医大学西京医院超声科主任

前言

每一位准妈妈，在孕育胎儿漫长的10个月期间，无时无刻不在担心着宝宝的健康成长。产前超声诊断技术是检测胎儿结构性畸形安全、首选、重要的技术，在优生优育、出生缺陷防控中起到“排头兵”的作用。胎儿在生长发育不同阶段中，结构变化和差异极大，出生前、出生后也有明显变化。我们需要针对胎儿各发育阶段复杂多变的图像特征提出相应的诊断和鉴别标准。同时，联合磁共振影像诊断、遗传学技术等，最终获得准确的诊断结果。产前诊断的目的是检出那些严重的、复杂的难以治疗和预后不良的畸形。

胎儿一旦诊断出先天性结构异常，孕妇及其家属急切想要了解从孕期至出生后一个长期完整的救治、预后过程。同时，我们在开展的中长期及各类短期培训教学过程中，收集到大量的“教与学”反馈，深切了解产前诊断医师学习中的需求。基于此，本书力求为产前诊断医师提供关于胎儿先天性结构异常的病理分型、诊断（产前超声、磁共振、遗传检测）、鉴别诊断、评估要点、遗传风险、预后咨询、产科临床处理指导等知识，同时将这些学科知识进行了巧妙的融合。您拥有此书，犹如手握超声诊断、遗传检测、磁共振胎儿影像诊断、胚胎学、产科学、伦理学等多门学科为一体的专业书籍，帮助您形成产前产后一体化诊治的思路和工作模式，顺利进行专业切换，从超声诊断医师进入全科医师，为患者提供全面服务，这也符合现代整合医学对学科发展的时代要求。

本书在编撰过程中，得到山东日照市人民医院接连利主任、福州总院王鸿主任的大力支持，为本书提供了部分病例的典型超声图像，何海葳医生精心绘制了全书模式图和示意图，王西林、高巍伦医师在全书编纂中参与了图片的留取和整理工作，在此深表感谢。感谢中国出生缺陷干预救助基金会薛敬洁副秘书长给予的关注和支持。同时，感谢陕西省人民政府、陕西省发展与改革委员会、陕西省卫生和计划生育委员会、陕西省财政厅等部门，以及中国人民解放军空军军医大学（原第四军医大学）西京医院和超声医学科对陕西省胎儿先天性心脏病超声诊断中心工作的指导和大力支持，有了各部门的支持，我们才能在产前超声诊断领域中坚守信念、砥砺前行，有所斩获。最后，感谢各位编者的家人们所给予的长期支持。在你们的支持下，我们终于能将平日积累的心得跃然纸面，奉献给广大读者。

以西京医院超声医学科胎儿组技术骨干为主的年轻团队编写了本书。编者在临床一线工作数年至几十年，经过十年的胎儿病例积累、三年的酝酿和准备，博采众长，采用综述、示意图、超声图像、病理解剖图、模式图等信息形式来完成本书。编者虽想力求完美，但理解和认知难免有偏差，如有不妥，恳请指正。

2018年7月23日

李军　空军军医大学西京医院主任医师，陕西省胎儿先天性心脏病超声诊断中心主任

内容简介

《产前诊断技术与胎儿畸形评估》一书的编者均从事临床医疗和影像诊断及手术治疗工作，时间最长的55年，最短的也有5年，他们关注近十年来发展的产前超声诊断及相关技术，对胎儿产前诊断拥有丰富的经验和感悟。为了与大家分享心得，帮助初学者提高产前诊断技术水平，建立长期超声诊断及相关诊断技术产前产后一体化诊治的综合思路，编者参阅大量国内外文献，参考国内外各学会对产前诊断制定的检查规范和指南，从日常工作中收集10万余例正常及畸形胎儿的产前诊断资料中，精心挑选后汇编成书。《产前诊断技术与胎儿畸形评估》全书共41章，分为总论、胎儿心脏和产前诊断3篇，第1篇以产前诊断技术的相关基础知识为主，第2篇以胎儿心脏的产前诊断为主，第3篇则以胎儿心脏以外脏器的系统性产前诊断为主。每个章节以引言、定义、病理解剖和病理生理、影像学图像特征（超声和磁共振）、注意事项与鉴别诊断、遗传学诊断、预后等构成。全书50余万字，插图近1000幅（包含模式图、示意图、超声图、磁共振影像图及标本照片等），图文并茂，使读者易于掌握胎儿畸形的诊断要点。

这是一本不同于指南的专业书籍，不仅为从事产前诊断的超声诊断医师、产科和新生儿及遗传咨询等相关学科的医务工作者提供基于业内共识的超声影像学诊断方法和规范化扫查指导，更在产前相关诊断技术诸如胚胎发育、胎儿畸形的病因学与相关影响因素、磁共振检查、胎儿遗传学异常的临床表型、孕期产前临床指导与咨询、医学伦理、预后评估及鉴别诊断等内容做了丰富的拓展，并在相关章节中增加了编者有关产前诊断产后诊治一体化管理、胎儿心脏超声诊断思路等心得体会。

全书内容新颖，全面详细，科学实用，尤其是在诊断和咨询、预后和全面评估等方面提供了丰富素材，强调产前产后一体化综合诊治的工作思路，可供产科、超声科、遗传咨询、磁共振成像以及从事与产前诊断有关的医生及科研人员参考。本书也可作为研究生、本科生和产前诊断专业培训的参考教材。

图中缩略词英中对照

A

AAO　升主动脉
AC　腹围
AO　主动脉
ARCH　主动脉弓
ARSA　迷走右锁骨下动脉
ASD　房间隔缺损
ATVL　三尖瓣前瓣
AzV　奇静脉

B

BL　膀胱

C

CPVT　共同肺静脉干
CS　冠状静脉窦

D

DA　动脉导管
DAO　降主动脉
DV　静脉导管

H

HEART　心脏
HV　肝静脉

I

IVC　下腔静脉
IVS　室间隔

L

L　左
LAD　左前降支
LA　左心房
LAA　左位主动脉弓
LCA　左冠状动脉
LCCA　左颈总动脉
LDA　左位动脉导管
LFL　左股骨长
LHL　左肱骨长
LIVC　左下腔静脉
LIVER　肝脏
LK　左肾
LMCA　左侧大脑中动脉
LPA　左肺动脉
LPV　左肺静脉
LSCA　左锁骨下动脉
LV　左心室
LVOT　左室流出道
LVPW　左室后壁
L-LEG　左腿

M

MPA　主肺动脉
MV　二尖瓣
MVD　二尖瓣发育不良
MVDS　二尖瓣发育不良综合征

N

NA　无名动脉

P

PA　肺动脉
PE　心包积液
PLSVC　永存左上腔静脉
Pro-UK　单链尿激酶
PS　肺动脉口狭窄
PTA　永存动脉干
PTVL　三尖瓣后瓣
PV　门静脉

R

R　右
RA　右心房
RAA　右位主动脉弓
RCCA　右颈总动脉
RDA　右位动脉导管
RFL　右股骨长
RHL　右肱骨长
RIVC　右下腔静脉
RK　右肾
RMCA　右侧大脑中动脉
RPA　右肺动脉
RPV　右肺静脉
RSCA　右锁骨下动脉
RV　右心室
RVOT　右室流出道
R-LEG　右腿

S

SA　单心房
SP　脊柱
STO　胃泡
STVL　三尖瓣隔瓣
SV　单心室
SVC　上腔静脉

T

T　气管
TA　三尖瓣闭锁
TR　三尖瓣反流
TV　三尖瓣

U

UA　脐动脉
UV　脐静脉

V

VERT　胎位
VSD　室间隔缺损
VV　垂直静脉

郑重声明

由于医学是不断更新并拓展的领域，因此相关实践操作、治疗方法及药物都有可能会改变，希望读者可审查书中提及的器械制造商所提供的信息资料及相关手术的适应证和禁忌证。作者、编辑、出版者或经销商不对书中的错误或疏漏以及应用其中信息产生的任何后果负责，关于出版物的内容不作任何明确或暗示的保证。作者、编辑、出版者和经销商不就由本出版物所造成的人身或财产损害承担任何责任。

目 录

第1篇 总 论

第 1 章 出生缺陷的病因学与相关影响因素 / 2
第 2 章 产前超声检查安全性及适应证 / 8
第 1 节 超声设备的现状和发展 / 8
第 2 节 超声的物理特性和成像基础 / 8
第 3 节 超声的安全性问题研究 / 11
第 4 节 超声的剂量评估 / 12
第 5 节 超声医学安全性的共识及操作适应证 / 13
第 3 章 心脏胚胎发育与先天性心脏病 / 19
第 1 节 原始心血管系统的建立 / 19
第 2 节 心脏的发生 / 19
第 3 节 动脉的发生 / 26
第 4 节 静脉的发生 / 29
第 5 节 胎儿血液循环 / 30
第 6 节 先天性心脏病的血液循环 / 31
第 7 节 先天性心脏病的分类 / 32
第 4 章 超声新技术在胎儿心脏检查中的应用 / 34
第 5 章 遗传学诊断技术及适应证 / 38
第 1 节 侵入性产前诊断方法 / 38
第 2 节 非侵入性产前诊断方法 / 44
第 3 节 产前诊断实验室技术 / 47
第 6 章 遗传学异常的临床表型 / 53
第 7 章 产前磁共振检查的安全性与适应证 / 61
第 1 节 磁共振成像原理 / 61
第 2 节 磁共振成像在胎儿检查中的安全性及风险 / 65
第 3 节 胎儿磁共振检查适应证 / 65
第 8 章 孕期临床指导 / 67
第 1 节 妊娠期腹痛 / 67
第 2 节 妊娠期及围生期感染 / 68
第 3 节 流 产 / 75
第 4 节 早 产 / 77
第 5 节 叶酸与神经管缺陷的预防 / 77
第 6 节 异位妊娠 / 78
第 7 节 双胎（多胎）妊娠 / 79
第 8 节 母儿血型不合 / 79
第 9 节 妊娠期高血压疾病 / 83
第 10 节 心脏疾病与妊娠 / 86
第 11 节 妊娠有关的肝脏疾病 / 88
第 12 节 妊娠合并恶性肿瘤 / 90
第 13 节 产科血栓 / 92
第 14 节 围生期急性肾衰竭 / 94
第 15 节 妊娠期合并糖尿病 / 95
第 16 节 剖宫产术后阴道分娩 / 100
第 17 节 产后出血与出血性休克 / 100
第 18 节 羊水栓塞 / 103
第 9 章 先天性心脏病的评估及外科干预原则 / 105
第 10 章 医学伦理和产前诊断相关学科伦理 / 112
第 1 节 医学伦理学的含义 / 112
第 2 节 医学伦理学的基本原则 / 113
第 3 节 医学伦理学的应用原则 / 114
第 4 节 医学伦理在产前诊断相关学科的应用 / 116
第 5 节 产前检查诊疗的侵权责任风险 / 122
第 11 章 生命、生殖伦理的认识 / 126
第 1 节 生命的标准与含义 / 126
第 2 节 生命观的变革与医学道德 / 127
第 3 节 优生学的道德伦理 / 127

第2篇 胎儿心脏

第 12 章 胎儿心脏的发育与畸形 / 130
第 1 节 心脏发育的胚胎学 / 130
第 2 节 胎儿血液循环与出生后血液循环的变化 / 132
第 3 节 心血管系统发育畸形 / 133

第 13 章 先天性心脏病分类及胎儿心血管畸形的评估与管理 / 138
第 1 节 心脏的位置 / 138
第 2 节 心脏顺序分段法 / 140
第 3 节 胎儿心血管畸形综合评估 / 144
第 4 节 胎儿先天性心脏病的一体化管理 / 147
第 5 节 先天性心脏病的遗传因素 / 147
第 14 章 胎儿超声心动图在早期妊娠中的应用 / 149
第 1 节 妊娠的超声检查与评价 / 149
第 2 节 早期妊娠相关结构监测与评价 / 151
第 15 章 正常胎儿心脏超声图像 / 154
第 1 节 胎儿心脏与大血管超声规范化检查 / 154
第 2 节 正常胎儿超声心动图标准切面与测量 / 157
第 3 节 胎儿外周血管超声标准切面与测量 / 168
第 16 章 胎儿心脏功能的超声检查方法与评估 / 172
第 1 节 心脏收缩功能评价 / 172
第 2 节 心脏舒张功能评价 / 174
第 3 节 心脏整体功能评价 / 175
第 17 章 间隔发育异常 / 178
第 1 节 房间隔缺损 / 178
第 2 节 室间隔缺损 / 182
第 3 节 房室间隔缺损 / 185
第 4 节 单心室 / 188
第 5 节 主动脉 – 肺动脉间隔缺损 / 191
第 18 章 心室流入道与流出道异常 / 196
第 1 节 三尖瓣下移畸形 / 196
第 2 节 三尖瓣发育不良 / 198
第 3 节 三尖瓣闭锁 / 199
第 4 节 二尖瓣发育不良 / 200
第 5 节 主动脉口狭窄 / 202
第 6 节 肺动脉口狭窄 / 205
第 7 节 肺动脉闭锁伴室间隔完整 / 207
第 8 节 肺动脉瓣缺如综合征 / 210
第 9 节 心室双腔心 / 212
第 19 章 大动脉发育与数目异常 / 217
第 1 节 主动脉缩窄 / 217
第 2 节 主动脉弓中断 / 219
第 3 节 血管环 / 221
第 4 节 永存动脉干 / 226
第 20 章 心室 – 大动脉连接异常 / 230
第 1 节 概　述 / 230
第 2 节 法洛四联症 / 231
第 3 节 肺动脉闭锁伴有室间隔缺损 / 234
第 4 节 完全型大动脉转位 / 235
第 5 节 矫正型大动脉转位 / 237
第 6 节 心室双出口 / 238
第 21 章 心室发育不良与综合征 / 244
第 1 节 左心发育不良与综合征 / 244
第 2 节 右心发育不良与综合征 / 245
第 22 章 体静脉、肺静脉畸形与连接异常 / 248
第 1 节 永存左上腔静脉 / 248
第 2 节 右上腔静脉缺如 / 249
第 3 节 下腔静脉发育异常 / 251
第 4 节 全部体静脉异常连接 / 253
第 5 节 肺静脉异位引流 / 254
第 23 章 冠状动脉、静脉畸形 / 259
第 1 节 冠状动脉瘘 / 259
第 2 节 冠状动脉异常起源 / 261
第 3 节 冠状静脉窦异常 / 262
第 24 章 心内异常回声 / 265
第 1 节 三房心 / 265
第 2 节 心室内强回声灶 / 266
第 3 节 心脏肿瘤 / 268
第 25 章 心肌发育异常 / 271
第 1 节 肥厚型心肌病 / 271
第 2 节 扩张型心脏病 / 272
第 3 节 心内膜弹力纤维增生症 / 273
第 4 节 心肌致密化不全 / 275
第 26 章 胎儿外周血管异常 / 278
第 1 节 动脉导管异常 / 278
第 2 节 卵圆孔早闭或开放受限 / 280
第 3 节 脐血管异常 / 282
第 4 节 静脉导管异常 / 286
第 5 节 大脑中动脉异常 / 287
第 27 章 心律失常 / 290
第 1 节 产前超声诊断方法 / 290

第 2 节　不规则心律 / 292
第 3 节　快速性心律失常 / 293
第 4 节　慢速性心律失常 / 295
第 28 章　胎儿超声心动图检查的诊断思路 / 298

第 3 篇　产前诊断

第 29 章　妊娠生理 / 304
第 1 节　月经周期变化 / 304
第 2 节　妊娠生理 / 305
第 30 章　正常妊娠超声检查 / 308
第 1 节　早期妊娠超声检查 / 308
第 2 节　中、晚期妊娠超声检查 / 312
第 3 节　晚期妊娠常规超声检查 / 318
第 4 节　四维超声检查 / 319
第 31 章　胎儿生物指标测定、生长发育及评估 / 322
第 1 节　孕龄判断、生长指标测定及正常值 / 322
第 2 节　胎儿宫内发育迟缓 / 326
第 3 节　巨大胎儿 / 328
第 4 节　胎儿水肿 / 329
第 5 节　胎儿贫血 / 330
第 32 章　早期妊娠的常见异常 / 333
第 33 章　中枢神经系统异常 / 337
第 1 节　脑室扩张和脑积水 / 337
第 2 节　脑膨出 / 340
第 3 节　露脑畸形 / 341
第 4 节　无脑畸形 / 342
第 5 节　中脑导水管狭窄 / 343
第 6 节　水　脑 / 343
第 7 节　孔洞脑 / 344
第 8 节　全前脑畸形 / 345
第 9 节　丹迪 – 沃克畸形 / 347
第 10 节　无脑回与脑裂畸形 / 348
第 11 节　小头畸形 / 350
第 12 节　胼胝体发育不良或缺失 / 352
第 13 节　蛛网膜囊肿 / 353
第 14 节　Galen 静脉血管瘤 / 354
第 15 节　颅内出血 / 355
第 16 节　颅内肿瘤 / 356
第 17 节　磁共振影像 / 357
第 34 章　脊柱异常 / 365
第 1 节　脊柱裂 / 365
第 2 节　脊髓脊膜膨出 / 367
第 3 节　脊髓纵裂 / 368
第 4 节　脊柱异常弯曲 / 369
第 5 节　半椎体畸形 / 370
第 6 节　尾部退化综合征 / 371
第 7 节　骶尾部畸胎瘤 / 372
第 8 节　磁共振影像 / 373
第 35 章　颜面与颈部异常 / 377
第 1 节　眼部异常 / 377
第 2 节　鼻部异常 / 382
第 3 节　唇腭裂及面裂 / 385
第 4 节　小颌及无颌畸形 / 387
第 5 节　耳部畸形 / 389
第 6 节　颈项透明层增厚与淋巴管囊肿 / 391
第 36 章　胸腔异常 / 395
第 1 节　肺发育不良 / 395
第 2 节　肺囊性腺瘤 / 396
第 3 节　隔离肺 / 398
第 4 节　胸腔积液 / 399
第 5 节　先天性膈疝 / 400
第 6 节　胸腺发育不良与不发育 / 401
第 7 节　支气管囊肿 / 402
第 8 节　喉 – 气管闭锁 / 403
第 9 节　磁共振影像 / 404
第 37 章　腹壁及腹腔异常 / 408
第 1 节　脐膨出 / 408
第 2 节　腹　裂 / 409
第 3 节　泄殖腔外翻、膀胱外翻 / 410
第 4 节　体蒂异常 / 411
第 5 节　脐膨出 – 巨舌 – 巨体综合征 / 412
第 6 节　食管闭锁 / 413
第 7 节　十二指肠闭锁与狭窄 / 414
第 8 节　肠梗阻与闭锁 / 415
第 9 节　胎粪性腹膜炎 / 416
第 10 节　肛门直肠闭锁 / 416

第 11 节　肠管强回声 / 418
第 12 节　腹　水 / 419
第 13 节　腹腔与盆腔包块 / 419
第 38 章　生殖、泌尿系统异常 / 422
第 1 节　异位肾 / 422
第 2 节　肾缺如 / 423
第 3 节　重复肾 / 424
第 4 节　马蹄肾 / 425
第 5 节　肾积水 / 426
第 6 节　肾脏囊性疾病 / 427
第 7 节　先天性泌尿道连接处梗阻 / 430
第 8 节　先天性巨输尿管和输尿管囊肿 / 431
第 9 节　尿道下裂、尿道闭锁和后尿道瓣膜 / 432
第 10 节　梅干腹综合征 / 433
第 11 节　泌尿系统肿瘤 / 433
第 12 节　先天性肾上腺皮质增生症 / 434
第 39 章　肌肉、骨骼及四肢异常 / 436
第 1 节　软骨发育不全 / 436
第 2 节　成骨发育不全 / 437
第 3 节　致死型侏儒 / 439
第 4 节　桡骨发育不良与缺失 / 439
第 5 节　指（趾）异常 / 441
第 6 节　足部异常 / 442
第 7 节　肢体缺失 / 443
第 8 节　肢体屈曲症及多发性关节挛缩症 / 445
第 40 章　多胎妊娠 / 448
第 1 节　多胎绒毛膜性及羊膜性的判断 / 448
第 2 节　双胎相关畸形 / 450
第 41 章　胎儿附属物 / 459
第 1 节　羊　水 / 459
第 2 节　胎　盘 / 460
第 3 节　脐　带 / 469

第1篇 总 论

第1章

出生缺陷的病因学与相关影响因素

出生缺陷（birth defect）也可称为先天性疾病（congenital disease）或先天性异常（congenital anomaly），是指由遗传性因素和不良环境引起的胎儿出生时就具有各种结构性畸形及功能性异常的总称，包括形态结构畸形、生理和代谢功能紊乱、智力和行为发育障碍等。近年来出生缺陷已经成为重要的全球性公共健康问题，全世界每年有数以百万计先天异常患儿出生。中、低收入国家出生缺陷的发病率和死亡率是发达国家的2倍。出生缺陷也是全世界婴儿死亡的主要原因之一，导致每年超过300万5岁以下的儿童死亡。对于年龄小于50岁人群的死亡原因，出生缺陷也是排在最前列的。

近年来我国出生缺陷发生率总体呈上升趋势，据统计我国每年出生缺陷儿童总数高达80万~120万，占出生人口总数的5.6%，其中30%~40%患儿在出生后死亡，在婴儿死亡中已居首位；另有约40%患儿将终生残疾，只有20%~30%患儿经早期诊断和治疗可以获得较好生活质量。出生缺陷不但严重影响个人健康状况，而且也给家庭和社会带来了巨大的经济负担。

一、病因学

确定出生缺陷的相关致病因素是其预防的基础和关键。有一些出生缺陷是遗传性的，还有一些是环境中有害物质所导致的，更多的出生缺陷是多种遗传和环境因素复杂的相互作用所致，即多因素作用的结果。因此目前认为出生缺陷相关致病因素可以概括为：遗传因素、环境因素和遗传与环境因素交互作用。

（一）遗传因素

可以明确诊断的遗传病分为3类：染色体病、基因组病和单基因遗传病。多基因遗传病表现为遗传易感性，目前不能实现明确的遗传学诊断。

1. 染色体病 包括染色体数目和结构异常。染色体是基因的载体，染色体异常即染色体病，导致基因表达异常和机体发育异常。染色体畸变的发病机制不明，可能由于细胞分裂后期染色体发生不分离或染色体在体内外各种因素影响下发生断裂和重新连接所致。

染色体数目异常包括整倍体和非整倍体异常，染色体数目增多、减少和出现三倍体等；结构异常包括染色体缺失、易位、倒位、插入、重复和环状染色体等。染色体病又可分为：①常染色体病，如唐氏综合征（Down syndrome，21三体综合征）、13三体综合征（Patau syndrome，帕陶综合征）和18三体综合征（Edwards syndrome，爱德华综合征）等；②性染色体病，如Turner综合征（XO）和克氏综合征（XXY，先天性睾丸发育不全）等。

胎儿的遗传物质在受孕时即被确定，也就是说许多出生缺陷的遗传学基础在受精卵细胞核形成过程中已经奠定，譬如染色体结构异常、大范围基因重复、染色体部分或整体缺失。很多染色体异常的受精卵不能发育为胚胎，但是也有一些会发育为胚胎和胎儿，其中21三体综合征、帕陶综合征和爱德华综合征最为常见。这些异常多表现为多发结构畸形及智力残疾。

21 三体综合征患者寿命相对较长，而帕陶综合征和爱德华综合征患者寿命相对较短，常常在出生后不久即夭折。帕陶综合征患儿具有明显的神经和精神异常，运动障碍，多指（趾），眼睛、心脏和脊柱等畸形。爱德华综合征患儿智力低下，呼吸和喂养困难，发育迟滞，常见肾脏、小肠和心脏等畸形。性染色体异常多表现为性发育异常。

2. 基因组病　随着分子遗传学检测技术的发展，近些年又提出了基因组病的概念。基因组病（genomic disorders）是指由于人类基因组 DNA 的异常重组而引起临床表型的一类疾病。其分子基础是 DNA 的异常重组导致基因的缺失、扩增或基因结构的彻底破坏。基因组病一般由常规 G 显带染色体核型分析难以发现的染色体微小缺失或重复引起，所以又称染色体微缺失微重复综合征。基因组病也常表现为结构畸形和智力残疾。染色体病和基因组病统称为基因组异常。

3. 单基因遗传病　单基因遗传病是指受一对等位基因控制表型的遗传病，其遗传方式及再发风险符合孟德尔遗传定律。

单基因遗传病包括：①常染色体显性遗传病，表现为常染色体上的两个等位基因中一个发生突变，其异常效应就能显示发病。如家族性多发性结肠息肉，家族性多指、并指等。②常染色体隐性遗传病，致病基因为位于常染色体上，两个等位基因均突变才发病。常染色体隐性遗传病患者，大多是由两个携带者所生的后代，如先天性耳聋、白化病、苯丙酮尿症。③ X 连锁显性遗传病，致病基因位于 X 染色体上，致病基因为显性基因，只要携带致病基因，男女均会发病，如佝偻病。④ X 连锁隐性遗传病，致病基因位于 X 染色体上，致病基因为隐性基因，一般男性发病，女性为隐性携带者，如进行性肌营养不良和血友病。⑤ Y 连锁遗传病，致病基因位于 Y 染色体上，父系遗传。

4. 多基因遗传病　多基因遗传病是遗传信息通过两对以上致病基因的累积效应所致的遗传病。多基因遗传病与单基因遗传病在遗传方式上有明显不同，它没有显性、隐性和性连锁遗传之分。

大多数遗传性出生缺陷都与多基因有关，常见多基因遗传病有：先天性心脏病、小儿精神分裂症、家族性智力低下、脊柱裂、无脑儿、少年型糖尿病、先天性肥大性幽门狭窄、重度肌无力、先天性巨结肠、气道食道瘘、先天性腭裂、先天性髋脱位、先天性食道闭锁、马蹄内翻足、原发性癫痫等。多基因遗传病在遗传因素和环境因素双重作用下发病，遗传因素所占的比重称为遗传度，遗传度越高表示遗传因素起的作用越大。

（二）环境因素

环境因素主要是指可能对胎儿发育有害致使其形态或功能出现异常的母体因素、生物因素、药物因素、营养因素、环境污染（化学）因素、物理因素等。

1. 母体因素

（1）年龄　孕妇在超过 35 岁年龄段时，婴儿畸形发生率增高。21 三体综合征病儿随母亲年龄增大而发病率增高，母亲年龄在 35 岁以上为 1%~2%，40 岁以上可达 3%~4%。

（2）疾病　母亲患糖尿病，胎儿出现先心病的比例是正常母亲的 5 倍；未治疗的苯丙酮尿症孕妇，新生儿心脏有问题的概率是正常孕妇的 6 倍以上；母亲患有自身免疫病，如患系统性红斑狼疮伴抗 Ro 或 La 抗体，胎儿心脏完全性传导阻滞的风险会增加。

（3）不良生活方式　孕期吸烟可能导致早产、低出生体重和出生缺陷。怀孕头 3 个月吸烟，胎儿易患心脏间隔缺损。酒精可以导致胎儿组织水肿，造成酒精综合征等多种先天畸形。

（4）其他　母亲肥胖、精神紧张都可能是胎儿心脏缺陷的高危因素；文化程度不同，围产儿出生缺陷率有显著性差异；孕妇在孕期具有不良心理状况也是出生缺陷的危险因素，如来自家庭方面的负性事件会影响母亲神经介质以及内分泌激素释放异常，影响胎儿某些组织或器官的发育，导致其子代发生唇裂、腭裂或先天性心脏病等缺陷的风险增高；此外，调查还发现出生缺陷的发生与受孕季节等多种因素有关。

2. 生物因素 孕早期感染TORCHS（弓形虫、风疹病毒、巨细胞病毒、单纯疱疹病毒、性病相关病原体的总称）可使出生缺陷发病率明显升高。

孕妇感染弓形虫病，可引起流产、死胎，有接近一半的婴儿出生后会有畸形、耳聋、失明、脑内钙化、脑积水、智力障碍等，甚至导致成年后精神分裂症、心脏病变、死亡。风疹病毒感染可致先天性风疹综合征，并可影响神经系统等，可使胎儿畸形的发生率明显增高。人类巨细胞病毒（HCMV）感染人胚肺（HEL）细胞可能通过引起*HOX*（如*HOXB*2、*HOXB*8）基因表达异常而导致胚胎发育畸形。单纯疱疹病毒可造成小头畸形、脉络膜视网膜炎等。

3. 药物因素 孕期使用药物也可能致畸，主要包括：

（1）抗生素 庆大霉素、卡那霉素、链霉素、新霉素、四环素、奎宁、氯喹、氯霉素、灰黄霉素等均可能致畸。长期使用链霉素，可致胎儿先天性耳聋；大剂量使用新霉素可引起先天性白内障和短指等畸形。

（2）解热镇痛药 大剂量的阿司匹林具有致畸作用，小剂量可引起子代行为功能缺陷，还导致胎儿动脉导管的收缩或早闭，从而引起一系列的严重后果如右心衰和肺动脉高压。

（3）激素类 孕早期接触过女性激素者，心脏出生缺陷率可高达18%，类固醇性激素还可引起神经管畸形、泌尿生殖器官畸形。

（4）镇静药 苯巴比妥可导致骨骼、心脏、肾、神经及泌尿生殖系统缺陷；苯妥英钠为潜在的行为致畸剂。

（5）维生素类 维生素A过量可使胎儿骨骼发育异常或先天性白内障，并可能导致圆锥动脉干发育异常；维生素D过量可使胎儿或新生儿血钙过高，智力发育障碍。

（6）锂盐 孕早期口服锂盐可致三尖瓣下移畸形和左心室心肌致密化不全。

（7）磺胺类药物 可通过胎盘屏障至胎儿体内，动物实验发现有致畸作用。虽然在人类中研究缺乏充足资料，但孕妇应禁用。

4. 营养因素 叶酸缺乏可致神经管畸形，孕妇体内缺乏维生素A，可能导致胎儿畸形（如唇裂、腭裂、小头畸形等）。

5. 环境污染（化学）因素 与出生缺陷发病有关的环境污染（化学）因素主要包括：

（1）环境激素 己烯雌酚、多氯联苯和广泛存在于医用器材和食品包装的邻苯二甲酸酯等，其致畸作用多集中在生殖系统，且对男性影响较大，常见尿道下裂、隐睾、附睾囊肿和肾旁管（又叫苗勒管）残留等，称为发育雌激素化综合征。这些致畸因素也可导致21三体综合征等出生缺陷的发生。

（2）有机溶剂和农药 孕期接触染料、油漆、涂料、有机磷、有机氯、有机汞等农药类物质会导致自然流产及出生缺陷的危险性增高。

（3）有毒化学元素 铅、汞、碘、砷等，均与出生缺陷的发生密切相关，比如铅具有生殖毒性、胚胎毒性和致畸作用。

（4）饮水污染与消毒副产物 自来水在氯化消毒的同时，氯与水中某些成分反应，生成一系列卤代有机副产物，主要是三氯甲烷、氯乙酸、三氯乙烯等，这些是选择性心脏致畸物，母体暴露于水中消毒氯副产物，可能导致胎儿心脏畸形。

（5）大气污染 长期生活在含有毒化学物质区域的母亲，其胎儿先心病的发病率明显增高。

6. 物理因素 已经确认电磁辐射、放射线、微波、严寒、高温等均可能导致胚胎及胎儿发育缺陷。

（三）遗传因素和环境因素共同作用

大多数的出生缺陷都是由遗传变异和致畸剂共同作用所导致的，因此称为多因素致病的出生缺陷。尽管大多数多因素致病的出生缺陷的准确致病因素往往难以确定，但是医生可以在相似的临床表现中来发现其中共同的趋势，然后确定致病因素。环境因素与遗传因素共同作用的表现包括：①环境致畸因子通过引起染色体畸变和基因突变而导致先天异常；②胚胎的遗传特性，即基因型决定和影响胚胎对致畸因子的易感程度。比如唇腭裂就是一种多因素致病的出生缺陷，尽管已经确定基因突变或异常在其发病中起着很明确的作用，但是环境因素，包括孕母吸烟或服用抗癫痫药物，会明显增加孕育唇腭裂胎儿的风险。

综上所述，导致出生缺陷的因素非常多，也比较复杂，一般是多种因素综合作用的结果，然而其作用机制大部分不是很清楚，仍有很多潜在的危险因素尚未被发现。

二、出生缺陷的预防

回顾文献及临床研究发现，与脊髓灰质炎和天花一样，一些重要出生缺陷也是可以预防和消除的。这些出生缺陷包括先天性风疹综合征、叶酸可预防的脊柱裂和脑畸形、胎儿酒精综合征，唐氏综合征和胎儿、新生儿 Rh 溶血病以及与母体糖尿病、腔内暴露于丙戊酸和母体缺碘等相关的出生缺陷。据此可以制定预防策略，进行出生缺陷监测和预防计划的更新，有助于决策者实施以科学为基础的政策，如强制性的食品营养强化、产前筛查和疫苗接种等措施。通过产前筛查和咨询知识的宣教，能够帮助公共卫生从业人员开展以人群为基础的出生缺陷监测和预防，并制定和实施相应的公共卫生政策，科学预防出生缺陷。

为减少出生缺陷，世界卫生组织提出了“三级预防”策略，多年来，我国卫生和计生部门也在积极推动落实出生缺陷三级防治措施，努力提高我国出生人口素质。“三级预防”包括：

一级预防：孕前及孕早期阶段综合干预。通过健康教育、选择最佳生育年龄、遗传咨询、孕前保健、孕期合理营养、避免接触放射线和有毒有害物质、预防感染、谨慎用药、戒烟、戒酒等，减少出生缺陷的发生。

二级预防：通过孕前筛查和产前诊断识别胎儿的严重先天缺陷，早期发现，早期干预，减少出生缺陷儿的出生。

三级预防：对新生儿疾病的早期筛查，早期诊断，及时治疗，避免或减轻致残，提高患儿生活质量。如唇裂患儿，幼时无法吸吮，喂养困难，1 岁后语言功能发生障碍，对这些孩子要尽早手术修复，治疗效果极佳，越早治疗越好。

（一）一级预防

一级预防具体包括以下内容：①消除病因，预防出生缺陷的发生；②广泛开展社会宣传和健康教育；③继续免费增补叶酸；④推广免费婚前医学检查；⑤开展婚前保健和咨询指导，规范孕前咨询和孕前、孕早期医疗保健服务；⑥加强女职工劳动保护，避免准备怀孕和孕期妇女接触有毒有害物质和放射线。

1. 先天性风疹综合征 先天性风疹综合征是由于母体妊娠期感染风疹病毒所致的一组出生缺陷，包括白内障、听力受损、先天性心脏病和身体与精神发育迟滞，其严重程度取决于胎儿在子宫内暴露于感染的时间，妊娠早期的风险最高。患有先天性风疹综合征婴儿在出生后第一年具有很强的传染性，会传染给家庭成员或密切接触者。自 1941 年首次报道先天性风疹综合征后，已经在全球证实该病与婴儿的高死亡率相关，达 10%~20%。20 世纪 70 年代初发明风疹疫苗后，世界卫生组织近年来在多个成员国中推广大规模风疹疫苗接种计划，有效地将风疹感染和先天性风疹综合征病例均减少 80%。但是各个国家之间存在很大的差异，在美国先天性风疹综合征已于 2011 年完全消除，而在非洲、中东、西太平洋、东南亚和低收入国家，在疫苗接种率低于 70%，育龄妇女的风疹感染率较高，中国、孟加拉国、波兰、乌克兰等国家的先天性风疹患病率较高，因此必须强化疫苗接种计划。

2. 叶酸 可预防的脊柱裂和无脑畸形是影响中枢神经系统最常见的出生缺陷。尽管在 1991

年就证实叶酸对脊柱裂和脑畸形的预防效果，现在每年仍有约 25 万的患儿出生。而在已实施强制性的叶酸强化食品的国家，包括我国，无脑畸形都显著减少，但并不是所有的国家都实施强制性的叶酸强化。也有一些国家选择提供叶酸给所有青春期的女孩和妇女，而不是强制性加入集中加工的配方食品。这种预防策略的情况下，只有 50% 的妇女能坚持补充叶酸达到有效的摄入量。研究也已表明，如果只针对曾有神经管畸形妊娠史的高风险妇女补充叶酸，只能防止一小部分的无脑畸形（2.0%~5.0%）。因此，只有通过集中处理食品强制性设防才可以实现最佳的预防。在实现全国性的强制性补充后，还必须定期监测，对育龄妇女血清叶酸浓度测量可以作为识别风险的手段。

（二）二级预防

1. 措施 二级预防也称为临床前期预防，是在发病前的早期发现、早期诊断和早期干预的三早措施。

2. 补充 这一级的预防主要是找出高危孕妇中的出生缺陷胎儿，阻止严重缺陷胎儿的出生，个别的疾病还可以进行宫内治疗，是一级预防的有效补充。

3. 相关内容 包括产前筛查、产前诊断、宫内治疗和必要的终止妊娠这四个方面。

4. 目标 二级预防的目标是提高孕期严重出生缺陷发现率，提高产前筛查服务覆盖率和产前诊断水平。

（1）唐氏综合征 唐氏综合征是新生儿最常见的染色体异常，患儿均有严重的智力障碍和多种先天性畸形或异常。孕妇高龄是最重要的危险因素，可能是由于高龄孕妇易发生染色体不分离错误和（或）卵母细胞老化所致。尽管有了认识方面和筛选手段的提高，美国每年仍有约 5400 名唐氏综合征患儿出生，而且在过去的二十年中唐氏综合征的患病率在全球也因为怀孕年龄的推迟而存在增加的趋势。中、低收入国家高龄孕妇娩出唐氏综合征的后代发生率是发达国家的两倍，大多数产前诊断唐氏综合征（约 90%）者都会选择医学终止。在欧洲实行国家性的早孕期唐氏综合征筛查政策，可以在产前诊断大量的唐氏综合征胎儿，而很多国家目前还没有这样的政策。社会经济和技术差距阻碍了发展中国家产前筛查项目的实施。因此鼓励适度降低妇女生育的年龄可能是最为有效的干预，在中、低收入国家迫切需要实施普遍筛查和咨询，以降低唐氏综合征的出生率。

（2）妊娠糖尿病相关的出生缺陷 胰岛素依赖型糖尿病和母亲在怀孕期间的血糖控制不良将导致出生缺陷高风险，主要包括心血管、肾、胃肠道等畸形。超重和肥胖是导致儿童和成人糖尿病重要的诱发因素。孕妇的糖化血红蛋白水平高，胎儿的出生缺陷风险就较高。怀孕前血糖控制较好就能显著降低出生缺陷的风险。因此糖尿病相关的出生缺陷预防是可能的，但不幸的是，超过三分之一的生育年龄的女性糖尿病患者并不懂得这一点。糖尿病与妊娠相关的风险意识必须提高，育龄妇女中迫切需要筛查出未确诊的糖尿病女性。患者改变生活方式是非常必要的。选择性地监控青少年糖尿病的妇女也应该成为预防方案的一部分。同时，高 γ－羟丁酸浓度筛查有助于识别高危妊娠。政府应当制定卫生政策，加强宣传健康的生活方式，社区卫生人员参与，这是促进糖尿病相关的出生缺陷预防的重要环节。

（三）三级预防

三级预防是对出生缺陷儿进行积极的治疗和康复训练。目的是使已经发生或出生的先天性缺陷患儿尽早获得适当的治疗，以减少出生缺陷给家庭与社会带来的负担和痛苦。

严重的缺陷儿往往在胎儿期或出生后不久死亡，部分则存活下来。如脊柱裂（包括脑积膜膨出），适时实施手术以改善或恢复机体功能，使其尽早康复。

三、结　语

出生缺陷的预防可以通过染色体异常和遗传

疾病的筛选，对致畸性传染病如人类免疫缺陷病毒和淋病筛查，进行疫苗接种，并限制或消除所有已知的致畸药物的使用（例如抗凝剂，视黄酸和沙利度胺），同时也要警惕新的致畸因素。胎儿的父母应该了解产前诊断的选择，包括羊膜穿刺术、绒毛膜绒毛取样、母体血清检测和超声诊断可以识别的遗传性疾病和严重的出生缺陷。母亲吸烟、饮酒或摄入咖啡因、吸毒、超重和肥胖等可能对妊娠产生不良影响。

出生缺陷的预防从一定程度是可行的，但也面临许多挑战。产科、儿科医生和相关的影像、检验医生及研究人员，以及出生缺陷领域的公共卫生从业人员应在出生缺陷预防中积极努力，协助政府制定切实可行的防治计划，加强对出生缺陷病因及其发病机制的探讨，完善出生缺陷监测，做好三级预防，才能实现减低预防出生缺陷率的目标，才能落实好我国“控制人口数量，提高人口质量”的基本国策。

（朱永胜　张建芳　朱 军）

参考文献

[1] Abel E L. Paternal contribution to fetal alcohol syndrome. Addiction Biology, 2004,9(2): 127–133

[2] De Santis M, Cesari E, Cavaliere A, et al. Paternal exposure and counseling: Experience of a teratology information service. Reproductive Toxicology, 2008, 26(1): 42–46

[3] Sartorius GA, Nieschlag E. Paternal age and reproduction. Human Reproduction Update, 2009,16(1): 65–79

[4] Anderson D, Schmid T, Baumgartner A. Male-mediated developmental toxicity. Asian Journal of Andrology, 2014, 16(1): 81–88

[5] GBD 2013 Mortality and Causes of Death, Collaborators. Global, regional, and national age-sex specific all-cause and cause-specific mortality for 240 causes of death, 1990–2013: a systematic analysis for the Global Burden of Disease Study, 2013. Lancet, 2014, 385(9963): 117–171

[6] Strömland K, Pinazo-Durán M. Ophthalmic involvement in the fetal alcohol syndrome: clinical and animal model studies. Alcohol, 2002,37(1): 2–8

[7] May PA., Gossage JP. Estimating the prevalence of fetal alcohol syndrome. A summary. Alcohol Res Health. 2001, 25(3): 159–167

[8] Zhu JL, Madsen KM, Vestergaard M, et al. Paternal age and congenital malformations. Human Reproduction, 2005, 20(11): 3173–3177

[9] Bracken MB, Holford TR. Exposure to prescribed drugs in pregnancy and association with congenital malformations. Obstetrics and gynecology, 1981,58(3): 336–44

[10] Chia SE, Shi LM. Review of recent epidemiological studies on paternal occupations and birth defects. Occupational and Environmental Medicine, 2002, 59(3): 149–155

[11] Hunt JR. Teratogenicity of high vitamin A intake. N Engl J Med, 1996,334(18): 1197–1200

第 2 章
产前超声检查安全性及适应证

自 1917 年郎之万先生①利用压电材料发射超声，研制出第一个超声换能器并最终应用于检测人体内部组织以来，超声检查技术已经历百年，如今现代超声医学影像技术可应用于众多的人体组织脏器检测成像，如心脏与外周血管、盆腹腔脏器，甲状腺、眼睛、乳腺、睾丸等浅表组织器官以及神经、淋巴结、颅脑等肌肉骨骼系统。

众所周知，超声检测成像技术因快速、可重复、方便、安全等特点，尤其是无创、实时获取人体组织的解剖结构和血流运动信息的特点，日益受到临床的认可和依赖。现在超声成为大多数疾病检查的首选技术，是重要的四大医学影像检测技术之一，并在产前检查这一特殊领域，成为应用最为广泛的检测手段。

随着超声的广泛应用，超声诊断的安全性，也备受关注。

第 1 节　超声设备的现状和发展

安全是产前胎儿检测第一要素，能无创、无损、快速、经济地获取丰富影像信息，当推超声影像检测技术。

目前，超声已覆盖孕期的各个重要阶段，对胎儿发育全程进行孕期监测（表 2-1-1），从早早孕（10 周内）确认宫内妊娠，证实胚胎（胎儿）存活状况、母胎盆腔和子宫等情况，到中期、晚期妊娠的Ⅱ级、Ⅲ级筛查与诊断和Ⅳ级产前针对性检查，设备成像方式从实时的二维灰阶超声成像，到频谱多普勒检测和彩色多普勒血流成像，再到三维超声成像和空间时间 STIC 成像等新技术，以及新近推出的炫影成像和炫流成像，无不彰显超声全面、评估胎儿结构和发育的强大功能（图 2-1-1，图 2-1-2）。随着超声过多“介入”胎儿发育敏感期，大众对其是否安全，也产生越来越多的质疑和顾虑。

超声仪器设备从提供结构性信息的二维灰阶超声成像，发展到提供血流动力学评估的频谱多普勒、彩色血流多普勒检测及新近的空间三维信息及同步多切面信息显示，并借助超声微泡造影剂进行增强显像（如早期的低机械指数成像、造影剂爆破成像，改进的间歇式超声成像、能量对比谐波成像、反脉冲谐波成像、受激声波发射成像等方法），超声在组织中的传播、能量的发射、脉冲的爆破性激发和声束扫描路径、方式及作用时效性等都较早期超声成像有了较大变化，此时的超声还“安全”吗？未来超声诊断将向高速成像、空间多维和新技术参数及智能化发展，为临床医生提供更多的组织特性信息，它依然“安全”吗？

第 2 节　超声的物理特性和成像基础

本节从超声物理特性、成像模式、安全性证据等方面探讨在超声医学变化发展过程中，超声

郎之万：Paul Langevin，法国物理学家（1872—1946）。他用石英这种天然压电材料制成超声换能器，用于探查水下目标如海底潜艇，开创了超声应用和检测的先河

表 2-1-1　产前超声检查的分类及设备要求

分类	具体检查内容	设备配置	要求
妊娠早期超声检查（孕 13^{+6} 周以内）	妊娠早期普通超声检查；	实时二维超声诊断仪	低
	11~13^{+6} 周 NT* 超声检查	实时二维超声诊断仪。在保证穿透力情况下，尽可能使用频率高的探头	高
妊娠中、晚期超声检查	一般产前超声检查（Ⅰ级产前超声检查）	实时二维超声诊断仪或彩色超声多普勒诊断仪	一般
	常规产前超声检查（Ⅱ级产前超声检查）	实时二维超声诊断仪或彩色超声多普勒诊断仪	一般
	系统产前超声检查（Ⅲ级产前超声检查）	高分辨率彩色多普勒超声诊断仪。在保证穿透力情况条件下，尽可能使用高频探头。具有完整的图像记录系统和图文管理系统，供图像分析和资料管理	高
	针对性产前超声检查（Ⅳ级产前超声检查）**	高分辨率彩色多普勒超声诊断仪。在穿透力允许条件下，尽可能使用频率高的探头。具有完整的图像记录系统和图文管理系统，供图像分析和资料管理	高
有限产前超声检查	主要是针对临床医生要求了解的某一具体问题进行超声检查，如床旁、急诊超声检查	实时二维超声诊断仪或彩色超声多普勒诊断仪	一般

注：*NT：nuchaol translucency，颈项透明层
** 针对某一严重畸形进行深入、全面的超声检查，以提供临床准确的诊断结论，为临床进行后续的治疗方案制定、预后评估和抉择提供更专业的指导

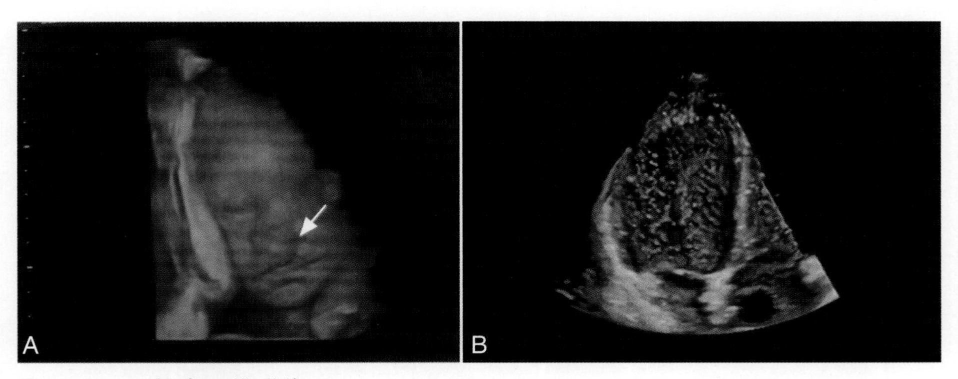

图 2-1-1　超声三维成像
A. 表面三维成像，可显示液性介质包裹下的组织表面轮廓，箭头示胎儿的唇裂畸形；B. 心脏的实时三维成像，显示的是心脏空间三维结构

安全性的界定，并指导产前超声医务工作者在产前超声应用中如何实际操作。

超声是高于人耳听觉的声波（按听觉上限频率，即 20 000Hz 以上的机械波）。声波是由振动产生的，振动在弹性介质中传播形成了波。声波是机械振动波，能量是机械能量。因此超声也是高频机械波。

医学超声成像技术所用到的超声波，是机械波中的纵波。纵波是指波的传播方向与介质振动方向一致的波，对传播途径中的介质起到的是推拉按压作用（类似按摩）。

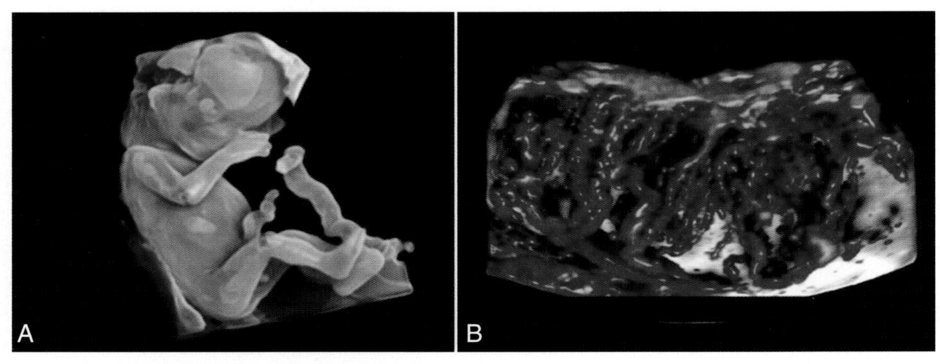

图 2-1-2 炫影成像和炫流成像

A. 炫影成像技术显示妊娠早期胎儿的三维空间图像及透明骨骼；B. 炫流成像技术显示胎盘血管空间结构分布（由 GE 公司提供图）

一、超声的传播特性

超声在组织介质中传播，如遇到声阻抗不同的组织，会在这些组织交界面发生反射、透射、折射、散射、衰减、多普勒效应和生物效应等变化。

二、超声成像原理

超声在组织介质中传播时会产生反射、透射、折射、散射、多普勒效应和衰减等变化，因此在声阻抗不同的组织界面反射一部分声能，剩下一部分声能透射过去继续向前传播，通过接收反射回来的声波分析其大小及时间、频率可以得到关于组织界面声阻抗及所处位置、运动变化情况，将这些信息显示在显示器上所得到的图像，称为超声图像。

超声在检测成像时是以脉冲方式在组织中传播的。

利用超声在不同声阻抗介质的交界面上发生的反射、透射、散射等传播特性，获取携带界面信息的超声，以特定的形式显示不同的信息，就有了 A 超、B 超、M 超及 D 超（频谱多普勒超声）、C 超（彩色多普勒血流成像）等不同的显示模式，每种显示模式提供了多种多样的组织信息，如 A 超仅能显示声阻抗差异（此处的差异可以理解为不同组织的交界处）和组织厚度（长度）；B 超能显示组织结构的平面空间关系；多普勒超声则可以无创显示组织内血流动力学信息和血流灌注情况，在超声造影剂的增强模式下能凸显组织结构中的血流运动状态甚至低速血流灌注状态（图 2-2-1）。

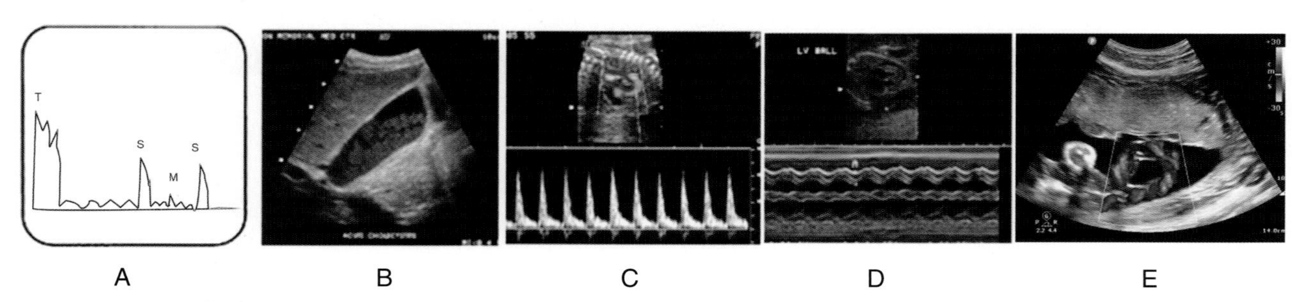

图 2-2-1 不同超声显示模式

A. 胎儿头颅的 A 型超声，T 波形为探头接触母体皮肤及皮下软组织的回声，S 波为胎儿头颅骨回声，M 波为大脑中线；B. 肝脏和胆囊的 B 型超声图像，可见胆囊内有大量泥沙样结石；C. 胎儿主动脉弓的彩色血流多普勒（上图）和频谱多普勒图（下图），上图可见血管走行，下图可见血管感兴趣区血流的脉动节律和随时间的流速大小和方向变化情况；D. 胎儿心脏的切面 B 型图像和 M 型波形（下图）；E. 胎儿脐动脉和静脉的彩色血流（C 型）图，可见两条血管走形、空间分布和其与周围结构间的关系，还可以清晰显示脐动静脉的血流流动情况，不同颜色表明流动方向，颜色的亮暗表明血流速度的快慢

三、 超声的生物效应

超声作用于组织会产生生物效应，这些效应包括热效应、机械效应和空化效应等。

（一）机械效应

机械效应是超声波对组织产生的机械按压拉伸作用，如超声理疗仪就是发射较低频率的连续波超声，能轻易穿透 10~15cm 厚的组织，通过超声的机械振动对细胞膜通透性产生影响，从而达到改善血液循环、促使细胞修复过程发生的目的，被临床广泛用于软组织损伤及慢性疼痛的治疗。

（二）热效应

热效应是超声机械能转换为热能被组织吸收，使局部组织温度上升的生物效应。通常超声理疗设备产生的治疗、康复作用多数情况下是热效应协同机械效应来共同实现的，通过发射超声并传播至关键部位，使超声转化为热能集中作用在关键部位，超声的热效应和机械效应促进药物活性成分吸收，加强局部微循环。当超声频率较低且为连续波时，其在组织中传播时比高频超声更易发生能量形式的转换。

而用于检测成像的超声频率很高，用的是脉冲超声即超声作用时间很短占空比很小，产生的机械效应和热效应极低。

（三）空化效应

空化效应是液性介质中的微气泡在合适频率的超声作用下被激活，负压时气泡会变大、正压时气泡会变小，表现为泡核振荡、生长、压缩和崩溃（破裂）等一系列过程。空化发生时，气泡破溃产生比声压大出几个量级的高压（几百 - 上千个大气压）及局部高温（5000K 以上），并产生有强大冲击力的微射流。空化产生的高温和高压，引起复杂的物理作用和化学反应，其产物之一就是自由基，而自由基是具有非偶电子的基团或原子，它的化学反应活性非常高，对组织细胞会产生致畸影响，尤其是在生物发育的敏感期和敏感部位影响会非常大。

从空化效应产生的原理可以看出，超声频率越低，液性组织的表面张力与黏滞系数越低，超声强度越大，空化效应越容易发生。治疗用的超声手术刀，则主要利用的是超声空化效应，而在检测成像的医用超声频率，都在兆赫兹的高频范围，在一般情况下难以产生空化效应。

由此可见，超声能产生损伤是有物理基础的，其携带的高能量波，对组织按压拉伸产生正压和负压作用。组织内有大量微小气泡和溶解在组织中的气体，在超声负压状态时可以重新逸出成为气泡，在特定的超声频率和超声能量作用下，气泡可能发生谐振最终气泡破裂产生空化效应，空化产生的自由基会损伤细胞造成危害。因此，对超声医学应用尤其是产前超声应用应给予足够的重视。

第 3 节　超声的安全性问题研究

从超声的物理特性、工作方式和与生物组织产生的生物效应来看，超声的危害性影响是客观存在的，本节将讲述超声医学发展历程中的安全证据。

一、流行病学安全证据

超声被用于医学，已有近 80 年历史，在我国也已应用了 60 余年，被证实为是一种在医学实践中极有价值的工具，与 X 线、MRI（磁共振成像）和核医学共称 4 大医学影像技术，数十年拥有非常好的安全记录，迄今为止，无一例单纯由超声辐照致损的病例报告。

姜宗义等对 1993—2000 年国内外 7 位作者的回顾性总结做了分析，对 12 135 个正常生育的儿童做跟踪性调查（国外 11 444 例，国内 691 例），其中两位作者对 5577 例在 18 周、24 周、28 周、32 周、34 周共 5 次做 B 超和多普勒血流检查与孕期第 18 周只做 1 次超声检查相对照，发现做多次超声的儿童存在宫内发育迟缓，胸围、四肢、骨骼和体重有减少下降的倾向；多数作者用诊断剂量级对 6558 例在胎儿期实施超声辐照，未发现儿童发育（身高、体重、听力、视力、智能等）存在显著性统计学差异，未增加患癌症和精神病的危险性。

二、人胚胎在体研究的安全证据

冯泽平等对86例中期妊娠（16~28周）胎儿生殖器官进行超声辐照，以观察超声对胎儿器官的影响。作者结论是：短时间（10min）均无影响，而长时间（30min）辐照时，男性精原细胞超微结构改变（表现为精原细胞肿胀、核染色质稀疏、线粒体模糊、毛细血管内皮细胞肿胀等），女性卵母细胞超微结构异常（表现为卵母细胞线粒体有不同程度变形肿胀、嵴模糊消失、空泡化改变等）。

彭朗鸣等对80例早期妊娠妇女（8~12周）胎儿进行超声辐照，即使只进行了5min就观察到发生的阳性变化，20min辐照变化显著。

姜宗义等统计分析1990—2001年国内16位作者对487例人体胚胎实施在体胎儿的B超辐照，对绒毛细胞微观组织进行观察，以探讨超声对人体胚胎微观组织的影响。绝大多数作者的实验结果表明，超声辐射剂量保持诊断级水平并长时间（>20min）辐照，观察到绒毛组织细胞的阳性变化，如膜受损，部分绒毛断裂，亚微结构变化，早孕绒毛固缩，过氧化物歧化酶下降，丙二醛升高，姊妹染色体互换率增大等，而辐照限定在10min内时多产生阴性结果。

三、实验室研究的安全证据

国内有学者用诊断剂量超声（Isata=0.67mW/cm^2）和常用成像模式（B型）照射早孕孕囊20min，引起绒毛细胞膜受损，谷胱甘肽还原酶降低。有用Isata为7.6mW/cm^{2}剂量的超声辐照30min，引起新生儿红细胞C3b补体活性受抑制，数目减少；还有经阴道诊断超声辐照种植前的胚胎5min，结果表明其种植率、蜕膜膨胀体积降低，吸收率、死亡率增加。彩色多普勒超声持续照射仔鼠睾丸30min，4h后睾丸凋亡细胞开始升高。

以上种种结果表明，实验室及营造的特殊场合下超声辐照是存在危害的，尤其是以固定位置进行照射，且照射时间过长、照射剂量加大时，危害是存在的，但实验室剂量比超声诊断临床应用的大许多，因此超声的临床应用是安全的。

第4节　超声的剂量评估

以上研究和统计结果，提示了超声存在的潜在安全性问题，在剂量上达到一定程度就会产生危害。因此，临床工作者需要关注超声的剂量及评估方法。

一、声　强

声强（intensity，I）指单位时间内通过垂直于声波传播方向单位面积的能量（声波的能量流密度）。声强单位是W/m^2，声强大小与声波频率、振幅的平方成正比。

诊断成像超声是以脉冲方式工作的（图2-4-1）。因此，在评估超声能量大小时，声强具有时间特性和空间特性，通常声强有如下的表述：空间峰值时间峰值声强I_{SPTP}、空间平均时间平均声强I_{SATA}，空间峰值时间平均声强I_{SPTA}和空间平均时间峰值声强I_{SATP}，其中的S（spatial）表示空间，T（temporal）表示时间，P（peak）表示峰值，A（average）表示平均。还有空间平均脉冲平均声强I_{SAPA}等等多种声强表示［此处P（pulse）表示脉冲，是声场中特定点的瞬时声强在脉冲持续时间内的时间平均值］。

C R Hill与P L Carson等曾对医用超声空间、时间特性声强范围做了研究，K. Brendel指出I_{SPTP}、I_{SPTA}和I_{SATA}是主要感兴趣的声强值，即I_{SPTP}、I_{SPTA}与不希望产生的人体生物效应有关。对给定的弹性介质，I_{SPTA}决定了在组织中单位时间内局部产生的热，与热效应有关。I_{SPTP}决定组织中峰值压力和产生的力，与机械损伤有关。

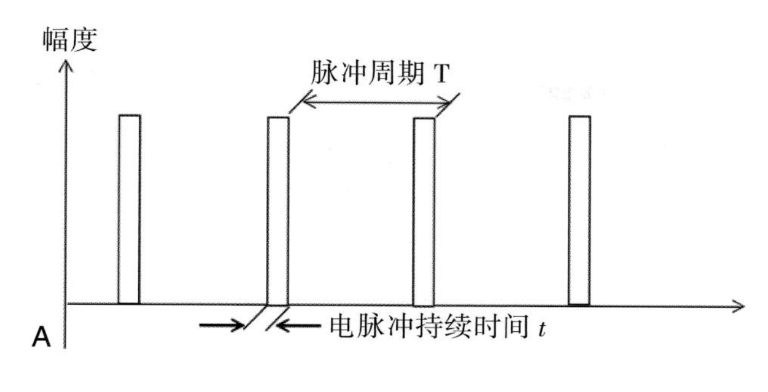

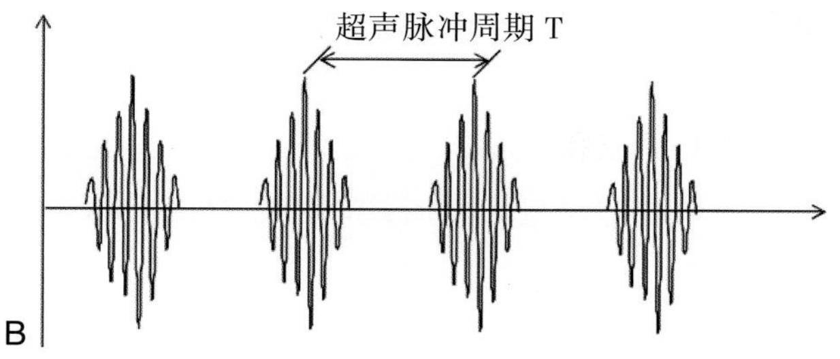

图 2-4-1 脉冲超声波的波形图

A. 电脉冲激励图；B. 超声脉冲图。T 为脉冲周期，t 为脉冲持续时间（也称为占空比）

表 2-4-1 列出了一些生活中的声波强度，读者可以从中体会声强的大小量级。

表 2-4-1 一些声波的声强

类型	声强（W/cm^2）	声强级（dB）
听觉阈	10^{-12}	0
耳语	10^{-11}~10^{-10}	10~20
很轻柔的音乐	10^{-9}	30
一般住宅区	10^{-8}~10^{-7}	40~50
谈话	10^{-7}~10^{-6}	60~70
繁忙街道车辆声	10^{-6}~10^{-5}	70~80
雷声	10^{-1}	110
痛觉阈	10^{0}	120
火箭反射场	10^{5}	170
人体超声安全阈值	$<10^{3}$	<150
水中空化发生	15×10^{6}	183.8

二、热指数

目前超声诊断成像系统通过热指数（thermal index, TI）来显示潜在温度的升高，代表声场中温度升高的估测值。TI 可以看成简化人体组织模型中可能产生的温升做的一个大概估计，如 2TI 表示在超声系统条件设置下，温度升高的最高范围约 2℃，其中 TI 又分为软组织热指数（TIS）和骨热指数（TIB），有文献细分为软组织热指数（TIS）、骨热指数（TIB）和颅骨热指数（TIC）。

三、机械指数

机械指数（mechanical Index，MI）可用来评估机械效应可能引起的超声损伤。MI 定义为超声峰值稀疏声压（负声压）与超声频率的平方根之比。

生物组织内可压缩气泡被超声激发 / 谐振时产生的汽化现象和空化气泡破裂产生的能量释放等现象，都是在实验中已被明确观察到的机械效应例子。

MI 的意义不仅在于提示超声医务人员或超声设备操作人员可能存在的生物机械效应，其数字表达方式还能直观提醒目前设备工作状态。在超声不同检查部位（如心脏超声、腹部超声、产前超声）和各种成像方法下（如产生造影剂增强显像还是二次谐波成像），要注意 MI 值的大小。

当峰值负声压增大，工作频率降低，距离探头越近的地方，MI 值越高。

第 5 节 超声医学安全性的共识及操作适应证

一、关于超声医学安全性的共识

（一）共识一

美国超声医学学会（American Institute of Ultrasound in Medicine，AIUM）首次提出安全性声明，发布关于胎儿超声心动图操作指南和标准（1993 年 3 月）。AIUM 基于众多关于超声安全性的关注及超声应用发展的良好前景，首次制定了操作指南，以下为关于安全性声明的部分文字节选。

未见肯定的、因现行诊断超声仪器的常规强度辐照而导致的患者或仪器操作者产生生物效应的影响。尽管这种生物效应存在的可能性在将来有可能被证实，或者存在危害，但目前的资料表明谨慎使用诊断超声对于患者的益处将远远大于危害。

（二）共识二

2004 年 AIUM 再次发布胎儿超声心动图操作指南，提出了 ALARA 原则，即尽量使用最低超声能量完成检查（As Low As Reasonably Achievable, ALARA）。在应用超声检查发育中胎儿时，应特别关注超声声能对胎儿的影响。尽管理论上还有顾虑，但迄今为止还尚无确切证据证实超声对胎儿的有害效应。医师进行胎儿超声心动图检查时应该熟知这些效应，尽量减少超声输出功率和照射时间，不超出必要的检查所需时间。

随着超声新技术的发展如组织多普勒、实时三维超声成像，超声生物学效应对胎儿的影响需要继续监测。由于没有公认的严格限制，进行胎儿超声心动图检查时最好遵循“ALARA”原则。

（三）共识三

AIUM 出于担心造影剂的使用再次提出安全性声明（2007 年 3 月）。声明提出：除了造影剂以外，没有任何独立的、因使用诊断超声设备而对人体不利的证明。多年来广泛的诊断超声临床应用尚没有揭示任何有害的影响。在哺乳动物上的生物效应（如局部肺出血）已经被报道，但是其临床重要性尚不清楚。超声应该由合格的专业人员使用，以给患者提供医疗利益。

（四）共识四

2010 年 2 月 AIUM 针对新技术的应用发布声明，指出：任何以获得“胎儿影像纪念品”为目的，进行超声诊断设备的推广、销售和租赁，都是不推荐的。在没有医生的要求下，出于以上目的使用超声仪器，将可能触犯州法律和规定。

（五）共识五

美国妇产科医师学会（American Congress of Obstetricians and Gynecologists, ACOG）、AIUM 在 2016 年发表了实践简报。正确使用时，超声检查对胎儿是安全的；如需要获得妊娠医疗信息时，应使用超声检查；但作用于胎儿的超声能量不能认为是完全无害的，此类生物效应可能会在未来被确定。因此，仅当存在有效医学指征时，才可进行超声检查，且在任何情况下，均应遵循 ALARA 原则，设置尽可能低的超声辐照，获得满足要求的图像质量和获得必要的诊断信息。

按照 ALARA 原则，早期妊娠期间不可常规使用频谱或“血流”多普勒来“听诊”胎儿心率，因其输出的能量较高；使用 M 型超声扫描或带视频存档的传统二维实时超声检查足以获得满足要求的胎儿生存能力记录。

美国妇产科医师学会声明，新发布的实践简报取代 2009 年 2 月第 101 号实践简报及 2004 年 8 月第 297 号委员会意见 。

（六）共识六

世界超声医学与生物学联合会（World Federation of Ultrasound in Medicine and Biology, WFUMB）和世界妇产超声协会（International Society of Ultrasound in Obstetrics and Gynecology, ISUOG）联合发表声明（2000，2013）。2000 年 ISUOG 发表了产前超声的安全性声明，指出不同超声成像模式下发射的超声剂量大小不一样，B 型、M 型超声、D 型超声和彩色多普勒超声发射的超声剂量依次增大，即可以在控制照射时间条件下开展孕期超声检查，B 型成像是安全的，M 型超声、D 型超声和彩色多普勒超声应用时还需关注检查的部位（如有骨组织）、不同孕期和照射时间等。

针对早期妊娠超声的应用尤其是多普勒超声的担忧，WFUMB 与 ISUOG 联合发布如下声明（国际上众多产前超声协会和机构证实，如 AFSUMB, AIUM, BMUS, EFSUMB and JSUMB 等）：

（1）多普勒超声（含频谱、能量和彩色多普勒血流成像）不应该经常使用；

（2）多普勒超声工作时 TI 应小于或等于 1.0，超声照射时间应该保持尽可能短（通常不超过 5~10min），不超过 60min。当使用多普勒超声对科研、教学和培训时，还应获得孕妇模特知情同意；

（3）应对超声使用人员进行超声安全性和生物效应的教育培训，尤其是应用脉冲或彩色多普勒检查时，如培训如何选择和使用合适的 TI、照射时间、输出功率等相关知识。

（4）只要超声多普勒成像时声束不照射到胚胎或孕囊时，早孕超声检查是安全的。

（七）共识七

加拿大妇产科医师学会（Society of Obstetricians and Gynaecologists of Canada, SOGC。2008）声明：仅出于医学原因并权衡利益、危害以及代价后，方可行产科超声检查。因为超声检查过程中存在潜在的组织热损伤，所以在保证检查效果的前提下应尽量减少超声波的辐射（ALARA 原则）。当使用脉冲多普勒、彩色血流多普勒等工作模式时超声波辐照剂量更大，因此，在妊娠早期经腹超声检查（胚胎长大于 5 cm），妊娠中、晚期检查胎儿骨骼发育情况，或者检查低灌注组织（胚胎组织）、发热孕妇的胎儿等时，应特别注意这些情况。超声检查人员可以通过减少检查的时间，减少暴露于超声中的结构和仔细地分辨超声图像中的信息来减少上述风险。

二、超声安全性的推荐标准（安全胎儿检查）及操作适应证

为避免可能存在的安全影响，应正确使用超声诊断仪，确保患者和孕妇今后依然受益于超声影像及检测，国际上有以下推荐。

1. 通用超声安全阈值见表 2-5-1。

表 2-5-1　医用超声检测成像的使用安全阈值

眼　科	17 mV/cm^2
胎儿及其他	94 mV/cm^2
心　脏	430 mV/cm^2
外周血管	720 mV/cm^2

2. 谨慎使用，遵循 ALARA 原则　操作着使用超声仪器应遵循 ALARA 原则，即“合理可行尽量低”，在获得最佳诊断信息时，尽可能保持最低的输出能量和照射时间。

3. 超声成像模式的影响　超声常用成像模式 M 型超声、B 型超声，CFM（彩色血流 M 型成像）、PW、CW 和 PD 多普勒检测中，B 型超声能量最低，CFM 最高，能量由小到大的顺序为 B<M<PD<PW <CFM。

但是，为确保安全性超声输出能量太低，可能导致图像质量差，可能需要重新检查和花费更多的检查时间；输出能量太高，可能不会带来更多的信息，但使得患者承受不必要的照射。

4. 超声仪器条件与超声输出能量的关系见表 2-5-2。

5. MI、TI 值的参考作用　根据 IEC 和 FDA 的相关标准原则，超声诊断设备的操作者应该参考当前状态下 TI 和 MI 指数，并按照 ALARA 原

表 2-5-2　超声仪器条件与超声输出能量的关系

仪器条件	设置状态	声输出能量	说　明
输出功率	高	高	多数仪器最高输出功率在 FDA 规定的最高限之内
扫查深度	深 / 大	高	
发射频率	高	低	超声工作的频率
脉冲重复频率	低	高	
彩色感兴趣区	宽 / 深	高	彩色成像扫描区域宽度越宽，深度越宽
聚焦点	有 / 多个	高	焦点数目越多，能量越高
成像模式	多种	高 / 低	成像模式不同，能量不同，有的高有的低
造影剂	开	高	多种造影成像的工作方式均有可能带来高脉冲能量的超声

则，在诊断效果和可能产生的安全风险之间做出最佳的抉择。

超声医务工作者应持续留心 MI、TI 值，并调整控制台设置保持 MI、TI 值尽量的低。表 2-5-3 是超声检查不同部位时应关注的超声参数。

表 2-5-4 是超声诊断设备操作者应该了解的一些 MI、TI 阈值及其可能对人体产生的生物效应。

中华医学会超声分会各专业委员会、中国医师协会超声医师分会、中国出生缺陷干预救治基金会专家委员会、中国胎儿先天性心脏病防治专委会等专业组织，也在极力推进产前超声检查技术的规范化操作并制定了相关指南，发表了胎儿超声检查的专家共识，以规范、指导产前超声技术人员。

总而言之，为了更好、安全地应用超声检测成像技术，服务于广大患者和孕妇，能安全无创地获取完善的诊断信息，超声医务工作者需规范学习以上超声安全性知识，认识到超声合理性存在的物理基础和安全性界定，遵循规范化操作和控制，这样才能使超声真正成为超声医生得力且安全的武器。

表 2-5-3　超声检查部位及应关注的超声参数

检查部位	需关注的参数	说明
新生儿脑部和脊椎	应特别注意温升效应的影响	对出生不足一月婴儿的脑部和脊椎使用诊断超声时
靠近骨的检查场合	TIC 是要仔细观测的参数	在探头靠近骨的场合（如经颅探测）
产科	怀孕后期要注意 TIB	28 周以后
产科	怀孕早期要特别注意 TIS	对怀胎不足 8 周的胚胎以及胎儿进行检查时
眼科	检查要注意 TIS	
其他检查	TIB 是主要监测参数	

表 2-5-4　MI、TI 阈值及其可能对人体产生的生物效应

阈值	可能产生的生物效应影响	说　明
MI>0.3	可能对新生胎儿的肺和肠有轻微的损伤	如果不得不做超声检查，那么要尽可能地减少超声辐照时间
MI>0.7	当超声显影剂中有微气泡时可能有产生气穴空化的危险	理论上 MI 值小于 0.7 时是没有产生空化效应危险的 在使用超声造影剂的场合，理论上有产生空化现象的危险。MI 值越大，产生这种危险的可能性也越大
MI>1.9	极限值	FDA 规定无论对于什么模式和应用场合，超声诊断设备 MI 的值不得超过 1.9
TI>0.7	应当限制胚胎和胎儿的受超声辐照时间	
TI>1.0	不推荐对眼部作超声检测	大多数情况下，除了眼部，TI 值一般接近于 1
TI>3.0	不推荐对胚胎和胎儿进行此剂量的超声检查。	无论检查时间多短，都不推荐做这种声输出剂量的超声检查
TI>6.0	在某些多普勒模式下 TI 值可能高达 6 甚至更高。	FDA 规定 TI 值的上限为 6

（朱　霆）

参考文献

[1] 周永昌，郭万学．超声医学．6版．北京：人民军医出版社，2011

[2] 王纯正，任卫东，常才．超声诊断学．3版．北京：人民卫生出版社，2013

[3] Swedish Council on Health Technology Assessment. Methods of Early Prenatal Diagnosis: A Systematic Review. Stockholm: Swedish Council on Health Technology Assessment (SBU). SBU Yellow Report No. 182

[4] 李胜利．对中国医师协会超声医师分会《产前超声检查指南2012》的深入解读．中华超声医学杂志（电子版），2014, 11(4):266–283

[5] 李胜利．产前超声诊断的现状与发展思考．中国实用妇科与产科杂志，2007, 23(5): 323–325

[6] Practice Bulletin. Ultrasound In Pregnancy. Clinical Management guideline for obstetrician-gynecologists, 2016, 11: 175

[7] 姜宗义，吴敏．超声对胎儿检查的安全性探讨．医疗设备信息，2002, (1):25–28

[8] 冯泽平，汤海军，吴连连，等．诊断超声对中期妊娠胎儿睾丸超微结构影响的研究．中国超声医学杂志，1996, 12(5): 12–14

[9] 冯泽平，陈辉，吴连连，林引云，等．诊断超声对中孕宫内胎儿心脏超微结构影响的研究．中国超声医学杂志，1998, 15(11):43–46

[10] 彭朗鸣．诊断超声对人体宫内胎儿安全性的影响——超微结构及生物化学的观察．广州：中山医科大学，中山大学，1995

[11] 彭朗鸣，郭家松，孔秋英．诊断超声对胎儿角膜的影响．中国超声医学杂志，2001, 17(6): 417–419

[12] 张颖．产科超声的生物学效应及安全性评价．中外医学研究，2016, 14(3):149–151

[13] C R Hill, J C Bamber, Gail R ter Haar. Physical Principles of Medical Ultrasound. 2nd edition. New York: John Wiley & Sons, Ltd, 2005, 10

[14] AIUM/NEMA, PL Carson, WD O'Brien. Safety Standard for Diagnostic Ultrasound Equipment. Journal of Ultrasound in Medicine, 1983, 2(4 Suppl): 1–50

[15] BRENDEL K, LUDWIG G. Diagnostic intensities and their measurement//Recent advances in ultrasound diagnosis. KURJAK A, KRATOCHWIL A. Proceedings of the 4th European. K Brendel. European Congress on Ultrasonics in Medicine. 4th, 1981, 23:76–80

[16] J Bang, K Brendel, G ter Haar, et al. Letter to the editor: Ultrasound: Innocent until proven guilty. Ultrasound in Medicine & Biology, 1984,10(5): 639

[17] 寿文德，钱德初．超声诊断中的脉冲声强测量及其意义．中国生物医学工程学报，1987, 6(3): 125–129

[18] 寿文德．我国超声测量技术和标准化发展的三十年．声学技术，2011,30(1): 45–51

[19] 国家医药管理局．医用超声诊断仪的脉冲声强测量方法：ZBC41008–86. 北京：中国标准出版社，1986

[20] 林鸿宁．超声医用诊断设备的热指数和机械指数的测量与计算．中国医疗器械信息， 2017, 23(5): 70–74

[21] 周刚，何培忠，寿文德，等．超声诊断设备的热指数、机械指数的定义和测量方法．声学技术，2004, 23(3): 87–91

[22] Guidelines and Standards for Performance of the Fetal Echocardiogram. J Am Soc Echocardiogr, 2004, 17: 803–810

[23] CK Holland. Mechanical Bioeffects from Diagnostic Ultrasound: AIUM Consensus Statements (Review). J Ultrasound Med & Biol, 2000,19(2): 69–72

[24] American Institute of Ultrasound in Medicine. Prudent use and clinical safety. Laurel (MD): AIUM, 2012. Available at: http://www.aium.org/officialStatements/34

[25] Abramowicz JS, Fowlkes JB, Skelly AC, et al. Conclusions regarding epidemiology for obstetric ultrasound. J Ultrasound Med, 2008, 27:637–44

[26] Salvesen K, Lees C, Abramowicz J, et al. ISUOG-WFUMB statement on the non-medical use of ultrasound, 2011. Board of the International Society of Ultrasound in Obstetrics and Gynecology (ISUOG), Bioeffects and Safety Committee. Ultrasound Obstet Gynecol, 2011, 38:608

[27] International Society of Ultrasound in Obstetrics and Gynecology (ISUOG). Safety statement, 2000. Ultrasound Obstet Gynecol,2000,16:594–596

[28] WFUMB/ISUOG Statement on the Safe Use of Doppler Ultrasound During 11–14 Week Scans (or Earlier in Pregnancy). Ultrasound in Medicine & Biology, 2013, 39(3): 373

[29] SOGC. 产科超声的生物学效应及安全性评价．中国产前诊断杂志（电子版），2008, 1(2): 72–74

[30] StepllenBly, Michiel, Barbara, et al. 产科超声的生物

学效应及安全性评价．中国临床医生，2008, 38(2): 33–36

[31] 吴国旺，栗建辉，边怡超．超声波生物学效应及产科超声检查的安全性．中国医疗设备，2013, 28(2): 43–48

[32] IEC 60601–2–37. Medical electrical equipment-Part 2–37: Particular requirements for the basic safety and essential performance of ultrasonic medical diagnostic and monitoring equipment. IEC 标准 IEC 60601–2–37 最新修订，2015

[33] 国家食品药品监督管理局．医用电气设备 第 2–37 部分：超声诊断和监护设备安全专用要求 GB 9706.9-2008. 北京：中国标准出版社，2008

[34] Holland C K, Apfel R E.Thresholds for transient cavitation produced by pulsed ultrasound in a controlled nuclei environment.J. Acoust. Soc. Am, 1990, 88: 2059–2069.letin. Ultrasound In Pregnancy. 2016.11 Number 175. Clinical Management guideline for obstetrician-gynecologists

[35] IEC 60601–2–37. Medical electrical equipment-Part 2–37:Particular requirements for the basic safety and essential performance of ultrasonic medical diagnostic and monitoring equipment. IEC 标准 IEC 60601–2–37 最新修订，2015 版

[36] 中华人民共和国国家标准医用电气设备第 2–37 部分：超声诊断和监护设备安全专用要求：GB 9706.9-2008. 北京：中国标准出版社，2008

[37] Holland C K, Apfel R E.Thresholds for transient cavitation produced by pulsed ultrasound in a controlled nuclei environment. J Acoust Soc Am, 1990, 88: 2059–2069

第3章
心脏胚胎发育与先天性心脏病

第1节 原始心血管系统的建立

人胚胎第15~16天，卵黄囊壁的胚外中胚层内首先出现许多血岛（blood island），它是间充质细胞密集而成的细胞团，血岛周边的细胞变扁，分化为内皮细胞，内皮细胞围成内皮管即原始血管。血岛中央的游离细胞分化成为原始血细胞（primitive blood cell），即造血干细胞。内皮管不断向外出芽延伸，与相邻血岛形成的内皮管互相融合通连，逐渐形成一个丛状分布的内皮管网，与此同时，在体蒂和绒毛膜的中胚层内也以同样方式形成内皮管网。在胚胎第18~20天，胚体各处的间充质内出现裂隙，裂隙周围的间充质细胞变扁，围成内皮管，它们也以出芽方式与邻近的内皮管融合通连，逐渐形成体内的内皮管网。

第3周末，胚外和胚内的内皮管网经过体蒂彼此沟通，起初形成的是一个弥散的内皮管网，分布于胚体内外的间充质中。此后，有的内皮管因相互融合及血液汇流而增粗，有的则因血流减少而萎缩或消失，这样便逐渐形成原始心血管系统（primitive cardiovascular system）并开始血液循环。原始血管在结构上无动、静脉之分，根据他们与发育中心管的联系而命名为动脉或静脉。内皮管发育为动、静脉必须经过周围间充质细胞分化为平滑肌和结缔组织，以及分化后平滑肌细胞的增殖和长大，而平滑肌细胞的分化又受到管腔内血压的发生及发展影响。随着胚胎发育，内皮管周围的间充质逐渐分化形成中膜和外膜，并显示出动脉和静脉的结构。原始心血管系统左右对称，组成该系统的血管包括以下几个方面。

一、心 管

心管共1对，位于前肠腹侧。胚胎发育至第4周时，左右心管合并为1条。

二、动 脉

背主动脉（dorsal aorta）1对，位于原始肠管的背侧，发育过程中逐渐从咽至尾端的左、右背主动脉合并成为1条，沿途发出许多分支。从腹侧发出数对卵黄动脉（vitelline artery），分布于卵黄囊，还有1对脐动脉（umbilical artery）经体蒂分布于绒毛膜。从背侧发出许多成对的节间动脉，从两侧还发出其他一些分支。在胚胎头端还有6对弓动脉（aortic arch），分别穿行于相应的鳃弓内，连接背主动脉与心管头端膨大的动脉囊。

三、静 脉

前主静脉（anterior cardinal vein）1对，收集上半身的血液。后主静脉（posterior cardinal vein）1对，收集下半身的血液。两侧的前、后主静脉分别汇合成左、右总主静脉（common cardinal vein），分别开口于心管尾端静脉窦的左、右角。卵黄静脉（vitelline vein）和脐静脉（umbilical vein）各1对，分别来自卵黄囊和绒毛膜，均回流于静脉窦。

第2节 心脏的发生

心脏发生于生心区。生心区是指胚盘前缘脊

索前板（口咽膜）前面的中胚层，此区前方的中胚层为原始横隔。

一、原始心脏的形成

人胚第 18~19 天，生心区的中胚层内出现围心腔（pericardiac coelom），围心腔腹侧的中胚层（即脏层）细胞密集，形成前后纵行、左右并列的一对细胞索，称生心板（cardiogenic plate），板的中央变空，逐渐形成一对心管（cardiac tube）。最初，心管位于胚体的头端。随着神经管的关闭和脑泡的形成，中枢神经系统向胚体的头侧迅速生长以至于超过了生心区，加之出现头褶，使原来位于口咽膜头侧的心管和围心腔转到了咽的腹侧，原来在围心腔腹腔侧的心管则转至它的背侧（图 3-2-1）。心管和围心腔开始位于颈部，最后定位于胸腔。由于胚胎的侧褶，使左、右心管从胚体的两侧向中线靠拢，并从头端至尾端逐渐融合，形成 1 条心管，但其尾段仍未合并，保留分支状。

与此同时，心管与周围的间充质一起在心包腔（即围心腔）的背侧渐渐陷入，于是在心管的背侧出现了心背系膜（dorsal mesocardium），将心管悬连于包腔的背侧壁。心背系膜的中部很快退化消失，形成一个左右交通的孔道，即心包横窦。心背系膜仅在心管的头、尾端存留。当心管融合并陷入心包腔时，心管周围的中胚层逐渐增厚，发育成心肌膜，由心肌膜分泌产生一层较厚的富含透明脂酸的细胞外基质，充填于内皮和心肌膜之间，称心胶质（cardiac jelly）。除此以外，来自静脉窦区域的间皮细胞迁移到心肌膜周围，发育形成心外膜。因此，早期的心管已具备心内膜、心肌膜和心外膜 3 层结构的雏形。

二、心脏外形的建立

心管的头端与动脉相连，尾端与静脉相接，两端连接固定在心包上。心管各段因生长速度

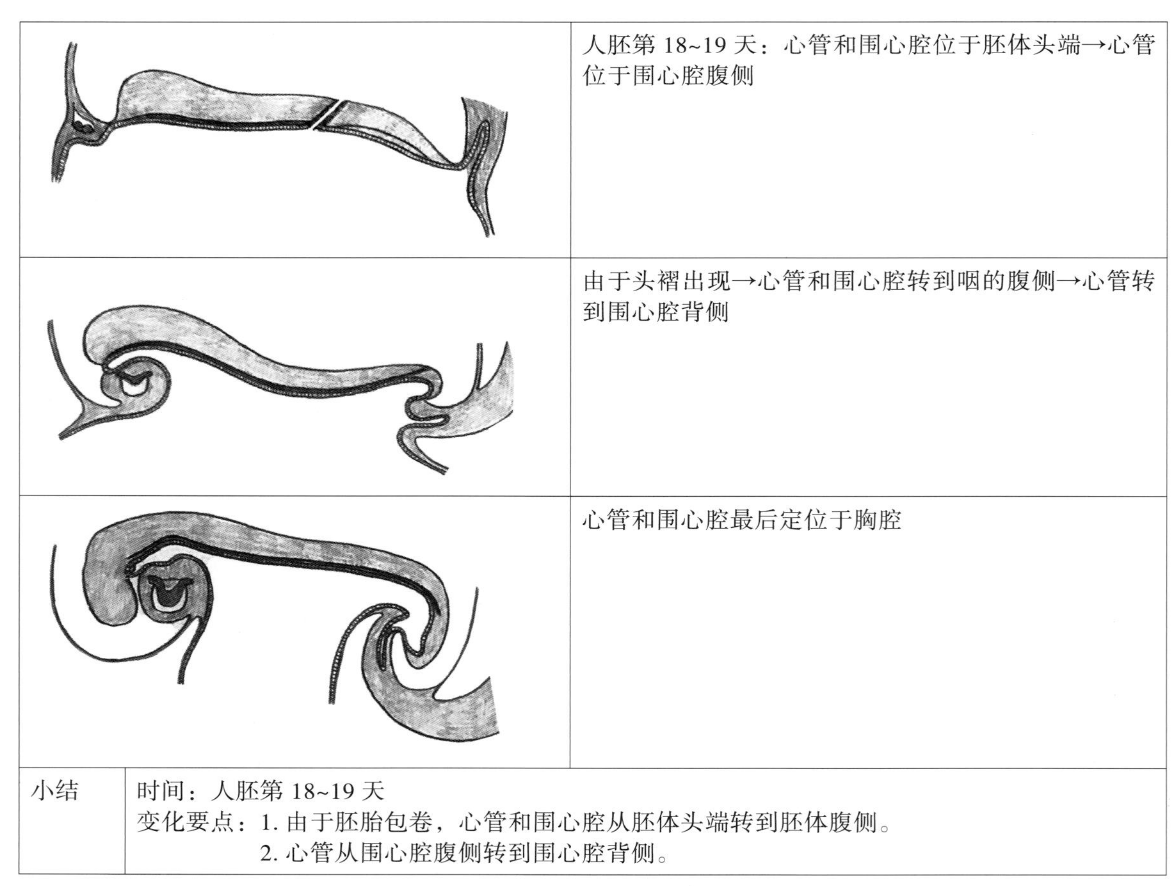

图 3-2-1　原始心脏位置变化

不同，首先出现 3 个膨大，由头端向尾端依次称心球（bulbus cordis）、心室和心房。以后在心房的尾端又出现 1 个膨大，称静脉窦（sinus venosus）。心房和静脉窦早期位于原始横隔内。静脉窦分为左、右两角。左、右总主静脉，脐静脉和卵黄静脉分别通入两角。心球的远侧份较细长，称动脉干（truncus arteriosus）。动脉干前端连接动脉囊（aortic sac）。动脉囊为弓动脉的起始部。

在心管发生过程中，由于其两端固定在心包上，而游离部（即心球和心室部）的生长速度又远较心包腔扩展的速度快，因而心球和心室形成“U”形弯曲，称球室襻（bulboventricular loop），凸面向右、前和尾侧（图 3-2-2）。不久，心房离开原始横隔，逐渐移至心室头端背侧，并稍偏左。相继静脉窦也从原始横隔内游离出来，位于心房的背面尾侧，以窦房孔与心房通连。此时的心脏外形呈“S”形弯曲，而心房受前面的心球和后面的食管限制，故向左、右方向扩展，结果便膨出于动脉干的两侧。心房扩大，房室沟加深，房室之间逐渐形成狭窄的房室管（atrioventricular canal）。心球则可分为 3 段：远侧段细长，为动脉干；中段较膨大，为心动脉球（bulbus arteriosus cordis）；近侧段被心室吸收，成为原始右心室。原来的心室成为原始左心室，左、右心室之间的表面出现室间沟。至此，心脏已初具成体心脏的外形，但内部仍未完全分隔。

三、心脏内部的分隔

人胚胎心脏的分隔是在发育的第 27~37 天基本完成的，此期人胚从 5mm 生长至 16~17mm，心脏各部的分隔是同时进行的。

心脏的分隔有两种形式。第一种分隔形式是由相对两侧的组织相向生长，最后融合，结果达到完全的分隔。这种分隔方式取决于细胞的积极增生和细胞外基质的不断合成和沉积，如心内膜垫的发生。另一种分隔形式是由于该部位两侧的结构如心房和心室的迅速生长膨大，以至于最初的管腔相对狭窄，进一步两侧扩大的壁相互靠近彼此融合，这些彼此融合的壁实际上形成了一种分隔，这样的分隔始终保留最初的通道，因此分隔是不完全的，如心房和心室最初就是部分分隔。它们的最后分隔通常是继发于相邻组织的增生形成。另外，神经嵴细胞也参与了心脏的分隔。

（一）房室管的分隔

心房与心室之间原是以狭窄的房室管通连的。此后，房室管背侧壁和腹侧壁的心内膜下组织增生，各形成 1 个隆起，分别称为背、腹心内膜垫（endocardiac cushion）。2 个心内膜垫彼此对向生长，互相融合，将房室管分隔成左、右房室孔（图 3-2-3）。有的情况下只有一侧有心内膜垫向对侧生长，最终也可分隔左右房室管。同时，在房室管的左、右缘还分别有侧房室垫（lateral atrioventricular cushion）发生。围绕房室孔的间充质局部增生并向腔内隆起，逐渐形成房室瓣，右侧为三尖瓣，左侧为二尖瓣。心内膜垫不仅参与房室管的分隔，还参与心房和心室的分隔。由于房室管处于心脏主要隔膜（如房间隔和室间隔）的交汇处，因此分隔房室管的心内膜垫发育异常在许多先心病的发病中起着关键作用，其发育缺陷常涉及房间隔缺损、室间隔缺损和大血管畸形等。

最近研究发现，分隔房室管的结构除来自心内膜组织的 4 个心内膜垫参与以外，还有来自心管外的间充质参与，这个间充质结构称为背侧间充质突起（dorsal mesenchymal protrusion, DMP），来源于第二生心区（the Second Heart Field，SHF）。背侧间充质突起借助心背系膜（dorsal mesocardium，DM）的入口进入发育中的共同心房，随着左右心房分隔，背侧间充质突起远端与 4 个心内膜垫一起参与房室管的分隔和房室瓣的形成，这 4 个心内膜垫加上背侧间充质突起远端被称为房室管复合体（AV mesenchymal complex）。如果背侧间充质突起发育缺损，会导致房室管分隔缺损（atrioventricular septal defects，AVSDs）。

胚龄	外形演变模式图	形态变化要点
第 21 天	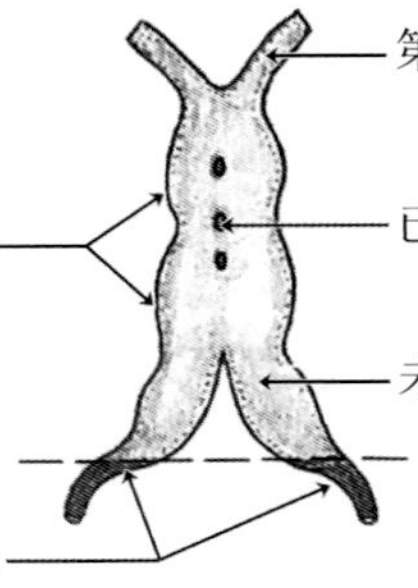 第 1 弓动脉 动脉 已融合心管 未融合心管 静脉	左右心管合并为 1 条
第 22 天	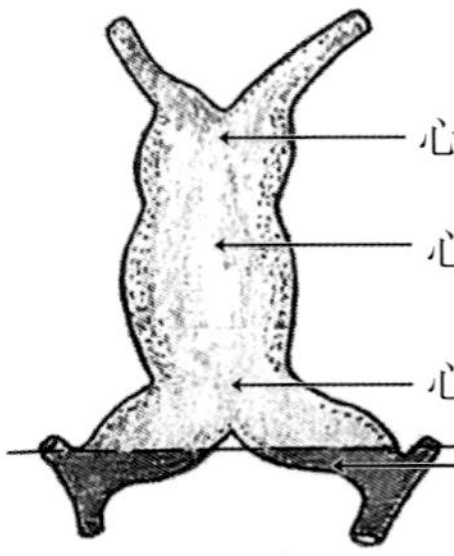 心球 心室 心房 静脉窦	心管出现 4 个膨大→心球、心室和心房和静脉窦
第 23 天	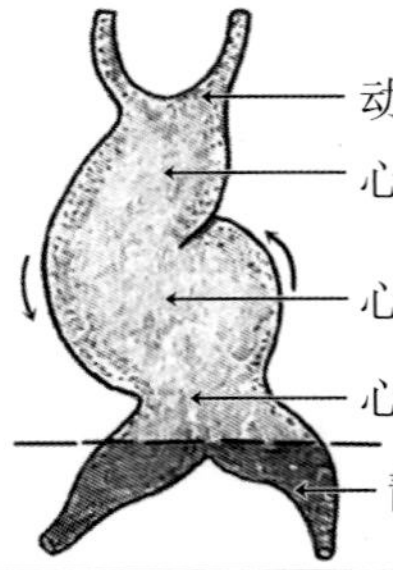 动脉干 心球 心室 心房 静脉窦	球室襻形成
第 24 天	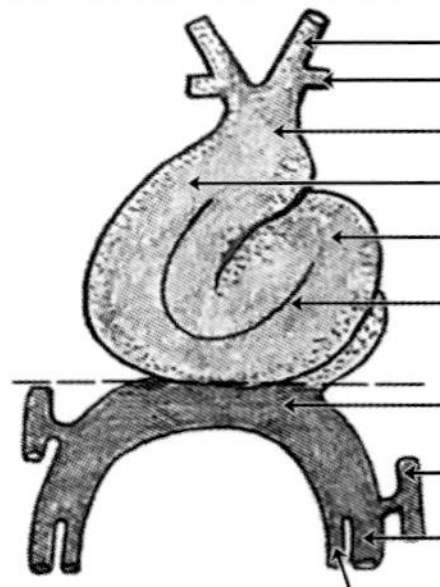 第 1 弓动脉 第 2 弓动脉 动脉干 心球 心室 球室襻 静脉窦 总主静脉 脐静脉 卵黄静脉	心脏外形呈“S”形弯曲
第 35 天	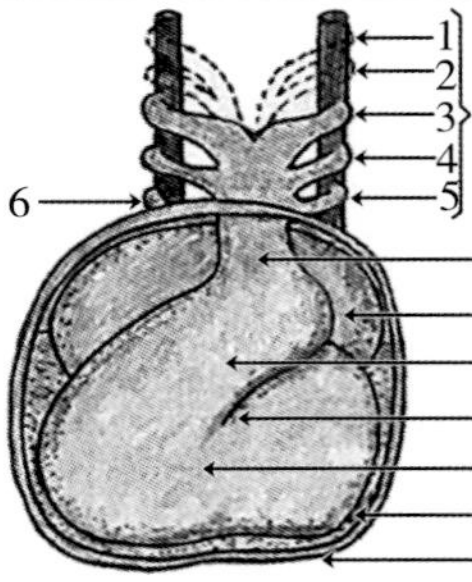 1 2 3 4 5 弓动脉 6 动脉干 心房 心球 球室沟 心室 心包腔 心包	初具成体心脏外形
小结	时间：胚胎第 21~35 天 变化要点：1. 由于心管管壁生长速度不均等，出现 4 个膨大。 2. 由于心管生长速度大于围心腔，出现球室襻和“S”形弯曲。 3. 由于前有动脉干，后有食管，心房只有向左、右扩展，出现左、右心房外形。	

图 3-2-2　心脏外形建立

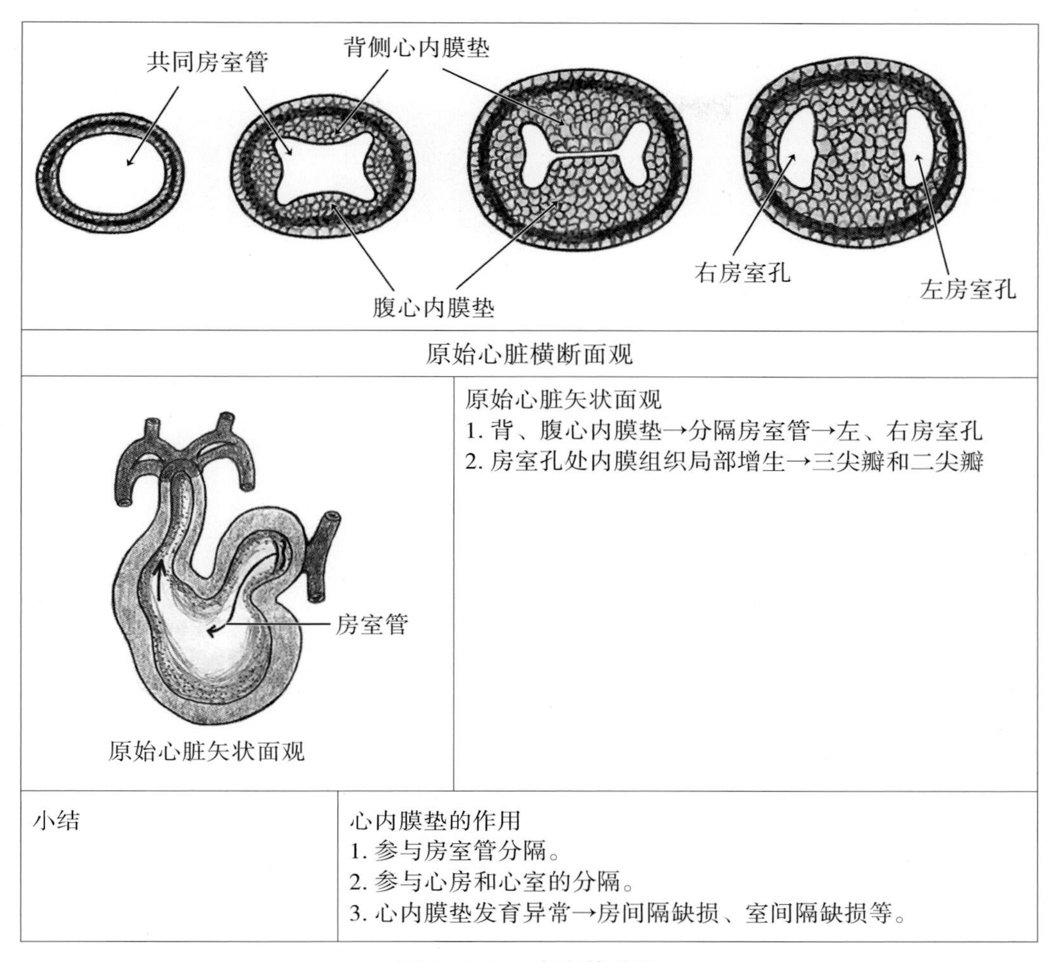

图 3-2-3　房室管分隔

（二）原始心房的分隔

胚胎发育至第 4 周末，在原始心房顶部背侧壁的中央出现 1 个薄的半月形矢状隔，称原发隔（septum primum）或第Ⅰ房间隔，此隔沿心房背侧及腹侧壁渐向心内膜垫方向生长，在其游离缘和心内膜垫之间暂留的通道，称原发孔（foramen primum）或第Ⅰ房间孔。此孔逐渐变小，最后由心内膜垫组织向上凸起，并与原发隔游离缘融合而封闭。在原发孔闭合之前，原发隔上部的中央变薄而穿孔，若干个小孔融合成1个大孔，称继发孔（foramen secundum）或第Ⅱ房间孔。原始心房被分成左、右两部分，但两者之间仍有继发孔交通（图 3-2-4）。

第 5 周末，在原发隔的右侧，从心房顶端腹侧壁再长出一个弓形或半月形的隔，称继发隔（septum secundum）或第Ⅱ房间隔。此隔较厚，渐向心内膜垫生长，下缘呈弧形，当其前、后缘与心内膜垫接触时，下方留有 1 个卵圆形的孔，称卵圆孔（foramen ovale）。卵圆孔的位置比原发隔上的继发孔稍低，两孔呈交错重叠。原发隔很薄，上部贴于左心房顶的部分逐渐消失，其余部分在继发隔的左侧盖于卵圆孔，称卵圆孔瓣（valve of foramen ovale）。出生前，由于卵圆孔瓣的存在，当心房舒张时，只允许右心房的血液流入左心房，反之则不能。出生后，肺循环开始，左心房压力增大，导致 2 个隔紧贴并逐渐愈合形成 1 个完整的隔，卵圆孔关闭，左、右心房完全分隔。

（三）静脉窦演变和永久性左、右心房的形成

静脉窦位于原始心房尾端的背面，分为左、

胚龄	矢状面观	冠状面观	参与原始心房分隔的胚胎结构
第 4 周	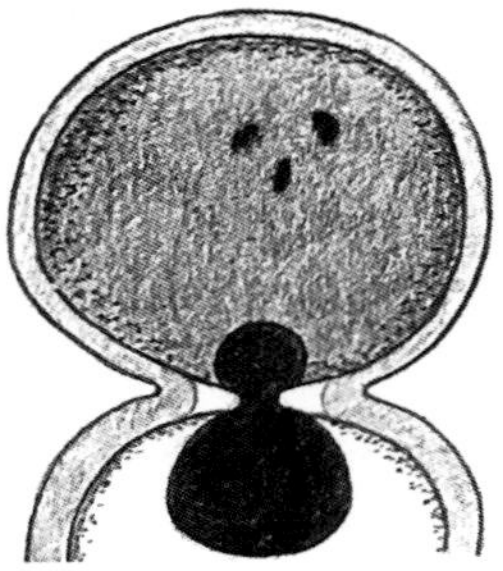	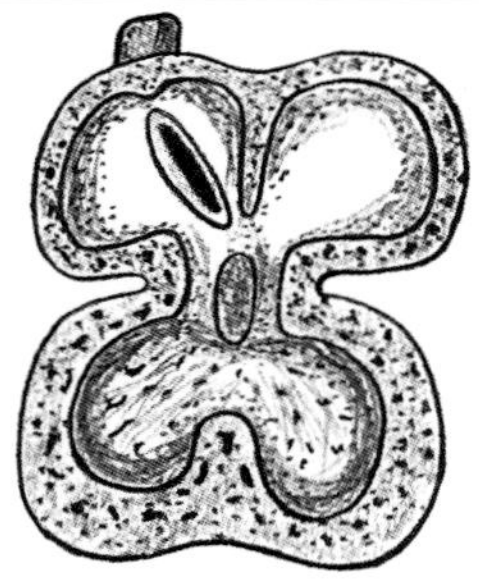	原始心房顶部→原发隔→原发隔游离缘和心内膜垫→原发孔→由心内膜垫封闭
第 5 周	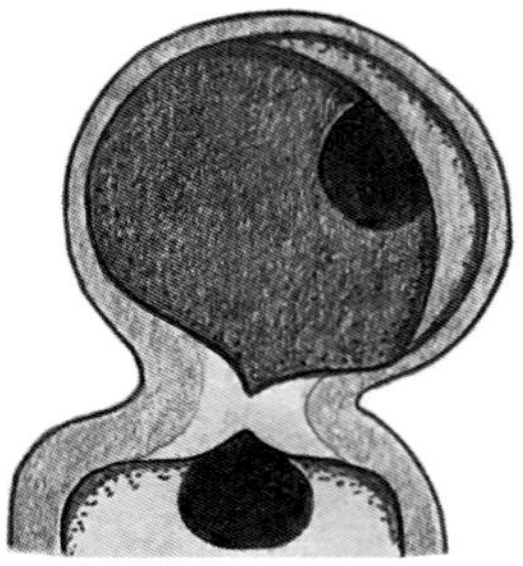	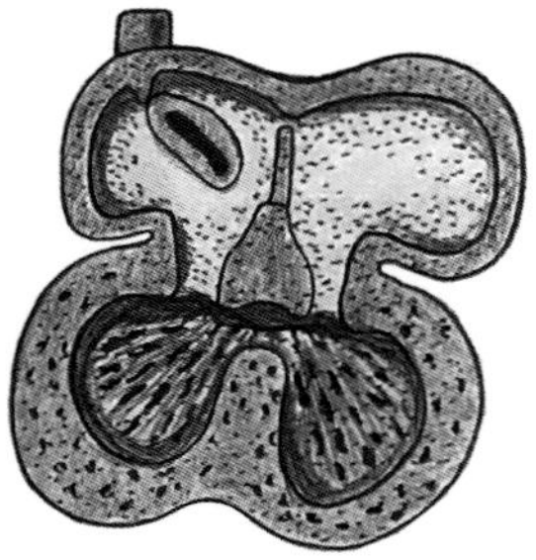	原发隔上部中央→继发孔→左、右心房交通 原发隔右侧→继发隔
第 7 周	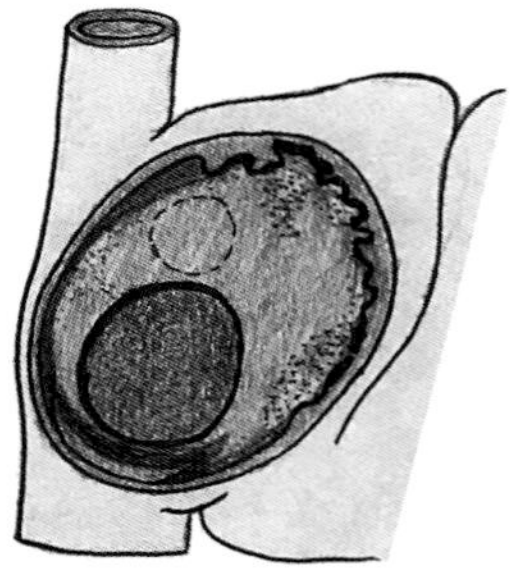	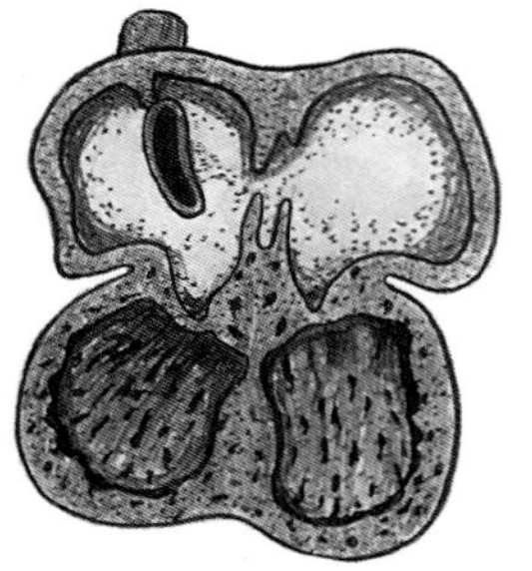	继发隔→卵圆孔→与继发孔交错重叠→左、右心房交通
小结	1. 原始心房的分隔依赖于 2 个房间隔、3 个房间孔。 2. 出生前→肺未行使功能→大部分血液回到右心房→右心房压力高于左心房→血液→卵圆孔→卵圆孔瓣→继发孔→左心房。 3. 出生后→肺循环→左心房高于右心房→两个隔紧贴并逐渐愈合→卵圆孔关闭→左、右心房完全分隔。		

图 3-2-4　原始心房的分隔

右两个角，各与左、右总主静脉、脐静脉和卵黄静脉通连。原来的两个角是对称的，以后由于汇入左、右角的血管演变不同，大量血液流入右角，右角逐渐变大，窦房孔也渐渐移向右侧；而左角则渐萎缩变小，其远侧段成为左房斜静脉的根部，近侧段成为冠状窦。

汇入静脉窦血管的变化如下（图 3-2-5）：左、右卵黄静脉的尾段分支吻合，发育形成门静脉，左卵黄静脉头段消失，右卵黄静脉头段则形成下腔静脉头段。右脐静脉以及肝和静脉窦之间的左脐静脉退化消失，从脐至肝的一段左脐静脉则一直保留至出生，并与脐带内的脐静脉通连，将从胎盘回流的血液经肝内形成的静脉导管直接导入下腔静脉，继而流入静脉窦右角。在左、右前主静脉之间形成一吻合支，它从左至右呈斜行走向，左前主静脉血液经此吻合支流入右前主静脉。吻合支成为左头臂静脉，右前主静脉的近侧段和右总主静脉成为上腔静脉。因此，体循环的血液均汇流入静脉窦右角。

胚胎发育第 7~8 周，原始右心房扩展很快，以致静脉窦右角被吸收并入右心房，成为永久性右心房的光滑部，原始右心房则成为右心耳。原

胚龄	形态变化模式图	形态变化要点
第 24 天	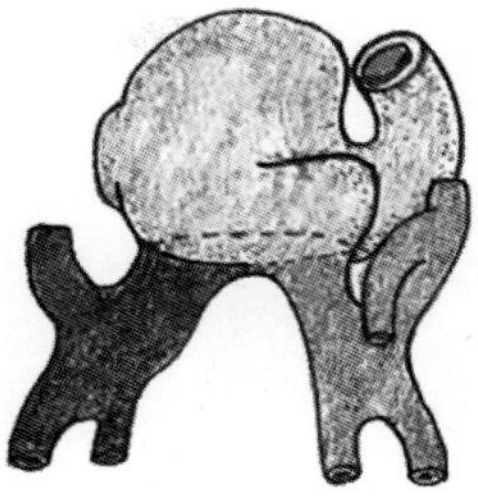	静脉窦左、右角→各与左、右总主静脉、左、右脐静脉和左、右卵黄静脉通连
第 35 天	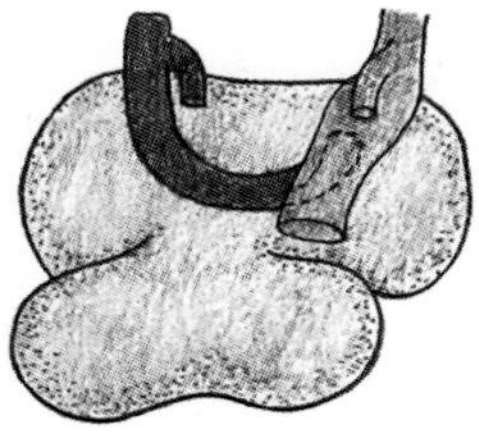	由于大量血液流入右角→右角变大→窦房孔→右侧→左角变小→远侧段→左房斜静脉根部→近侧段→冠状窦
胚胎 7~8 周 心脏背面观	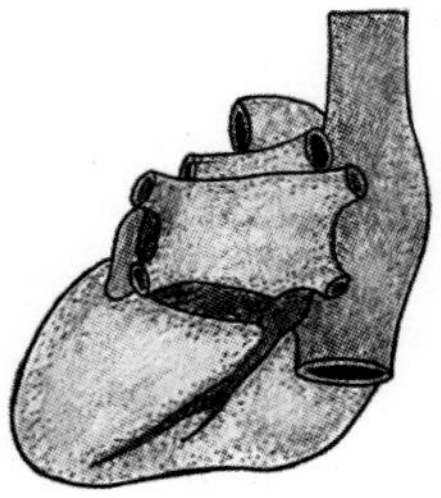	静脉窦右角→吸收并入→右心房光滑部→原始右心房→右心耳
胚胎 7~8 周 左右 心房内面观	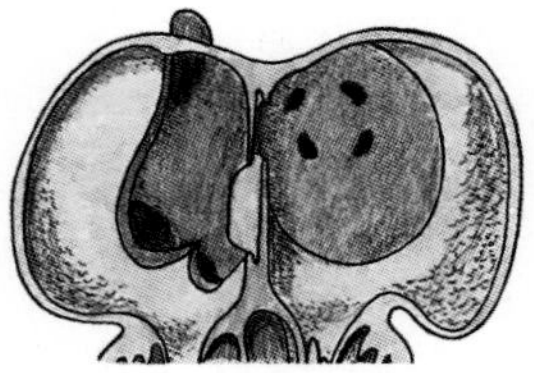	肺静脉根部及左、右属支→吸收并入左心房→4 条肺静脉直接开口于左心房→左心房光滑部→原始左心房→左心耳
小结	1. 由于大量血液流入右角，右角逐渐变大，左角则萎缩变小。 2. 静脉窦右角成为右心房光滑部，原始右心房成为右心耳。 3. 肺静脉根部及其左、右属支成为左心房光滑部，原始左心房成为左心耳。	

图 3-2-5　静脉窦演变

始左心房最初只有 1 条肺静脉在原发隔的左侧通入，此静脉分出左、右属支，各支再分为两支。当原始心房扩展时，肺静脉根部及其左、右属支逐渐被吸收并入左心房，结果有 4 条肺静脉直接开口于左心房。由肺静脉参与形成的部分为永久性左心房的光滑部，原始左心房则成为左心耳。

（四）原始心室的分隔

人胚第 4 周末，心室壁组织向上凸起形成一个较厚的半月形肌性嵴，称室间隔肌部（muscular part of interventricular septum）（图 3-2-6）。此隔不断向心内膜垫方向伸展，上缘凹陷，它心内膜垫之间留有一孔，称室间孔（interventricular foramen），使左、右心室相通。胚胎发育第 7 周末，由于心动脉球内部形成左、右球嵴，对向生长融合，同时向下延伸，分别与肌性隔的前缘和后缘融合，如此关闭了室间孔上部的大部分；室间孔其余部分则由心内膜垫的组织所封闭（图 3-2-6）。这样便形成了室间隔的膜部。室间孔封闭后，肺动脉干与右心室相通，主动脉与左心室相通。

（五）心球与动脉干的分隔

胚胎发育第 5 周，心球远段的动脉干和心动脉球内膜下组织局部增厚，形成一对向下延伸

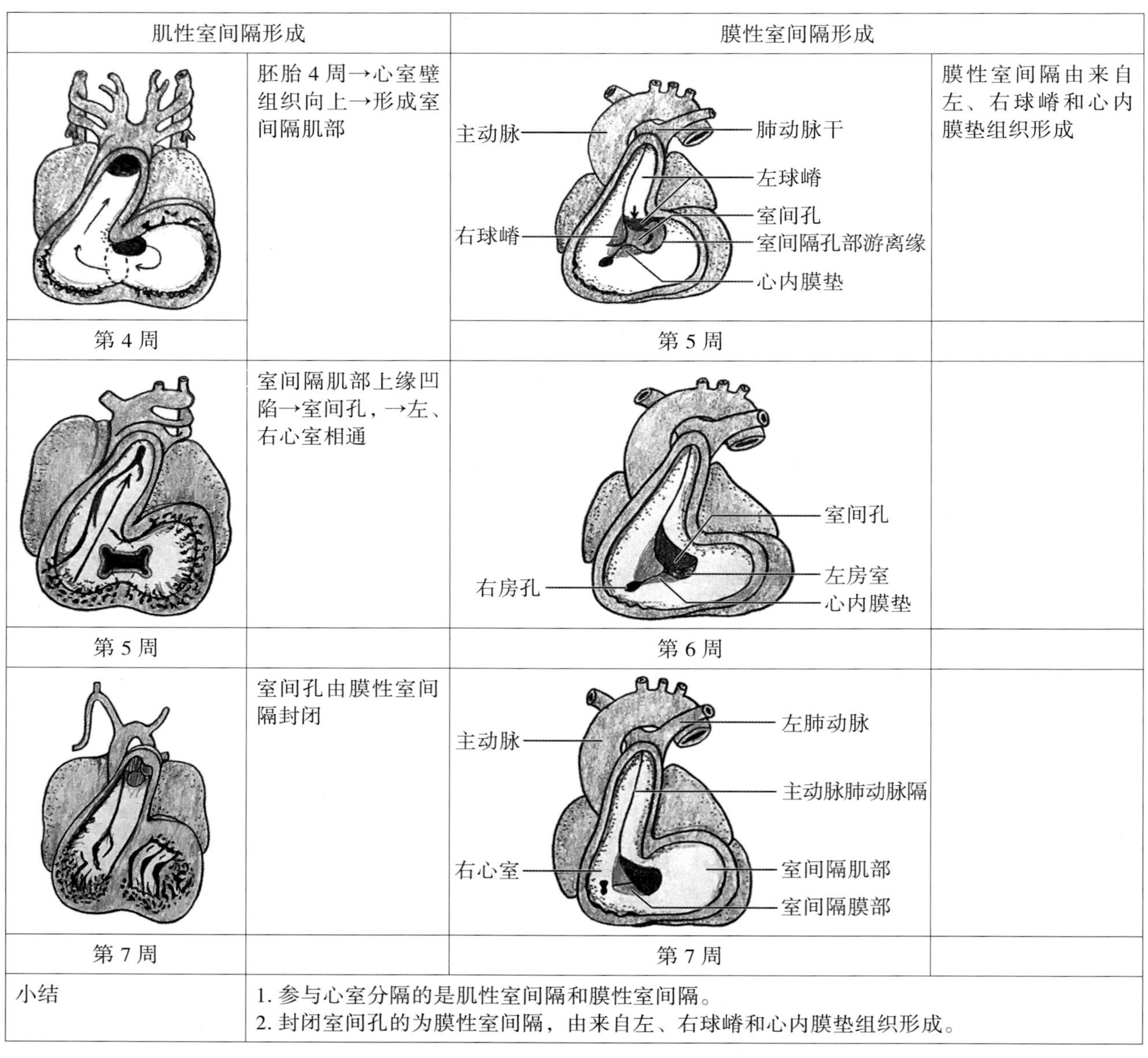

肌性室间隔形成		膜性室间隔形成	
	胚胎 4 周→心室壁组织向上→形成室间隔肌部		膜性室间隔由来自左、右球嵴和心内膜垫组织形成
第 4 周		第 5 周	
	室间隔肌部上缘凹陷→室间孔，→左、右心室相通		
第 5 周		第 6 周	
	室间孔由膜性室间隔封闭		
第 7 周		第 7 周	
小结	1. 参与心室分隔的是肌性室间隔和膜性室间隔。 2. 封闭室间孔的为膜性室间隔，由来自左、右球嵴和心内膜垫组织形成。		

图 3-2-6　原始心室分隔

的螺旋状纵嵴，称左、右球嵴（bulbar ridge）。后期左、右球嵴在中线融合，便形成螺旋状走行的隔，称主肺动脉隔（aortico-pulmonary septum），将动脉干和心动脉球分隔成肺动脉干和升主动脉（图 3-2-7）。因为主肺动脉隔呈螺旋状，故肺动脉干成扭曲状围绕升主动脉。当主动脉和肺动脉分隔完成时，主动脉通连第 4 对弓动脉，肺动脉干通连第 6 对弓动脉。主动脉和肺动脉起始处的内膜下组织增厚，各形成 3 个隆起，并逐渐改变形状成为薄的半月瓣。

第 3 节　动脉的发生

本节主要描述与心脏相连的主要动脉发育。如前述及，心管头端与动脉相连。心管第 1 个膨大称为心球，与心球直接相连的结构称为动脉囊。人胚第 4 周，由动脉囊发出第 1 对弓动脉，走行于鳃弓内。以后依次发生 6 对弓动脉（图 3-3-1），分别走行于各对鳃弓内，并绕过前肠的外侧，通连于同侧的背主动脉。最后一对弓动脉发生于人胚第 6 周，这 6 对弓动脉的发育特点

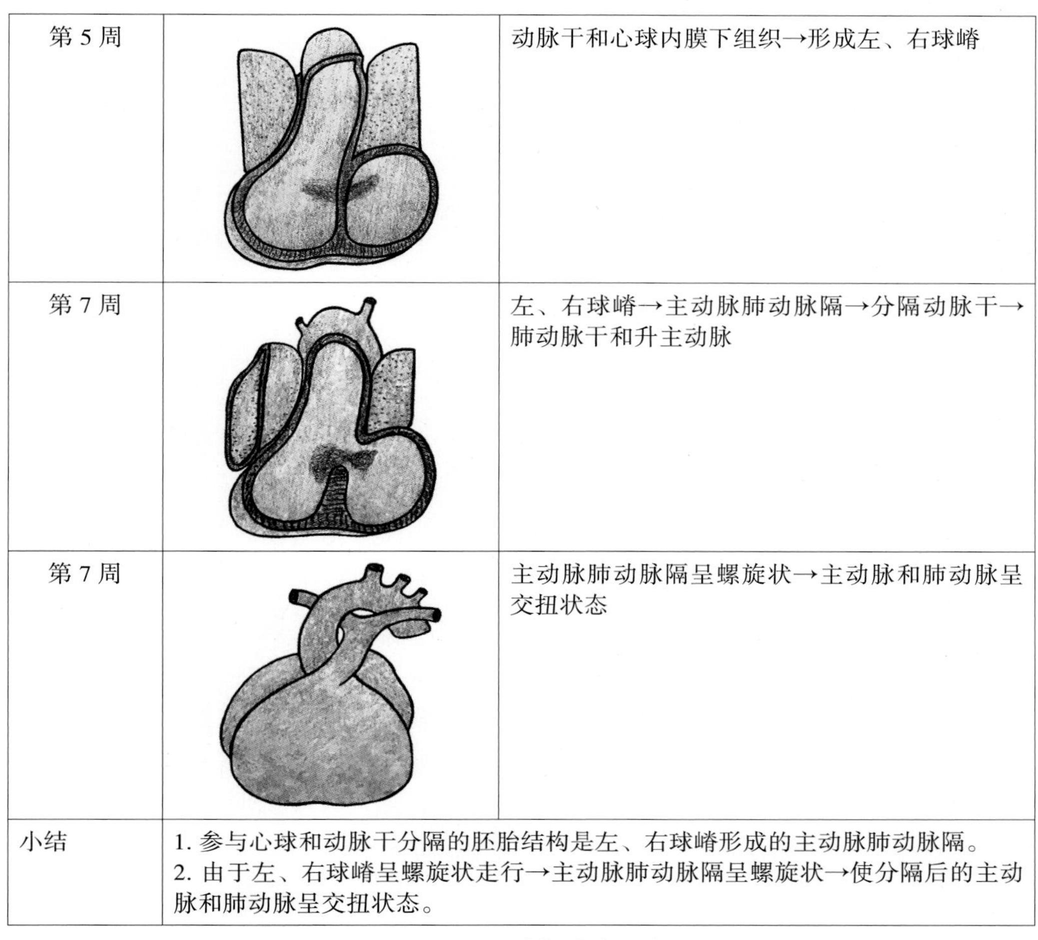

第 5 周		动脉干和心球内膜下组织→形成左、右球嵴
第 7 周		左、右球嵴→主动脉肺动脉隔→分隔动脉干→肺动脉干和升主动脉
第 7 周		主动脉肺动脉隔呈螺旋状→主动脉和肺动脉呈交扭状态
小结	1. 参与心球和动脉干分隔的胚胎结构是左、右球嵴形成的主动脉肺动脉隔。 2. 由于左、右球嵴呈螺旋状走行→主动脉肺动脉隔呈螺旋状→使分隔后的主动脉和肺动脉呈交扭状态。	

图 3–2–7　心球与动脉干分隔

是不同时存在，常常在后一对出现时，前一对已退化消失或发生演变。特别是第 5 对弓动脉，有人认为从来就没有发生过。

背主动脉发生于人胚第 4 周原始消化管背部两侧的中胚层，开始时成对纵向走行。到第 4 周末，双侧背主动脉自咽部开始合并为 1 条，将发育为降主动脉，以后形成胸主动脉、腹主动脉等。双侧背主动脉在合并前分别发出左、右第 7 节间动脉，将分别参与左、右锁骨下动脉的形成。

在人胚第 6~8 周，这些动脉经过生长、合并、退化等复杂演变，于第 8 周初具成体形态。正常发育中退化消失的是第 1、2、5 对弓动脉，发育保留的是第 3、4、6 对弓动脉，第 3、4、6 对弓动脉均参与发育演变为连接心脏的重要大动脉，包括主动脉弓及其 3 个重要分支和肺动脉等。

一、颈总动脉及颈内、外动脉的发生

第 1、2 对弓动脉形成不久便退化消失，但与之相连的背主动脉并不消失。第 3 对弓动脉的特点是发育中双侧各发出 1 个分支，这个分支将形成左、右颈外动脉。由于双侧第 3 和第 4 弓动脉之间的背主动脉消失，这个分支远侧段的第 3 对弓动脉及其相连的背主动脉形成左、右颈内动脉。而分支近侧段的第 3 对弓动脉及相连的部分动脉囊则形成颈总动脉，其中左颈总动脉成为主动脉弓上的第 2 个分支。

二、主动脉弓的发生

主动脉弓由动脉囊左半加上左侧第 4 弓动脉和与其连接的左侧背主动脉依序形成。

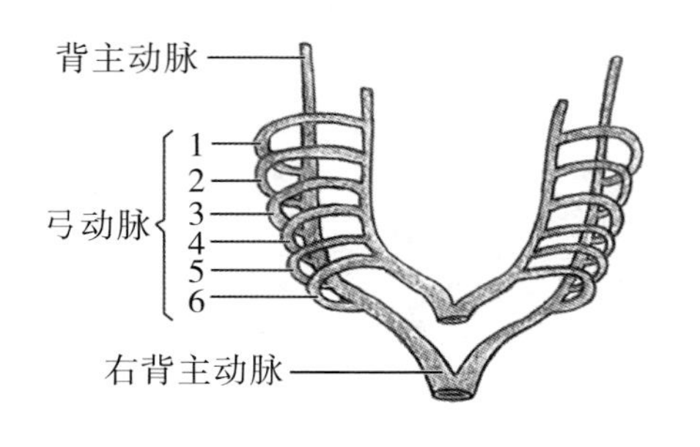

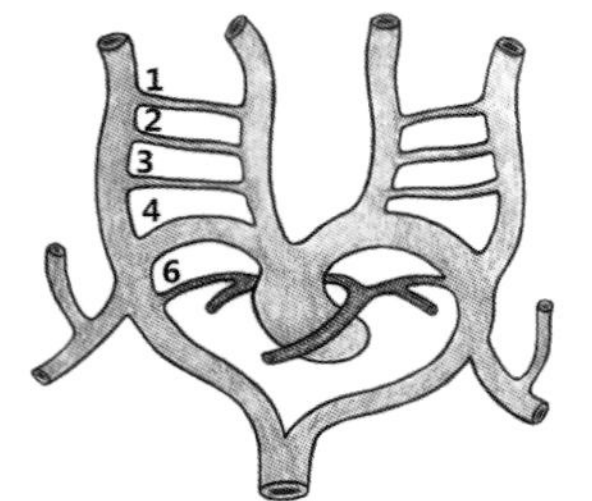

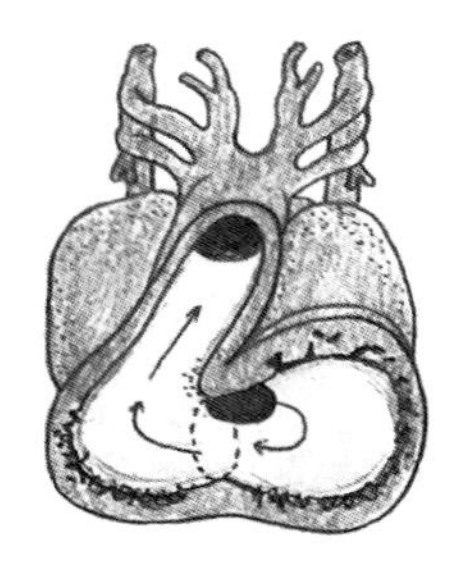
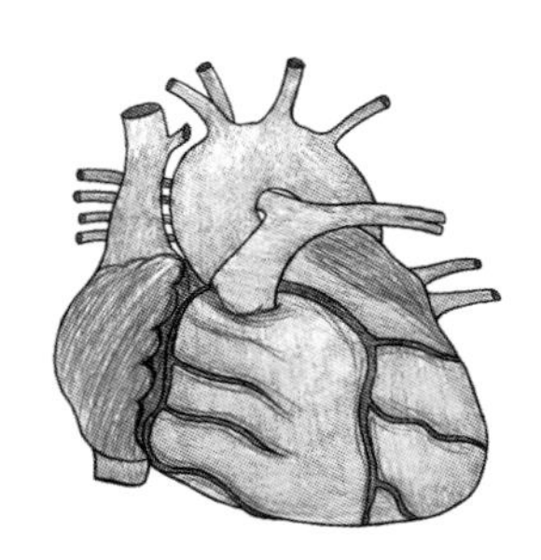

图 3-3-1　弓动脉发生和演变

三、锁骨下动脉和头臂干的发生

锁骨下动脉的发育左右不同，左锁骨下动脉仅由左第 7 节间动脉形成，随着其起点向颅侧移位，定位于左颈总动脉起点附近，成为主动脉弓上的第 3 个分支。右锁骨下动脉则由右侧第 4 弓动脉、加上与其相连的部分右背主动脉及右侧第 7 节间动脉连接形成。由于右侧第 7 节间动脉起点至双侧背主动脉汇合处之间的右侧背主动脉消失，右锁骨下动脉和右颈总动脉共同相连的右半动脉囊便形成头臂干即无名动脉，成为主动脉弓上的第 1 个分支。

四、肺动脉的发育和动脉导管的演变

肺动脉发育主要涉及第 6 对弓动脉演变。当左、右第 6 对弓动脉各发出 1 个分支到发育中的肺芽时，这一对分支便分别与同侧第 6 弓动脉的近侧段形成左、右肺动脉。随后，右第 6 弓动脉远侧段消失，左第 6 弓动脉远侧段保留，连接于左肺动脉与主动脉弓之间，即动脉导管（ductus arteriosus）。以后随着心球远端的动脉干分隔，左、右肺动脉均与肺动脉干通连（图 3-3-2）。

弓动脉	右	左
1~2 对	同左 – 右颈内 A	退化 – 背主 – 颈内 A
3 对	同左 – 右颈外 A 近侧 – 右颈总 A 远侧 – 右颈内 A	分支 – 左颈外 A 近侧 – 左颈总 A 远侧 – 左颈内 A
3~4 间背主	消失	消失
4 对	右 + 右背主 + 右 7 节间 – 右锁骨下 A 右 7 节间 – 双背主汇处 – 右背主 A 消失 右半动脉囊 – 头臂干	左 4+ 左半动脉囊 + 主动脉弓 右背主 A– 降主 A 左 7 节间 – 左锁骨下
5 对	退化	退化
6 对	远段 + 分支 – 右肺 A 远段 – 退化	近段 + 分支 – 左肺 A 远段 – 动脉导管

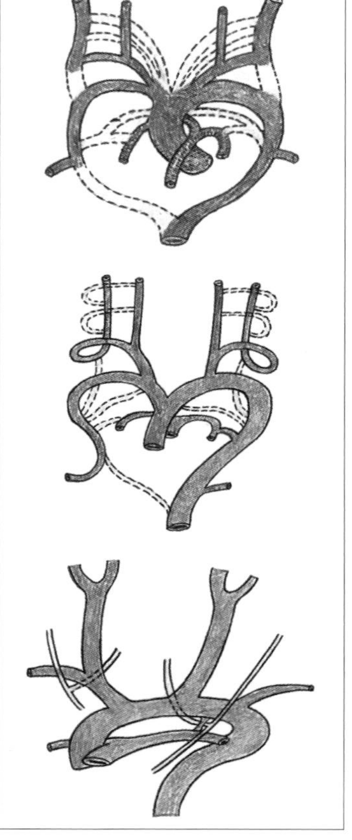

图 3-3-2　动脉发育小结 6 对弓动脉演变过程

第4节 静脉的发生

本节主要描述与心脏相连静脉的发育，不包括四肢静脉和其他静脉。如前述及，心管末端的膨大称为静脉窦，是胚胎全身静脉汇聚的部位。随着发育中心管的弯曲，静脉窦位置上移到原始心房尾端的背面。人胚第5周，静脉窦左右对称，其左、右两个角分别与左、右总主静脉，左、右脐静脉和左、右卵黄静脉相连。早期的静脉和动脉一样，都是成对发生并和相应动脉对应。如卵黄静脉和卵黄动脉、脐动脉和脐静脉。但随着胚胎发育，受遗传基因作用以及周围器官发育导致的血流动力学变化的影响，静脉的发育变化更为复杂，不仅由对称变为不对称，而且发生变异的因素更多。这些静脉也和动脉一样，经过生长、合并、退化等复杂演变，于第8周初具成体形态。以后经过复杂演变，逐步接近成体形态。上腔静脉发育涉及右前主静脉和右总主静脉，双侧头臂静脉形成均与双侧前主静脉中段演变有关。而参与形成下腔静脉的胚胎结构更复杂，涉及卵黄静脉、上主静脉和下主静脉。

一、卵黄静脉和脐静脉的演变

人胚第4周，双侧卵黄静脉和脐静脉经过发育中的前肠汇入静脉窦。此时由前肠尾侧长出的肝憩室正在生长发育为肝的过程中，当卵黄静脉途经肝时，不断向外扩增的肝脏将卵黄静脉吸收入内，然后被发育中的肝细胞索分隔成不规则腔隙，即未来的肝血窦。于是，双侧卵黄静脉被发育中的肝分为3段，中段形成肝血窦，双侧尾段通过几个吻合支形成门静脉，头段为左、右肝心管。

在肝继续发育增大的过程中，外侧的脐静脉也和肝血窦产生吻合，以致脐静脉来的大部分血液进入肝血窦，导致双侧从肝到心脏静脉窦之间的脐静脉因血流量减少而萎缩退化。此时由于脐带内右脐静脉消失，导致从胎盘回心的血液都经左脐静脉入肝，再经右肝心管进入静脉窦右角。由于血流动力学的关系，于是在左脐静脉和右肝心管之间形成一条直捷通路，即静脉导管（ductus venosus）。结果，右肝心管由于接受大部分血流量而增粗，最终发育为下腔静脉的第1段，即下腔静脉肝段。左肝心管血流量少而变得细小，将发育成为左肝静脉。

二、主静脉的演变

主静脉是汇集由主动脉分支供应胚体各部的回心血管。人胚第4周，首先发生1对收集上半身血液的前主静脉和1对收集下半身血液的后主静脉，两侧的前、后主静脉分别汇合成左、右总主静脉，分别开口于心管尾端静脉窦的左、右角。人胚第7周，胚体的躯干部分又发生2对静脉，分别为1对上主静脉（supracardinal vein）和1对下主静脉（subcardinal vein）。上、下主静脉并不和静脉窦相连，而是通过与后主静脉的连接与心脏相通。这3对静脉在胚体内纵向走行，通过相互间产生的一些横向吻合，彼此连接沟通，与上、下腔静脉及其属支形成密切相关。

（一）前主静脉与总主静脉的发生和演变

人胚第4周，前主静脉发生于胚体头侧的中胚层内，随心脏位置下降而增长。在胚胎发育中，其头段参与形成硬膜静脉窦，中段参与形成头臂静脉与颈内静脉，尾段参与形成上腔静脉。

1. 硬膜静脉窦的发育 人胚第4周，前主静脉头段在发育中脑泡附近形成前、中、后3个大脑静脉丛。人胚胎2月，中、后大脑丛之间产生的交通支与后大脑丛主支共同形成乙状窦（sigmoid sinus）。人胎第10周，由前、中大脑丛之间的吻合支形成矢状窦和横窦，中大脑丛主支形成岩上窦，其根部形成海绵窦和岩下窦。成体的硬膜静脉窦就是在这3个大脑丛的基础上吻合产生的，个体变异较大。

2. 上腔静脉和头臂静脉的发育 人胚第5周，在颈部原始胸腺附近发生一血管丛，随后血管丛伸展与左、右两侧的前主静脉连接，形成一条斜行的血管即为左头臂静脉，左头臂静脉连与右侧前主静脉中段形成的右头臂静脉。右前主静脉尾段加上与其相连的右总主静脉，由于接受全身头颈部的血液而逐渐粗大，将发育形成上腔静脉。与此同时，左侧前主静脉尾段因血流量减少而萎缩退化，余下部分前主静脉形成最上肋间静脉，左总主静脉成为心房斜静脉（oblic vein）。

（二）后主静脉的发生与演变

后主静脉是胚体早期收集下半身血液的回心血管，主要分布于中肾。由于中肾退化，大部分后主静脉亦退化消失。结果，右后主静脉近段发育为奇静脉根部，而左后主静脉近段消失。仅剩双侧后主静脉尾段在胚体盆部形成髂吻合，髂吻合与相连的后主静脉尾段共同形成左、右髂总静脉以及髂外静脉和髂内静脉。

（三）下主静脉与上主静脉的发生和演变

下主静脉发生于人胚 6 周的中肾腹侧，有双下主静脉之间形成的吻合支连于后主静脉。在发育过程中，下主静脉吻合支及其以上的右下主静脉发育为下腔静脉的肾前段。其余参与形成左肾静脉干、左肾上腺静脉、左卵巢静脉或左睾丸静脉等。

人胚第 7 周，上主静脉发生于中肾背侧，是将背侧体壁血液借与后主静脉的吻合支运回心脏的血管。发育中的上主静脉有多个吻合支分别与后主静脉的头、尾端以及下主静脉中段相连。随着大部分后主静脉退化消失，上主静脉在肾脏水平也逐渐萎缩，联系中断。结果，肾以上的左右上主静脉发育为奇静脉（azygos vein）与半奇静脉（hemiazygos vein），肾以下的右侧上主静脉因接受髂吻合及其属支的大量血液而明显增大，最终发育为下腔静脉的肾后段。肾以下的左侧上主静脉退化消失。

（四）下腔静脉的发育

胚胎发育中下腔静脉的形成最为复杂，与卵黄静脉和 3 对主静脉的发生和演变密切相关。下腔静脉由 4 段组成：

1. 下腔静脉肝段　下腔静脉肝段（hepatic segment of inferior vena cava）来自右卵黄静脉头端形成的右肝心管及其向下延伸部分。

2. 下腔静脉肾前段　下腔静脉肾前段（prerenal segment of inferior vena cava）来自右下主静脉近段。

3. 下腔静脉肾段　下腔静脉肾段（renal segment of inferior vena cava）来自右下主静脉和右上主静脉之间的吻合段形成。

4. 下腔静脉肾后段　下腔静脉肾后段（postrenal segment of inferior vena cava）来自右上主静脉尾段。

最终，下腔静脉将下肢、盆部、腹部的全部血液运回心脏。

第 5 节　胎儿血液循环

一、胎儿血液循环途径

脐静脉从胎盘经脐带至胎儿肝。脐静脉血富含氧和营养，大部分血液经静脉导管直接注入下腔静脉，小部分经肝血窦入下腔静脉。下腔静脉还收集由下肢和盆、腹腔器官来的静脉血，下腔静脉将混合血（主要是含氧高和营养丰富的血）送入右心房。从下腔静脉导入右心房的血液，少量与上腔静脉来的血液混合，大部分血液通过卵圆孔进入左心房，与由肺静脉来的少量血液混合后进入左心室。左心室的血液大部分经主动脉弓及其 3 大分支分布到头、颈和上肢，以充分供应胎儿头部发育所需的营养和氧；小部分血液流入降主动脉。从头、颈部及上肢回流的静脉血经上腔静脉进入右心房，与下腔静脉来的小部分血液混合后经右心室进入肺动脉。由于胎儿肺尚未建立功能，肺动脉的血液仅 5%~10% 进入发育中的肺脏，而其中 90% 以上的血液则经动脉导管注入降主动脉，降主动脉中的血液含氧量约为 58%。降主动脉血液除经分支分布到盆、腹腔器官和下肢外，还经脐动脉将血液运送至胎盘，在胎盘内与母体血液进行气体和物质交换后，再由脐静脉送往胎儿体内（图 3-5-1）。

<table>
<tr><td colspan="2">胎儿血液循环和出生后血液循环的变化</td></tr>
<tr><td>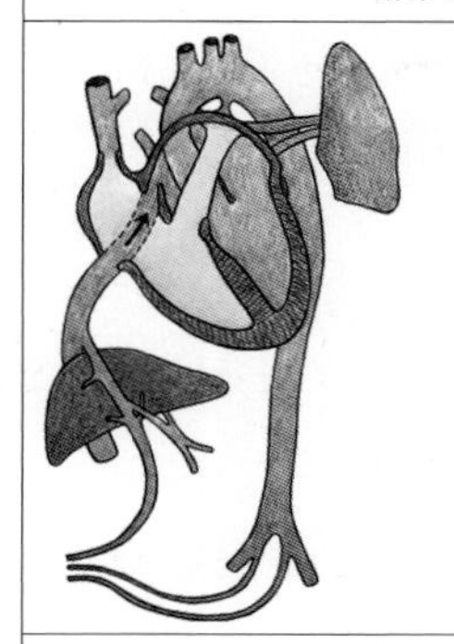</td><td>1. 脐静脉→胎儿肝脏→静脉导管→下腔静脉→右心房→卵圆孔→左心房→肺静脉来的少量血液→左心室
2. 下腔静脉与上腔静脉→右心房→大部分→左心室→主动脉弓及其三大分支→头、颈和上肢→小部分血液流入降主动脉</td></tr>
<tr><td colspan="2">胎儿血液循环途径</td></tr>
<tr><td>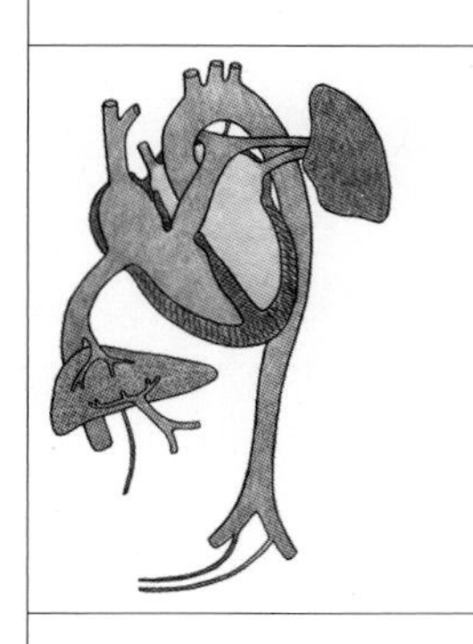</td><td>胎儿出生后，血液循环发生下列改变
1. 脐静脉→肝圆韧带
2. 脐动脉大部分→脐外侧韧带
3. 静脉导管→静脉韧带
4. 肺呼吸→左心房压力增高→卵圆孔关闭
5. 动脉导管→动脉韧带</td></tr>
<tr><td colspan="2">出生后血液循环的变化</td></tr>
</table>

图 3-5-1　胎儿血液循环途径及出生后血液循环变化

二、胎儿出生后血液循环的变化

胎儿出生后，胎盘血循环中断。新生儿肺开始呼吸活动，动脉导管、静脉导管和脐血管均废用，血液循环遂发生一系列改变。主要变化：①脐静脉（腹腔内部分）闭锁，成为由脐部至肝的肝圆韧带。一般认为脐静脉的管腔并不完全消失，必要时，可利用其重建肝脏的侧支循环。②脐动脉大部分闭锁成为脐外侧韧带，仅近侧段保留成为膀胱上动脉。③肝的静脉导管闭锁成为静脉韧带，从门静脉的左支经肝到下腔静脉。④出生后脐静脉闭锁，从下腔静脉注入右心房的血液减少，右心房压力降低，肺开始呼吸，大量血液由肺静脉回流进左心房，左心房压力增高，于是卵圆孔瓣紧贴于继发隔，使卵圆孔关闭。出生后约 1 年左右，卵圆孔瓣方与继发隔完全融合，达到解剖关闭，但约有 25% 的人卵圆孔未达到完全的解剖关闭。⑤动脉导管闭锁成为动脉韧带（arterial ligament），闭锁的过程是内弹性膜破裂，中膜平滑肌细胞进入内膜。平滑肌细胞和内膜不规则地增生加厚形成内膜垫突入腔内，使管腔变窄。加之由肺动脉干来的血流途经动脉导管的狭窄管道时引起局部血流高压，血栓形成，使管腔逐渐堵塞。但出生后 3 个月左右才成为解剖关闭。

第 6 节　先天性心脏病的血液循环

胎儿出生后血液循环发生变化，脐带结扎、卵圆孔闭合、动脉导管闭合，使体循环、肺循环完全建立。体循环内为完全氧合的血液，而肺循环内侧则为未经氧合的血液。先天性心脏病时由于缺损、异常通道或排血受阻，使患者血液循环途径发生变化，出现血流受阻，异常分流等。

一、无血液循环途径变化

右位心时，心脏结构与正常人呈镜样改变，即左心房、左心室位于右侧，右心房、右心室位于左侧，心尖由左心室构成，其血液循环不受阻，也不存在异常分流。

二、排血受阻，但无分流

肺动脉狭窄、主动脉狭狭窄时，血液循环与正常人相同，没有异常分流，但排血受阻。肺动脉狭窄时，血液不能顺畅通过肺动脉瓣或右心室流出道，肺内血流减少，而右心室血液滞留，负荷增加，日久右心室增大、肥厚。主动脉瓣狭窄时，主动脉内血液减少，血压减低，而左心室排血受阻，左心室内压升高，最终致左心室肥厚、衰竭。法洛四联症时，肺动脉狭窄，肺动脉血液受阻，血液通过骑跨的主动脉和室间隔缺损而致主动脉和心室右向左分流。

三、异常分流

（一）心腔内分流

房室间隔缺损早期，存在心房、心室水平分流，左心系统血液一部分通过缺损处分流至右心系统，分流量大小依缺损大小和两心腔间的压力阶差而定。缺损大、压力阶差大，分流量则大，反之分流量则小。房间隔缺损时，右心房除接受来自上腔静脉、下腔静脉血液外，还接受经缺损分流的左心房血液。室间隔缺损时，右心室除接受来自右心房的血液外，还接受缺损分流的左心室血液。如此循环，右心系统血流增加，负荷增加，至右心增大，形成相对三尖瓣关闭不全。晚期出现肺动脉高压，右心室、右心房高压，经缺损处分流量减少，当右心房压高于左心房压、右心室压高于左心室压时，则出现由右向左的分流。

（二）大血管分流

动脉导管未闭早期，主动脉血大部分经降主动脉向下，供应胸腔、腹腔脏器和下肢血液，一部分经未闭动脉导管分流至肺动脉内。分流量大小依未闭导管的直径和主动脉与肺动脉之间的压力阶差而定。右心系统血液量增多，如分流量大，最终可导致肺动脉高压。当肺动脉压超过主动脉压时，则出现右向左分流。

（三）单心腔或永存动脉干

单心房时，原发隔和继发隔均未发育，形成单个心房腔，上、下腔静脉来的血液与肺静脉来的血液在心房内混合，再流入左、右心室。由于层流的作用，这种混合不甚完全。单心室时的心室腔具有左心室或右心室的解剖特征，一根大动脉从主腔发出，另一根从漏斗部发出，或两根大动脉均从共同的流出道部位发出。单心腔接受两个心房来的血液，不伴肺血流梗阻的患者呈现大量左向右分流，若伴有严重肺动脉狭窄，则呈现右向左分流。

大多数永存动脉干患者有较多的血流由动脉干分流入肺动脉，在肺内进行气体交换，但大量肺静脉血回流入左心房、左心室，使左心房、左心室容量负荷增加，而右心室压力也必须高于体循环压力，才能将体静脉血喷射到总动脉干，致使右心室收缩期负荷加重。

第7节　先天性心脏病的分类

根据临床病理可分类如下。

一、无分流畸形

（一）瓣膜畸形

1. 主动脉瓣狭窄包括瓣膜型、瓣膜下型及瓣膜上型。

2. 主动脉双叶瓣。

3. 肺动脉瓣狭窄包括瓣膜型、漏斗部狭窄及漏斗部下狭窄。

4. 肺动脉瓣关闭不全罕见。

5. Ebstein 畸形或三尖瓣下移畸形少见。

6. 二尖瓣关闭不全罕见。

（二）血管畸形

1. 主动脉缩窄。

2. 主动脉弓畸形、血管环罕见。

3. 主动脉窦瘤罕见，常无临床表现。

4. 特发性肺动脉扩张罕见。

5. 肺动脉及其分支狭窄少见。

6. 腔静脉畸形。

二、左向右分流 – 非发绀型

（一）心房水平

1. 房间隔缺损分为继发孔、原发孔、静脉窦型。

2. Lutembacher 综合征，即房间隔缺损伴二尖瓣狭窄罕见

3. 部分肺静脉回流异常少见，常无临床表现。

4. 完全型肺静脉回流异常少见。

5. 三房心罕见。

6. 房室心内膜垫缺损，包括原发孔房间隔缺损与二尖瓣裂，完全性心内膜垫缺损。

（二）大动脉水平

1. 动脉导管未闭。

2. 主动脉窗罕见。

3. 永存动脉干少见。

（三）动、静脉水平

1. 冠状动、静脉瘘罕见。

2. 肺动 – 静脉瘘罕见。

三、右向左分流 – 发绀型

该类型包括：①法洛四联症，②艾森曼格综合征（房间隔或室间隔缺损合并肺动脉高压），③ Ebstein 畸形伴有房间隔缺损或卵圆孔未闭（少见），④大血管错位（少见），⑤单心室（少见），⑥三尖瓣闭锁（婴儿后罕见），⑦肺动脉瓣闭锁（罕见）。

四、心律失常

心律失常包括：①先天性房室传导阻滞（罕见），②先天性束支传导阻滞（罕见），③致命性家族性心律失常（罕见），④预激综合征。

五、其　他

其他分类包括：①心内膜弹力纤维组织增生症（婴儿后罕见），②家族性心脏肥大（罕见），③心包缺陷（罕见，常无表现），④心脏异位及左心室憩室（罕见），⑤右位心、左位心及中位心（少见）。

（李泽桂　张 军）

参考文献

[1] 接连利 . 胎儿心脏病理解剖与超声诊断学 . 北京 : 人民卫生出版社 , 2010

第 4 章 超声新技术在胎儿心脏检查中的应用

传统的二维、M 型及多普勒超声心动图因其安全、简便、经济，已成为评价胎儿心脏结构和功能的重要筛查和诊断手段，但在复杂心脏病结构显示、早期心功能异常检测等方面仍然面临挑战。组织多普勒超声检查技术、应变及应变率超声检查技术、三维 / 四维超声检查技术、空间 – 时间相关成像（STIC）技术和胎儿心脏磁共振检查技术等，是近年来出现的可用于评价心脏结构和功能的新技术，为更加精细地评价心脏结构和功能提供了可能。虽然这些技术还远没有在临床中常规应用，但已展示出良好的前景。本章将对这些技术在胎儿心脏评估中的优势和不足进行简要概述。

一、组织多普勒超声检查技术

组织多普勒（tissue Doppler imaging,TDI）可直接测量组织的运动速度，对心脏负荷依赖性较小，可较早且更准确反映心脏功能。组织多普勒通常有两种显示方式：彩色多普勒和频谱多普勒。组织多普勒频谱模式是将取样容积放置在感兴趣部位，如心尖四腔切面的二尖瓣环或三尖瓣环上，调整角度保证声束与组织运动方向平行。该技术特别适合测量长轴方向室壁运动。所获得的组织多普勒频谱主要包括 3 个波，分别为 E′（或 Ea，e）、A′（或 Aa，a）、S′（或 Sa，s）。E′代表舒张早期瓣环运动速度，A′代表房缩期瓣环运动速度，S′代表心室收缩期瓣环运动速度。常常以瓣环处测得的长轴方向心肌运动峰值速度作为整体心脏功能的评价指标。同时也可用任一部位的心肌运动峰值速度来评价心脏局部功能。另外，还可以获得一些时间参数，包括等容收缩时间（ICT′），射血时间（ET′），等容舒张时间（IRT′），从而推导出心肌做功指数（MPI′）或 Tei 指数。公式为：（ICT′ + IRT′）/ET′（参见胎儿心脏功能评价部分）。胎儿 14 周以后组织多普勒频谱测量的重复性较好。有研究显示，组织多普勒方法所获得的 MPI′较血流脉冲多普勒超声获得的 MPI 能更敏感地显示糖尿病孕妇所怀胎儿的早期心脏功能异常，重复性更好。

二、应变及应变率超声检查技术

（一）超声斑点追踪技术

斑点追踪显像技术是新近发展的一项超声心动图技术，它利用高分辨力的二维灰阶图像分析声学斑点的运动轨迹，无创地评价心室的形变，包括心室的旋转和扭转。它不受心脏整体运动和角度的影响，较少受到旁瓣效应、回声失落以及混响等超声伪像的影响，可以从心脏纵向、径向、环向等各种角度对心脏局部功能进行评价。

（二）速度向量成像技术

速度向量成像技术（VVI）是新近推出的研究心肌结构力学、分析局部心功能的新技术，它基于二维灰阶成像的原理，采集原始的二维像素的振幅及相位信息，运用一种实时心肌运动跟踪运算法，计算并以矢量方式显示的局部心肌组织真实的运动方向、速度、距离、时相等，对心肌组织在多个平面运动的结构力学进行量化分析。速度向量成像技术无角度依赖性，重复性好，可检测胎儿节段心肌收缩期及舒张期的速度、应变及应变率指标。但速度向量成像技术也有一定的局限性，其图像的获得要求高质量的二维图像。

三、四维胎儿超声心动图检查技术

四维超声心动图检查技术包括实时三维超声心动图和四维空间 – 时间相关成像（STIC）技术，后者将在下面介绍。二维超声心动图只能观察到心脏结构一个平面，而四维超声心动图则可以清晰直观、实时、全面显示胎儿心内结构。举例来说，二维胎儿超声心动图能够判断有无室间隔缺损，但四维超声心动图可以更为准确地判断缺损的位置、形状、边缘、面积大小以及毗邻结构等。四维超声心动图还可以更为直观地从各个角度观察心脏瓣膜。由于不需要对心腔形态进行几何假设，四维超声心动图在左室容积、右室容积以及心脏功能评价中起到重要作用。

四、空间 – 时间相关成像技术

空间 – 时间相关成像（spatio-temporal image correlation，STIC）技术是一种专门用于胎儿心脏检查的实时三维成像技术，可以获得一个心动周期中的舒张末期及收缩末期时相，进行心室容积测量。空间 – 时间相关成像数据采集要求较为严格，需要获得良好的四腔切面，但需要避免脊柱朝前，脊柱应朝向 6 点钟方向。空间 – 时间相关成像技术于可以缩短检查时间，只需几秒或是十几秒钟就可获得所需数据图像，再进行旋转和切割即可获得所有心脏标准切面（图 4–1），可以提高胎儿先天性心脏病的检出率。它还能更清楚地显示每个时相的容积数据，实时显示心脏运动过程，且对操作者的经验要求低，可较准确地测量胎儿心室容积，在心脏功能测量方面也有独特的优势，是目前评价胎儿左心室功能的较为准确可靠的超声心动图方法。空间 – 时间相关成像技术优点还在于可以有多种模式的后处理方法，包括最基本的三正交模式，超声断层图像，还有用来创建心腔立体形态以及血管塑形的反转模式，且可结合 HD 血流显示技术（图 4–2）。这些后处理模式种类很多，可以更好地处理和呈现胎儿心脏的各种信息，对胎儿心脏畸形以及心功能评价有重要作用。

胎儿 5D Heart 是基于 STIC 技术的胎儿心脏三维容积成像显示模式，又称胎儿智能导航超声心动图，其原理是通过胎儿三维容积探头采集胎儿心脏三维容积超声数据，然后应用 5D Heart 分析软件，从以四腔心为初始切面获得的三维容积数据中，自动且标准化显示胎儿心脏超声筛查所需的 9 个标准切面（图 4–3）。

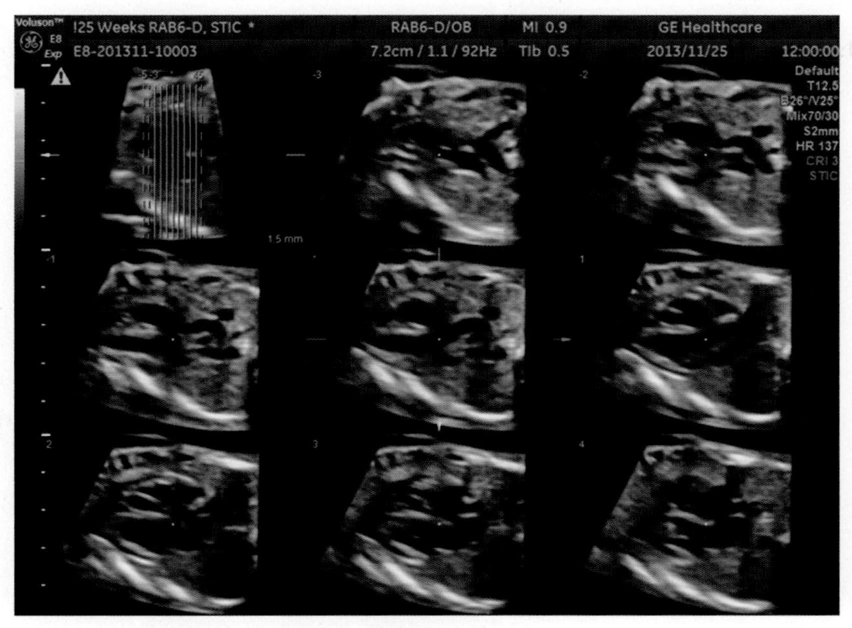

图 4–1　STIC 技术显示胎儿心脏系列切面

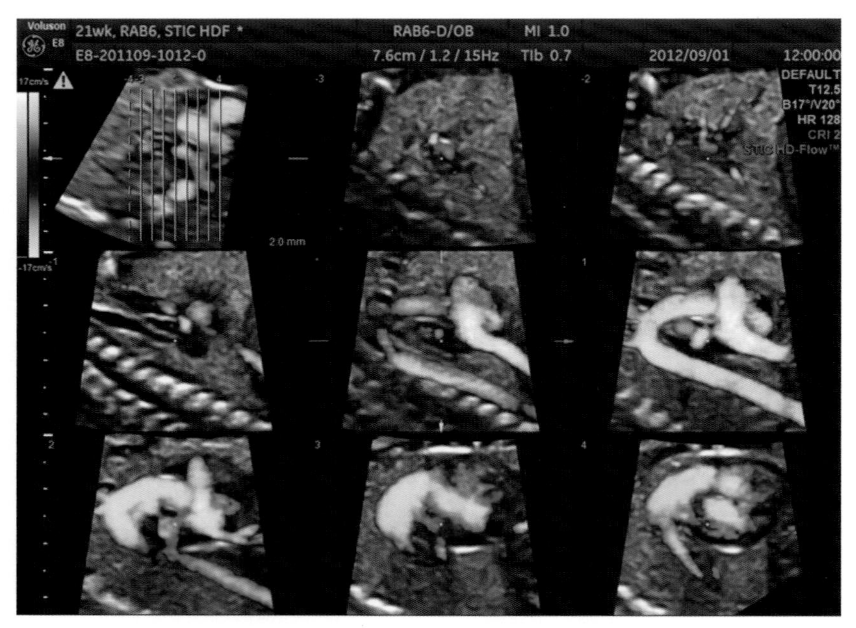

图 4–2　STIC 技术结合 HD 血流技术显示胎儿心脏系列切面

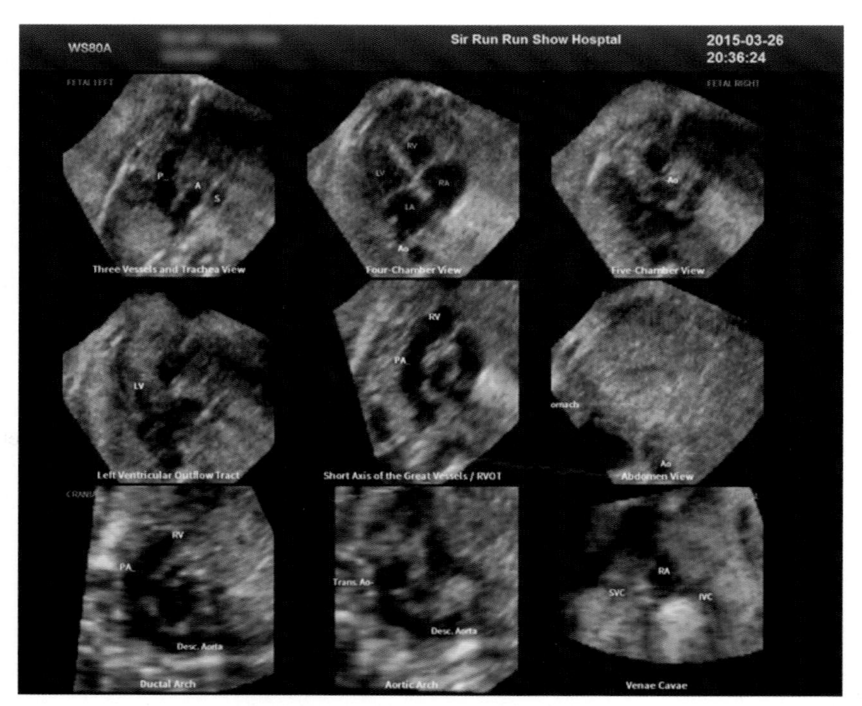

图 4–3　胎儿 5D Heart 技术显示胎儿标准切面

但 STIC 技术也存在缺陷，对图像质量的要求较高，要求胎儿在安静时采集图像，且体位最好为枕后位，母体肥胖、羊水过少及后处理过程中对图像进行最优化的准确性均影响采集图像的质量，进而影响测量结果的准确性。

五、能量多普勒血流检测技术

彩色能量多普勒是对超声多普勒反射回声信号的能量或强度进行血流成像，相对较少依赖对超声入射角度，且对于低流速低流量血管显示有显著优势，特别是对于微小血管，显示的血流连续性明显好于彩色多普勒血流显像，提高了多普勒血流探测的敏感性，尤其适用于对胎儿颅内血流以及肺静脉的检测（图 4–4）。将能量多普勒与三维超声联合应用又出现了三维能量多普勒超声成像（three dimensional power Doppler ultrasound，3D PDU）技术。传统的胎儿超声心动图技术基于二维超声成像，需要结合多切面综合评价，对操作者的技术有一定的依赖性，对部分性肺静脉异位引流，主动脉弓缩窄等的诊断敏感性低。而 3D PDU 简化扫查过程，一次扫查成像；可以立体直观地显示胎儿循环的重要解剖学结构及胎儿心血管的轮廓、分布、走行、连接和管腔的变化等；可以脱机分析、重复观察，对肺静脉的连接及主动脉弓外形的立体显示在一定程度上可以弥补传统的二维胎儿超声心动技术的不足。但 3D PDU 也有其不足之处，不同于胎儿心脏三维超声，3D PDU 不能对心腔及血管腔内部结构进行成像，不能辨别相邻血管的重叠。

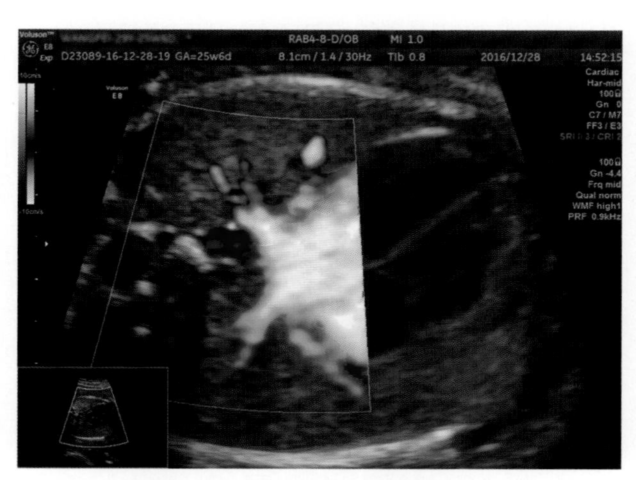

图 4–4　能量多普勒显示胎儿四条肺静脉血流

（赵联璧　袁丽君）

参考文献

[1] Bui YK, Kipps AK, Brook MM, et al. Tissue Doppler is more sensitive and reproducible than spectral pulsed-wave Doppler for fetal right ventricle myocardial performance index determination in normal and diabetic pregnancies. J Am SocEchocardiogr, 2013, 26(5): 507,514

[2] Tutschek B, Schmidt KG. Techniques for assessing cardiac output and fetal cardiac function. Seminars in fetal & neonatal medicine，2011, 16(1): 13–21

[3] Comas M, Crispi F. Assessment of fetal cardiac function using tissue Doppler techniques. Fetal diagnosis and therapy，2012, 32(1–2): 30–38

[4] Crispi F, Gratacos E. Fetal cardiac function: technical considerations and potential research and clinical applications. Fetal diagnosis and therapy, 2012, 32(1–2): 47–64

[5] Germanakis I, Gardiner H. Assessment of fetal myocardial deformation using speckle tracking techniques. Fetal diagnosis and therapy, 2012, 32(1–2): 39–46

[6] Ahmed BI. The new 3D/4D based spatio-temporal imaging correlation (STIC) in fetal echocardiography: a promising tool for the future. The journal of maternal-fetal & neonatal medicine: the official journal of the European Association of Perinatal Medicine, the Federation of Asia and Oceania Perinatal Societies, the International Society of Perinatal Obstet, 2014, 27(11): 1163–1168

[7] Godfrey ME, Messing B, Cohen SM,et al. Functional assessment of the fetal heart: a review. Ultrasound in obstetrics & gynecology: the official journal of the International Society of Ultrasound in Obstetrics and Gynecology, 2012, 39(2): 131–144

[8] Donofrio MT, Moon-Grady AJ, Hornberger LK, et al. Diagnosis and treatment of fetal cardiac disease: a scientific statement from the American Heart Association. Circulation, 2014, 129(21): 2183–242

[9] 陶肖樱，赵博文，周金红，等．胎儿心脏超声智能导航联合虚拟智能超声辅助技术在基本胎儿超声心动图切面主要诊断要素显示中的价值研究．中华超声影像学杂志，2016, 25(12): 18–24

[10] Zeng S, Zhou J, Peng Q, et al. Assessment by three-dimensional power Doppler ultrasound of cerebral blood flow perfusion in fetuses with congenital heart disease. Ultrasound in obstetrics and gynecology: the official journal of the International Society of Ultrasound in Obstetrics and Gynecology, 2015, 45: 649–656

第5章 遗传学诊断技术及适应证

产前遗传学诊断是现代医学科学的重大进步，其发展主要取决于两方面的条件：①取材技术的进步；②实验室检测技术的进步。1952年，Bevis首先报道采用羊膜腔穿刺取羊水评估Rh血型不合。1956年，羊水细胞被用于检测胎儿性染色质。1966年，Steele等首先利用羊水细胞进行染色体核型检查。1968年，Nadler报道采用羊水细胞成功地产前诊断首例21三体综合征，从此，产前诊断进入了新纪元。20世纪70年代后，羊膜腔穿刺技术开始广泛应用于产前诊断。1975年，采用盲吸法获取绒毛检测性染色质取得成功。1983年以后，由于脐带穿刺技术的发展，获取脐血进行产前诊断成为可能。

由于上述取材方法均为侵入性产前诊断技术，从20世纪80年代末至90年代初，人们开始探索无创性（非侵入性）产前诊断方法，首先从母血中分离富集胎儿细胞进行产前诊断，20世纪90年代中后期，利用母血清中胎儿DNA（脱氧核糖核酸）鉴定胎儿性别获得成功；近年来，开始研究利用母血清中的胎儿游离DNA进行胎儿染色体异常的产前筛查或诊断。随着辅助生殖技术的发展，产前遗传学诊断已经可以提前到胚胎种植前。

实验室诊断技术的进步极大地推动了产前诊断的发展。各种检测技术特别是分子生物学技术的发展，使得越来越多的胎儿疾病可以进行产前诊断。除了染色体核型检查，一些单基因遗传病和宫内感染等胎儿疾病都可以进行产前诊断。

第1节　侵入性产前诊断方法

一、羊膜腔穿刺术

羊膜腔穿刺（amniocentesis）是应用历史最长、应用最广泛、最为安全的侵入性产前诊断技术。根据穿刺的时间，可以分为中期羊膜腔穿刺和早期羊膜腔穿刺。

（一）穿刺时机

羊膜腔穿刺产前诊断主要用于妊娠中期。传统认为妊娠16~20周最佳。此时羊水量为170~200mL，每周增加20~50mL。此时期羊膜腔空间相对较大，羊水中活细胞的比例约占20%，有利于细胞培养和染色体制备。随着孕龄增长，羊水含胎儿细胞增多，但活细胞的比例则越来越少。因此，传统上认为大孕周的羊水细胞培养困难。但实际工作中发现，妊娠16~17周的羊水，由于其细胞含量低，培养的成功率相对18周以后有所降低。妊娠24~30周的羊水细胞培养成功率与18~22周没有明显差异，这是因为虽然活细胞的比例降低，但细胞的总基数增大，可持续培养并完成染色体制备的细胞总数没有下降。即便是妊娠35周以后，羊水细胞依然可以成功培养并完成染色体分析。但孕28周以后已进入围产期，进行产前诊断的意义存在争议，故临床应谨慎应用。

依据检验项目不同可选择不同时间进行羊膜腔穿刺（表5-1-1）。

表 5-1-1 各种检测项目羊膜腔穿刺取材最佳时间

检测项目	取材时间（孕周）	检测材料
羊水细胞培养	18~28	细胞
甲胎蛋白	15~20	羊水
胎儿成熟度	≥ 34	羊水或细胞
胎儿溶血	≥ 24	羊水
DNA 检测（亲权鉴定及遗传病检测）	≥ 15	细胞

（二）操作过程

1. 选择穿刺点 超声波检查确定胎儿存活，了解胎盘位置和羊水量。穿刺点一般选羊水平段较大部位，避开胎儿及脐带，尽量避开胎盘，若无法避开，穿刺点要避开胎盘血窦，尽量使穿刺路径所过胎盘最薄。消毒穿刺点及附近皮肤。

2. 进针 在屏幕上显示穿刺线，一般用22G、15cm套管穿刺针。进针宜快，最好一针直接进入羊膜腔，这样可避免子宫壁或胎盘出血，减少母体细胞污染。当穿过胎盘时快速进针尤为重要。

3. 抽取羊水 取出针芯，接注射器抽取羊水，弃去开始的1~2mL后，继续抽取10~20mL做羊水培养检查染色体，5mL用于荧光原位杂交或其他分子遗传学检测，也可多抽取2~5mL检测羊水甲胎蛋白，或用经过离心的羊水上清液进行甲胎蛋白检测，沉淀的细胞进行细胞培养。

4. 出针 快速拔出穿刺针，超声波检查胎儿心率。

注意事项：术中观察抽取的羊水性质，妊娠中期正常的羊水呈淡黄色、透明。

（三）手术相关并发症

虽然妊娠中期羊膜腔穿刺是最安全的侵入性产前诊断操作，仍然存在母儿并发症。

1. 胎儿丢失 据多年来国外多个中心大样本量的统计，在排除了2%的胎儿自然背景丢失率后，超声波引导下进行羊膜腔穿刺技术的胎儿丢失率为0.5%~1%，一般认为在0.5%左右。实际上，有经验的人员操作羊膜腔穿刺，胎儿丢失率小于0.1%。

2. 羊水溢漏 羊水溢漏发生率为1%~3%，经卧床休息后可自愈。

3. 羊膜绒毛膜炎 由于操作造成感染，可导致死胎。

极少见孕中期羊膜腔穿刺的母亲并发症。大样本量的研究证实，羊膜腔穿刺不增加先天性缺陷的发生率，但有报道同种免疫溶血性疾病发生率增加，故主张对Rh阴性血型孕妇羊膜腔穿刺后72h内注射抗Rh D免疫球蛋白。

（四）产前诊断应用范围

利用羊水细胞和羊水上清液可以对许多胎儿疾病进行产前诊断，主要有以下几种类型：

1. 羊水细胞 羊水细胞来源于胎儿细胞以及羊膜细胞。胎儿细胞多数是鳞状上皮，为脱落的表皮细胞；还有口腔黏膜、消化道、泌尿道和生殖道的内胚层上皮，其中绝大多数为死细胞，仅少数活细胞。利用活细胞进行培养，经培养的羊水细胞分作3类：成纤维细胞、上皮样细胞以及羊膜细胞。羊膜细胞生长最为旺盛，通常用作细胞遗传学诊断。羊水细胞可直接提取DNA进行分子生物学诊断，如单基因遗传病或染色体微缺失综合征的诊断，也可进行感染性疾病的诊断，如巨细胞病毒宫内感染等，也可直接或用经过培养的羊水细胞测定某些酶活性，诊断相应的代谢病。

2. 羊水上清液 羊水甲胎蛋白含量是诊断胎儿神经管缺陷（neural tube defect，NTD）十分有价值的指标。胎儿患开放性NTD时，肝脏合成的甲胎蛋白通过脑膜（脊膜）渗透到羊膜腔，致使羊水甲胎蛋白含量增高，可达正常的3~30倍。当羊水甲胎蛋白含量≥ 2.5MoM时，可以监测出绝大部分的开放性NTD，结合高分辨的超声波检查，可检测出>95%的NTD。此外，其他结构如脐膨出、内脏外翻等多种畸形和先天性肾病综合征时，羊水甲胎蛋白含量也会增高。通过检测羊水中乙酰胆碱酯酶可提高诊断的准确性，并能进一步鉴别NTD和腹壁缺损。羊水甲胎蛋白增高与胎儿畸形的关系见表 5-1-2。

表 5-1-2 羊水甲胎蛋白增高与胎儿畸形的关系

甲胎蛋白	升高程度（MoM）	胎儿畸形发生率（%）
轻度增高	2.0~4.9	25.0
中度增高	5.0~9.9	88.1
高度增高	≥ 10.0	97.7

检测羊水游离 T4、TSH 或 rT3 含量有助于诊断胎儿甲状腺功能低下。

检测羊水 17 羟 – 孕酮含量有助于诊断先天性肾上腺皮质增生症。

除了能对遗传病、宫内感染进行诊断之外，羊膜腔穿刺技术还是产科临床重要的诊断性操作。采用分光光度法或直接检测羊水中胆红素的浓度有助于诊断胎儿溶血以及评估溶血严重程度；采用羊水细胞可以检测胎儿血型物质判断胎儿 ABO 血型（注：无法检测出非分泌型的 ABO 血型）或通过 DNA 检测判断 Rh 血型；也可直接检测羊水中的抗体滴度。妊娠晚期检测羊水中磷脂酰甘油或磷脂酰胆碱与鞘磷脂比值（L/S）可以评估胎肺成熟度，检测羊水其他成分可以评估胎儿其他器官的成熟度。

二、绒毛活检术

由于绒毛组织位于胚囊之外且又具有和胚胎同样的遗传性，故早孕期绒毛活检（chorionic villi sampling, CVS）技术是产前诊断的一个重要突破。1975 年我国鞍钢医院妇产科首先报道经宫颈盲吸法进行绒毛活检成功预测了胎儿性别，20 世纪 80 年代中后期开始，CVS 技术逐渐普及，成为孕早期产前诊断的主要取材方法。

CVS 分为经腹 CVS（transabdominal CVS, TA-CVS）和经宫颈 CVS（transcervical CVS, TC-CVS）途径两种，两者均在超声引导下进行。经宫颈绒毛活检有可能发生标本污染，胎儿或母体感染等缺点。自 20 世纪 80 年代末期开始超声引导下经腹穿刺绒毛活检技术问世，该方法可有效防止标本污染及可能发生的感染，且经腹穿刺易于达到胎盘绒毛部位，不易发生经宫颈途径而导致的危险。目前该方法已逐渐取代了经宫颈绒毛活检。

（一）取样时间

多数主张在妊娠 10 ~13 周进行。如早于这一时期，胎盘绒毛太薄，超声下亦难将其与包绕它的蜕膜组织区分开，不易取得绒毛组织。亦有报道认为过早期绒毛活检有导致胎儿肢端发育障碍的风险。而孕 11 周后，由于胚胎迅速发育，经宫颈途径绒毛活检导管难以进入胎盘附着部位，但经腹绒毛活检不受孕期发展的限制。

（二）操作方法

孕妇排空膀胱，取仰卧位，术前 B 超常规观察胎心及胚胎发育情况，定位胎盘绒毛部位。腹部常规消毒，换取消毒穿刺探头选择穿刺点及角度，采用双针套管技术穿刺活检。双针套管活检系统由长 15 cm、外径 1.2mm 的 18 号引导套针和 1 根 20cm、外径 0.8mm 的 20 号活检针组成。在超声引导下，先将引导套针经腹壁及子宫穿刺入胎盘绒毛边缘部分，拔出针芯，然后将活检针经引导套管针内送入胎盘绒毛组织，连接含 2~4mL 生理盐水的 10mL 注射器，以 5~10mL 负压上下移动活检针吸取绒毛组织。拔针后立即观察胎盘部位有无出血及胎心情况。如一次活检的绒毛量不够，可再次将活检针送入引导套针内进行抽吸，直到获取足够量的绒毛标本。

（三）手术相关并发症

1. 胎儿丢失 胎儿丢失率为 2.5%~3%（包括背景丢失率），与操作者的经验有关。据美国和加拿大多中心的协作报告，在经验丰富的单位，手术相关胎儿丢失的风险与孕中期羊膜腔穿刺几乎相同。

2. 肢体缺失 对 CVS 是否增加肢体缺失的发生率一直有争议。1991 年，Firth 报道 539 例 CVS 后的婴儿中，5 例出现肢体缺失；其中 4 例为口 – 下颌骨 – 肢体发育不全综合征，另 1 例为末端肢体横截段缺失。5 例均为妊娠 55~66d 进行 CVS。其他几个小样本量的报告肢体缺失发生率增高，多数病例为妊娠10周前进行CVS。后期多中心的研究以及WHO公布的大样本量的资料，均未能证实CVS增加肢体缺失的发生率。目前认为妊娠10周后有经验的中心进行CVS是安全的。

3. 感染 CVS后绒毛膜羊膜炎的发生率约为0.2%。TC-CVS较容易发生感染。

4. 出血 术后阴道流血的发生率约12%，与胎儿丢失无关。TC-CVS术后经常出现少量阴道流血，一般无须处理。

（四）适应证

1. 高龄孕妇 35岁以上的孕妇发生染色体不分离的机会比较高，如生育唐氏综合征患儿的机会25~35岁为0.15%，35岁以上为1%~2%。40岁以上可达3%~4%。因此普遍认为大于35岁的孕妇应进行产前遗传学诊断。

2. 曾生育过染色体异常患儿 凡生育过一个染色体异常儿者，再次生育此种患儿的机会为1/60，比正常孕妇大10倍以上。因此这类孕妇再次妊娠后应作产前诊断。

3. 夫妇之一染色体平衡易位的。

4. 有遗传病家族史，且致病基因已明确的。

5. 曾有不明原因的自然流产史、畸胎史、死产或新生儿死亡的孕妇。

6. 早孕期血清学及B超筛查高风险的。

（五）存在问题

1. 母体细胞污染 为了减少母体蜕膜细胞或母血细胞污染，绒毛取出后应由有经验的人员在显微镜下仔细分离蜕膜和血凝块，这对于进行DNA检测尤为重要。

2. 染色体嵌合型 1%~3%的绒毛产前诊断出现染色体核型异常，而羊水或脐血核型正常。这种现象为限制性胎盘嵌合体（confined placental mosaicism，CPM）。由于嵌合体的存在，对胎儿而言，绒毛染色体检查可以出现假阳性或假阴性的结果。对CPM的研究认为：它的出现一般不引起胎儿畸形，但可以出现胎儿生长受限、流产、死胎或死产。在一些CPM的病例，新生儿被证实为单亲二倍体。当发现胎盘染色体为嵌合型时，必须通过羊膜腔穿刺或脐带穿刺检查胎儿染色体核型。大样本的研究发现真正的染色体嵌合型占0.06%~1%。

三、脐带穿刺

脐带穿刺曾称作脐静脉穿刺，但是在采血过程有时很难确定穿刺到脐动脉或脐静脉血。一些文献以“胎血取样”（fetal blood sampling）或“经皮脐血取样”（percutaneous umbilical blood sampling, PUBS）作为脐带穿刺的代名词。

脐带穿刺有两种技术：徒手穿刺技术和穿刺探头（或穿刺架）引导的穿刺技术。两种方法均在超声引导下进行。前者在凸阵探头指引下进行穿刺，而后者在穿刺探头（或穿刺架）引导下进行。采用何种方法取决于操作者的习惯。

（一）穿刺时机

脐带穿刺一般在妊娠18周后至分娩前均可进行，与羊膜腔穿刺比较，脐带穿刺难度较大，手术相关并发症亦较高。但是，由于可以直接获取胎儿血，既可进行快速染色体核型检查，又可直接诊断胎儿血液系统疾病。因此，这一技术在产前诊断取材技术中具有十分重要的地位。

（二）操作过程

首先超声波检查，了解胎儿情况以及胎儿心率，初步选择穿刺部位。腹部常规消毒皮肤、铺巾。探头用消毒手套或专用无菌探头套包裹，安装穿刺架，寻找拟穿刺的部位。一般选择脐带游离段，血管较平直或者血管横截面，避开胎盘及胎儿。因为胎动，选择的脐带游离段经常变位，所以需要快速有力进针，尽量一针能刺中血管。若未刺中，可采用短促有力的手法继续穿刺血管。若针已经穿透血管则缓慢捻转提针至血管中。一旦刺中血管，抽出针芯后可见血液自行升入针的接口处，接上注射器，根据检测需要抽血1~3mL。快速拔针。若入针偏离血管，可游离穿刺针，调整角度，尝试徒手穿刺，如果穿刺困难，可第二次进针。一般用22G、15cm长的套管穿刺针，针尖锋利且在超声波下能够显影；针体光滑且最好有刻度。术后超声波检查胎儿心率和脐血管穿刺点出血情况，注意有无脐带血肿形成。

（三）手术相关并发症

一般认为手术相关并发症发生在术后2周内。

1. **胎儿丢失** 与绒毛取样和中期羊膜腔穿刺比较，脐带穿刺的胎儿丢失率较高，其发生很大程度取决于脐带穿刺的指征。大样本量的研究结果显示：在发育正常、无结构畸形的情况下，胎儿丢失的风险为1%~ 2%（除去2%的背景风险）。当生长受限或存在结构畸形时明显增高。以往的报道中，由于脐带穿刺的胎儿很多有严重畸形，其背景丢失率（background loss rate）亦比绒毛取样和羊膜腔穿刺高。手术成功率和胎儿丢失率均与操作者的经验有关。

2. **胎儿心动过缓** 胎儿心动过缓为最常见的并发症，发生率为3.1%~ 12%，分为一过性（transient fetal bradycardia）以及延长性心动过缓。前者大多数在术后立即发生，不需要特殊处理，很快可自行恢复，预后良好；而后者持续可超过10min，需较长时间才能恢复，可能预后不良甚至可能导致胎儿死亡，需要积极处理。这种情况常发生在原本已存在宫内缺氧的胎儿或生长受限儿、畸形儿、染色体异常儿。发生原因尚无定论，可能与穿刺引起迷走神经兴奋、脐带血管壁痉挛及穿刺部位血肿压迫引起的反射有关。穿刺脐动脉比穿刺脐静脉的发生率高。

心动过缓刚出现时很难判断其类型。虽然绝大多数为一过性，但是，若不及时处理，可能延误一部分延长性心动过缓的胎儿的抢救时机。因此，在不能排除延长性心动过缓的情况下，主张积极处理：①左侧卧位。②持续吸氧。③静脉注射葡萄糖，最好能推注高渗糖，可加维生素C。④静脉滴注5%碳酸氢钠。⑤必要时阿托品0.25mg加入葡萄糖静脉注射，仍不能恢复可滴注维持。值得注意的是注射阿托品恢复正常心率后，可能出现心动过速并且持续一段时间；母亲可能出现口干、心跳快等副作用。故建议阿托品用量宜小，时间不宜太长，一旦恢复正常心率即停药。⑥对出现延长性心动过缓的胎儿，即使恢复正常心率也要严密监测，少数情况下可以再次出现难以恢复的心率减慢甚至胎儿死亡。若胎儿无畸形、接近足月，估计无染色体异常，可考虑紧急剖宫产。

大多数的心动过缓经过改变体位和吸氧可得到缓解。仅少数需要进一步处理。如果采取一些措施，如避免孕妇空腹时穿刺，术中吸氧，对可能出现心动过缓的高危孕妇由有经验的医生进行操作，可降低其发生率。

3. **血管穿刺点出血** 血管穿刺点出血十分常见，据报道可达20%~41%。但80%以上在1min内自然停止。多数认为出血与胎儿丢失无直接关系，也有认为与不良预后有关。

4. **脐带血肿** 由于血管穿刺点的出血进入华通胶而引起。发生率可达17%，通常无症状，术后1周内吸收。超声波可见脐带穿刺部位强回声。少数可引起心动过缓。

5. **胎母输血** 胎母输血的发生与胎盘位置有关：前壁胎盘时，由于穿刺针经过胎盘，胎母输血的发生率要明显高于后壁胎盘。由于输血量很少，一般可忽略不计。但是可能增加发生同种免疫性溶血的机会。因此，建议Rh阴性血型的孕妇术后72h内注射抗Rh D免疫球蛋白。

6. **感染** 绒毛膜羊膜炎的发生率各中心报道不一。由此可以导致流产、死胎。

7. **其他并发症** 个别报道引起早产，胎盘早剥。

（四）产前诊断应用范围

1. 同羊膜腔穿刺。

2. 胎儿血液系统疾病

（1）同种免疫性溶血 可直接检测胎儿血型，了解贫血程度。

（2）其他原因贫血 甲型地中海贫血胎儿血红蛋白电泳出现Bart带，若血红蛋白Bart超过50%可诊断为纯合子。严重胎母输血、微小病毒B19感染导致的水肿胎，其血象可呈现贫血改变。

（3）血小板减少症 血小板减少是确诊本病的指标。

3. 宫内感染 通过检测特异性的IgM抗体，可以诊断胎儿宫内感染。然而，IgM阴性不能排除胎儿感染。

4. 快速染色体核型分析 脐血染色体培养仅需要48~72h，而羊水培养需7d以上。在怀疑胎儿畸形而需要短期得知染色体核型时，脐带穿刺为最好的选择。但随着染色体微阵列技术及高通量测序技术的发展，无须细胞培养即可更快速明确胎儿是否存在染色体非整倍体异常及染色体微重复微缺失，故现在已很少需要脐带穿刺进行染色体疾病诊断。

5. 证实胎儿染色体核型 绒毛活检或羊水培养染色体检查可以出现假嵌合型，这往往需要通过脐血染色体核型检查以鉴别是否为真嵌合型。

四、胎儿镜检查与胎儿活检

胎儿镜的应用已有超过30年的历史。按其功能分为诊断性胎儿镜（diagnostic fetoscopy）和手术性胎儿镜（operative fetoscopy）。前者用于妊娠早期和中期诊断胎儿体表畸形；后者用于对胎儿进行宫内治疗性操作，一般在妊娠中期后应用。20世纪80年代初期，在诊断胎儿体表畸形方面，胎儿镜曾是一种有用的技术。它曾被用于诊断早孕、中孕超声波难于诊断的表型异常以及获取胎儿组织进行产前诊断，此外还用于胎儿宫内输血。10余年来，妊娠中期胎儿镜诊断体表畸形已经被高分辨超声波检查代替。以前必须在胎儿镜下进行的胎儿活检，现在可以在超声波引导下进行。此外，由于分子生物学技术的发展，一些原来必须通过肉眼或组织学或者通过酶活性检测的代谢病，如今可以直接检测致病基因。孕中期胎儿镜的功能已经由诊断转向治疗领域，作为单纯诊断工具的胎儿镜几乎已成为历史。

胎儿活检（fetal biopsy,fetal tissue biopsies）的指征为：可能或潜在患有累及皮肤、肝脏、肌肉的致命性或严重致残疾病。偶尔也用于肿瘤等疾病的诊断。胎儿活检有两种方式：胎儿镜下活检和超声波引导下活检。超声波引导下活检包括：①超声引导下抽吸组织，如肝活检；②超声引导下“切取”技术，该技术包括采用活检枪或活检针进行肌肉活检、活检钳进行皮肤活检。

（一）皮肤活检

部分遗传性皮肤病能通过羊水、绒毛细胞检测到酶或基因缺陷；超声波对诊断多数严重的皮肤病显得无能为力，而肉眼观察以及取皮肤做组织学检查是诊断某些无法进行基因诊断的严重遗传性皮肤病的可靠途径。胎儿镜下皮肤活检的流产率为2%~5%。目前能够诊断的疾病：大疱性表皮松解症、白化病、严重的红斑样鱼鳞病、表皮松解性角化过度、小儿糖原贮积病Ⅰ型（von Gierke病）。

（二）肝活检

一些酶的活性仅在肝脏表达而不在羊水和绒毛细胞表达，通过肝活检可以做出诊断。肝活检可以在胎儿镜下进行，有报道在超声引导下进行。通过肝活检成功地进行诊断的疾病有：氨基甲酰磷酸合成酶缺乏、鸟氨酸氨甲酰基转移酶缺乏、Ⅰ型原发性高草酸盐尿症。现在这些疾病多数可以用绒毛、羊水或脐带血进行基因诊断。

（三）肌肉活检

虽然杜氏假肥大性肌营养不良（DMD）可以采取以绒毛、羊水或胎血做基因诊断，但检测不到基因突变的或RNA（核糖核酸）水平突变的病例只能通过肌肉活检进行诊断。肌肉活检可不用胎儿镜，直接在超声引导下进行。操作过程同绒毛活检，先B超观察，选择穿刺部位，最好为臀部或腿部肌肉丰富处，将引导套针刺入胎儿皮下，拔出针芯，然后将活检针经引导套管针内送入肌肉组织，连接含2~4mL生理盐水的10mL注射器，以5~10mL负压上下移动活检针吸取肌肉组织。如一次活检的肌肉量不够，可再次将活检针送入引导套针内进行抽吸，直到获取足够量的肌肉组织标本。由于胎儿是活动的，选好位置后一定要进针迅速，快速完成。

（四）其他器官活检

1. 肾活检 能诊断胎儿肾发育不良的程度和类型以及遗传性肾脏疾病。由于基因诊断、超声波诊断技术以及胎儿肾功能评估技术的提高，肾活检可能被取代。目前通过胎儿血尿生化检查可以评估胎儿肾功能。

2. 肿瘤以及纵隔包块活检 有报道对胎儿肿瘤以及纵隔包块进行活检，主要的危险为难以控制的出血。尽管胎儿镜的可视技术和仪器得到改进，选择活检时仍须权衡利弊。

3. 胎儿镜检查的并发症 ①羊膜腔内出血，发生率为10%~15%。当内镜穿过胎盘时发生率更高，出血可使检查受到限制。②胎儿丢失，约为5%（4%~8%）。③胎膜早破和羊水溢漏。④对胎儿镜的白光是否会引起胎儿视网膜损害仍有质疑。在鸡和羊的动物实验中未证实有损害。迄今未证实引起人类胎儿视力异常。

4. 疾病治疗包括 ①对严重的胎儿溶血性贫血者行宫内输血；②对多胎妊娠中一胎畸形者可行胎儿镜减胎，畸形胎儿心脏穿刺、脐带结扎或凝固术；对于双绒双羊双胎的减胎常常在超声引导下即可完成；③严重心律失常的胎儿心脏植入起搏器；④胎儿脊柱裂修补；⑤膈疝气管内置球囊封堵术；⑥对脑积水者放置引流管，降低颅内压，防止脑组织受压造成进一步损伤萎缩；⑦对泌尿道梗阻者可放置引流管，缓解对肾脏的压迫保护肾功能等；⑧基因和干细胞治疗。

五、采集经宫颈细胞产前诊断

妊娠期退化的绒毛细胞成分可以脱落到子宫腔而后进入宫颈管，采集经宫颈细胞（transcervical cell, TCC）可获得滋养叶细胞及其成分，通过这种微创性操作可以进行产前诊断。1971年，Shettles等用棉棒从宫颈采集TCC，通过荧光染色，发现一些细胞存在Y染色体。1992年，Griffith-Jones等采取棉棒和灌洗法获取TCC，通过聚合酶链式反应（PCR）技术检测到Y染色体DNA序列，但假阳性率和假阴性率较高。1993年，Adinolfi等采用荧光原位杂交（FISH）技术，用于染色体探针检测TCC，在排除了来自精子的Y染色体DNA污染的可能性后，证实了TCC中存在滋养叶细胞。TCC的主要成分为母体细胞，在不同的研究中滋养叶细胞的含量差异很大，从0.5%~40%。

采集TCC有以下方法：①棉棒法，该法用棉棒在宫颈管内取材，获得的胎儿细胞很少；②抽吸法，采用注射器经宫颈管抽吸取材；③灌洗法，用5~15mL生理盐水灌洗宫颈管，此法可获取较多的胎儿细胞；④细胞刷法，与其他方法比较，此法可获取较多的胎儿细胞。取材最佳时间为5~7周以及13~15周。

从TCC中分离滋养叶细胞，去除母体细胞的污染是采用TCC进行产前诊断的关键。目前认为，在倒置显微镜下吸取滋养叶细胞团是有效的分离方法。除了可以判断性别，采用荧光原位杂交（FISH）技术还可以诊断染色体异常，PCR技术诊断Rh（D）血型。由于样本中存在大量的母体细胞，难以完全分离，TCC多用于诊断父源性的常染色体显性遗传病。

与绒毛取样比较，虽然TCC取材时间稍早，创伤性较小，但由于标本处理较烦琐以及母体细胞污染等原因，导致其诊断的局限性，限制了在临床的应用。迄今，在妊娠早期取材技术中，绒毛取样仍然是其他技术无法取代的最佳方法。

第2节 非侵入性产前诊断方法

一、孕妇外周血中胎儿细胞的分离与富集

1969年Walknowska等在孕妇血中发现了胎儿细胞，而后的研究提示通过分离、富集这些细胞可以进行产前诊断。

孕妇外周血中的胎儿细胞有4种类型：有核

红细胞、淋巴细胞、粒细胞、滋养叶细胞。目前认为有核红细胞是用于产前诊断的最佳细胞，这是因为这种细胞不存在于成人外周血中，在孕早期胎血中普遍存在；含量较多；细胞分裂快，寿命短（90d），不会受前次妊娠的影响；含有细胞核基因的全部成分，包含了胎儿的全部遗传信息；⑤含有很多可用于分离的特殊的表面标记，便于富集。

妊娠 33d 开始可以从孕妇血中检测到胎儿细胞，随着孕龄增加，胎儿细胞数量增加。由于孕妇血中胎儿细胞含量很少，其与母血细胞之比约为 $1:10^6$，因此需要对胎儿细胞进行富集和分离。目前主要的分离方法有：密度梯度离心法、荧光激活细胞分离法（FACS）、磁激活细胞分选法（MACS）、电流分离法（CFS）、免疫磁珠和抗体结合柱法、单细胞显微操作法、细胞培养富集法等。获得的胎儿细胞可用于基因诊断，或采用荧光原位杂交技术诊断染色体异常。

虽然利用母血中的胎儿细胞产前诊断是无创性的技术，但是，目前还不能取代传统的侵入性的取材技术在临床的广泛应用。

二、母血中胎儿 DNA/RNA 在产前诊断中的应用

1997 年，Lo YM（卢煜明）等发表在《柳叶刀》的文章报道，母体外周血中存在游离胎儿 DNA（cell-free fetal DNA，cffDNA），这一发现为产前筛查及诊断策略开拓了新思路。在其后的 10 年间，不同实验室利用 cffDNA 成功地进行了胎儿性别、Rh 血型不合、单基因病和胎儿染色体非整倍体等方面的检测，但由于方法复杂、质量控制欠满意、费用较高等问题，一直难以推广于临床。近年来，随着二代测序技术的发展，检测成本降低，无创产前检测（non-invasive prenatal testing，NIPT）在全球迅速得以应用，并逐渐得到相关行业学者的高度重视和广泛认可。NIPT 指采集孕妇外周血，利用胎儿来源的游离核酸进行常见非整倍体筛查。我国 NIPT 则面临着多项挑战，如何充分理解并合理规范应用 NIPT、我国产前筛查和产前诊断体系中 NIPT 该如何正确定位等，成为亟待解决的重要问题。

（一）NIPT 相关的指导意见

依据现有研究结果，国际上发表了一系列与 NIPT 相关的指导意见，客观中肯地评价了 NIPT 的优势、局限性和临床应用要点，强调了检测前后遗传咨询工作的重要性。

2012 年 12 月，美国妇产科医师学院（American College of Obstetricians and Gynecologists，ACOG）联合母胎医学会（Society for Maternal-Fetal Medicine，SMFM）提出，通过产前筛查或诊断方法评价染色体非整倍体风险，适用于所有年龄的孕妇人群。NIPT 可作为染色体非整倍体高危人群（包括年龄 35 岁及以上的高龄孕妇、超声提示胎儿存在染色体非整倍体风险、孕妇曾生育染色体三体患儿、夫妇之一为罗氏易位等）的初筛方法，或作为妊娠早期联合筛查、妊娠中期血清学筛查结果高危者的进一步检测方法。但需明确告知孕妇，NIPT 风险评估仅限于 21 三体综合征、18 三体综合征和 13 三体综合征，既不能取代产前诊断，也不能提供其他任何进一步的遗传相关信息；而且 NIPT 存在检测失败的可能。此外，对于低危孕妇及双胎妊娠孕妇尚缺乏相关数据，因此不适于采用 NIPT 作为直接筛查方法。

NIPT 检测前应进行遗传咨询，明确上述利弊，孕妇应在知情同意的前提下，自愿选择 NIPT，而不应作为临床常规检查项目。进行 NIPT 检测前，应详细了解孕妇是否存在遗传疾病家族史而需要其他特异检查，并通过超声检查明确为单活胎、胎儿有无结构异常及妊娠孕周。对 NIPT 结果的解释咨询亦十分重要。作为筛查项目，必然存在一定的假阳性，NIPT 高风险病例有必要进行介入性产前诊断确诊；NIPT 也可能出现假阴性结果。如果 NIPT 低危人群合并妊娠中期超声胎儿结构异常，仍应进行介入性产前诊断。此外，NIPT 不能取代母体血清甲胎蛋白的检测和胎儿开放性神经管畸形的超声检测。

2013年4月，国际产前诊断学会（International Society for Prenatal Diagnosis，ISPD）针对包括NIPT在内的非整倍体筛查策略发布声明，强调了以下几点：① NIPT对13三体综合征的检测效率较低；②目前临床有效性的验证研究更多地集中于高龄和筛查（血清学筛查或超声筛查）高危的人群，在低危人群中尚未得到完全验证；③有限的数据表明，在低危人群中，实验失败率不会明显增高，假阳性率与高危人群类似；④当出现染色体嵌合时（包括限于胎盘的嵌合），结果的准确性会受到影响；⑤可能出现母体血浆样本中胎儿cffDNA不足，或其他原因造成的实验失败；⑥尚缺乏与该方法相关的质量控制和技术检测统一标准；⑦体重指数高的孕妇，其检测失败或结果不确定的风险增加；⑧妊娠晚期的孕妇，可能缺乏足够时间进行重复检测或产前诊断进行确诊。

2015年ACOG的新版指南提到NIPT技术正在迅速变化，就其在筛查中使用的任何建议也将随之发展。

2015年ISPD新版指南指出NIPT可以用于中风险人群，同时对NIPT进行染色体微缺失微重复检测也给出了积极肯定的建议，明确指出NIPT可以针对研究清楚的染色体微缺失微重复综合征进行检测。

妊娠早期超声检查也是重要的筛查项目。在NIPT广泛应用的现状下，NIPT如何与超声检查结合也是学者们关注的问题。2014年6月，国际妇产科超声学会（International Society of Ultrasound in Obstetrics and Gynecology，ISUOG）更新了超声检查指南，强调NIPT不能替代妊娠早期超声检查。ISUOG建议，在妊娠早期超声检查后，如需进一步评估胎儿染色体三体的风险，孕妇可选择以下方案：①结合颈项透明层厚度（nuchal translucency，NT）和（或）其他超声指标、母体血生化指标，评估风险值（受公共卫生资源配置等因素所限，不同国家地区所采用的风险切割值可能存在差异）；②如果孕妇为高龄或有染色体非整倍体生育史等因素，考虑直接进行介入性产前诊断；③选择NIPT作为评估风险的首选。但应明确，目前仍缺乏NIPT应用于低危人群的循证依据，其阳性预测值低于高危人群。

母体血清学筛查高风险或中风险的孕妇，NIPT可作为备选的风险评估方法，替代介入性产前诊断；但极高危风险（风险值>1 ∶ 10）孕妇中，NIPT可能仅覆盖70%的染色体异常，即使不伴有超声异常，仍建议行介入性产前诊断确诊。如果超声提示胎儿结构异常，无论NIPT结果是否正常，均应采用介入性产前诊断确诊。如果NIPT结果未提示高风险，则不必要针对21三体综合征、18三体综合征和13三体综合征进行NT值和母血生化指标的风险评估，超声检查时也不必寻找与21三体综合征有关的软指标。

此外，ISUOG强调，在孕妇进行NIPT前，应进行充分的遗传咨询。不同检测机构的质量控制评价可能存在差异，不应一概而论。对NIPT的客观评价应在公共资源资助下进行前瞻性研究。

（二）NIPT的研究热点

出现假阴性和假阳性结果的原因：NIPT的应用已有大规模临床实践，其应用范围还在向更高分辨率水平不断拓展。但假阴性和假阳性的案例引起了研究者的注意。胎盘嵌合、母体恶性肿瘤、母体嵌合体、双胎中一胎停育等情况均可能是影响因素；孕周和胎儿DNA在母血中的含量也是影响结果的重要因素。因此，NIPT高风险病例仍应采用介入性产前诊断进行确诊。

NIPT与现有产前筛查和产前诊断模式的合理整合：目前，NIPT仍主要针对具有高危因素的孕妇，以减少不必要的介入性产前诊断。多项研究均提示，NIPT对21三体综合征、18三体综合征和13三体综合征的筛查效率高于血清学筛查，能大大降低介入性产前诊断的工作量。但临界风险和低风险人群缺乏NIPT的相关临床数据，专家学者对此持保守观望态度。最新的ISUOG指南迈出了谨慎的一步，提出如果孕妇希望进行NIPT以进一步排除21三体综合征、18三体综合征和13三体综合征风险，无论是否合并超声异常或血清学筛查高风险，都可尊重孕妇的意愿选择NIPT。NIPT能否作为所有人群的一线筛查方法，或作为其他筛查方法提示高风险后的进一步检测方法，目前尚无定论，还需要全面准确的卫生经济学评价。

（三）我国规范

2015年1月15日，国家卫生与计划生育委员妇幼司发布《高通量基因测序产前筛查与诊断技术规范（试行）》，明确规定了NIPT的适用范围，同时确认了全国108家高通量测序技术临床应用试点机构。2016年10月27日国家卫生计生委办公厅关于规范有序开展孕妇外周血胎儿游离DNA产前筛查与诊断工作的通知（国卫办妇幼发〔2016〕45号）出台，废止试点机构的有关规定，同时发布新版《孕妇外周血胎儿游离DNA产前筛查与诊断技术规范》，主要包括开展孕妇外周血胎儿游离DNA产前筛查与诊断技术的基本要求、适用范围、临床服务流程、检测技术流程以及质量控制指标等内容。

1. 适用目标疾病 根据目前技术发展水平，孕妇外周血胎儿游离DNA产前筛查与诊断的目标疾病为3种常见胎儿染色体非整倍体异常，即21三体综合征、18三体综合征、13三体综合征。

2. 适用时间 孕妇外周血胎儿游离DNA检测适宜孕周为12^{+0}~22^{+6}周。

3. 适用人群 ①血清学筛查显示胎儿常见染色体非整倍体风险值介于高风险切割值与1/1000之间的孕妇。②有介入性产前诊断禁忌证者（如先兆流产、发热、出血倾向、慢性病原体感染活动期、孕妇Rh阴性血型等）。③孕20^{+6}周以上，错过血清学筛查最佳时间，但要求评估21三体综合征、18三体综合征、13三体综合征风险者。

4. 慎用人群 有下列情形的孕妇进行检测时，检测准确性有一定程度下降，检出效果尚不明确；或按有关规定应建议其进行产前诊断的情形。包括：①早、中孕期产前筛查高风险。②预产期年龄≥35岁。③重度肥胖（体重指数>40）。④通过体外受精－胚胎移植方式受孕。⑤有染色体异常胎儿分娩史，但除外夫妇染色体异常的情形。⑥双胎及多胎妊娠。⑦医师认为可能影响结果准确性的其他情形。

5. 不适用人群 有下列情形的孕妇进行检测时，可能严重影响结果准确性。包括：①孕周<12周。②夫妇一方有明确染色体异常。③1年内接受过异体输血、移植手术、异体细胞治疗等。④胎儿超声检查提示有结构异常须进行产前诊断。⑤有基因遗传病家族史或提示胎儿罹患基因病高风险。⑥孕期合并恶性肿瘤。⑦医师认为有明显影响结果准确性的其他情形。

除外上述不适用情形的，孕妇或其家属在充分知情同意情况下，可选择孕妇外周血胎儿游离DNA产前检测。

第3节 产前诊断实验室技术

一、核型分析

（一）概 述

各种生物染色体的形态，结构和数目都是相对稳定的。染色体核型（karyotype）是一个细胞内的全部染色体按其大小和形态特征排列所构成的图像，对这种图像进行分析称为核型分析（图5-3-1）。人类体细胞中共有23对染色体，22对常染色体，一对性染色体。

按国际标准，正常核型的描述包括两部分：第一部分为染色体总数，第二部分为性染色体组成，两者之间用“，”隔开。如正常男性的核型为46，XY。异常核型的描述除包括以上两部分外，还包括畸变情况，也是用“，”与前面部分隔开。

根据着丝粒位置和染色体大小，将22对常染色体由大到小依次命名为1至22号，并将人类染色体分为7组，分别用大写字母A–G表示。

A组：包括1~3号染色体，1号和3号为中央着丝粒染色体，2号为亚中着丝粒染色体；

B 组：包括 4~5 号染色体，均为亚中着丝粒染色体；

C 组：包括 6~12 号和 X 染色体，均为亚中着丝粒染色体，X 染色体大小界于 7 号和 8 号染色体之间；

D 组：包括 13~15 号染色体，为近端着丝粒染色体，可以有随体；

E 组：包括 16~18 号染色体，16 号为中央着丝粒染色体，17 和 18 号为亚中着丝粒染色体；

F 组：包括 19~20 号染色体，为中央着丝粒染色体；

G 组：包括 21~22 号和 Y 染色体，为近端着丝粒染色体，21、22 号染色体可以有随体。Y 染色体的大小变异较大，大于 21 和 22 号染色体。

（二）命名原则

用各种染色体显带技术，使染色体沿其长轴显示出明暗或深浅相间的带纹，而每一号染色体都有其独特的带纹，这就构成了每条染色体的带型。

1971 年在巴黎召开的人类细胞遗传学会议上提出了区分每个显带染色体区、带的标准系统。1978 年的国际会议上，制定了《人类细胞遗传学命名的国际体制（international sysntem for human cytogenetic nomenclature，ISCN）》，提出了统一的符号和术语。

每条显带染色体根据 ISCN 规定的界标（landmark）分为若干个区（region），每个区又包括若干带（band）。界标包括染色体两臂的末端、着丝粒和某些明显恒定的带。两相邻界标之间为区。每条染色体都是由一系列连贯的带组成，没有非带区。

区和带的命名原则包括：长、短臂分别命名区，各区分别命名带；用数字命名，从着丝粒向远端依次编号，靠近着丝粒的两个带分别为长、短臂的 1 区 1 带；做为界标的带为远端区第 1 带。

带型描述包括 4 部分：染色体序号，臂符，区号和带号，各部分之间无分隔符。如 1p13 表示 1 号染色体短臂 1 区 3 带。

（三）实验方法

选取对数生长期，状态良好，紧密度高，折光率好的细胞，将细胞数量培养至覆盖 60mm 平皿的四分之一时，加入秋水仙素（100 μg/mL），终浓度为 0.1~0.2 μ g/mL，处理 1~2h。消化并收集细胞至离心管，吹打成单细胞悬液，5min 离心，弃上清。加入预热至 37℃的低渗溶液（0.075M KCL）5mL，吹打至均匀，37 ℃水浴 15~20min。加入 3mL 固定液（甲醇、冰乙酸，体积比为 3∶1，现用现配），静置 30min，弃上清，再加入 1~2mL 固定液，吹打制成悬液，悬液呈微白色为宜。用滴管吸取细胞悬液，高空滴在冰冻玻片上，在酒精灯上过两次，置 80℃烤箱放置 2h。之后胰酶消化 30s，用吉姆萨染液染色 10min，清水洗净，风干。

细胞分裂中期是染色体的形态结构最典型的

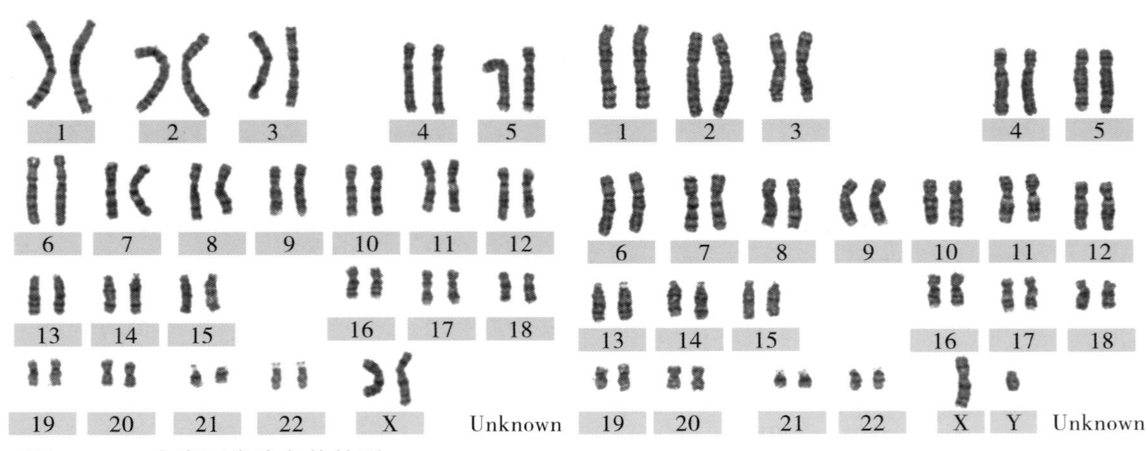

图 5-3-1　人类正常染色体核型

时期，通过显微镜摄影，将选取伸展良好，形态清晰，有代表性的细胞分裂相进行核型分析，该核型可以代表该个体的染色体组成。

（四）临床应用

核型分析是基于全部染色体水平的检测，染色体数目异常和结构异常，如缺失、扩增、易位、倒位等，染色体平衡易位和不平衡易位均可以检测。核型分析拥有其他方法无法取代的一些优势，依然是目前重要的细胞遗传学检测手段，其缺点在于必须用无菌操作获得的能够体外培养增殖的活细胞，操作复杂，对实验人员的要求比较高，而且分辨率有限，只能检测染色体上 5~10Mb 以上的片段突变，无法检测杂合性缺失 / 单亲二倍体。

二、荧光原位杂交技术

（一）概　述

荧光原位杂交（fluorescence in situ hybridization, FISH）的基本原理是利用已知核酸序列作为探针，以荧光素直接标记或以非放射性物质标记后与靶 DNA 进行杂交，再通过免疫细胞化学过程连接上荧光素标记物，最后在荧光显微镜下观察杂交信号，从而对标本待测核酸进行定量、定性及定位分析。

（二）实验方法

样本玻片制备：离心收集细胞，去上清，胶原酶 B 消化，KCl 低渗溶液温育，预固定，固定，去上清制成细胞悬液，滴片并老化。

玻片预处理：SSC 溶液漂洗，胃蛋白酶工作液浸泡 10min，SSC 溶液漂洗，置于梯度乙醇中脱水，自然干燥。

变性杂交：探针配制，离心，将 10μl 探针混合物滴加于玻片杂交区域，立即加盖盖玻片，用橡皮胶封边，75℃共变性 5min，42℃杂交 16h。

玻片洗涤：SSC 溶液漂洗，乙醇漂洗。

复染：暗处自然干燥，DAPI 复染，暗处放置。

结果观察与判断：随机计数 50~100 个羊水细胞，判断标准为：

正常：90% 以上的细胞显示正常信号类型；异常：60% 以上细胞出现异常信号类型；无法判读：扩大计数至 200 个细胞，以判断最后结果。

（三）临床应用

最常见的染色体非整倍体异常是第 21、18、13 和 X、Y 染色体数目改变。荧光原位杂交技术利用特异性探针，可在 1~2 d 内对 21、18、13、X、Y 等常见的染色体数目异常进行快速诊断，且可靠性达 99.8% 以上。其假阳性或假阴性的发生率为 0.1%~0.2%；与传统核型分析相符率达 99.8%。而且 FISH 技术操作简单，所需样本量少，诊断结果快，避免患者在焦虑中等待较长时间，让医生尽早做出诊断，制定诊疗方案。

此外，在染色体微缺失微重复疾病诊断中，FISH 依然是目前的“金标准”方法。如 22q11.2 微缺失微重复综合征的诊断。

FISH 技术的缺点在于其非全局性，即探针设计是针对特定 DNA 序列的，一次只能检测有限的几个靶点。

三、染色体微阵列

染色体微阵列分析（chromosomal microarray analysis，CMA）技术又被称为“分子核型分析”，也称为“基因芯片”技术，能够在全基因组水平进行扫描，可检测染色体不平衡的拷贝数变异（copy number variant，CNV），尤其是对于检测染色体组微小缺失、重复等不平衡性重排具有优势。根据芯片设计与检测原理的不同，CMA 技术可分为两大类：基于微阵列的比较基因组杂交（array-based comparative genomic hybridization，aCGH）技术和单核苷酸多态性微阵列（single nucleotide polymorphism array，SNP array）技术。前者需要将待测样本 DNA 与正常对照样本 DNA 分别标记、进行竞争性杂交后获得定量的拷贝数检测结果，而后者则只需要将待测样本 DNA 与一整套正常基因组对照资料进行对比即可获得诊断结果。通过 aCGH 技术能够很好地检出 CNV，而 SNP array 除了能够检出 CNV 外，还能够检测出大多数的单亲二倍体（uniparental disomy，UPD）和三倍体，并且可以检测到一定水平的嵌合体。而设计涵盖 CNV 和 SNP 检测探针的芯片，可同时具有 CNV 和 SNP 芯片的特点。

近年来，CMA 技术在产前诊断领域中的应用越来越广泛，很多研究也证明了该技术具有传统胎儿染色体核型分析方法所无法比拟的优势。CMA 对非整倍体和不平衡性染色体重排的检出效率与传统核型分析方法相同，并具有更高的分辨率和敏感性，且 CMA 还能发现额外的、有临床意义的基因组 CNV，尤其是对于产前超声检查发现胎儿结构异常者，CMA 是目前最有效的遗传学诊断方法。基于上述研究结果，不少学者认为，CMA 技术有可能取代传统的核型分析方法，成为产前遗传学诊断的一线技术。但到目前为止，尚缺乏基于人群的大规模应用研究结果。

（一）CMA 技术的临床应用适应证和禁忌证

1. 产前超声检查发现胎儿结构异常是进行 CMA 检查的适应证，建议在胎儿染色体核型分析的基础上进行，如核型分析正常，则建议进一步行 CMA 检查。

2. 对于胎死宫内或死产、需行遗传学分析者，建议对胎儿组织行 CMA 检测，以提高其病因的检出率。

3. 对于胎儿核型分析结果不能确定染色体畸变情况时，建议采用 CMA 技术进行进一步分析以明确诊断。

4. CMA 应用于评估早、中孕期胎儿丢失原因的研究数据积累不足，暂不推荐使用。

5. CMA 技术（特指具有 SNP 探针的平台）对于异常细胞比例≥ 30% 的嵌合体检测结果比较可靠，反之，对异常细胞比例 <30% 的嵌合体结果不可靠。

（二）涉及 CMA 技术的产前诊断技术路线

对于产前超声检查发现有胎儿结构异常的患者，建议先行胎儿染色体核型分析和快速产前诊断，如结果异常，则可直接发放诊断报告。如结果正常，则应进一步行 CMA 技术检测，对重要的 CMA 异常结果，应采用 FISH 技术对其进行验证，并在必要时对父母的外周血进行检测。

（三）产前遗传咨询相关问题

虽然有关 CMA 技术在产前诊断中应用的研究结果令人鼓舞，但 CMA 也存在固有的局限性，主要表现在以下几个方面：①无法可靠地检出低水平的嵌合体。②无法检出平衡性染色体重排和大多数的基因内点突变。③ aCGH 检测平台无法检出三倍体。④ CMA 的阳性检出率仍然较低（并非所有病例都能发现具有临床意义的 CNV），对于超声检查发现结构异常但胎儿染色体核型正常的病例，目前 CMA 增加检出致病性 CNV 的比例 <10%。⑤最主要的难点是对临床意义不明确的（遗传）变异（variants of uncertain significance, VOUS）的判读和解释，其中部分情况是罕见的新生突变，部分与突变基因的外显率有关，即胎儿有罹患某种遗传病的易感性，但并不一定发病，如自闭症。对胎儿父母样本进行检测、综合家系分析对 VOUS 结果的判读和解释有一定帮助。但在很多情况下，就目前对人类基因组的认识和数据库的积累，仍然无法对全部结果给出确切的临床性质判读。这种情况往往会导致孕妇及其家属的焦虑，甚至是错误的终止妊娠。⑥采用不同的 CMA 检测平台以及不同分辨率的芯片，对同一胎儿样本，也可能会得出不同的检测结果。这是 CMA 检测本身的技术特点所决定的，并非医务人员造成的误诊或漏诊。

基于 CMA 在产前诊断应用中存在上述问题，在对患者进行产前 CMA 检测前和检测后，进行恰当的遗传咨询十分重要，内容包括：

（1）产前遗传咨询　在进行产前 CMA 检测之前和检测之后必须进行相关的产前遗传咨询。

（2）咨询资质　产前遗传咨询应由有产前

遗传咨询资质的专业医务人员担任。

（3）患者知情 CMA检测前的咨询应详细解释CMA的优点和局限性，并让患者充分地知情同意，向患者明确指出：CMA能够检出所有通过染色体核型分析能够检出的染色体不平衡变异，并可能发现其他的特定遗传性疾病，但不能检出所有的遗传性疾病，如低比例嵌合体、平衡性染色体重排、单基因突变等。所检出的特定疾病在不同患者间临床表现可能存在很大的变异，原因是与所累及基因的表现度和外显率不同有关。CMA检测可能会发现VOUS，可能需要对父母样本进行检测并辅以家系综合分析，协助对胎儿样本检测结果的判读。但在很多情况下，基于目前对人类基因组的认识和数据库的积累程度，仍然无法对某些检测结果进行判读和解释。CMA检测可能会发现一些成人期迟发型疾病，这提示父母之一可能罹患同一疾病但尚未表现出临床症状。

（4）客观看待差异性结果 检测前的咨询应强调，采用不同的CMA检测平台以及不同分辨率的芯片，即使是针对同一胎儿样本分别进行检测，也可能会出现差异性结果。这是CMA检测本身的技术特点所决定的，并非医务人员造成的误诊或漏诊。

（四）CMA技术在产前诊断中的规范化应用

1.产前诊断技术资质 根据2002年颁发的《产前诊断技术管理办法》的有关规定，开展产前诊断技术的医疗保健机构，是指经省级卫生行政部门许可开展产前诊断技术的医疗保健机构。强调利用CMA技术进行产前诊断，需在具有产前诊断技术资质的医疗机构内、由具有产前诊断技术资质的医务人员进行。

2.产前遗传咨询资质 在进行产前CMA检测前和检测后，必须对患者进行相关的产前遗传咨询，根据2002年颁发的《产前诊断技术管理办法》的有关规定，从事产前诊断技术的卫生专业技术人员，必须经过系统的产前诊断技术专业培训，通过省级卫生行政部门的考核并获得从事产前诊断技术的“母婴保健技术考核合格证书”。

3.签署知情同意书 在进行产前CMA检测之前，必须让患者签署有关的知情同意书。知情同意书上需详细说明CMA检测的优点和局限性。

4.发放CMA检测报告 在实验室发放CMA检测报告时，应在报告上明确说明所使用的CMA检测技术平台以及该技术平台的检测内容和优缺点。

5.规范化操作 应遵循产前CMA检测的技术路线进行规范化操作，由于CMA技术不足以提供染色体重排类型方面的信息，其结果应得到核型分析和FISH等技术的验证。通过核型分析和中期核分裂象的FISH获得染色体异常的表述形式，阐明其发生机制，评估再次妊娠时发生染色体异常的风险，给患者提供全面的咨询。

目前，针对CMA技术的临床应用，在医务人员层面还缺乏正确客观的知识培训和宣教，导致了该技术在临床应用层面观点不一、流程混乱，不利于该技术在临床应用的长期健康发展。在专家层面，取得较一致意见的基础上应加强对普通医务人员的宣教和培训，规范该技术的临床应用。

（五）行政和法律层面的顾虑

产前诊断中存在较高的风险，其检测结果具有不确定性，需要高新技术的支撑。CMA技术是非常重要的分子诊断技术，需要在临床应用实践中发展完善。但是在法律法规对其应用管理暂时缺位的情况下，应用CMA技术会对产前诊断医疗机构和从业人员造成相当大的压力甚至困扰，这不仅不利于这项技术的健康发展，也不利于对复杂遗传病患者和罕见胎儿异常的产前诊断服务。希望国家相关机构和部门能尽快解决该技术面临的一系列行政许可问题。同时，CMA技术相关产品的厂商也应遵守中国对临床诊断医疗器械和体外诊断试剂的管理规定，第一时间申报进口注册或产品许可。这样才有利于国内医疗机构规范CMA技术的临床应用，保障患者的医疗安全并得到较高质量的产前诊断服务，规避医疗风险，为该项技术的临床应用奠定合理合法的基础。

（张建芳）

参考文献

[1] 国家卫计委妇幼司 . 高通量基因测序产前筛查与诊断技术规范 (试行), 2015

[2] 马京梅 , 杨慧霞 , 边旭明 . 无创产前检测临床应用的回顾与展望 . 中华围产医学杂志 , 2014,12:793–796

[3] 染色体微阵列分析技术在产前诊断中的应用专家共识 . 中华妇产科杂志 , 2014,8:570–572

[4] 国家卫计委妇幼司 . 孕妇外周血胎儿游离 DNA 产前筛查与诊断技术规范 . 国家卫计委妇幼司 , 2016

第6章
遗传学异常的临床表型

一、概　述

（一）定　义

遗传学异常也称遗传病（genetic diseases），是由于遗传物质改变而导致的疾病。脱氧核糖核酸（DNA）是主要的遗传物质。每一个染色体含有一个DNA分子，每个DNA分子含有很多个基因，一个基因是一段DNA序列。基因在染色体上呈线性排列。人类有46条染色体，为23对，其中前22对为常染色体，最后1对是性染色体，男性为XY，女性为XX。

（二）遗传病分类

传统遗传学将遗传病分为染色体病、单基因病、多基因病、线粒体遗传病和体细胞遗传病5类。染色体病（chromosomal disorders，CD）是由于染色体数目或结构异常所引起的疾病，如先天愚型。单基因病（single gene disorders，SGD）是由于单个基因突变所引起的疾病。这类疾病的遗传符合孟德尔遗传规律。

单基因病又可根据致病基因所在的染色体及致病基因的性质分为：

1. 常染色体显性遗传病（autosomal dominant diseases, AD）的致病基因位于常染色体上，致病基因为显性基因，一个等位基因突变即可致病；

2. 常染色体隐性遗传病（autosomal recessive diseases, AR）的致病基因位于常染色体上，致病基因为隐性基因，两个等位基因均突变才会致病；

3. X连锁显性遗传病（X-linked dominant disorders, XD）的致病基因位于X染色体上，致病基因为显性基因，只要携带致病基因，男女均会发病；

4. X连锁隐性遗传病（X-linked recessive disorders，XR）的致病基因位于X染色体上，致病基因为隐性基因，一般男性发病，女性为隐性携带者；

5. Y连锁遗传病（Y-linked diseases） 致病基因位于Y染色体上，父系遗传。

多基因遗传病（polygenic diseases）是由多个微效基因与环境因素共同作用所引起的疾病，如高血压、糖尿病等。线粒体遗传病（mitochondrial diseases）是由于线粒体基因突变所引起的疾病，呈母系遗传。体细胞遗传病（somatic cell genetic disorders）是由于体细胞遗传物质改变所引起的疾病，如众多的癌症。

随着分子遗传学检测技术的发展，近些年又提出了基因组病的概念。基因组病（genomic disorders）是指由于人类基因组DNA的异常重组而引起临床表型的一类疾病。其分子基础是DNA的异常重组导致基因的缺失、扩增或基因结构的彻底破坏。基因组病一般由常规G显带核型分析难以发现的染色体微小缺失或重复引起，所以又称染色体微缺失微重复综合征。染色体病和基因组病统称为基因组异常。

大多数严重染色体畸形如染色体三体都有多发严重的畸形，孕期可以通过超声检查出来。然后借助羊膜腔穿刺、绒毛取样、脐带穿刺术等介入性方法提取胎儿细胞后进行染色体核型分析，从而确诊染色体异常胎儿。但有些染色体异常胎儿没有典型的异常超声表现，例如 1/3~1/2 21 三体综合征胎儿，超声检查可以无任何异常发现；也有许多超声表现严重畸形，但染色体核型分析却无异常发现。

其他的遗传学异常如基因组病和单基因及多基因遗传病也有在胎儿期即表现出形态结构异常的。

二、染色体异常的超声标记

超声手段能够在孕期发现一些染色体异常所致的畸形或相关征象，辅助筛查高危病例，通过介入性的产前诊断方法确诊胎儿染色体或基因组异常。“遗传学超声”（genetic sonography/genetic sonogram）已成为妇产科超声领域的重要分支。

（一）颈项部透明层厚度

颈项部透明层厚度（nuchal translucency thickness，NT）是指胎儿颈项背部皮肤层与筋膜层之间的软组织的最大厚度。

正常胚胎淋巴系统健全之前，少部分淋巴液聚集在颈部淋巴囊或淋巴管内，形成颈项透明层。孕 14 周后淋巴系统发育完善，淋巴液迅速引流至颈内静脉，颈项透明层随之迅速消失。无论是由于遗传、解剖结构还是感染等原因导致淋巴管与颈静脉的相通延迟，都可能引起淋巴回流障碍，导致淋巴液积聚在颈项部，从而出现透明层增厚，甚至到孕中期发展成囊状淋巴管瘤（淋巴水囊瘤）。

NT 增厚不仅是染色体异常的软指标，还与器官的结构畸形有关，当 NT 大于 3.5 mm，胎儿畸形及预后不良的发生率呈指数增加。但约 80%~90% 的 NT 异常是一过性病变，最后结果正常。

（二）颈项皱褶

颈项皱褶（nuchal fold , NF）厚度是指孕中期测量胎儿颈后部皮肤的厚度。Benacerraf 等首次报道了孕中期颈项皱褶厚度与胎儿染色体非整倍体异常之间的关系。据报道在唐氏综合征的新生儿中，80% 伴有颈项皱褶增厚，在 13 三体综合征、18 三体综合征及 45,XO 的新生儿中也有相同的发现。一个相关的 Meta 分析认为颈项皱褶厚度若≥ 6mm，胎儿患有 21 三体综合征的风险将增加 17 倍。

（三）肾盂扩张

肾盂扩张（pyelectasis）被认为与胎儿染色体非整倍体异常有关。采用 5mm 作为截断值，有 2% 的唐氏综合征表现为轻度肾盂扩张。一些研究认为，没有其他高危因素，仅发现孤立的肾盂扩张的情况下，胎儿为 21 三体综合征的概率还是很低的。

（四）心内灶性强回声

心内灶性强回声（echogenic intracardiac focus, EIF）为心脏四腔心图像上，在心脏乳头肌或腱索出现的点状灶性回声，其回声强度近似于胎儿骨骼（肋骨），可为单发也可多发，其产生可能与乳头肌腱索炎症有关。有 2% 的染色体正常胎儿出现 EIF，有 16% 的唐氏综合征和 39% 的 13 三体综合征胎儿发生心脏乳头肌钙化。一些研究认为，与常见的单个左心室内 EIF 相比，出现在右心室，双侧心室或者多发性的 EIF，与染色体非整倍体异常的关系更为密切。

（五）肠回声增强

当肠回声强度（hyperechoic bowel） 类似于或高于周围骨组织回声时为肠回声增强。可在正常胎儿出现，发生率为 0.6%。产生机制可能是由于肠系膜缺血、肠黏膜出血，胰酶、小肠消化酶缺乏，使肠内粪便黏稠、积聚甚至钙化造成的。据报道，有 27% 的染色体非整倍体胎儿出现肠回声增强。肠回声增强还与肠梗阻，先天性感染，囊性纤维病及胎儿生长受限（Fetal growth restriction）有关。

（六）脉络膜丛囊肿（choroid plexus cyst, CPC）

在超声图像上，脉络膜是一对椭圆形的强回声团，充满在侧脑室内。脉络膜囊肿位于一侧或双侧脉络膜内，为薄壁的小囊，其直径一般小于1cm。脉络膜囊肿与染色体异常的关系目前尚无定论。胎儿单纯脉络膜囊肿大多在妊娠24~28周消失，只需在28孕周及产后随访。另有研究者发现唐氏综合征胎儿中CPC的发生率与总体人群没有显著差异，但CPC与18三体却有更为密切的相关性。

（七）鼻骨缺失、短鼻骨

无鼻骨或短鼻骨是胎儿染色体非整倍体异常，尤其是唐氏综合征的超声表现。

（八）其 他

其他染色体异常的潜在超声异常标记还有轻度脑室扩张、囊状淋巴管瘤、耳部、手部或面部畸形、单脐动脉等，也可作为预测染色体异常指标。

三、常见染色体非整倍体异常胎儿的超声表现

绝大多数染色体非整倍体异常或多倍体胚胎都在妊娠前三个月流产，能够继续发育至出生的染色体非整倍体异常胎儿主要有21三体、18三体、13三体和性染色体非整倍体。

（一）21三体综合征

21三体综合征又称唐氏综合征、先天愚型，为多了一条21号染色体。发生率1/1500~1/800。

1. 面部 眼距宽，鼻骨缺失，眼裂小，外眼角上斜，内眦赘皮，腭弓高尖，新生儿患者常有第三囟门，舌大常外伸，故又称伸舌样痴呆。

2. 中枢神经系统 轻度脑室扩张；脉络丛囊肿。

3. 心脏畸形 房室通道，室间隔缺损，房间隔缺损，法洛四联症，主动脉缩窄。

4. 消化系统 十二指肠狭窄或闭锁，食道闭锁，肠管回声增强。

5. 腹壁 脐膨出。

6. 泌尿系统 肾盂扩张。

7. 骨骼系统 长骨短，马蹄内翻足，小指指骨缺失、弯曲。

8. 水肿 颈项部皮下透明层增厚；颈部水囊瘤；胸腔积液。

（二）18三体综合征

18三体综合征（trisomy 18）又称Edward综合征，为多了一条18号染色体，绝大部分有多发解剖结构异常。发生率为1/6000~1/3000。86%的18三体胎儿出现1个以上的异常超声指标。

1. 面部 耳位低，耳廓异常；小下颌，唇裂或腭裂。

2. 中枢神经系统 头形异常（草莓头、柠檬头），脉络丛囊肿，全前脑，脊柱裂脊膜膨出，后颅窝枕大池扩张，小脑发育不良。

3. 心脏 室间隔缺损，房间隔缺损，右室双流出道，左心发育不良。

4. 胸腔 膈疝。

5. 消化系统 十二指肠狭窄或闭锁，食道闭锁，肠管回声增强。

6. 腹壁 脐膨出。

7. 泌尿系统 肾畸形。

8. 骨骼系统 尺桡骨缺失，手畸形（指骨缺失、重叠指），畸形足。

9. 水肿 颈项部皮下透明层增厚，颈部水囊瘤，全身水肿。

10. 其他 单脐动脉，宫内发育迟缓。

（三）13三体综合征

13三体综合征（trisomy 13）又称Patau综合征，为多了一条13号染色体。发生率为1/6000~1/12 000。超声可检出88%的13三体胎儿，出现的异常与18三体综合征相似。前脑无裂畸形、多指畸形、摇篮足、眼睑裂、神经管缺陷、心脏畸形、水肿是常见的临床表现。

（四）性染色体异常

常见的性染色体异常为特纳综合征（Turner综合征），又称先天性卵巢发育不全综合征，为缺失一条性染色体，核型为45,XO。发生率为1/2500~1/5000。Farina报道，超声可检出72%的Turner综合征。颈部囊状淋巴管瘤为Turner综合征主要的、特征性的表现；其次为胎儿水肿，

包括胸、腹水、心包积液，羊水过少或无羊水。由于胎儿水肿，在孕9~13周行超声检查可发现特征性的变化——“太空衣水肿”征（space suit hydrops）。常有脉络丛囊肿，另外还有心脏缺损、马蹄肾、脐膨出等。Turner综合征的NT值明显高于正常值；而其他性染色体异常（47，XXX、47，XXY、47，XYY）NT值稍高，无特异性表现。

四、其他染色体异常的临床表型

（一）8号染色体综合征

8号染色体三体综合征（TRISOMY 8 SYNDROME）通常是早期致死性疾病，能存活的一般为8号三体/正常嵌合体。

1. 常见异常 身高从矮到高都有。行为表现为轻度到重度智力缺陷，协调性差。颅面部可见前额突出，眼窝深陷，斜视，眼间距宽，鼻根宽且鼻孔突出，唇丰满且下唇外翻，小下颌，腭弓高，腭裂，突出的杯状耳，耳轮厚。可见第2至第5趾屈曲，肘后旋障碍，手掌、足底褶纹深，通贯手，关节挛缩，指甲异常。其他表现躯干瘦长，肩胛骨，胸骨异常，短颈或蹼颈，骨盆狭窄，髋关节发育异常，两乳头间距宽，尿道-肾脏异常，心脏缺陷。

2. 偶发异常 髌骨缺失，毛发分叉，传导性耳聋，癫痫发作，脊柱异常（脊柱裂，腰椎增多，隐性脊柱裂），脊柱侧凸，隐睾，空肠重叠，胼胝体发育不良，再生障碍性贫血，白细胞减少，凝血因子Ⅷ缺乏，纵隔生殖细胞瘤，胃平滑肌瘤。

（二）9号染色体三体嵌合型综合征（TRISOMY 9 MOSAIC SYNDROME）

1. 常见异常 产前即表现发育迟缓。患儿有严重智力障碍。颅面部可见前额倾斜，额两侧直径窄，眼裂短、上斜，眼窝深陷。鼻梁突出、鼻根短，鼻尖小且多肉，裂缝样鼻孔。上唇突出覆盖下唇。小下颌，耳残缺、低位并向后旋转。

骨骼可见关节畸形，包括髋、膝、足、肘和指等关节位置异常和（或）功能异常。脊椎后侧凸，侧弯。胸腔窄。骶骨、髂翼和耻弓发育不良，趾骨发育不良。约2/3的病例有先天性心脏缺陷。

2. 偶发异常 蛛网膜下囊肿，脉络丛囊肿，第四脑室囊性扩张，小脑中线未愈合，脑积水，大脑半球沟回少，脑脊膜突出。小眼，角膜混浊，Peters异常，视束缺失。耳前息肉。短颈、唇裂和（或）腭裂，腭咽功能不全。胆管增生但无明显的狭窄或闭锁，胃食管反流。发育的软骨中有点状骨化，有13肋骨和13胸椎。膈疝。腿部伴有非凹陷性水肿，通贯手，指甲发育不良。泌尿生殖系统异常包括外生殖器发育不全，隐睾，肾小管囊泡状扩张，膀胱憩室，肾盂积水，输尿管积水。

（三）三倍体综合征和二倍体/三倍体混合型综合征

三倍体是指多出一整套染色体。妊娠中三倍体的发生率约为2%。大多数胎儿会流产，少数三倍体胎儿能存活超过28周，但伴有严重的宫内生长迟缓。二倍体/三倍体混合型很少见，46，XX/69，XXY个体会出现不对称的生长缺陷，有轻度并指和偶发的生殖器两性不清，这些特征是鉴别混合型个体的重要诊断依据。

1. 发病率不小于50%的异常 胎盘大，伴有水泡状改变。

胎盘大，伴有水泡状改变。不对称的产前生长迟缓对肢体骨骼的影响大于对头部的影响；混合型个体骨骼发育可能不对称。颅面部可见头盖骨发育不良、前囟门大；眼间距宽，有虹膜缺损，小眼等眼部缺陷；塌鼻梁；耳位低，畸形耳；小下颌。可见第3、4指并指，通贯手，马蹄内翻足。心脏表现为先天性心脏缺陷（房间隔和室间隔缺损）。男性生殖器表现为尿道下裂，阴茎小，隐睾。其他表现可见脑畸形，包括脑积水和前脑无裂；肾上腺发育不全和肾畸形，包括肾盂积水和肾囊性发育不良。

2. 发生率低于50%的异常 头盖骨形状异常，后鼻孔闭锁，唇裂和（或）腭裂，虹膜异色。

皮肤有斑点样色素沉着，皮肤斑点样色素沉着不足，或二者混合型的色素发育不良。脑脊膜突出，巨舌，脐凸出或脐疝。胆管畸形包括胆囊发育不全。肠凸出或脐疝，肠回转不完全。小指弯曲，脚趾张开。

（四）3p 缺失综合征（DELETION 3p SYNDROME）

3p 缺失综合征多有智力低下，生长迟缓，上睑下垂，轴后多指。3 号染色体短臂远端部分缺失，即 3p25–pter 缺失。

1. 常见异常　产前开始生长发育迟缓，出生后更为明显。表现为严重智力障碍、肌张力低。颅面部可见小头、枕部扁平；连眉、内眦赘皮，上睑下垂，眼裂短；鼻梁突出，小鼻，鼻孔前倾，长人中；畸形耳；小下颌，嘴角向下。其他表现可见轴后多指，少有多趾。

2. 偶发异常　三角头畸形伴有额缝突出；胼胝体发育不良；眼裂上斜，眼间距宽；耳前有小凹或瘘管；腭裂；心脏缺陷包括室间隔缺损、三尖瓣闭锁等；腹股沟疝；裂孔疝，背侧总肠系膜，肛门前位；隐睾；脊柱侧凸。

（五）3q 重复综合征（DUPLICATION 3q SYNDROME）

智力低下，生长迟缓，鼻根宽，多毛。为染色体 3q21–qter 区重复。

1. 常见异常　出生后发育严重缺陷。严重智力低下伴有脑部畸形形成癫痫发作。颅面部由于颅缝早闭常有头形异常，可见小下颌，毛发过多和连眉，眼裂上斜，鼻根宽，鼻孔前倾，上颌突出，人中长，嘴角向下，腭弓高，腭裂，耳畸形，短颈、蹼颈。表现有小指弯曲，指甲发育不全，通贯手，马蹄内翻足。其他表现有心脏缺陷，胸部变形，肾或输尿管畸形，生殖器异常（主要是隐睾），脐疝。

2. 偶发异常　小眼，青光眼，白内障，虹膜缺损，斜视；并指，多指，屈曲指，四肢短，肘外翻，桡骨头异位，手偏向尺骨侧或偏向腓骨侧；脐疝；半椎体畸形。

（六）4 号染色体短臂缺失综合征（4p– 综合征）

由 4 号染色体短臂部分缺失引起。眼间距过宽伴有宽鼻或钩鼻、小头和（或）头骨不对称；低耳位，耳形简单且伴耳前小凹。

1. 常见异常　产前就有生长发育明显不足，小头。胎儿活动力弱，肌张力低下，严重智力障碍，癫痫发作。颅面部表现有斜视，虹膜变形，眼间距宽，眉弓高，内眦赘皮，眉间突出，唇裂和（或）腭裂；嘴角向下呈“鱼唇样”，上唇短，人中短，小下颌，后中线头皮缺损，颅骨不对称。耳前部有息肉或小凹。表现有皮肤嵴纹发育不全，嵴纹数少，通贯手，马蹄内翻足，指甲过度高凸。其他表现可见尿道下裂，隐睾；骶骨凹陷或窦道；心脏畸形，原发性间隔缺损；脊柱侧凸。

2. 偶发异常　眼球突出，上睑下垂，Rieger 畸形，眼球震颤，青光眼；牛牙症，恒牙发育不全；内侧眉毛稀少，听力丧失，发际低；蹼颈，内收跖，并指，缺指，指弯曲，髋关节脱位，掌骨近端有副骨化中心，无耻骨支，膀胱外翻，骨龄延迟，胸骨骨化中心异常，肾脏畸形；小肠回转不良，透明隔腔缺失；脊髓发育不良综合征等。

（七）4q 缺失综合征（DELETION 4q SYNDROME）

常表现为智力缺陷、生长迟缓、腭裂、四肢畸形，由 4 号染色体长臂部分缺失导致。

1. 常见异常　出生后即出现生长迟缓。表现出中度到重度智力缺陷，肌张力低，癫痫发作。颅面部表现有眼间距宽，短鼻，鼻梁宽大，腭裂，小下颌，耳位低且后旋，耳廓异常。有小指弯曲，小指指端细长，通贯手，脚趾重叠。其他表现有心脏发育缺陷，包括室间隔缺损，动脉导管未闭，主动脉狭窄，三尖瓣闭锁，房间隔缺损，主动脉缩窄等，泌尿生殖器官缺陷，胃肠缺陷。

2. 偶发异常　不对称面容，眼裂小、上斜，内眦赘皮；鼻孔前倾；

（八）5p 缺失综合征（DELETION 5p SYNDROME）

5p 缺失综合征又称猫叫综合征，5 号染色体短臂部分缺失综合征，5p- 综合征等。婴儿哭声似猫叫，小头，眼裂下斜。

1. 常见异常 出生体重低；生长缓慢；哭声似猫叫。表现为智力低下，肌张力低。颅面部表现有小头，圆脸，眼间距宽，内眦赘皮，眼裂下斜，斜视，耳位低和（或）耳形发育不全，面部不对称。

2. 偶发异常 唇裂和腭裂，近视，视神经萎缩，耳廓前有息肉，悬雍垂分叉，牙齿咬合错位，短颈，指屈曲，腹股沟疝，隐睾，肾和脾缺失，半椎体畸形，脊柱侧凸，扁平足。

（九）9p 重复综合征（DUPLICATION 9p SYNDROME）

9p 重复综合征即 9p 三体综合征，指骨末端发育不良，前囟门延迟闭合，眼间距宽。5%-10% 的患者在幼儿期即死亡。

1. 常见异常 生长迟缓，青春期延迟，如一些患者可持续长至 30 多岁。表现为智力严重缺陷，语言能力明显延迟。颅面部表现有小头，眼间距宽，眼裂下斜，眼窝深陷，鼻子突出，嘴角下斜，杯状耳。四肢表现有短指（趾），伴有指甲小，末端指骨短；小指屈曲，仅一条褶纹；通贯手。骨骼表现可见常在 20 多岁时出现脊柱前凸，肩胛周围肌肉发育不良，肩峰浅，耻骨骨化不全，坐骨结节宽，掌骨、跖骨和小指中节骨假骺，颅缝和囟门延迟愈合。

2. 偶发异常 小下颌，内眦赘皮，短颈或蹼颈，2~3 趾（指）和 3~4 趾（指）部分并趾（指），5%~10% 的患者有先天性心脏缺陷，5% 的患者唇裂和（或）腭裂；脑积水，胼胝体发育不良，肾畸形，小阴茎，隐睾，尿道下裂，马蹄内翻足，先天性髋关节脱位。

（十）10q 重复综合征（DUPLICATION 10q SYNDROME）

上睑下垂，眼裂短，屈曲指。此征是由于染色体 10q24-qter 重复而引起的。10q25-qter 重复的患者没有大的畸形，预后较好。

1. 常见异常 产前开始生长迟缓；平均出生体重 2.7kg。表现为中度至重度智力障碍，肌张力低。颅面部表现有小头，面容扁平，前额高，眉弓高，上睑下垂，眼裂短且下斜，小鼻梁宽扁，鼻孔前倾，弓形嘴，上唇突出，腭裂，耳畸形且后旋。四肢表现有屈曲指，拇指近位，第 2、3 趾并趾，足位异常，皮肤嵴纹发育不全。其他表现可见心脏和肾脏畸形，每种畸形在患者中的发病率约为 50%；脊柱后侧凸，漏斗胸，11 对肋骨，先天性髋关节脱位；隐睾。

2. 偶发异常 脑畸形，视觉异常，肠回转不良，尿道下裂，脊椎畸形，轴后多指，条索状性腺。

五、常见染色体微缺失综合征的临床表型

传统的细胞遗传学检测手段为染色体核型分析，仅能检测出染色体非整倍体异常、染色体易位倒位和 5~10Mb 以上的重复和缺失等结构异常。随着遗传学技术的发展，现在已经认识到染色体的微缺失和微重复与人类疾病也密切相关。由染色体微缺失和微扩增等导致的疾病称为基因组病。

（一）22q11.2 微缺失综合征

22q11.2 微缺失综合征又称腭 - 心 - 面综合征、DIGEORGE 综合征、SHPRINTZEN 综合征等，是染色体 22q11.21-22q11.23 区域约 3Mb 左右的缺失导致的，临床表型多种多样。

1. 行为表现 正常发育或轻度、中度或重度的学习障碍；智商一般为 70~90，有些病例略高；神经精神紊乱大约占 10%。

2. 生长 部分患者身材矮小。

3. 耳和听力 继发于腭裂的传导性耳聋，轻度外耳畸形。

4. 颅面部 表皮或黏膜下的继发性腭裂，腭咽机能不全，腺体小或缺如；鼻隆凸，表现为方形鼻根或鼻翼的基底部过窄；眼裂窄，头发浓密，

颧骨发育不足，上颌骨纵向过长伴脸型过长，下颌骨后移伴下颚发育不足，小头畸形等。

5. 肢体 手及手指细长，肌张力减退伴随过度伸展。

6. 心脏 常见心脏缺陷，其中心室瓣膜缺陷最常见，其次为右主动脉弓，法洛氏四联症和左锁骨下动脉异常。

（二）威廉综合征

威廉综合征（Williams Syndrome）是一种因七号染色体长臂7q11.23区段部分缺失导致的多系统发育障碍疾病。本综合征临床表现复杂多变，主要累及心脏、头面部和结缔组织的各种畸形，患儿有典型的脸部外观，身体瘦小，智力发育迟缓。心血管畸形主要表现为弹力蛋白动脉病，主要累及大动脉如主动脉弓、升主动脉等。最常见的是主动脉狭窄、肺动脉狭窄或肺动脉瓣狭窄。

（三）快乐木偶综合征

快乐木偶综合征（angelman syndrome）又称天使综合征，是15号染色体q11-q13约4Mb染色体微缺失或父源性单亲二体所致。典型临床特征是严重的发育迟缓和智力发育迟缓，共济失调，语言障碍，小头畸形，下颌突出，张口吐舌，枕部扁平；其特有的行为是频繁出现的易激惹的不合时宜的大笑。

（四）Miller-Dieker综合征

Miller-Dieker综合征是由于17p13.3处多个基因微缺失或点突变引起的。典型表现是无脑回和严重的智力障碍。特殊面容表现为短头畸形，前额突出、鼻孔朝前的矮鼻子。双颊凹陷、宽厚的上嘴唇和薄唇缘，小下颌。

（五）Prader-Willi综合征（PWS）

本病通常由于父源性15号染色体长臂多个基因缺失所致，母源性单亲二体也可导致本病。*SNRPN*基因是已知的其中一个重要基因。又叫小胖维利综合征。典型表现为胎儿期即可表现出胎动减少，出生后表现为肌张力低，外生殖器发育不全，智力发育迟缓，无法控制的过食和肥胖，青春期后易引发糖尿病，大多数患者死于糖尿病和心力衰竭。

（六）Smith-Magenis综合征

Smith-Magenis综合征是由于染色体17p11.2微缺失导致的。主要表现为严重的睡眠障碍，昼夜生物钟紊乱，精神行为异常和发育迟缓。患者还可出现身材矮小、短趾畸形、小头畸形、下颌前突和心脏肾脏缺陷等。

（七）Wolf-Hirschhorn综合征

Wolf-Hirschhorn综合征是由于染色体4p16.3微缺失导致的多系统发育障碍疾病。患儿典型的面部畸形为延伸至前额的宽鼻梁，被描述为“希腊头盔战士外观”，小头畸形、眼距宽、高眉弓、短人中、唇腭裂等。所有患儿均有宫内发育迟缓。出生后体重增加缓慢，肌张力低；也可见骨骼畸形，包括脊柱侧凸和后凸、副肋、畸形足，心脏畸形最常见为房间隔缺损。

六、其他遗传学综合征的临床表型

（一）MECKEL-GRUBER综合征

本病为常染色体隐性遗传病。目前已知的与该病相关的致病基因有：*MKS1*、*TMEM216*、*TMEM67*、*CEP290 RPGRIP1L*、*CC2D2A*和*NPHP3*，分别位于不同染色体上。患者很少能存活至生后几天到几周，出生前不同程度的生长发育缺陷。常见异常有枕部脑膜膨出，小头伴前额倾斜，大脑和小脑发育不全，无脑畸形，脑积水/Amold-Chiari畸形；嗅叶、嗅束、胼胝体和透明隔缺如；小眼畸形；腭裂；小颌；耳畸形；常见特殊倾斜型耳廓；多囊肾等。死亡可能与严重的中枢神经系统和（或）肾脏缺陷有关。

（二）PALLISTER-HALL综合征

PALLISTER-HALL综合征又称下丘脑错构瘤、垂体功能减退、肛门闭锁和轴后位多指（趾）综合征。本病是常染色体显性遗传病，表型易变。位于7pl3上的*GL13*基因突变是此病的病因。是一种有致死性缺陷的遗传病。常见异常有下丘脑错构瘤，垂体功能减退；先天性心脏病；喉裂；

肺、肾发育不良。轴后多指（趾），指甲发育不良，肛门闭锁。塌鼻梁，蒜头鼻，鼻孔朝天。脸中部毛细血管瘤，耳廓畸形，小下颌。四肢远端短。其他：宫内中度生长发育迟缓，小阴茎。

（三）X 连锁脑积水综合征，MASA 综合征

本病为 X 连锁隐性遗传病，致病基因位于 Xq28 上，为编码神经细胞黏附分子的 *L1CAM* 基因突变所致。女性携带者通常正常，但可能有智力低下和（或）拇指内收。此病与中脑导水管狭窄有关，主要表现为脑积水，短而屈曲的拇指，智力低下。产前诊断并不完全可靠，脑室扩大通常开始于妊娠 20 周后。但应注意脑积水可能发生于产后或根本不发生。

（四）水致死综合征（HYDROLETHALUS SYNDROME）

本病是常染色体隐性遗传病。致病基因是位于染色体 11q23-25 的 *HYLS1* 基因。产前常有严重的脑积水， 胼胝体和透明隔缺如，旋转运动异常，眼组织缺损性发育不良和视神经发育不良，颅底裂等。在颅底形成由枕骨大孔和由其形成的骨裂向后延伸而呈“钥匙孔状”开口。大多数患者妊娠时并发羊水过多，导致宫内发育缺陷。70% 病例为死产。活产患婴只能存活几分钟至几个小时。

（五）WALKER-WARBURG 综合征

本病为常染色体隐性遗传病。致病基因为 *POMT1* 或 *POMT2*，分别位于 9 号和 14 号染色体上。本病表现为广泛的银质沉积伴分散的巨脑回和（或）多小脑回；灰质异常增厚和白质缺如交错；透明隔和胼胝体发育不全或缺如；小脑畸形，包括多小脑回或表面光滑和小脑蚓部发育不全； Dandy-Walker 畸形（丹迪 - 沃克畸形）；后颅窝机械性梗阻所致的脑积水；无颅内压升高的脑室扩大；视网膜畸形等。几乎所有患者均有先天性肌营养不良。由于严重脑发育缺陷，患儿大部分在生后 1 年内死亡。幸存者大部分有严重的智力低下。

（六）ZELLWEGER 综合征（脑 - 肝 - 肾综合征）

本病是常染色体隐性遗传病。是过氧化物酶体生物源性疾病（peroxisome biogenesis disorders, PBDs）之一，PBDs 表现为组织过氧化物酶体减少或缺如及多种酶异常，此病是由系列基因缺陷所致，包括 *PEX1*, *PEX2*, *PEX3*, *PEX5*, *PEX6*, *PEX10*, *PEX12*, *PEX13*, *PEX14*, *PEX16*, *PEX19*, 或 *PEX26*。表现为肌张力减退，癫痫，吮吸能力差。绝大多数在 1 岁内死亡，幸存者有严重的智力低下和耳聋。早期脑发育严重缺陷，包括巨脑回，室管膜下囊肿，胼胝体发育不良，嗅叶发育不良。囟门大，枕部扁平，前额高伴眶上嵴浅和面部扁平，鼻孔前倾，小耳畸形， 内眦赘皮，轻度小颌，颈部赘皮。先天性白内障，视神经乳头发育不良、苍白；视网膜色素变性。肝大，肝硬化。肾小球囊肿。心脏动脉导管未闭、间隔缺陷。四肢不同程度的挛缩、屈曲；指，膝伸直受限，马蹄内翻足；通贯手等。

（张建芳　郭芬芬）

参考文献

[1] 王慧君 , Liu Pengfei, Bi Weimin, et al. 基因组重排和人类基因组病 . 中国循证儿科杂志 , 2014, 9(2): 150-157

[2] 陆国辉 , 徐湘民 . 临床遗传咨询 . 北京 : 北京大学医学出版社 , 2007

[3] 贺林 , 马端 , 段涛 . 临床遗传学 . 上海 : 上海科学技术出版社 , 2013

第7章
产前磁共振检查的安全性与适应证

磁共振成像（magnetic resonance imaging，MRI）是生物组织中的自旋原子核（氢原子）在磁场及射频场作用下，产生磁共振信号的成像技术，在医学成像领域的应用始于20世纪70年代末期，它既可提供形态学结构信息，又可提供生物化学及代谢信息。近30年来，随着计算机技术、电子技术及低温超导技术迅速发展，磁共振成像在系统设备、技术方法、临床应用以及科学研究等方面均有突飞猛进的发展，在当今医学诊断领域占有绝对优势。

第1节　磁共振成像原理

一、磁共振物理基础

磁共振是研究具有磁矩的原子核在静磁场中与电磁辐射相互作用的一门学科。原子核具有一定质量和大小，很多原子核会绕着其直径以一定频率不停旋转，这就是原子核的自旋现象，由于原子核是带正电粒子，因此在自旋时会产生磁场和相应的自旋磁矩。人体内有许多具有自旋磁性的原子核，但由于氢原子核（$_1H$）在人体内的含量较高，且其相对磁化率最高，可以产生较强的磁共振信号，目前磁共振成像所用的原子核是氢原子核，$_1H$ 中只有一个质子没有中子，因此也称为氢质子或质子。当自旋原子核处于磁场强度为 B_0 的外磁场中时，一方面自旋，另一方面还要绕着 B_0 方向做圆周运动，原子核的这种运动形式称为进动，与陀螺的运动情况十分类似，转动角频率称为进动频率或共振频率。

当具有自旋核磁矩的原子核在静磁场内受到一个垂直于静磁场且频率与原子核进动频率相同的电磁波激励时，自旋原子核会出现吸收和放出射频电磁能量，这种物理现象称为核磁共振现象。由于磁共振成像时该电磁波以脉冲形式出现，因此称其为射频（radio frequency，RF）脉冲。由于对原子核系施加了电磁能量，此过程中整个原子核系吸收外加能量。宏观上，单位体积内原子核磁矩矢量和称为此单元的磁化强度矢量，分为横向磁化矢量和纵向磁化矢量，磁化强度矢量在 *XY* 平面上投影（横向分量）的矢量和称为横向磁化矢量，而在 *Z* 轴上投影（纵向分量）的矢量和称为纵向磁化矢量。射频脉冲的持续时间和强度使磁化强度矢量转动的角度称该脉冲为 θ 角射频脉冲，如果磁化强度矢量正好转到 XY 平面上，则称该脉冲为90° 脉冲；如果 θ =180° ，则称为180° 脉冲。

当外加射频电磁场停止作用后，原子核系会自动恢复到原始状态，此过程称为弛豫，分别称为纵向弛豫和横向弛豫（对应于横向磁化矢量和纵向磁化矢量），纵向弛豫时间称为自旋—晶格弛豫时间或T1，横向弛豫时间称为自旋—自旋弛豫时间或T2。弛豫过程是一个释放能量的过程，能量同样以电磁波的形式发出，使用接收线圈采集此电磁波信号，此信号即是磁共振信号。

二、磁共振成像原理

（一）磁共振成像空间定位

磁共振接收线圈接收到从人体中发出的磁共振信号，MR 信号由磁场强度决定，如果不同位置体素中的质子受到不同磁场作用，则不同位置体素中的质子具有不同的共振频率，检测到的MR信号是许多不同频率的合成信号，该信号是幅度随时间变化的时域信号，通过傅立叶变换即可解出该信号的不同频率及对应的幅度（即频域信号或频谱），从而获得不同空间位置发出的MR信号强度。这种把空间位置与磁场、共振频率对应起来的方法称为磁共振的空间编码技术，磁共振成像空间编码主要通过梯度磁场来实现。

（二）磁共振加权成像

MR信号的物理影响因素很多，若在成像时选择合适的方法和参数，就可得到其中一种物理量的加权图像（图7-1-1），而其他物理量对图像的影响可以忽略，也可避免多种物理量对图像强度共同作用，降低图像的对比度，这里所谓的加权（weighted）概念为突出某种成分、加大其比重的意思。

质子密度加权图像是指图像中组织的对比度由各组织被激活的质子密度或浓度的差异来决定。质子含量高的组织产生信号强，图像亮度大，反之信号强度弱，图像较暗，如大脑中灰质的质子密度比白质的高，因此在质子密度加权图像中灰质的信号强（亮度高）；又如脂肪和不流动的液体的质子密度都较大，在图像中的亮度较高，相反骨骼的质子密度很低，在图像中的亮度非常低。

T1加权图像中组织对比度主要由组织的T1差别决定，短T1组织信号较强，长T1组织信号较弱。当两种组织的质子密度差别很小，而T1差别很大时，要得到组织对比度好的图像，可采用T1加权图像，通过调整脉冲序列参数来突出组织间T1差异，而使质子密度及T2差异减弱。如脂肪的T1短，在图像中呈高亮度，而脑脊液的T1长，在图像中的亮度较低。

在T2加权图像中，图像的对比度主要由组织的T2差别决定，具有长T2值组织的信号较强，短T2值组织的信号较弱。

扩散（或弥散）加权成像是利用成像层面内组织间水分子的扩散强度（用扩散系数表示）分布不同产生对比度的成像方式。在体活动中主要是测量水分子的运动，其图像对比度主要决定于水分子的位移运动并非水的内容物，反映的是游离水携带的质子在横向磁化上产生的相位位移。扩散系数因病理改变而变化，用来产生组织的影像对比度。在扩散加权像上，扩散速度较快的组织信号下降明显，表现为低信号，而扩散速度较慢的组织信号下降幅度较低，与扩散速度较快的部分比较，表现为相对的高信号，另外扩散加权序列中含有T2对比成分。

从左至右分别为质子密度加权成像、T1加权像、T2加权像和扩散加权成像

三、磁共振成像脉冲序列

成像系统把不同组织之间由于性质差异引起图像灰度或亮度的差别称为图像的对比度。MR图像对比度的好坏不仅取决于不同组织之间固有对比度，还与显示这种对比度的磁共振成像手段有很大关系，即图像对比度很大程度上取决于射

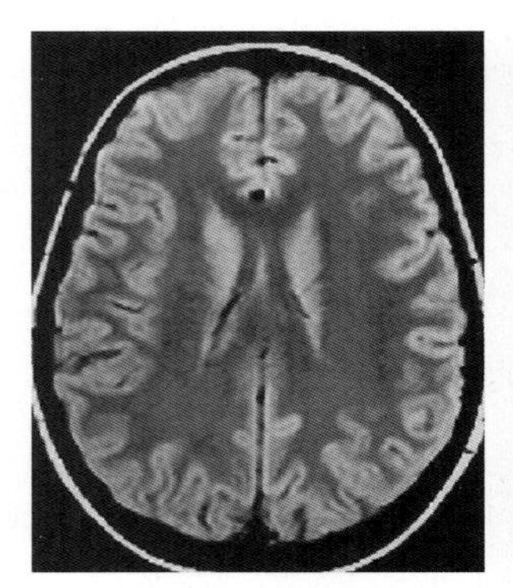
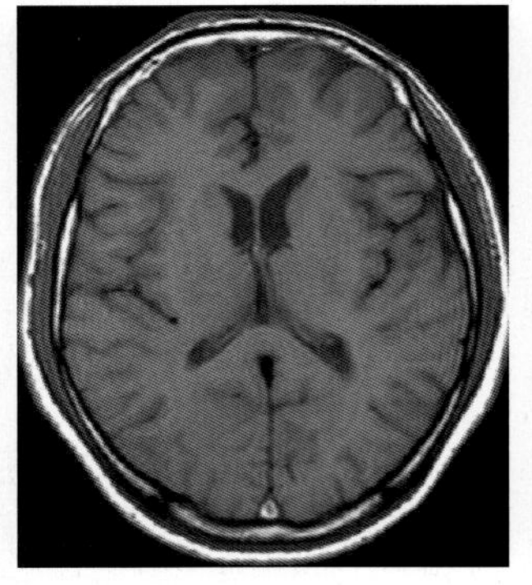
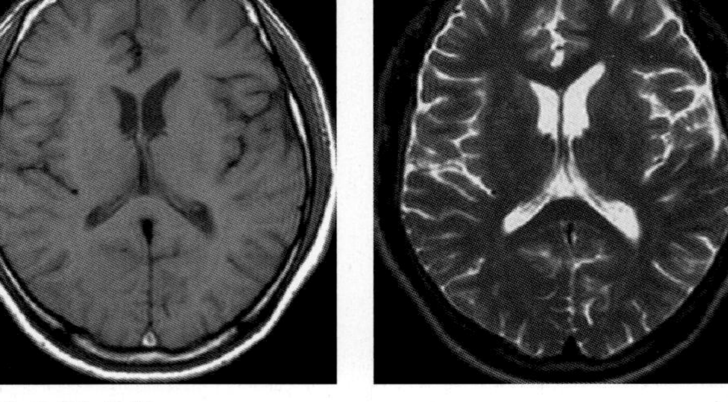
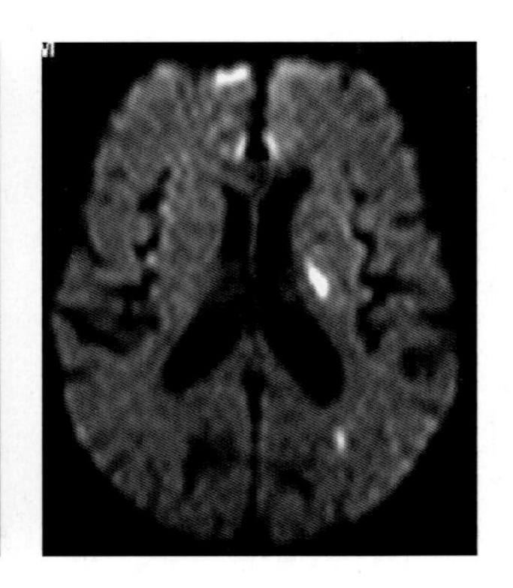

图7-1-1　头颅轴位不同加权磁共振成像

频脉冲的发射形式和间隔、选择的相位及频率编码、梯度磁场的引入方式，以及采集产生 MR 信号的方式。通常把用于激发和获取 MR 信号进而形成图像、按一定时间顺序排列的射频脉冲及梯度脉冲串组成的序列，称为磁共振脉冲序列。磁共振成像的脉冲序列有很多种，常用的有自旋回波序列、反转恢复序列、梯度回波序列及各种快速扫描序列等。

自旋回波（spin echo,SE）脉冲序列是 1950 年由 Hahn 在 NMR 波谱分析中首创的，是目前临床磁共振成像中最基本、最常用的扫描技术。自旋回波序列是用 90 射频脉冲激励平衡状态的磁化强度矢量，使其翻转到 *XY* 平面，经过一段时间后，用 180 反转脉冲使横向磁化矢量倒相 180，再经过相同时间测量回波信号强度。将 90 脉冲到采集回波信号之间的时间称作回波时间（echo time,TE），TE 为 90RF 脉冲与 180RF 脉冲时间间隔的两倍，两个 90 脉冲之间经历的时间为重复时间 TR。在 SE 序列中，如果选择短 TR、短 TE，则组织的 T1 对比度高，T2 对比度低，得到的图像是 T1 加权图像，图像中 T1 短的组织信号强度大，长 T1 组织信号强度弱；如果选择长 TR，短 TE，组织的 T1 对比度减小，而且 T2 对比度较低，得到的图像是质子密度加权像，质子密度含量高者信号强度大，反之信号较弱；如果选择长 TR，长 TE，则组织 T2 对比度强，而 T1 及质子密度对比度减弱，得到 T2 加权图像，T2 较长的组织信号强度高，反之，信号强度低。但是无论得到哪一种加权成像，都会含有其他成分的影响，只是所含成分比重不同而已。SE 序列是磁共振成像的经典序列，在临床上得到了广泛应用。SE 序列产生的图像组织对比度高且图像信噪比较高，但成像时间较长，因此目前多用于获取 T1 加权成像，是颅脑、头颈部、骨关节、软组织、脊柱脊髓等部位的常规 T1 加权成像序列之一，一般不用于腹部成像及动态增强成像。

快速自旋回波序列是一种具有真正 SE 对比特征的快速成像技术，一般简称为 Turbo SE（TSE）或 Fast SE（FSE）序列。快速自旋回波序列是一个 90RF 脉冲激励之后多个连续 180 脉冲的应用，且在每个回波前加不同的相位编码梯度，每次 TR 周期的回波次数，称为回波链长 ETL（echo train length）或快速因子（turbo factor），TSE 扫描时间仅为常规 SE 序列的 1/ETL 倍，尽管 TSE 序列因长 TR 时间和较大的成像矩阵使扫描时间延长，但通过 ETL 作用使整个成像时间大大缩短。TSE 序列在多数情况下已取代了常规 SE 的 T2 加权序列，目前临床上应用最广的 T2 加权成像是 TSE 序列，可作为全身各部位的常规序列。

梯度回波序列（graduate echo，GRE）是在自旋回波序列基础上发展起来的，与常规 SE 序列不同之处为：GRE 序列使用激励脉冲的倾角一般小于 90°，有效地缩短了 TR 时间；梯度回波序列不使用 180RF 脉冲使横向磁化矢量聚相，而是用反向梯度实现上述目的产生回波信号，明显缩短回波时间。GRE 序列去掉了 180RF 脉冲，从而使 RF 吸收率减少，保证了患者的安全。对组织内有高磁化率物质的不均匀分布而造成局部磁场不均匀（如血肿中完整的红细胞内的正铁血红蛋白或脱氧血红蛋白）会导致信号下降，且磁化率相差较大的两种不同组织的界面处质子完全聚相比较困难。GRE 序列中 TR 与 TE 对图像的影响类似于 SE 序列，只不过两者的 TR、TE 值的大小不同。GRE 序列中，减少 TR，增加组织的 T1 对比度，由于信号强度降低，信噪比也降低；增加 TE 值，可增加组织的 T2* 对比度。GRE 序列中，RF 脉冲翻转角 FA 也可控制图像对比度，通常 FA 接近 90 或等于 90 的 RF 脉冲，使用短 TR，则短 T1 组织弛豫快，信号强度高，得到 T1 加权图像；FA 较小，由于组织纵向磁化仍很大，使不同组织间的纵向磁化相对差别较小，图像中 T1 对比减少，选择合适的 TE，可得到 T2* 加权图像，即可用短 TR，小翻转角得到 T2* 加权图像。GRE 序列的图像对比度取决于三个因素：激发角度 FA、TR、TE。在梯度回波序列基础上，增加不同作用的射频脉冲或梯度脉冲会产生不同临床应用的脉冲序列，如快速小角度激励成像 FLASH、稳态进动快速成像 FISP、真实稳态进动快速成像 True FISP、稳态自由进动成像 PSIF 及自旋回波与梯度回波的杂交序列 TGSE（GRASE）等等，而且不同公司相同原理的脉冲序列基本没有相同名称。梯度回波序列在临床上有广泛的应用，主要用于血管成像、灌注成像及磁敏感成像等，并对于急性创伤、中风、脑出血等的诊断具有重要作用。结合单次屏气技术在腹部扫描中具有重要作用，可取代常规 SE 序列。

平面回波成像（echo planar imaging, EPI）技术是目前最快的 MR 成像技术之一，1978 年由 Mansfield 及 Pykett 首次提出的，1993 年第一台非谐振梯度场 EPI 磁共振系统问世。EPI 的成像过程是当受到 RF 脉冲激励后，梯度快速切换产生一系列梯度回波群，这一回波群信号中包含了不同频率及相位的信息，经过重建产生一幅 MR 图像。EPI 成像的对比度是由 EPI 序列前所选的脉冲决定，如 SE、GRE 或 IR 脉冲确定的。例如，使用相同的 TR、TE 时，SE-EPI 表现了与标准的 SE 图像相似的对比度。当 TR、TE 及翻转角相同时，GRE-EPI 与标准 GRE 序列的对比度也相似。EPI 成像在临床上的应用主要是扩散加权成像、扩散张量成像、灌注成像及基于血氧水平依赖（blood oxygenation level dependent, BOLD）效应的脑功能成像等。

四、成像序列在胎儿 MRI 中的作用

随着现代计算机和核磁机的发展，胎儿磁共振成像得到了迅速的发展，已经从单序列扫描（T2WI）发展为多序列多参数扫描，简单的结构检查发展为功能检查。由于胎儿位于孕妇子宫体内，浸泡在羊水中的，胎儿的肺部、鼻腔、口腔胃等脏器内都充满了羊水，并且胎儿胎龄越小胎儿的实质脏器含水量就越高，因此在水为高信号的 T2 序列中，具有较高的信噪比。在磁共振成像上，胎儿颅脑的解剖结构能够很好的显示，但在水为低信号的 T1WI 序列中，信噪比比较低。

在胎儿头颅扫描中，胎儿不能长时间不动，孕妇不能屏气，这些都使得胎儿核磁 T1WI 序列扫描成为难点。由于胎儿浸泡于羊水中，在 T2WI 中，胎儿在羊水高信号的对比下，胎儿的结构显示的更好，对于胎儿胸部结构中，气管和食管于通过口腔于外界相通显示为高信号，肺组织在胎儿期还没有扩张开来，肺组织含水量比出生后高，在 T2 像中胎儿肺部显示稍高信号。胸腺是胎儿发育过程中比较大在 T2 中显示为稍低信号，心脏和血管在单次激励 TSE 序列黑血中显示为低信号，在平衡式 GRE 序列中显示为高信号，所以心脏扫查首先白血序列；而在隔离肺和肺囊腺瘤等占位性改变时，首先黑血序列。在平衡式 GRE 序列图像上可见胎儿被大范围的高信号羊水包围。胎儿实质性脏器包括心脏、肝、脾及双侧肾脏在平衡式 GRE 序列上均呈现等或者稍高信号，肝脏内的血管均显示为高信号，胎儿的双肺、支气管和气管旁大血管均显示为高信号；胎儿胃泡、膀胱及胆囊内由于液体充填，也显示为类圆形高信号，胎儿神经脊髓在脑脊液衬托下显示清晰，呈现为等信号改变，肠道由于胎粪的影像呈混杂信号首先黑血序列寻找占位供血血管。观看气管压迫情况时选择黑血，这样可以防止血管的信号对气管的影响。

磁共振成像是一种无创性的影像成像技术，具有较高的软组织对比度尤其在头颅检查中，有着明显的优势。但在胎儿中枢神经系统中，由于胎儿位于孕妇腹腔内，胎头无法固定不动，以及孕妇的呼吸、肠道、大动脉搏动等运动伪影的影响，胎儿磁共振成像基本只能依赖于快速成像序列来实现。目前，1s 内单次激励快速的 T2WI 成像是完全能够实现的；快速的 T1WI 成像只能用二维小角度激励 GRE 序列来实现，此序列图像信噪比非常低；另外由于胎儿头颅含水量高、体积小，所以快速 T1WI 序列图像几乎没有诊断价值，常规快速 T1 扫描几乎无法实现 T1 加权图。DWI 序列对胎儿头颅病变检出和寻找异位肾有很大的帮助。

第2节 磁共振成像在胎儿检查中的安全性及风险

一、美国各部门发布的MRI安全白皮书

2002年美国MRI安全白皮书等认为，各期妊娠均可接受MRI检查，MRI评价胎儿的发育及产前诊断是相对安全的。美国食品与药品管理局（FDA）建议应避免在妊娠前3个月行MRI检查；因为此期胚胎正处在形成和发育阶段，可能易受各种物理因子的影响而致畸、致瘤。国际磁共振成像安全委员会指出：产前MRI检查适用于非放射性成像方法不能做出诊断而MRI有助于明确诊断的疾病，建议检查前应告知孕妇知情同意。

二、MRI的安全性因素

MRI的安全性主要与以下3个因素有关。

（一）静磁场

静磁场强度对人体除了眩晕、金属味和光幻视等感官效应外，并无直接危害。研究显示，对暴露在一定磁场强度下的生物机体进行生物效应测试及对其血标本、染色体等进行分析，未发现异常。目前，FDA批准成人可以暴露在8.0T场强中，新生儿可以暴露在4.0T场强中；而关于静磁场对胚胎发育的影响，近期研究并未发现胚胎在稳定静止的场强下有异常，将动物暴露在高场强下也没发现畸形及染色体缺失。早期研究结果也显示，在8.0T高场强下，胚胎的裂解、分裂、分化及人细胞的生长没有负面影响。尽管国内外大量胎儿MRI临床及研究使用1.5TMRI，但也有报道使用3.0TMRI观察人体内胎儿成像；Loomba等认为3.0TMRI和1.5TMRI对于胎儿检查同样安全。

（二）噪 声

噪声对胎儿听力的影响：MRI的噪音一般是80~120dB，对于短时间暴露在磁场中的胎儿是否会引起胎儿听力损害，目前仍没有确切证据。有研究模拟妊娠子宫声学环境，发现从体表到胃中，声音强度衰减大于30dB；并提示产前MRI对胎儿听力损伤没有重大风险。

（三）射频磁场产生的热量

射频磁场可能导致组织温度升高，由于胎儿只能通过胎盘、羊水的传导及对流来散热，其体温调节能力较成人差，可能会对胎儿皮肤造成烧伤。尽管目前尚无MRI损伤胎儿皮肤的报道，但仍应注意。特殊吸收率（specific absorption rate，SAR ）值是对激发组织的射频脉冲所产生的热量在组织内沉积的衡量。MRI本身设有限制检查者接受过多热量的SAR值，一般应控制在3W/kg以下。

第3节 胎儿磁共振检查适应证

超声检查由于具有实时、价廉、准确率高、对母体和胎儿无损伤的优点，现已成为产前胎儿常规筛查手段，特别是在胎儿超声检查医生拥有丰富诊断胎儿异常的经验时，超声更是具有不可替代的优势。但当孕妇肥胖、孕妇合并子宫肌瘤、羊水过少、子宫畸形、双胎、多胎、胎儿体位不佳、复杂畸形和胎头入盆及胎头颅骨骨化时，超声有时不能清晰显示某些胎儿结构。MRI视野大，具有极高的软组织分辨率，且不受孕妇肥胖、羊水量、胎儿体位、含气器官和骨骼的影响，可精确进行多切面的扫描，同一切面可显示一个以上胎儿全貌，能很好地显示较大病变和周围组织的关系及双胎复杂畸形，胎龄越大，检查效果越好。

自1983年Smith等首次报道胎儿MRI检查以来，胎儿MRI检查已经从实验性产前成像方法发展为重要的临床影像检查手段，成为产科超声检查的重要补充手段。

一、适应证

胎儿MRI检查可评价胎儿的正常解剖、胎动、胎儿运动发育及发育变异；诊断胎儿先天性疾病，了解胎儿器官的功能与代谢活动，尤其在

中枢神经系统、胸腹部疾病方面具有重要的诊断价值，如胼胝体缺失、脑出血、巨脑回、脑软化、室管膜下囊肿、Dandy-Walker 畸形、Blake 囊肿、蛛网膜囊肿、结节性硬化、Galen 静脉瘤、脊髓纵裂、肺囊腺瘤、隔离肺、膈疝、肾积水等。

胎儿 MRI 甚至可成为胎儿死亡后一种替代尸检的技术。总之，胎儿 MRI 已经受到产科临床的广泛重视。

二、胎儿 MRI 检查技术的设备准备

磁共振成像设备可选择 1.5T（目前也用 3T 磁共振成像设备），配置高分辨多通道体部相控阵线圈；孕妇可选择足先进或头先进（减轻幽闭恐怖感），体位为仰卧位、左侧卧位或自由体位，根据病变需要设定扫描范围及部位，尤其是重点扫描和观察超声提示的异常部位和结构。MRI 扫描为母体腹部盆腔行横断、冠状、矢状三个方位成像，以判断胎儿相对母体的体位（胎位），根据胎儿扫描部位再进一步确定扫描方位。

（唐兴　赵海涛）

参考文献

[1] Huisman TA. Fetal magnetic resonance imaging. SeminRoentgenol, 2008,43: 314–336

[2] Daniela Proyer. Fetal MRI. New York: Springer Heidelberg Dordrecht London, 2011

[3] Loomba RS, ChandrasekarS, ShahPH, et al. The developing role of fetal magnetic resonance imaging in the diagnosis of congenital cardiac anomalies:a systematic review. Ann Pediatr Cardiol, 2011, 4（2）: 172–176

[4] 石明国 . 医学影像技术学 , 北京 : 科学出版社 , 2017

第8章
孕期临床指导

妊娠是母体承受胎儿在其体内生长发育的过程。卵子受精为妊娠的开始，胎儿及其附属物（胎盘、胎膜）自母体内排出是妊娠的终止。孕期全程为280d，28d为一个妊娠月，全程为10个妊娠月或40周。孕12周以前为早期妊娠，孕13~27周为中期妊娠，28周后为晚期妊娠。由于卵子受精的日期不易准确确定，故有预产期（EDC）之称。推算预产期的方法是：从末次月经的第1日算起，月份加9，日数加7。若月经周期延长或缩短时，预产期应相应增减，实际分娩日期与推算的预产期可有1~2周的出入。孕期胎儿及其附属组织在孕妇体内发育，母体会发生许多变化。这些是生理性的变化，但变化超过一定限度就成为病理现象。本章主要讲述孕期常见的生理病理变化及其处理办法。

第1节　妊娠期腹痛

妊娠期腹痛是孕妇常有一种症状，包括生理性妊娠腹痛和病理性妊娠腹痛。

一、妊娠相关的生理性腹痛

（一）圆韧带牵拉痛

1. 临床表现　常发生在早孕晚期和妊娠中期，发生率为10%~30%，且多胎妊娠多见。孕妇有痉挛性疼痛或刺痛，活动时加重，圆韧带区域触痛，子宫软、无张力。

2. 鉴别诊断　应与阑尾炎、卵巢囊肿蒂扭转、宫外孕、尿道感染、尿道结石、先兆流产等鉴别。

3. 处理原则　应排除病理原因，嘱孕妇精神放松，减少刺激及进行局部热敷。

（二）子宫扭转痛

1. 临床表现　大部分妊娠子宫轻度右旋不超过40°，多无症状，极少数右旋子宫旋转≥90°，出现急性下腹痛；子宫扭转痛多发生在妊娠晚期；多有子宫发育异常（如双子宫），附件包块或手术史，子宫平滑肌紧张。

2. 危险性　孕妇剧烈疼痛或胎儿宫内窘迫。

3. 处理原则　首先排除病理性原因；保守治疗包括卧床休息，止痛，改变体位，监测胎儿情况等；手术治疗包括矫正扭转，胎儿成熟则行剖宫产，胎儿不成熟继续保胎。

（三）希克斯收缩（Braxton Hick contraction）

1. 临床表现　孕妇有不规则的子宫紧张感，有些孕妇有轻度腹痛；多发生在中期妊娠末期及妊娠晚期；无见红，无宫口扩张；常误诊为早产。

2. 处理　明确有无早产或分娩征象；必要时行阴道检查；精神放松等。

（四）混杂因素

1. 临床表现　常见原因有胃烧灼感、剧吐、便秘；轻度不适或腹痛，多在妊娠早期。

2. 处理原则　因胃烧灼感等时嘱精神放松，避免弯腰，避免平卧（头高位），服用抗酸药；剧吐时需先排除病理原因，嘱精神放松，饮食调整，脱水严重时需住院治疗；便秘时需要饮食调整、增加纤维素，停止补铁，服缓泻剂。

二、妊娠有关的病理性腹痛

（一）子宫因素

1. 流产　早孕期间腹痛最常见的病理性原因。

2. 妊娠合并子宫肌瘤 发生率在0.5%~5%，其中约10%发生“红色”变性。肌瘤红色变性后常感持续性下腹痛、发热、白细胞增高、肌瘤部位压痛等。

临床处理：妊娠前绝大部分患者无症状，可出现的常见症状为出血、反复流产、不孕等；应排除其他疼痛的病理性原因。对于产前的子宫肌瘤，无症状时可观察，有腹痛时首先排除其他病因，出现“红色”变性时须卧床休息、止痛或局部冷敷，除非有“蒂”否则避免手术。分娩时间可在36~38周期间，若有梗阻现象需要行剖宫产。

3. 胎盘早剥

4. 绒毛膜羊膜炎 胎膜早破常合并绒（毛）膜羊膜炎。感染持续时间较长，则会出现下腹痛。诊断主要依靠临床及实验室检查。

5. 早产

6. 子宫破裂

（二）附件因素

1. 异位妊娠

2. 卵巢因素 ①黄体：妊娠期发现的卵巢囊肿，大部分为黄体囊肿，一般无症状且自溶，所以极少进一步证实。早孕期间如果生长过快，持续时间长，可引起盆腔痛，尤其是患侧，疼痛程度较轻。B超可以诊断。②卵巢囊肿出血：由于卵巢黄体囊肿或其他卵巢囊肿出血引起腹痛。③卵巢肿瘤扭转：早期妊娠末及中期妊娠时，增大的子宫及附件位置高出盆腔，使卵巢肿瘤易发生扭转。卵巢肿瘤可以包括黄体囊肿、单纯卵巢囊肿、畸胎瘤及其他卵巢肿瘤。妊娠合并卵巢肿瘤中约20%为恶性。发生扭转后出现下腹疼痛，伴恶心、呕吐及虚脱症状。若扭转后发生梗死，疼痛演变为持续性，伴心动过速、发热及白细胞增高等。此时与异位妊娠、急性阑尾炎及卵巢囊肿破裂鉴别较困难。最终可导致流产或早产。

三、与妊娠无关的病理性腹痛

（一）阑尾炎

孕妇阑尾炎发生率为1∶1500，妊娠本身不诱发阑尾炎。

1. 诊断 早期妊娠时，阑尾炎诊断不难；中晚期妊娠由于子宫增大、腹壁伸展及阑尾异位，使症状、体征不典型，易误诊。

2. 危险性 早、中期妊娠流产率明显增高；晚期妊娠可致早产、死胎、败血症等。

3. 处理原则 一旦确诊，积极消炎；消炎无效，积极手术；做好保胎；胎儿成熟，可先行剖宫产，再消除阑尾炎。

（二）肠梗阻

肠梗阻发生率约为1:3000，60%为肠粘连，其余为肠扭转、肠套叠、腹壁疝等。发生时间多为子宫体积出现明显变化时：妊娠中期增大的子宫成为腹腔脏器时；妊娠晚期足月胎头下降时；产后子宫大小骤然改变时。

肠梗阻导致的孕产妇死亡率10%左右。

1. 诊断 子宫增大使腹部症状、体征不典型；可听诊结合（肠鸣音亢进，气过水声）B超、X片等辅助诊断。

2. 处理 根据梗阻类型、程度、部位、孕周等综合判断，采取保守、手术等方法处理。

（三）急性胆囊炎和胆结石

发生率1∶1000左右，与妊娠无内在联系。

1. 诊断 症状、体征与非妊娠期相同，B超确诊。

2. 处理 一般采用保守治疗，如控制饮食、支持疗法、消炎、对症处理，如无效积极手术。

第2节 妊娠期及围生期感染

妊娠期及围生期感染是产科常见的问题，针对不同部位的感染、不同孕周、不同病原体、病情轻重程度的不同，采用的治疗方式及药物选择有很大的区别，所以要求产科医生具体情况具体分析，尽快明确诊断，选择使患者最大受惠的治疗方案。

一、阴道炎

（一）细菌性阴道病

1. 流行病学 大约45%的阴道炎是细菌性

阴道病（BV），是多种微生物的复合感染，主要的致病菌为厌氧菌。

2. 诊断 最主要的临床表现是大量的、灰色的、匀浆样、恶臭的阴道分泌物，异味在性交时加重。

3. 治疗 口服甲硝唑（每日 2 次，每次 500mg，服用 7d），90% 以上的患者可达到微生物学检验的正常标准及临床治愈的疗效；或 0.75% 甲硝唑膏（5g），阴道上药，每日 1 次，5d。口服甲硝唑与局部应用甲硝唑膏的治愈率均为 70%（Amsel 标准）。

口服克林霉素（每日 2 次，每次 300mg，服用 7d）。口服克林霉素的治愈率为 85%（革兰染色方法）。

（二）念珠菌病

1. 流行病学 25%~30% 的阴道炎是由念珠菌引起的。念珠菌病并不都是性传染性疾病。在许多妇女阴道的正常菌群中都存在阴道假丝酵母菌，为条件致病菌，只有当酵母菌过度繁殖时才会出现症状。

2. 诊断 患有念珠菌感染的患者通常主诉阴道及外阴部瘙痒，伴有白色线状的阴道分泌物。阴道 pH<4.5。阴道黏膜及外阴红肿，大腿内侧也会出现点状红肿及损伤。

3. 治疗 不伴有并发症的念珠菌感染，用局部抗感染药物 3~7d 疗效甚佳，如：咪康唑、特康唑、克霉唑、布康唑。对于持续反复感染的治疗效果较难确定，建议这类患者加强预防措施，如避免盆浴，使用棉质内裤，注意围生期卫生等。

（三）滴虫病

1. 流行病学 滴虫病是由阴道毛滴虫引起的性传播性疾病，25% 的阴道炎由滴虫引起。

2. 诊断 通常症状为阴道瘙痒，浅表性性交困难，尿频、尿痛，伴有黄绿色、泡沫状恶臭阴道分泌物。阴道黏膜红肿，子宫颈可能有出血点，阴道 pH 为 5~7。

3. 治疗 甲硝唑是治疗阴道毛滴虫效果稳定的药物。如果患者及其配偶配合治疗，疗效可达 95%。对口服 2g 甲硝唑者推荐推迟哺乳 12~24h，小于此剂量可以哺乳。

口服甲硝唑的三种方案：一次顿服 2000mg；每日 3 次，每次 250mg，服用 7d；每日 2 次，每次 500mg，服用 7d。

二、宫颈内感染

（一）衣原体感染

1. 流行病学 衣原体是常见的一种性传播疾病的致病因子，可引起局部尿道、宫颈及直肠感染。衣原体也是肝周炎（菲茨综合征）的最常见的致病因子，偶尔也会引发肺炎。

2. 诊断 衣原体可在组织培养中生长。但是，这种检测方法较贵且耗时。临床常用免疫学和聚合酶链式反应（polymerase chain reaction, PCR）方法检测。

3. 治疗 虽然四环素和多西环素对衣原体有很强的作用，但因其对胎儿有害，不能在孕期服用。

红霉素是目前治疗孕期沙眼衣原体感染的主要推荐药物。由于羟氨苄青霉素（阿莫西林）具有与红霉素相同（如果不是更有效）疗效，应考虑用于不能耐受红霉素副反应孕妇的替代治疗。

（二）淋　病

1. 流行病学 淋病是由革兰阴性淋球菌引起的，主要通过性接触传染，也可由母亲传染给胎儿，导致严重的眼损伤。孕妇淋病可不表现任何症状，也可表现为轻度尿道、宫颈或直肠的局部感染。局部感染可增加早产和胎膜早破的危险，及增加分娩期内和分娩后感染的可能性。

2. 诊断 最可靠的检测淋病感染的方法是用选择性培养基培养（如 Thayer-Martin 或 VCN 培养基）。革兰氏染色和 PCR 法检测很有助于确诊，但敏感性变异较大。

3. 治疗 孕期抗淋球菌局部感染可选用头孢曲松钠（肌内注射 250mg，单剂）和头孢克肟（每次口服 400mg）。对于扩散性的感染，静脉注射或肌注头孢曲松钠每日 1000mg 直至有效。因四环素和喹诺酮类对胎儿牙齿和软骨的发育有影响不宜服用。对 β 内酰胺类抗生素过敏的患者，可一次性肌注 4g 大观霉素治疗。

三、泌尿系感染

（一）急性尿道炎

1. 流行病学 急性尿道炎通常由大肠杆菌引起。患者的典型表现为尿频、尿急及尿痛，也可表现为排尿时踌躇、滴流、尿道分泌物呈黏脓性。

2. 诊断 镜检通常尿中含白细胞，但不一定能检出细菌。尿培养及尿道分泌物培养是诊断的标准方法。快速检测方法如 ELISA、荧光单克隆抗体检测和 PCR 法可用以替代培养检测法。

3. 治疗 如怀疑有淋球菌感染，应选用口服头孢克肟（400mg，一次性服用）或头孢曲松钠（250mg，一次性肌注）。如患者对 β－内酰胺类抗生素过敏，可一次性肌注大观霉素 4g。若疑衣原体感染，可用以下方案治疗：红霉素碱（500mg，口服，每日 4 次，7d），阿莫西林（500mg，口服，每日 3 次，7d）或阿奇霉素（一次性口服 1000mg）。孕期禁用多西环素和四环素。

（二）无症状细菌尿及急性膀胱炎

1. 流行病学 80%~90% 的原发性感染和 70%~80% 的继发性感染由大肠杆菌引起，急性膀胱炎患者通常表现的症状为尿频、尿痛、尿急、耻骨弓上痛、排尿犹豫、尿滴流，也可能表现为明显的血尿，但发热及全身症状不常见。

2. 诊断 有症状的患者，镜检尿液中含有白细胞和细菌。若尿液在膀胱中存数小时，白细胞酯酶和硝酸盐检测呈阳性。若采用尿液培养，应由导尿管取样以降低尿液被阴道分泌物污染的可能性。

3. 治疗 短期口服抗生素治疗无症状细菌尿及急性膀胱炎疗效甚好。一次性服用治疗对孕妇效果不如普通患者。对于初次感染，疗程 3d 即可，反复感染需加长疗程。

药敏试验的结果有助于抗生素的选择。

（三）急性肾盂肾炎

1. 流行病学 孕期两个主要的生理改变易导致尿道逆行感染。一是胎盘分泌的高浓度的黄体酮促进输尿管蠕动。二是妊娠期子宫膨大常压迫输尿管，尤其右侧，导致尿潴留。

75%~80% 的肾盂肾炎发生在右侧，左侧的仅为 10%~15%，两侧同时发生的仅占很小的比例。

2. 临床表现 急性肾盂肾炎在孕期通常的临床表现是发热、寒战。季肋部痛和触痛、尿频、尿急、血尿和尿痛。还可能引起患者早产、败血症休克。

3. 治疗 门诊治疗应使用抗尿路感染较强的药物。可选用的口服药：阿莫西林 / 克拉维酸（每日 3 次，每次 500mg）或复方磺胺甲噁唑（每日 2 次，每次 1 片）。或注射头孢曲松钠（每日静脉注射或肌内注射每次 1000mg）。如果患者病情严重或感染的病菌有较高的抗药性，可选用辅助抗生素治疗，约 75% 的患者在 48h 内退热，95% 的患者 72h 之后完全退热，并且症状消失。

四、绒毛膜羊膜炎

1. 流行病学 绒毛膜羊膜炎在足月产的发生率约为 1%~5%，在早产中发生率可达 25%。

2. 诊断 在没有局部感染的情况下，孕妇高热以及孕妇和胎儿心动过速将有助于诊断。

绒毛膜羊膜炎对母婴都可能产生严重的并发症，其中菌血症占 3%~12%。8% 的剖宫产患者可发生伤口感染，约 1% 可发生盆腔脓肿。幸运的是，因感染而致的母亲死亡非常少见。

3. 治疗 应用最广的抗生素为氨苄西林（每日 4 次，每次 2000mg），或青霉素（每日 4 次，每次 500 万 U）与庆大霉素（每日 3 次，每次 1.5mg/kg）联合使用。庆大霉素因其便宜优于妥布霉素和阿米卡星。对于免疫力差的，且感染致病力强的革兰阴性菌的患者，宜选用阿米卡星。对 β－内酰胺类耐药或过敏者，可改用万古霉素（每小时 500mg 或每日 2 次，每次 1g），红霉素（每日

4 次，每次 1g）或克林霉素（每日 3 次，每次 900mg）替代氨苄西林。

如患者需要剖宫产，则需加用抗厌氧菌的抗生素，最佳选择克林霉素（每日 3 次，每次 900mg）或甲硝唑（每日 4 次，每次 500mg）。否则将有 20%~30% 的患者无疗效。

对于以上的治疗有两个例外。有葡萄球菌血症的患者需要增加静脉注射的疗程，同时增加口服抗生素的疗程。经产道分娩又经过退热期的患者可门诊治疗，短期口服抗生素阿莫西林 / 克拉维酸（每日 3 次，每次 500mg）。

五、产后感染

（一）产后子宫内膜炎

1. 流行病学　产后子宫内膜炎在经产道生产的妇女中的发病率为 1%~3%。

2. 诊断　早期较困难的鉴别诊断包括：子宫内膜炎、肺膨胀不全、肺炎、病毒综合征、肾盂肾炎和阑尾炎。常通过查体、实验室检查如白细胞、尿液分析、培养和 X 线加以鉴别。

3. 治疗　经产道生产后的患者有轻度或中度感染，可用广谱抗生素如先锋霉素、青霉素或亚胺培南 – 西司他丁短疗程静脉注射。

4. 预防　有效的预防药物有头孢类抗生素（头孢噻肟钠），脐带夹住后立即静脉注射给药 1000~2000mg。对于高危患者且手术时间长者可在 4h 之后再度给药。

（二）伤口感染

1. 流行病学　伤口感染好发于剖宫产并伴有子宫内膜炎的患者。3%~5% 患有子宫内膜炎的患者发生伤口感染。

2. 诊断　对抗生素治疗子宫内膜炎反应不良的患者应考虑伤口感染。临床检查表现为腹部切口充血、水肿，触痛及波动感。

3. 治疗　若切口有脓肿，应打开伤口排脓。在抗生素治疗中增加抗葡萄球菌的药物，如奈夫西林（静脉注射，每日 4 次，每次 2000mg），对 β – 内酰胺类过敏的患者改用万古霉素（静脉注射，每日 2 次，每次 1000mg）。

一旦伤口打开，应仔细检查，确保筋膜层完整。如不完整用手术方法缝合筋膜。否则伤口必须每日用温生理盐水清洗 2~3 次，用干敷料，以使伤口二期愈合。持续使用抗生素治疗直至伤口干净，所有蜂窝组织炎的症状消失。急性期过后患者可回家继续治疗。

（三）盆腔脓肿

1. 流行病学　1% 或更少的产后子宫内膜炎的患者发生盆腔脓肿。脓肿一般出现在前或后凹陷，多见于后凹陷或阔韧带。脓肿中分离出的细菌通常为大肠杆菌，厌氧革兰氏阴性菌。

2. 诊断　外周血白细胞计数通常升高，未成熟细胞增多。B 超、CT、MRI 可辅助进一步明确诊断。

3. 治疗　患盆腔脓肿的患者应使用有效抗大肠杆菌类和厌氧菌的抗生素。一种广泛应用于产科严重感染患者的治疗方案为：青霉素（每日 4 次，每次 500 万 U）或氧苄西林（每日 4 次，每次 2000mg 静脉注射）加庆大霉素（每日 3 次，每次 1.5mg/kg 静脉注射）加克林霉素（每日 3 次，每次 900mg 静脉注射）或甲硝唑（每日 4 次，每次 500mg 静脉注射）。

如对 β – 内酰胺类过敏，改用万古霉素（每日 4 次，每次 500mg 静脉注射或每日 2 次，每次 1000mg）替代青霉素和氨苄西林。在有高度可能发生肾中毒的患者用氨曲南（每日 3 次，每次 1000~2000mg 静脉注射）替代庆大霉素。单独静脉注射亚胺培南 – 西司他丁（每日 4 次，每次 500mg）也可有效抑制脓肿中的致病菌。

抗生素应持续使用，直至患者在至少 24~48h 内无发热、无症状。

（四）脓毒性盆腔血栓静脉炎

1. 流行病学　与盆腔脓肿相似，脓毒性血栓静脉炎发病率极低，2000 个孕妇中有 1 例，产后子宫内膜炎患者中的发生率为 1% 或更低。

2. 诊断　如发生肺栓塞，表现为明显的呼吸急促、喘鸣、呼吸困难、腹部触痛、肠鸣音减低或消失。50%~70% 的患者腹部有绳索状的硬块沿腹侧向上达上腹，并有触痛。

CT、MRI 可以有效诊断脓毒性盆腔血栓静脉炎。

3. 治疗 静脉注射肝素治疗。使用肝素的剂量应能够维持高于有效活性溶栓时间（APTT）的两倍，或确保血清中肝素浓度保持在 0.2~0.7U/mL。疗程持续 7~10d。除非患者盆腔静脉丛有大范围的血栓形成或持续肺栓塞，否则没有必要长期口服抗栓药。在整个肝素治疗过程中，患者应接受广谱抗生素治疗。

六、感染性休克

1. 流行病学 在产科患者通常伴随 4 种感染：感染性流产、急性肾盂肾炎、绒毛膜羊膜炎和子宫内膜炎。幸运的是患有以上的任何一种感染的患者发生感染性休克的概率小于 5%。

2. 诊断 感染性休克早期，患者通常表现为不安、心动过速和血压升高。虽然有时伴有低温，但大多数患者发热。起初因血管扩张皮肤表现有热度，发红（热休克）。继而由于血管收缩，皮肤变冷，可能出现心律不齐、心肌缺血的症状。尿量减少，可能会进一步出现无尿。泌尿生殖道或静脉穿刺部位可能由于弥散性血管内凝血（DIC）而发生自发性出血。急性呼吸窘迫综合征是重度脓毒血症的常见并发症，伴随呼吸困难、喘鸣、咳嗽、心动过速、两侧啰音和喘鸣。

3. 治疗 首先要纠正由毒素引起的血流动力学的紊乱，必须使用大孔径的静脉插管和导尿管。

治疗的第二目标是要使用广谱抗生素。对于生殖道感染，联合使用青霉素或氨苄西林联合克林霉素，或甲硝唑联合氧基苷氨曲南，疗效甚好。也可单独使用亚胺培南 – 西司他丁。

七、巨细胞病毒感染

1. 流行病学 巨细胞病毒是一种双链 DNA 病毒，在被感染的细胞核内复制。人类是目前所知的唯一宿主。

2. 临床表现 大多数感染的儿童不表现任何症状。若有症状，通常也很轻微，如不适、发热、淋巴结病以及肝脾大。成人无论原发还是复发感染都不表现症状。

3. 诊断 组织培养，分离出病毒即可诊断为巨细胞病毒感染。PCR 是更快速敏感的方法。通常尿液、精液、唾液和乳汁中浓度最高。

（1）先天性（产前）感染 先天性感染是指通过胎盘的血源性感染。受感染的胎儿中，5%~8% 在出生前后表现出病状。最常见的表现是肝脾大、颅内钙化、黄疸、胎儿生长发育受限（FGR）、小头、脉络膜炎、视网膜炎以及听力丧失。

（2）围生期（产时、产后）感染 分娩过程中由于受生殖道分泌物感染而致。分娩中，10% 的产妇在子宫分泌物和尿液中排出巨细胞病毒。20%~60% 的感染胎儿在咽部及尿中排出病毒。

（3）胎儿感染的诊断 近几年开始注重分析羊水和胎儿血清来诊断先天性感染。

4. 治疗和预防 目前还没有巨细胞病毒的疫苗。抗病毒的药物如更昔洛韦和膦甲酸钠，效果较缓和，且仅用于免疫力差的患者。

八、B 族链球菌感染

1. 流行病学 链球菌是革兰氏阳性、有荚膜的球菌，在血液琼脂上生长产生 β – 溶血素。15%~40% 的孕妇在生殖道和直肠下段存在有 B 族链球菌。

2. 母亲并发症 带有链球菌的产妇中发生其他产科并发症的概率增高。链球菌是导致绒毛膜羊膜炎和产后子宫内膜炎的主要因素。

3. 诊断 细菌培养是最经典、最精确的方法。

4. B 族链球菌感染的预防 预防新生儿感染的方法是分娩前在怀孕期间早普查，一旦发现带菌及早治疗。在孕 35~37 周，孕妇做 B 族链球菌（GBS）筛查，直肠或阴道带菌者产中将给予抗生素预防性治疗。如果既往有分娩GBS感染的新生儿史或者既往有确切的GBS菌尿史都是预防用药的指征。

九、肝 炎

肝炎是最常见、传染性极高的病毒性感染。目前明确有五种肝炎类型：甲、乙、丙、丁和戊。每一类型的肝炎对孕妇和胎儿的影响差异不大。

（一）甲 肝

1. 流行病学 30%~35%的肝炎是甲肝病毒引起的，通过粪–口转播。

2. 症状 一些患有甲肝的患者没有症状。若有症状，通常表现为不适、困乏、厌食、恶心、呕吐及右上腹痛。急性甲肝的典型表现为黄疸、肝触痛、尿液颜色变深及无胆色素大便。一般情况下，甲肝对胎儿无严重威胁，除非孕妇病情很重。

3. 诊断 最有效实用的检测手段是检测出IgM特异性抗体。该抗体通常在病毒感染后的25~30d内可检出，并在血清中持续存在达6个月之久。

4. 治疗 目前对甲肝尚无特效药，一般多采用下列综合措施；

休息、保肝支持疗法。常用茵陈冲剂、垂盆草冲剂以及维生素C和复合维生素B，或静脉滴注葡萄糖液等。

由于甲肝病毒不通过胎盘屏障，不传给胎儿，故不必进行人工流产或中期妊娠引产。由于肝功能受损可影响母体代谢产生缺氧等，以致较易发生早产，所以在孕晚期必须加强胎动计数等自我监护。有早产先兆者需及早住院治疗，并行无激惹试验（NST）及B超等监护生物物理指标，临产过程中注意缩短第二产程，预防产后出血和产褥感染。

关于哺乳。分娩后甲肝已痊愈者可能哺乳，在急性期则应禁止哺乳，不仅可防止母婴垂直传播，而且有利于母体的康复。

（二）乙型肝炎

1. 流行病学 40%~45%的肝炎是乙肝病毒引起的。

2. 诊断 急性乙肝的诊断依靠检出表面抗原和核心抗原的IgM抗体。产时传染主要是由于婴儿在生产中接触感染的血液和生殖道分泌物。

3. 治疗 在没有接受免疫预防的情况下，血清HBsAg阳性的孕妇中10%~20%发生分娩期感染。

如果母亲血清学阳性，新生儿血清阴性，需要立即接受免疫预防，肌注0.16mL/kg乙肝免疫球蛋白。然后注射乙肝系列疫苗。

如果母亲是血清阴性，婴儿只需接受疫苗。因此，需在孕期持续普查乙肝。

（三）丙型肝炎

1. 流行病学 大约75%的丙肝患者无症状。

2. 诊断 诊断依据为检出抗丙肝病毒抗体。

3. 治疗 目前没有丙肝疫苗。有皮肤接触过丙肝患者的需接受被动免疫预防肌注免疫球蛋白。对新生儿的免疫预防还没有临床试验证实。

（四）丁型肝炎

1. 流行病学 丁型肝炎病毒又称δ因子，是一种缺陷病毒，需要有乙肝病毒的辅助才能进行复制和感染。丁肝病毒的传播方式与乙肝病毒基本相同，是经血或注射途径传播。与乙肝病毒相比，丁肝病毒的母婴垂直传播少见，而性传播相对多见。

2. 对围生儿的影响 急性丁型肝炎预后良好，转慢性少。慢性丁型肝炎病情重，往往并发肝衰竭或很快进展为肝硬化。丁型肝炎的母婴垂直传播比较少见，主要见于HBeAg阳性的母亲传给新生儿。

3. 防治 丁肝感染目前尚无特效治疗。预防原则与乙肝相同。防止乙肝感染及使用乙肝疫苗接种是阻断丁肝母婴传播的主要方法。

（五）戊型肝炎

1. 流行病学 该病毒通过粪–口传播，因此，其流行病学类似甲肝。

2. 治疗 急性戊肝的治疗方法同甲肝。

十、单纯疱疹病毒感染

1. 流行病学 在新生儿的发病率为 1∶30 000~1∶7 500。

2. 临床表现 单纯疱疹病毒感染的前兆为神经痛、感觉异常、感觉迟钝，继而在口腔内侧和生殖器部位发生疱疹。

3. 诊断 一些实验室检查可以诊断单纯疱疹病毒感染，细胞学检查显示多核巨大细胞。当 DNA 浓度很低时 PCR 检测法非常敏感。

4. 产科及围生期并发症 一些原发单纯疱疹病毒感染与自发性流产、早产以及宫内生长受限有关。

5. 孕期处理 感染的患者需住院治疗，静脉注射阿昔洛韦。在近足月时，对于有免疫应答，且有严重疱疹感染（如明显的全身症状和尿潴留）的患者应考虑口服阿昔洛韦（每日 5 次，每次 200mg，或每日 3 次，每次 400mg，连续服用 5~7d）。除此之外，阿昔洛韦（每日 2 次，每次 400mg）对于反复感染的孕妇，可作为免疫预防措施。

十一、人免疫缺陷病毒感染

1. 流行病学 HIV 感染是由一种 RNA 反转录病毒引起的，主要致病病毒株是 HIV-1。

2. 临床表现 HIV 感染的患者通常症状表现为：发热、不适、困乏、厌食、恶心、呕吐、腹泻、体重减轻以及淋巴结病。神经病学特别表现为外周神经病和痴呆。

3. 诊断 可从外周血淋巴细胞和单核细胞中提取病毒，培养确诊，也可通过 PCR 检出病毒核酸确诊。感染患者通常 CD4 细胞数目减少，CD4 和 CD8 比例逆转。血清免疫球蛋白浓度升高。

4. 分娩期传染 大约 90% 的受感儿是在分娩期感染的。

5. 治疗 有症状的患者以及 CD4 细胞数目低于 200/μL 必须接受齐多夫定治疗。齐多夫定口服每日 5 次，每次 100mg，其主要副作用是抑制骨髓，接受治疗的患者需要定期检查血细胞比容、白细胞计数以及血小板计数。

十二、风　疹

1. 流行病学 风疹病毒是一种 RNA 病毒，属囊膜病毒。目前仅知一种血清型。

2. 临床表现 多数感染的儿童和成人都有轻微的全身症状，如不适、头痛、肌痛和关节痛。主要表现为广泛弥漫性的、红斑性的斑丘疹，无痒的感觉。

3. 诊断 通常通过体检诊断。如需要可做血清学检查确诊。

4. 产期处理 目前所用的风疹病毒疫苗是 RA27/3 制剂。

十三、麻　疹

1. 流行病学 麻疹病毒的主要传播途径是呼吸道，传染性极高，75%~90% 的易感人群一接触即感染。

2. 临床表现 通常接触病毒后 10~12d 出现症状。最常见的症状为发热、鼻卡他、打喷嚏、结膜炎、咳嗽以及畏光。所有的患者全身都有斑丘疹。绝大多数还会有科波力克斑（与第二磨牙相对的颊黏膜上的红斑，中央是蓝灰色小点）。

3. 诊断 具有以下五项临床指标方可确诊麻疹：高热 38.5℃或以上，典型疹子持续 3d 以上，咳嗽，鼻卡他和结膜炎。

4. 孕期麻疹处理 孕妇在分娩前 7~10d 患有麻疹，新生儿必须肌注免疫球蛋白 0.25mg·kg^{-1}。婴儿在 15 个月时还需进一步接种活麻疹疫苗。

5. 感染的预防 注射疫苗的 3 个禁忌证：妊娠、高热、有对鸡蛋蛋白或新霉素过敏史。如果患者曾接种免疫球蛋白、全血或任何其他含血液制品的抗体，3 个月之内不能注射疫苗。

十四、梅　毒

1. 流行病学 每次接触病毒，10% 可致病，多次接触病毒，70% 可致病。梅毒可在分娩期传染给胎儿，对胎儿造成严重的后果。

2. 分类 临床上分4类：一期梅毒、二期梅毒、三期梅毒和潜伏梅毒。

3. 诊断 梅毒螺旋体不能培养。可以通过在显微镜暗视野和荧光染色明显的损伤处（如下疳）辨认。首次普查梅毒应用非密螺旋体检测法如VDRL或RPR。

4. 治疗 青霉素是治疗梅毒的首选药物。有青霉素过敏史的患者必须做过敏试验。如有过敏，患者需接受口服或静脉注射其他治疗方案脱敏。

十五、弓形体病

1. 流行病学 弓形体是一种原虫，有3种不同的形式：滋养体、囊和卵囊。人若摄入感染的肉类或被猫粪污染的食物可能引起弓形体病。

2. 临床表现 孕妇患弓形体病时多无症状，或症状轻微，少数有症状者呈多样化。临床上有急慢性之分。急性以淋巴结炎居多，淋巴结肿大，有压痛。慢性常表现为视网膜脉络膜炎。孕期感染可增加妊娠并发症，如流产、早产、死胎、妊高征、胎膜早破、宫缩乏力、产后出血，新生儿窒息等的发病率亦均增高。患急性弓形体病的孕妇，发生垂直传播的可能性较大，感染时胎儿越小，妊娠时间越短，胎儿受损越严重。若胎龄小于3个月，多引起流产。先天性弓形体病的临床表现复杂。多数婴儿出生时可无症状，其中部分于出生后数月或数年发生视网膜脉络膜炎、斜视、失明、癫痫、精神运动或智力迟钝等。

3. 诊断 可通过血清学和组织学方法确诊。

4. 治疗 弓形体病在有免疫力的成人通常不表现症状，或者说是一种自限疾病，无须治疗。孕妇可用乙酰螺旋霉素（或克林霉素、阿奇霉素）。新生儿可采用螺旋霉素（或乙胺嘧啶）联合磺胺嘧啶，或阿奇霉素治疗。

十六、水 痘

1. 流行病学 水痘－带状疱疹病毒（VZV）是一种DNA病毒，属疱疹病毒。水痘感染主要发生在儿童期，不足10%的病例发生在10岁以上的个体。但是在水痘所致的死亡中，年长患者占50%以上。

2. 先天性感染 原发性水痘的发生是由病毒通过胎盘血液弥散导致，可导致自然流产、水痘性胎儿病。水痘感染主要通过脐带血中检出水痘病毒特异的IgM抗体和升高的总IgG抗体来明确诊断。

3. 新生儿感染 孕期水痘感染最主要的并发症是新生儿感染。其临床过程可随病程不同而呈多样性。婴儿通常在出生后5~10d出现症状。一些新生儿出现斑痕性皮肤损伤，无系统的症状。另一些起初表现为团状的皮肤损伤，随后大面积的扩散。

为防止新生儿水痘，在母亲发病5~7d后延迟分娩将会产生一定效果，如果不能推迟分娩，新生儿出生后需立即接受125U水痘带状疱疹免疫球蛋白（VZIG）治疗。

第3节 流 产

并不是所有的妊娠都能产生一个活婴，临床诊断的怀孕，10%~15%会流产。

一、流产的频率和时间

临床上，妊娠在停经之后的5~6周才能诊断；β-hCG的监测能发现停经28~35d的妊娠；临床诊断早孕流产是10%~15%；多数的流产发生在怀孕的前3~4个月；孕16周时超声确认为活胎的孕妇，其后流产发生率只有1%。

二、早期流产的原因

（一）遗传原因

染色体异常是流产的主要原因。至少50%临床诊断的流产是由于染色体异常造成的。大多数的染色体单体在植入前（受孕之后4~5d）就流产了。除了1号染色体外，其他染色体均有三体的报道。孕中期流产，常见的染色体异常有13、18、21三体，X单体和性染色体多体等。

在孕晚期流产（死产）中，染色体异常的发生率大约5%。活产中发现染色体异常的比率是0.6%。

（二）黄体不足

胚胎种植在增生不良的子宫内膜上是自然流产的一个原因；黄体酮是支持子宫内膜的必要物质，一般是停经7周或受孕5周时，胚胎滋养层能产生足够黄体酮去维持妊娠；黄体不足不是普遍接受的流产原因；组织学发现在可生育妇女中也存在黄体不足。在单独一个月经周期中黄体不足的发生率是51.4%，在连续几个周期中黄体不足的发生率是26.7%。

（三）甲状腺异常

受孕率的降低和流产率的升高与甲状腺功能低下或甲状腺功能亢进有关；亚临床的甲状腺功能障碍可能不是反复流产的原因之一；反复流产的夫妇的抗甲状腺抗体增加。

（四）糖尿病

难控性的糖尿病是早孕流产的原因之一。

（五）子宫内膜粘连

子宫内膜粘连影响孕卵的植入或早期胚胎的发育；粘连可能是由于过度的产后刮宫、子宫手术（如子宫肌瘤切除术）或子宫内膜炎造成的。产后3~4周刮宫是造成宫腔粘连的主要原因。

（六）米勒管发育不全

米勒管发育不全是孕中期流产的病因；严重的米勒管发育不全可致的畸形为纵隔子宫和“T”形子宫；在可生育妇女中米勒管发育缺陷的有3.2%；流产发生在孕8~9周，可能是子宫发育缺陷。纵隔子宫提高了胚胎植入不良的危险。

（七）子宫肌瘤

子宫肌瘤会引起流产，但发生率极低；子宫肌瘤发生的位置比它的大小更重要。黏膜下肌瘤最可能引起流产，其机制是黏膜下肌瘤表面的子宫内膜太薄，不宜胚胎植入；由于妊娠期激素的作用引起子宫肌瘤的快速生长，肌瘤血供不足引起坏死，导致子宫收缩将胎儿排出；生长中的胎儿需要的空间被肌瘤占据导致早产。子宫肌瘤挖除术可能对反复孕中期流产的妇女有益。

（八）宫颈功能不良

完整的宫颈是宫内妊娠成功的重要因素；宫颈功能不良通常引起孕中期和孕晚期的流产；宫颈功能不良一般是由外伤引起的（如宫颈锥切术、宫颈裂伤或粗暴的宫颈扩张）。

（九）感　染

感染是流产的病因之一；与流产有关的微生物包括天花、牛痘、沙门氏菌、霍乱、疟疾、巨细胞病毒、布鲁氏菌、弓形虫、支原体、衣原体、脲原体；对子宫内膜脲原体培养阳性者进行治疗，可用四环素或多西环素。与四环素相比，多西环素无毒副作用，用法为每日2次，每次100mg，用10d。

（十）免疫疾病

患自身免疫疾病的妇女如系统性红斑狼疮和磷脂综合征的流产率高；用肝素和小剂量阿司匹林治疗有效。父母的组织不相容性是有益的，利于母体产生保护性的封闭抗体。封闭抗体阴性的反复流产患者可用淋巴细胞免疫治疗。

（十一）药物、化学制剂、毒素

X射线是引起流产的可能原因之一。但孕期盆腔X线照射低于5rad不会增加胎儿损伤的危险。单次腹部X线平片，胎儿受到的照射剂量为0.1rad。

吸烟明显提高核型正常胎儿的流产率。

妇女饮用大剂量（>300mg/d）咖啡是有害的。

饮酒与流产的关系不确切。

节育环明显地提高了妊娠流产的危险性；口服避孕药不增加胎儿发育不良的风险。

环境化学因素：许多化学因素与流产有关。包括麻醉气、砒霜、苯胺染料、苯、溶媒、乙烯氧化物、甲醛、杀虫剂和二价阳离子。

（十二）母亲患有严重的疾病

患有消耗性的疾病易引起流产，尤其是内分泌疾病或免疫疾病。引起胎儿流产的母亲疾病有威尔逊疾病、苯丙酮尿症、冠心病等；患有严重疾病的患者一般很少妊娠，一旦妊娠会加重病情。

第4节 早 产

早产是指在满28~37孕周（196~258d）的分娩。在此期间出生的体重1000~2499 g、身体各器官未成熟的新生儿，称为早产儿。早产儿死亡率为12.7%~20.8%，胎龄越小、体重越低，死亡率越高。死亡原因主要是围生期窒息、颅内出血、畸形。早产儿即使存活，亦易有神经智力发育缺陷。因此，防止早产是降低围生期死亡率和提高新生儿素质的主要措施之一。早产发生率占出生总数的5%~10%。

一、主要危险因素

1. 既往史 早产史（30%复发可能）；中孕引产或流产史；习惯性流产；子宫发育异常和宫颈锥形切除术。

2. 产前因素 双胎、多胎（30%可能早产）；胎膜早破；羊水过多；产前出血；腹腔内手术；泌尿道感染；吸毒；吸烟；产妇严重感染；身体或精神创伤。

二、高危孕妇的预防措施

指导孕妇识别早产早期体征；高危孕妇自孕20周起每2周宫颈检查1次；鼓励、支持孕妇戒毒戒烟；增加围生期随访；增加卧床休息（如自24周每天数小时）；如有指征，于12~16周行宫颈环扎术；取宫颈分泌物进行培养，检测链球菌、淋球菌、解脲支原体；进行早期超声诊断，于16~18周明确孕周。

三、症状体征

1. 早期症状和体征 下腹部疼痛或痛性痉挛，腰部疼痛，骨盆压力，阴道分泌物增多，流血、斑点或见红。

2. 明确体征 可测出的子宫收缩（每小时≥6次）；宫颈改变：变短、扩张；胎膜早破。

四、早产处理原则

1. 检查 明确孕周，检查宫缩（强度、频率、持续时间等）、母婴生命体征，无菌窥器检查判断胎膜是否破裂，宫颈分泌物培养，超声检查孕周和大小和羊水量、任何先天畸形、胎盘位置、宫颈长度和扩张，血、尿分析等。

2. 治疗 侧位或半卧，卧床休息。静脉点滴：500ml生理盐水>30min，再以100ml/h输液；每15min测一次母婴生命体征；将母婴转送至治疗中心；使用宫缩抑制剂$MgSO_4$，利托君；如果>24周且<32周，使用甾体类激素促进胎儿肺成熟（地塞米松10mg，每日1次，静脉注射）；如宫颈培养发现β-溶血性链球菌，予以治疗。

第5节 叶酸与神经管缺陷的预防

神经管缺陷（NTDs）是一种最常见的先天畸形，主要表现类型有脊柱裂和无脑畸形。各种研究均显示孕期补充叶酸可以明显降低NTDs的发病率，而且也有许多研究对如何进行最佳的叶酸补充提出了指导。由于目前对于孕期补充叶酸的重视，全世界神经管缺陷发生率一直呈现下降趋势，下降幅度居所有出生缺陷的首位。

孕3~4周神经管发育已完成，所以如果早孕前几周补充叶酸可能有效，确诊怀孕后补充叶酸可能无效。而且过多服用叶酸可能引起神经损害，动物实验证实大剂量叶酸有神经毒性。预防性小剂量服用叶酸对低危妇女可预防神经管缺陷的发生。

值得注意的是，如产前每日服用多种维生素片，并且增加叶酸摄入>1mg，可导致维生素A增多症，这与自发流产，胎儿心脏缺陷及中枢神经系统畸形有关。叶酸摄入过多可掩盖$VitB_{12}$缺乏，最终可导致神经损伤。

神经管缺陷的病因是多因素的，补充叶酸不能预防所有神经管损伤的发生。以下情况应给予叶酸以预防神经管缺陷的复发。

1. 既往有神经管缺陷孩子的夫妇复发的危险性为2%~3%。

2. 停用避孕药后，每日服用4mg叶酸（受孕前至少2~4周，直到末次月经的10~12周）可使复发率降至<1%。

3. 高危妇女。

4. 即使无既往史，某些医疗或家庭条件可能会增加NTD的危险性。

5. 服用丙戊酸或卡马西平的癫痫孕妇（危险性≈1%）.

6. 一级水平相关神经管缺陷（危险性为0.3%~1%）。

7. 胰岛素依赖型糖尿病孕妇（危险性≈1%）。

第6节 异位妊娠

异位妊娠是指胚胎种植在子宫内膜以外的地方。10%的孕产妇死亡是异位妊娠引起的。引起异位妊娠的原因中最常见的是感染。

一、种植部位

大多数异位妊娠发生在输卵管（96%），其余是宫颈、腹腔、卵巢妊娠；大多数输卵管妊娠发生在输卵管终末2/3，输卵管峡部妊娠很少；宫内合并宫外妊娠极少发生。

二、症状和体征

腹痛和无规则的阴道出血是异位妊娠的最常见的症状；有1/2的患者腹部有明显的包块；宫外孕应在低血压、出血、腹痛和破裂之前被诊断；有输卵管手术史、盆腔疾病和异位妊娠史者，异位妊娠的发病率较高。提高警惕和进行常规的激素监测是有益的；慢性的宫外孕包块易与慢性盆腔炎的包块混淆且诊断困难。

三、诊　断

1. 腹腔镜是诊断宫外孕的金标准。

2. 孕早期或胚胎太小，腹腔镜下见不到时，可做血清孕酮测定和血β-hCG（β–绒毛膜促性腺激素）定量。

血清孕酮（P）反映妊娠后体内孕激素的水平。P≥25ng/mL（78.0nmol/L），可以排除宫外孕；P≤5ng/mL（15.6nmol/L），可确定胚胎不能存活。如果P在5~25ng/mL，需要进一步做超声检查。

血清β-hCG由滋养层细胞产生。正常妊娠β-hCG的浓度在超过月经周期2d时就增加67%，而异常的宫内孕或宫外孕，β-hCG产生的晚而且浓度低。

3. 超声　β-hCG大于1500mU/ml的宫内妊娠，经阴道超声能看到孕囊；β–hCG达到6000mU/ml时，经腹部超声才能看到孕囊；β-hCG超过6000mU/mL，宫内仍不能看到孕囊时就要考虑宫外孕。

4. 刮宫术　没有绒毛，β-hCG水平较低可能是完全流产。没有绒毛，β-hCG稳定或上升可推断是宫外孕。

四、外科治疗

宫外孕的包块<4cm且没有破裂时，可在腹腔镜下手术。

在腹腔镜很难到达时，才使用剖腹手术。对于不再想生育的妇女可以做输卵管切除术。

五、药物治疗

1. 甲氨蝶呤能抑制嘌呤和嘧啶的合成，从而妨碍DNA的合成，甲氨蝶呤作用于增生活跃的滋养细胞。

2. 血流动力学稳定的宫外孕患者（包块未破，小于4cm），适合用甲氨蝶呤治疗。

3. 传统的甲氨蝶呤治疗　大剂量的甲氨蝶呤能引起骨髓抑制及慢性肝中毒、口腔炎、肺纤维化、脱发、光敏性增高。但这些副作用对于宫外孕的短期治疗不仅很少发生，而且可用甲酰四氢叶酸减轻。

为了减少甲氨蝶呤毒副作用和提高治疗的成功率，首先患者需要进行一次盆腔检查。其次医生和患者必须认识到短暂的疼痛是正常的（通常在甲氨蝶呤治疗后的3~5d）可以认为是由输卵管妊娠引起的，一般持续4~12h。

甲氨蝶呤治疗最困难的是它的腹痛要与宫外孕破裂相区别。当疼痛伴有体位性低血压、心动过速、血红蛋白下降时，需要手术治疗，否则可以继续观察。

肌肉注射甲氨蝶呤不是唯一的给药途径，但很少采用其他方法。包括甲氨蝶呤直接注射到宫外孕包块、输卵管中。

六、比较手术和药物治疗的利弊

手术治疗非常有效。手术治疗可避免化疗产生的副反应和长时间的治疗观察，但是手术切除宫外孕包块残留组织仍能引起出血和其他并发症。甲氨蝶呤治疗比腹腔镜治疗便宜，花费时间少。无论是手术和药物治疗都需要监测 β-hCG，直到测不到为止。

第 7 节　双胎（多胎）妊娠

双胎（多胎）妊娠属于高危妊娠，母婴要面临整个孕期及产后所有的并发症。所以要早期诊断、早有效地处理，从而降低围生期死亡率和发病率。

一、部分并发症

双胎（多胎）妊娠并发症有早产、易流产、贫血、产前出血、羊水过多、妊娠合并高血压、生长不一致性、FGR、分娩困难、先天畸形增加和产后出血等。

二、防治措施

1. 早期诊断

2. 认真产前检查　增加产前检查，20 周后每 2 周一次。

3. 22~24 周后增加休息，如果出现并发症，要求孕妇住院。

4. 营养丰富　每 3 个月查一次血常规，考虑补充叶酸指导患者识别早产信号和症状。

5. 监控血糖和血压。

6. 连续监测胎儿健康状况。

7. 孕 24 周起间隔 3~4 周超声检查一次。如果胎儿或羊水异常需要增加超声检查次数。

三、分娩期处理

除有剖宫产指征外应行阴道分娩； 分娩时监控胎心；提倡硬膜外麻醉；双胎中第一个婴儿出生后，继续监控第二个婴儿，没有必要着急使第二个婴儿娩出，除非有宫内窘迫。必要时剖宫产；胎儿复苏时要求有设备和专业人员在场；产后静脉给予缩宫素以减少出血（500mL 生理盐水中 20U 缩宫素，100mL/h）

多胎妊娠将引起同样或更多的问题。可转送到二级或三级中心。目前可接受的多胎妊娠（三胎或更多胎）的分娩方式是剖宫产。

第 8 节　母儿血型不合

虽然目前全世界已经发现了 100 多种红细胞抗原，但只有几种是引起胎儿和新生儿溶血的重要原因。由于 Rh 免疫球蛋白的应用，胎儿和新生儿溶血的发生正在减少。

一、Rh 血型不合

Rh 血型不合引起输血反应或胎儿和新生儿严重的溶血病主要是对 D 抗原的不相容反应。Rh 阳性是指红细胞表面存在 D 抗原；Rh 阴性是指红细胞表面不存在 D 抗原。

二、Rh 血型不合的原因

妊娠发生 Rh 血型不合至少有以下 3 点存在：胎儿必是 Rh 阳性，母亲必是 Rh 阴性；必有一部分胎儿红细胞进入母亲的血液循环；母亲必须通过免疫反应产生对 D 抗原的抗体。

（一）胎儿母亲输血

1. 胎儿血液进入母亲血液循环 0.1mL 或更少即能引起胎母输血。

2. 15%~50% 的胎母输血发生在分娩时。分娩前发生胎母输血的比例较少。7% 的患者在孕早期被查到有胎母输血；16% 的患者在孕中期被查到有胎母输血；29% 的患者在孕晚期被查到有胎母输血。

3. 临床因素如剖宫产、多次妊娠、前置胎盘出血或破裂、手取胎盘、宫腔操作都能使胎母输血机会增加。

4. Rh阴性的妇女在第一次Rh血型不合（ABO相容）妊娠时，如不注射Rh免疫球蛋白，约16%的人会产生同种免疫。在几次Rh不相容的妊娠之后，致敏的危险性约是50%。

5. 在流产和异位妊娠中会引起胎母输血。输卵管妊娠破裂发生胎母输血的危险更高。5%~25%自然流产能引起胎母输血。未致敏的Rh阴性的妇女，孕早期自然流产发生同种免疫危险为3%~4%。孕早期自然流产患者中发生胎母输血的概率为11%~45%。

6. 至少受精38d，才有胎儿Rh抗原产生。假设0.1mL的胎儿血能引起同种免疫，胎母输血致敏发生在末次月经后的第7周。

7. 所有Rh阴性未致敏的妇女应在早孕流产的72h之内，接受50μg Rh免疫球蛋白；中孕以后的流产，注射量为300μg。

8. 孕中、晚期羊水诊断引起胎母输血的发生率为15%~25%。

（二）母亲的免疫反应

1. 有30%Rh阴性的人即使输入大量Rh阳性血也不会引起免疫应答反应。

2. ABO血型不合是Rh致敏的保护因素。机制有二：① ABO血型不合的胎儿细胞在未产生Rh抗体时，就已从母亲的血液循环清除。②母亲的抗A、抗B抗体破坏或改变了胎儿Rh抗原以致不再发生免疫反应。

三、Rh免疫球蛋白的应用

Rh阴性妇女分娩Rh阳性胎儿后72h内注射Rh免疫球蛋白，剂量为300μg，越早越好。

注射时应注意，如果分娩后72h，仍不知胎儿的Rh血型，那么注射Rh免疫球蛋白比等待胎儿的检查结果更好。如果Rh阴性的母亲错过产后72h的治疗时间，那么在产后14~28d注射免疫球蛋白仍可避免致敏。

四、未致敏的Rh阴性孕妇的治疗

未致敏的Rh阴性孕妇的治疗见图8–8–1。

五、Rh血型不合胎儿的处理

孕妇抗D抗体滴度大于1∶4，认为已经致敏。致敏胎儿被分类两类：一类是不需要宫内治疗，等到胎儿肺成熟的时候，结束妊娠。另一类是有中度或严重的溶血疾病，需要宫内治疗和提前结束分娩。

（一）胎儿抗原的检查

1. 如果母亲是Rh阴性，父亲也是Rh阴性，不用处理，没有危险。

2. 如果母亲是Rh阴性，父亲是Rh阳性，有必要检查胎儿的Rh抗原状态。

Rh位点在1号染色体P34~P36，取2mL羊水或5mg绒毛，通过PCR技术检测到胎儿的Rh状态。

由于取羊水绒毛会带来危险，现在也可通过查母血中胎儿游离DNA进行基因分型检测。

（二）抗体滴度

母亲抗D抗体滴度大于1∶8，继续妊娠时，每2~4周查一次抗体滴度和超声检查。

母亲抗体滴度小于1∶16时，一般不会引起胎死宫内。

除第一次妊娠外，母亲血清抗D抗体滴度意义不大。有80%的严重血型不合者，抗体滴度仍然很稳定。

（三）孕产史

如果孕妇有过水肿胎儿妊娠史，那么再妊娠Rh血型不合水肿的发生率是80%。

再妊娠水肿和溶血发生的时间与上一次妊娠一样或更早。

在第一次被致敏的妊娠中，胎儿水肿极少发生。

（四）羊水分析

正常羊水的OD值为525~375nm波长，胆红素能引起紫外分光光度计在450nm的波长处有一峰值。所以△OD450被用于评估Rh血型不合时胎儿红细胞溶血的程度。但美国的新版指南

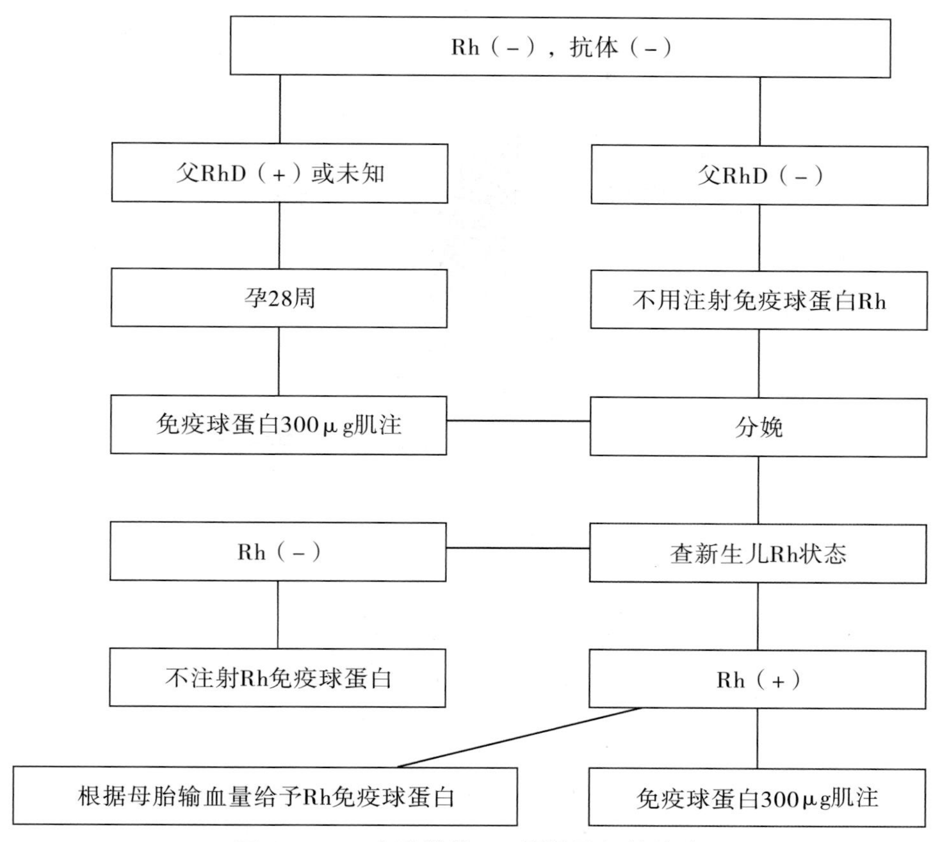

图 8-8-1　未致敏的 Rh 阴性孕妇的治疗

不推荐使用 △ OD450 来判断胎儿贫血。

（五）胎血分析

在超声引导下抽脐静脉血，能准确地估计胎儿水肿和溶血程度，能检查出胎儿红细胞表面是否有不相容的抗原。

取胎儿脐血有 95% 是成功的，但也可能有流产、急性胎儿窘迫、脐带溶血、母亲呼吸窘迫综合征、胎盘破裂或胎母输血的发生，所以直接取脐血应该慎重。

（六）超　声

超声下羊水过多、胎盘厚度 >4cm、右心扩张、慢性肝脾大、脐静脉直径的增加均为胎儿水肿的表现。2015 年美国母胎医学会（Society for Maternal-Fetal Medicine，SMFM）的指南认为超声测量胎儿大脑中动脉收缩期血流（MCA-PSV）应该是检查胎儿贫血的首选方案。

羊水过多是胎儿水肿最早的超声特征，但无羊水过多，也不能排除胎儿水肿。

水肿胎儿红细胞压积 <15%，胎儿血红蛋白 <50g/L，B 超仍可以是正常的；胎儿红细胞压积为 16%~29%，有一半以上的胎儿 B 超正常，胎儿血红蛋白为 50~100g/L，有 2/3 仍然 B 超正常。

目前，无论是超声技术还是多普勒血流分析都不能用于决定是否需要宫内输血或终止妊娠。

（七）决定是否需要宫内输血

大约一半 Rh 血型不合的患者不需要任何治疗，其胎儿一般是轻、中度溶血。对于这样的胎儿一般是从孕 18 周开始每 2~4 周查一次 B 超，直到分娩。如果胎儿有明确的严重贫血风险（MCA-PSV 超过中位值的 1.5 倍，或出现水肿），应该行胎儿血取样，并预备宫内输血。如果已经到了分娩风险小于相关操作风险的孕周，可以考虑分娩。

六、妊娠 Rh 血型不合的宫内治疗

（一）经子宫胎儿腹膜内输血

1. 胎儿腹腔红细胞能通过膈膜下淋巴进入胎儿的循环系统。

2. B 超引导下胎儿输血的新生儿存活率约 60%，没有水肿的胎儿存活率接近 70%。

3. 经腹输血是在 B 超引导下，选择进针位置，理想的位置是胎儿腹壁侧面或前面偏向一侧，以膀胱和骨盆为指示点，避开脐带进针。最好用导尿管（而不是针）输血，以减少对胎儿的损伤。

4. 输血速度是 5~10mL/min。

5. 一般输血后 3~5d 腹腔中的血即全部被吸收。

6. 输血后，许多胎儿胎心缓慢，应做胎心监护。

7. 要保持胎儿血红蛋白在 100g/L，一般需要在第一次输血后 10d 左右进行第二次输血，并且以后每 4 周输血 1 次。

8. 副作用　血液输入腹壁、肠、肝，感染，胎膜早破，早产，胎儿死亡。

（二）经子宫胎儿静脉内输血

1. 直接将血输入胎儿的血液循环系统，可直接测得胎儿的血细胞压积，从而更精确的计算输血量：能检测胎儿的 Rh 抗原状态；更易决定胎儿是否需要输血及输血的时间；更快地纠正胎儿水肿。

2. 经子宫胎儿静脉内输血提高了水肿胎儿围生期的存活率。

3. 进针位置　胎盘在前壁的可经胎盘进入脐静脉，也可从胎盘边缘进入脐静脉，避免损伤胎儿。

4. 输血速度是 10mL/min。

5. 输血量的计算见表 8-8-1。

6. 一般第一次输血后，胎儿细胞压积每天下降 1.5%，再次输血后胎儿细胞压积每天下降 1.0%~1.2%。经静脉输血治疗胎儿溶血，反复输血的原则是维持胎儿细胞压积在 25%~30% 以上。

7. 副作用　胎心率减慢、感染、胎膜早破、胎儿血管容量负荷过重、母胎输血、胎儿死亡。

表 8-8-1　输血量的计算

孕周（周）	需要增加的血细胞压积				
	10%	15%	20%	25%	30%
21	13.1	14.2	15.2	16.3	17.3
22	13.7	15.8	17.9	19.9	22.0
23	14.8	17.9	21.1	24.2	27.3
24	16.5	20.6	24.8	30.0	33.1
25	18.7	23.9	29.1	34.3	39.5
26	21.4	27.7	33.9	40.2	46.4
27	24.7	32.0	39.3	46.6	53.9
28	28.6	36.9	45.3	53.6	61.9
29	33.0	42.4	51.7	61.1	70.5
30	37.9	48.4	58.8	69.2	79.6
31	43.4	54.9	66.4	77.8	89.3
32	49.5	62.0	74.5	87.0	99.5
33	56.0	69.6	83.2	96.7	110.3
34	63.2	77.8	92.4	100.0	121.6

（三）腹膜内和血管内输血的比较

1. 水肿胎儿经静脉输血的存活率比经腹输血的存活率高；对无水肿的胎儿存活率没有区别。

2. 通过比较生存率的提高、孕周的延长、Apgar 评分的提高、剖宫产率的降低、减少新生儿换血的必要、减少新生儿在新生儿重症监护病房（NICU）治疗的时间，认为经静脉输血比经腹输血好。

（四）其他治疗

血浆置换法或静脉输入免疫球蛋白 IgG。

（五）分娩时间的选择

如果只是轻度的胎儿溶血，等到胎肺成熟再诱发分娩，一般在孕 36~37 周。

对于严重溶血的患者，一般孕 32~34 周即诱发分娩。因为在孕 32 周以后诱发分娩，新生儿在 NICU 监护下存活率为 95%。

七、微小抗原引起的致敏

随着 Rh 血型不合的广泛预防和治疗，微小抗原和不典型抗原的致敏越来越多，其中产科患者占到 1.5%~2.5%。

大多数微小抗原引起的致敏是由于输血引起的，因为有一些血库在输血前不做供血者和受血者除 ABC 和 Rh 血型以外的相容实验。许多微小抗原也能引起严重的胎儿溶血和水肿。微小抗原引起血型不合的治疗与 Rh 血型不合的治疗相同。

八、ABO 血型不合

20%~25% 的妊娠有 ABO 血型不合，其中 60% 以上引起新生儿溶血，只有不到 1% 的患儿需要换血。

ABO 血型不合很少引起严重的溶血，可能有以下三个原因：抗 A 或抗 B 的 IgM 抗体不能通过胎盘；胎儿红细胞 A、B 抗原的位点比成人少，没有抗体在细胞表面与之结合；有人认为抗 A、抗 B 抗体被吸收，所以几乎没有抗体与红细胞表面结合。A、B 抗原广泛存在于自然界中，不一定通过妊娠和输血致敏，所以血型不合也会影响第一胎。临床上最多见的是母亲 O 型，父亲 A 或 B 型大多数 ABO 血型不合的患儿在出生 24~48h 内出现高胆红素血症，极少水肿。高胆红素血症可能引起核黄疸，首选照射治疗，根据高胆红素血症的程度决定是否换血。因为严重的胎儿溶血不会发生，所以母亲血清抗 A、抗 B 抗体的检测和羊水分析不是必需的。

九、血小板同种免疫

与红细胞相似，血小板表面也有抗原，母亲致敏一样可以引起母儿血型不合。现已发现五种血小板抗原的等位基因分别为 *PlA1/PlA2*，*Kob/Koa*，*Baka/Bakb*（*Leka/Lekb*），*Pena/Penb*（*Yukb/Yuka*）和 *Brb/Bra*。新生儿同种免疫性血小板减少主要是由于 PlA1 抗原致敏引起，占 3/4。大约 2% 的白种人、0.4% 的黑种人和小于 0.1% 的亚洲人是 *PlA1* 阴性；其次是由 Bra 抗原致敏引起的新生儿同种免疫性血小板减少，占 10%~15%。在新生儿中因同种免疫引起血小板减少占新生儿的 1/5000。

大约 90% 的患儿有散在的瘀点，9%~12% 的患儿有颅内出血，新生儿死亡率是 5%~13%。胎儿血小板减少一般是在孕晚期发生，但在孕 20 周时即能查出。与 Rh 血型不合不同的是查不出母血中抗血小板抗原的抗体滴度。所以查胎儿的脐带血只能直接查胎儿的血小板计数和估计胎儿状态。

如果孕 37 周查血小板计数是正常的，可结束妊娠。应用最多的治疗是给母亲注射大量的免疫球蛋白（IgG）。虽然 IgG 不会增加胎儿的血小板，但会提高胎儿的免疫球蛋白水平。

第 9 节　妊娠期高血压疾病

妊娠期高血压疾病是妊娠期特有的疾病。我国发病率 9.4%~10.4%，国外 7%~12%。该病严重影响母婴健康，是影响孕产妇和围生儿发病率及死亡率的主要因素。

一、妊娠期正常血压

妊娠期正常血压见表 8-9-1。

表 8-9-1　妊娠期正常血压

孕周（周）	收缩压（mmHg）	舒张压（mmHg）
9~17	111 ± 5	65 ± 4
31~40	115 ± 8	70 ± 6
睡眠时下降	14~16	13~14
活动时比安静休息增加	12	6

二、妊娠期高血压疾病高危因素

妊娠期高血压疾病高危因素有初产妇、孕妇年龄过小或大于 35 岁、多胎妊娠、妊娠期高血压病史及家族史、慢性高血压、磷脂综合征、糖尿病、肥胖、营养不良、低社会经济状况。

三、妊娠期高血压疾病分类及诊断标准

1. 妊娠期高血压　妊娠 20 周后首次出现；收缩压≥ 140mmHg（1mmHg ≈ 0.133kPa）和（或）舒张压≥ 90mmHg；于产后 12 周内恢复正常；尿蛋白（-）；收缩压≥ 160mmHg 和（或）舒

张压≥ 110mmHg，为重度高血压。

2. 子痫前期 – 子痫 妊娠 20 周后出现。收缩压≥ 140mmHg 和（或）舒张压≥ 90mmHg。伴有下面任一项：蛋白尿≥ 0.3g/24h 或蛋白 / 肌酐比值≥ 0.3，或随机尿蛋白≥（1+）（无法进行定量时使用）；无蛋白尿但伴有下面任何一项受累：心、肺、肝、肾等重要器官受累及，或血液系统、消化系统、神经系统受累及，胎盘 – 胎儿受累及等。子痫前期基础上发生不能用其他原因解释的抽搐。

3. 妊娠合并慢性高血压 既往存在高血压或在妊娠 20 周前发现收缩压≥ 140mmHg 和（或）舒张压≥ 90mmHg，妊娠期无明显加重；或妊娠 20 周后首次诊断高血压并持续到产后 12 周以后。

4. 慢性高血压并发子痫前期 慢性高血压孕妇妊娠 20 周前无蛋白尿，20 周后出现蛋白尿≥ 0.3g/24h 或随机蛋白尿≥（+）；或妊娠 20 周前有蛋白尿，20 周后尿蛋白明显增加，或出现血压进一步升高等上述重度子痫前期的任何一项表现。

5. 重度子痫前期 血压持续升高：收缩压≥ 160mmHg 和（或）舒张压≥ 110mmHg；持续性头痛或视觉障碍或其他中枢神经系统异常表现；持续性上腹部疼痛及肝包膜下血肿或肝破裂表现；肝酶异常：血丙氨酸转氨酶 ALT 或天冬氨酸转氨酶 AST 水平升高；肾脏功能受损：蛋白尿≥ 2.0g/24h，少尿（24h 尿量 <400ml 或每小时尿量 <17ml）或血肌酐 >106μmol/L；低蛋白血症伴腹水、胸水或心包积液；血液系统异常：血小板计数呈持续性下降并低于 100×10^9/L；微血管内溶血表现有贫血、黄疸或血乳酸脱氢酶 LDH 升高；心力衰竭；肺水肿；胎儿生长受限或羊水过少，胎死宫内，胎盘早剥等。

四、鉴别诊断

1. 慢性肾炎 年轻、肾炎史、蛋白尿为主。或伴浮肿及高血压、多在孕 20 周前。

2. 原发性高血压 肾功正常、发展慢、高血压早期尿常规正常。

3. 癫痫、脑出血、糖尿病酮症酸中毒、高渗性昏迷、低血糖昏迷与子痫。

五、预测及预防

（一）预测

1. 孕中期平均动脉压测定（MAP） 18~26 周测 MVP，MAP= 舒张压 +1/3 脉压。MAP ≥ 90mmHg，约 50% 孕晚期发展为妊娠期高血压疾病；MAP<90mmHg，约 90% 孕妇保持血压正常。

2. 翻身试验（28~32 周） 左侧卧位 5min 后测血压，突然改仰卧位测血压；舒张压（仰）减舒张压（左侧）>20mmHg 为（+）。（+）时，约 60% 将发生妊娠期高血压疾病；（–）时，约 90% 不发生妊娠期高血压疾病。

3. 等量握拳运动试验（28~30 周） （两副血压计）左侧卧位，隔 5min 测血压至血压稳定，右手压缩另一充气袖带 30s，测最大压缩力，50% 最大压缩力持续挤压左充气袖带 3min，测左臂血压。

舒张压上升≥ 20mmHg 为阳性。阳性时，80% 患者将发生妊娠期高血压疾病；阴性时，95% 不发生妊娠期高血压疾病。

4. 血管紧张素注射试验（26~30 周）。

5. 多普勒血流检测（18~26 周）。

（二）预　防

高蛋白和低盐饮食。补充营养。抗高血压药包括利尿剂。给予抗血栓形成药物：小剂量阿司匹林、双嘧达莫、肝素。补镁：孕期血镁浓度偏低，产后恢复很快。有报道镁摄入减少会合并先兆子痫、FGR、早产。有报道口服天冬氨酸、氯化镁对预防妊娠期高血压疾病有作用。补锌：口服锌 20mg/d，妊娠期高血压疾病发生率下降；小剂量阿司匹林：孕 20 周起，口服 60~80mg/d。

六、处　理

处理的目的是保证母亲的安全；争取生一个健康、成熟的新生儿；防止子痫；防止后遗症。

处理方式有立即分娩或保守治疗。应依据病情进展程度、母体状态、胎儿状态、孕周、有无进入产程、宫颈Bishop评分、母亲意愿等决定处理方式。

（一）妊娠期高血压

卧床休息。血压轻度增高且稳定，24h尿蛋白<0.5g、母亲无症状，可考虑门诊观察。每周至少两次重新评估：血压、体重、尿蛋白、胎心监护、羊水、血小板、胎动。门诊处理成功率取决于胎龄和母亲状况，若舒张压<100mmHg、尿蛋白（-），孕周维持时间明显较长。如化验异常、24h尿蛋白≥1g、舒张压≥100mmHg、FGR或其他合并情况需收入院。如超过孕37周，应终止妊娠。

（二）重度子痫前期

与母婴病死率密切相关。普遍认为>34周或有母胎危险征象应终止妊娠。普遍认为<35周有下列征象应终止妊娠：胎膜早破、早产、FGR。应在有NICU医院分娩。<34周处理有争议。常规处理：$MgSO_4$、肼屈嗪、拉贝洛尔、佩尔地平、糖皮质激素、母体评估、胎儿评估。

（1）$MgSO_4$　负荷剂量为6g加入100mL葡萄糖溶液静脉滴注15~20min（有效，避免肌注疼痛），4~6h后测定血镁浓度，产后持续应用24h。

Mg^{2+}可进入骨骼及组织细胞内；大部分与蛋白不结合，经尿液排出（所以应记录尿量）；肾功正常时半衰期约4h。正常孕妇血清Mg^{2+}浓度为0.75~1mmol/L，治疗有效浓度为2~3.5mmol/L，若Mg^{2+}浓度超过4~5mmol/L即可发生镁中毒。首先表现为膝反射减弱或消失，继之出现全身肌张力减退、呼吸困难、复视、语言不清，严重者可出现呼吸肌麻痹，甚至呼吸停止、心脏停搏，危及生命。

维持剂量时可减慢神经肌肉传导及抑制中枢神经敏感性；母体呼吸、腱反射、意识应不断观察；若有中毒迹象，1g葡萄糖酸钙静脉注射（3min以上），停用$MgSO_4$；尿<30mL/h，$MgSO_4$应减少；需考虑降压药可使尿量下降；除非肺水肿，一般不用利尿药。

（2）产科处理　临产应持续胎心监护；未临产，宫颈成熟，>30周，无产科指征可用缩宫素引产；宫颈不成熟，>30周行剖宫产；预防产后出血。

（3）母胎结局　母胎结局决定于孕周、分娩时间、病情进展严重程度、单胎或多胎、血压控制情况或肾脏损害等因素。

母亲死亡常见于孕中期发生重度子痫前期、合并HELLP综合征、肺水肿、心力衰竭。

（三）子痫（子痫前期基础上发生抽搐或伴有昏迷）

抽搐的病理生理仍不清。治疗取得很大进展，死亡率约0.5%。许多器官出现功能性紊乱。心血管系统：外周血管阻力增加、左心室阻力增加、中心静脉压下降、肺血管床压力下降。血浆容量下降、血液黏度增加、血液浓缩、凝血。肾小球滤过率下降、肾血流量下降、尿酸清除率下降。肝小叶周围性坏死、肝细胞损害、被膜下血肿。中枢神经系统（活检）出现水肿、出血。

1. 子痫发作因素　体重快速增加常是第一信号（一周体重增加大于1kg），常与蛋白尿相关（>++）。产前最常见为头痛、视物模糊、右上腹痛，20%血压增高不明显（130~140/80~90mmHg）。32%无水肿，20%无蛋白尿，50%发生在产前，50%发生在产时及产后，极少<20周及产后48h，与患者经济状况及所在医院有关。

2. 子痫后处理　ICU（不一定黑暗房间）。护栏压板（床边），应用抗惊厥药、$MgSO_4$（床边），短时间内$MgSO_4$负荷量<8g。行母体、胎儿评估。>30周，无胎位不正、宫内窘迫、宫颈成熟——静脉滴注缩宫素。≤30周，宫颈不成熟行剖宫产。

3. 子痫发作典型表现分期

（1）侵入期　眼球固定、瞳孔散大、头扭向一侧、牙关紧闭、口角及面部肌肉抽动。

（2）强直期　侵入期数秒钟后，双臂屈曲，双手紧握。

（3）抽动期　全身及四肢强烈抽动，持续1min，此时面色青紫，意识丧失，无呼吸。

（4）恢复期或缓解期　抽搐停止，呼吸恢复，严重者可陷入昏迷甚至可陷入深度昏迷而死亡。

4. 子痫救治步骤中的7项注意

（1）不可能试图去缩短或立即消除抽搐，药物（包括地西泮）不能达到上述目的，尤其在无静脉通路的情况下；地西泮快速进入可引起静脉炎，也可导致呼吸暂停或心跳停止。

（2）抽搐时预防母体损伤　牙垫、压舌板；避免刺激引起呕吐；吸除口腔内液体；避免掉床；专人特护，防止受伤。

（3）保持充足氧气。

（4）防止误吸。

（5）给予足够 $MgSO_4$　25% $MgSO_4$ 20mL加于25%葡萄糖液20mL静脉推注（>5min），继之以2~3g/h静脉滴注，维持血药浓度，严密观察有无 $MgSO_4$ 中毒现象。

（6）应纠正母体酸血症　一般一次抽搐不会发生；反复抽搐，pH<7.10考虑。

（7）避免用药过多　危险，如地西泮或苯妥英钠都可致呼吸窘迫和停止。

（四）慢性高血压并发子痫前期

1. 诊断　不管是何种原因导致的慢性高血压，在妊娠期均有可能发展为子痫前期和子痫。当出现下列情况之一时，应考虑可能存在潜在的慢性高血压：妊娠前曾有高血压（≥140/90mmHg）。妊娠20周前发现高血压（≥140/90mmHg），除外妊娠滋养细胞疾病。产后12周高血压仍持续存在。

许多情况下，病史有助于诊断，如经产妇上胎妊娠时就合并高血压，或者有高血压的家族史等。慢性高血压患者往往在妊娠24周后病情加重，一旦出现蛋白尿，可诊断慢性高血压并发子痫前期，且多合并胎儿生长受限；血压进一步升高常发生在妊娠26~28周。

2. 高危险　重度子痫前期、胎盘早剥发生率0.45%~10%，结局差。30%~50%发展成慢性高血压合并子痫前期。可能发展成子痫前期重度：血压持续上升、严重水肿、蛋白尿、血浆尿酸上升。

3. 降压药应用

二类：较广泛研究（甲基多巴）、临床试验（钙离子拮抗剂）。轻度不影响妊娠结局。可能对母亲、胎儿、新生儿有副作用。产后应用。

附：HELLP综合征

HELLP综合征是妊娠期高血压疾病少见而严重的并发症。H（hemolysis 溶血性贫血）、EL（elevated Liver enzymes 转氨酶高）、LP（low platelets 血小板少）。

1. 机制　血管内皮受损→血小板激活→黏附聚集→血小板下降→红细胞通过狭窄的血管、破坏→溶血→肝小叶中血管微血栓形成→肝细胞受损→肝酶进入血液→转氨酶增高。

2. HELLP诊断标准　溶血性贫血：外周血细胞异常、胆红素增高≥20.5μmol/L、乳酸脱氢酶>600U/L。肝酶增高：谷草转氨酶≥72 U/L。血小板低：<100×10^9/L。

4. HELLP鉴别诊断　妊娠急性脂肪肝、阑尾炎、糖尿病、胆囊疾病、胃肠炎、肾小球肾炎、溶血性尿毒症、肝脑病变、妊娠剧吐、特发性血小板减少性紫癜、肾结石、消化道溃疡、肾盂肾炎、系统性红斑狼疮、病毒性肝炎。

5. HELLP治疗　卧床休息，给予晶体、白蛋白扩容。应用免疫抑制剂：激素。抗血栓：小剂量阿司匹林、双嘧达莫、抗凝血酶Ⅲ。其他措施包括给予新鲜血浆、血浆置换、透析。

第10节　心脏疾病与妊娠

目前，妊娠合并心脏病仍是孕产妇死亡的四大原因之一，并始终是产科领域重要的攻关课题，在围生保健先进地区死亡率可降到10%以下，但在基层医院仍居高不下。

一、妊娠期血管系统的变化

心输出量是孕期循环系统最重要的变化。第一危险期为孕 8~10 周（心输出量增加）、孕 20~24 周（输出量显著增加）、孕 28~32 周（输出量达高峰）。第二危险期可出现在孕 32 周后：输出量逐渐降低，下腔静脉受压，外周血管阻力下降。孕 36 周：输出量接近非孕水平，血容量并未减少。孕 36~38 周：易发生心力衰竭，心脏指数仍处于高水平。

二、妊娠对心脏的影响

在妊娠合并心脏病患者中，先天性心脏病占 35%~50%，位居第一。广谱抗生素的应用，风湿病减少，风湿性心脏病的发生率已显著下降。最常见的妊娠合并心脏病的种类及顺位是先天性心脏病、风湿性心脏病、妊娠期高血压疾病性心脏病、围生期心肌病及心肌炎等。先天性心脏病包括左向右分流型先天性心脏病：房间隔缺损、室间隔缺损、动脉导管未闭；右向左分流型先天性心脏病：法洛四联症、艾森曼格综合征；无分流型先天性心脏病：肺动脉口狭窄、主动脉缩窄。风湿性心脏病：二尖瓣狭窄、二尖瓣关闭不全、主动脉瓣狭窄及关闭不全。

三、心功能判定

纽约心脏协会依据患者生活能力状况，将心脏病孕妇心功能分四级。Ⅰ级：活动无限制，无症状（无心慌、气短）；Ⅱ级：休息时无症状，活动时心悸、轻度气短；Ⅲ级：休息时无症状，一般活动即有症状；Ⅳ级：休息时有症状，任何活动都会加剧症状。

第二种是客观地评估，即根据客观的检查手段如心电图、负荷试验、X 射线、超声心动图等来评估心脏病变的严重程度，分为 A、B、C、D 四级。A 级：无心血管疾病的客观依据；B 级：客观检查示有轻度的心血管疾病；C 级：有中度心血管疾病的客观依据；D 级：有严重心血管疾病的表现。

四、妊娠期高血压性心脏病

妊娠高血压性心脏病过去未作为一单独诊断，20 世纪 80 年代初将其分出，是产科领域中特有的心脏疾患。

1. 特点　孕前无心脏病史，发病多在妊娠晚期，发病急，进展快，死亡率高达 12%，治疗好转相对快，当扩容剂选择不当，静脉输液速度过快易诱发左心衰。

2. 病理生理　全身小动脉、冠状动脉痉挛导致心肌供血不足，间质水肿→末梢血管阻力上升，血黏度升高→血压上升→左心室前负荷上升，左室舒张末期压力下降，低排高阻，心脏收缩力下降→左心室扩大、左心房扩大→心衰、肺水肿。

3. 诊断　妊娠晚期或产后数天内，有妊娠高血压疾病存在，并出现心力衰竭、重度水肿或隐性水肿（体重急剧增加）。病情进展快，发病时呼吸困难，咳嗽。心脏向左下扩大，心音低，心率快，奔马律，两肺湿啰音。心电图提示 T 波低平，S-T 段下移。心脏 X 线左心室扩大为主。超声心动图以左心腔扩大为主。

4. 鉴别诊断　应与围生期心肌病和高血压心脏病鉴别。

5. 治疗　过去对妊娠高血压性心脏病认识不足，未做出诊断。十几年来在该病治疗方面积累了一定经验，所救治病例，经急诊处理后均转危为安；根据疾病特点，主要治疗对策是在短时间内将心脏负荷降下来，取得较满意的临床疗效。急诊处置包括：

（1）降低心脏负荷　硝普钠 50mg 加 10%GS 50mL 微量泵静脉推注，0.5μg/(kg·min)开始，总量 4.8mg/（kg·min），治疗量与中毒量接近。

（2）扩冠改善心肌供血　硝苯地平 10mg 含化，每日 3 次，或硫甲丙脯酸 12.5~25mg，每日 3 次，或酚妥拉明 5~20mg 加 5%GS 500mL 静滴。

（3）解痉、镇静　硫酸镁解痉，吗啡 85mg 静脉注射。

（4）加强抗感染治疗。

（5）强心　毛花苷 C。

（6）利尿、降低心脏前负荷。

五、围生期心肌病

妊娠28周到产后6个月内，突然发生咳嗽、气急、胸闷、端坐呼吸等心力衰竭症状，死亡率达15%~60%。既往无心脏器质性病变。

1. 临床特征　特发性心力衰竭，以左心衰为主。颈静脉怒张，心界扩大，室性早搏/房颤，肺淤血湿啰音，端坐呼吸。心电图（ECG）示左心室扩大，非特异性ST-T改变、QRS低电压、P-R间期延长。X线心脏呈球状扩大，肺淤血严重。超声心动图：左心房明显扩大，各瓣膜反流，心包积液。

2. 病理改变　心脏扩大，质软，色苍白，心内膜厚伴有附壁血栓；心肌细胞肥大，间质水肿，纤维变性。

六、心脏手术后妊娠及有关问题

1. 心脏手术类型　二尖瓣狭窄成形术、二尖瓣三尖瓣置换术、房室缺损修补术、动脉导管结扎术、冠状动脉搭桥术。

2. 心脏手术后能否妊娠　关键取决于术后心功能改善状况：Ⅰ~Ⅱ级能耐受妊娠，Ⅲ~Ⅳ级不宜妊娠。死亡率5%~6%。

3. 各类型的心脏病术后妊娠预后

二尖瓣狭窄：开放性扩张，闭式扩张，球囊扩张术后心功能达到Ⅰ~Ⅱ级，数月内妊娠，心力衰竭率56%；术后2~3年妊娠，心力衰竭发生率25%。法洛氏四联症：肺动脉狭窄、主动脉骑跨、右心肥大术后一般不宜妊娠，有个别成功报告。

房缺、动脉导管未闭：术后心功能较好，可妊娠分娩。

4. 瓣膜置换手术后　心功能Ⅰ~Ⅱ级，能耐受妊娠分娩。血栓、心律不齐不宜妊娠。双瓣膜置换预后较差。

换瓣后心脏不缩小或扩大者不宜妊娠。

5. 人工瓣膜置换术后妊娠　整个妊娠期口服香豆素类抗凝剂（华法林）至分娩前24~72h，若凝血时间未转至正常，产前4~6h，静脉注射维生素K1，术后/产后24h恢复抗凝治疗。

需要注意的是抗凝剂可通过胎盘，导致死胎、胎儿脑出血。香豆素类抗凝剂与肝素交替使用，肝素不易通过胎盘，有人主张妊娠早期及妊娠末3周内停服香豆素改用肝素注射。

6. 分娩方式选择　宜采用剖宫产。常规使用抗生素至产后1周左右，新生儿出生后常规用维生素 K_1，产后不宜哺乳。不宜再妊娠者于产后1周行绝育术。

第11节　妊娠有关的肝脏疾病

妊娠有关的肝脏疾病主要有：病毒性肝炎、妊娠急性脂肪肝、胆囊疾病、妊娠期肝内胆汁淤积症。

一、妊娠急性脂肪肝

妊娠急性脂肪肝发生率为1/(6392~15900)。母婴死亡率高，1970年前达85%，1975年后71%（包括提前终止）。发病急、病情险、易误诊。患者孕晚期恶心、呕吐、继之腹痛剧、头痛；右上腹触痛，但肝不大；几天后黄疸、嗜睡、昏迷、DIC，常在短期内死亡。孕周多为28~39周。病因不清。

1. 临床诊断　结合恶心、呕吐、剧烈腹痛、头痛及上腹部触痛等临床表现。无肝炎病史、无接触史。实验室检查提示：转氨酶上升（达500U/L，持续性重度低血糖（显著特点），凝血酶原延长，纤维蛋白原下降，血胆红素上升（常<85.5μmol/L），尿胆红素阴性。活检标本（细胞脂肪状改变，少量炎性细胞浸润或肝细胞坏死），特殊染色和电镜（无病毒颗粒），CT，B超（假阴性高）。

2. 鉴别诊断

（1）急性重症肝炎　乙肝二对半（+）、转氨酶增高、尿三胆（+）、组织学（肝细胞广泛坏死等）。

（2）HELLP 综合征　妊娠高血压疾病并发症、不存在低血糖。

3. 处理　一旦确诊，尽快结束妊娠（无产前治愈先例）。支持疗法：新鲜血浆、纤维蛋白原、葡萄糖、换血或置换。给予维生素 C、氨基酸、三磷酸腺苷（ATP）、辅酶 A，行保肝治疗。分娩方式最好采用经阴道分娩，有剖宫产指征和条件必须做剖宫产。产后肝移植。

二、胆囊疾病

妊娠期黄疸约 7% 与胆结石有关；妊娠可以增加胆结石的形成；妊娠明显改变胆囊功能。妊娠 14 周时胆囊体积是正常的 2 倍、胆汁排空率下降。

处理原则为：给予水化、止痛、消炎对症处理。持续发展、急腹症时行胆囊切除。妊娠中、晚期胎儿死亡率 <5%。若并发胰腺炎时胎儿死亡率 60%。妊娠早期安全，可行腹腔镜手术。

三、妊娠期合并肝内胆汁淤积症

妊娠期合并肝内胆汁淤积症（ICP）主要特点有瘙痒、轻度黄疸。典型发生时间为 20~35 周。冬季发病率最高。有 45% 影响妊娠结局。36% 患者有家族史。

1. 病因　目前尚不清楚，可能与雌激素、遗传及环境等因素相关。

2. 临床表现　开始常在晚间出现瘙痒。瘙痒持续 2 周后出现黄疸（50%，黄疸程度轻），持续至分娩。皮肤抓痕产后 2d 渐消退。

3. 实验室检查　碱性磷酸酶（AKP）上升 5~10 倍（正常 1~4 倍）；胆红素上升通常不超过 85.5μmol/L（大部分为直接胆红素）；凝血时间延长：维生素 K 重吸收下降、凝血酶原产生降低；转氨酶正常或轻度增高；胆固醇和甘油三酯明显上升；胆汁酸（鹅胆酸、脱氧胆酸、胆酸）上升常 >10 倍，沉积皮肤产生瘙痒（瘙痒程度与胆汁酸浓度不成正比）。

组织学检查可见门脉周围无改变。肝细胞结构保持不变；小叶区域胆小管扩张，含许多胆碱。

4. 诊断　根据临床表现和实验室检查来诊断 ICP。诊断 ICP 血清胆汁酸浓度至少≥ 3 倍正常值上限。单一胆汁酸上升不能诊断为 ICP，必须结合临床症状。

5. 鉴别诊断　与病毒性肝炎、胆囊疾病鉴别。ICP 无发热、上腹不适、恶心、呕吐。

6. 产期结局　30%~60% 出现早产。羊水粪染的发生率为 20%~60%，多因胆酸刺激结肠蠕动引起。胎儿死亡发生率 35%，与胆汁淤积，绒毛水肿，胎盘血流量下降有关。产后出血与凝血因子下降，凝血时间延长有关。B 超测羊水，激素检测等不能预示胎儿损害程度。

7. 治疗用药　苯海拉明、地西泮、抗组织胺药很少有效。考来烯胺为阴离子交换树脂，阻断肝肠循环，减少重吸收，亦阻断维生素 K 吸收、凝血时间上升，胆酸变化不大，停药后易复发。每次 4~6 g，每日 2~3 次。抗酸药（氧化铝）可结合脂酸。苯巴比妥可诱发微粒体酶产生，提高葡萄糖醛酸与胆红素结合能力；增加胆盐排泄，1 周左右起效，不能在口服考来烯胺 2h 内服。地塞米松能抑制胎儿肾上腺脱氢表雄酮分泌，减少雌激素生成，促进胎儿肺成熟。熊去氧胆酸能替代内源性胆汁酸。δ – 腺苷基 –L– 蛋氨酸能灭活雌激素代谢物。

8. 处理原则　监测肝功能及胎心。

熊去氧胆酸或地塞米松，而非考来烯胺（地塞米松 10mg 静脉注射每日，每周重复一次）治疗瘙痒。分娩 37~38 周。黄疸时 35~36 周分娩。

附：孕期肝脏疾病的鉴别诊断

孕期肝脏疾病的鉴别诊断详见表 8–11–1。

表 8-11-1 孕期肝脏疾病的鉴别诊断

	转氨酶（U/L）	胆红素（μmol/L）	凝血病	组织学	其他
急性乙肝	>1000	>85.5	–	肝细胞坏死	围生期感染
急性脂肪肝	<500	<85.5	+	脂肪浸润	昏迷、肾衰竭、低血糖
ICP	<300	<85.5 大部分为直接	–	胆小管扩张	瘙痒、胆汁酸上升
HELLP	>500	<85.5	+	门脉周围不同坏死	高血压、水肿、血小板计数下降

第 12 节 妊娠合并恶性肿瘤

妊娠期合并恶性肿瘤的发生率为 1/1500~1/1000。妊娠相关的常见恶性肿瘤有：宫颈癌、乳腺癌、黑色素瘤、甲状腺癌、结肠癌及血液系统恶性肿瘤。对大多数恶性肿瘤来说，肿瘤本身不会对胎儿造成太大危害，对胎儿构成威胁的是各种治疗过程中的毒副作用。另外，妊娠本身并不会加速恶性肿瘤的生长。因此，终止妊娠对孕妇并不是最佳选择。

一、放 疗

放疗对妊娠期并发的癌肿多为有效。但在孕卵着床后 10d 至 7 周之内接受放疗（该期为器官发育期）有高度致畸、流产、生长发育迟缓的风险。

妊娠晚期，除中枢神经系统外，胎儿其他器官对放疗的致畸效应均有了较好的耐受性。此期暴露于高剂量放疗状态下，会引起胎儿生长受限，神经生理和行为异常，在幼儿期及儿童期会明显表现出来。研究表明，照射剂量 >50rad 会诱发中枢神经系统畸变及发育延迟，如 <5rad 则很安全。此外，子宫接受放疗可诱发儿童期白血病。

二、化 疗

妊娠期生理变化可以改变化疗药物的药代动力学。对于水溶性药物来说，可致服药后血药浓度下降、半衰期延长。此外，一些药物在肝、肾清除率增高。早孕阶段应用化疗药物，可引起胎儿先天畸形、死亡，致畸率高达 17%，如甲氨蝶呤会诱发无脑儿、腭裂、小颌畸形等。妊娠中、晚期，应用化疗药物致畸作用不明显，但会引起胎儿宫内生长受限、自然流产、早产、出生低体重、小头畸形、智力低下等。化疗引起的骨髓抑制引发孕妇严重出血、感染等。

三、宫颈癌

宫颈癌妊娠期发生率为 1.6/10 000~ 10.5/1000，发病年龄平均为 31.6 岁（31~36.5 岁），最新资料表明，妊娠妇女与非孕妇女相比、宫颈癌存活率无明显差异。分娩方式也不会影响宫颈癌结局。

1. 诊断要点 对高危孕妇或 3 年之内未行过宫颈刮片检查的孕妇，在第一次产前检查时应进行系统的身体检查及宫颈刮片。对可疑病灶行阴道镜检查并取活检。对活检可疑者行宫颈椎切活检。

2. 治疗要点 对于宫颈上皮内瘤样病变：在整个孕期行阴道镜检查，定期随访。对于原位癌可以考虑延迟治疗直至胎儿成熟和分娩结束。对于浸润性宫颈癌，采用与非孕妇女相同的处理原则：妊娠 20 周之前实行根治性治疗终止妊娠，妊娠 20 周以后的待胎儿成熟分娩后开始治疗。推迟治疗应综合利弊，考虑到患者意愿，对于一些期别较早的患者，即使在妊娠早期确诊也可延迟至胎儿成熟，分娩后再行治疗。

四、卵巢癌

妊娠期卵巢癌发生率是 1/120 000~1/12 000，妊娠期良性卵巢肿瘤恶变率为 2%~5%，而非孕期则为 20%。妊娠期卵巢癌组织学类型不同于非孕期：生殖细胞肿瘤占 33%~40%，上皮性占 33%~53%，性腺基质细胞癌占 9%~20%。

1. 诊断要点　妊娠期卵巢癌最常见的是偶然间发现附件区包块，通过超声检查诊断。血清 CA125 水平在正常妊娠期，尤其早孕（妊娠头 3 个月）即可升高，因而限制了其诊断价值

2. 治疗要点　即使是良性卵巢肿瘤，其并发症（破裂、出血）在妊娠期也会增加。卵巢肿瘤蒂扭转发生率可达 25%。如果因并发症而行手术治疗其结局是流产或早产率上升。手术治疗通常在妊娠中期实施。Ⅰ期生殖细胞癌建议行单侧输卵管卵巢切除术。对大多数早期卵巢癌，都可采取保护妊娠状态，姑息性外科治疗（单侧输卵管卵巢切除术）。产后化疗取决于手术分期、肿瘤组织学类型及分级。妊娠期卵巢癌化疗安全性尚不确定。对于晚期卵巢癌，没有继续妊娠的必要。

五、外阴癌

外阴癌：妊娠期外阴癌罕见，常见类型为鳞癌和黑色素瘤。Ⅰ、Ⅱ期鳞癌可行病灶单纯切除加腹股沟淋巴结清扫。手术时间选择妊娠 36 周之前，如果手术切口愈合良好，可选择阴道分娩。合并子宫内膜癌者极少。

六、乳腺癌

与妊娠相关的乳腺癌定义为：妊娠期确诊为乳腺癌或产后一年内确诊者。发病率大约为 3/10 000。

1. 诊断要点　妊娠期生理变化降低了体检及乳腺 X 线扫描对乳腺癌及时发现的敏感性。最好的确诊方法是对任何可疑病灶行针刺抽吸术。上述方法结果模棱两可时，行组织活检。

2. 治疗要点　早期乳腺癌可行单纯切除术。对于高危的乳腺癌，可加用化疗，但要从母体及胎儿双方的角度出发权衡利弊。如果在妊娠晚期确诊为乳腺癌，可待妊娠结束后开始治疗。不必实施传统观念中的选择性流产。如果妊娠早期确诊的晚期乳腺癌患者，如要实施化疗、放疗，应终止妊娠。治疗后 2~3 年可考虑再次妊娠。

七、恶性黑色素瘤

妊娠期发生率为 0.14%~2.8%。妊娠期及妊娠前、后确诊的黑色素瘤对孕妇存活率影响不大。大约有 30% 的可能转移到胎盘或胎儿。

1. 诊断要点　对任何可疑病灶行病检。

2. 治疗要点　手术是早期患者最有效的治疗。不必要因治疗而选择流产。建议治疗后 2~3 年再次受孕。

八、结肠癌

结肠癌在青年女性不常见，有 1/50 000~1/10 000 妊娠妇女发病。大约 2/3 的患者发病部位在直肠。妊娠期伴发结肠癌预后不良。

1. 妊娠早期　外科手术前终止妊娠。直肠、乙状结肠癌外科手术的一部分是行子宫切除术。

2. 妊娠晚期　如果选择性外科手术后，胎儿条件允许可选择分娩；是否行子宫切除术取决于外科手术过程中能否暴露出手术视野。对低位结肠癌因其转移率高，应行卵巢切除

九、甲状腺癌

1. 诊断要点　可行甲状腺结节针刺活检，应避免放射性核素扫描。

2. 处理要点　对于组织学分类为乳头状、滤泡状腺癌的患者，可在妊娠期实施外科手术切除或延迟到分娩结束后手术。未分化腺癌预后差，大多数患者确诊后一年内死亡。一旦确诊应立即治疗，可选择手术、化疗和（或）放疗。

十、霍奇金淋巴瘤与非霍奇金淋巴瘤（NHL）

霍奇金淋巴瘤妊娠期发生率 1/6000~1/1000。妊娠对该病预后影响不大，该类孕妇妊娠结局通常不错。NHL 很少发生于孕期，一旦发生，期别均较晚，大多数病例在妊娠期可得到缓解或处于稳定期，但产后进展迅速，存活期有限。

1. 诊断要点　对可疑结节活检。

2. 处理要点　期别低的 NHL 进展缓慢，可推迟到分娩结束后治疗。末期或期别较晚的

NHL，一旦确诊应立即开始治疗，使用联合化疗。但这类治疗的安全性尚未确定。

十一、白血病

妊娠期白血病发生率为1/75 000。急性白血病发生率大于慢性，临床表现为易疲劳、出血或反复感染。慢性白血病表现为疲劳、夜间出汗及低热，偶尔有腹部不适或继发脾大。通过骨髓血涂片可确诊。

1. 急性白血病处理要点 孕前需充分考虑预后。建议直至治疗控制后再受孕。产前同非孕妇，一旦确诊立即化疗和支持治疗；如果早孕期确诊，治疗前应权衡利弊，是否继续妊娠；监测胎儿生长、发育及健康。分娩时加速产程；孕妇处于缓解期，胎儿成熟则自然分娩；如果有早产倾向，给予激素治疗。产后建议避孕，并长期监测预后。

2. 慢性白血病处理要点 孕前充分考虑妊娠的结局及长期预后结局，建议避孕。 产前：监测血象改变；妊娠前3个月避免使用白消安；彻底治疗为骨髓移植，但时间应在产后；监测胎儿生长发育。

第13节 产科血栓

深部静脉血栓形成是妇产科患者的严重并发症，若发生肺栓塞则危及患者的生命。妊娠静脉血栓病可发生于妊娠期或产褥期，而以产褥期更为多见。妊娠期由于母体为了适应分娩时胎盘剥离，防止产后出血，血液中凝血系统与抗凝系统均发生相应的生理性改变。妊娠合并妊娠期高血压疾病、糖尿病、胎盘早剥、静脉曲张等，更易引起血管痉挛、管腔狭窄、管壁损伤及缺血、缺氧使内皮细胞释放组织因子促进凝血。剖宫产并发血栓性静脉炎可达阴道分娩的3~19倍。产褥期由于长期卧床或感染，可进一步增加血栓形成的潜在危险。产褥期子宫内膜炎增加卵巢静脉、盆腔静脉发生感染性血栓静脉炎的风险。

一、血栓形成部位、分类、演变

1. 血栓定义 血液成分在流动的血液中，于血管或心脏内膜表面形成凝块或沉积物，可发生在血管任何部位，并导致血流的停止。

2. 部位 静脉血栓与动脉血栓比例为4∶1。静脉血栓多在下肢、盆腔、肝、阴道旁。下肢、盆腔占90%；右下肢占35%；左下肢占48%；双下肢占17%；脏器内静脉血栓占2%~4%。完全堵塞占82%；部分堵塞占18%。

3. 结构及分类（取决于血液成分、血管壁、血液流动） 血小板栓子为大量血小板聚集加少量纤维蛋白。白色血栓富含血小板、纤维蛋白、白细胞及少量红细胞（多见于动脉）。红色血栓主要为红细胞、白细胞、纤维蛋白网及少量血小板（多见于淤滞的静脉）。混合血栓头部为白色血栓、尾部为红色血栓、中间为白红混合。微血栓由纤维蛋白组成，内含不同数量血小板、白细胞、红细胞（常见于前毛细血管、小动脉及小静脉）。感染性血栓由细菌及中性粒细胞残体组成（菌血症、血管本身炎症致损伤）。

4. 演变 延伸和滋长多见于下肢静脉血栓。溶解先从中央开始，表面空洞溶解（1/3可自发溶解），血浆纤溶酶原、纤溶酶原活化剂对纤维蛋白有较高亲和性，形成较高浓度纤溶酶，血栓中粒细胞、巨噬细胞释放中性蛋白酶使血栓溶解。

（1）机化 新的肉芽组织长入栓子中、栓子本身溶解和吸收，结缔组织取代造成机化。

24~28h开始血管内皮细胞长入，第10天栓子内出现纤维细胞和网状细胞，第14天左右滋生毛细胞血管进入。

（2）栓塞 新鲜或未完全机化栓子发生部分或全部脱落而流入血管，产生部分或完全堵塞，称栓塞（可发生于动脉、静脉）。

二、诊 断

1. 一般临床检查诊断

2. 器械性诊断 血管造影(碘、泛影葡胺等)，注射性纤维蛋白原试验（^{125}I 纤维蛋白原静脉注射 4h、24h），彩色多普勒、CT、MRI 可诊断脑血栓。

3. 血液学检查　内皮素 -1（ET-1）、凝血酶原调节蛋白、血小板激活后标志物（TXB2、β-TG 等）、血浆凝血因子活性和抗原性、纤溶系统指标和血流变检测有助于诊断和预后判断。

三、血栓栓塞性疾病

静脉血栓形成常见，是某些疾病的一种严重并发症，多发生于手术后。血栓闭塞性脉管炎在慢性周围血管疾病中最常见，是周围血管慢性闭塞性炎症疾病，多发于四肢小动脉和静脉。急性动脉栓塞：心脏或动脉壁脱落的血栓或斑块造成动脉堵塞，90% 以上来自心脏、腹主动脉、下肢动脉。动脉硬化性闭塞症是动脉粥样硬化病变累及周围动脉引起慢性闭塞，多见于腹主动脉以及大、中动脉。冠心病与血栓形成缺血性脑血管病是遗传性抗凝血因子或纤溶活性缺陷，易发生血栓形成的一类疾病。

四、妇产科中血栓形成问题

（一）静脉血栓

1. 病　因

（1）血管异常　曲张、血栓闭塞性静脉炎；血栓性静脉炎史；损伤（插管、挫裂伤、注射刺激性药）性静脉周围炎；人造瓣膜等。

（2）血液淤滞　卧床（术后、产褥期、久病）小腿长期下垂姿势，小腿晃动受限（石膏、失去功能、术后痛）、充血性心力衰竭，静脉受压（肿瘤、妊娠、机械），动脉血流减少（休克）。

（3）血液高凝状态（或促凝物质进入血液循环）　妊娠、外伤（手术、产褥期损伤）、高血黏度（红细胞增多症、高脂血症、烧伤等）、恶性肿瘤、口服避孕药、肾病、溶血、先天性凝血、抗凝因子或纤溶因子异常。

2. 临床表现

（1）浅静脉血栓形成的临床表现　疼痛、压痛，行走或活动时加剧；扪及较硬结节或条索；周围发红、温度升高、轻度水肿；急性炎症反应持续 2~3 周→逐渐消退→遗留（浅动脉索、皮肤棕黑色素），反复发作（游走性血栓性浅静脉炎），严重可见化脓性血栓性浅静脉炎、侵犯深静脉→深静脉血栓形成。

（2）下肢深静脉血栓形成总表现（血栓所致静脉壁炎与静脉回流障碍引起一系列症状）肢体疼痛、肿胀、浅静脉曲张，程度不等的全身反应，常见三种后遗症：肺栓塞、静脉回流持续受阻（水肿）、静脉瓣膜功能障碍（伴静脉曲张、溃疡）。

小腿静脉血栓表现：轻度小腿疼痛和紧张感，足及踝关节周围轻度肿胀，腓肠肌有压痛。

股静脉血栓表现：常伴小腿静脉血栓，少数单独存在；大腿远端、内收肌管、腘窝、小腿部疼痛和压痛；肿胀可达膝关节；浅静脉压升高。

髂股静脉血栓表现：左比右多、症状明显；腹股沟区及髂股静脉行经体表，有明显疼痛和压痛；患肢肿胀、胀痛；肤色深；浅静脉曲张；发热、白细胞高等。

3. 诊断　多普勒超声波是常用方法之一，准确率 88%。静脉造影可判断部位、大小、范围和侧支情况。核素静脉造影：静脉注射 ^{123}I 标记纤维蛋白原，阳性率达 90%。多普勒血流流速仪可见深静脉瓣膜检测与静脉造影比较，符合率 91%。CT、MRI：静脉注造影剂后进行检测，准确率 90% 以上。

4. 一般治疗　血栓性浅静脉炎：寻找病因、对症治疗，浅→深延伸→结扎大、小隐静脉。深静脉血栓：抬高患肢，弹力加压，温热敷，水肿重则用利尿剂。

5. 药物治疗

（1）溶栓　目前国内外用于临床有链激酶（SK）、尿激酶（UK）、酰基纤溶酶原链激酶活化剂复合物（APSAC）、组织型纤溶酶原活化剂（t-PA）、单链尿激酶（Pro-UK）。临床证明应用溶栓治疗可免于手术。目前主要为 UK，

72h 内疗效较好，1~3d 120 000 U 加低分子右旋糖酐 500mL 静滴 3h；4~14d，60 000 U 加低分子右旋糖酐 500ml 静滴 3h，14d 为 1 个疗程；隔 1 周开始第 2 疗程。

（2）抗凝　肝素 500~600 U /（kg·d）静滴；口服抗凝剂：华法林、双香豆素（时间较长者一般用 3~6 个月）；抗血小板药：阿司匹林、潘生丁等；降血黏度：右旋糖酐 40、右旋糖酐 70 等。

（3）中医中药　急性期（清热利湿）、慢性期（活血化瘀）。

6. 手术治疗　深静脉血栓形成的急性期行血栓摘除术，深静脉血栓形成的慢性期行原位大隐静脉移植术、大隐静脉转流移植术、髂股静脉旁路移植术等。

（二）肺血栓栓塞

血栓栓塞、羊水栓塞、空气栓塞、脂肪栓塞、脓性菌团、肿瘤细胞团均可引起肺栓塞。肺血栓栓塞发病率为 0.009%~0.07%；20%~30% 可立即死亡。产褥期肺血栓来源大部分属于下肢深部静脉血栓，少部分来源于盆腔及其他部位。

1. 产褥期静脉血栓形成诱因　血液高凝：纤维蛋白增加 50%，Ⅱ、Ⅶ、Ⅸ、Ⅹ均增加；纤溶活性下降；血小板黏附力增加。血流缓慢：产后不活动或活动少。血管内膜损伤。遗传因素：如高血凝状态家族。

2. 临床表现　大块栓塞发生于肺循环引起急性肺心病。晕厥、低血压、休克或心搏骤停，呼吸困难，恐惧，呼吸急促，心动过速，颈动脉扩张，S3 奔马律，肺听诊清晰，静脉血栓形成的可疑征象：胸 X 线检查通常正常。动脉血气分析：PO_2 下降，PCO_2 下降。中等的栓塞完全阻塞了肺循环的末支血管导致肺梗死。

胸肋疼痛，呼吸困难，呼吸急促。肺：啰音、哮鸣音或胸腔积液征象；深静脉血栓形成可疑征象；心电图正常。胸片：膈肌抬高、少量胸腔积液；血气：正常或 PO_2、PCO_2 下降。原因不明的急性呼吸困难：见于非上述二种肺血栓栓塞的患者。焦虑；呼吸急促；心动过速，肺听诊清晰是深静脉血栓形成可疑迹象；心电图通常正常；胸片正常。

3. 诊断　该患者的临床表现符合三种综合征之一的，并且具有深静脉血栓形成征象或具有深静脉血栓形成的危险因素。肺 CT、肺血管造影。

4. 鉴别诊断　应与肺炎、心肌梗死、充血性心力衰竭、病毒性胸膜炎和心包炎等鉴别。

5. 治疗

（1）一般治疗　突然呼吸、心跳停止时复苏抢救。剧烈胸痛、焦虑给予吗啡、哌替啶等对症治疗。

（2）抗凝　肝素抗凝是普遍采用的方法。首次静脉注射 3000~5000U，持续按 800~1000U/h 静滴，6h 后复查凝血酶原时间，使其比正常延长 1~2 倍。以后每日 1 次，5~7d。住院 1~2d 即口服华法林，至少维持 3 个月。阿司匹林、双嘧达莫等临床疗效都不明显。

（3）溶栓　尿激酶

（4）手术　死亡率 25%~50%。

6. 预防　避免滞产、妊娠期高血压患者扩容；手术避免压迫股三角；术后及产后早活动、下床；注意静脉用药浓度；重视有血栓倾向者。

第 14 节　围生期急性肾衰竭

围生期急性肾衰竭在产科较少见，一旦发生，易发展成肾皮质坏死及慢性肾衰竭。其有两个发病高峰：孕早期感染性流产；孕晚期合并妊娠高血压疾病、胎盘早剥等。

一、病　因

1. 胎盘早剥　多并发先兆子痫 / 子痫、慢性高血压、肾病等；多有失血休克致肾供血下降，从而加重高凝。

2. 妊娠期高血压疾病　单纯发生少见

3. 产科失血性休克　出血 >500mL 引起肾血流下降 30%~50%，导致尿少、尿比重增加。血压下降至40~60mmHg时尿液不能滤过，引起皮质坏死。

4. 严重感染 内毒素增加→儿茶酚胺释放增加→小动脉强烈收缩→肾血流量下降→内皮细胞损伤→促进弥散性血管内凝血（DIC）发生、发展。DIC使肾组织坏死引起急性肾衰竭。

产后溶血性尿毒症综合征亦称产后自发性急性肾衰竭。近年罕见，原因不明，预后不良，死亡率很高，多见于健康妇女，产后当天至几周内，急剧发病，进行性溶血性贫血，最终引起急性肾衰竭。

二、诊 断

要突然发生少尿/无尿、进行性氮质血症、低钠血症、高钾血症等水电解质紊乱和代谢性酸中毒。病情严重时出现肺部感染、败血症、消化道出血、肝损害。

三、鉴别诊断

应与肾前性、肾性、肾后性肾衰竭进行鉴别。方法可采用补液试验（10%葡萄糖注射液500mL 30min输完）或利尿试验（20%甘露醇125~250mL 30min输完。呋塞米60mg，1/h，用3次，尿<40mL/h——肾性肾衰竭）。

四、治疗

1. 原则 治疗原发病、纠正水电解质紊乱、越早透析预后越好。

2. 全身性治疗 少尿期严格限制入量，但适当输血比血容量补充要好。严格控制液体入量，每日进水量为一天液体总排出量加50mL。少尿：如发生显性失液再增加400~500mL液体。

多尿期需补液，比例如下：1/4的生理盐水，1/4的平衡盐，1/2的5%葡萄糖。不超过3500mL，体重下降0.1~1.5 kg/d。

少尿期用、多尿期不用利尿剂。甘露醇用2次仍无尿则停用。山梨醇，与甘露醇相似。

呋塞米：60~100mg，静推每日2次。

近来主张用肝素抗凝治疗：12.5~25mg，静滴，1/6h，1~2d。

10%~40%的患者因感染死亡，宜用青霉素、氨苄西林、红霉素、三代头孢预防/控制感染；不宜用万古霉素、头孢噻啶、磺胺霉素、庆大霉素、阿米卡星、妥布霉素，

3. 透析（血液或腹膜透析） 少尿/无尿≥1~2d，血尿素氮（BUN）≥35.7mmol/L，肌酐≥530μmol/L，BUN>35.7mmol/L或者每日增加8.9mmol/L。血钾6.5mmol/L（保守无效，同时有低钠、低氯）；严重水中毒伴心力衰竭、肺水肿，严重酸中毒，用碱性药物不能控制（二氧化碳结合力<10.78mmol/L）；异型输血后，游离Hb>0.8 g/L；有严重尿毒症表现，如抽搐、呕吐、神经肌肉激惹症等；可隔日1次，亦可连续24~35h后停3d再透析。

4. 高血钾 血钾≥7mmol/L时将导致严重心律失常，所以必须控制<6mmol/L。

治疗原则：高渗糖+胰岛素（3~4g葡萄糖+1U胰岛素）；钾对抗剂：高渗NaCl（3%~5% NaCl）100~200mL静滴；10%葡萄糖酸钙10mL静脉注射，每日100mL为宜；5%$NaHCO_3$ 200mL静滴。

第15节 妊娠期合并糖尿病

妊娠期间首次发现或发病的糖尿病称妊娠期糖尿病（GMD）。妊娠前已有糖尿病的患者妊娠，称为糖尿病合并妊娠。妊娠合并糖尿病对母儿均有较大危害，并与病程进展及血糖控制紧密相关。

一、对孕妇的影响

1. 自然流产 糖尿病孕妇自然流产发生率高于正常孕妇，主要在孕早期发生。主要原因有：受孕前后血糖控制不佳，特别见于漏诊及病情严重者。过高血糖水平导致胎儿发育不良，并可发生胚胎死亡；血糖过高，导致胎儿先天畸形，诱发流产。

2. 妊娠期高血压疾病 发生率比正常孕妇高4~8倍，子痫、胎盘早剥、脑血管意外的发生率也相应增加。尤其影响到肾脏血管时，发生率高达50%以上。

3. 感染 糖尿病患者的白细胞发生多种功能缺陷，其趋化性、吞噬能力、杀菌能力等作用均显著降低，因此糖尿病患者易发生细菌或真菌感染。泌尿生殖感染发病率可高达7%~20%，部分可发展为肾盂肾炎，进而引起早产、败血症、慢性肾盂肾炎等严重病变。

4. 羊水过多 羊水过多的发病率为13%~36%，是非糖尿病孕妇的10倍。原因可能是胎儿血糖升高，高渗性利尿导致排尿增多；羊水中糖分过高，刺激羊膜分泌增加。羊水过多使胎膜早破及早产发病率增高。

5. 分娩期并发症 胎儿一般发育较大，引起胎儿性难产及软产道损伤，又增加了手术产率。此外，糖尿病常可引起宫缩乏力，导致产程长及产后出血。

6. 酮症酸中毒 对母儿影响甚大，孕早期多为饥饿性酮症，对胎儿有一定致畸作用，中晚期大多由于孕妇高血糖及胰岛素相对缺乏而发生酮症，可加重胎儿缺氧及酸中毒，影响其神经系统发育，母体严重电解质紊乱也可波及胎儿，最终导致胎死宫内。

7. 早产 发生率为10%~25%，羊水过多是主要诱因，但大多数是由于并发症导致早产。

8. 远期影响 约50%的糖尿病孕妇最终会成为糖尿病患者，再次妊娠时复发率为33%~56%。

二、对胎儿及新生儿的影响

1. 死胎及新生儿死亡 死胎通常发生于妊娠36周后，在合并有血管病变、血糖控制差、羊水过多、巨大儿或先兆子痫时更易出现。先天性畸形、新生儿高胰岛素血症、新生儿呼吸窘迫综合征、电解质紊乱等并发症也是围生儿死亡的主要原因。

2. 胎儿畸形 胎儿畸形发病率为5%~10%，为非糖尿病者的2~6倍，且常为多发畸形。

胎儿畸形的发生一般与妊娠期高糖血症特别是孕早期血糖控制不佳有关，但酮体过多、生长调节因子抑制、花生四烯酸缺乏、氧自由基过多等也属危险因素。

（1）心血管系统　大血管移位、室间隔缺损、房间隔缺损、单腔心、内脏反转、主动脉畸形。

（2）中枢神经系统　无脑畸形、脑脊膜膨出。

（3）骨骼畸形　短尾综合征、脊柱裂。

（4）泌尿生殖系统　Potter综合征、多囊肾、双输尿管。

（5）消化系统　气管食管瘘、肠道闭锁、肛门闭锁。

3. 巨大儿 发生率高达25%~42%，胎儿体重≥4500g的发生概率是非糖尿病孕妇的10倍以上。巨大胎儿常常导致肩难产、母儿产伤以及新生儿窒息的发生。

4. 新生儿并发症 新生儿的并发症通常与胎儿高胰岛素血症有关（图8-15-1）。

5. 远期影响 母亲患有GMD时，子代在未来发生肥胖症及糖尿病的机会均有增加。

三、诊　断

1. 病史 具有糖尿病高危因素，包括糖尿病家族史、年龄>30岁、肥胖、巨大儿分娩史、无原因反复流产史、死胎、死产、足月新生儿呼吸窘迫综合征患儿分娩史、胎儿畸形史等。

2. 临床表现 妊娠期有三多症状（多饮、多食、多尿），外阴阴道假丝酵母菌感染反复发作，孕妇体重>90 kg，本次妊娠并发羊水过多巨大儿者，应警惕合并糖尿病的可能。

3. 实验室检查

（1）尿糖测定　尿阳性者不仅考虑妊娠期生理性糖尿，应进一步做空腹血糖检查及糖耐量筛试验。

（2）空腹血糖测定　两次或两次以上空腹

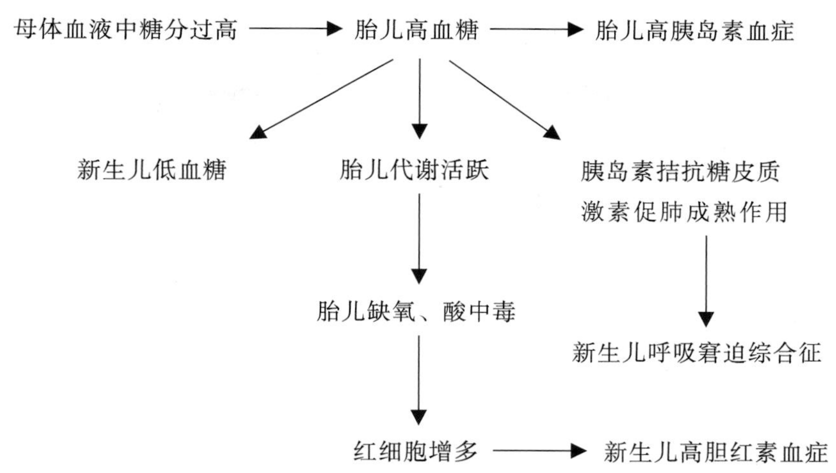

图 8-15-1　GMD 新生儿并发症

血糖≥ 5.8mmol/L 者，可诊断为糖尿病。

（3）糖筛查试验　我国学者建议在妊娠 24~28 周进行 GMD 筛查，50g 葡萄糖粉溶于 200mL 水中，5min 内服完，其后 1h 血糖值≥ 7.8mmol/L 为糖筛查阳性，应检查空腹血糖，空腹血糖异常可诊断为糖尿病，空腹血糖正常者再行葡萄糖耐量试验（OGTT）。

（4）OGTT　我国多采用 75g 糖耐量试验。指空腹 12h 后，口服葡萄糖 75g，其正常上限为：空腹 5.6mmol/L，1h 血糖 10.3mmol/L，2h 血糖 8.6mmol/L，3h 血糖 6.7mmol/L；其中有两项或两项以上达到或超过正常值，可诊断为妊娠期糖尿病。仅 1 项高于正常值，诊断为糖耐量异常。

四、分　期

妊娠合并糖尿病的分期见表 8-15-1。

除表中所列各级特点外，A1 级指空腹血糖 <5.8mmol/L，并且餐后 2h 血糖 <6.7mmol/L，仅需饮食控制；A2 级指空腹血糖≥ 5.8mmol/L，并且餐后 2h 血糖≥ 6.7mmol/L，除饮食控制外，还需胰岛素治疗；D 级指发病年龄 <10 岁，或病程 >20 年，或有如微动脉瘤、渗出、静脉扩张等良性视网膜病变；F 级指糖尿病合并肾脏病变；R 级指糖尿病合并增殖性视网膜病变；T 级指肾移植后成功妊娠；H 级指合并有冠脉病变。

表 8-15-1　妊娠合并糖尿病分期

分级	发病年龄（岁）		病程（年）	血管病变	胰岛素治疗
妊娠期糖尿病					
A1	不限		不限	0	0
A2	不限		不限	0	+
糖尿病合并妊娠					
B	>20		<10	0	+
C	10~19	或	10~19	0	+
D	<10	或	>20	+	+
F	不限		不限	+	+
R	不限		不限	+	+
T	不限		不限	+	+
H	不限		不限	+	+

五、治　疗

（一）一般处理

显性糖尿病患者妊娠前全面体检，包括血压、心电图、眼底、肾功能，以利于分期。积极治疗，及时处理。

F 级妊娠引发妊娠期糖尿病造成肾功损害非永久性，分娩后常可恢复。肾功检测若肌酐清除率 >90mmol/min 或 24h 蛋白 <1g，妊娠对母儿影响较小，可考虑保留妊娠。治疗中注意限蛋白、降血压、慎用利尿剂。

R 级应用激光凝固术后，大多数病情能够得以缓解。但如孕早期即出现鲜红色盘状新生血管时，则应考虑终止妊娠。

H级合并有冠脉病变的妇女能否负担妊娠应谨慎认定。孕期中至少发作一次心绞痛的妇女死亡率可达50%。应警惕心绞痛，其症状可以非常轻微，并可能表现为充血性心力衰竭。尽管有心绞痛发作仍然继续妊娠的报道，但应依靠详细的家族史调查、心电图，超声心动图检查等，在孕前及孕早期做出对心脏功能的评估。

（二）妊娠期血糖控制标准

妊娠期血糖控制标准见表8-15-2。

表8-15-2　妊娠期血糖控制标准

时间	血糖值（mmol/L）
早餐前（空腹）	3.3~5.6
餐前30min	3.3~5.8
餐后2h	4.4~6.7
夜间	4.4~6.7

（三）饮　食

A1级患者仅靠饮食控制即可达到治疗目的。对于每日摄入热量的计算应考虑孕妇基础体重及生理性体重，不提倡减肥。在理想体重下，每日提供热量35kcal/kg（1kcal=4.1868kJ），对于肥胖者可减少至1.6kcal/kg，妊娠中晚期宜每日增多300kcal，如有酮症可适当放宽限制。食物构成中碳水化合物50%~60%，蛋白质20%，脂肪25%~30%（10%为饱和脂肪酸，10%以上的大部分为多不饱和脂肪酸，其余为单一不饱和脂肪酸）。控制餐后1h血糖值在8mmol/L以下。但要注意避免过分控制饮食，否则会导致孕妇饥饿性酮症及胎儿生长受限。

（四）胰岛素治疗

除传统的注射外，还可选择开放式持续性皮下胰岛素泵作为给药途径。该泵通过电池供能，便于携带，通过持续皮下灌注短效胰岛素控制血糖水平。胰岛素基础量及餐时剂量依靠日常自我血糖监测确定。一般来说，基础量接近1U/h。开始通常需要住院治疗，使患者接受持续给药的方式并使血糖稳定一段时间。

使用胰岛素治疗一般选择中效胰岛素与短效胰岛素按2∶1比例混合，早餐时给予总剂量的2/3，晚餐时注射短效胰岛素，睡前注射中效胰岛素，以减少夜间低血糖的发生，即所谓“日三”注射疗法。此外，还有部分孕妇需要午餐时加用短效胰岛素，从而形成“日四”注射疗法。

（五）妊娠期糖尿病酮症酸中毒的处理

随着产前监护和对血糖有效的控制，酮症现已很少发生。但是由于孕妇处于胰岛素抵抗状态，因此，即使血糖值<11.1mmol/L，亦可能发生酮症酸中毒。

妊娠期妇女出现高血糖并伴有血浆HCO_3^-升高和pH<7.3，血清中丙酮（+），即可诊断。早期伴随高血糖症状如多饮、多尿、不适、头痛、恶心、呕吐等，随病情进展，可引起胎儿缺氧，并能够诱发早产。

一旦酮症酸中毒诊断成立，如患者病情尚稳定，应立即转送至具备围生期及新生儿监护条件的医院。治疗重点在于精确地调节血糖。

1. 实验室检查　1~2h抽取一次动脉血气，监测酸中毒、血糖、酮体及电解质情况。

2. 小剂量胰岛素持续静滴，负荷剂量为0.2~0.4U/kg，维持剂量为2~10U/h。

3. 补液　生理盐水：在12h内补充4~6L。第一个1h中补充1L，接下来的2~4h内补入500~1000mL；按250mL/h的速度继续补入直到补充液量达总量的80%。葡萄糖：当血糖达到13.9mmol/L后开始补充5%糖盐。钾离子：正常或降低时按照15~20mEq/L补充，血钾升高时等待降至正常后按20~30mEq/L浓度补充。

4. 持续胎儿监测　一般来说，随着酸中毒的纠正，胎儿缺氧情况会有所好转，在处理早产儿时务必注意在积极治疗的同时，应注意寻找诱因。

（六）产前胎儿评估

超声检查对于胎儿发育情况，如体重、胎盘血管、羊水量、有无胎儿畸形等有重要意义。为检测有无神经管缺陷等畸形，应于 16 周时检测羊水甲胎蛋白值，应注意在 GMD 孕妇中甲胎蛋白值一般均低于正常妊娠妇女；18 周时行 B 超检查；20~22 周行胎儿心脏 B 超检查；用于体重评估时，B 超检查应 4~6 周重复一次，测量胎儿腹径对巨大儿的诊断最具有价值，因为腹径的增加与胎儿肝脏糖原生成及皮下脂肪层增厚有关。加快的腹围增长速度可在 32 周时被测知，在妊娠晚期皮下脂肪蓄积可通过测量胎儿前臂软组织反映。这种方法能够敏感地检测出糖尿病巨大儿，并能进一步区分对称性或非对称性巨大儿。

产前胎动监测假阴性率为 1%，假阳性率约为 60%，应注意母体低血糖亦可刺激胎动。

胎心监护通常始于 32 周，NST 试验适用于评估 GMD 孕妇的胎儿情况。如 NST 异常，可进一步进行 CST 试验及生物物理学评分。由于 GMD 胎儿死亡率明显升高，故 NST 试验应至少每周 2 次，如患者合并有血管病变、血糖控制不佳、实验室检查结果异常，那么 NST 试验应更频繁的进行。生物物理学评分通常用于 NST（－）患者，对于 NST（＋）者，生物物理学评分并不能提供更多的信息。但依据超声结果评 8 分即可与 NST（＋）一样，视为胎儿情况良好的表现（图 8-15-2）。

（七）分娩时机与方式

分娩应当尽量于胎儿成熟后进行，计划分娩通常于 38~40 周后选择无血管并发症、血糖控制良好的孕妇进行。有血管并发症的孕妇仅在高血压恶化或对胎儿发育产生影响的情况下提前分娩。早于 39 周的计划分娩应当行羊水分析以确定胎肺成熟情况，肺成熟的金标准是出现磷脂酰甘油，如 L/S>2.0，RDS 的发生率明显下降。需注意的是 RDS 可能发生于：L/S>2.0，PG 阴性时，但胎儿胰岛素血症可导致 PG 延迟出现并引起 RDS 发生率上升。最为重要的是，临床医师应当熟知本医疗机构羊水分析结果如 PG（+/-）及 L/S 比值的意义。

当产前检查提示有胎儿异常情况时应考虑提前分娩如羊水分析提示胎肺成熟，应立即结束妊娠；若 L/S>2.0，则需认真考虑不利于胎儿存活的各项异常实验结果，判定是否真实反映胎儿情况，结合分析后再进行决定。

对于结束妊娠的方式仍有不同意见。美国 1965—1985 年 GMD 患者剖宫产率为 45%。对于产前胎儿监护发现胎儿宫内窘迫、妊娠满 38 周、

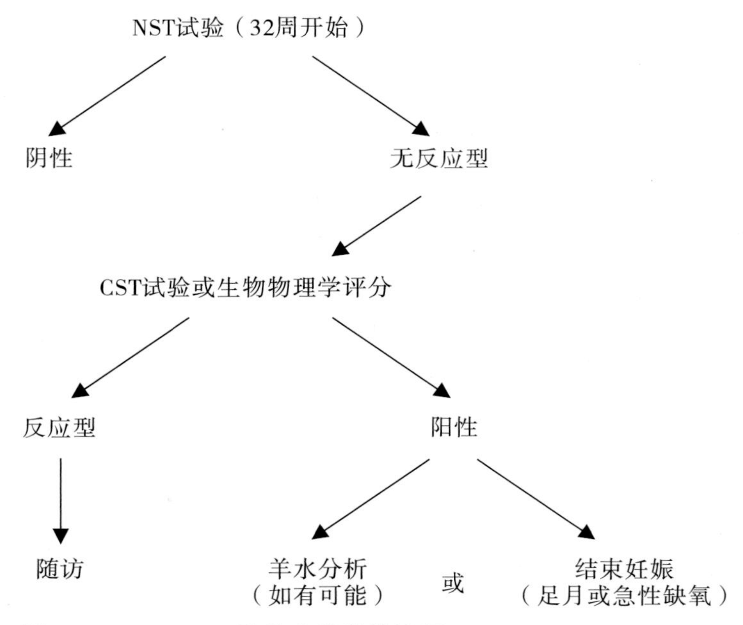

图 8-15-2　GMD 胎儿产前监护流程

胎肺成熟、有宫内死胎可能或有前次死产史者、宫颈条件不成熟、不宜行引产术者、胎儿巨大者，剖宫产均是较为有利的分娩方式。

如选择试产，则应行持续胎儿心电监护，产程进展要求与正常妊娠相同。如宫颈进展或胎头下降缓慢，应警惕头盆不称的可能。

（八）分娩前后的血糖控制

分娩时新生儿血糖水平与母体血糖有关，故有必要将母体血糖控制于5.6mmol/L。决定行引产或剖宫产后，前一日夜间禁食，并注射常规夜间剂量胰岛素，术前清晨利用床旁血糖仪测量外周毛细血管血糖值，每小时监测血糖，按10U/L浓度将胰岛素与5%葡萄糖溶液混合，依据实际测得血糖水平以100~125mL/h进行持续静滴，也可按0.25~2.0U/h的速度通过微量泵持续泵入。分娩过程中由于儿茶酚胺分泌增加，可能导致原本控制良好的血糖出现升高，需2.5mg/(kg·min)的剂量进行维持。

为了便于控制孕妇血糖，剖宫产一般于晨间进行。术前禁食，停用晨间胰岛素。术后测血糖1/2h，静脉给予5%葡萄糖溶液。

妊娠结束后，胰岛素量将明显低于孕期或孕前水平，产前“严格控制”的方针可以有所放松，此时8.3~11.1mmol/L的血糖值也可以被接受。

第16节　剖宫产术后阴道分娩

剖宫产孕妇发病率和死亡率较阴道分娩明显升高，与麻醉、手术创伤、发热性疾病、出血以及可能的阴道分娩失败后不良心理影响有关。再次剖宫产孕妇病死率是阴道分娩的2倍。剖宫产术后阴道分娩，对前次子宫下段剖宫产且此次无剖宫产指征的孕妇，是较安全的分娩方式，国外报道其成功率为65%~80%。产科医院应在30min内提供所有人员和设备，开始急诊剖宫产。产科医生需对患者讲明剖宫产后阴道试产的利弊，在患者知情同意下进行。

剖宫产后阴道试产的有利因素：单胎胎位为头先露；既往子宫下段横切口剖宫产；既往二次剖宫产，对个人基本情况评估后，阴道分娩可能是安全的分娩方式，成功率为50%。

完全或部分子宫破裂的体征：突然胎儿窘迫，异常腹痛或子宫疼痛，不明原因阴道出血，产妇突然心动过速和低血压，胎动异常活跃，通过腹壁可触及胎体部分，先露部分比原来高。

子宫即将破裂的体征：虽然宫缩良好但产程进程（宫颈扩张，先露下降）不顺利，不协调宫缩，烦躁和焦虑，两次宫缩之间下腹痛。

第17节　产后出血与出血性休克

产后出血指胎儿娩出后24h内失血量超过500ml，为分娩期严重并发症，居我国产妇死亡原因首位，其发病率占分娩总数的2%~3%。

一、原　因

子宫收缩乏力：全身因素有紧张、滞产、镇静药、虚弱。局部因素有子宫大、经产、子宫肌瘤、疤痕、前置胎盘、第三产程处理不当。胎盘残留、滞留、粘连、植入。软产道损伤：外阴、阴道、宫颈、子宫。凝血功能障碍：胎盘早剥、羊水栓塞、宫内感染、再生障碍性贫血、血小板减少。子宫内翻：不完全子宫内翻、完全子宫内翻、子宫内翻脱垂。晚期产后出血：复旧不全、残留、剖宫产切口愈合不良。

二、诊　断

产后出血诊断并不困难，准确估计出血量却成问题，产后出血的关键是找对病因，错误低估将丧失抢救良机。

三、休　克

由于各种原因发生急性循环障碍，使组织血液灌注不足、细胞缺氧、代谢紊乱、器官功能衰竭的全身性病理过程。休克分为心源性休克、低血容量休克、感染性休克、神经性休克、过敏性休克。

产后出血性休克：低血容量休克是短时间内丢失大量血液，引起循环血量锐减所致的休克。特点：静脉压低、外周阻力增加、心动过速等可导致血压下降、心率下降、无尿、意识丧失、酸中毒甚至死亡。

四、产后出血有关问题

1. 准确检测出血量 常用方法有三种：

（1）称重法 产前、产后将产包、手术包、辅料包等称量。

（2）溶积法 将收集的血用量杯检测。

（3）面积法 可按接血纱布血湿面积粗略估计失血量。

· 10cm × 10cm 的血湿面积相当于 10mL 血液，15cm × 15cm 的血湿面积相当于 15mL 血液。

· 血污染羊水中的估计（剖宫产）：负压瓶中放肝素 12 500 U。

· 测定羊水中红细胞比值（HCT）。

2. 常规监测指标 血压：收缩压 <80mmHg 或比原来下降 30mmHg，是休克重要指标，脉压大比脉压小更好。脉搏或心率：>100/min，休克时由快至慢。呼吸、体温。尿量：少尿 <30mL/h，24h 尿量 <400mL。记录出入量。中心静脉压：正常 9~12cm H_2O，其反映血容量、右心舒张压、肺循环压力、失血情况。休克时 <5cm H_2O。血压、中心静脉压与输血输液的关系见表 8-17-1。

表 8-17-1 血压、中心静脉压与输血输液

血压	中心静脉压	输血输液	处理
上升	正常	足够	维持
下降	低于正常	不够	加快补液
下降	高于正常		治疗心衰

3. 其他化验 血气分析：了解酸中毒和缺氧情况。正常：pH7.35，PaO_2 70~100mmHg，$PaCO_2$ 35~45mmHg，HCO_3^- 22~27mmol/L，BE3 mmol/L。血氧饱和度：>97%。血常规：孕妇 Hb ≥ 110g/L、HCT 31%~34%、红细胞 3.6 × 10^{12}/L。血清乳酸：正常 <1mmol/L，乳酸中毒 ≥ 5mmol/L、pH<7.35。

CO_2 结合力：正常 20~34mmol/L。电解质、肝功能、肾功能。

DIC 指标和 ECG。

五、治 疗

1. 治疗基本项目 体位，止痛，通路，补血液，O_2，保温，纠酸，强心、血管活性药，利尿，抗炎。

2. 补充血容量原则 快速止血（依出血原因定方法）。及时补充血容量。补充足够血容量（总量超过失血量）：先多后少，先快后慢，先盐后糖，总入量大于出量。血液未到前尽快输液，最好是晶体液（常用平衡盐、生理盐水），输液量应为失血量 2~3 倍，可 1~2h 内输 1000~2000mL。补血最好在失血后 1~2h 内补充出血的 50%。血容量补充越早，需要输入血就越少；休克时间越长，需输入血越多，效果越差。

血容量补够表现：面色、皮肤温度好转，血压稳定、脉搏正常、脉压增大，尿量增加。

根据休克程度、BP、脉搏、尿量、中心静脉压、HCT 等调整液量及品种（表 8-17-2，表 8-17-3）

表 8-17-2 根据出血量估计决定输血和输液品种和量

出血量(mL)	输血量	晶体（mL）	胶体（mL）
<750	–	平衡盐	–
750~1000	依据出血量决定	平衡盐 >1000	低右 500 或血浆
1000~3000	出血量 70%	平衡盐 2000	低右 500 或血浆
>3000	出血量 80%	平衡盐 2000+ $NaHCO_3$+Ca	低右 500 或血浆

表 8-17-3 根据失血量估计输血和输液比例

失血总量	晶体（mL）	胶体（mL）	血液（mL）
<20%	+		
20%~40%	3	1	0.5
>40%	3	1	1
80%~80%	3	1	1.5~2

3. 纠正酸中毒 轻度酸中毒不需处理，待自然恢复。pH<7.1 属重度酸中毒，对心肌有损害，需给 $NaHCO_3$。

$NaHCO_3$ 需要量（mmol）= 体重（kg）×0.2×[正常 $NaHCO_3$ —测定 $NaHCO_3$（mmol/L）]

5% $NaHCO_3$ 100mL 换算成 mol：

5/84=0.0595 mol=59.5mmol

4. 强心、增强血管活性、利尿

心力衰竭：毛花苷 C。

血管活性药：多巴胺（争取时间补充血容量）。

利尿：呋塞米（血容量基本纠正）。

六、产后出血若干处理手段

1. 基本处理 给予缩宫剂（缩宫素、麦角新碱、米索、卡孕栓、PGF2γ），手法按摩，检查胎盘胎膜，压迫两侧子宫（扭转子宫），迅速缝合子宫切口及输血。

2. 进一步处理 髂内动脉结扎术：占 40%、费时、难度大。宫腔填塞仍有争议。必要时子宫切除。

3. 推荐 分段子宫血管结扎

（1）左侧子宫血管结扎 结扎左侧子宫动脉。

位置：子宫下段上半部分。

手法：托起子宫、显露阔韧带无血管区

缝扎：四指引导或眼观，肌层 2cm 左右，肠线或吸收线，单线。

（2）右侧子宫血管结扎 同上。

（3）子宫动脉下行支结扎 下推膀胱。

位置：切口下 3cm 左右。

适应证：前置胎盘或胎盘植入。

（4）单侧卵巢血管结扎（骨盆漏斗韧带）视情况结扎左或右。

（5）对侧卵巢血管结扎。

4. 强调 判断准确、迅速。重视产程延长，剖宫产（胎盘不宜手剥，胎儿娩出后不宜过早牵拉脐带，自然娩出比手剥出血减少 1/3）。前置胎盘定位，选子宫切口。及时输血。及时缝合切口。提起子宫。观察阴道口出血。缩宫素：未经稀释静脉注射导致短暂、严重低血压。

5. 子宫切口撕裂

（1）类型 两侧→阔韧带，下端→阴道前壁。

（2）原因 切口过小或过低，胎头过大、胎头过低，胎位不正、产程延长、手法粗暴

（3）缝合注意 镇定，迅速寻找出血点，血管单独结扎；游离输尿管；输尿管导管；切忌大块缝扎。

6. 宫腔内表面局部出血 “8”字缝合。环形间断缝扎。

7. 胎盘、胎膜线留

（1）判断 宫缩好仍出血多（检查胎盘、手探附件、刮匙、纱布擦）。

（2）注意 子宫纵隔、子宫肌瘤。

8. 凝血功能障碍

（1）血液病 再生障碍性贫血、血小板减少性紫癜、血管病、白血病。

（2）羊水栓塞

（3）DIC（注意：轻度羊水栓塞）。

七、产后晚期出血

1. 病因 胎盘附着部位子宫内膜修复不全（感染为主、病理改变），切口愈合不佳和（或）感染，胎盘、胎膜残留，绒毛膜上皮癌（极少）。

2. 处理 去除病因、止血、补血、消炎，介入栓塞治疗：成功率高（85%~90%），切除子宫。

3. 正常处理剖宫产出血 制定适时、正确的治疗方案是关键，医生经验、技术和设备是前提。

八、产后出血休克纠正指标

1. 收缩压 >80mmHg。
2. 中心静脉压正常。
3. 脉压 >30mmHg。
4. 脉搏 <100 次 /min。
5. 尿量 >30ml/h 。
6. 血气正常。
7. 皮温正常、皮肤红润、静脉充盈、脉搏有力。

第 18 节 羊水栓塞

羊水栓塞（AFE）是指分娩过程中羊水物质进入母血循环，引起肺栓塞、休克、DIC 等一系列严重并发症的一种综合征。

一、诱 因

高龄初产：宫颈硬、扩张慢、动脉硬化等易引起宫颈损伤。多胎、经产等引起宫颈、宫壁损伤。宫缩过强：致胎儿阻塞→羊水挤入静脉中（正常宫腔内压 0~15mmHg、宫壁静脉系统内压 20mmHg；第一产程宫腔内压 40~75mmHg，第二产程羊膜腔内压 100~175mmHg）。

胎膜早破：羊水进入破口周围子宫静脉中。

子宫破裂：羊水进入破口周围子宫静脉中。

前置胎盘：羊水进入下段创面静脉中。剖宫产：羊水进入切口静脉中或羊水从胎盘附着处血窦进入母体血循环。

二、病 因

羊水中有形成分进入血液循环形成栓子：胎脂、上皮、细胞、黏液、毳毛、胎粪等。

羊水中促凝物质进入血液循环：类似组织凝血活酶Ⅲ因子。进入途径：宫颈内膜静脉、开放的子宫血窦、蜕膜血管通道。

三、临床表现

羊水栓塞起病急骤、来势凶险是其特点。多发生于分娩过程中，尤其是胎儿娩出前后的短时间内。典型临床经过分为三阶段。

1. 呼吸循环衰竭和休克 产妇突然寒战，出现呛咳、气急、烦躁不安、恶心、呕吐、继而出现呼吸困难、发绀、抽搐、昏迷。脉搏细数、血压急剧下降。听诊心率加快、肺底部湿啰音。病情严重者，产妇仅在惊叫一声或打一个哈欠后，血压迅速下降，于数分钟内死亡。

2. DIC 引起的出血 表现为难以控制的大量阴道流血、切口渗血、皮肤黏膜出血、血尿及消化道大出血。产妇可死于出血性休克。

3. 急性肾衰竭 后期存活的患者出现少尿（或无尿）和尿毒症表现。主要为循环功能衰竭引起的肾缺血及 DIC 前期形成的血栓堵塞肾内小血管，引起缺血、缺氧、导致肾脏器质性损害。

羊水栓塞临床表现的三阶段通常按顺序出现，有时以休克为主，可以 DIC 为主。尤其不能把AFE致产后出血当成宫缩乏力出血而误诊、误治。

四、诊 断

1. 主要根据临床表现及发病诱因 分娩前后突然出现寒战、尖叫、呛咳、呼吸困难、青紫、不明原因休克、出血且不凝等、应立即考虑羊水栓塞可能，紧急抢救。

AFE 发病急骤,往往来不及进行实验室检查,妇产科医生必须应抓住临床症状作为诊断重要依据，边抢救边进行必需的辅助检查。

2. 辅助检查 血涂片、凝血功能、X 线、心电图。

3. 死后诊断（尸检） 右心室、肺、心、胃、脑等血管中发现羊水有形物质。

1974 年 Courtney 提出临床诊断的 5 个关键标准：呼吸困难、发绀、心血管功能障碍、昏迷、出血。

五、AFE 鉴别诊断

子痫抽搐、充血性心衰、脑血管意外、癫痫、癔症。

六、预 防

合理使用缩宫素。人工破膜：间歇期人工破膜。宫缩强：抑制宫缩。剖宫产：注意吸羊水。引产：羊膜腔穿刺。

七、治 疗

1. 抗过敏，解除肺动脉高压，改善低氧血症 缺氧是死亡的根本原因，视情况决定纠正缺氧的方式，如加压给氧、气管插管或气管切开。地塞米松 20mg 静脉注射，抗过敏。

缓解肺动脉高压：罂粟碱（直接作用于平滑肌，解除肺、脑、冠脉痉挛）：30~90mg 缓慢静脉注射，<300mg/d。酚妥拉明（缓解肺动脉痉挛）：20mg 静滴。氨苯大（解除肺血管痉挛、松弛支气管平滑肌）：250mg 缓慢静脉注射。阿托品：1~2mg 静脉注射（心率加快时慎用）。

2. 抗休克　扩容：在中心静脉压监测下进行，血管活性药物首选多巴胺，血压上升不满意时加尼可刹米。

3. 防治 DIC　肝素、补充凝血因子、抗纤溶药物。

4. 预防肾衰竭　血容量补足后若仍少尿，应选用呋塞米 20~40mg 静脉注射，或 20% 甘露醇 250ml 快速静滴，扩张肾小球动脉（有心衰时慎用）预防肾衰竭。

5. 预防感染　选用肾毒性小的药物。

6. 产科处理　分娩前：病情稳定、剖宫产。宫口开全、先露 +3 可助产。

分娩后：出血难控制，可考虑子宫切除

7. AFE 抢救 DRDP-CHHEBS 9 项措施

D——多巴胺

R——酚妥拉明

D——O_2

P——罂粟碱

C——毛花苷 C

H——激素

HE——肝素

B——输血

S——$NaHCO_3$

（马向东　张建芳　朱　霆　陈必良）

参考文献

[1] Society for Maternal-Fetal Medicine (SMFM). Electronic address: pubs@smfm.org, Mari G, Norton ME, Stone J, Berghella V, Sciscione AC, Tate D, Schenone MH.Society for Maternal-Fetal Medicine (SMFM)Clinical Guideline #8: the fetus at risk for anemia-diagnosis and management. Am J Obstet Gynecol., 2015, 212(6): 697–710

[2] 中国医师协会高血压专业委员会 . 2012 妊娠期高血压疾病血压管理中国专家共识 . 中华高血压杂志，2012, 20(11): 1023–1027

[3] 樊尚荣，黎婷编译 . 2015 年美国疾病控制中心阴道感染诊断和治疗指南 . 中国全科医学，2015, 18: 25

第 9 章 先天性心脏病的评估及外科干预原则

影像学诊断技术的进步为胎儿和新生儿的诊断提供了更为详细准确的数据，但这种细节更多是解剖的解读。由胎儿到新生儿再到婴幼儿，许多生理的状态都会发生改变，因此必须在相应的条件下进行分析判断并预测之后可能的发展转归。部分疾病可能进展迅速，导致新生儿的氧合无法保证和（或）出现循环障碍、内环境紊乱甚至死亡。本章节就胎儿到新生儿的生理改变以及早期危及新生儿生命的情况予以论述。

一、胎儿到新生儿呼吸循环的变化

（一）胎儿血液循环的特点

胎儿时期的血流与出生后不同，其具体特点为：①胎儿的肺循环和体循环是并联状态（图 9-1），而出生后肺循环和体循环为串联状态；②胎儿肺闭合状态且无呼吸作用，肺循环阻力高，肺动脉呈高压状态，流经肺组织的血流很少；③存在解剖性分流结构，如卵圆孔、动脉导管、静脉导管。

胎儿循环途径：血液在胎盘的绒毛膜绒毛同母体进行交换完成氧合，经脐静脉离开胎盘，在肝门处分开，少部分经门静脉进入肝脏，并经过肝静脉汇入下腔静脉，大部分的氧合血经静脉导管直接进入下腔静脉并回流入右心房。这部分的氧合血位于下腔静脉横断面的后侧，与经下半身回流的低氧静脉血呈层流进入右心房，受房间隔阻隔将其自然分开，后侧的氧合血大部分经卵圆孔进入左房，并经左心室进入升主动脉。上半身的静脉回流经上腔静脉进入右心房，同经房间隔分开的低氧的下半身回流血共同进入右心室，这部分血流几乎没有横跨卵圆孔进入左房的情况，经右心室进入肺动脉后，由于胎儿肺处于闭合状态，血流大部分经动脉导管分流到主动脉，小部分血液（7%~10%）灌注入肺组织并最终回流到左心房，与经卵圆孔分流的血液混合并进入左心室和主动脉。经过左心房－左心室－主动脉排血约占总循环量的 45%，经肺动脉－动脉导管－降主动脉排血量约占总循环量的 55%。左右髂动脉分别发出一个分支绕过膀胱向上形成脐动脉并回到胎盘。经右心室－肺动脉－动脉导管－降主动脉的血流，其血氧饱和度显著低于经左房－左室－升主动脉的血流。这个生理状态一方面维持整个肺处于低氧高阻的状态，同时肺内血流量极低共同保持动脉导管的高前列腺素 E1 环境。另一方面，降主动脉低饱和度水平有利于经髂动脉－胎盘动脉的低氧血进入胎盘，提高氧合的效率。

（二）胎儿到新生儿血液循环的变化

出生后循环状态与胎儿时期有很大的不同，其具体表现：①胎盘作用消失，不能再依靠胎盘进行氧合；②开始有自主呼吸，肺脏由闭合状态到开放状态；③动脉导管、卵圆孔、静脉导管等逐渐关闭。

1. 动脉导管收缩关闭 胎儿的肺泡内充满液体，且没有自主呼吸功能。出生后第一次吸气使肺膨开，肺循环阻力下降，肺动脉血大量进入肺内。同时，切断脐静脉后，从依靠胎盘供氧的低氧水平转换为依靠肺氧合供氧，血液中氧饱和度突然升高，局部的前列腺素浓度改变是动脉导管

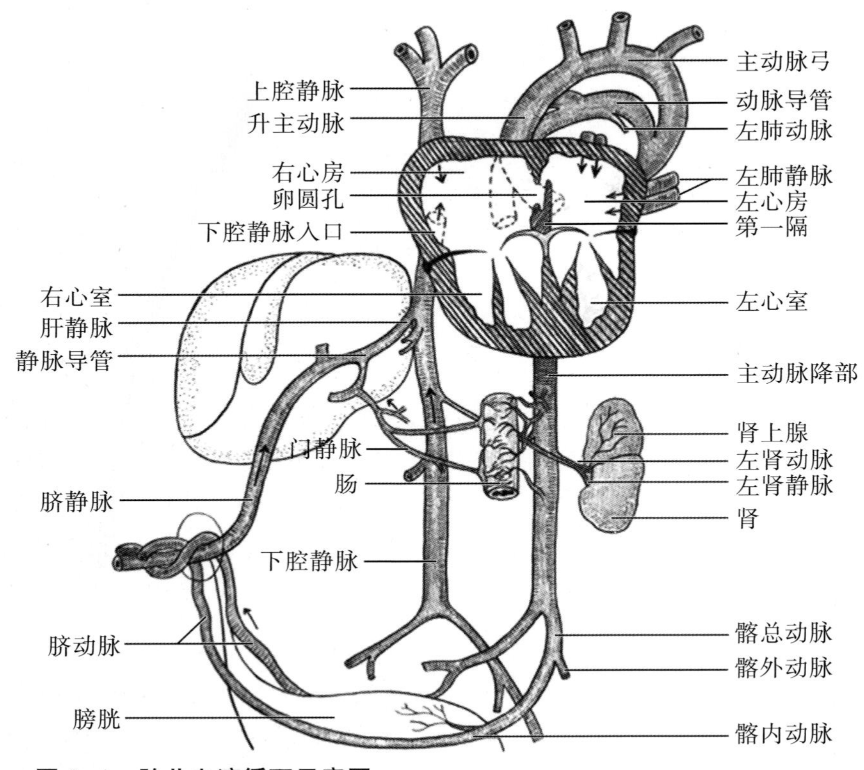

图 9-1　胎儿血液循环示意图

收缩，同时肺动脉压力的降低进一步使动脉导管收缩，并在出生后至 72h 完成功能性关闭，之后血栓形成、内膜增生以及纤维化使动脉导管在解剖上完全关闭。

2. 卵圆孔关闭　胎儿的右房压力明显高于左房，但出生后剪断脐带后，下腔静脉回右房的血量明显减少，右心房内压力降低，同时肺脏开始呼吸后，流经肺血管并回流入左心房的血流量大大增加，左心房压力升高，卵圆孔随着两侧的压力差逆转而关闭。

（三）胎儿到新生儿肺循环的变化

胎儿时期氧合依赖于胎盘，肺脏没有呼吸功能处于塌陷状态，残存的气道和肺泡腔隙内填充液体，塌陷的肺脏内血管近乎闭合，肺小动脉阻力极高。随着新生过程呼吸的开始，肺内液体被排出或回吸收，肺泡开始承担氧合功能，肺脏局部氧浓度迅速改善，肺小动脉和肺泡血管也迅速开放，肺小动脉阻力逐渐下降至远低于体循环阻力的水平。

肺血管的解剖特点是肺血管壁很薄，可扩张性强，对血流的阻力小。同时肺部组织静水压为负值，这就使肺泡内没有液体聚集，当左心房压力升高时，肺静脉压升高，肺毛细血管压力升高，肺水肿出现。在肺动脉肺小动脉退化的过程中受到干扰，如感染、血流量过多，缺氧水肿等因素，可能导致退化过程被打断，形成持续甚至渐进的肺动脉高压。

二、新生儿期需要紧急干预的心脏畸形

（一）动脉导管未闭

1. 解剖　动脉导管是连接肺动脉到主动脉的正常的胎儿结构，肺动脉上的起源点位于肺动脉分叉处，略靠近左肺动脉。动脉导管向下走行，于左锁骨下动脉以远汇入降主动脉的前壁。胎儿期动脉导管负责右心室并行循环的血流，并使相对低氧的血液进入下半身并经胎盘静脉进行氧合。胎儿期低氧和前列腺素 E_1 维持了动脉导管的开放，出生后随着肺脏自主呼吸的开始，氧饱

先天性心脏病的病理生理分类

类别	分流	病种	发生率
非发绀性	左向右分流	室间隔缺损	20%
		房间隔缺损	10%
		动脉导管未闭	10%
		房室间隔缺损	2%~5%
		主肺动脉窗	罕见
	左侧梗阻性病变	主动脉缩窄	10%
		主动脉（瓣）狭窄	10%
		主动脉弓中断	1%
		二尖瓣狭窄	罕见
发绀性	右向左分流	法洛四联症	10%
		肺动脉（瓣）狭窄	10%
		肺动脉闭锁 合并室间隔完整 合并室间隔缺损	5%
		三尖瓣闭锁	3%
		Ebstein 畸形	0.5%
	复杂型混合性缺损	大动脉转位	5%~8%
		完全型肺静脉异位连接	2%
		永存动脉干	3%
		左心发育不良综合征	2%

和度升高和前列腺素水平降低进而动脉导管逐渐关闭。

2. 自然病史　许多因素造成早产儿动脉导管的持续开放，如缺氧、呼吸窘迫，伴发的早产儿肺病等。遗传因素在动脉导管的开放中也是重要的因素之一，如 21 三体综合征的患儿动脉导管未闭（PDA）发生率较高。正常足月的新生儿出生后动脉导管很快生理性的收缩，随即内膜增生和血栓激化并关闭。极少部分新生儿动脉导管会持续开放，特别是在极低体重的早产儿，动脉导管未闭的发生率约 30%，除此之外高原地区以及新生儿肺炎等也会导致 PDA 的发生率增高。孤立的动脉导管未闭患儿中约有 30% 在出生后一年内死亡，死亡原因最主要的是心力衰竭，其次为感染、肺动脉高压和肺出血。

3. 病理生理　动脉导管未闭的新生儿临床特征变化不一，取决于体循环和肺循环阻力，随着肺血管阻力的降低，许多动脉导管开放的婴儿出生几个小时后就可以观察到经动脉导管的左向右分流。如果是较大的分流，这些婴儿就会出现充血性心力衰竭的表现，或者肺灌注过多导致对通气的需求增高甚至无法脱离呼吸机。除此以外，舒张期主动脉的血液大量的经动脉导管进入肺动脉，体循环血量被分流导致灌注量不足，特别是下半身灌注量严重降低，是造成肾和胃肠道功能障碍的重要机制。特别严重的病例，由于分流导致全身灌注不足，多脏器功能受损甚至衰竭。

4. 临床特征　PDA 导致显著的左向右的分流，使婴儿出现心动过速、喂养困难和发育差等充血性心力衰竭的表现，生长过程中频繁出现上呼吸道感染和肺炎，患儿发育差，容易疲劳。大型的动脉导管分流严重，临床可能造成支气管肺发育不良、坏死性小肠结肠炎、肺出血和肾衰竭。

单纯左向右分流的新生儿，可在胸骨左缘闻

及连续的机器样杂音。而肺动脉压力显著升高的新生儿，分流会减少甚至不明显，查体仅表现为右心的搏动增强和肺动脉瓣第二心音亢进，严重肺动脉高压甚至会引起右向左的分流，此时患儿上下肢的饱和度会出现差异。

5. 治疗原则 对于出现循环和呼吸异常的应给予相应的治疗，包括呼吸机支持以及强心利尿和降低后负荷药物，通过介入或者手术的方法实施最终治疗。然而早产儿 PDA 的处理可通过药物学方法或者手术来完成最终治疗。药物关闭动脉导管的方法通常为吲哚美辛静脉滴注，吲哚美辛为非甾体类消炎药物，通过抑制环氧化酶抑制前列腺素的合成。需要重视的是吲哚美辛会影响血小板功能，并引起少尿和具有肾毒性作用。

如果早产儿应用药物学方法后动脉导管还没有关闭或者显著变小的话，或者存在药物使用的禁忌，也应该实施手术结扎，具体步骤往往选择单道结扎或者夹闭。手术过程一般在新生儿重症监护室内实施，摆放体位时注意气管插管和静脉通路，操作过程注意温度管理。

对于儿童或年龄更大的动脉导管患者，目前很少需要通过手术的方式关闭动脉导管，经皮介入技术往往作为首选，非常粗大的动脉导管或者窗型的动脉导管可能仍然需要外科手术的方法治疗。

（二）主动脉弓中断

1. 解剖 主动脉弓中断是一个罕见的畸形，在全部先天性心脏畸形中约占 1%，依据中断发生的部位有不同分型，A 型是在峡部水平发生中断，B 型是在左颈总动脉和左锁骨下动脉之间发生中断，C 型是在无名动脉起源点和左颈总动脉之间发生中断。除此之外，升主动脉的直径往往偏细，降主动脉在动脉导管连接部位以远较升主动脉明显增粗，肺动脉粗大。中断的主动脉断端之间连续性消失，断端之间存在较宽的缝隙，偶有纤维索连续。

2. 自然病史 主动脉弓中断 75% 的新生儿出生后 1 个月内死亡，平均死亡年龄为 4~10d，如能维持动脉导管的持续开放则有可能生存时间延长，但即使如此 90% 的主动脉弓中断患儿也将在 1 年内死亡。目前关于此疾病的治疗建议一期直接吻合的手术方式。

3. 病理生理 主动脉弓中断多合并有动脉导管未闭和室间隔的缺损，其中动脉导管未闭是维持患儿存活的重要条件，由于下半身的血液灌注严重依赖于经动脉导管的肺血流，一旦动脉导管开始关闭，下半身的血流灌注无法保持，极易导致患儿迅速死亡。

通过胎儿超声心动图进行产前诊断非常重要，在明确病变的情况下出生后立即开始给予前列腺素 E_1，同时注意避免酸中毒损害。而之前未能诊断的新生儿出生后死亡率极高，由于在出生早期可能不太容易被怀疑严重的心脏畸形，直到动脉导管开始收缩关闭，新生儿很快会出现酸中毒并无尿，下半身花斑且发凉，此时下半身的灌注完全依赖于两段相互不连续的动脉之间的侧支循环。下半身的灌注不足可能导致肝肾功能受损，消化道坏死血便等症状，严重的代谢性酸中毒导致全身各脏器功能受损。

4. 临床特征 主动脉弓中断新生儿出生后即有症状，主要表现是心功能衰竭，发育迟缓，其次因中断的部位不同会出现差异性的发绀，A 型弓中断上下肢氧饱和度不一致，B 型和 C 型弓中断因左侧锁骨下位于经肺动脉动脉导管的远端而出现双上肢氧饱和度不一致。除此之外常伴有非常严重的肺动脉高压。

5. 治疗原则 主动脉弓中断新生儿的救治首先需要恢复并保持动脉导管的开放，因为下半身的血液供应依赖于经动脉导管的肺血流，持续静脉注射前列腺素 E_1 非常重要。其次要使血液尽量的优先灌注到经导管的下半身，就需要保持一定的肺阻力，通过避免吸入高浓度的氧和避免过度通气造成呼吸性碱中毒来实现，临床上往往通过气管插管、镇静肌松、呼吸机控制来达成最佳的通气控制。将呼吸控制在接近呼吸性酸中毒的程度（$PaCO_2$ 40~50mmHg）有助于肺血管维持一定的阻力。同时下肢的灌注可能不足并导致代谢性的酸中毒，需要同时应用碳酸氢钠积极中和以维持内环境的相对稳定。正性肌力药物的使用和较大的容量负荷有助于保持肺血管的阻力和经动脉导管的下半身灌注量的维持。一经确诊，在积极完成复苏的同时，及早行外科手术矫治是挽救生命的最优方案。

（三）完全型大动脉转位

1. 解剖 完全型大动脉转位是主动脉和肺动脉与左心室、右心室的连接关系异常，主动脉起源于解剖右心室，肺动脉起源于解剖左心室。同时合并或不合并两个大动脉之间的相互位置关系异常，完全型大动脉转位95%的患者心脏位于左侧，且心房正位，最常见的主动脉位于肺动脉的右前方，50%合并有室间隔的缺损。

2. 自然病史 单纯完全型大动脉转位约占婴儿先心病的5%~8%，自然预后极差，出生后死亡率极高，一周内死亡约30%，一个月内死亡月50%，一年内死亡约90%。

3. 病理生理 完全型大动脉转位由于心室和大血管的连接关系异常，导致了体循环和肺循环变成两个分开的并联循环，体静脉的血液经右心室进入主动脉并灌注全身，肺静脉的血液经左心室再次进入肺动脉，氧合的血液和非氧合的血液分别在不同的循环中独立运行，体循环无法将肺循环摄取的氧输送到全身而导致严重的低氧。这类患儿能够存活下来的原因取决于这两个循环之间有分流，常见的主要是未闭动脉导管的分流和房室间隔的分流，但这种交通是非常有限且氧合效率低下的，只能够通过混合提供很少的氧，提高氧浓度也无法更进一步的提高氧合。而合并大型室间隔缺损的新生儿由于左右心室压力波动较大更容易出现血液的混合，往往发绀情况相对较轻。合并肺动脉瓣狭窄和大型室间隔缺损的大动脉转位由于右室压力的升高以及双向分流，两个循环之间经室水平的混合更多也更晚的出现症状。但需要注意的是合并室间隔缺损的大动脉转位患儿较室间隔缺损的患儿更容易也更早的发生肺血管病变。

4. 临床特征 由于体循环和肺循环变成两个分开的并联循环，且两者之间依赖于两个循环之间的分流，因此氧合的效率极低。临床上表现出严重的发绀，动脉血氧饱和度与静脉血氧饱和度相近。存在不同程度的酸中毒和血流动力学的不稳定。大动脉转位经动脉导管分流造成氧合血经分流优先进入下半身而脑部氧供不足，更容易出现脑部缺氧性损害。

5. 治疗原则 药物治疗的重点在于稳定机体的内环境，纠正由于发绀和灌注不足引起的内环境紊乱。同时还需要保持动脉导管处于开放状态，前列腺素 E_1 的使用有助于增加肺血流和保持动脉导管开放，有助于挽救患儿生命并为进一步治疗创造时机。

大动脉转位的手术治疗包括生理学矫治和解剖学矫治，生理学矫治的目的是通过心房内的板障恢复动脉和静脉正常的血流顺序，即体静脉－右房－解剖左室－肺动脉－肺氧合，回流的氧合血－左房－解剖右室－主动脉－机体循环。这样做的优点是手术相对简单，死亡率低，但远期容易出现心律失常，三尖瓣关闭不全和解剖右室功能衰竭等问题。解剖矫治是恢复心脏正常解剖关系的手术方法，得益于冠脉移植和大血管重建技术的进步，近些年手术存活率逐步提高，矫治后恢复正常的心室连接顺序和功能，因此与生理学矫治相比较心律失常和解剖右室功能衰竭少见，但也存在冠脉功能不全和右室流出道梗阻的情况。

（四）完全型肺静脉异位引流

1. 解剖 全部的肺静脉都回流到右心房或连接右心房的血管上，同时会存在一个经房间隔的交通，这是患儿存活的必要条件。根据肺静脉连接水平的不同分为心上型，即肺总静脉与心脏以上结构相连，如无名静脉、左上腔静脉、奇静脉。心内型汇入冠状窦或直接进入右房。心下型在横膈以下汇入下腔静脉或门静脉系统。心下型位于膈水平以下极易受到腹压和膈肌的影响更容易出现梗阻。

2. 自然病史 50%的完全型肺静脉异位引流将在出生后3个月内死亡，80%的将在1岁内死亡；其中梗阻型占70%左右，另有20%的患儿虽然没有梗阻，但肺动脉压力过高，这些患儿内科治疗的效果不佳，远期活动能力受限，存活概率降低。

3. 病理生理 肺静脉回流的梗阻会造成患儿的肺水肿和心源性休克，甚至迅速死亡。患儿的临床表现取决于两个关键因素，肺静脉引流的梗阻程度和右向左分流的梗阻程度。肺静脉引流的梗阻导致肺静脉和肺动脉压力急剧升高并引起严重的肺水肿并低氧血症，过高的肺动脉压力使右心室输出降低导致循环衰竭。右向左分流的梗阻会导致左心室的前负荷降低，左室输出量下降导致心源性休克。梗阻型的完全型肺静脉异位引流会迅速导致患儿死亡。

4. 临床特点 非梗阻型的全肺静脉异位引流由于右心负荷量增加，往往仅表现为肺动脉瓣听诊区的收缩期杂音，而梗阻型肺静脉淤血严重，出现肺水肿和肺动脉压显著升高，同时还可因梗阻导致循环血量不足出现低血压和代谢性酸中毒。

心上型全肺静脉异位引流典型的胸片表现为雪人征，但往往到6个月以后才会比较明显。心内型汇入冠状静脉窦的超声可观察到冠状静脉窦的显著扩张。

5. 治疗原则 未经治疗的完全型肺静脉异位引流预后极差，对于梗阻性的一经诊断要及早进行外科手术矫治，术前往往已经需要插管，较高浓度的氧同时过度通气，应用碳酸氢钠来维护机体内环境的相对稳定，并使用正性肌力药物，体循环灌注严重不足的通过应用前列腺素 E_1 来维持动脉导管的开放，使肺动脉经过动脉导管向主动脉的分流增加来维持体循环的灌注。但这些方法的作用非常有限，目的也仅仅是尽可能的维持并等待手术矫治。非梗阻性的往往可以选择择期手术，但仍需要密切关注肺动脉压力的情况，如果肺动脉压力持续较高或逐步升高，就需要及早的外科手术治疗。

（五）左室流出道梗阻

1. 解剖 左心室到升主动脉之间的梗阻引起左室射血受限，通常梗阻会发生在主动脉瓣，但也可能是在瓣下水平或者瓣上水平。临床较为多见的是主动脉瓣的二瓣畸形合并狭窄，当狭窄程度较轻时早期往往不会有特别严重的症状，然而严重的狭窄和动脉导管依赖性的新生儿，当动脉导管收缩甚至关闭时，会出现非常严重的循环障碍，表现为全身低心排血量状态，代谢性酸中毒，肝功受损，无尿等。同时严重的狭窄往往容易合并左心室发育不良。

2. 自然病史 主动脉瓣的畸形是最常见的类型，表现为主动脉瓣的二瓣畸形和（或）合并有轻度的狭窄，一般不会明显的症状，但仍有10%不到的患儿表现严重的左室流出道梗阻和体循环依赖于经动脉导管的低氧合血流。一旦动脉导管开始收缩关闭，病情将变得非常严重致命。

3. 病理生理 左室流出道的梗阻会导致左室后负荷的增高，进而心肌肥厚收缩舒张功能障碍。左室流出道梗阻心肌的肥厚、心室腔压力的升高以及冠状动脉灌注压降低共同导致心肌血液灌注不足，特别是在灌注的末梢心内膜区，心内膜下的心肌缺血坏死和心内膜纤维增生将会导致病情更加复杂棘手。除此之外由于经过左心室的前项血流减少，左房压会升高，而二尖瓣、左心室、升主动脉等发育不良。非常严重的左室流出道梗阻在新生儿期即表现出左心室不能满足机体循环的需要，此时体循环的灌注主要依赖于开放的动脉导管，一旦动脉导管迅速关闭，会导致严重的低心排症状，表现为低血压、代谢性酸中毒、无尿，可迅速危及生命。

4. 临床特点 临床症状的出现与梗阻的严重程度相关，轻症的患儿仅表现主动脉瓣听诊区的收缩期杂音，而重症患儿杂音强度会增强，但当出现心输出量下降时，杂音的强度反而会降低甚至没有杂音。这时患儿可能出现脉压差减小，外周灌注不足的临床体征。

超声在胎儿期即可提供很多信息，有助于对疾病的严重程度进行判断，除了解剖畸形信息外，还可以测定压力阶差来估计狭窄的严重程度，但需要注意的是因胎儿期左心室仅承担不足一半的泵血功能，以及存在 PDA 右向左的分流，因此这种压力阶差的数值可能会被大大的低估。新生儿期超声通过判定 PDA 的血流方向来预计左心室能否支撑整个体循环。

5. 治疗原则　对于轻症患儿往往以继续观察为主，而发生充血性心衰或体循环严重依赖动脉导管的情况，均需要紧急的外科干预。手术前积极的复苏，包括气管插管机械通气，应用正性肌力药物，依赖动脉导管的静脉应用前列腺素 E_1，为检查和手术争取时间。

手术策略的选择依据患者的心脏发育程度而异。对于心室发育较好外科初次干预通常选择主动脉瓣的切开，左心室发育不良的梗阻患儿，预计左室难以独立承担整个体循环的应当选择 Norwood 手术以避免术后左心功能衰竭。

（六）合并室间隔完整的肺动脉闭锁

1. 解剖　胎儿期在闭锁近端的结构往往存在显著的异常，包括右心房的显著扩大，存在明显的三尖瓣反流甚至是非常严重的三尖瓣反流，三尖瓣通常发育不良。必须存在一个房间隔缺损或者更大的卵圆孔以保证胎儿在宫内的存活。右心室会存在肥厚和发育不良，心室腔容积减少。新生儿期的合并室间隔完整的肺动脉闭锁，肺血流依赖于开放的动脉导管进行氧合以及经房水平的右向左分流以维持左心室的前负荷，当房间隔分流口过小不足以维持循环血量时，中心静脉压升高，循环血压难以维持。临床分型 A 型为肺动脉瓣的闭锁，B 型为肺动脉主干闭锁，而左右肺动脉干仍然存在。C 型为肺动脉瓣、肺动脉主干和一侧肺动脉闭锁。D 型为肺动脉瓣、肺动脉主干和两侧肺动脉均为闭锁，肺血流完全来源于侧支循环。

2. 自然病史　出生后 2 周内死亡率 50%，半年内死亡率 85%。存活的患儿往往合并其他位置的肺血流来源，即使如此，罕有活到 30 岁以后的情况。

3. 病理生理　除支气管动脉的血流外，肺内血流主要依靠开放的动脉导管提供，动脉导管的分流量决定了患儿的氧合程度，随着出生后动脉血氧饱和度的升高，动脉导管开始收缩，进入肺内的血流量减少，可能出现严重的低氧血症、代谢性酸中毒并导致死亡。同时由于右心室泵血途径受阻，血流必须通过房间隔水平分流到左心房，心房内的交通口开始关闭可能导致严重的循环障碍。

4. 临床特点　出生后即可表现出严重的发绀，当动脉导管收缩时，发绀会更加严重，同时伴有呼吸急促，代谢性酸中毒，部分新生儿可存在循环衰竭的情况。

5. 治疗原则　由于自然预后极差，对怀疑肺动脉闭锁的新生儿，经静脉注射前列腺素 E_1，维持或改善动脉血氧，同时保持内环境的稳定，纠治代谢性酸中毒等。诊断一经明确，需要尽早手术治疗。

治疗方案的选择依赖于疾病的分型，但最主要的初期治疗目标应当是降低早期的死亡率，同时尽可能为双心室矫治创造条件。基本术式有仅解除右室流出道的梗阻、解除梗阻加体肺分流及仅体肺分流三种方式。

（程　亮　孙国成）

第 10 章
医学伦理和产前诊断相关学科伦理

医学伦理随着医学和社会的发展而不断丰富和完善。人类进入 21 世纪，经济的全球化、高科技的全方位渗透、医学模式的转变，给医学伦理学提出了新的挑战。学习、了解医学伦理和产前超声相关学科的伦理，对促进医学科技发展，规范产前检查技术，培养产前检查人员的高尚道德情操具有重要的作用和意义。

产前检查、产前超声检查技术的发展，涉及诸多的伦理、法律知识。从事产前诊断的工作者如果要成为遵守职业道德、科学运用技术、减轻患者痛苦、促进社会进步的人，就需要通过学习、了解产前超声相关学科基本伦理和相关法律来指导医德实践、完善医德素质和提高医疗技术水平。

第 1 节　医学伦理学的含义

医学伦理学是由医学与伦理学相结合而形成，要全面理解其内涵，不能离开对道德、伦理、伦理学等概念的探讨。

一、道　德

道德是由道德意识、道德活动和道德规范三个部分构成的有机整体，是人类社会的一种重要意识形态，是由人们在社会生活实践中形成并由经济基础决定的，用善恶作为评价标准，依靠社会舆论、内心信念和传统习俗，调节人与人、人与自然关系的行为规范体系。

二、伦　理

伦理是人际关系事实如何的规律及其应该如何的规范。

道德与伦理是整体与部分的关系。伦理是整体包含着人际行为事实如何的规律及其如何的规范；道德是部分，其含义是人际行为应该如何的规范。

三、伦理学

在中国历史上，伦理学产生以孔子或儒家学派的产生为标志，发展以“仁”为中心的道德理论和人生哲学，伦理学的内容长期地同哲学、政治、礼仪和修身教育结合在一起，直到近代才逐渐分化成为独立的学科。

伦理学是研究“伦理”，或者说“人伦之理”，“做人之理”。从学理上来说，不同学者有着不同论述。概括而言，伦理学是以道德现象作为自己研究的客体，即研究有关道德和伦理问题的学科，包括道德和伦理问题的理论和实践。

四、医学伦理学

医学伦理学是研究医学道德的科学，是伦理学与医学相交叉产生的一门新的伦理学的分支学科，是运用伦理学的一般原理来调整处理医疗卫生实践和医学科学发展中人与人、医学与社会之间关系的一门学问。

五、生命伦理学

医学伦理学以人道论、义务论和美德论为理论基础，对医德建设产生了重要影响。生命伦理学是利用生物科学，以改善人们生命质量。对生命科学和卫生保健领域中人类行为的系统研究，用道德价值和原则检验此范围内人的行为，以解决人的健康利益追求、生存状态和终极关怀等问题。

第 2 节　医学伦理学的基本原则

医学伦理学基本原则是调节各种医学道德关系应当遵循的根本准则和最高要求。医学基本原则是反映某一医学发展阶段及特定社会背景之中的医学道德的基本精神，是医学道德最一般的道德原则和道德根据，是构建医学道德规范的最根本，并贯穿在医学道德体系的始终。国际社会公认“有利、不伤害、尊重与公正”是医学伦理学基本原则的核心内容。

一、有利原则

在医学实践中，有利原则有狭义和广义之分。狭义的有利原是指医务人员的诊治、护理行为对患者确有助益，既能减轻痛苦同时又能促进康复；广义的有利原则是指医务人员的诊治、护理行为不仅对患者有利，而且有利于医学事业和医学科学的发展，有利于促进人群、人类的健康和福利。通常，有利原则是指狭义的说法。

从良好的动机向有益的目标出发，一切针对患者的诊治手段和措施，都应该是最佳的，并应该遵循最优化的原则。以产前超声检查频次为例，应是“以人为本、以患者为主体＂的，它除了检查所要达到的诊疗目的效果以外，基于对孕妇节约医疗费用及回归社会能力的重视，最大限度地有利于患者。产前超声检查的伦理价值，就是对有利原则最好的阐释。

有利原则由低层次原则（有必要、不伤害）和高层次原则（为患者谋利益）两个层次构成。医务人员应恪守社会主义的医德观，以维护人民的健康利益为根本利益，提供最优化服务，努力预防或减少难以避免的伤害，选择使患者代价与受益比例适当的处置。同时，将有利于患者同有利于公众健康公益有机地统一起来。

二、不伤害原则

不伤害原则也称无伤原则，是指医务人员的医疗行为，其动机与结果均应避免对患者的伤害。检查诊治过程中不使患者受到不应有的伤害是一系列具体原则中的底线原则。不伤害原则是相对性原则，因为医疗技术本身存在着治疗与伤害的正、负双重效应。如为了救母亲，可能导致胎儿的死亡；癌症化疗，可以抑制肿瘤的发展或复发，但又会对造血、免疫系统引起不良影响。

在医疗实践中，负效应是伤害发生的内在客观根据，而医生素质和知识缺乏是伤害发生的主观现实因素。面对现实中的伤害现象，医生既应正视现实，又应有所作为。一般来说，凡是医疗上是必需的或是属于医疗适应证范围的，所实施的诊治手段是符合不伤害原则的。相反，如诊治手段对患者无益，不必要或是禁忌的，那么有意或无意去勉强实施，一定会使患者受到伤害，也是违背了不伤害原则，比如滥施辅助检查、滥用药物，既增加了医源性疾病，又给患者增加了额外的经济负担。

医学上把伤害现象与医务人员主观意志的关系划分为：有意伤害与无意伤害、可知伤害与意外伤害、可控伤害与不可控伤害、责任伤害与非责任伤害。依据其伤害内容又可划分为：身体伤害、精神伤害和经济损失。

不伤害原则与有利原则是善待患者的两个方面，两者调节的都是“医务人员与服务对象”之间的基本道德关系。医疗行为的特殊性质，决定着医疗行为必须对服务对象至少不伤害或者把不可避免的伤害降低到最低程度，在此基础上方能达到“有利于患者”的目的。

医务人员在医疗实践活动中应该树立不伤害的医疗理念，恪守不伤害的道德原则，把医疗的伤害性降低到最低限度，达到以最小的损伤代价获取患者最大利益的效果。

三、尊重原则

尊重原则又可称尊重自主原则，狭义的尊重原则，是要求医患双方交往时真诚地尊重对方的人格，尤其强调尊重患者的生命和生命价值，包括尊重患者的人格和尊严。广义的尊重原则是指不仅尊重患者的人格尊严，还应尊重患者自主权和隐私权等。

尊重原则是现代生物－心理－社会医学模式的必然要求和具体体现，是建立和谐关系的重要途径。医务人员在诊疗上应该履行充分的告知义务，以保证患者及其家属在充分知情的基础上行使自主权，做出理性的选择。临床医生要应当正确运用自己的医疗干涉权，正确解决好患者自主与医务人员做主之间关系的问题。

在临床实践中，尊重患者的自主权与行使医务人员的医疗权并不矛盾，患者的自主权并非是绝对的，而是有条件的。患者实现自主权的前提条件是：①它是建立在医护人员为患者提供适量、正确且患者能够理解的信息之上；②患者必须具有一定的自主能力，对于丧失或缺乏自主能力的患者，其自主权由家属或监护人代替；③患者做出决定时的情绪必须处于稳定状态；④患者的自主权决定必须是深思熟虑并和家属商讨过。

同时，尊重原则实现的关键是医务人员对患者的尊重，但患者对医生的尊重也是必需的。

四、公正原则

公正即正义、公平、公道。公正原则是指根据生命权的要求，按合理的或大家都能接受的道德原则，给予每个人所应得到的医疗服务。医疗公正具有一定的必然性和合理性，其伦理学依据主要有：医患之间在社会地位和人格尊严上是平等的；任何患者都享有平等的健康权和医疗权；作为弱势一方的患者有权得到医疗服务的公平关怀。

在临床实践中，公正原则体现在两个方面，即医患交往公正和资源分配公正。交往公正是指在医疗服务中，平等待患，一视同仁。

公正可蝴为形式公正和内容公正两个层面。形式公正是指同样的人给予相同的待遇，不同的人给予不同的待遇；内容公正则是指依据个人的地位、能力、贡献、需要等分配相应的负担和收益。

医学伦理学强调形式公正与内容公正的有机统一，即具有同样医疗需要以及同等社会贡献和条件的患者，应得到同样的医疗待遇，不同的患者则分别享受有差别的医疗待遇；在基本医疗保健需求上由于人人享有平等的生命健康权和基本的医疗权，所以应该人人同样享有，这是基本人权；在特殊医疗保健需求上要求做到相对公正，即对有同样条件的病人给予同样满足。因此公正原则体现为：底线保障、机会平等、贡献分配、调剂分配。

第 3 节　医学伦理学的应用原则

医学伦理学的应用原则实际上是医学伦理学的规则，包括知情同意原则、诊疗最优化原则、医疗保密原则和生命价值原则等。

一、诊疗的最优化原则

（一）诊疗最优化原则

诊疗的最优化原则是有利原则和不伤害原则在临床工作中的具体应用，是指在临床诊疗过程中以最小代价获得最大效果的决策，也叫最佳方案原则。所谓最小代价是指对患者伤害最小、痛苦最小、耗费最小；所谓最大效果，是指在当时当地所能达到的最好医疗效果。

（二）最优化原则内容

最优化原则包括疗效最佳、损伤最小、痛苦最轻和耗费最少四部分。

1. 疗效最佳　疗效最佳指诊疗效果在当时医学发展水平上或在当地医院的技术条件下是最好的、最显著的；

2. 损伤最小　损伤最小指在疗效相当的情况下，临床医务人员以安全度最高、副作用最小、风险最低及伤害性最少作为选择的诊疗方法的标准；

3. 痛苦最轻　痛苦最轻指尽管患者痛苦无法避免，但医务人员可以在确保治疗效果的前提下精心选择给患者带来痛苦最小的治疗手段，减轻疾病给患者带来的痛苦，始终是医生诊疗的伦理责任；

4. 耗费最少　要求医务人员无论是对待自费患者，或公费患者在选择诊疗方案时，应在保证诊疗效果的前提下，选择卫生资源耗费最少，社会、集体、患者及家属经济负担最轻的诊疗措施。

最优化原则是人道主义与功利主义的结合，它指导医生追求动机与效果、目的与手段、科学理性与人文理性协调统一，从而达到诊治的完美境界。

二、知情同意原则

（一）知情同意原则的含义

知情同意原则是尊重原则在临床实践中的具体应用，是指临床医师在为患者做出诊断和治疗方案后，必须向患者提供包括诊断结论、治疗决策、病情预后及诊治费用等方面真实、充分的信息，尤其是诊疗方案的性质、作用、依据、损伤、风险、不可预测的意外及其他可供选择的诊疗方案及其利弊等信息，使患者或家属经深思熟虑自主做出选择，并以相应方式表达其接受或拒绝此种诊疗方案的意愿。在得到患方明确承诺后，才可最终确定和实施由其确认的诊治方案。

知情同意权是患者的一项重要的权利，1981 年世界医学大会通过的《病人权利宣言》中就明确规定“病人有权利自决，而医生则需要告知病人这样的决定的后果。心智健全的成年病人有权授予或终止任何的诊断或治疗。病人有权利获得必要的资料来支撑他（她）的决定。病人应该清楚了解任何一项实验和治疗的目的究竟是什么，结果将意味着什么，如果拒绝接受又将会怎样”等。

我国法律对患者的知情同意权保护也做了相应的规定，如《中华人民共和国执业医师法》《医疗事故处理条例》《中华人民共和国侵权责任法》（以下简称《侵权责任法》）都做了明确规定。

（二）知情同意权的主体

知情同意权的主体主要是年满 18 周岁以上的成年患者或患者的法定代理人、监护人以及患者的亲属。对于丧失行为能力的患者、精神病患者或无民事行为能力的未成年人患者，其知情同意权应由其法定代理人或监护人或患者的亲属行使。对于 16 周岁以下的未成年人（限制民事行为能力的人），可以进行与其年龄、智力相适应的民事活动。

未成年人的监护人依次为父母、祖父母、外祖父母、兄、姐，关系密切的其他亲属、朋友，居民或村民委员会等。精神病患者的监护人依次为患者的配偶、父母、成年子女、其他近亲属等。

（三）知情同意的内容

医方告知内容：①入院告知；②诊断过程告知；③治疗过程告知；④创伤性操作告知；⑤改变治疗方案告知；⑥临床试验性检查和治疗的告知；⑦经济费用告知；⑧暴露患者隐私部位的告知；⑨涉及患者身体隐蔽部位的检查和诊疗、致其不适的检查和诊疗，以及患者提出疑问的情况等。

医方告知应遵循：①紧急救治的告知原则；②不良效果预示原则；③告知适度原则；④顺序原则。

（四）知情同意原则的正确应用

医疗实践中，医生执行知情同意原则要注意做到使患者或其家属完全知情并有效同意。完全知情是指向患者提供他做出承诺必需的所有医学信息，对患者有关疑问的必要回答和解释，使患者全面了解诊治决策的利与弊，为合理选择奠定真实可靠的基础。

有效同意是指患者在充分知情后，自主、自愿、理性地做出负责任的选择。这种选择需要患者具备自由选择的权利、做出正确判断的充分的理解能力和必要的知识水平。有效同意还应遵循特定程序、签写书面协议并保存备查，如治疗实施前必须请患者或其家属签写手术协议（知情同意）书。知情同意程序并非医务人员推卸责任的手段和凭据，医务人员因行为过错而对患者造成的伤害，仍要承担相应的道德责任或法律责任。

（五）知情同意与特殊干预权

特殊干预权也称医生干涉权，医生为患者利益或他人和社会利益，对患者自主权进行干预和限制，并由医生做出决定的一种医疗伦理行为，主要适用于以下情况①患者缺乏理智的决定，拒绝治疗会给患者带来严重后果；②讲真话会使心理承受能力差的患者造成沉重的精神压力，不得不隐瞒真相；③面对丧失或缺乏自主能力的急危患者，又无法联络上其法定监护人；④为了他人、社会利益免受伤害，由医生决定对传染病患者隔离治疗，对少数精神病患者实施约束。

2010年7月1日生效的《侵权责任法》第56条明确规定："因抢救生命垂危的患者等紧急情况，不能取得患者或其近亲属意见的，经医疗机构负责人或者授权的负责人批准，可以立即实施相应的医疗措施"。

三、医疗保密原则

医疗保密是要求医务人员保守医密，即要求医务人员在医疗中不向他人泄露能造成医疗不良后果的有关患者的隐私。

（一）医疗保密的内容

医疗保密指保守患者隐私和秘密，即为患者保密，具体包括①实施保护性医疗，在特定情况下不告知患者真实病情，即对患者保密，在道德上是允许的；②保守医务人员的秘密，分为：为患者保密、对患者保密和保守医务人员秘密。

（二）医疗保密的意义

保守医密是一个古老的医学道德规范。保密原则是对医务人员的特殊要求，是对行善原则、有利原则、无伤原则、人道原则的特殊贯彻。保密原则是法定义务、道德义务，是古今中外国际医学界的职业公德，亦是取得患者信任和合作的需要及保护性医疗制度的要求。

（三）医疗保密的伦理条件

对患者隐私权的保护并不是无限制的、绝对的，恪守医疗保密必须满足以下几个伦理条件：①医疗保密的实施必须以不伤害患者自身健康与生命利益为前提；②医疗保密原则的实施是不伤害无辜者的利益；③恪守医疗保密原则必须满足不损害社会利益的伦理条件；④遵循医疗保密原则不能与现行法律相冲突。

四、生命价值原则

生命价值是指生命的社会价值，它是以人具有内在与外在的价值来衡量生命意义。生命价值论认为生命本身的质量决定生命内在价值，是判断生命价值的前提和基础；生命对他人和社会意义决定生命的外在价值，是生命价值的目的和归宿。生命价值原则是医学伦理学亦是一般伦理学的最基本原则。

第4节　医学伦理在产前诊断相关学科的应用

一、遗传服务中的伦理道德

遗传服务是应用遗传学知识和相关技术为患有遗传病的患者提供医学服务。遗传服务是包括遗传咨询、遗传检查、遗传病的诊断和治疗等的总称。目的是为预防和减少遗传病的发生，促进生育健康，提高人口素质。

1997年12月世界卫生组织在日内瓦召开的医学遗传学伦理问题会议，与会专家一致通过了《医学遗传学与遗传服务伦理问题的建议国际准则》。

指导原则包括：①在医学上运用遗传学知识，必须遵照医学伦理学的一般原则；在提供信息后给予自主的选择，并有利于对个人及社会的公正；②正确应用遗传学信息；不能强迫进行遗传学测试，其测试应该是自愿的，避免由政府、社会或医生施加的强制；③检测前必须提供有关测试的目的和信息；儿童做遗传检测是为更好地获得医疗服务；④对生殖问题的决定，必须由受试者做出，妇女应是对有关生殖事宜的重要决定者；⑤遗传学应秉承公正需求及提供均等服务，并为所有的有需要者提供预防诊断及治疗疾病等方面的服务；⑥遗传学的个人资料在任何时候都应作为保密文件；⑦遗传咨询应提供正确、全面、无偏见的信息；同时应对公众、医务和其他卫生工作专业人员、教师、教士和其他宗教人士进行遗传学教育；⑧公平地分配公共资源给最需要做遗传服务的人，并及时提供所需的遗传服务和随后处理。防止基于遗传信息在就业、保险或教育上发生不公平的歧视或偏爱；⑨制止提供无医疗指征的检验或操作，及时提供遗传服务在不断发展中的质量控制，包括实验室检查；⑩绝大多数遗传性疾病在不同国家和地区有类似的发病率，且与人们的社会经济地位无关。因为，人类基因组并无“优”、“劣”之分，人们享受的医疗遗传服务的权利必须包括对遗传性疾病的诊断、治疗和预防。

遗传服务作为一种医学服务，除应遵循医学伦理学的一般原则，如：尊重原则、知情同意原则、隐私和保密原则、行善原则、不伤害原则、公正原则和互助原则外，同时应尊重世界卫生组织建议的医学遗传服务伦理准则，以作为遗传服务工作者的参考。

（一）遗传咨询中的伦理道德

医学遗传咨询是由遗传咨询医师和咨询者，即遗传病患者本人或其亲属，就某种遗传病在一个家庭中的发生、再发风险和防治上所面临的各种问题进行深入的交谈和讨论。主要目的有医学目的和社会目的两个方面。

1. 医学目的　①使咨询者对这种遗传病有全面概要的了解，以便知情者选择最恰当的对策。咨询者可在自愿的基础上并在咨询医师的帮助下付诸实施，以获得最佳防治效果；②帮助制订生育计划；③在有发病风险的家族中，对有血缘关系的夫妇提出可行的生育计划；④对有高风险的夫妇，提供忠告和制定的措施；⑤对有遗传病、先天畸形患儿的父母，提供患儿的教养方法和建议。

2. 社会目的　①降低人群中遗传负荷；②宣传遗传知识，使民众认识遗传病的严重危害性，

提高优生意识；③降低遗传病的发生率和发病率，不断提高人口素质。

（二）遗传咨询中的伦理

遗传咨询是医学遗传服务的重要组成部分，对于检出遗传病患者及致病基因携带者，进行有效而可行的婚姻及生育指导，在减少或防止遗传病患儿的发生和发病中发挥着重要的作用。医学遗传咨询是进行产前诊断的序幕和实行健康生育的重要措施之一。因此，遵守遗传咨询中的伦理规范，十分必要。

1. 正确把握遗传咨询的对象　医学遗传咨询的对象包括：①确诊或怀疑为遗传病的患者及其亲属；②连续发生原因不明疾病的家庭；③先天畸形、原发性智力低下，疑与遗传有关者；④易位染色体或致病基因携带者；⑤原因不明的反复流产、死胎、死产与不孕（育）夫妇；⑥性发育异常者；⑦孕早期接触放射线、化学毒物、服用致畸药物或病原生物感染者；⑧具有遗传病家族史拟结婚或生育者。

2. 严格遗传咨询的程序　根据上述咨询者可能提出的问题，一般可按下列程序操作：

（1）明确诊断　明确诊断是进行正确咨询的前提和关键。遗传病的诊断①一般疾病的诊断程序一样，包括病史采集、体格检查、辅助诊断技术；②家系分析、细胞遗传学技术、分子遗传学技术等手段；必要时请专科会诊、检查，以明确诊断。③确定同一疾病的不同亚型，以区分是遗传或新突变产生的等等，因为这都关系到计算遗传病再发风险的准确性。

（2）确认遗传方式　目前，临床上常见遗传病的遗传方式已被确定公认。因此，只要诊断明确，其遗传方式多可迎刃而解。但应注意①多数遗传病具有遗传异质性及表型模拟（也称拟表型），这往往给遗传咨询带来困难；②随着细胞

生物学、分子遗传学及医学科学的进展，使许多孟德尔式遗传病与染色体病紧密地联系起来了，它给遗传咨询带来了新的课题。咨询者在确定遗传方式遇到困难时，应查阅有关医学遗传学资料，做出相应的判断。

（3）科学评估再发风险　再发风险是在一家系中已有遗传病患者时，该家系中其他成员（含再出生者）能否再患同一种疾病的危险性，其危险性的大小可用再发风险率来表示。再发风险率的评估是遗传咨询的重要内容，必须科学、正确。

（4）谨慎解答咨询者的问题　咨询医师的任务是将有关遗传病的诊断、预后、防治方法，特别是将患该病的风险率告诉咨询者，并对其所提出的问题给以确切的解答，供其在决定婚姻、生育时谨慎参考。

（三）遗传咨询医师应具有的伦理道德

遗传咨询是咨询医师和咨询者的商谈，它不像普通医疗门诊。咨询医师除应遵守医疗服务中的医患伦理道德准则外，还应根据遗传咨询的特点，遵守如下的伦理道德：

1. 体察同情，减轻咨询者的心理压力　具有各种遗传或疾病的咨询者，在向咨询医师作遗传咨询时，在心理上都存在很多疑虑和压力，咨询医师应体察同情咨询者的心情，努力减轻咨询者的心理压力，既是咨询者的渴求，也是咨询医师应具有的职业道德。

2. 平等相待、热情关怀　由于遗传病的难治性和遗传性，许多咨询者前来咨询时都心存各种的顾虑。咨询医师应平等地对待咨询者，设法减轻咨询者的羞耻感、负罪感和恐惧感，使咨询者能得到尊重。

3. 尊重咨询者的隐私权　遗传咨询不宜在有无关人员在场的环境中进行，咨询者个人的隐私权应得到充分的尊重。必要时咨询医师可与前来咨询的夫妇分别谈话。咨询医师应当尊重咨询者的隐私权，妥善保护好咨询资料，并予以绝对保密，避免这些资料被他人、单位、雇主和保险商等利用。因为，这样做有利于咨询者个人的心理需求和家庭的和谐稳定。尊重咨询者的隐私权是咨询医师应遵循的道德准则。

4. 坚持自愿和知情同意的道德原则　遗传咨询服务可分为指令性和非指令性的。结合我国的具体情况，应在不违背我国《婚姻法》和《母婴保健法》及相关法律法规的前提下，提倡非指令性的遗传咨询。当咨询医师要求患者及其家属成员进行遗传学检查时，应贯彻自愿和知情同意的道德原则，让患者及有关人员充分了解咨询和检查的目的与必要性，争取咨询者的主动配合，决不能采取行政命令等强制措施。”

5. 坚持自主决定的道德原则　咨询和检查的结果有可能证实个体遗传病的存在，或能推算出后代的再发风险。如产前诊断将有助于对先天性缺陷胎儿或唐氏综合征等遗传病的诊断，对咨询夫妻是否施行人工流产或终止妊娠，应由夫妻双方自主做出决定。如本人无行为能力，则应由其监护人签署知情同意书后做出决定。夫妻双方如要求流产还应根据《母婴保健法》的相关规定，经本人签署同意后方能进行。咨询医师必须知道，对遗传病的任何咨询都应是非指令性的，为此，咨询专业人员应避免提供有目的的偏向性信息，以免导致咨询者认为只有咨询提供者的信息才是自己最好的选择。但非指令性咨询并不意味着咨询者在提供信息后就把患者及家属抛开，使其在没有帮助的情况下做出他们的决定。决定权应属于父母或法律监护人。咨询者一旦做出决定，咨询医师应尽可能支持他们的决定，并为咨询者提供医学技术服务的指导。尊重咨询者的自主权是咨询医师应遵守的道德。

6. 规范服务内容、提高遗传服务质量　遗传咨询是遗传服务的主要形式，是一种遗传咨询医师与咨询者的交流过程，它涉及与一个家庭发生遗传病或发生遗传病风险相关联的系列问题。遗传咨询服务应有 1 名或 1 名以上经过培训的医务人员为患者或其家属服务，其应具备的业务素质包括①了解医学事实，诊断和疾病的可能病程及现有的治疗方法；②懂得遗传导致此类疾病的病因，以及特定亲属的复发风险；③熟知处理复发风险的各种可选择的方法；④从其风险、家庭目标及其伦理与信仰的角度，挑选可能对其合适的行动步骤；⑤保护家庭的完整，对受累家庭成员应告知该疾病的复发风险和可能，做出最佳的预防指导措施；⑥告知个人和家属关于遗传信息可能被第三者误用；⑦告知个人，让血亲知道亲属可能有遗传风险是个人的伦理责任；⑧告知个人怎样把他们携带者身份透露给配偶伙伴的方法，如果他们想要孩子的话，应注意这个透露对婚姻可能会产生的有害影响；⑨告知咨询者，他们有道德上的义务去透露可能影响公共安全的遗传状态；⑩在可能的时候，对儿童和未成年人的遗传信息的透露，最好能在他们自己能做出决定的时候再予透露。

7. 倡导互助精神、扩大遗传服务受益面　遗传服务事关个人、社会、民族的利益。个人不能与家庭、社会分离，社会各成员应相互照顾、关心，兼顾当代人与下一代人或未来世代人的利益。

人类单个机体无力创造良好的生活环境，要使每个机体都能得到健康的发展，就必须建立一个众多机体协作共事、互相依赖的社会风气，使社会产生一个强大的群体力量，而合作与协调、友谊与互助、利他主义与道德良心正是扩大遗传服务受益面的必要途径。

在遗传服务中常会遇到婚前医学检查、遗传咨询和辅助生殖等很多医学技术问题，咨询师需为他们提供优良的技术服务和具有全心全意为患者服务的道德品质。如婚前医学检查是为了帮助准备结婚者本人及下一代的身心健康，是一种互助的、无偿的社会公益服务行为。又如，对进行异体人工授精术供精者的咨询时，必须告知供精者应是年轻的、健康的，最好是生育过一个健康的孩子者；是一种自愿的，不要求经济补偿的互助行为；因为是自愿互助的，所以不能破坏他人的夫妻感情和家庭关系等等。在遗传服务中互助原则的执行对个人是一种利他主义的精神安慰，对他人、社会和民族是一种高尚的道德情操体现。

二、产前诊断的伦理道德

在遗传咨询的基础上，有目的地进行产前诊断是近代医学的一项重大成就。产前诊断又称宫内诊断或出生前诊断，即通过直接或间接地对孕期胚胎或胎儿进行生长和功能状况的检测，了解胎儿的外表结构、对胎儿的染色体进行核分析、检测胎儿细胞的生化成分或进行基因分析，从而对某些胎儿的先天性或遗传病疾病做出诊断。

出生前诊断目的①诊断某些先天性畸形或遗传学疾病；②了解胎儿的生长和成熟度；③诊断非遗传性疾病和胎儿宫内窘迫，然后根据诊断结果进行选择性宫内治疗和流产。出生前诊断目前已成为世界各国应用最为广泛、实用性价值最为显著的预防遗传病、智力障碍及先天畸形患儿出生的有效手段。

应用产前技术，如影像技术、细胞遗传学、分子生物学、染色体核型分析、基因检测分析等技术，可以了解胚胎和胎儿的发育是否正常。若确认胎儿正常，则可解除家庭的焦虑，有利于孕期保健；如为异常胎儿，在获取分析相关资料后，可选取终止妊娠措施或采用宫内及出生后治疗，或经由胎儿的亲属“知情同意”并签署委托书后再采取相应的防治措施。为此，要注意以下的职业道德：

（一）严格控制产前诊断的对象

产前诊断适用对象主要有如下情况① 35 岁以上的高龄孕妇；②有生育染色体异常患儿史的孕妇；③夫妇之一是染色体异常或携带者或有脆性 X 综合征家系的孕妇；④有神经管畸形儿生育史的孕妇；⑤有性连锁遗传病家族史的孕妇；⑥羊水过多或过少者；⑦有原因不明的异常孕产史者（包括自然流产史、畸胎史、死产及新生儿死亡史）；⑧夫妇一方有明显不良因素接触史的或早孕阶段有严重病原生物感染者；⑨有生育代谢性疾病患儿史者；⑩具有遗传病家族史又属于近亲婚配的孕妇。

（二）认真做好产前诊断的各项准备

产前诊断是一项高科技与临床相结合应用性很强的工作。胎儿疾病主要为先天性疾病或遗传病，病种涉及面广。诊断时要通过母体取材和磁共振或超声诊断等技术。因此，对医务人员职业素质要求较高，责任心要强、技术要精、结果判断要准。在施行产前诊断前，医务人员和孕妇及其亲属都要做好充分的准备包括①医务人员的技能和相应的设备；②孕妇及其亲属能否接受胎儿可能患某种遗传病的风险、危害、结局；③诊断的可行性、危险性、必要性、可靠性以及诊断结果的处理等，都应做好操作上、心理上的准备和必要的手续办理。

遗传咨询在进行产前诊断之前特别重要，医务人员在做完产前诊断前咨询后，接着要做的是通过各种检查，以便及时做出产前诊断。

（三）尊重产前诊断伦理准则

不同的文化、宗教和国家法律对有关于产前诊断后受孕胎儿的流产，都是有差异的。世界卫生组织对产前提供出生前诊断提出的一些普遍性的伦理准则，对医疗工作者开展遗传服务工作是有益的。准则的主要内容包括以下方面：①遗传咨询应在产前诊断之前；②包括产前诊断在内的遗传服务应得到公平分配，首先要给予最需要医疗服务的人群，而不管他们的支付能力或任何其他因素；③产前诊断在性质上应为自愿，应由未来的父母自行决定；④如在医学上有产前诊断的指征，不论夫妻所述的关于流产的观念如何，都应提供产前诊断，在有些情况下，产前诊断可为出生有病的孩子进一步的诊治做准备；⑤产前诊断仅给父母和医师提供有关胎儿健康的信息，不应利用产前诊断做亲子关系检验（除了强奸或乱伦）或作性别选择（除非是性连锁疾病）；⑥在并无医学指征的情况下，仅为宽慰母亲焦虑所做的产前诊断，对资源分配的优先权应次于有医学指征的产前诊断；⑦医师应将所有与临床有关的产前诊断结果透露给孕妇或夫妻，包括所涉及疾病症状的整个变异范围；⑧在家庭和谐和国家法律、文化及社会结构的框架内，孕妇或夫妻对受累胎儿妊娠的选择应得到尊重与保护。

三、新生儿筛查的伦理道德

新生儿筛查是对已出生的新生儿进行某些遗传病，且临床症状尚未表现之前或有轻微表现时所做的症状前诊断，是出生后预防和治疗某些遗传病的有效方法。需要进行新生儿筛查的疾病往往发病率高、危害大，早期治疗可取得较好的疗效。有些国家已将此项措施列入优生的常规检查，可筛查的病种已达 12 种，我国列入筛查的疾病有苯丙酮尿症、先天性甲状腺功能减低症等新生儿遗传代谢病和听力障碍。

提倡疾病预防为主，是对某些有遗传因素所致的遗传病在儿童时提供症状前检验。尽管这些遗传病至今仍没有可供选择的特效治疗措施。新生儿筛查应遵守以下的医学职业道德①检验提供的信息将被用于预防对被检验者或对配偶、家属、未来孩子或他人可能带来的危害；②应向受检验者充分告知该检验的限度，包括提供不可能预期确定发病年龄或出现严重症状的信息；③对儿童和未成年人的检验，只应在对儿童和未成年人可能在医学上能带来好处时才进行；④不应让雇主、保险商、学校、政府部门或是其他的第三者接触检查结果；⑤应遵守遗传信息透露与保密的伦理准则；⑥应为受检验者提供对该疾病有效的遗传咨询；⑦在要求检查孩子时，如果没有能够通过预防或治疗使其在医学上获得好处时，对成年才发病的遗传病的症状前检验或易感性检验，通常最好是延迟到成年阶段，那时年轻的成人可做出她（他）自己的决定；⑧在遗传咨询过程中，遗传咨询师要给父母们解释检查对孩子的潜在好处和潜在风险。

四、对出生缺陷或迟发性遗传病检查的伦理道德

出身缺陷也称先天性异常，是指胚胎发育紊

乱引起的人体形态、结构、功能、代谢、精神、行为方面的异常。有的异常可在出生时表现；有的则在出生后一段时间才显示出来，诸如智力低下、舞蹈病和成人多囊肾病等迟发性遗传病。

出身缺陷的病因较多，最终归纳为遗传因素和环境因素。前者包括染色体病和单基因病，大约占25%；后者包括理化、感染、代谢、药物等，大约占10%；而遗传与环境共同起作用的约占65%，也就是说多基因遗传所致出生缺陷是引起此类疾病的主要原因。

在做出生有缺陷或迟发性遗传病的发病前基因检查时，应注意的伦理问题有以下方面：①应进行遗传咨询，让受检者通过咨询充分了解疾病是否会遗传、能否治疗，以及传递的风险等，使之有充分思想准备接受检查的结果，遗传咨询医师应尊重受检者可能会改变初衷或放弃基因检查的决定。②任何检查都应征得受检者同意，咨询医师不应为了谋利或其他的目的进行指令性的检查。③任何检查的结果都应为受检者保守秘密。④尊重已经出生的，有先天性缺陷者的人格尊严。⑤应当为受检儿童或迟发性遗传病患者提供遗传信息，这些信息的获得应该是自愿的，在提供遗传信息时，绝对不能向第三者泄密。⑥科学地告知儿童的家长、本人或监护人，遗传病可能给其一生带来的风险及其在医学上有可能得到的帮助；尽可能避免或减少给受检者造成的心身伤害。⑦对迟发性遗传因子携带者的儿童或有迟发性遗传病患者的遗传信息，未经家长、本人或监护人同意，不得向商业保险、学校和政府透露。⑧社会对遗传病儿童或迟发性遗传病患者不应歧视，在结婚、生育、就业、医疗、保险、财产继承等方面应与社会其他人群一视同仁等。

五、出生婴儿性别比的伦理问题

目前，我国出生人口性别比失衡已经成为人们关注的社会问题。出生婴儿性别比失衡的原因主要是中国社会普遍存在的重男轻女的社会性别观念，产生这一观念的原因有经济、社会、文化等多方面的因素，而直接原因主要是胎儿性别鉴定技术和选择性别引产技术的滥用。

我国《母婴保健法》明确规定，严禁采用技术手段对胎儿进行非医学需要的性别鉴定；《人口与计划生育法》明确规定，严禁利用超声技术和其他技术手段进行非医学需要的胎儿性别鉴定，严禁非医学需要的选择性别的人工终止妊娠。中华人民共和国人口计划生育委员会、中华人民共和国卫生部、国家药品监督局颁布的《关于禁止非医学需要的胎儿性别鉴定和选择性别的人工终止妊娠的规定》，对可以进行胎儿性别鉴定和终止妊娠的器械、设施和药物的配置、流通、使用和保管都做出了明确规范，但由于执法力度不强、处罚不力等原因，对从事非医学需要的胎儿性别鉴定和选择性别的人工终止妊娠的医疗机构、医务人员和违法销售这类器械的厂商缺乏威慑作用。出生婴儿性别比持续升高还会引发一系列负面的社会问题，这对建设和谐社会带来不稳定因素。

误将产前筛选这项技术用于进行胎儿的性别鉴定，而非为了避免新生儿的缺陷，这是与这项技术的目标和初衷相悖的，由此引发了人们对现代医学高科技的深层伦理思考。长此以往，必将给国家造成严重的社会问题和不稳定因素。

性别选择虽然是个人的选择，但这种选择具有累积效应，这种效应是非常负面的。如果个人的选择不对他人或社会产生严重的、不可逆的负面效应，没有理由限制它。但是如果个人的行动对他人或社会产生并且将继续产生严重的、不可逆的负面效应，我们有理由限制它。禁止这种性别选择，包括产前的性别鉴定和性别选择性的人工终止妊娠。

对性别选择的限制本身也是一种对个人自由的限制，非到不得已时应尽力避免，而且这种限制也有可能产生滑坡效应，即继而对其他领域的个人自由也加以限制。因此，必须在考虑限制这种选择时，慎重考虑、斟酌其利弊得失。在性别选择对性别比的影响不是很严重的地方，不应考虑限制这种个人选择；但如果性别选择已经严重影响性别比，采取一定的限制措施能够在伦理学上得到辩护，但其限制程度也要根据性别比的严重程度而有所不同。

第5节　产前检查诊疗的侵权责任风险

全国人大常委会于2009年12月26日表决通过的《中华人民共和国侵权责任法》已于2010年7月1日正式实施，该法共12章92条，对公民民事权益进行了全方面、多层次、立体化保护。涉及生命权、健康权、隐私权等产前检查医疗诊疗服务的诸多方面。该法不仅明确了医疗损害赔偿责任，也对医患双方的行为进行了规范，体现了注重医患和社会大众利益的立法思想，是我国民法体系中的进步。产前检查服务中如何规避侵权责任风险，应引起高度注意。要积极完善制度、规范服务行为，做到程序合法、检查合法，提高法律意识，依法约束和规范服务行为，主动避免侵权行为，维护医疗法律程序，促进社会和谐。

一、产前检查人员的注意义务

（一）注意义务

产前检查医务人员的注意义务是指在实行产前检查医疗行为过程中，依据法律、行政法规、规章以及有关诊疗规范，保持足够的小心谨慎，以预见医疗行为结果和避免损害结果发生的义务。应该说，医务人员的注意义务是其执业义务的核心内容。它要求产前检查人员在实施产前检查医疗行为的过程中对患者生命与健康利益具有高度责任心，对每一环节的检查服务行为所具有的危险性加以注意。注意义务一般表现为对相关的法律和规章所规定的具体检查医疗行为的操作规程和医疗惯例是否遵守和执行。因此，为了避免诊疗行为所带来的损害，医务人员在治疗之前必须对一切可能发生的损害后果有所认识，并且采取措施防止损害的发生。

（二）注意义务的内容

医疗损害责任作为一种特殊的民事责任，主要是指医疗机构的医疗过失责任。过失是医疗损害责任不可或缺的要件之一。如果医疗机构及其医务人员的医疗行为不存在过失，即使患者有损害后果发生，医疗机构也不承担损害赔偿责任。医疗过失是因为医务人员在实施具体的诊疗行为时没有充分履行其应尽的注意义务而引起的。产前检查人员的注意义务包括结果预见义务和结果避免义务两种。

（1）结果预见义务　在判断产前检查人员是否违反结果预见义务时，需要注意以下几点：①是否具备基本的医学知识。对于危险是否有预见的可能应以一般产前检查人员的医学知识为判断标准，不能以自己主观的医学知识及经验为判断标准。如果产前检查人员欠缺必要的知识、技能而导致错误诊疗，就构成对注意义务的违反而应负相应的法律责任。②产前检查人员对医学新知识是否知晓。产前检查人员对医学新知识欠缺认识而导致医疗损害后果的发生，是对此项义务的违反。③预见义务在于预见发生结果的可能性。结果是否发生是概率问题，发生的概率愈高，产前检查人员应注意的程度愈大。医学上的危险即使发生的可能性极低，但有发生的可能且为一般医务人员所知悉时，即有预见的义务。④医疗行为体现在遗传咨询、产前检查中，包括病情检查、诊断、诊疗方法的选择、执行、过程的追踪等行为。这些行为对患者的人身均有可能产生危险。因此注意义务的范围应涉及产前检查医疗行为的全部。

（2）结果避免义务　结果避免义务的内容要求产前检查人员在保持应有谨慎的情况下而为的法律所要求的一定的作为或不作为。违反结果避免义务成立过于自信的过失。一般而言，避免结果的发生有两种方式，一是舍弃危险行为，二是提高注意并采取安全措施。

（三）归责原则

医疗侵权行为发生以后，对于造成的损害结果，总要有人来承担责任。因此，医疗损害责任的归责原则，是指确定医疗机构承担医疗损害责任的一般准则，是在受害患者的人身损害事实已经发生的情况下，为确定医疗机构对自己的医疗行为所造成的损害是否需要承担赔偿责任的准则。

二、履行患者知情同意权

患者知情同意权是指患者在接受诊治过程中，有权知晓自己的病情及医疗机构将要施行的诊疗措施，在接受特殊检查、特殊诊疗前，有权知晓相关的医疗风险、替代医疗方案等情况，包括诊断结论、治疗决策、病情预后及诊治费用等方面真实、充分的信息。患者或家属经深思熟虑自主做出选择，在得到患方明确承诺后，并须征得患者书面同意，才可最终确定和实施由其确认的含义。医疗机构不宜向患者说明的，应当向患者的近亲属说明，并取得其书面同意。患者知情同意权主要是基于尊重患者自主权的理念。知情同意原则是尊重原则在临床实践中的具体应用，做到使患者或其家属完全知情并有效同意。这种理念在政策和法律的制度化过程中，保护患者和医务人员的同时，必然强化了医者的法律责任。

三、未尽告知义务的法律责任

《侵权责任法》第五十五条规定："医务人员在诊疗活动中应当向患者说明病情和医疗措施。需要实施特殊检查、特殊治疗的，医务人员应当及时向患者说明医疗风险、替代医疗方案等情况，并取得其书面同意；不宜向患者说明的，应当向患者的近亲属说明，并取得其书面同意。""医务人员未尽到前款义务，造成患者损害的，医疗机构应当承担赔偿责任。"

《侵权责任法》关于手术治疗、特殊检查、特殊治疗的风险说明、替代方案说明义务的规定，把证明这些义务的书面证据——包括知情同意书、告知书、其他经患方签字认可的病历记载等，作为了证明医务人员是否尽到"告知义务"的必要证据，故不再需要通过鉴定来认定。只要医疗机构拿不出经过患方签字的上述书面证据，就足以认定医疗机构未尽到"告知义务"，造成患者损害的，医疗机构就应当承担赔偿责任。

目前临床上要求医生只需要告知有医疗风险，要求不严；现在增加了内容，即医生还必须告知医疗替代方案。比如，患者家属不同意羊水检查，并写明"责任自负"，但医生还要说明"不做羊水检测的风险及替代方案等"，同时告知多个替代方案及其风险，并取得患方签字，这实行起来有很大的难度，还有待相关法律、诊疗规程进一步完善。

四、医疗机构过错的赔偿责任

《侵权责任法》第五十四条规定："患者在诊疗活动中受到损害，医疗机构及其医务人员有过错的，由医疗机构承担赔偿责任。" 按照原来《医疗事故处理条例》规定，医疗争议案件须经医疗鉴定委员会鉴定，构成医疗事故才赔偿。不属于医疗事故的，医疗机构不承担赔偿责任。《侵权责任法》对医疗损害责任新的规定，使我国民事赔偿责任原则重新得到了统一，"医疗行为与损害结果之间的因果关系"不再成为医疗诉讼中法律考量的核心和重点。"医疗行为与损害结果之间的因果关系"也不再是医方承担责任的前提条件。由于医疗鉴定委员会与医疗机构、医生之间有千丝万缕的联系，患者很难相信其鉴定结论的真实性。可是，为了打官司，医疗事故鉴定是患者绕不过去的坎。新法使医疗事故鉴定不再成为医疗诉讼的要件。患者受到损害，医疗机构只要有过错，就要承担赔偿责任。法律保护处于相对弱势的患者，而对于产前检查医务人员就有了更多的法律责任。

《侵权责任法》实施之后，患方告医方，患方作为原告需要首先举证，大部分患方会采取司法鉴定的方式举证，要求医方配合鉴定；如果医方对鉴定结论不满意，也可以同时申请医疗事故技术鉴定。如果两份证据相同的话，没有异议，法院可以根据证据直接判案；在以往的医疗损害赔偿案中，医方几乎毫无例外的要申请由医学同行组成的医学会进行医疗事故鉴定，而经过医疗事故鉴定之后，法院往往就只认鉴定结论，判决结果也只以医疗事故鉴定结论为依据，医疗病历不再具有证据价值。而现在，如果两份证据不同的话，法院会根据民事诉讼法的要求，要求两份证据的提供者出庭质证，最终做出裁定。

五、明确举证责任

《侵权责任法》规定，由患者就医疗机构的过错承担举证责任，如患者不能证明医疗机构有过错或违反法律、行政法规、规章以及其他有关诊疗规范的规定，就要承担举证不能的不利后果。

举证责任倒置有助于保护患方，患方不具备医疗专业知识，在医生面前对医疗争议处于被动地位，如果由患方举证证明医方过错，十分困难，但有利于患者诉讼愿望实现。但是，举证责任倒置逼着医生在医疗行为中为了保护自己，避免在医患纠纷中输官司而开诸多的检查单；为提高安全系数面临风险而不积极施治，把风险留给患者等诸多问题，需要用医学伦理、法律规范诊疗行为。

六、未尽诊疗义务的法律责任

《侵权责任法》第五十七条规定：“医务人员在诊疗活动中未尽到与当时的医疗水平相应的诊疗义务，造成患者损害的，医疗机构应当承担赔偿责任。”

“当时的医疗水平”，并不仅仅指某个产前检查医生个人的医疗水平或本院的医疗水平。如果某个医生不能决断就应及时请求会诊；如果本院不能解决就应在对患者负责的前提下，积极地联系其他力量或转院检查诊疗。是否在诊疗活动中尽到与当时的医疗水平相应的治疗义务，将是法院在案件审理中进行考量的重要内容。未尽到与当时的医疗水平相应的诊疗义务，造成患者损害的，医疗机构就应当承担赔偿责任。

七、拒绝提供、隐匿、伪造、篡改、销毁病历的法律责任

《侵权责任法》第六十一条规定：“医疗机构及其医务人员应当按照规定填写并妥善保管住院志、医嘱单、检验报告、手术及麻醉记录、病理资料、护理记录、医疗费用等病历资料。”“患者要求查阅、复制前款规定的病历资料的，医疗机构应当提供。”

《侵权责任法》第五十八条规定：“患者有损害，因下列情形之一的，推定医疗机构有过错：

“（一）违反法律、行政法规、规章以及其他有关诊疗规范的规定；

“（二）隐匿或者拒绝提供与纠纷有关的病历资料；

“（三）伪造、篡改或者销毁病历资料。”

过去，一些医疗机构借自身掌控病历资料的优势地位，往往采取隐匿或者拒绝提供与纠纷有关的病历资料，以及伪造、篡改或者销毁病历资料的方式来影响法院的判决。这种做法不仅加剧了医患对立，也在一定程度上损害了法律的公平正义。今后，凡隐匿或者拒绝提供与纠纷有关的病历资料，以及伪造、篡改或者销毁病历资料，患者因此受到损害的，人民法院就可以此来直接推定医疗机构有过错，并判决医疗机构承担责任。

八、过度检查诊疗的法律责任

《侵权责任法》第六十三条规定：“医疗机构及其医务人员不得违反诊疗规范实施不必要的检查”。在产前检查诊疗活动在过度检查与注意义务的必要检查不足是共同存在的，一些医疗机构以经济利益为目的，实施不必要的检查，小病大治，造成患者不必要的损害和损失；一些医疗机构因忽视提高检查诊疗技术，产前检查人员欠缺必要的知识、技能而导致错误诊疗，就构成对注意义务的违反而应负相应的法律责任。《侵权责任法》的这项规定，扩大了对就诊患者的保护力度和范围，加强了对医疗机构的规范和约束，对

降低过度诊疗，对于控制和降低人民群众反映强烈的医疗费用过高的问题，具有十分重要的意义。

九、保护患者隐私权的法律义务

《侵权责任法》第六十二条规定："医疗机构及其医务人员应当对患者的隐私保密。泄露患者隐私或者未经患者同意公开其病历资料，造成患者损害的，应当承担侵权责任"。

产妇体质的相关信息属于个人隐私。涉及可疑的疾病及健康资料，属于个人隐私。检查者到医院检查诊疗，往往还可能要将除疾病以外的其他隐私暴露给医生，在医疗病志上记录了患者的家庭住址、身份证号、配偶、病史、家族史、检查状况等等，都是患者的私密信息，例如性病、非婚生子、肝病等隐私，都是不想被他人知道的，对于这一切，产前检查人员都对患者负有保密义务。如果泄露信息造成被检查者损害，就要承担责任。遇到在诊疗检查可能被实习生观摩等情况时，应首先征得患者同意。

（姜亚红 李 军）

参考文献

[1] 姜凤武 . 医疗损害责任制度比较研究 . 北京 : 法律出版社 , 2013

[2] 任元鹏 . 医学的法律边界 . 南京 : 东南大学出版社 , 2012

[3] 丘祥兴 , 孙福川 . 医学伦理学 (十一五教材). 3 版 . 北京 : 人民卫生出版社 , 2011

[4] 王明旭 . 全国 7 年制 - 医学伦理学 (十一五教材). 3 版 . 北京 : 人民卫生出版社 , 2010

[5] 孙福川 , 王明旭 . 医学伦理学 (本科临床 / 十二五规划教材). 4 版 . 北京 : 人民卫生出版社

[6] 吕宜灵 , 李泽华 . 医药卫生法学 . 北京 : 科学出版社 ,2012

[7] 李勇 , 陈亚新 , 王大建 . 医学伦理学 (全国高等医药院校规划教材). 2 版 . 北京：科学出版社 , 2010

[8] 全国人大常委会颁布《中华人民共和国侵权责任法》(2009 年 12 月 26 日)

[9] 国家卫生部 .《产前诊断技术管理办法》(卫基妇发〔2002〕307 号)

[10] 国家卫生部 .《新生儿疾病筛查及时规范 (2010 版)》(卫妇社发〔2010〕96 号)

第 11 章
生命、生殖伦理的认识

生命的伦理学问题在当今已成为人类最关注的哲学主题。人不仅要活着，更重要的是要活得有价值、有意义。怎样的生命才是有价值和有意义的呢？这就需要人类对自身的生命进行必要的控制。那么，对生命进行控制是否道德？控制人的生命的伦理学依据是什么？在控制人的生命过程中应遵循怎样的伦理准则？

第 1 节　生命的标准与含义

人的生命究竟从什么时候开始，关于这一问题，历史上始终存在着争议，也是当今医学伦理学生命问题讨论的焦点，尤其是提高人口质量问题上已经成为世界性的重要任务。在生殖与生育控制技术高度发展的今天，人的生命从何时算起，个体的法律和道德地位如何确立？已成为十分迫切的法律和伦理问题。

一、生命的标准

关于生命开始的时间有种种的观点和学说，主要包括：

（一）个体生物学标准

①早期，主张生命从受精卵开始，生命从妊娠第 4 周受精卵者床之时开始，生命开始于妊娠第 8 周大脑皮质形成之时；②晚期，把生命的开始定为胎儿发育的晚期，即胎儿具有生活力之后，或者直到分娩才是生命的开始；③全期，认为怀孕的各个阶段都是生命的开始。但胎儿体外存活周期的延长，人造子宫技术进步发展，使得这一标准失去了意义。

（二）承认授权标准

认为生命的开始必须以胚胎发育到离开母体而存活为前提。同时必须得到承认，首先是父母的承认，更重要的是社会的承认，由社会授予婴儿以权利。这种观点存在的局限，使得新生儿的自身生命权利被无视。

（三）复合标准

认为即使是受精卵也已经是一个个体的生命，但不能因为生命开始了便有完全的价值。发展复合标准思路是医学伦理的主要方向。

二、生命的含义

医学伦理学认为，人的生命复杂性远不是生物学意义上的内容所能包含的。人与所有生物最本质的区别之一是因为人有意识，能思维，具有丰富的精神活动。就是说，人具有两重性，生物属性和社会属性，人的生命是肉体与精神的统一体。正由于人能够自觉地意识到自身的存在，自觉地认识与反思自身，自觉地带有目的地从事各种活动并相互结合，形成群体，所以人不单纯是生物学意义上的“自然人”，还是具有人文文化性质的“社会人”。这样的话，人的生命及其本质至少不能脱离身与心、自然与社会这两方面属性来思考与研究。因此，人的生命是人的生物学生命发展到出现了人的人格生命时期，实现人的生物学生命和人的人格生命这两者的高度统一的有机实体。同时，我们可以这样去表述人的概念：人是在一定的社会关系中扮演一定角色的有意识或自我意识的实体。

第 2 节 生命观的变革与医学道德

生命伦理观是人们对生命所持的价值观念，代表着人们对生命看法的历史变迁。历史地看，人们对生命所持的观点主要有生命神圣论、生命质量论和生命价值论。

一、生命神圣论

最早生命被理解为超自然的概念，富有宗教的神圣性。由于人类的生存面临威胁，对人类物种的保护是最大的问题，增加人口数量、延长寿命是人们的基本要求。而医学不发达、对生命现象不了解，以及宿命论的影响，尤其是宗教的影响，对生命神圣论产生了极大的影响。即使在科学技术迅速发展的今天，生命仍然是神圣的，是不可随意侵犯的，医学理所当然地要把维护生命作为自己的首要职责。

二、生命质量论和生命价值论

生命质量及生命价值观的问世，标志着人类的生命观和伦理理念有了历史性的转变，是人类要求改善自身素质，以求更大发展的反映；是人类自我意识的新突破，它比生命神圣观在视野上更加开阔、情感上更加理智、思维上更加辩证。生命质量论和生命价值论的形成与发展对医德建构、医德观念与医德理论的发展，具有积极的意义。因此，生命质量及生命价值观的确立，使医学伦理学研究方法及理论基础更加进步与科学，生命质量及价值规则将传统医学伦理学由单纯强调维护生命的理论格局，拓展到注重生命质量和价值的伦理新格局，把个体生命利益与群体及人类的生命利益联系起来，把动机与后果联系起来，把珍惜生命与尊重生命质量和价值联系起来，从而使医学伦理学和生命伦理学体现更加科学和完善。从这个意义上讲，生命质量及价值观是医学伦理学与生命伦理学体现科学化、现代化的重要理论标志。

第 3 节 优生学的道德伦理

人口质量关系到国家和民族的盛衰，影响着民族的兴旺和国家的富强。医务人员应积极开展优生学研究，对危害人类生命发展的种种不利因素及早采取措施，有效降低先天性畸形及遗传性疾病的发生率，从而增强人口的自然素质，改善人的生命质量。医务人员有义务加强宣传和教育，使越来越多的人认识到优生的重要性，把国家规定的义务转变为他们自主的决定。

一、优生学

优生学是一门研究改善人类遗传素质的学科，将人类学、心理学、遗传学、统计学等方面的研究结合起来，探讨人类智能和遗传的关系。

遗传学、分子生物学的发展成为优生学的理论基础，加上社会的进步与经济的发展，广大人民认识到优生学的重要性，推行优生政策，使科学的优生学得到了健康地发展。人们把遗传咨询、产前诊断和选择流产三者的结合称之为“新优生学”。新优生学是防止出生缺陷、提高出生素质的一门综合性很强的新型学科。近几年，将药物致畸、污染致畸、辐射致畸、病毒感染致畸、产伤致呆等新知识补充到优生实践中来，扩展了优生学的科学基础。现代优生学成为运用遗传学原理，借助社会措施、医学手段来改善人类遗传素质的一门多学科相互渗透的综合性学科。它的宗旨是将遗传学规律运用于人类生育，从而保证和提高整个人类的素质。

二、优生的道德意义

（一）提高人口质量水平

21 世纪是竞争的时代，这种竞争归根到底取决于人口素质水平的高低。提倡优生优育、采取优生技术控制和减少有严重缺陷胎儿的发生和出生，可以提高人口中优良遗传素质人口的比例，相应地改善和提高人群中的人口质量的水平。

（二）提高智力投资的经济效益

优生能保障所生孩子具有优良的素质，容易

培养成为高智力高素质的社会人，能够适应较复杂的社会生活工作环境，不仅能减轻家庭、社会的负担，还能为社会创造出更多的社会财富。从经济效益上讲，对遗传素质优良的人投资所产生的社会、经济效益一般会远大于遗传素质较差的人。

三、优生学的伦理

优生学包括消极优生学和积极优生学。前者是防止劣质人口出生，后者是促进优质人口出生。无论是前者还是后者，都是对人的生命质量进行主动控制的具体措施，其伦理价值是肯定的。但是，优生涉及的伦理问题是十分复杂和敏感的。

（一）消极优生学

消极优生学主要致力于如何防止患有遗传病、先天缺陷等不良个体的出生，从而降低人类群体中不良基因的频率。主要措施有婚前检查、避免近亲结婚、选择最佳生育年龄和最佳受孕时机受孕、优生咨询、孕期保健、产前诊断、选择性人工流产，以及优生立法等。各种措施实施所面临的种种伦理问题集中围绕生育权利、出生权利以及生命的本体论问题展开。

（二）积极优生学

积极优生学注重研究如何促进体力和智力优秀的个体繁衍，从而提高人类群体中良好基因的频率，期望达到人类由更多的优秀个体组成。积极优生学目前采用和今后有可能实施的途径是人工授精、胚胎移植、基因工程等，而这些原本是解决不育症的生育问题，现扩展运用于优生，这些所产生的伦理问题主要围绕胚胎地位、人类的特性、人伦关系以及如何运用这些技术等。

四、生命价值原则

第一，尊重人的生命，人的生命及其价值是至高无上的。

第二，尊重生命的价值，人的生命价值是人的生命内在价值与外在价值的统一，对人的需要的满足，是医学行为选择的主要伦理依据。

第三，人的生命是有质量的。

综上所述，生命价值原则包括两层含义：尊重他人的生命和尊重生命的价值。这一原则的确立，为人们和医务人员全面认识人的生命价值提供了科学论证，并使之决定生命取舍时保持全面、冷静和审慎的态度。生存权是人的基本人权，因此，应尊重他人的生命，维护人的生存权利。例如，对严重残疾新生儿的处置及患有绝症又进入死亡状态的患者等。医学伦理学面对的最为尖锐的伦理问题均与生命价值原则相关，这些问题多集中在人的生死两端，真正的尊重生命在于接受生命也接受死亡，这也是生命价值原则所表达的一种对待生命的全新态度。

（姜亚红　李　军）

参考文献

[1] 丘祥兴，孙福川 . 医学伦理学（十一五教材）.3 版 . 北京：人民卫生出版社，2011

[2] 吕宜灵，李泽华 . 医药卫生法学 . 北京：科学出版社，2012

[3] 国家卫生部 .《产前诊断技术管理办法》（卫基妇发〔2002〕307 号）

第 2 篇　胎儿心脏

第 12 章
胎儿心脏的发育与畸形

心血管系统是胚胎发生中功能活动最早的系统，约在第 3 周末开始血液循环，使胚胎很早就能有效地获得养料并排出废物。心血管系统是由中胚层分化而来，首先形成的是原始心血管系统，其特点是左右对称。在此基础上经过生长、合并、新生和萎缩等改建过程而逐渐完善。这种复杂的变化过程受何种因素控制目前仍不是很清楚，但与遗传和局部血流动力学的变化，如血流速度与方向及血流压力的变化等有一定的关系。新近研究还发现一些细胞因子和原癌基因也参与对心血管系统发育的调控。

第 1 节　心脏发育的胚胎学

一、胚生学

当胚胎发育到 20d，在卵黄囊上的外胚中层中散在发生许多细胞团，这是形成原始血管及血细胞的始祖，称为血岛。血岛周围的细胞分化为扁平内皮细胞，形成原始血管。

血管互相融合及扩大形成一些成对的大血管，有动脉及静脉。与此同时，在口咽腔头侧的中胚层出现一群内皮样细胞，称生心板，是发展为心脏的原基。

二、心脏的发生

（一）原始心管的演变

左右两条原始心管逐渐靠拢，融合成为 1 条心管。到胎生第 5~7 周，两条腹主动脉也融合成为 1 个动脉囊，其左右两侧各有 6 条弓动脉连通左、右背主动脉。随着胚体的发育，心管发生两个缩窄环，将心管分为 3 部分，从头端向尾端依次为：动脉球、心室及心房。心房的尾端膨大，成为静脉窦，窦的末端与左、右主静脉相连形成两个角。心管游离于围心腔中，头端（动脉球端）固定在主动脉，尾端（心房端）固定在主静脉上。

（二）心管的蜷曲

在胎生第 3 周，由于心管的动脉球及心室增长的速度比围心腔快，以及心管的头尾两端被固定，心管无法向外延伸，仅能在围心腔内蜷曲，迫使心管的上半段向右向下蜷曲，呈“U”形；动脉球及心室的一段心管进一步向右、向下、向前延伸，而心房段则相对地向上、向左、向后延伸，呈“S”形。到胚胎第 5 周，原来位于心房头侧的心室，已移到心房的尾侧，心房完全移至动脉球的背侧，静脉窦居于心房的背后面尾侧。静脉窦上的两个角最初大小相对称，以后由于大部分回血经过右角，因此右角越来越大，而左角则逐渐缩小。右角及其连接的右主静脉最后发展为腔静脉，左角及其连接的左主静脉退化为冠状窦及左房斜静脉。

心房腹侧受动脉球及背侧支气管的限制，只能向左右两侧扩展，因而膨出于动脉球的两侧。以后心房与心室间的缩窄部分更加明显，形成房室管。至此，在人胚第 4 周，心管经演变已初具备心脏的外形，但仍是一条管道，内部尚未分隔。

（三）腔内分隔

1. 房室管的形成与分隔　胚胎发育到第 4 周

末，在房室管背侧壁及腹壁的正中线上，心内膜组织增生，形成两个心内膜垫。到胎生第 5 周，背、腹两个内膜垫融合，使原来的 1 条房室管分为左右两条房室管。在两个管口的局部，心内膜发生横向皱褶，成为瓣膜，左侧为二尖瓣，右侧为三尖瓣。

2. 心房分隔 约在心内膜垫发生的同时（胎生第 4 周末），从心房背侧及顶盖的正中线处发生一镰状隔膜，称为第一房间隔或原发隔。此膈向房室管心内膜垫的方向生长，从而将心房分为左右两个部分。但镰状隔的游离缘中间凹陷处与心内膜垫之间仍残留一个小孔，叫第一房间孔或原发孔。由于原发孔的存在，左右心房仍然相通。此后此孔逐渐缩小，最后封闭。若此孔不能封闭，则形成原发孔型房间隔缺损；由于此孔靠近心内膜垫及房室瓣，故原发孔型房间隔缺损容易合并心内膜垫和房室瓣畸形。正常在原发孔封闭之前，原发隔头端的组织吸收，又形成一孔，其位置较原发孔高，距房室环也较远，称第二房间孔或继发孔。与此同时，在第一房间隔的右侧又发生一隔膜，称第二房间隔或继发隔。继发隔在生长过程中也留有一孔，称卵圆孔。此孔的位置较第二房间孔略低，两孔交错重叠，使第一房间隔上的下部恰好从左侧遮住第二房间隔上的卵圆孔，而第二房间隔则从右侧遮住第一房间隔上的第二房间孔。第一房间隔只有两层心内膜，犹如瓣膜遮住卵圆孔，故又称卵圆孔瓣，以保证右心房血流入左心房，而左心房血不能流入右心房。这种情况一直维持到胎儿出生后约 8 个月，卵圆孔方才闭合；如不闭合则形成卵圆孔未闭。假如继发孔与卵圆孔未能交错重叠，即第一房间隔不能遮住第二房间孔，则胎儿出生后形成继发孔型房间隔缺损。

3. 心室分隔 在胚胎第 4 周末，心室开始分隔。首先从心尖部发生一半月形肌性隔膜，向心内膜垫方向延伸，形成室间隔的肌部。在半月形肌性隔膜游离缘与心室内膜垫之间残留一孔，使左右心室相通，称为室间孔。到胚胎第 8 周，由于肌性隔膜凹缘和心内膜垫的结缔组织向室间孔增生，以及动脉球间隔向下延伸，形成一薄膜，将室间孔封闭。一般称此膜为室间隔膜部。至此左、右心室完全隔开。室间隔膜部系由肌性隔膜凹缘、心内膜垫及动脉球间隔组成。三者中任何一处发育异常，都可引起室间隔膜部缺损。此外，室间隔肌部在发生初期是肌束相互交织成疏松的网状，肌束间有许多小孔，在发育过程中这些小孔如果闭合不完全，则形成肌部室间隔缺损。

4. 动脉球分隔 胚胎第 4 周末，动脉球内膜从动脉球的中段开始沿管壁纵轴增长，形成两条螺旋形的嵴，称动脉球嵴或动脉球间隔。这两条动脉球嵴一方面沿着纵行延伸，一方面向管腔中心横向生长。两条动脉球嵴在中线融合，将原来的动脉分隔成两条并行的管道，靠左边的是主动脉，通向左心室；靠右边的是肺动脉，通向右心室。由于动脉球间隔呈螺旋形，故主动脉与肺动脉互相盘旋。肺动脉起始居于主动脉的右侧，随后绕到主动脉的腹侧，最后在主动脉的左侧绕到主动脉的背侧。在主动脉及肺动脉的根部，由于管壁内膜生长增厚，形成主动脉瓣及肺动脉瓣。如动脉球间隔不按正常的螺旋方向延伸生长，则可引起主、肺动脉错位，主动脉或肺动脉狭窄，或者主动脉骑跨。动脉球间隔也参与室间隔膜部的形成，所以此类畸形常伴有室间隔膜部缺损。

三、主动脉及肺动脉的形成

左右原始心管融合为 1 条心管之后，左右腹主动脉亦融合为动脉囊。于胎生第 5~7 周发生 6 对弓动脉，将动脉囊与左、右背主动脉连通。第一、二对弓动脉退化，背主动脉在第三、四弓动脉连接处之间退化断开，分为上、下两段。第三弓动脉连接上段背主动脉，形成左、右颈动脉及颈内动脉。第四弓动脉连接下段背主动脉，其左侧成主动脉弓，一直连到降主动脉；右侧形成无名动脉及右锁骨下动脉。第五弓动脉不发育，很快消失。第六弓动脉右侧与被主动脉分离，并伸入右肺芽，形成右肺动脉；左侧仍与被主动脉连接，在中段发出分支伸入左肺芽，形成左肺动脉。第六弓动脉左侧从背主动脉到左肺动脉的一段称动脉导管。因此，胎儿期右心室注入肺动脉的血液绝大部分经动脉导管进入主动脉，只有极少量血液进入肺脏。

四、静脉的发生

胎儿早期由左、右两条卵黄静脉、脐静脉分别汇集为左、右主静脉，再分别注入静脉窦的左、右角。这些静脉经过衍变而形成上、下腔静脉系统，最后汇入右心房。

从背主动脉分支出来的脐动脉到胎盘，构成绒毛膜的毛细血管网，其外围为血窦。血窦是母体子宫内膜螺旋动脉分支进入胎盘并向绒毛周围开口所造成的血池，与胎儿血液进行物质交换，并向胎儿供氧。以后汇入小静脉，沿子宫静脉流回母体。胎儿绒毛膜毛细血管从母体血液中摄取氧气及进行物质交换后，汇入左、右脐静脉。随着胎体的发育及肝脏的长大，脐静脉与肝接触，并分支入肝，与肝窦相通。进入肝内的分支日益增多，逐渐使脐静脉血通过肝脏后返回心脏。以后右脐静脉全部及左脐静脉近心段逐渐萎缩、消失，仅剩下左脐静脉远心段，逐渐增粗，并移行于肝内，与毛细血管吻合、扩大，从而形成一条静脉导管，汇入肝静脉，最后引入下腔静脉。

从背主动脉分支出来的卵黄动脉进入卵黄囊，分支成毛细血管网，汇集为卵黄静脉。卵黄静脉进入肝内，亦在肝内分支与肝窦相连，逐渐发展为门静脉。卵黄静脉近心段的左支消失，而右支形成肝静脉和下腔静脉的肝段。

第 2 节　胎儿血液循环与出生后血液循环的变化

一、胎儿血液循环

胎儿的血液循环有其自身的特点，由于胎儿肺部没有进行气体交换的功能，需从母体胎盘获取氧气和营养物质，同时排出二氧化碳和其他代谢产物，其循环状态与出生后不同。而出生后，肺部出现通气功能，形成真正的肺循环和体循环两套系统，循环状态发生明显变化。

（一）胎儿的血液循环途径

1. 胎儿的部分血液经脐动脉进入母体胎盘，在胎盘内进行气体和物质交换，吸取氧气和营养物质，从脐静脉回流入门静脉系统，其中大部分不经过肝静脉，从静脉导管旁路直接进入下腔静脉，与下腔静脉血液混合，回流入右心房。

2. 右心房同时接收来自上、下腔静脉和冠状静脉窦的血液，一部分经三尖瓣口流入右心室，搏入肺动脉，其中来自上腔静脉的血流，几乎全部直接通过三尖瓣口流入右心室；另外一部分血液，主要是来自混合脐静脉回流的下腔静脉血液，经卵圆孔入左心房，与来自肺静脉的血液混合，并经二尖瓣口入左心室，搏入升主动脉。

3. 右心室搏入肺动脉的血液，大部分经动脉导管直接进入降主动脉，流向腹部、躯干下部及下肢，其中部分血液从降主动脉经脐动脉再回到母体胎盘，与母体进行气体和物质交换；小部分经肺动脉各级分支进入肺部，供应肺部的氧气和营养物质，随后经肺静脉流入左心房。

4. 左心室搏入升主动脉的血液，大部分流向头部、上肢和躯干上部各组织器官，包括心脏等重要脏器，只有少部分经主动脉峡部进入降主动脉。

5. 胎儿各组织器官经过气体和物质交换的血液，由静脉系统回流，其中肺部的静脉回流到左心房，心脏的静脉回流到冠状静脉窦，其他部位的静脉血回流入上下腔静脉，最终回流入右心房，进而周而复始的循环。

（二）胎儿血液循环特点

胎儿的血液循环的特点主要表现在：①肺无呼吸功能，胎盘具有呼吸功能，其营养代谢是通过脐血管在胎盘内与母体子宫血管进行交换的；②心腔内和大血管间存在分流。

1. 胎儿的肺部无通气功能，进入肺部和肺部回流的血液循环状态与其他脏器没有差别；胎儿肺动脉和肺小动脉，管壁较厚，管腔较小，在组织结构上与体循环动脉没有明显差别。因此，胎儿实际上只有一套循环系统，进入肺部与进入其他脏器的血液循环，属于两条相同的平行通道，血管组成及其解剖、功能基本相同，肺血管的阻力、压力与体循环系统相同，均属于高阻力系统。而出生后的肺循环状况则完全不同，出生后肺循环与体循环属于两套循环系统，肺循环阻力低、压力低。

2. 胎儿右心系统血液的大部分经心脏内（卵圆孔）和心脏外（动脉导管）通道，直接分流入左侧循环系统；进入肺部的血流量很少，占胎儿总心排血量的7%~10%。胎儿的这两个部位形成大量的右向左分流，其中从右心房经卵圆孔分流入左心房的血液约占总排血量的27%，而右心室输出量的90%从肺动脉经动脉导管分流入降主动脉。

3. 左、右心室同时担负胎儿循环功能，在胎儿的总排血量中，右心室大约供应55%，左心室供应其余部分，左心室搏入主动脉的血液，大部分供应头部、躯干上部和上肢，只有很少一部分经主动脉峡部进入降主动脉。

4. 胎儿各部位血液的氧饱和度，比出生后要低得多，从胎盘回流的脐静脉血液，血氧饱和度虽较丰富，也仅有约80%，其他部位则更低；如脐静脉与下腔静脉汇合后约为70%，左心房和左心室内血液约65%，降主动脉血液约60%，右心室血液约55%，上腔静脉仅40%左右。因此，胎儿循环系统中的血液基本上是混合血，与出生后明确区分动脉血和静脉血不同。

二、胎儿出生后血液循环的变化

胎儿出生后，肺呼吸一旦开始，胎盘循环即中断，血液循环相应地发生一系列变化，形成出生后的大、小循环的特征。

1. 卵圆孔闭合 胎儿出生后，肺循环的回流血液急剧增加，从而左心房压力大大超过右心房，使原发隔向继发隔贴近，从而使卵圆孔关闭。以后两者发生粘连及结缔组织增生，通常在1岁左右，最迟不超过3岁，卵圆孔完全封闭。

2. 动脉导管闭合 胎儿出生后，由于肺动脉压降低，肺动脉与主动脉间的血液交通趋于停顿，加之动脉导管管壁平滑肌的收缩，使动脉导管先产生功能性闭合。到出生后6~8周，动脉导管机化，而变成动脉韧带；95%的人于生后1年才完全闭合。如动脉导管不闭合，则形成动脉导管未闭。

3. 主动脉峡消失 胎儿出生前，主动脉弓在左锁骨下动脉分支处与动脉导管入口之间有一段显著的狭窄段叫主动脉峡。出生后，动脉导管闭合，主动脉弓的血液全部注入降主动脉，使主动脉峡逐渐扩大。一般在出生后3~4个月内峡部消失；如不消失，可形成主动脉缩窄。

4. 脐动、静脉退化 胎儿出生后脐带被剪断，脐动、静脉血流终止，血管逐渐变为结缔组织，形成韧带，从而使肝门到脐的一段脐静脉形成肝圆韧带。

第3节 心血管系统发育畸形

由于心血管发生过程中经历了复杂的变化，因而先天性畸形的发生也较多见，其中最常见的有以下几种（表12-3-1，表12-3-2）。

一、房间隔缺损

房间隔缺损（atrial septal defect，ASD）最常见的为卵圆孔未闭，可因下列原因产生：①卵圆孔瓣出现许多穿孔；②原发隔在形成继发孔时过度吸收，形成短的卵圆孔瓣，不能完全遮盖卵圆孔；③继发隔发育不全，形成异常大的卵圆孔，以致正常原发隔形成的卵圆孔瓣不能完全关闭卵圆孔；④原发隔过度吸收，同时继发隔又形成大的卵圆孔，导致房间隔缺损（图12-3-1）。此外，心内膜垫发育不全，原发隔不能与其融合，也可造成房间隔缺损。

二、室间隔缺损

室间隔缺损（ventricular septal defect, VSD）分为室间隔膜型缺损和室间隔肌型缺损两种情况。膜型室间隔缺损较为常见（图 12-3-2），是由于心内膜垫组织未能与球嵴和室间隔肌部融合所致。肌性室间隔缺损较为少见，是由于肌性隔形成时心肌膜组织过度吸收所造成，可出现在肌性隔的各个部位，呈单发性或多发性。另外的情况是室间隔缺如（absence of the ventricular septum），室间隔根本就没有发生，形成共用心室（common ventricle），即两房一室三腔心（单心室）。

三、动脉干分隔异常

1. 主动脉和肺动脉错位 主动脉和肺动脉发生中相互错位，以致主动脉位于肺动脉的前面，由右心室发出，肺动脉干则由左心室发出。此种

表 12-3-1 心脏内部分隔

心脏内部分隔	参与分隔的胚胎结构	正常发育	异常发育
房室管分隔	背、腹心内膜垫	分隔房室管→左右房室口	房间隔缺损 室间隔缺损
心房的分隔	原发隔及原发孔和继发孔；继发隔及卵圆孔	分隔原始心房→左右心房	原发隔缺损 继发隔缺损 巨大卵圆孔 卵圆孔未闭
心室的分隔	肌性室间隔 膜性室间隔来自左、右球嵴和心内膜垫	分隔原始心室→左右心室；心球近段参与右心室形成。	肌性室间隔缺损 膜性室间隔缺损
动脉干分隔	左、右球嵴形成的主动脉肺动脉隔	分隔心球远段和动脉干→升主动脉和肺动脉	膜性室间隔缺损 法洛四联症 动脉干永存 主动脉肺动脉错位 主动脉或肺动脉狭窄

表 12-3-2 常见畸形

	形态学变化	原因	表现
房间隔缺损	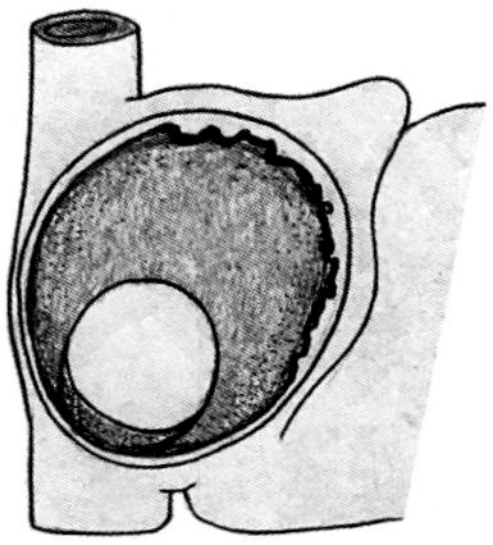 卵圆孔未闭	1. 卵圆孔瓣出现许多孔洞 2. 原发隔过度吸收→短卵圆孔瓣→不能完全遮盖卵圆孔 3. 继发隔发育不全→异常大的卵圆孔 4. 原发隔过度吸收→继发隔形成大的卵圆孔	左向右分流的先心病
	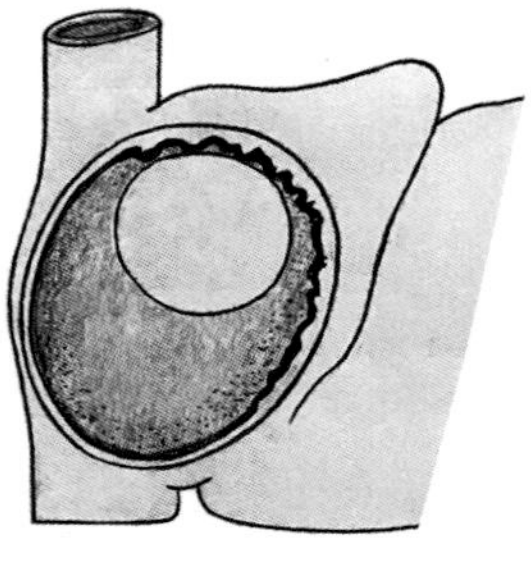 继发隔缺损	继发隔未发育	左向右分流的先心病

表 12-3-2（续）

形态学变化	原因	表现
室间隔缺损 膜性室间隔缺损	1. 肌性室间隔未发育 2. 膜性室间隔未发育	左向右分流的先心病
动脉干分隔异常 法洛四联症	1. 左右球嵴未发育 2. 动脉干分隔不均	肺动脉狭窄 室间隔膜部缺损 主动脉骑跨 右心室肥大

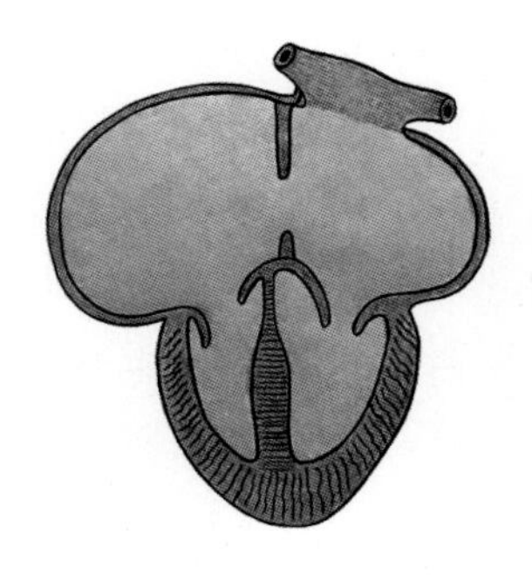
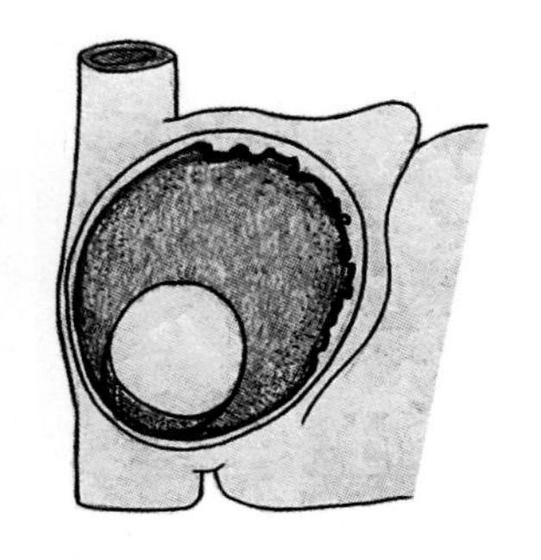

图 12-3-1 房间隔缺损

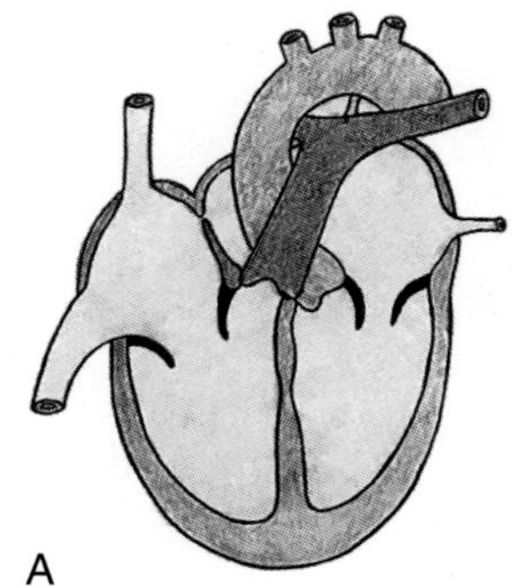

图 12-3-2 膜型室间隔缺损
A. 正常心脏；B. 室间隔缺损

畸形发生的原因是在动脉干和心动脉球分隔时，主动脉肺动脉隔的螺旋方向与正常相反。常伴有房室隔缺损或动脉导管未闭，使肺循环和体循环之间出现多处直接交通（图 12-3-3）。

2. 主动脉或肺动脉狭窄 由于动脉干分隔时不均等，以致形成一侧动脉粗大，另一侧动脉狭小，即肺动脉或主动脉狭窄。此时的主肺动脉隔常不与室间隔成一直线生长，因而还易造成室间隔膜部缺损，较大的动脉（主动脉或肺动脉）骑跨在膜的缺损部。

3. 永存动脉干 永存动脉干（persistent truncus arteriosus，PTA）较常见，由于分隔动脉干的主动脉肺动脉隔严重缺损或未发生，使动脉干未能分隔为肺动脉干和主动脉（图 12-3-4）。动脉干骑跨在左、右心室之上，左、右肺动脉直接从动脉干两侧发出。由于左、右心室均与动脉干相通，使入肺的血量大大增加而造成肺动脉高压。另一方面由于进入体循环的血是混合性的，故供氧不足，患儿出生后，出现心力衰竭和发绀。

4. 法洛四联症 法洛四联症（tetralogy of Fallot，TOF）是最常见的发绀型先天性心脏病，

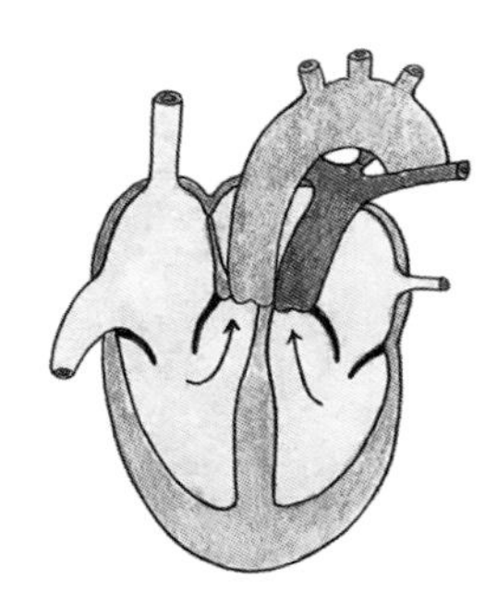

图 12-3-3　主动脉和肺动脉错位

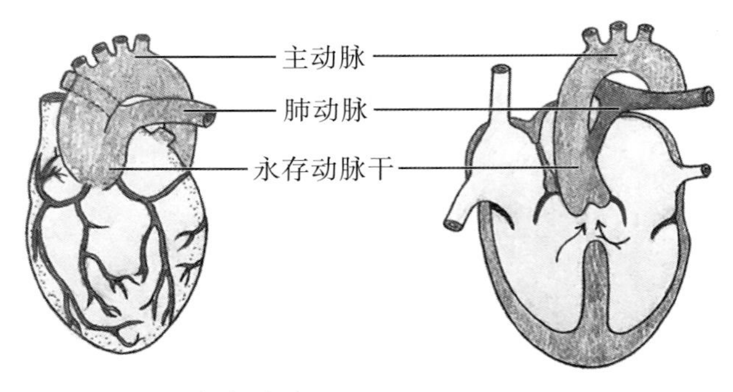

图 12-3-4　永存动脉干

包括 4 种缺陷，即肺动脉狭窄、室间隔膜部缺损、主动脉骑跨及右心室肥大。这种畸形发生的主要原因是动脉干分隔不均，致使肺动脉狭窄和室间隔缺损。狭窄的肺动脉使右心室排血受阻，引起右心室高压，造成右心室肥大。粗大的主动脉向右侧偏移而骑跨在室间隔缺损处（图 12-3-5）。

5. 左心发育不良综合征　左心发育不良综合征（hypoplastic left heart syndrome, HLHS）指与左心有关的血管和瓣膜的闭塞性病变，造成左心房、左心室和主动脉的发育不良。在新生儿、婴儿时期，因左心功能不全而死亡的患儿在先天性心血管畸形中占重要位置。

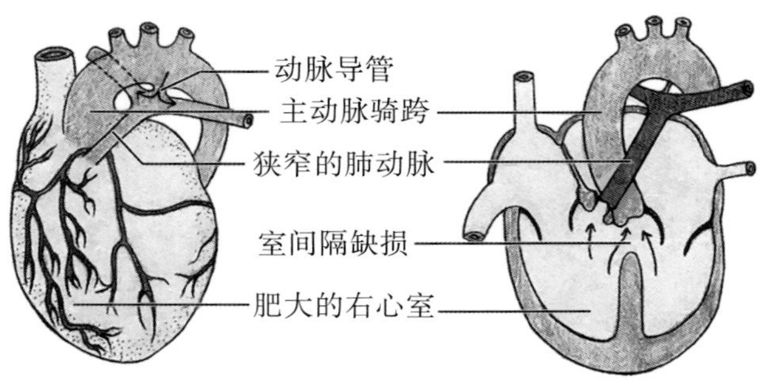

图 12-3-5　法洛四联症

6. 右心发育不良综合征　右心发育不良综合征（hypoplastic right heart syndrome, HRHS）为肺动脉干闭锁、三尖瓣狭窄或闭锁造成右心发育不良。

四、动脉发育畸形

1. 双主动脉弓　双主动脉弓（double aortic arch）是由于本该退化消失的右侧第 7 节间动脉起点至双侧背主动脉汇合处之间的右侧背主动脉保留所致，其包绕食管和气管，影响吞咽和呼吸活动（图 12-3-6）。

2. 右主动脉弓　右主动脉弓（right aortic arch）是右第 4 弓动脉和与其连接的右侧背主动脉保留，而左侧相应部分本该保留的血管消失所致（图 12-3-6）。

3. 主动脉弓中断　主动脉弓中断（interrupted aortic arch, IAA）是由于应该保留的左第 4 弓动脉退化消失所致，中断后的主动脉弓通过动脉导管与肺 A 相连（图 12-3-6）。

4. 右锁骨下动脉起点异常　右锁骨下动脉起点异常是由于两个发育错误导致：①本该保留的右第 4 弓动脉及相连背主动脉退化消失；②本该退化的右侧第 7 节间动脉起点至双侧背主动脉汇合处之间的右侧背主动脉保留。造成右锁骨下动脉由右第 7 节间动脉加上其开口以下至双侧背主动脉汇合处之间的右侧背主动脉形成。随着其起点向颅侧移位，紧邻左锁骨下动脉起点附近，成为主动脉弓上异常的第 4 个分支。异常形成的右锁骨下动脉绕过食管后方，会影响吞咽和呼吸功能（图 12-3-6）。

5. 动脉导管未闭　动脉导管未闭（patent ductus arteriosus, PDA）的主要原因可能是由于动脉导管过于粗大或出生后其管壁平滑肌不能收缩所致。未闭合的动脉导管有管状型、漏斗型和窗孔型等，后者少见。由于动脉导管未闭，主动脉的血流必然经动脉导管向右分流，造成肺循环量增加，体循环量减少，可导致肺动脉高压、右心室肥大，并可发生心力衰竭，影响患儿发育和活动（图 12-3-6）。

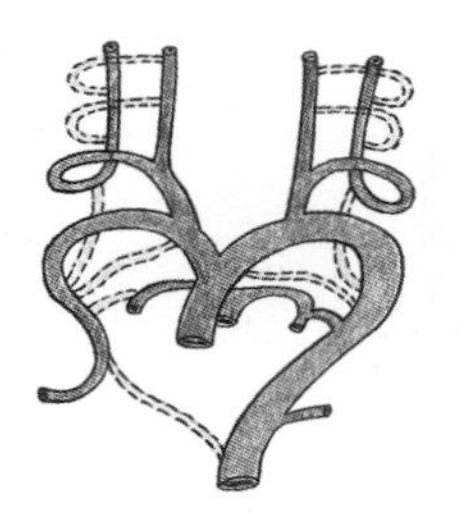
正常动脉胚胎发育

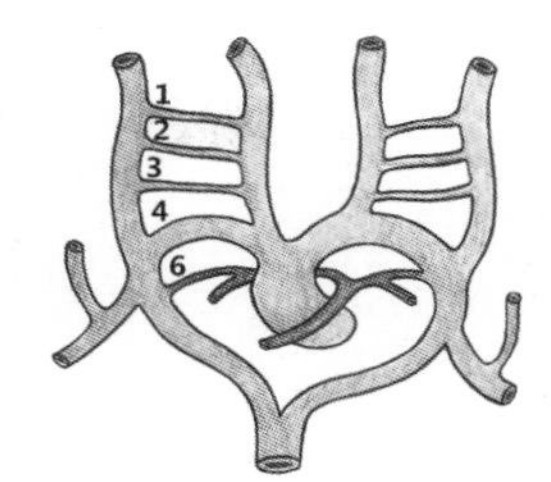

双主动脉弓胚胎发育

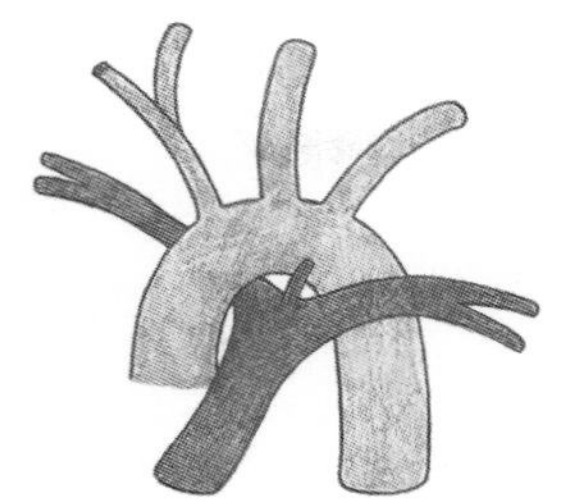
正常主动脉与肺动脉的结构与关系

双主动脉弓伴左位动脉导管

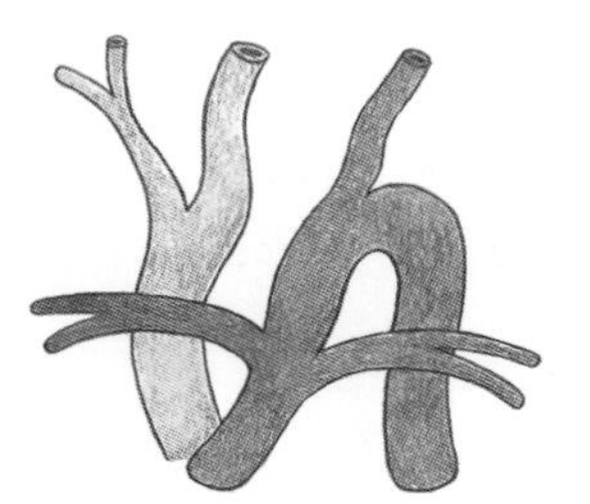
主动脉弓中断

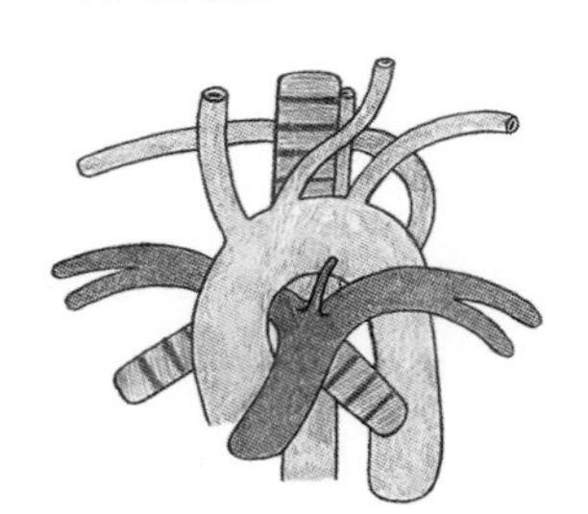
左弓左导管伴右锁骨下动脉迷走

图 12-3-6　动脉发育常见畸形

五、静脉发育畸形

1. 双上腔静脉　双上腔静脉（double superior vena cava）是由于左侧前主静脉没有退化，演变为左侧上腔静脉所致，与正常发育的右上腔静脉同时存在。

2. 左上腔静脉　左上腔静脉（left superior vena cava）是由于本该正常发育的右前主静脉和与其相连的右总主静脉退化，左前主静脉加上与其相连的左总主静脉发育演变为左侧上腔静脉，右侧血流将通过头臂静脉注入左上腔静脉。

3. 双下腔静脉　双下腔静脉（double inferior vena cava）是由于左侧上主静脉尾段没有退化所致，与右侧下腔静脉同时存在。

4. 下腔静脉缺如　下腔静脉缺如（absence of inferior vena cava）是由于下腔静脉肾前段未能与肝段连接，而是与奇静脉通连，使下半身的血液由奇静脉经上腔静脉注入右心房。

5. 肺静脉连接异常　正常情况下，肺静脉连于左心房，异常发育时 4 条肺静脉全部通入右心房，结果体循环和肺循环的血液都回到右心房，致使右心房血量大大增加，而左心房无血液来源，这种情况患儿无法存活。若同时伴有房间隔缺损，右心房血液可以分流到左心房，经过左心室进入体循环，供应全身。但由于分流的是混合血，供氧仍然不足，患儿一般存活 6 个月左右。异常的肺静脉甚至还可通连入冠状窦、上腔静脉、下腔静脉等。

6. 脐静脉发育异常　胚胎正常发育中，右脐静脉消失，从胎盘到肝的左脐静脉保留。如果左脐静脉消失而右脐静脉保留，称为永久性右脐静脉。如左、右脐静脉均保留，则为双脐静脉。

（张 军　李泽桂）

参考文献

[1] 陆国辉，徐湘民. 临床遗传咨询. 北京：北京大学医学出版社，2007

[2] 贺林，马端，段涛. 临床遗传学. 上海：上海科学技术出版社，2013

[3] Hoess K, Goldmuntz E, Pyeritz RE, Genetic counseling for congenital heart disease: new approaches for a new decade. Curr Cardiol Rep,2002,4(1):68–75

[4] Nemer G, Nemer M. Regulation of heart development and function through combinatorial interactions of transcription factors. Ann Med,2001,33(9):604–610

第 13 章

先天性心脏病分类及胎儿心血管畸形的评估与管理

胎儿健康成长关系到每一个家庭的幸福与未来，目前，我国胎儿心血管畸形发病率约为 8‰，围术期死亡率发生较高，约为 3%，而高危妊娠群体胎儿先心病发病率更高。胎儿先天性心脏病（fetal congenital heart disease, FCHD）是常见的胎儿结构性异常，发病率位居出生缺陷首位，亦是新生儿和儿童期主要死亡和致残的原因之一。近几年，西京医院的陕西省胎儿先天性心脏病超声诊断中心和陕西省产前诊断会诊中心（以下简称“中心”）进行了胎儿超声心动图筛查和会诊 45015 例（2011.1—2016.12），胎儿先天性心脏病的检出率为 6.1%。胎儿与出生后救治的先天性心脏病特点不同，孕期心脏畸形的病种类型多于出生后，且以多种畸形并存多见，复杂的较严重的先天性心血管畸形发生率较高。根据中心的统计，严重心血管畸形占检出总异常例数的比例为 58.3%（比例较高的原因与“中心”异常病例集中有关），如单心室、法洛四联症、右室双出口、完全性房室间隔缺损、全肺静脉异位引流、永存动脉干、肺动脉闭锁、左心或右心发育不良综合征等。

对产前超声明确诊断的先天性心脏病不仅要排除遗传学异常及严重的心外畸形外，还应该根据心脏畸形的具体情况，对先天性心脏病病种类型（特别是较复杂的）、外科学分型、合并畸形、能否手术、手术时机及方式以及预后进行综合性的评估（由产前超声心脏诊断医师及心血管专科医师进行评估），并在可能的情况下将胎儿心脏畸形的评估结果告知孕妇及其家属，以便她们进行客观理智的抉择。综合性评估，要求从事产前心脏超声诊断的医师应较深入的了解胎儿先天性心脏病的各种分类方法及相关学科的知识。先天性心脏病的科学分类与命名是心血管专科医生了解疾病的解剖学、合理评估、判断处理及追踪疾病结果的重要组成部分，而临床的综合性评估是基于明确诊断的基础之上，对每个具体疾病的治疗方法、手术时间、疗效及远期预后等方面给予客观评价，为患先天性心脏病胎儿的孕妇及其家属选择提供更多的医学信息。

先天性心脏病分类包括节段顺序法、心脏病病变法（发生率、病理生理、外观表现等），本章重点阐述心脏顺序分段法及胎儿心脏畸形综合分析评估法。

第 1 节　心脏的位置

心脏在胸腔的位置，以及心尖朝向，不同作者以不同方式和术语进行描述，但对一个心脏的正确描述应该包括心脏在胸腔的位置和心尖的朝向。通常自心尖至心底的直线称为心脏轴线，以心脏轴线的方向来表示心尖的位置变化（轴向分类法），一般可分为左位心、右位心及中位心 3 类（图 13-1-1）。

一、心脏的位置

（一）左位心

左位心最常见，心脏大部分位于左侧胸腔，心脏轴线指向左下方，即心室的心尖指向左侧胸腔者。

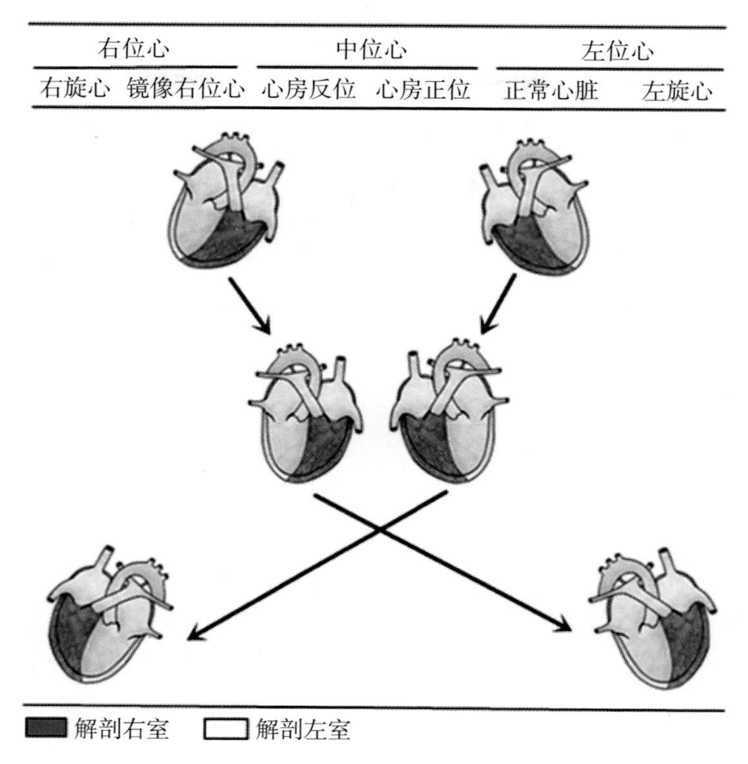

图 13-1-1 心脏位置及心尖朝向示意图

（二）右位心

心脏大部分位于右侧胸腔，心脏轴线指向右下方，即心室的心尖指向右侧胸腔者。

（三）中位心

心脏居中，心室占据中线位置，心脏轴线指向下方。

正常心脏位置，大部分位于胸腔内正中偏左，心尖朝左下方，其2/3位于正中线以左，1/3位于正中线以右，内脏、心房、心室位置正常，即左位心；以左位正常心脏为基础，各心段协调一致，则可推知正常心脏与镜像右位心互为镜像关系；正常心脏各心段协调，心房位置固定，心脏轴线逐渐向右摆动至心尖正中时，即中位心（心脏大部分位于胸骨后方，心尖朝向正前，内脏、心房、心室位置正常或转位）；心脏轴线向右摆至右侧胸腔时，即右旋心（心脏大部分位于胸腔右侧，心尖朝向右前，内脏、心房、心室位置正常）；镜像右位心（心脏大部分位于胸腔右侧，心尖朝向右前，内脏、心房、心室位置反位）；心房位置固定而心脏轴线向左摆动至左侧胸腔时，即左旋心（心脏大部分位于胸腔左侧，心尖朝向左前，内脏、心房、心室位置异位或转位）。由于胸腔内病变，如膈疝、肺囊腺瘤、单侧胸腔积液等导致心脏位于右侧胸腔或更偏左侧，即心脏移位。

二、胸腔心脏异位

胸腔心脏异位是指心脏在胸腔内位置的异常变化，包括心脏位置和心轴方向的异常。

三、胸外心脏异位

胸外心脏异位是指心脏不在胸腔内而全部或部分位于胸腔之外。胸外心脏异位常伴有严重的心脏畸形，在胚胎发育早期，心脏原基位于咽区，随着躯干发育，心脏相对下移至膈上。在此过程中，如果心脏下降过程受阻，或心脏在胸骨板会合前疝出胸壁，则形成颈型（心脏位于颈部）、颈胸型、胸型（心脏位于胸壁以外，多伴有胸骨、胸壁及心包缺如）、被覆型（心脏由一层皮肤包盖），或直接暴露于体外（裸露型）；心脏下移至腹腔，形成腹腔型（心脏通过膈疝移位于腹腔内，可与大动脉和静脉相交通，常伴心包缺如）；心包缺损心脏部分位于胸腔内，部分位于腹腔内，形成胸腹联合型（同时存在胸骨、腹壁和心包缺损）。

胸外心脏异位非常罕见，多数都有合并畸形，约 1/3 死胎，活婴中多数于生后数日内死亡。亦有报道这类心脏本身也可无严重病变。

Cantrell 五联症是指前部膈肌缺失、中线脐上腹壁缺损、膈心包缺损，各种先天性心内畸形和胸骨下段缺损 5 种畸形。Cantrell 五联症分为完全型（5 种畸形同时存在）和不完全型（仅有 4 种畸形）。

心脏憩室是指心脏仅部分室壁突出而移位于脐疝内，不称胸外心脏，亦不归类于心脏位置异常。Cantrell 五联症时，左、右心室均可合并心脏憩室，须注意鉴别。

第 2 节　心脏顺序分段法

心脏顺序分段法（包括节段解剖分析法、三节段分析法）是一种较详细的，对心脏解剖结构的连接方式及其相互关系进行描述的方法，亦是超声心动图检查复杂性先天性心脏病识别和判断心房、心室、大血管位置，以及相互连接和空间关系的重要依据。

当描述心腔左和右解剖显型时，应遵循一致性和准确性的规则，以避免产生混淆。“左”或“右”是指正常人体中定位于身体的左侧或右侧的心腔，“左”或“右”侧心腔是指形态学上的左心耳、左心房、左心室或右心耳、右心房、右心室，故它不表示心腔的位置及方向性。因此，在胎儿先天性心血管畸形，特别是复杂性心脏畸形的诊断报告中，应有心脏节段解剖的心腔结构、空间关系与房、室及大血管连接的特征描述。

一、内脏与心房关系

内脏是指胸腔及腹腔内的脏器，其在体内的各个部位的排列位置并非一致，但是，内脏和心房的关系通常是恒定不变的，通过胸、腹腔脏器的排列来确定心房的位置，且准确性高而实用。在胎儿期腔静脉、肺静脉及胃泡的显示率相对较高，而肺叶的数目难以确定，支气管与肺动脉的空间关系判断有一定困难。

（一）心房位置（心房腔的方向）

1. 心房正位（正常位、内脏正位，situs solitus） 心房正位是指胸部及腹部的器官以人体中线为轴的正常心房排列分布（图 13-2-1），即心脏位于左侧胸腔，心尖朝左，右心房在右侧，左心房在左侧；肝脏大部分位于右侧上腹腔，脾及胃泡位于左侧上腹腔。腹主动脉位于脊柱左前方，下腔静脉位于脊柱及腹主动脉右前方。右肺为三叶，右主支气管略短，左肺为二叶，左主支气管略长，右主支气管与气管角度小于左主支气管，内脏正位。应用字母“S”表示。

2. 心房反位（内脏反位，situs inversus） 心房反位是指胸部及腹部的器官以人体中线为轴的镜像分布（图 13-2-1），即心脏位于右侧胸腔，心尖朝右，右心房位于左心房左侧，左心房位于右心房右侧；肝脏大部分位于左侧上腹腔，胃与脾位于右侧上腹腔，腹主动脉位于脊柱右前方，下腔静脉位于脊柱及腹主动脉的左前方。右侧肺为二叶，右主支气管长，左侧肺为三叶，左主支气管略短。与正常内脏心房位呈镜像关系。用字母“I”表示。

3. 心房不定位（内脏不定位、心房异构，atrial isomerism） 心房不定位是指左、右心房的关系不肯定（图 13-2-2），两侧心房均为左房或右房。不定位分为①左侧异构（亦称多脾综合征或左心房异构），是指右侧心房结构缺失；肝脏位于腹腔居中位置（水平肝），并有多个小脾岛围绕形成（多脾）；常伴有下腔静脉离断（肝内段），躯干下部的静脉血经奇静脉或半奇静脉等回流入上腔静脉，奇静脉与降主动脉伴行；三支肝静脉汇合成一支或分别汇入一侧或两侧心房；两侧肺均为两叶和两条支气管，约 50.0% 的左心房异构病例合并严重的先天性心脏病。②右

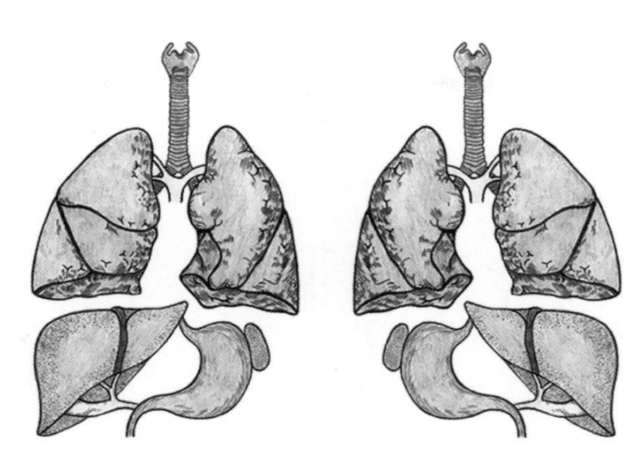

图 13-2-1　内脏 - 心房正位与反位特征示意图

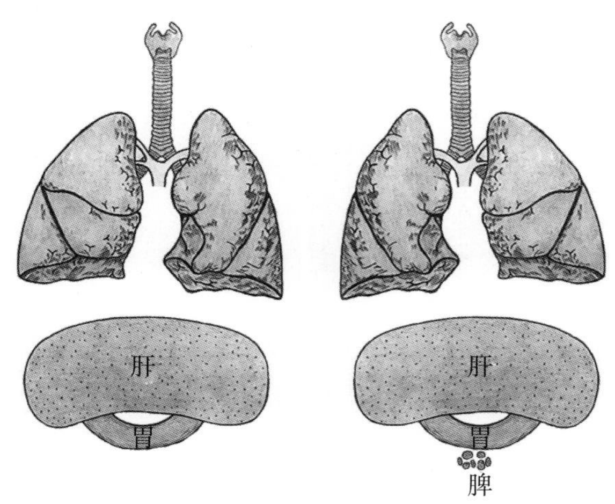

图 13-2-2　内脏 - 心房不定位特征示意图

侧异构（亦称无脾综合征或右心房异构）是指左侧的心房结构缺失。肝脏位于腹腔居中位置（水平肝），多伴无脾；腹主动脉与下腔静脉位置靠近，位于脊柱同一侧，下腔静脉位于腹主动脉前方。部分患者可合并肝静脉异常引流，表现为下腔静脉与一侧心房相连，部分或全部肝静脉回流入另一侧心房。两侧肺叶呈三叶。右心房异构常合并复杂性先天性心脏病。左或右侧异构者亦多伴有其他内脏畸形。用字母“A”表示。

（二）左、右心房识别

1. 与肝、脾的关系　在左、右季肋部超声检查，通常右心房与肝脏同侧，左心房与脾及胃同侧。

2. 与腹主动脉及下腔静脉关系　通常右心房与下腔静脉同侧，左心房与腹主动脉同侧。当“心房正位”时，主动脉及下腔静脉分别位于脊柱两侧，主动脉居左。“心房反位”时，主动脉在右侧，下腔静脉在左侧。“心房不定位”，若右心房异构时（双侧心房均为右心房结构），主动脉及下腔静脉几乎都位于脊柱的同一侧，通常下腔静脉稍偏前；若左心房异构时（双侧心房均为左心房结构），主动脉位于中线，下腔静脉不直接与右心房相连，通常在肾脏以上路径中断，经奇静脉或半奇静脉回流入心脏。当位于右侧或左侧的内脏均为形态学的右位结构或左位结构时，则称为内脏异构。

3. 静脉回流　上、下腔静脉连接的心房为右心房，与肺静脉连接的心房为左心房，但应注意腔静脉连接和肺静脉的引流异常。

4. 与其他结构关系　有欧氏瓣的心房为右心房，通常活动度较大；与冠状静脉窦相连的心房一般为右心房。

5. 房间隔形态学　间隔右侧面有卵圆窝的边缘或“卵圆窝缘”，左侧面有卵圆窝活瓣，无静脉窦瓣残迹。

6. 心耳形态学　形态学上左心耳窄而尖，呈手指或钩状，通常基底部为 2.0~3.0cm，与心房相连，无界嵴；形态学上右心耳宽而钝，多呈三角形，颈部宽大与心房腔光滑的内壁相连，界嵴位于右心耳和光滑内壁房腔（冠状静脉窦）之间。

二、心室襻

心室位置是在胚胎期由心球室襻旋转方向决定的。正常向右旋转形成右襻，形态学右心室入口（三尖瓣）和窦部均在形态学左心室右侧；心球室襻向左旋转则形成左襻，其形态右心室入口（二尖瓣）和窦部均在形态左心室左侧。心室襻反映左右心室之间相互的位置关系。

（一）心室襻类型

1. 心室右襻（心室正位，D-Loop）　心室右襻是指右心室在右侧（即左心室的右侧），Anderson 称为右手型心室。用字母“D”表示。

2. 心室左襻（心室反位，L-Loop）　心室左襻是指右心室在左侧（即左心室的左侧），Anderson称为左手型心室，用字母“L”表示。

3. 心室不定位（X-Loop） 心室不定位是指左、右心室之间无肯定的左右关系（无法确定襻的方向）。用字母“X”表示。

心室襻的判定方法：心室右襻时系右手型的心室布局，即右心室包绕左心室，将右手的掌面放置于形态学右心室的室间隔上，拇指位于右心室流入道，其余手指指向流出道；心室左襻系左手型的心室布局，将左手的掌面放置于形态学右心室的室间隔上，拇指位于左心室流入道，其余手指指向流出道。

（二）左、右心室识别

1. 房室瓣器结构 正常二尖瓣为前、后两瓣叶，舒张期瓣叶开放时呈“鱼口”状，关闭时呈一直线；连接二尖瓣的乳头肌为前外和后内两组，二尖瓣与左心室相连；三尖瓣有前叶、后叶及隔叶，舒张期开放呈近似圆形，关闭时呈“Y”形，三尖瓣与右心室相连。

2. 瓣叶附着点 通常，三尖瓣隔叶附着点较二尖瓣低0.5~1.3cm。

3. 调节束 在右心室中下1/3处，可见室间隔右心室侧中下部连于右心室侧壁下部的肌性回声。

4. 心室壁 形态学右心室心尖部肌小梁粗糙（内壁不光滑），隔面有大小不同肌小梁突入心腔，房室瓣和肺动脉之间有肌肉隔开；左心室心尖部肌小梁细小，隔面光滑（内壁较光滑）。

（三）房室连接（房室排列）

房室连接分为房室连接的模式（描述连接部位上的瓣膜及其结构）和房室连接的类型（描述心房和心室之间连接的关系，图13-2-3）。房室连接模式包括两个开孔的瓣膜、单个开孔的瓣膜（一侧房室连接缺失）、一个开孔和一个未开孔的瓣膜和共同房室瓣。

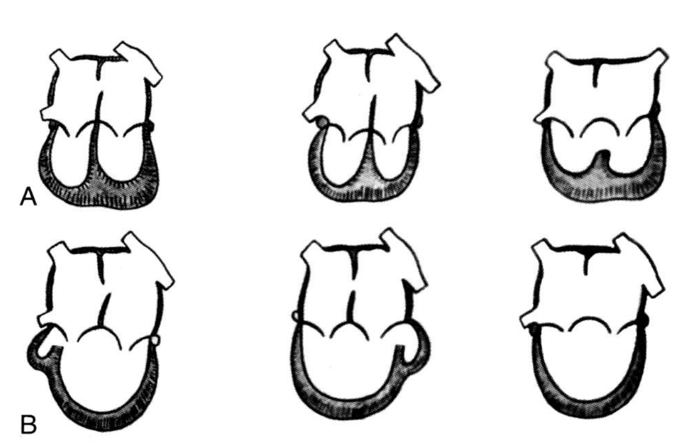

图13-2-3 房室连接类型示意图
A. 左右心房均与各心室腔连接；B. 左右心房与一个心室腔连接

1. 双心室的房室连接 双心室的房室连接分为以下类型。①房室连接一致：指形态学右心房与形态学右心室连接，形态学左心房与形态学左心室连接；②房室连接不一致：指形态学右心房与形态学左心室连接，形态学左心房与形态学右心室连接；③房室连接不定：指心房异构连接于左、右心室入口处。

2. 单心室房室连接 单心室房室连接分为①双流入型房室连接，亦称心室双入口：即两个心房与一个心室连接，另一心室常发育不良；②单流入型房室连接；一个心房与优势的心室连接，另一心室发育不良或缺失。

（四）房室瓣骑跨和横跨

房室瓣可以确定房室连接关系。房室瓣骑跨是指一组房室瓣瓣下的装置骑跨室间隔缺损之上（起源于室间隔的两侧），无瓣环的移位（图13-2-4A）；房室瓣横跨是指部分瓣环跨过室间隔缺损，连接于两个心室腔，瓣下的装置无骑跨（图13-2-4B）。横跨与骑跨二者可同时共存（图13-2-4C）。房室瓣骑跨和横跨的程度决定房室方式，当房室瓣骑跨和（或）横跨的入口大于50%，其连接属于心室双入口；若程度轻且<50%，其分流对另一入口的心腔影响小，则连接不列入心室双入口（此种连接可以是一致性，不一致性或不定型）。

（五）罕见的心室关系和变异

1. 十字交叉心 十字交叉心是指心室沿心脏长轴发生异常的（顺钟向或逆钟向）旋转，或由完全型大动脉转位的心室长轴顺时针旋转，或逆

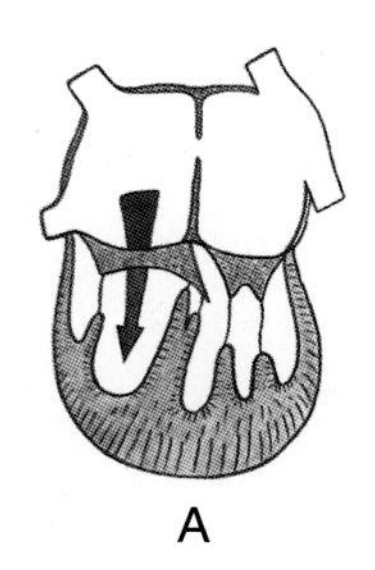

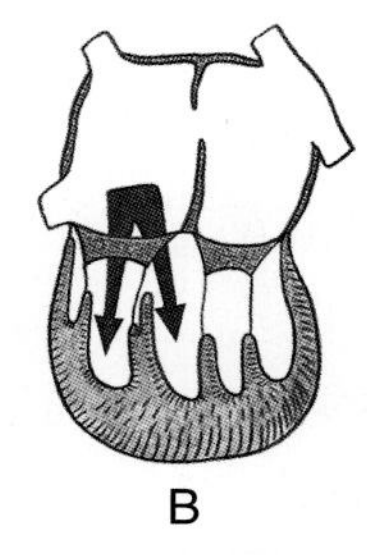

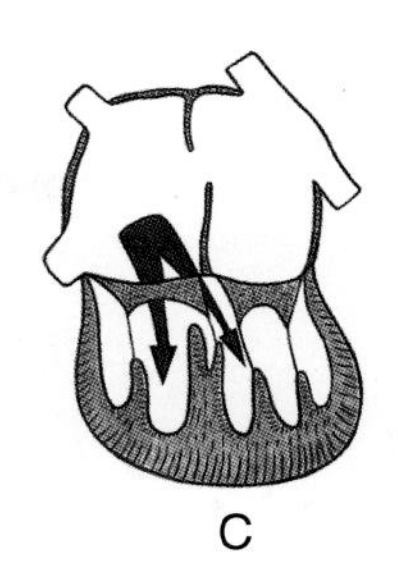

图 13-2-4 房室瓣横跨及骑跨示意图

A. 右房室瓣横跨无骑跨，腱索止于双心腔，瓣环连接一个心腔；B. 右房室瓣骑跨无横跨，腱索止于一个心腔，瓣环越位到另侧心腔；C. 右房室瓣横跨和骑跨，腱索和瓣环均位于对侧心腔

时针旋转而演变形成。室间隔旋转成水平方向，两组房室瓣空间位置常呈前后排列，形态学右室居左上，左室右下，即左右心室流入道失去正常平行关系，在房室瓣水平呈现交叉关系，导致位于右侧的心房与位于左侧的心室相连接，而位于左侧的心房与位于右侧的心室相连。病理生理特征，体静脉和肺静脉血流轴在心脏的房室瓣水平空间发生左右交叉，在心脏的前后投影平面上形成十字形（图 13-2-5）。十字交叉心可以存在房室连接一致或房室连接不一致两种状况。

2. 上下心室　上下心室是指心室沿长轴旋转并发生水平偏移，一般右室在上，左室在下，此时体静脉和肺静脉血流在心内无左右交叉（与十字交叉心形态学的区别）。十字交叉心和上下心室可以独立存在，亦可并存。

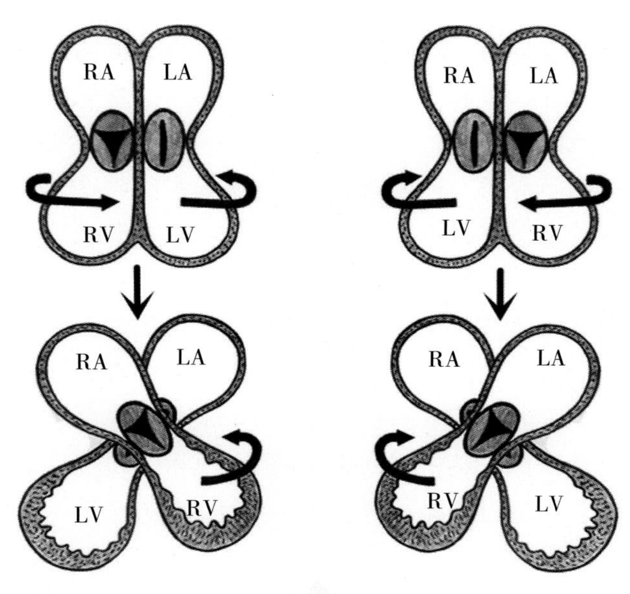

图 13-2-5　十字交叉心示意图

三、圆锥动脉干

（一）大动脉类型

1. 大动脉关系正常　大动脉正常起始关系包括①正位型正常，表示主、肺动脉的关系正常，即主动脉瓣位于肺动脉瓣右、后、下方。主动脉向右上走行，肺动脉向左上走行，两者呈交叉状，肺动脉与右室流出道向左环抱主动脉。用字母“S”表示。②反位正常，指主、肺动脉关系与正常走向完全相反，即主动脉瓣位于肺动脉瓣左、后、下方。主动脉向左上走行，而肺动脉向右后上方走行，两者呈交叉状，肺动脉与右室流出道向右环抱主动脉。用字母“I”表示。

2. 大动脉关系异常

（1）大动脉转位（TGA）　大动脉转位是大动脉起始关系异常，包括①右转位，指主动脉瓣位于肺动脉瓣右侧，通常位于右前。主动脉与肺动脉无正常交叉及环抱关系，呈近似平行或平行位。用字母“D”表示。②左转位，指主动脉瓣位于肺动脉瓣左侧，通常位于左前。两根大血管无正常的交叉和环抱关系。用字母“L”表示。

（2）大动脉异位　大动脉起始关系正常，仅存在大动脉之间的位置关系异常。

（二）主动脉与肺动脉的识别

1. 大动脉起源　正常情况下，主动脉和肺动脉分别由左心室和右心室发出。

2. 血管走行及形态　升主动脉段较长，远端弯曲呈主动脉弓，向下弯曲为降主动脉；肺动脉主干较直、较短。

3. 分支　主动脉弓上可见 3 支动脉分支，即头臂动脉、左颈动脉和左锁骨下动脉。肺动脉主干远端发出 2 个分支，即左肺动脉和右肺动脉。

4. 冠状动脉　一般由主动脉发出。

（三）心室 – 动脉连接

心室 – 动脉连接处的排列分为心室动脉连接

类型和连接模式。心室动脉连接类型是描述心室腔和大动脉两者之间的连接方式，有连接一致、不一致、右心室双出口、左心室双出口，单一出口的动脉共干、主动脉干合并肺动脉闭锁、肺动脉干合并主动脉闭锁等。心室动脉连接模式描述连接部位上的瓣膜，或瓣膜结构，有两个开孔的瓣膜（两瓣口均通畅）、单个开孔的瓣膜（一个动脉瓣通畅，另一个狭窄或闭锁）、一个开孔的瓣膜和一个未开孔的瓣膜（指一个瓣膜的瓣叶融合形成的结构）及共同动脉干瓣膜。

1. 心室－动脉连接一致 主动脉起源于形态学左心室，肺动脉干起源于形态学右心室，主动脉瓣口位于肺动脉瓣口的右后方，属于正常的心室大动脉关系；主动脉瓣口位于肺动脉瓣口左后方，为大动脉反位，属正常的镜像大动脉关系。

2. 心室－动脉连接不一致 主动脉起源于形态学右心室，肺动脉起源于形态学左心室，常见于完全型大动脉转位。

（四）圆锥动脉干旋转和吸收

1. 圆锥部旋转和吸收正常 主动脉瓣下圆锥向左后方旋转，肺动脉下圆锥向右前方旋转。圆锥部正常吸收的结果是主动脉圆锥绝大部分吸收，无完整管状的圆锥结构存在；而肺动脉下圆锥缩短并与右心室相连，形成右心室漏斗部。若主动脉瓣转至肺动脉瓣左后方（肺动脉在右前方），则为正位的镜像关系。

2. 圆锥部旋转和吸收反常 肺动脉瓣下圆锥结构被吸收，仅保留主动脉瓣下圆锥，可造成大动脉起源异常，心室动脉连接不一致。大动脉转位指主动脉起源于形态学右心室，肺动脉起源于形态学左心室；大动脉异位（解剖矫正型大动脉转位）指圆锥旋转方向和正常相反，即主动脉瓣口及瓣下圆锥向前上方旋转至肺动脉瓣前方，而肺动脉瓣口向后下移动。此时，两大动脉空间关系发生了变化，而大动脉与心室连接关系仍一致。根据圆锥动脉干旋转程度不同，主动脉可位于肺动脉的右前方者（D-TGA/D-MGA）较多见，或左前方者（L-TGA/L-MGA）较少见。

（1）大动脉转位（TGA） 按心脏房室关系是否一致分为：①完全型 TGA，有发绀；②矫正型 TGA，属于功能矫正，无发绀。

（2）解剖矫正型大动脉异位（MGA） 保留了主动脉下圆锥，主动脉仍起源于解剖左心室，仅两根大动脉空间关系发生变化，而功能无变化，临床无发绀；当房室关系不一致时，功能未矫正，主动脉接受腔静脉血，有发绀。

（3）心室双出口 两根大动脉均从同一个心室腔发出，或一根大动脉完全而另一根大部分发自同一心室腔，可以是右心室，左心室或中间型（未定位）心室腔发出。

（4）心室单出口 只有一根大动脉干连接心脏，可以是永存（共同）动脉干、孤立或单一主动脉干，也可以是肺动脉干（另一个大动脉闭锁）。孤立性动脉干可起自右心室腔、左心室腔、两个心室腔或中间型心室腔；若心包内无肺动脉存在，称为共干更为准确。

第 3 节 胎儿心血管畸形综合评估

先天性心脏病多依据心脏顺序分段法、系统分类法（右心系统异常、左心系统异常、间隔的异常分流、大动脉及锥干畸形）、临床表现（发绀型和非发绀型）、病理生理改变及大致发生率（左向右、右向左和无分流型或肺血流减少、肺血流增多和体肺循环独立系统型）、常见病变及大致发病率、病变分类的分段系统（1~4 级）等进行分类，并根据心脏畸形的病种类型进行外科学分型。对出生后较复杂的先天性心脏病进行分类与分型的最终目的是确定能否手术及选择何种手术方式。手术的目的是改善患儿的生存质量和延缓生命周期。在产前的心脏超声筛查和诊断中，并不是所有的胎儿先天性心脏病都需要进行终止妊娠，其中部分心脏畸形的病种，出生后完全可以通过外科手术，或介入治疗的方法进行矫正，并获得满意的临床疗效；或某类先天性心脏病出生后患儿有较高的自然闭合率，如室间隔缺损等；或出生后不需要进行外科手术矫正的先天性心脏病，如部分的类型血管环、三房心、轻度主动脉缩窄及肺动脉瓣狭窄等。但部分复杂的心脏畸形或多种畸形同时并存的心内和心外缺陷的某些病种和类型，是难以通过手术的方式完全的解剖性矫治，甚至无法进行外科治疗的。因此，对胎儿先天性心脏病需要在了解各种分型的基础上，进行客观的分析与综合评估。同时，经过综合分析、评估与咨询，使孕妇及其家属进行合理的抉择，以降低无法治疗和难以根治性的复杂严重的胎儿先天性心脏病，以及合并心外畸形和（或）遗传学异常胎儿的出生。根据我国的国情、经济能力、预后、手术效果、是否珍贵儿和孕妇及其家属的要求，特别是高龄产妇、试管婴儿等特殊人群，笔者提出对胎儿先天性心脏病分型的新理念，即在先天性心脏病分类的基础上，根据胎儿先天性心脏病不同病种与类型、合并畸形、能否手术、矫治术式以及预后疗效进行综合的评估，将胎儿先天性心脏病分为可治根治型、可治姑息型、无法治疗型这 3 大类，以便于与孕妇及其家属进行沟通。

一、可治根治型

该类畸形预后好，出生后可以通过外科手术或介入治疗恢复正常解剖结构，手术治疗疗效满意，术后与正常儿童相同或基本相似。这类畸形包括孤立性（单纯性）室间隔缺损，部分型及过渡型房室间隔缺损、三心房，主动脉缩窄（无左心室发育不良及心室壁的明显增厚），右室流出道及肺动脉瓣狭窄，单纯性主－肺动脉间隔缺损，右室双腔心，冠状动脉心腔瘘，双主动脉弓，主动脉－左心室隧道，部分的法洛四联症（轻或中度），完全型肺静脉异位引流[心上型、心内型，无多发性明显静脉段狭窄和（或）合并其他心脏畸形]，三尖瓣下移畸形（三尖瓣前叶发育较好、功能右室大小和功能尚正常），右心室双出口（主动脉下室间隔缺损合并或不合并肺动脉狭窄，无肺动脉狭窄的肺动脉下室间隔缺损），合并室间隔缺损肺动脉闭锁（Ⅰ型或部分的Ⅱ型，肺动脉远段及分支发育较好、右心室大小及功能尚好），单纯完全型大动脉转位，部分的瓣膜发育尚好且无中量及以上瓣膜反流，心室大小发育均衡和功能正常的完全型房室间隔缺损（A 型）等。

法洛四联症、右室双出口是胎儿期最常见的圆锥动脉干畸形。右室双出口常合并肺动脉狭窄，多数病例是可以通过手术矫治，总体预后良好，产前准确的判断右室双出口的类型是决定能否手术和预后的关键。同时孕期还应观测右室流出道梗阻的程度（肺动脉瓣下、瓣膜、肺动脉主干及其分支的发育），判断有无丰富的体－肺侧支循环，心室大小的发育是否均衡及功能状态，室间隔缺损位置与大动脉的关系，大动脉起源及相互关系、主动脉弓发育与位置等。相关的信息在明确诊断和分型的同时提供给临床，以便专科进行评估和咨询。虽然，法洛四联症绝大部分患儿可以进行手术矫治，总体预后良好。但是，若肺动脉与主动脉比值 <0.5，合并肺动脉瓣闭锁、缺如或一支肺动脉缺如，或肺动脉分支远段严重狭窄和出现动脉导管明显逆向血流及丰富的侧支循环形成等，一般预后不良。

二、可治姑息型

该类畸形无法进行根治性手术治疗，远期预后较差。出生后，虽然可以进行手术矫治，但难以完全解剖性修复，仅能恢复部分功能，改善生存质量，延缓生命周期。如部分类型的右室双出口、三尖瓣闭锁、单心室合并肺动脉口狭窄、肺动脉闭锁且左右分支远端发育尚可、大动脉转位（肺血管及心室发育较差或合并其他心脏畸形者）、重型的法洛四联症等畸形。右室双出口是较复杂的先天性心血管畸形，其病理解剖、生理及预后差异较大。虽然，部分的右室双出口畸形可以进行解剖性修复，即便合并肺动脉狭窄亦可进行双心室的矫治手术，预后良好。但是，若远离两大动脉的室间隔缺损、存在不可逆的肺血管病变或合并明显肺动脉狭窄的肺动脉下室间隔缺损型右室双出口或伴心室发育不良、房室瓣的严重畸形等都是右室双出口根治术的障碍或禁忌证，其预后不良。

单心室合并肺动脉狭窄、三尖瓣闭锁的胎儿出生后均属于单心室矫治，即姑息型手术。若孕妇及其家庭选择出生，是否能进行手术治疗，仍需要观察及综合评估。单心室应注意主腔的功能、房室瓣的数目与功能、瓣膜有无反流及其程度、肺动脉及其分支的发育、有否合并其他心内或心外畸形等。三尖瓣闭锁需要观察肺动脉内径是否正常、狭窄及其程度，是否有室间隔缺损及其大小和血流方向、左心室的大小与结构和功能、大动脉相互关系、主动脉及主动脉弓的大小、有无二尖瓣反流等。此类心脏畸形虽然出生可以进行分期的“腔静脉－肺动脉连接”的姑息型手术治疗，改善缺氧状态和生活质量，目前手术死亡风险已较低，且术后存活率年限亦有所提高，但由于其病变复杂，手术后晚期的并发症和风险仍无法避免。

三、无法治疗型

该类畸形无法手术矫治，生活质量差，多数早期夭折。如多种畸形同时并存[单心室合并永存动脉干或肺动脉闭锁和（或）心下型完全型肺静脉异位引流，完全型房室间隔缺损合并右室双出口或法洛四联症或合并心外较严重畸形等]，左心或右心发育不良综合征，单心室的房室瓣发育较差及大量反流，完全型房室间隔缺损的房室瓣发育差且瓣膜大量反流，永存动脉干，肺动脉闭锁（合并室间隔缺损的Ⅲ型或Ⅳ型闭锁，部分的室间隔完整的Ⅰ型），重症的三尖瓣下移畸形（功能右心室发育小伴瓣膜大量反流），严重的主动脉瓣狭窄，闭锁伴主动脉发育不良，肺动脉瓣缺如综合征，主动脉瓣缺如综合征，二尖瓣发育不良综合征，心肌病（扩张性心肌病、心肌致密化不全，心内膜弹力纤维增生症伴心脏功能异常），部分心脏占位病变等。

四、胎儿先天性心脏病超声诊断与综合分型的临床意义

适时进行胎儿心血管畸形的产前超声诊断，推行分级检诊制度，不断健全诊断会诊机制，对胎儿先天性心脏病进行综合分型可有效避免过度引产、过失引产和过晚引产。

14 周之后即可行经腹的胎儿超声心动图检查，最佳检查时间为 20~24 周。对于有不良孕产史（尤其是有先心病患儿孕产史），或有先天性心脏病的家族史的孕妇应在 20 周之前进行超声心动图的初筛。胎儿超声心动图检查、系统产前超声检查，或常规超声检查只要检出心脏异常者，应及时送至有资质的会诊或诊断中心进行最终诊断，明确诊断后分型并进行综合性评估，及时在相关专科进行咨询，充分了解预后及手术矫治情况，最终做出理性选择。

产前超声明确诊断为胎儿先天性心脏病选择出生时，建议行遗传学诊断性检查，排除染色体和基因异常，防止合并其他严重畸形。胎儿先天性心脏病中部分畸形均和染色体或基因异常密切相关，如膜周型室间隔缺损多合并唐氏综合征或基因的异常，圆锥动脉干畸形多合并 22 号染色体的微缺失等，对选择出生的胎儿先天性心脏病，特别是与遗传学相关的先天性心脏病应当在产前进行必要的遗传学诊断性检查（羊水或脐血穿刺）以排除遗传学的异常。

先天性心脏病的手术时机及方案的选择，以及预后矫治疗效取决于畸形的病种、病理解剖分型、合并畸形及其类型、心脏大小发育与功能等。对于明确诊断的胎儿先天性心脏病，特别是复杂性难以根治或无法治疗型的心血管畸形进行综合评估分类，以便于告知孕妇及其家属，使他们对胎儿先天性心脏病诊断、手术方式及时机、预后疗效等相关信息有较清楚的了解和认识，从而做出正确的判断与抉择。但需要强调是超声心动图的检查属于孕期针对性检查项目，即便是可以根治型的胎儿先天性心脏病在整个孕期及出

生后仍然会有渐进性的变化，难以通过一次胎儿超声心动图检查完全判断畸形的预后，应该根据不同病种和分类在孕期进行定期的随访、监测与个体化评估。

第4节 胎儿先天性心脏病的一体化管理

胎儿先天性心脏病产前超声诊断的最终目的是为临床提供更多科学的、客观医学信息和诊断的理论依据，实现产前、产后的一体化管理，为可以早期矫治的较危重的胎儿先天性心脏病建立诊治的绿色通道，对可根治型手术的病种选择最佳治疗方案和时机。

一、一体化管理

产前、产后一体化管理为孕妇提供多种无创和微创诊断技术相联合的产前诊断，即将胎儿先天性心脏病的诊治由产前延续至出生后，避免可治根治型矫正的胎儿先天性心脏病过度引产。一体化管理不仅完成出生缺陷二级预防，还关注至出生后的三级预防，同时需要完成对选择出生的胎儿先天性心脏病孕期的连续观察，预后评估与咨询，相关学科的诊断（遗传学、磁共振），出生后早期超声复查，术前评估，手术矫治时机与方式的选择，手术康复后随访的全程监测。

二、一体化管理的实施

产前、产后一体化管理的实施，需要医院各级领导的大力支持和院内多学科的联合与良好合作（超声、磁共振、遗传学、妇产科、新生儿科、麻醉科、心血管外科等），或医院与医院之间的密切合作，如妇幼保健专科医院与综合性医院，或心血管专科医院之间的合作等，部分的胎儿先天性心脏病出生后需要尽快地完成手术的矫治（如室间隔完整性完全型大动脉转位、完全型肺静脉异位引流伴有梗阻、主动脉弓中断等），多学科联动的绿色通道的通畅，可以在尽可能短的时间内完成手术（西京医院最快手术小于5h），使患儿获得及时早期有效的救治。

产前超声诊断最终是需要向一体化管理方向发展，为心血管畸形胎儿提供个体化评估，为出生后救治提供有效方案，并通过绿色通道使先天性心脏病患儿得到及时救治，同时降低复杂严重的、难以矫治的缺陷儿出生，亦是出生缺陷二级预防和三级预防的重要内容。

笔者建议对有条件的医院，应对所有检查的胎儿超声心动图孕妇进行出生后超声随访，以避免某些治疗效果较好的且胎儿期超声难以发现或诊断的某些先天性心血管畸形，由于未及时诊断而无法进行早期的手术矫治。

第5节 先天性心脏病的遗传因素

遗传因素在先天性心脏病的发生过程中扮演着非常重要的角色，也是影响预后的重要原因之一。21三体综合征、18三体综合征、13三体综合征、Turner综合征等染色体非整倍体异常，22q11.2微缺失综合征、5p缺失综合征、11号染色体缺失综合征、Williams综合征等染色体微缺失导致的基因组病，*NKX2-5*、*CFC1*、*MED13L*、*CRELD1*、*GATA4*等基因突变导致的非综合征性单基因病，Holt-Oram、CHARGE综合征、Ellis-van Creveld综合征、Marfan综合征、Loeys-Dietz综合征、Costello综合征等综合征性单基因病，T-box转录因子家族、碱性螺旋-环-螺旋转录因子家族中转录因子缺陷、信号通路异常以及MicroRNA功能缺陷等多基因疾病均与先天性心脏病的发生有着密切的联系。约80%的22q11.2微缺失综合征患者伴有先天性心脏病，最常见为圆锥动脉干畸形，包括法洛四联症、肺动脉闭锁、主动脉弓中断、右室双出口、永存动脉干等。

（李军　张建芳）

参考文献

[1] 杰克・里奇克，田志云．胎儿心血管超声影像医学．袁丽君，曹铁生，段云友，译．北京：科学出版社，2017: 257–262

[2] 康斯坦丁・马福罗提斯，卡尔・L・巴克尔．小儿心脏外科学．刘锦纷，孙彦隽，译．上海：世界图书出版公司，2014

[3] 易定华，徐志云，王辉山．心脏外科学．北京：人民军医出版社，2016

[4] 陆国辉，徐湘民．临床遗传咨询．北京：北京大学医学出版社，2007

[5] 贺林，马端，段涛．临床遗传学．上海：上海科学技术出版社，2013

[6] Berry TE, Bharati S, Muster AJ, et al. Distal aortopulmonaryseptal defect, aortic origin of the right pulmonary artery, intact ventricular septum, patent ductusarteriosus and hypoplasia of the aortic isthmus: a newly recognized syndrome. Am J Cardiol, 1982,49(1):108–116

[7] C L Backer, C Mavroudis. Surgical management of aortopulmonary window: a 40-year experience . European journal of cardio-thoracic surgery: official journal of the European Association for Cardio-thoracic Surgery, 2002, 21(5):773–779

[8] Bose D, Krishnamurthy V, Venkatesh KS, et al. Molecular Delineation of Partial Trisomy 14q and Partial Trisomy 12p in a Patient with Dysmorphic Features, HeartDefect and Developmental Delay. Cytogenet Genome Res, 2015,145(1):14–18

第 14 章

胎儿超声心动图在早期妊娠中的应用

第 1 节　妊娠的超声检查与评价

早期胎儿超声心动图检查主要是指在早期妊娠末期以及中期妊娠早期，即妊娠 18 周前进行的胎儿超声心动图检查。

对于早期胎儿超声心动图检查，需要注意假阳性结果，避免正常胎儿被终止妊娠。例如，早期妊娠房室间隔发育可能略慢，在 14 周之前，二、三尖瓣的开放可能无法观察到，此时若判为异常，则会出现假阳性结果。一般来说，出现以下情况需进行早期胎儿心脏超声检查：有先天性心脏病家族史或是不良妊娠史；早期妊娠超声筛查时发现心脏畸形；早期妊娠超声提示有颈项透明层增厚、静脉导管血流异常、三尖瓣反流、淋巴水囊瘤或胎儿有其他系统畸形等。若为单绒毛膜双胎妊娠或辅助生殖技术妊娠者，同样建议进行早期胎儿超声心动图检查。

一、超声心动图检查

（一）检查内容

早期胎儿超声心动图检查内容大体上包括以下内容。

1. 心脏位置及连接关系　心脏各节段的连接关系及左、右心大小比例是否正常，间隔与主动脉的延续性是否完整，对位是否良好。

2. 胎儿心胸比、心轴评估　心脏大小随孕龄增加而增加，但在 11~14 周，心胸比较为固定，约为 0.20 ± 0.04。胚胎期心脏成襻是一个复杂过程。妊娠 8 周时，心轴几乎与中线处于同一水平；此后心轴逐步左旋，至妊娠 12 周时，也就是早期妊娠末期固定下来。胎儿心脏畸形可能会引起心轴偏移，但早期妊娠需要结合孕周来评价。妊娠 11~14 周，心轴角度为左旋 34.5° ~56.8°（图 14–1–1）。约 74% 先天性心脏畸形在妊娠 $11\sim14^{+6}$ 周时伴有心轴异常。早期心轴异常与主动脉缩窄、三尖瓣下移畸形、大动脉转位、内脏异位等疾病相关。

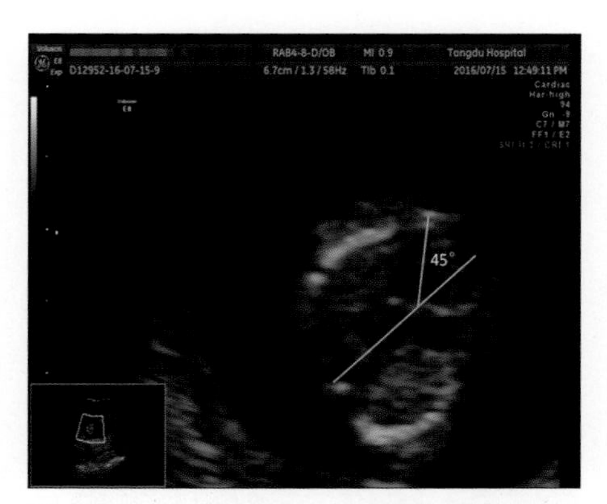

图 14–1–1　妊娠 12^{+5} 周胎儿经腹超声检查
心轴正常，为 45°

（二）扫查切面

早期胎儿超声心动图检查切面包括：四腔心切面，左、右室流出道切面及双弓切面（图 14–1–2~ 图 14–1–4）。在这些切面上观察内脏及心脏位置，心脏四个腔室的排列顺序，房室瓣膜，左、右室流出道，主、肺动脉内径，主动脉弓及动脉导管弓等是否正常。孕周不同，各切面显示率也不同。有文献报道，这三个切面在妊娠 11 周时显示率为 37%，妊娠 12 周时显示率为 85%，妊娠 14 周或头臀径大于 84mm 时显示率可达 100%。早期胎儿超声心动图检查时间最好

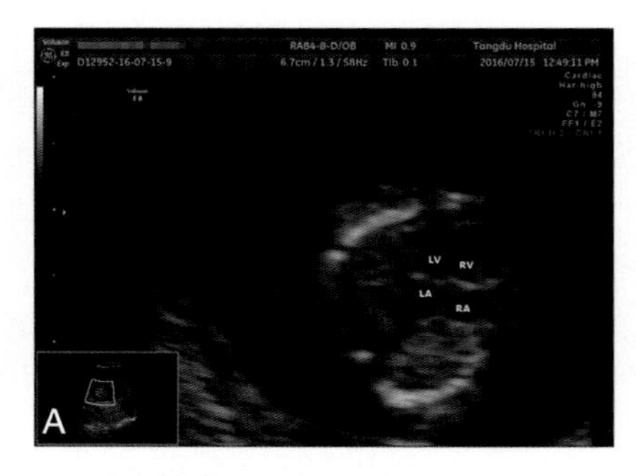

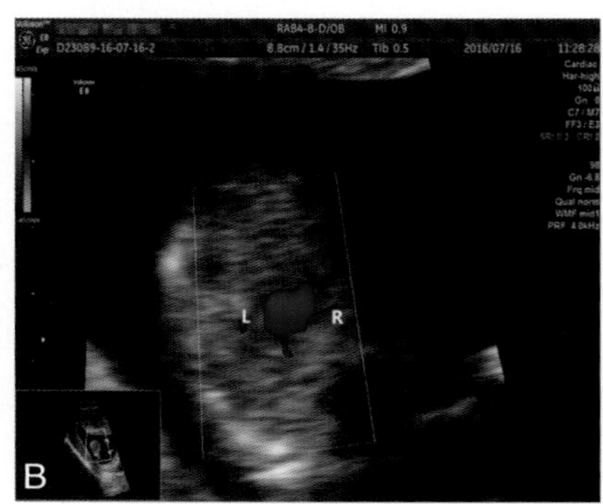

图 14-1-2　经腹超声检查
A. 妊娠 12^{+5} 周胎儿，四腔心切面；B. 妊娠 12^{+4} 周胎儿，四腔心切面彩色多普勒血流图

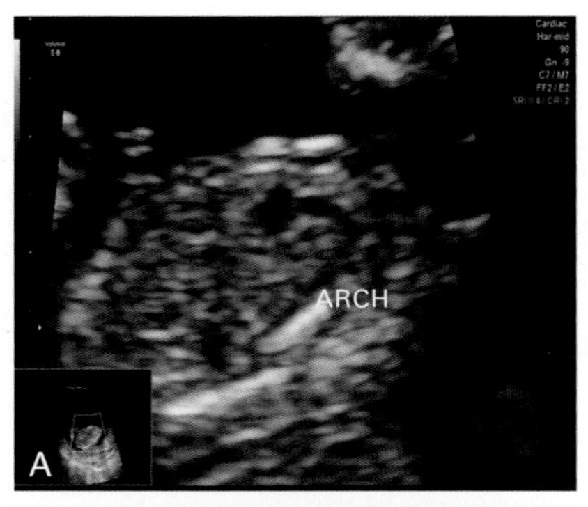

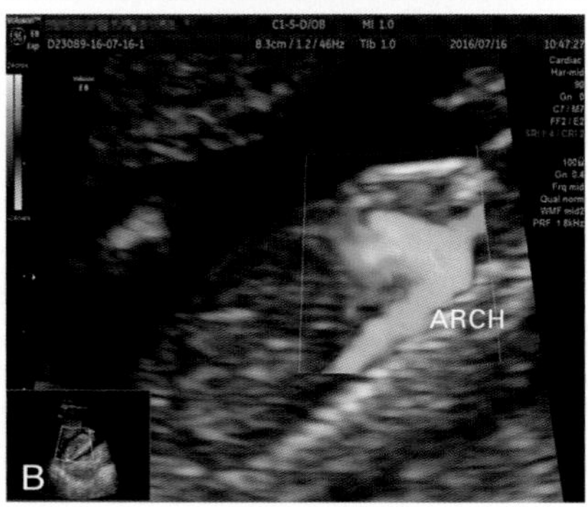

图 14-1-4　经腹超声检查
妊娠 14^{+3} 周胎儿。A. 主动脉弓切面；B. 主动脉弓彩色多普勒血流图

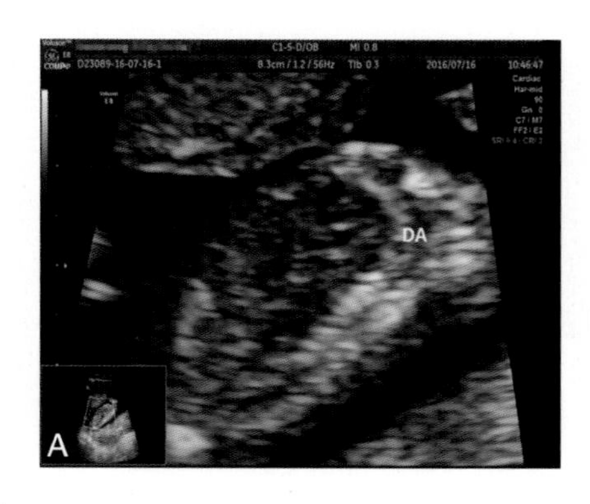

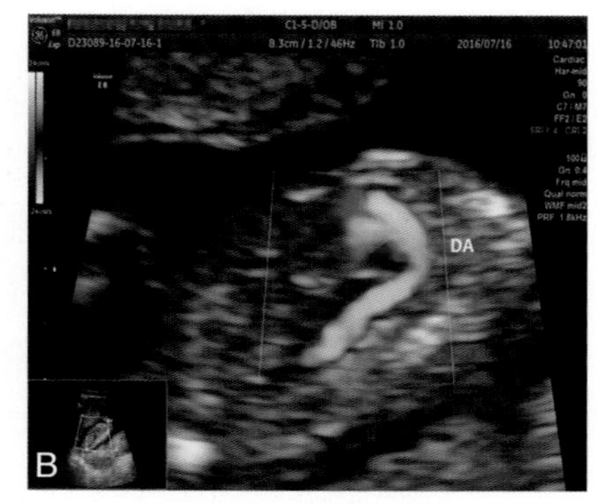

图 14-1-3　经腹超声检查
妊娠 14^{+3} 周胎儿。A. 动脉导管弓切面；B. 动脉导管弓彩色多普勒血流图

控制在 10min 左右，不超过 20min，应由有经验的医生检查。

（三）扫查途径

早期胎儿超声心动图可采用经阴式超声和经腹超声联合检查方法，在妊娠 10~13 周，经阴式超声畸形检出率优于经腹超声检查；在妊娠 12~14 周，经阴式超声检出率与经腹超声检查相似；妊娠 15 周以后，经腹超声检出率更高。

（四）扫查条件及技术

如果胎儿心脏位置靠近探头，宜选用高频探头扫查。因此，在妊娠 11~12 周推荐使用 9~12MHz 经阴式超声探头；妊娠 12~13 周则推荐使用 5~9MHz 经阴式超声探头。同样，如果胎儿心脏位置靠近母体腹壁，经腹超声心动图检查宜选用 9MHz 线阵探头；如果胎儿心脏位置远离母体腹壁，则宜选用 2~5MHz 或 4~6MHz 探头。二维超声需具备高帧频、高对比度、高分辨力、单聚焦和窄扇角等条件。在母体腹壁较厚时，推荐使用谐波成像技术。

在早期胎儿超声心动图检查中，最易获得的是胎儿腹部横切面和四腔心切面。由于大血管内径较细，左、右室流出道切面建议由横四腔切面左、右偏转声束获得。检查时应联合应用二维成像和彩色、能量多普勒成像技术，以获得丰富信息。二维成像是基础，彩色多普勒超声和 M 型超声心动图可以提高间隔缺损和心律失常的检出率，彩色多普勒超声技术对判断大血管血流方向很有帮助。除了心脏功能评价，该阶段超声检查原则一般不使用频谱多普勒。

二、心脏结构畸形与功能评价

胎儿早期，胎儿超声心动图可能无法检出主动脉缩窄、半月瓣轻度狭窄等。当颈项透明层增厚、三尖瓣反流、静脉导管 a 波反向、心轴偏移等间接指标出现异常时，提示胎儿心脏畸形的可能性很高，需要进行仔细筛查。对于早期胎儿心脏畸形检出率文献报道不一，可能与检查时间窗、检查方法及操作者经验有关。进行规范化训练也是提高胎儿心脏畸形早期检出率的重要手段。

早期胎儿超声心动图心脏功能测量指标包括二、三尖瓣舒张期 E 峰和 A 峰峰值速度（图 14-1-5A），E/A 比值，心室流出道速度（图 14-1-5B），心室短轴缩短率，每搏量，心输出量，Tei 指数等。在孕 11~13^{+6} 周，E 峰峰值速度及 E/A 随孕周增加而增加，而 A 峰几乎不变；Tei 指数在左、右室之间差异不大，随孕周几乎无变化。糖尿病孕妇胎儿心脏功能通常存在异常。

三、安全性与局限性

在早期妊娠阶段，超声心动图检查需遵循的原则是，超声能量尽可能低，照射时间尽可能短（ALARA 原则，参见第 2 章）。

总之，要掌握好早期胎儿超声心动图检查的适应证，尽可能早地检出胎儿心脏严重异常。由于胎儿心脏较小，早期胎儿超声心动图检查可靠性较低、假阳性及假阴性率较高，对操作人员技术水平要求高，尚需中期妊娠进行必要的胎儿超声心动图检查进行补充。

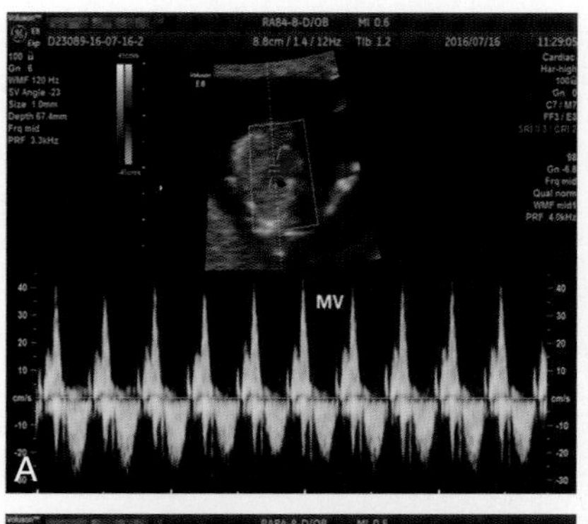

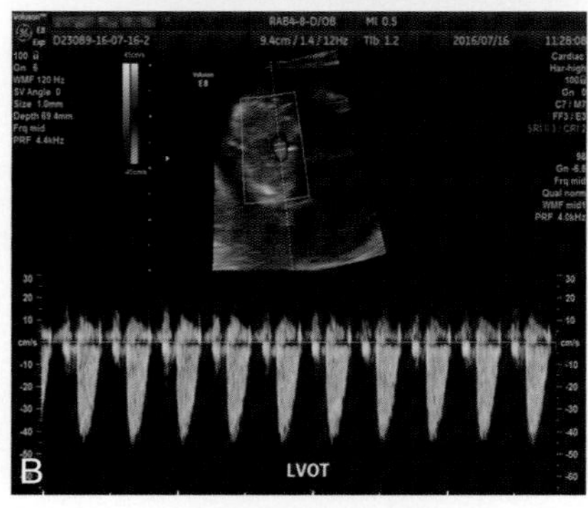

图 14-1-5　经腹超声检查
妊娠 12^{+4} 周胎儿。A. 二尖瓣血流频谱；B. 左室流出道血流频谱

第 2 节　早期妊娠相关结构监测与评价

早期胎儿超声心动图检查并不仅仅包括胎儿心脏的检查，还应包括一些其他重要相关结构的监测和评价。

一、静脉导管

静脉导管血流频谱是反映胎儿心脏功能较为准确的指标。正常胎儿静脉导管血流频谱由收缩期 S 波、舒张期 D 波及心房收缩期 A 波组成。正常状态下，三个波均为前向血流（图 14-2-1A）。

早期妊娠中，静脉导管频谱血流速度随孕周增加而增加。有研究表明，妊娠 8~20 周，静脉导管 S、D 波时间平均峰值血流速度呈非线性增加，峰值速度增至 4 倍；静脉搏动指数显著下降。影响静脉导管血流频谱的因素有：胎儿呼吸运动，胎心率；影响心肌顺应性的因素包括低氧状态、酸中毒、胸廓内损伤等状态和血液黏稠度。

早期静脉导管血流频谱检查主要用于胎儿非整倍体的筛查，特别是A波异常是鉴别整倍体与非整倍体胎儿的重要指标。静脉导管血流频谱异常在非整倍体畸形胎儿中占70%，整倍体胎儿中仅占4%。静脉导管血流频谱反映了胎儿血流动力学，特别是右心系统血流动力学的变化。所以，无论胎儿是否存在非整倍体畸形，胎儿心脏结构以及功能异常都能引起静脉导管血流频谱改变。特别是A波倒置，是提示胎儿心脏结构以及功能异常的重要独立指标。在严重心脏畸形胎儿中，40%有静脉导管A波缺失或倒置。

二、三尖瓣

三尖瓣血流频谱在评价早期妊娠心脏功能各类指标中最受关注，特别是对于心脏畸形以及非整倍体畸形的心脏功能评价尤为重要。在早期妊娠，评价心功能较少用彩色多普勒，而基于二维的频谱多普勒较常用。正常三尖瓣频谱为双峰频谱，分别代表心室舒张和心房收缩。在妊娠9周前，三尖瓣血流频谱为单峰，妊娠9周后频谱变为双峰（图14-2-1B）。三尖瓣反流在妊娠10周后较为常见。有研究表明，在有颈项透明层增加而无明显畸形的妊娠20~23周胎儿中，二、三尖瓣E、A峰以及E、A峰的VTI比值显著降低，说明这类胎儿舒张功能不全。三尖瓣反流在非整倍体畸形胎儿中出现的概率远远高于整倍体胎儿。早期妊娠评价三尖瓣血流频谱提高了对非整倍体畸形胎儿的早期预测准确率。

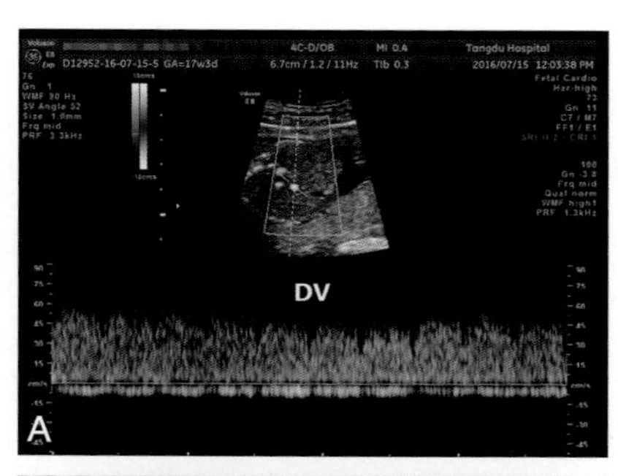

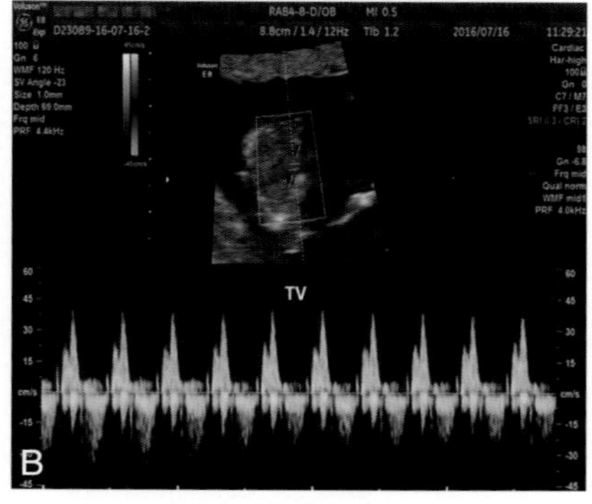

图14-2-1　经腹超声检查

A.妊娠17^{+5}周胎儿，静脉导管血流频谱；B.12^{+4}妊娠周胎儿，三尖瓣血流频谱

三、子宫动脉

影响子宫动脉血流频谱的因素有：孕周、孕妇心率、胎盘位置、子宫动脉测量位置。子宫动脉搏动性在妊娠14~16周时迅速下降（图14-2-2），然后继续缓慢下降，直至妊娠26周后，趋于稳定。也有研究显示直至34周才趋于稳定。这说明因子宫螺旋动脉内中膜受到滋养细胞侵蚀这一变化的影响，子宫胎盘循环阻力在早期妊娠中迅速下降。当子宫动脉搏动性增加，提示不良妊娠可能性增加；子宫动脉频谱出现切迹若一直持续至中孕期，提示不良妊娠可能；子宫动脉搏动性增加，频谱出现切迹与子痫前期、胎儿生长受限、不良妊娠相关。早期出现子宫动脉频谱异常时，推荐使用低剂量阿司匹林预防，在妊娠16周之前使用有效，晚于16周使用效果不佳。

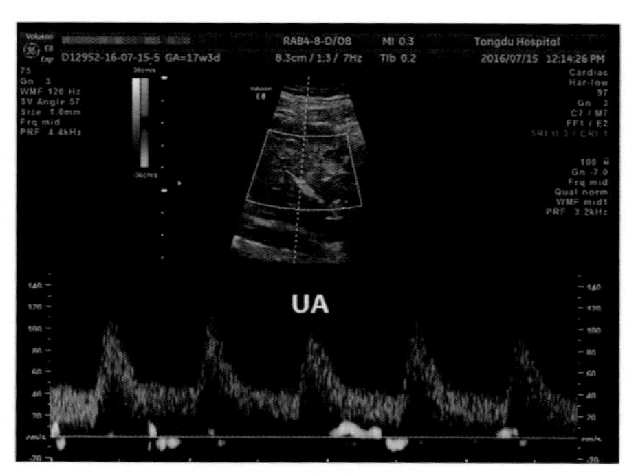

图14-2-2　经腹超声检查

妊娠17^{+5}周胎儿，子宫动脉血流频谱

（袁丽君　侯娜）

参考文献

[1] Jacques S Abramowicz. First-Trimester Ultrasound: A Comprehensive Guide.1 Edition. New York: Springer, 2016

[2] Gardiner H, Chaoui R. The fetal three-vessel and tracheal view revisited. Seminars in fetal & neonatal medicine, 2013, 18 (5):261–268

[3] Devore GR. Genetic sonography: the historical and clinical role of fetal echocardiography. Ultrasound in obstetrics & gynecology : the official journal of the International Society of Ultrasound in Obstetrics and Gynecology, 2010, 35(5):509–521

[4] Rossi AC, Prefumo F. Accuracy of ultrasonography at 11-14 weeks of gestation for detection of fetal structural anomalies: a systematic review. Obstetrics and gynecology, 2013, 122(6): 1160–1167

[5] Axt-Fliedner R, Chiriac A, Gembruch U. First and early second trimester fetal heart scanning. Ultraschall Med, 2009, 30(4): 364–375

[6] Gardiner HM. First-trimester fetal echocardiography: routine practice or research tool? Ultrasound in obstetrics & gynecology, 2013, 42(6): 611–612

第 15 章
正常胎儿心脏超声图像

第 1 节　胎儿心脏与大血管超声规范化检查

胎儿超声心动图规范化检查，包括基本的心脏切面、血流的观察及测量，通过规范化检查排除严重的先天性心脏畸形。经腹超声检查在妊娠13周即可显示胎儿心脏大体结构，以排查严重的心血管畸形，如单心腔等；中期妊娠是进行胎儿超声心动图检查的最佳时期，一般从妊娠16周即可进行，妊娠晚期因羊水减少，胎儿活动受限制等因素影响，检查有一定困难。中期妊娠适宜检查时期是20~24周，可检出大部分严重的心脏畸形，如单心室、永存动脉干、瓣膜闭锁、左心或右心发育不良综合征等。目前，对绝大多数16~40周的胎儿而言，通过选择适宜的探头频率，一般能够获得较为理想的声窗，完成胎儿超声心动图检查。

一、探头频率选择原则

早期妊娠经腹超声检查根据孕妇自身条件选择使用较高的探头频率；中期妊娠通常选择5~8MHz的探头频率，以提高分辨率；晚期妊娠一般使用较低的探头频率（1~5MHz），以提高穿透力，尽可能获得更多的心脏切面，以便进行分析诊断。

二、仪器的配置

要想获得最佳的胎儿心脏超声图像，仪器条件的个体化配置极为重要。

1. 二维超声心动图　首先选择“胎儿心脏模式”，根据检查需求适当调整增益、深度增益补偿（TGC）、局部放大等相关的条件，使近、远场图像反射强度均匀，结构清楚（图15-1-1A）。

2.M 型超声心动图　走纸速度以100mm/s为宜。检查过程中选择适宜的深度，实时跟踪放大，感兴趣区大小适中，约占图像显示区域的1/2~2/3。

3. 彩色多普勒　调整彩色增益及标尺，使彩色血流充盈良好，并尽量减少外溢。彩色多普勒血流取样框应包围所需的感兴趣区，大小适宜；储存图像过程中应避免感兴趣区脱离放大及彩色取样框。

4. 频谱多普勒　根据观察部位选择适宜的取样容积，通常选择1~2mm为宜；取样角度一般应≤ 30°；个体化调节增益、标尺、基线、奈奎斯特频率极限等，以获得良好的图像。保持频谱图像稳定，图像占显示区域的3/5左右，采集5个以上心动周期的图像进行存储（图15-1-1B）。

三、检查思路

在胎儿超声心动图检查中，多切面、多方位的连续扫查极为重要。遵循标准规范的检查流程有利于培养心脏检查思路，可减少漏误诊发生的概率。包括以下四个部分：①首先要明确胎儿在子宫内的位置，确定胎方位、胎左右及孕周。②确定胎儿心脏与内脏的位置关系，心脏轴向；观察胸腔、心包及心脏大小等。③观察静脉－心房－心室连接关系，心房、心室及房室瓣形态结构。

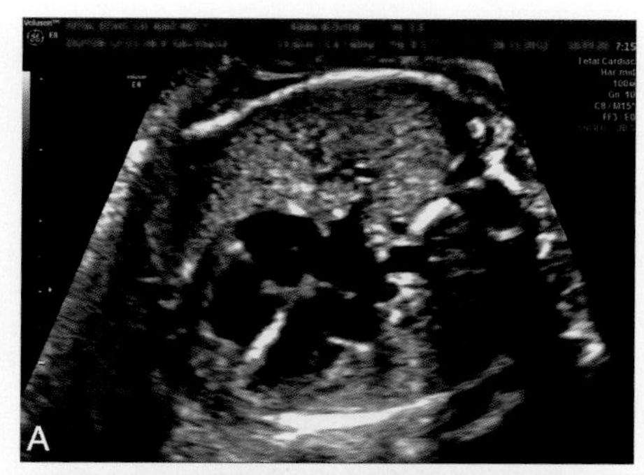

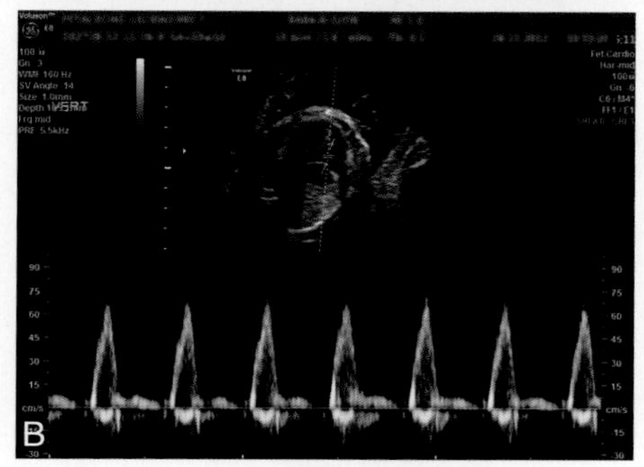

图 15-1-1　心底四腔心切面图（A）和三尖瓣下血流图（B）

A. 感兴趣区大小适中，胸廓约占图像显示区域的 2/3，近、远场图像回声均匀，结构清晰；B. 频谱多普勒取样线角度 <30°，频谱图像稳定，占显示区域的 3/5

④观察心室 - 大动脉连接关系及大动脉相互关系等（静脉 - 心房 - 心室 - 动脉连接关系）。

1. 确定胎方位及胎左右　胎儿心脏超声检查，首先必须要明确胎儿在子宫内的位置，并根据胎儿的头、足、脊柱位置，确定胎儿的方位及左右位置。

胎方位是指胎儿先露部位与母体骨盆的关系，简称胎位，分头位、臀位、横位等。胎方位的确定是判断胎儿左右侧的前提。目前，判断胎左右国际较通用的方法①右手法则：原理如图所示，右手四指并拢朝向头侧，手掌贴于胎儿脊背，掌心朝前，大拇指指向为左侧（图 15-1-2A）。②超声检查时判断胎儿超声图像左右侧时，如图所示：手背朝向胎儿头侧，手心朝向足侧，右手四指指向前胸壁，手腕位于胎儿脊柱，则大拇指指向为胎儿左侧（图 15-1-2B）。③根据胎位熟记胎左右，左枕前位及右骶前位时，近场右，远场左；右枕前位及左骶前位时，近场左，远场右；后位相反。

2. 内脏心房位置关系　明确下腔静脉和降主动脉在横膈水平的位置，确定胎儿心脏与内脏的位置关系，心脏轴向；观察胸腔有无异常，有无心包积液及其程度，心脏大小等。

胚胎期内脏与心脏发育具有统一性，即心房通常与肝脾、胃泡及支气管位置关系一致，又称为内脏心房位，极少数可出现内脏心房位置不统一。内脏心房位可分为：①内脏心房正位；②内脏心房反位；③内脏心房不定位，亦称心房异构（图 15-1-3）。

四、心脏位置、心轴及心胸比

1. 心脏位置　复杂先天性心脏畸形常伴有心脏位置的异常，根据心脏所处身体内位置不同，

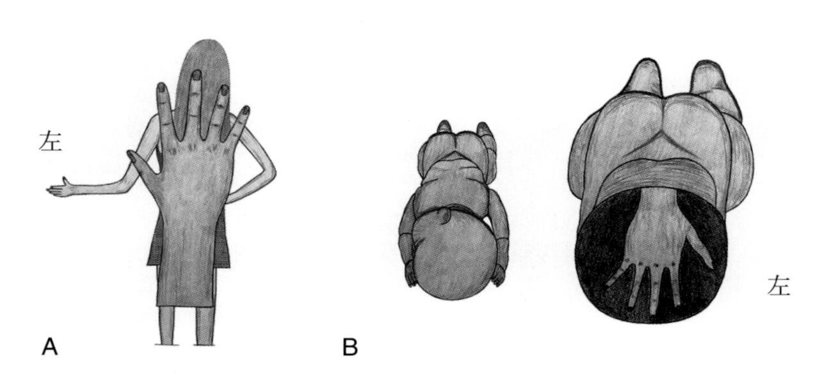

图 15-1-2　胎方位及左右位置关系

A. 右手四指朝头侧，手掌贴于胎儿脊背，掌心朝前，大拇指指向胎左侧；B. 手背朝头侧，手心朝足侧，右手四指向前，手腕位于胎儿脊柱，大拇指指向胎左侧

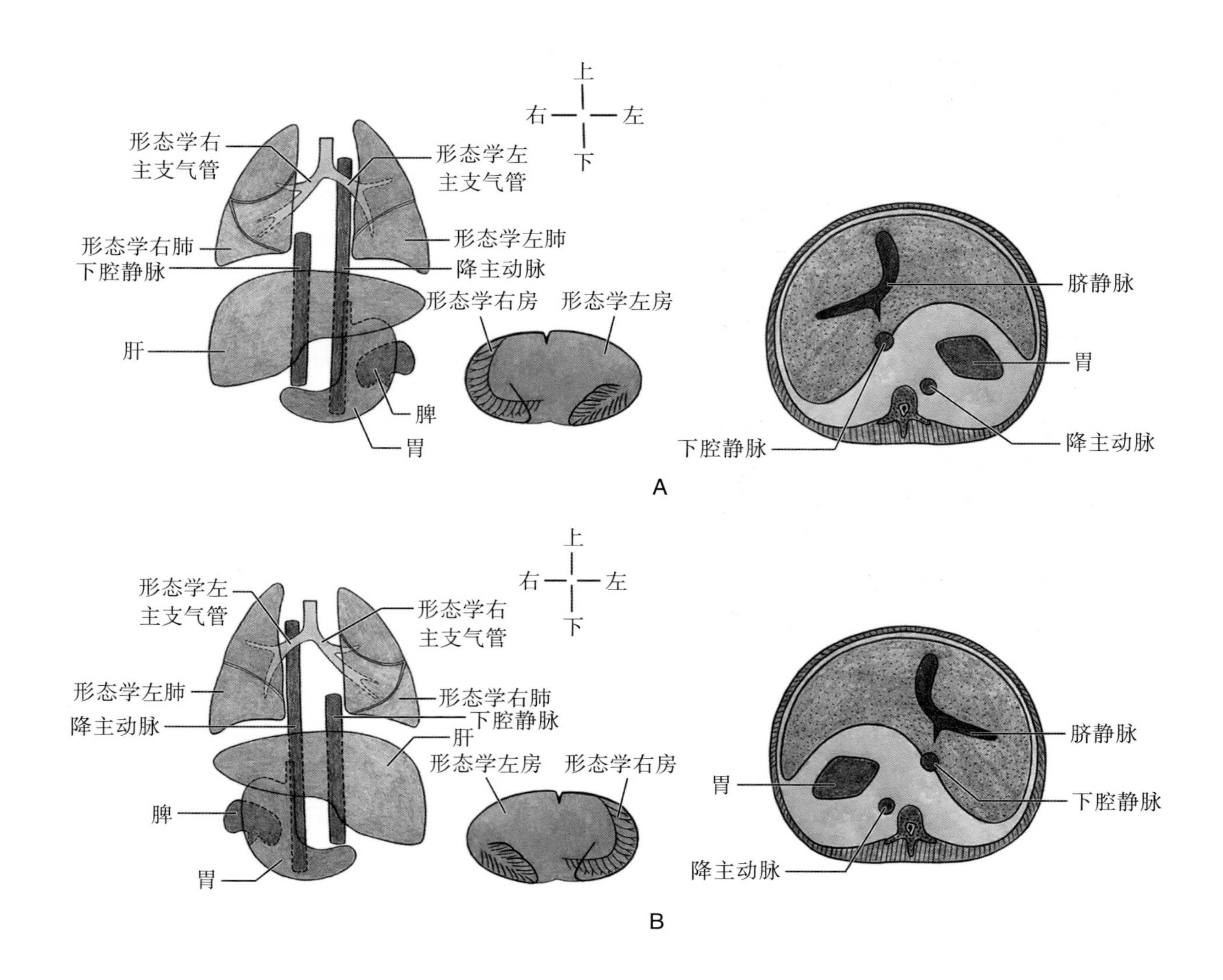

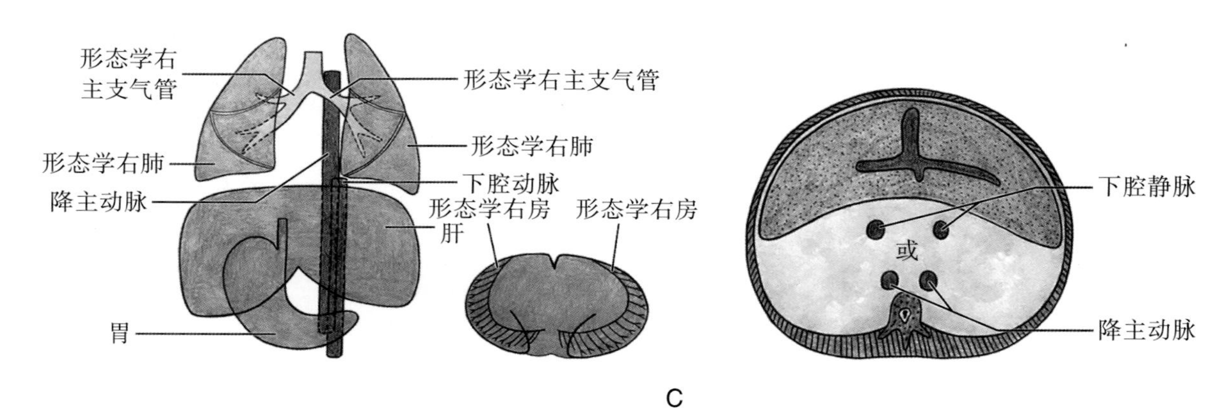

图 15-1-3　内脏心房位置（左图表示胸腹腔脏器空间关系，右图为腹部横切面示意图）

A. 内脏心房正位：胸腹腔各脏器位置正常。右心房位于右侧，左心房位于左侧，肝脏大部分位于右侧上腹腔，胃泡及脾脏位于左侧上腹腔，腹主动脉位于脊柱左前方，下腔静脉位于脊柱及腹主动脉右前方。右肺为三叶，左肺为二叶

B. 内脏心房反位：胸腹腔各脏器呈镜像反位。右心房位于左侧，左心房位于右侧，肝脏大部分位于左侧上腹腔，胃与脾脏位于右侧上腹腔，腹主动脉位于脊柱右前方，下腔静脉位于脊柱及腹主动脉的左前方。右侧肺为二叶，左侧肺为三叶

C. 右房异构：两侧心房均为右心房，肝脏左、右叶大小基本一致，位于上腹腔中间，呈水平位。胃泡常位于上腹腔中部。腹主动脉与下腔静脉常位于脊柱同侧，下腔静脉位于腹主动脉前方。多伴无脾。两侧肺均为三叶

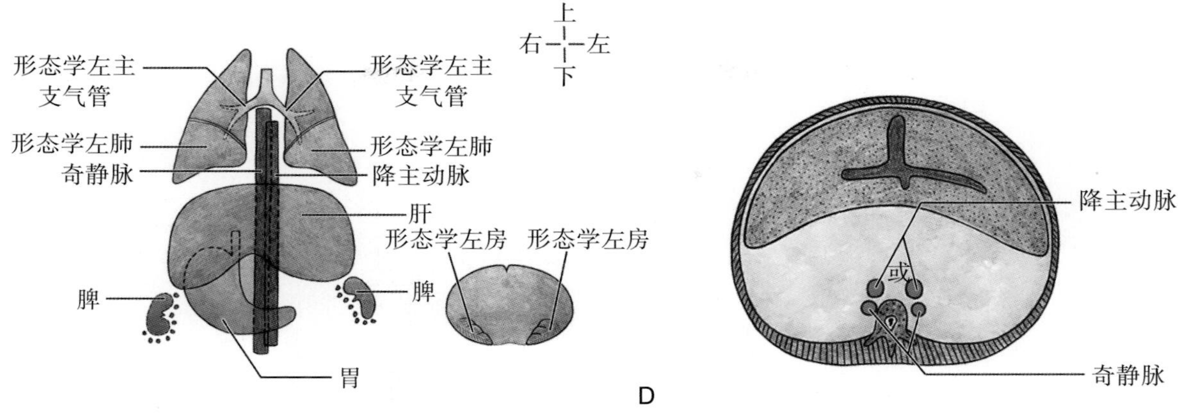

图 15-1-3（续）
D. 左房异构：两侧心房均为左心房，肝脏呈水平位，常伴有下腔静脉离断，躯干下部的静脉血可经奇静脉或半奇静脉等回流入上腔静脉，三支肝静脉汇入残留的下腔静脉或分别汇入一侧或两侧心房，腹部横切面显示腹主动脉位于脊柱前方，扩张的奇静脉或半奇静脉位于腹主动脉后方（奇静脉常位于脊柱右侧，半奇静脉常位于脊柱左侧）。多伴多脾。两侧肺均为两叶

将心脏分为胸外心脏与胸腔内心脏两种。根据心脏在胸腔内的位置及心尖指向分为：①正常左位心；②左旋心；③镜像右位心；④右旋心；⑤中位心；⑥心脏移位。

2. 心轴测量　正常胎儿心轴指向左侧，范围 45°±20°。四腔心切面时，取胎儿脊柱与胸骨连线为基线，测量房室间隔延长线与基线角度，即为心轴（图 15-1-4A）。

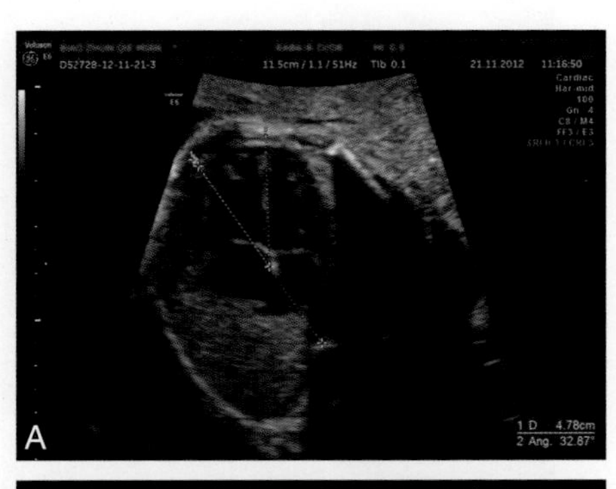

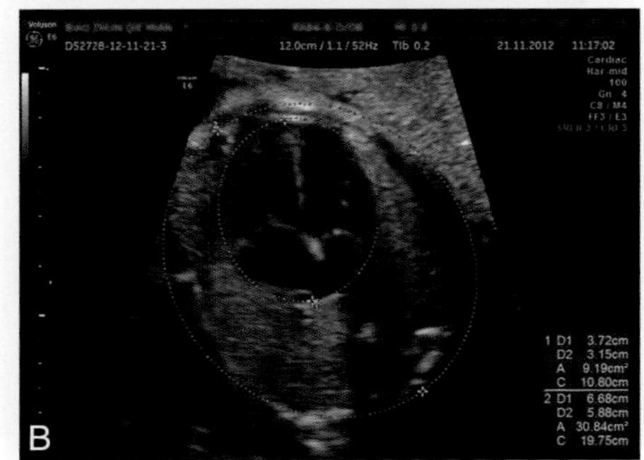

图 15-1-4　心轴及心胸测量
A. 心轴测量方法；B. 心胸比测量

3. 心胸比测量　心胸比包括心胸面积比、心胸直径比和心胸周长比，常用为心胸面积比（图 15-1-4B）。心胸比是评价胎儿心脏相对大小的指标，正常胎儿心胸比值为 25%~33%。孕 28 周前左右心房、左右心室大小基本一致；孕 28 周后，右心房及右心室逐渐大于左心房及左心室。

四腔心切面时，使用椭圆法于胸部横切面分别测量心脏面积及胸部面积（以肋骨及脊柱外侧为准）。心轴及心胸比于收缩期测量。

（王峥　李军）

第 2 节　正常胎儿超声心动图标准切面与测量

胎儿超声心动图检查具有一定的特殊性，易受孕妇的腹壁声衰减、胎位的限制、骨骼及羊水量多少等影响，检查中可以让孕妇活动、饮水、饮食等引起胎儿体位变动以完成多切面、系统的心脏超声检查。正常胎儿超声心动图标准切面主要包括以下 9 个基本切面。

一、腹部横切面

1. 扫查方法　声束与胎儿脊柱垂直入射，沿

探头短轴方向平行扫查至胎儿胃泡平面即可获得标准的腹部横切面图，显示 1~2 对肋骨。

2. 切面标准 切面显示腹壁呈圆形或椭圆形，同时显示胃泡及肝内脐静脉长轴，双肾不显示（图 15-2-1A）。

3. 正常声像图 切面显示呈三个强回声光团的脊柱横切面，脊柱旁为新月形低回声肾上腺，胃泡位于左侧，胃泡后方可见脾脏，脾脏回声略强于肝脏。肝脏大部分位于右侧，右叶大于左叶，肝内脐静脉与门静脉左支相连。降主动脉横切面位于脊柱的左前方紧靠脊柱，下腔静脉横切面位于脊柱的右前方，相对远离脊柱（图 15-2-1B）。

4. 观察要点 观察胃泡、降主动脉、下腔静脉、肝脏等的位置与关系，若出现胎儿内脏位置、形态及结构异常，提示内脏反位或水平位，心脏存在畸形的可能性增大。

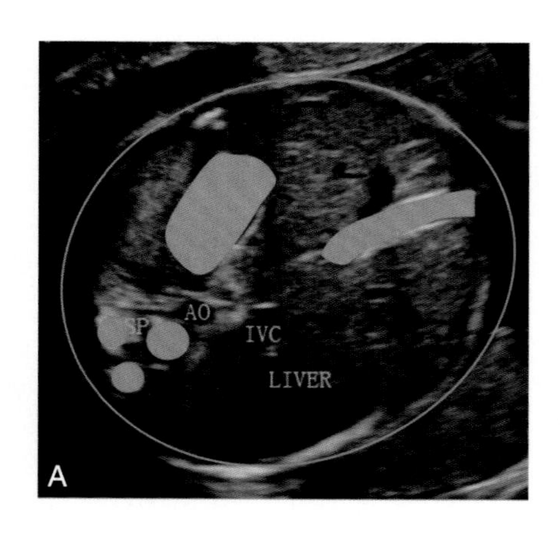

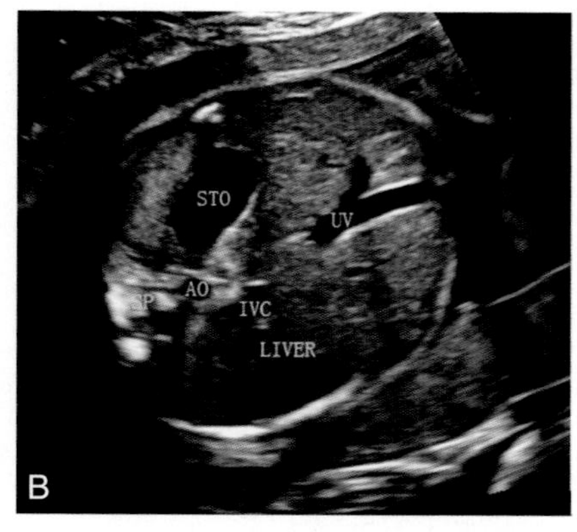

图 15-2-1 腹部横切面标准图示意图（A）和超声图（B）

二、四腔心切面

1. 扫查方法 在腹部横切面的基础上，探头向头侧平行移动，显示心脏后，以房室瓣环为轴线旋转探头，显示肺静脉角及卵圆孔，即可获得标准四腔心切面（图 15-2-2）；沿探头长轴方向平行或扇形移动可依次获得横位四腔心切面、心尖四腔心及心底四腔心切面。

2. 切面标准 完整显示两组房室瓣开放及关闭状态，以两组房室瓣环为一条线，卵圆孔及两组肺静脉切迹为三个点，即显示一条线与三个点时为标准四腔心切面（图 15-2-3）。

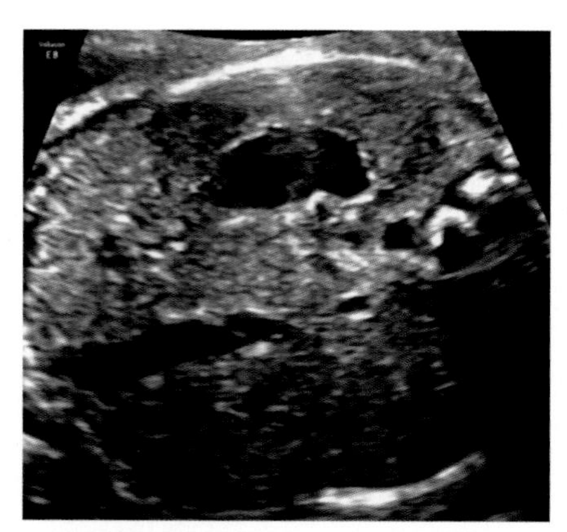

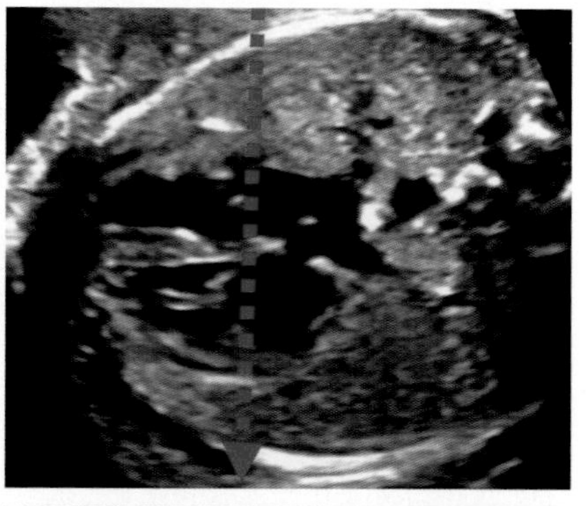

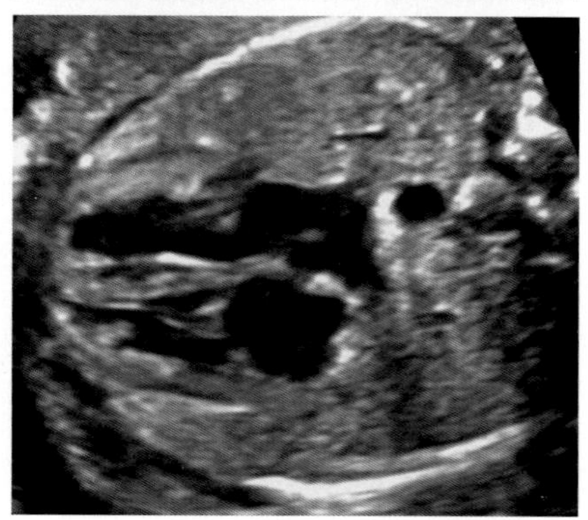

图 15-2-2 四腔心切面扫查方法

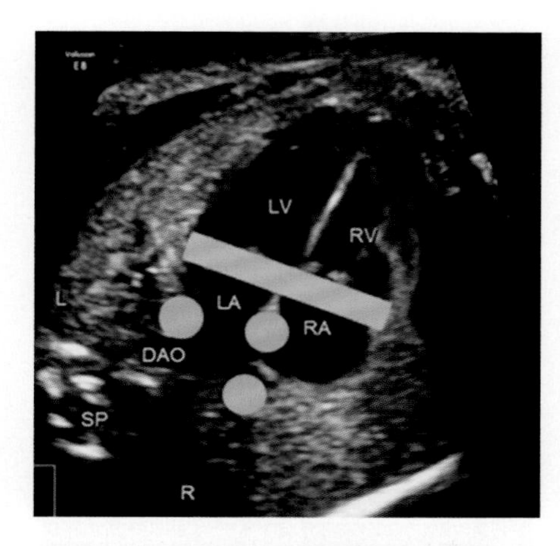

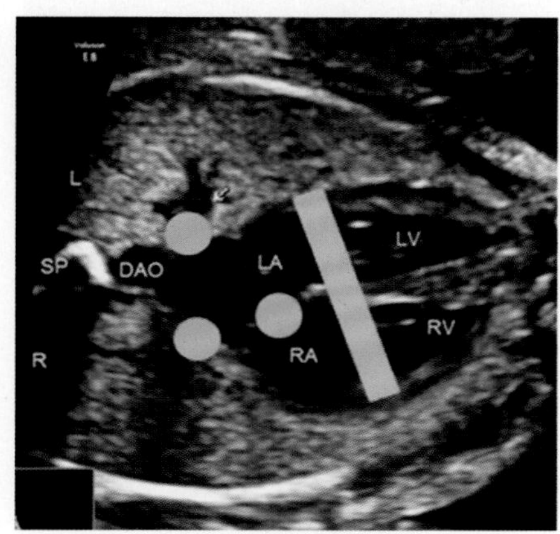

图 15-2-3　四腔心标准切面
一条线为房室瓣环连线，三个点为卵圆孔及双侧肺静脉切迹

3. 正常声像图　该切面可显示胎儿左、右房室腔及两组房室瓣，左房更靠近降主动脉及脊柱，房顶部可见左、右肺静脉切迹；右房位于左房右前方，右房顶部光滑，无静脉开口；左、右心房间为房间隔，房间隔中部为卵圆孔，卵圆瓣开放于左房内，随心动周期来回摆动，卵圆瓣开口为第二房间孔，右房血流经卵圆孔及第二房间孔进入左心房。左侧房室之间为二尖瓣，右侧房室之间为三尖瓣，三尖瓣隔瓣附着位置低于二尖瓣前瓣。左室内可见两组乳头肌附着于游离壁，右室可见三组乳头肌分别附着于游离壁及室间隔上。左室心内膜较光滑，右室心内膜略粗糙，心尖部可见粗大右室调节束结构，为右心室形态学标志（图 15-2-4）。

（1）横位四腔心切面　易于观察心室壁厚度及运动状况；房、室间隔有无缺损及穿隔血流；卵圆孔大小、卵圆瓣的启闭及血流束的宽度、方向等。

（2）心尖四腔心及心底四腔心切面　用于观察房室瓣瓣口血流有无加速及反流，心腔及心肌内有无异常血流。

（3）能量多普勒技术　能够较好地显示肺

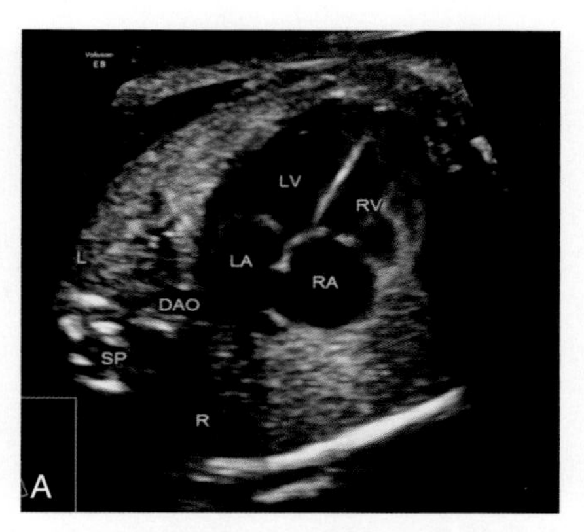

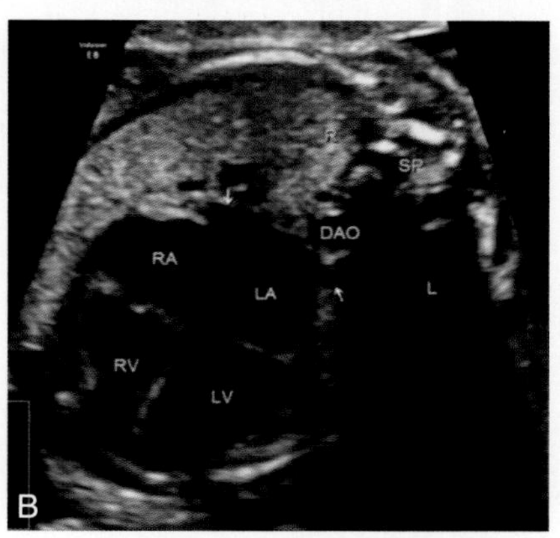

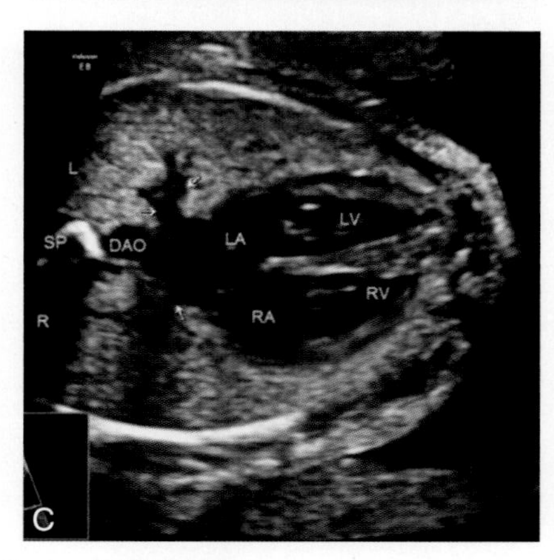

图 15-2-4　四腔心切面
A. 心尖四腔心切面，心尖朝前，是显示房室瓣结构、启闭运动及彩色血流的最佳切面；B. 心底四腔心切面，心底朝前，易于显示肺静脉及房间隔结构，箭头所示为肺静脉切迹；C. 横位四腔心切面声束垂直于房室间隔，是显示卵圆孔血流及室间隔水平分流的最佳切面

静脉走行及开口。

（4）心律异常　需要应用 M 型超声心动图检查，应以斜位四腔心切面为基础，M 型取样线分别通过左房－十字交叉－右室或右房－十字交叉－左室的近房室沟位置，以便获得较为理想的心房心室的 M 型超声图像。

（5）室壁运动分析　使用 M 型超声心动图检查，以横位四腔心切面为基础，M 型取样线垂直于室间隔，通过左右心室。

4. 观察要点　左、右心房及心室的形态、结构及大小比例；心腔内有无异常隔膜及肿物回声；房室瓣形态、厚度及启闭运动；室壁厚度及运动状态；房、室间隔的连续性有无中断及十字交叉结构的完整性，卵圆孔及部分肺静脉开口等结构。

5. 测量项目　四腔心切面可以测量心房、心室、心轴大小及心胸比。

（1）心房径　横径：垂直于房间隔中点的心房内壁间距离；长径：心房中点垂直于横径，上起心底房壁内侧缘，下至房室环水平。心房径线于收缩末期测量（图 15–2–5A）。

（2）心室径　长径：房室环水平中点至心尖部内膜间的距离；心室横径：腱索水平心室侧壁至室间隔内膜间的距离。心室径线于舒张期测量（图 15–2–5B）。

（3）心轴及心胸比（详见本章第 1 节）

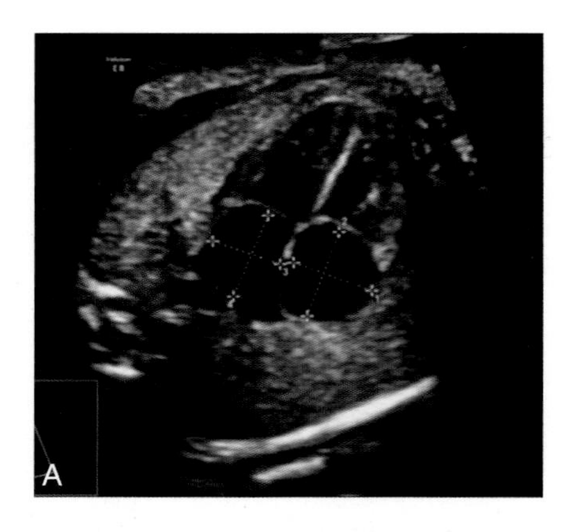

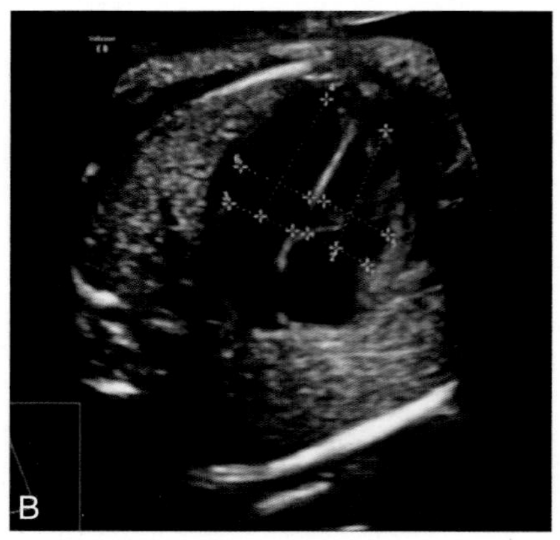

图 15–2–5　心脏测量
A. 心房大小测量；B. 心室大小测量

三、左室流出道切面

1. 扫查方法　在横位四腔心切面基础上，探头向胎儿头侧平移，显示五腔心切面，以主动脉瓣环为中心旋转探头，即可显示横位左室流出道切面（图 15–2–6）。以心尖四腔心切面为基础，沿左房、左室长轴旋转探头，可显示左室流出道长轴切面（图 15–2–7）。

2. 切面标准

（1）横位左室流出道切面　可显示完整左室流出道。左心室腔与升主动脉管腔类似呈“尖刀”样，刀背与刀柄前壁的延续线呈连续的圆弧状，即显示室间隔中下部至升主动脉远端前壁的连线，此切面有助于排查主动脉骑跨与室间隔缺损（图 15–2–8）。

（2）左室流出道长轴切面　可显示完整的左室流出道及左室流入道。左心房、左心室腔与升主动脉管腔类似呈“球鞋”样，标准切面需要同时显示左心房、左心室长轴及左室流出道与升主动脉长轴的两条线（图 15–2–9）。

3. 正常声像图　显示左心室发出主动脉，室间隔与升主动脉前壁延续完整，主动脉瓣开放自如。

（1）横位左室流出道切面　显示完整的左室流出道、主动脉瓣及升主动脉，是判断膜周部室间隔缺损的重要切面（图 15–2–10A）。

（2）左室流出道长轴切面　完整的观察左心房、二尖瓣、左心室、主动脉瓣、升主动脉等左室流入道及流出道结构，可清晰显示二

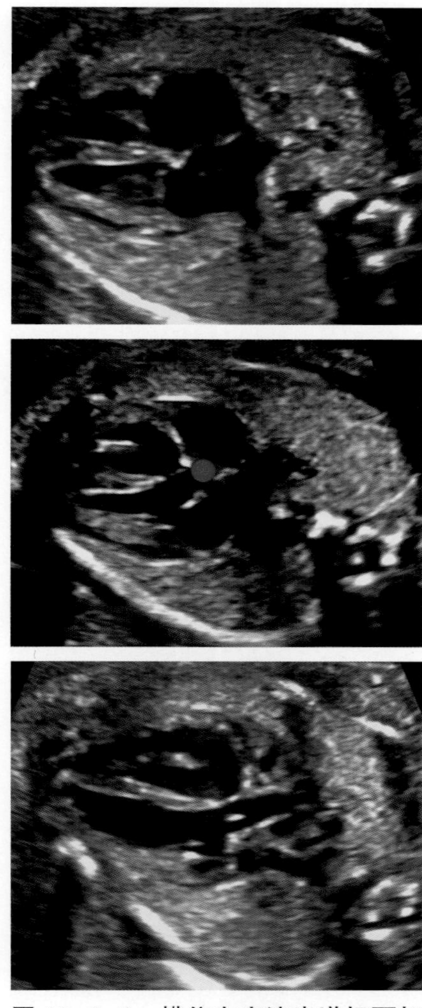

图 15-2-6　横位左室流出道切面扫查方法

尖瓣前瓣与主动脉瓣纤维连接关系。对判断主动脉有无骑跨及骑跨率具有重要作用（图 15-2-10B）。

4. 观察要点　主动脉瓣的形态、厚度、启闭运动，主动脉瓣瓣上与瓣下结构、彩色血流有无加速及反流；室间隔有无缺损及穿隔血流存在等；主动脉瓣与二尖瓣纤维连接；主动脉前壁与室间隔连续性是否完整，有无骑跨。

5. 相关测量　此切面可测量左室流出道、主动脉瓣环处及升主动脉内径，左室流出道内径测量以最窄处为宜。时相为收缩末期（图 15-2-10C）。

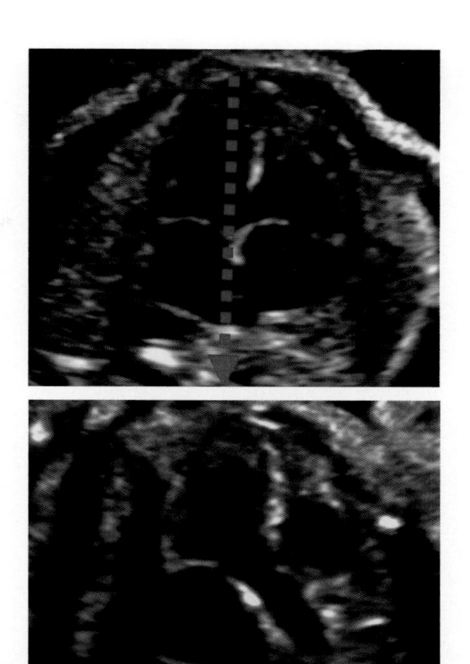

图 15-2-7　左室流出道长轴切面扫查方法

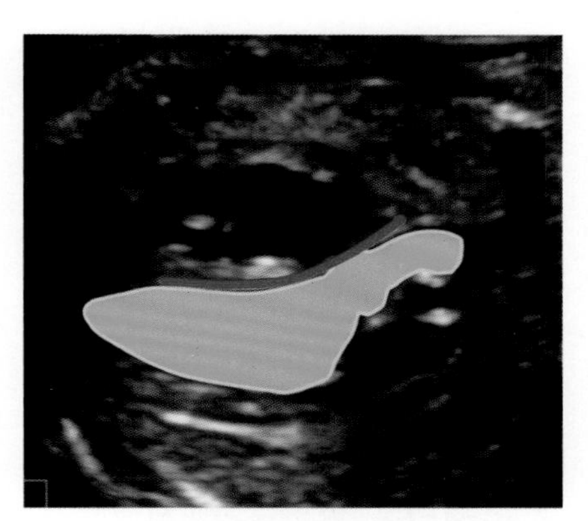

图 15-2-8　横位左室流出道切面

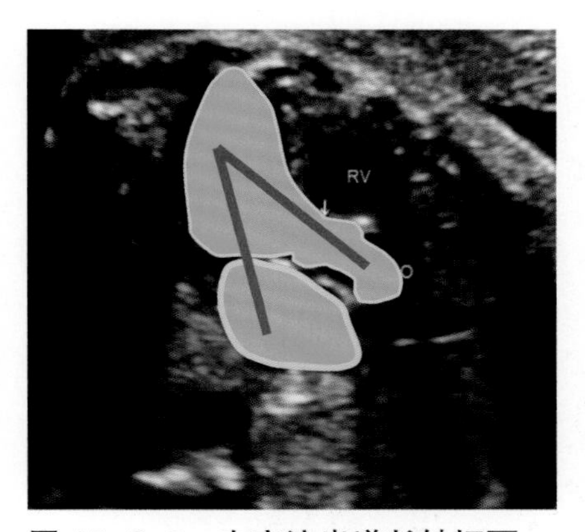

图 15-2-9　左室流出道长轴切面

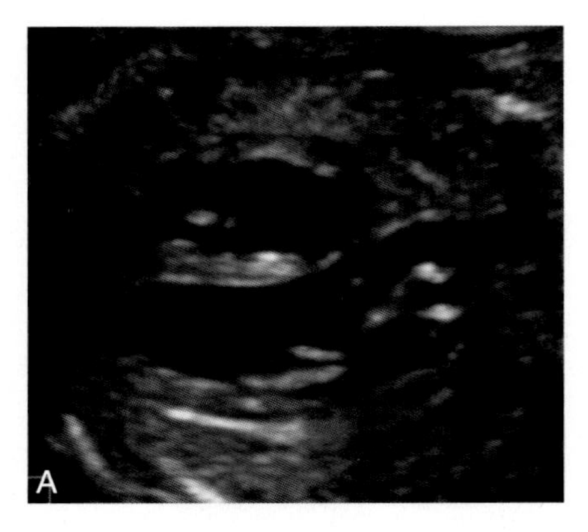

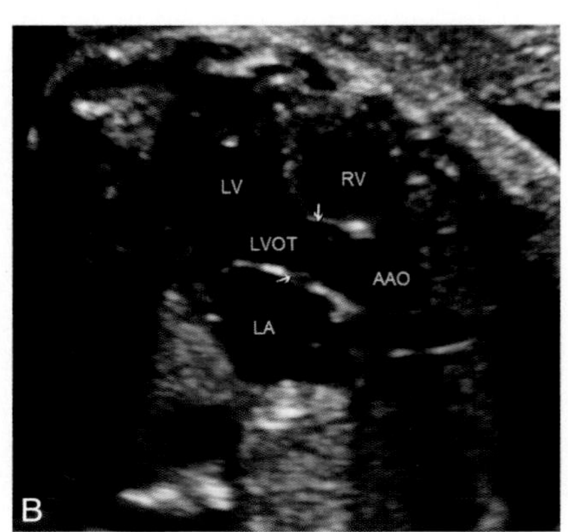

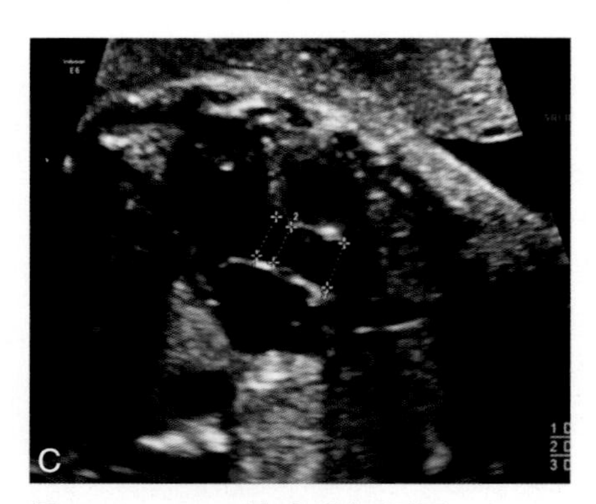

图 15-2-10　流出道切面图

A. 横位左室流出道切面；B. 左室流出道长轴切面，下箭头所示为二尖瓣与主动脉间纤维连接关系；C. 相关测量部位

四、右室流出道切面

1. **扫查方法**　在三血管气管切面基础上，沿探头长轴方向平行移动，使肺动脉及动脉导管长轴与声束方向平行，以肺动脉及动脉导管长轴为轴线，旋转探头，即可显示右室流出道切面（图 15-2-11）

2. **切面标准**　该切面显示主动脉短轴位于图像中央，左心房、右心房、右室及肺动脉结构环抱主动脉，呈“圆环”样（图 15-2-12）。

3. **正常声像图**　该切面显示右心室发出肺动脉，右室流入道、流出道、肺动脉主干及右肺动脉环抱主动脉，主动脉呈类圆形横截面，位于图像中央，右室流出道及流入道室间隔连续完整(图 15-2-13A）。

4. **观察要点**　肺动脉瓣的形态、厚度、启闭运动，肺动脉瓣瓣上与瓣下结构；彩色多普勒血

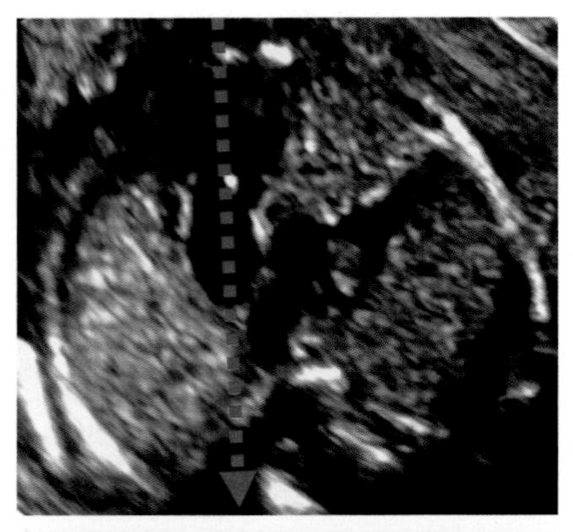

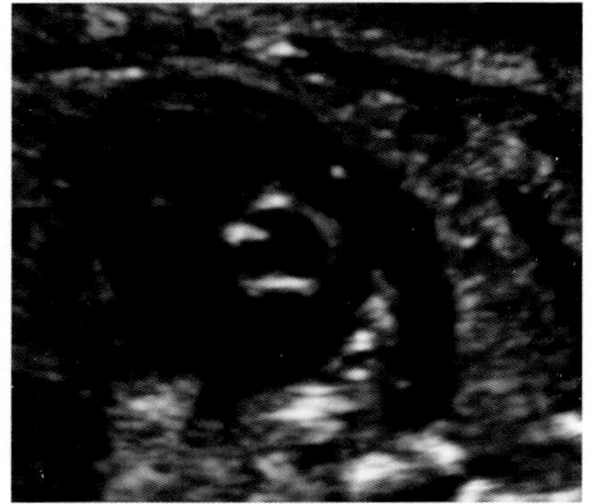

图 15-2-11　右室流出道切面扫查方法

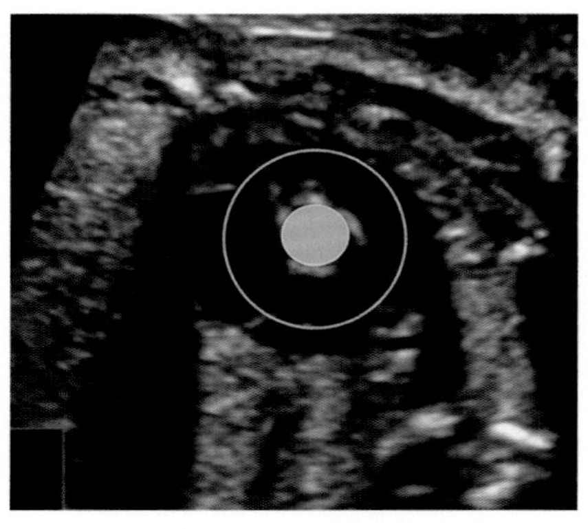

图 15-2-12　右室流出道标准切面

流有无加速及反流；大动脉环抱关系是否存在等。此切面可用于观察室间隔膜周及漏斗部的完整性及有无穿隔血流存在，判断室间隔缺损类型的重要切面。

5. 相关测量　测量右室流出道、肺动脉瓣环内径；右室流出道及肺动脉内径，测量时相为收缩末期（图 15-2-13B）。

五、三血管及三血管气管切面

1. 扫查方法　在标准四腔心切面的基础上，将探头向胎儿头侧平行移动，可获得三血管切面。继续向胎儿头侧平移，即可获得三血管气管切面（图 15-2-14）。

2. 切面标准

（1）三血管切面　显示肺动脉 - 动脉导管弓长轴、主动脉短轴、上腔静脉短轴，即一长两短（图 15-2-15A）。

（2）三血管气管切面　显示肺动脉 - 动脉导管弓长轴、主动脉弓长轴、上腔静脉短轴，即两长一短并同时显示气管短轴（图 15-2-15B）。

3. 正常声像图　主肺动脉及动脉导管、升主动脉远端及主动脉横弓、上腔静脉由左向右、由前向后依次排列，管腔内径从左向右依次递减。气管呈环状高回声，位于主动脉右侧，上腔静脉后方（图 15-2-16）。

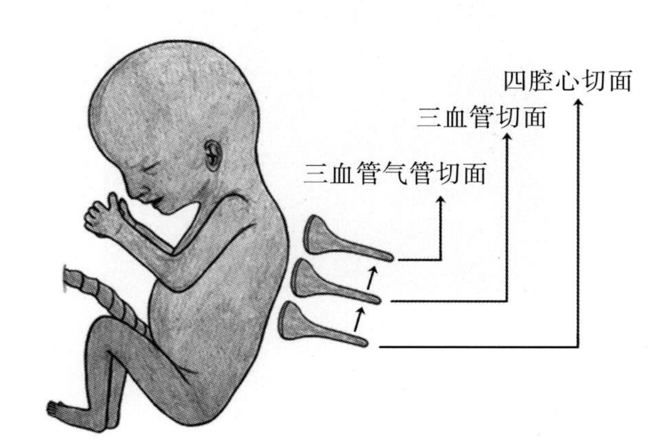

图 15-2-14　三血管切面扫查示意图

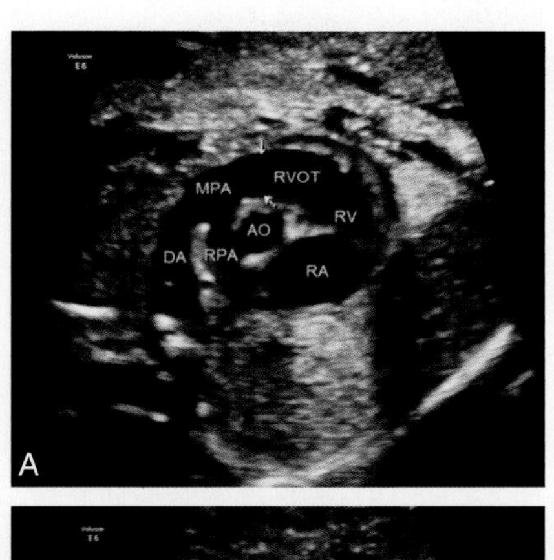

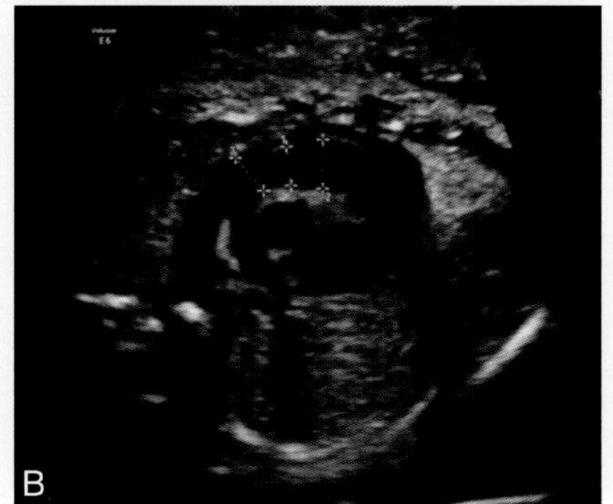

图 15-2-13　右室流出道切面
A. 右室流出道切面，B. 相关测量部位

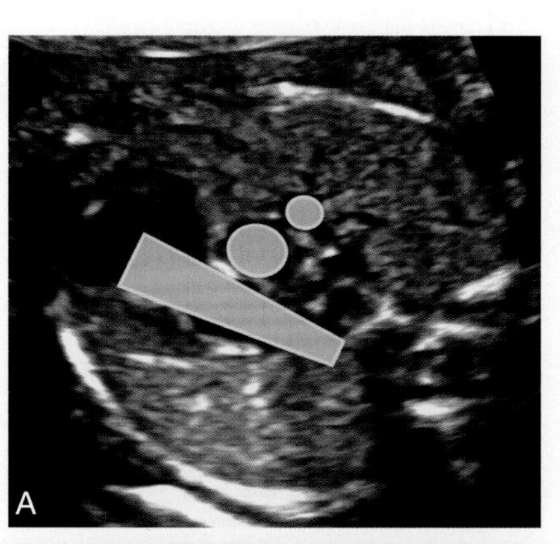

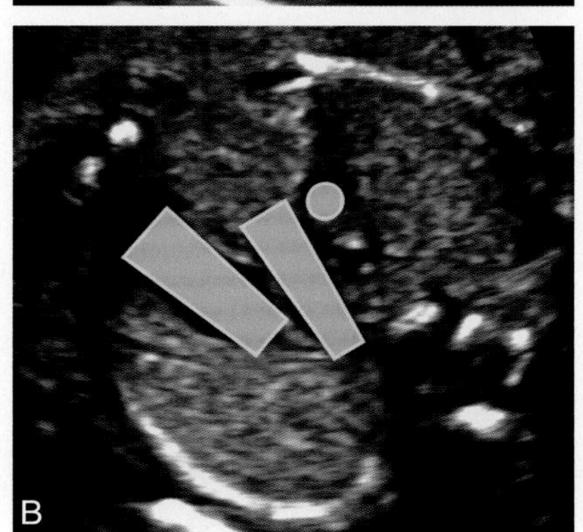

图 15-2-15　三血管及三血管气管切面标准
A. 三血管切面；B. 三血管 - 气管切面

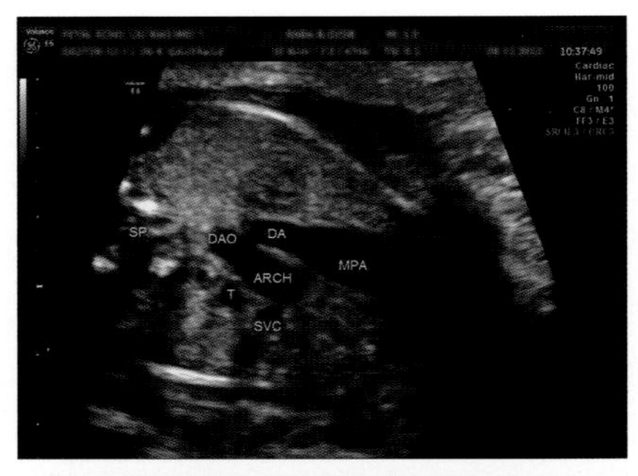

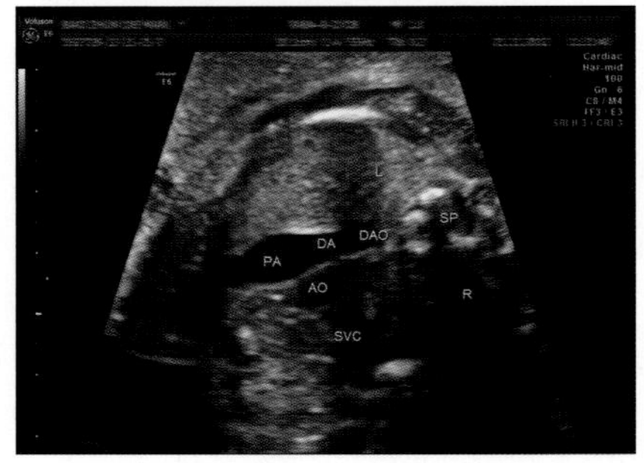

图 15-2-16　三血管及三血管气管切面

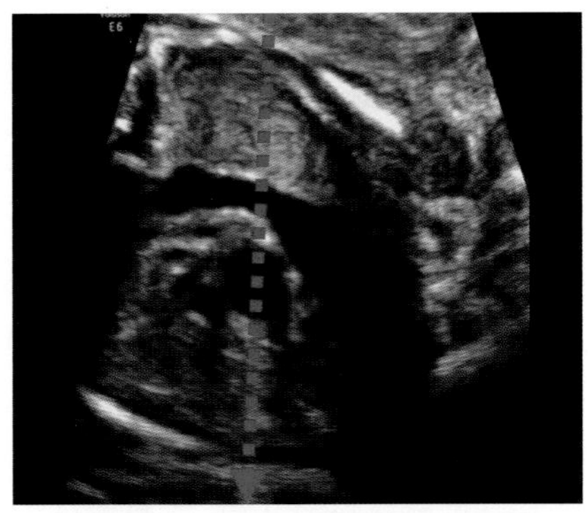

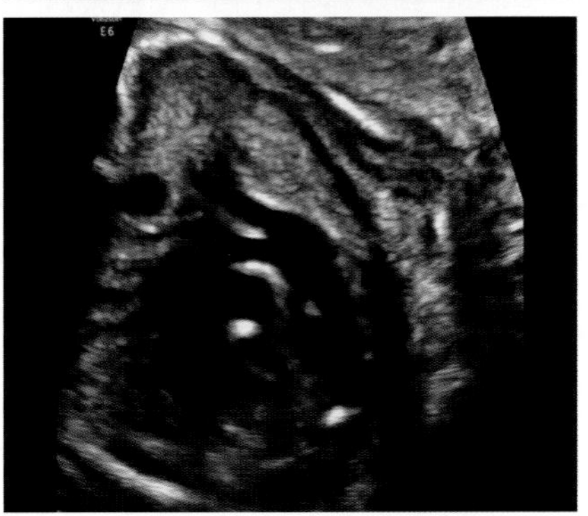

图 15-2-17　肺动脉长轴扫查方法

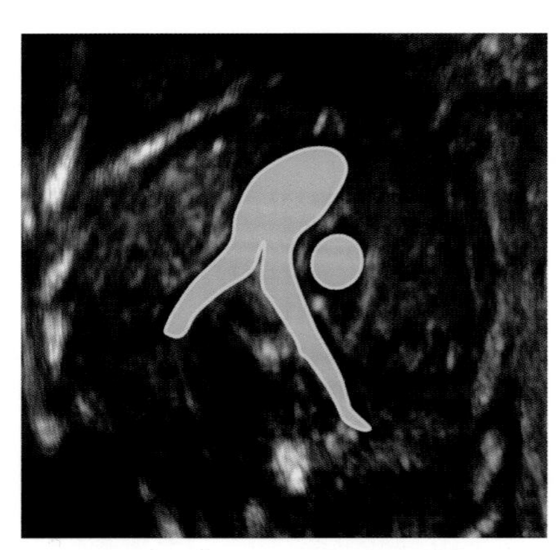

图 15-2-18　肺动脉长轴切面标准

4. 观察要点　肺动脉、主动脉、动脉导管、上腔静脉及气管的位置关系、内径比例；主动脉、肺动脉血流方向是否一致，有无加速或反向血流；主、肺动脉间隔连续是否完整，有无分流等；辅助观察半月瓣结构及过瓣血流等。

六、肺动脉长轴切面

1. 扫查方法　在三血管切面基础上，以升主动脉短轴为中心，旋转探头，即可显示肺动脉长轴切面（图 15-2-17）。

2. 切面标准　显示肺动脉主干及左、右肺动脉分支呈“人”字形，肺动脉与主动脉管腔类似“踢球”样，易于判断肺动脉主干及右肺动脉环抱主动脉结构（图 15-2-18）。

3. 正常声像图　完整显示肺动脉主干及分支结构，左右肺动脉进入肺门，分为多支肺内血管；肺动脉为长轴，主动脉呈短轴，两者呈环抱结构关系，主 - 肺动脉间隔完整，肺动脉内径大于主动脉，主动脉右侧与右肺动脉夹角处可见上腔静脉短轴（图 15-2-19A）。

4. 观察要点　观察是否存在大动脉的环抱关系、肺动脉主干及分支结构、肺动脉瓣结构及运动，瓣上及瓣下有无狭窄，彩色血流有无加速或反流；主、肺动脉间隔完整性及有无分流等。

5. 相关测量　测量主肺动脉内径（管壁内缘至内缘的垂直距离），近端于瓣上、远端于肺动脉分叉前膨大处测量；肺动脉左、右分支于分叉处近心端测量（左、右肺动脉起始部），应避开动脉导管起始处，时相为收缩末期（图 15-2-19B）。

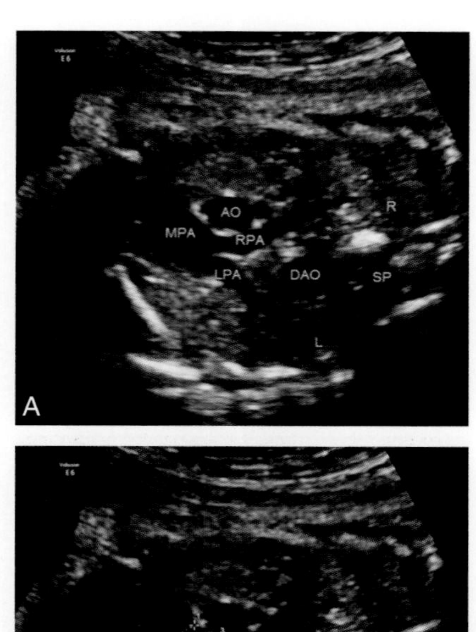

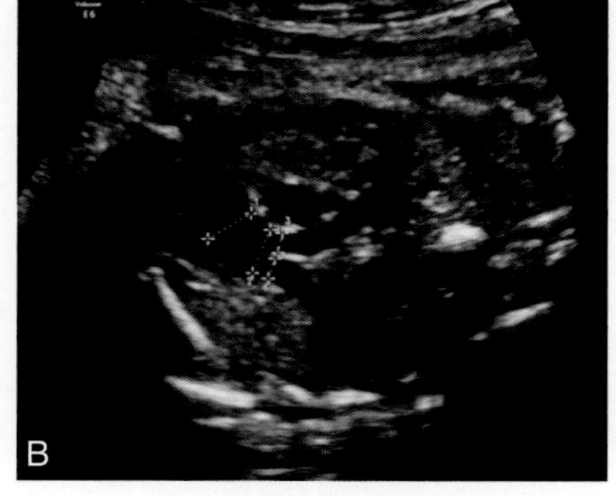

图 15-2-19 肺动脉长轴切面（A）和相关测量部位（B）

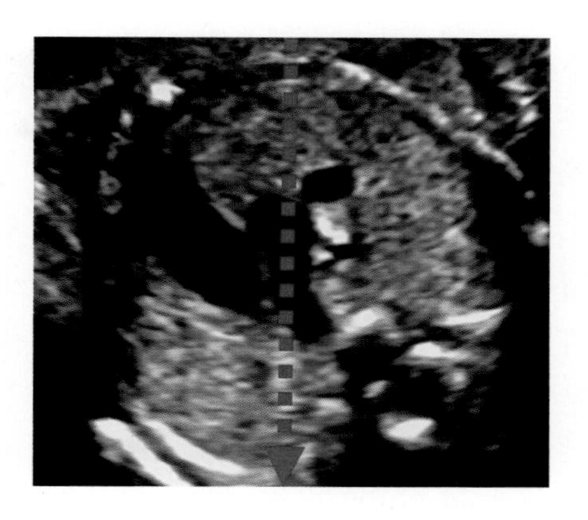

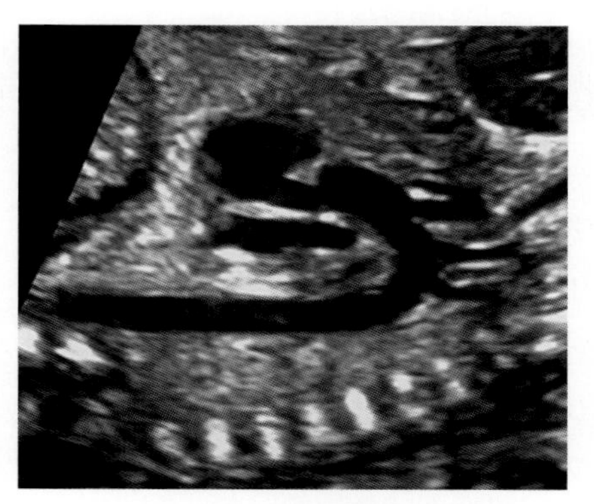

图 15-2-20　主动脉弓扫查方法

七、主动脉弓及动脉导管弓长轴切面

1. 扫查方法　以三血管气管切面为基准，平移探头使主动脉横弓长轴与声束方向平行后旋转 90°，可显示主动脉弓长轴切面（图 15-2-20）；使动脉导管弓与声束平行，同时探头旋转 90°，即可获得动脉导管弓长轴切面（图 15-2-21）。两切面相距较近，沿探头短轴方向平移并进行 15° 左右偏斜扇扫即可互相获得。

2. 切面标准

（1）主动脉弓长轴切面　可显示升主动脉远端、主动脉弓、降主动脉长轴及主动脉弓上依次发出的三支头臂动脉；即三组结构长轴，弓上有分支，弓下无分支（图 15-2-22）。

（2）动脉导管弓长轴切面　可显示右室流出道、肺动脉主干、动脉导管及降主动脉长轴，动脉导管弓上无分支发出，导管起始处下方可见左肺动脉近心段；即四组结构长轴，弓上无分支，弓下有并列分支（图 15-2-23）。

3. 正常声像图　主动脉弓曲度较大，形似“拐

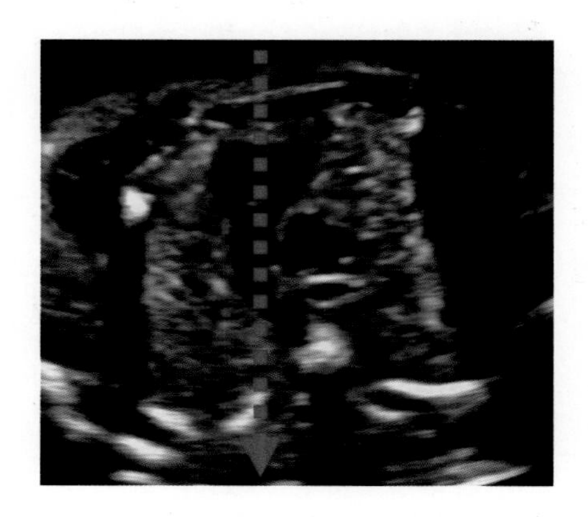

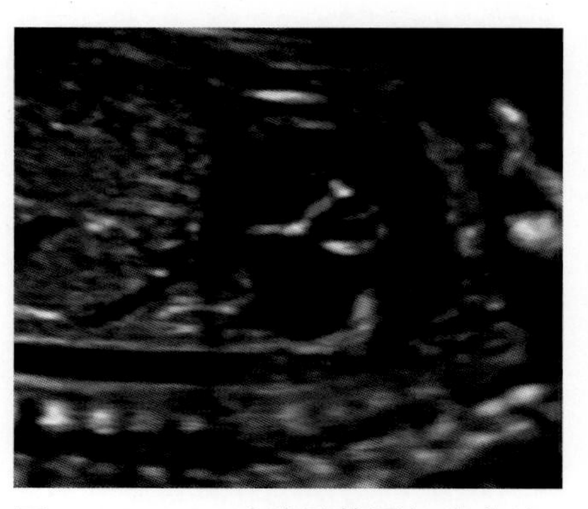

图 15-2-21　动脉导管弓扫查方法

杖”状，弓上有三支动脉发出，分别为：右无名动脉、左颈总动脉、左锁骨下动脉，镜像右位主动脉弓时头臂动脉亦镜像发出，分别为左无名动脉、右颈总动脉、右锁骨下动脉；左头臂静脉交通支位于主动脉弓上方及无名动脉前方，主动脉弓下可见右肺动脉横截面；动脉导管弓曲度稍小，形似“曲棍球杖”状，弓上管壁光滑，无开口，主肺动脉远端可见左肺动脉起始处，动脉导管形态多变，应注意观察。动脉导管弓下方从前向后依次显示右心室、室间隔、左心室、二尖瓣、左心房等结构（图15-2-24）。

4. 观察要点

（1）主动脉弓长轴切面　观察升主动脉、主动脉弓、降主动脉及其三支头臂分支血管的位置、形态及管腔内径等。

（2）动脉导管弓长轴切面　观察肺动脉、动脉导管及降主动脉的位置、形态及管腔内径等。

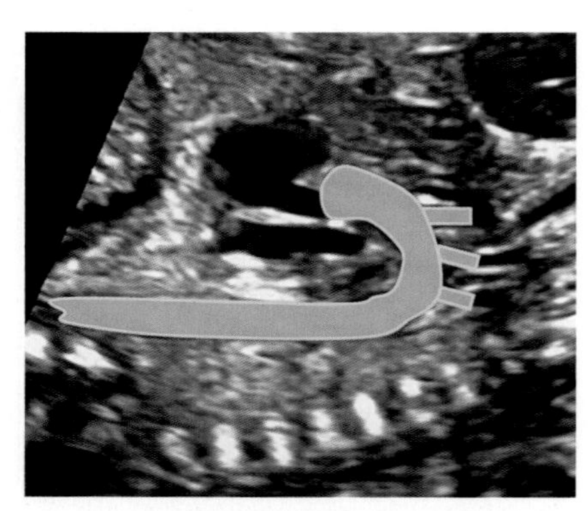

图 15-2-22　主动脉弓长轴切面标准

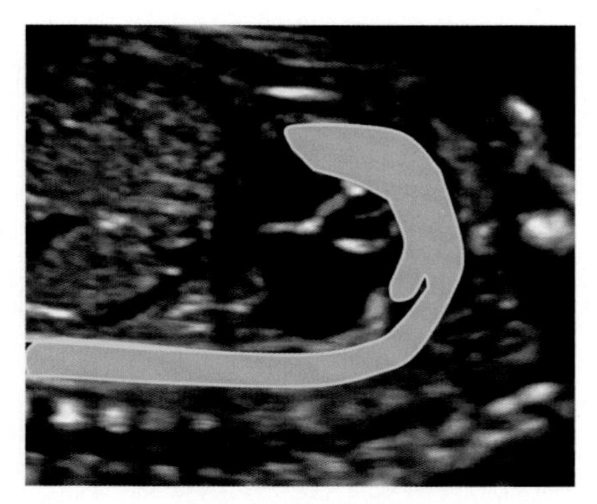

图 15-2-23　动脉导管弓长轴切面标准

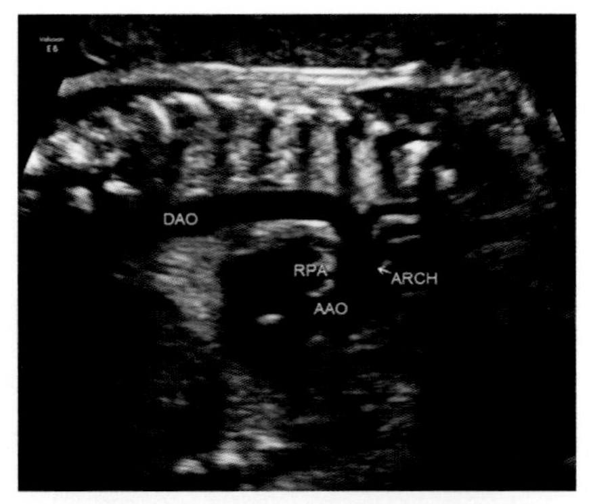

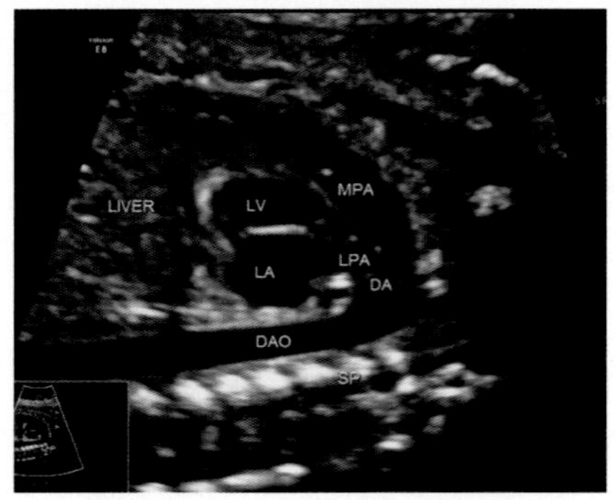

图 15-2-24　主动脉弓及动脉导管弓长轴切面

5. 相关测量　主动脉弓、动脉导管及降主动脉内径。主动脉弓于第一支头臂分支发出后测量，峡部于左锁骨下动脉与动脉导管之间测量，取内缘到内缘的垂直距离；动脉导管内径应取最窄处或中段测量（图15-2-25）；时相为收缩末期。

八、上下腔静脉长轴切面

1. 扫查方法　在四腔心切面基础上，探头以房间隔右侧房顶处（即上下腔静脉入口处）为中心旋转，即可获得上、下腔静脉长轴切面（图15-2-26）。

2. 切面标准　显示下腔静脉－右心房－上腔静脉长轴的连接关系。

3. 正常声像图　清楚显示上、下腔静脉开口于右心房。

（1）腔静脉长轴切面（右房右室两腔心）显示右肝及中肝静脉汇入下腔静脉肝后段、欧氏瓣纤薄、三尖瓣前瓣及后瓣附着于瓣环处，启闭良好，右心室流入道及流出道结构，右心室呈不

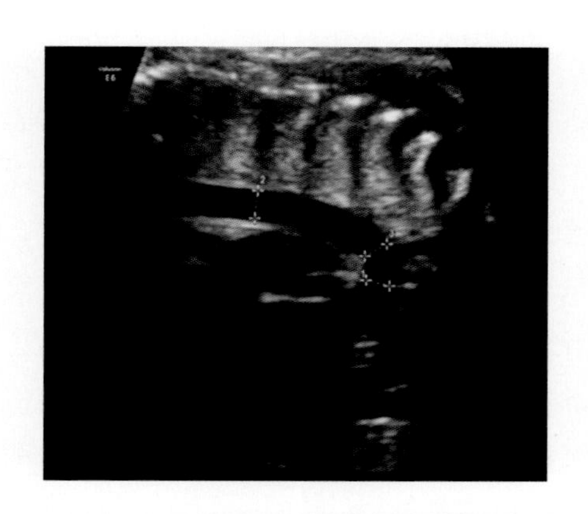

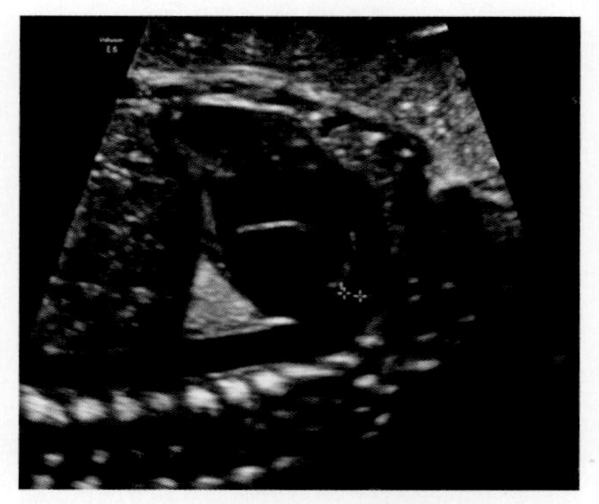

图 15-2-25 主动脉弓及动脉导管弓切面和相关测量部位

规则三角形（图 15-2-26B）。

（2）腔静脉长轴切面（双房心） 显示房间隔、卵圆孔、卵圆瓣及第二房间孔结构；该切面是彩色多普勒成像诊断卵圆孔分流受限的重要切面（图 15-2-26D）。

4. 观察内容 上、下腔静脉与右心房连接及腔静脉血流回心路径，部分肝静脉与腔静脉关系等。下腔静脉受体位及呼吸运动影响明显，不易显示，可多次或从不同角度入射获取图像；此切面可辅助观察三尖瓣的形态、结构及启闭运动，彩色血流有无加速及反流（图 15-2-27）。

5. 相关测量 上下腔静脉开口处内径，时相为舒张期。

（王峥　李军）

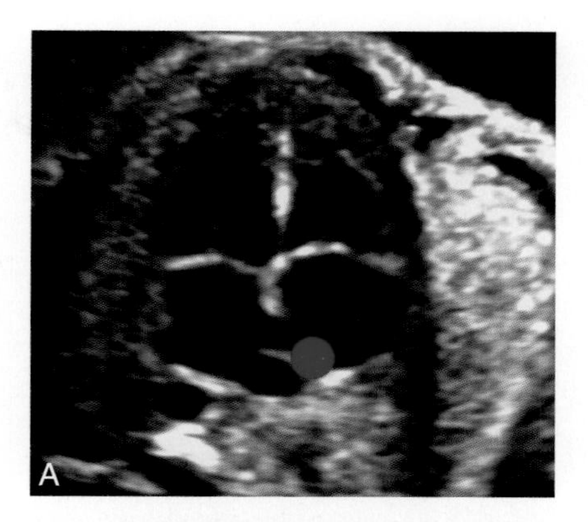

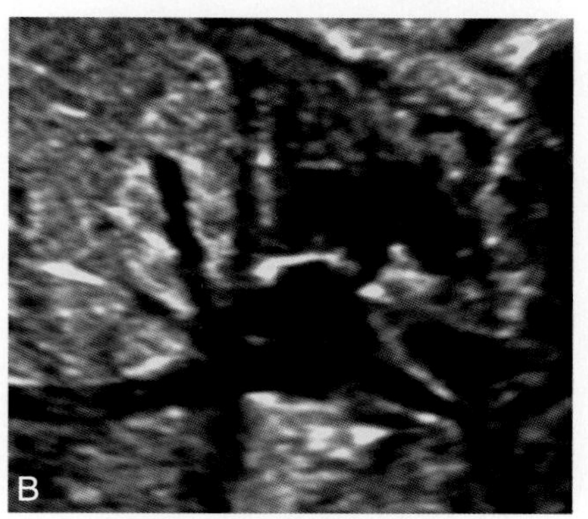

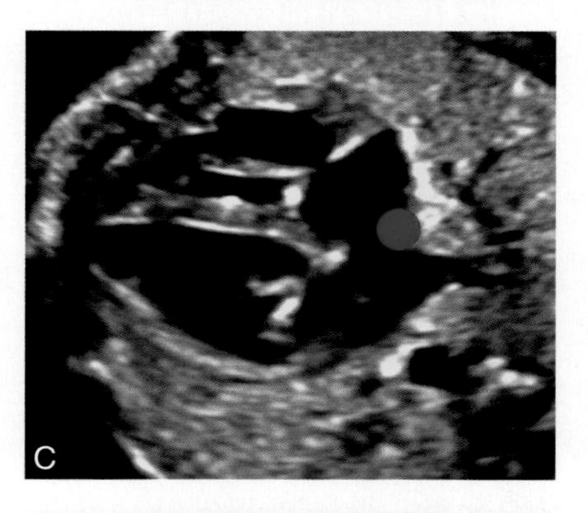

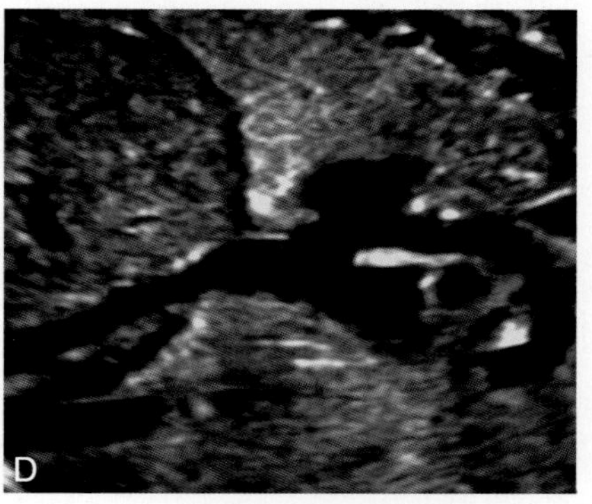

图 15-2-26 腔静脉长轴切面扫查方法

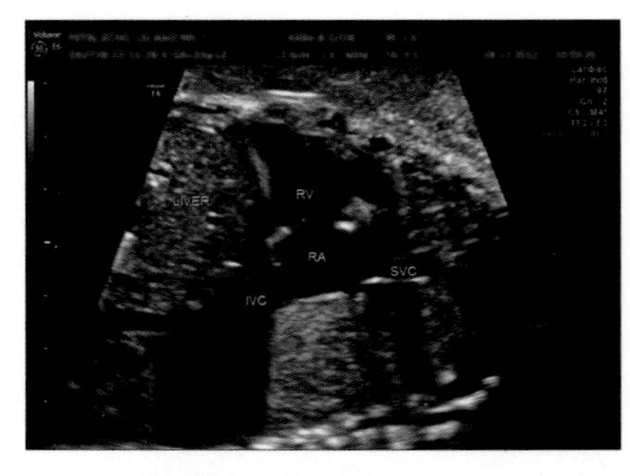

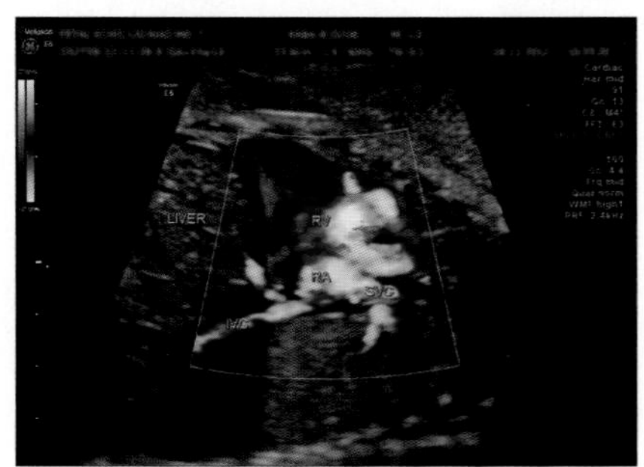

图 15-2-27　上、下腔静脉长轴

第 3 节　胎儿外周血管超声标准切面与测量

一、大脑中动脉

1. **扫查方法**　胎头横切面，自丘脑平面（脑中线水平）将探头向胎头下方略微平移，显示大脑脚时启用彩色多普勒，在大脑脚前方即为大脑动脉环（Willis 环）。

2. **标准切面**　胎儿头部大脑动脉环（Willis 环）平面，彩色多普勒血流显示两侧大脑前动脉，大脑中动脉及大脑后动脉，后交通动脉因角度影响，血流信号显示欠佳。

3. **正常声像图**　大脑中动脉分为左、右两支，分别发自动脉环的左、右两侧，与声束近似平行，近场侧大脑中动脉血流方向朝向探头（呈红色），远场侧大脑中动脉血流方向背离探头（呈蓝色，图 15-3-1）。

4. **观察要点**　彩色多普勒血流能够清晰显示 Willis 环的组成血管，即大脑前动脉、中动脉及后动脉，左右两侧结构对称，血流方向相反。

5. **相关测量**　将频谱多普勒取样容积（大小 2mm）置于大脑中动脉的中段，一般取近场侧大脑中动脉，即可获得大脑中动脉的频谱多普勒声像图（图 15-3-2），当出现连续五　个以上均匀一致、边界清晰的频谱多普勒血流图时，冻结并测量。相关指标包括，收缩期峰值血流速度（S）、舒张末期血流速度（D），计算阻力指数（RI）、搏动指数（PI）及收缩期峰值血流速度与舒张末期血流速度比值（S/D）等。设备可根据测量值自动计算相关参数。

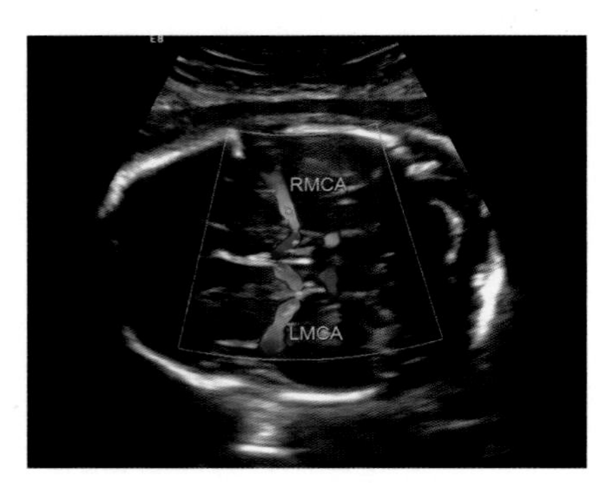

图 15-3-1　大脑动脉环（Willis 环）彩色多普勒血流图

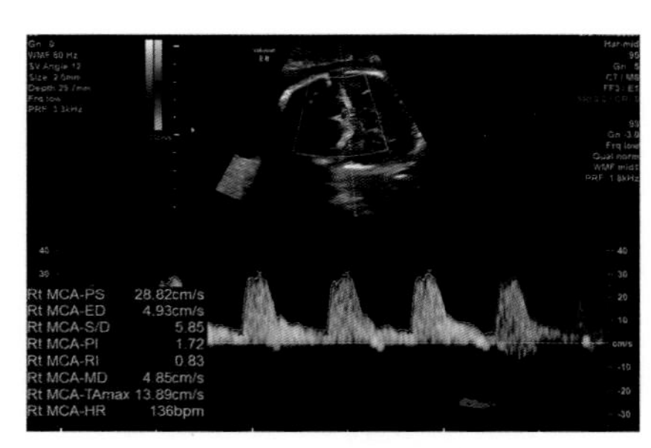

图 15-3-2　大脑中动脉血流频谱图

6. **注意事项**　①因 Willis 环中大脑中动脉向外侧且略向前方倾斜走行，故频谱多普勒取样时应调整角度，尽量使大脑中动脉的血流方向与声束一致（夹角 ≤ 30°），此时得到的血流数值较为准确。②测量过程中应尽可能减小探头加压的力度，探头对胎头的压力会使大脑中动脉舒张期的血流速度减低，甚至出现反向，导致测量结果的误差。

二、脐动脉

1. **扫查方法**　近胎盘脐带插入点处、中间游离段，或近胎儿腹壁脐带插入点处均可作为脐动脉测量的选择位置，不同部位测量结果略有差别。要求测量部位统一固定，以利于结果的统计学分析。“胎儿中心”选取脐带中间游离段作为测量部位，同时尽可能调整声束入射角度，使声束与测量段脐动脉平行。

2. 标准切面　彩色多普勒可清晰地显示两支脐动脉之一的长轴及脐静脉横断面血流（静脉短轴）。

3. 正常声像图　彩色多普勒显示两支脐动脉平行走行，螺旋形环绕脐静脉，脐动脉与脐静脉血流方向相反。由于脐带的迂曲程度及动脉环绕静脉的螺旋程度不同，显示的脐动脉长度亦不同（图 15-3-3）。

4. 观察要点　脐动脉的数目（单脐动脉或双脐动脉）、内径及螺旋程度。

5. 相关测量　将频谱多普勒取样容积（大小 2mm）置于测量部位的脐动脉管腔内，调整血流方向与声束的夹角（夹角 ≤ 30°），启用频谱多普勒，即可获得脐动脉频谱多普勒血流图（图 15-3-4），当出现连续五个以上均匀一致、边界清晰的频谱多普勒图时冻结并测量相关指标（同大脑中动脉）。

6. 注意事项　①因脐动脉呈螺旋形走行，测量时应调整测量段脐动脉与声束的夹角（夹角 ≤ 30°），而不应该以脐带与声束的夹角为标准；②当测量中间游离段脐带的脐动脉时，血流频谱显示阻力偏高，此时应考虑脐带测量位置的近胎盘侧是否受压，需在近胎盘的脐带插入点处再次测量，若此处脐动脉血流频谱正常，则说明中间游离段脐带的脐动脉阻力增高是由于测量段近胎盘侧脐带受压所致，并不是真正的胎盘阻力增高，否则为胎盘阻力增高、功能减低的表现；③测量脐动脉频谱时，应避免在胎儿呼吸运动时测量，此时会对脐动脉血流频谱造成影响，导致不同心动周期频谱形态不一致，出现血流速度高低不一，应待胎儿呼吸运动停止后再测量。

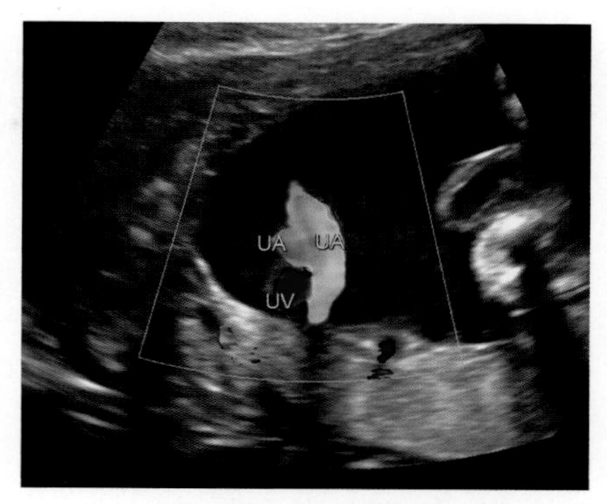

图 15-3-3　脐带中间游离段测量处彩色多普勒血流图

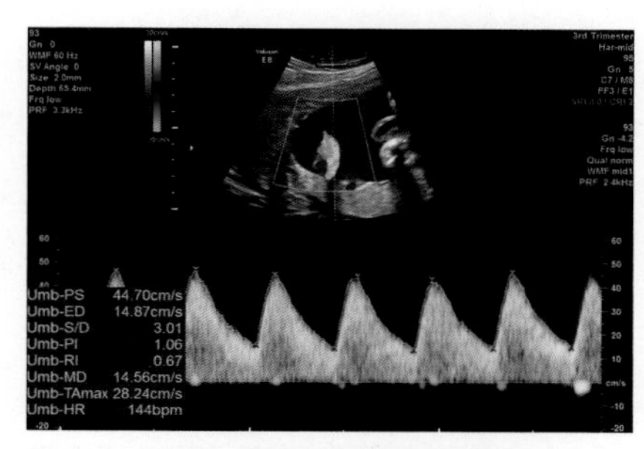

图 15-3-4　脐动脉血流频谱图

三、脐静脉

1. 扫查方法　近胎盘的脐带插入点处、中间游离段或近胎儿腹壁脐带插入点处均可作为脐静脉测量的选择位置。因脐带迂曲，两支平行走行的脐动脉呈螺旋形环绕脐静脉，脐静脉走行迂曲程度相对较小，故连续性扫查寻找游离段脐带，调整声束入射角度，使声束尽可能与测量段脐静脉平行。“胎儿中心”选取脐带中间游离段作为测量部位。

2. 标准切面　彩色多普勒清晰地显示脐静脉的长轴且与声束平行，此时两支脐动脉均呈横断（短轴）面血流。

3. 正常声像图　彩色多普勒显示两支脐动脉呈短轴切面位于脐静脉一侧，脐静脉呈长轴切面，与声束平行，脐动脉与脐静脉血流方向相反（图 15-3-5）。

4. 观察要点　脐静脉的内径及血流充盈程度，有无动脉样搏动（与动脉节律一致的彩色多普勒血流信号）。

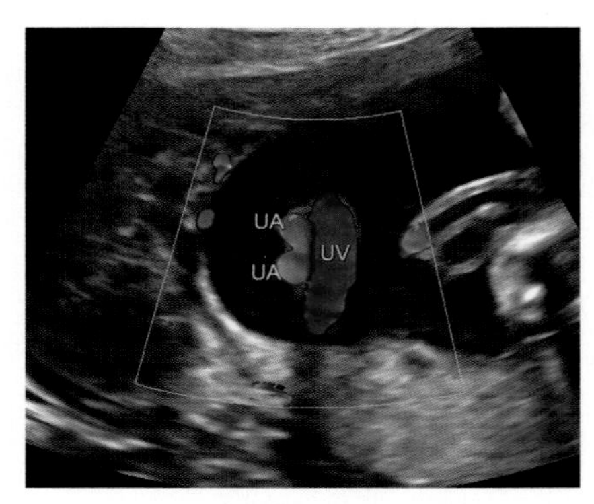

图 15-3-5　脐带中间游离段测量处彩色多普勒血流图

5. **相关测量**　将频谱多普勒取样容积（大小 2mm）置于测量部位的脐静脉管腔内，调整血流方向与声束的夹角（夹角≤ 30°），启用频谱多普勒即可获得脐静脉的频谱多普勒血流图（图 15-3-6）。

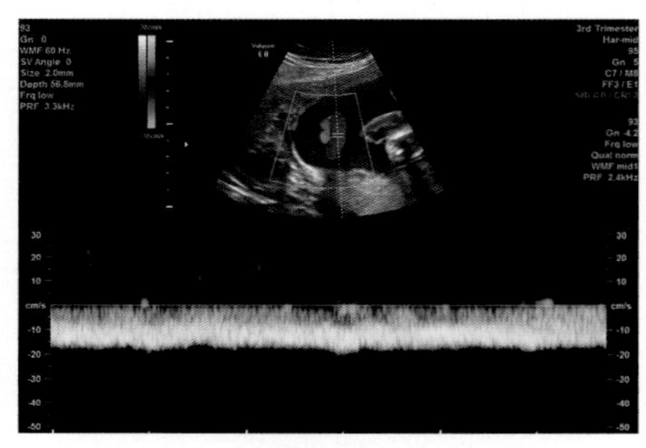
图 15-3-6　脐静脉血流频谱图

6. **注意事项**　①通常观察脐静脉频谱的形态，正常脐静脉频谱呈连续、平坦、无动脉样搏动；②胎儿的呼吸运动可影响脐静脉的血流频谱，导致血流速度高低波动，应避免在胎儿呼吸运动时测量。

四、静脉导管

1. **扫查方法**　静脉导管是胎儿期连接脐静脉与下腔静脉的重要管道，妊娠早期来自胎盘的脐静脉血流大部分通过静脉导管进入下腔静脉至右心房，是胎儿循环的重要结构。静脉导管血流频谱的测量，选择胎儿腹部水平斜切或斜矢状切面，声束从胎儿腹壁入射，通过脐静脉肝内段并显示其长轴，调整声束角度并减小血管长轴与声束的夹角，清晰显示其近心段与下腔静脉的连接关系，即脐静脉肝内段、静脉导管与下腔静脉的连接处。

2. **标准切面**　腹部水平斜切及斜矢状切面均可显示脐静脉肝内段长轴以及与近心段相连的静脉导管长轴，与声束夹角小于 30°。

3. **正常声像图**　二维超声心动图显示肝内段脐静脉长轴，与其近心段相连的静脉导管内径较细；彩色多普勒显示静脉导管内血流速度较快，明显高于脐静脉肝内段，呈五彩镶嵌样（图 15-3-7，图 15-3-8）。

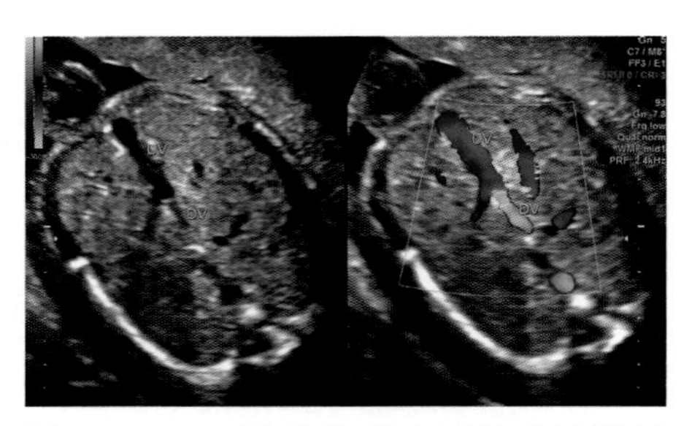
图 15-3-7　胎儿腹部水平静脉导管斜切面二维及彩色多普勒超声心动图

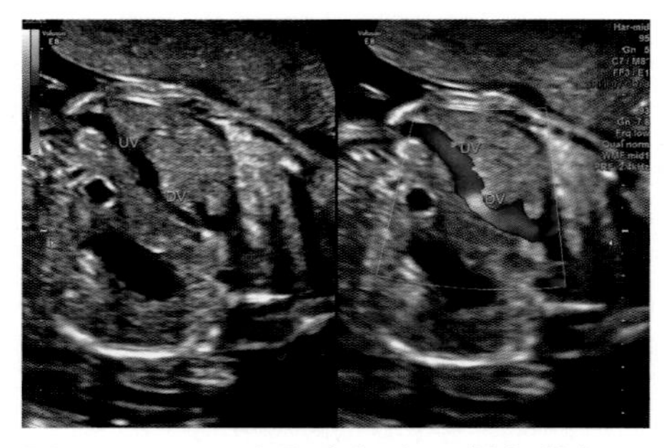
图 15-3-8　胎儿腹部水平斜矢状切面的二维及彩色多普勒超声心动图

4. **观察要点**　观察肝内段脐静脉的位置、走行及内径，其近心段是否有静脉导管相连，以及静脉导管的连接位置（正常应与下腔静脉相连）；彩色多普勒观察管腔内的血流，于收缩期有无明显反向血流信号。

5. **相关测量**　将频谱多普勒取样容积（大小 2mm）置于静脉导管管腔内，调整血流方向与声束的夹角（夹角≤ 30°），启用频谱多普勒即可获得静脉导管的多普勒频谱图（图 15-3-9）。

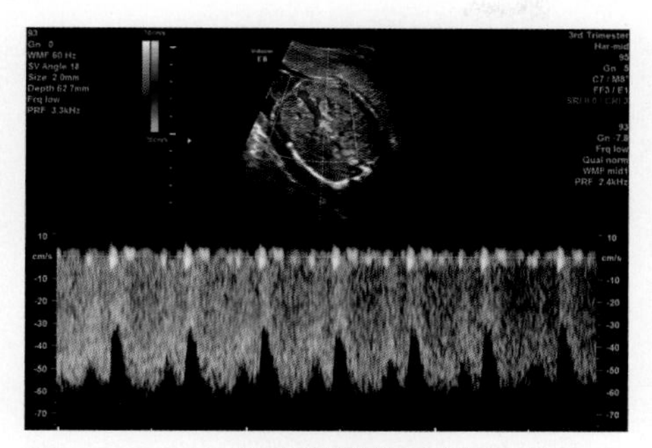

图 15-3-9　静脉导管的血流频谱图

6. 注意事项　①胎儿的呼吸运动可影响静脉导管的频谱，导致频谱形态不规整，血流速度高低不等，甚至无法准确辨认 S 波、D 波及 a 波，部分心动周期可出现 a 波消失或反向，造成右心压力增高的假象，故需在平静状态下测量；②部分胎儿静脉导管的二维超声图像显示不清，可通过彩色多普勒进行辨认，在脐静脉肝内段至下腔静脉开口处之间可以显示持续性的五彩镶嵌的彩色血流束（静脉导管的彩色血流信号）。

（徐 鹏　李 军）

参考文献

[1] 刘延龄，熊鉴然．临床超声心动图学．北京：科学出版社，2007

[2] 王新房．超声心动图学．4 版．北京：人民卫生出版社，2009

[3] 何怡华．胎儿超声心动图学．北京：人民卫生出版社，2013

[4] 钱蕴秋，周晓东，张军．实用超声诊断手册．2 版．北京：人民军医出版社，2011

第 16 章 胎儿心脏功能的超声检查方法与评估

胎儿心脏功能评价主要包括收缩功能和舒张功能的评价，此外，功能异常引起的血流动力学改变也可间接提示胎儿心脏功能状态。同时，由于胎儿心脏的可塑性强，对血流灌注的变化敏感，从而使胎儿心脏在结构和功能上产生相应改变。简而言之，胎儿心脏的结构、功能和血流动力学之间是相互影响的。本章将从胎儿心脏收缩、舒张及整体功能方面介绍胎儿心脏功能的超声评价方法。用于胎儿心脏功能超声检测的技术主要包括：M- 型超声、二维超声、多普勒超声、四维超声等，检查中可根据需要进行选择。

第 1 节　心脏收缩功能评价

M- 型超声、二维超声、多普勒超声、四维超声及应变、应变率成像技术均可用于胎儿心脏收缩功能的评价。

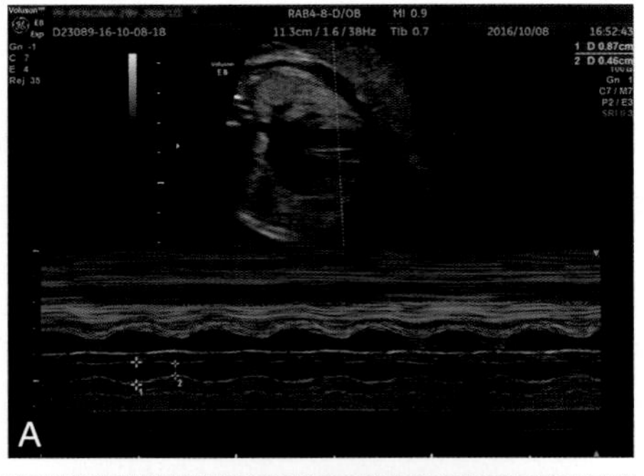

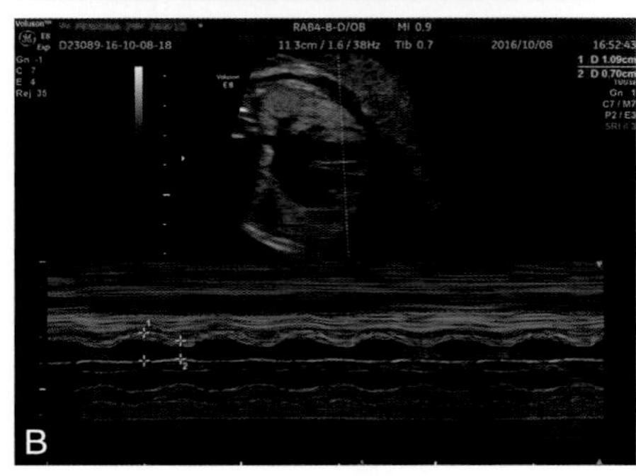

图 16-1-1　妊娠 26 周胎儿
测量左室舒张期和收缩期内径，计算 FS
A. 右心室 FS=47%；B. 左心室 FS=36%

一、M- 型超声心动图

M- 型超声心动图技术是评价胎儿心脏收缩功能，尤其是左室收缩功能最常用的方法，主要指标为心室短轴缩短率（FS）和瓣环收缩期位移。

1. 心室短轴缩短率计算　取胎儿横四腔切面，M 型取样线经左室乳头肌水平垂直穿过两心室，获取右游离壁、室间隔及左室后壁运动曲线，测量舒张期和收缩期心室内径，计算 FS（%）=（舒张期内径 - 收缩期内径）/ 舒张期内径 ×100%（图 16-1-1），正常（不论孕周大小）一般大于 28%。同时，可以测量室壁运动幅度。

2. 瓣环位移测量方法　取心尖或心底四腔心切面，M 型取样线置于左、右心室游离壁并垂直穿过二尖瓣、三尖瓣瓣环根部，获取瓣环运动曲线，测量从舒张期最低点到收缩期最高点的垂直距离即为二尖瓣或三尖瓣环位移（图 16-1-2）。

（1）瓣环位移特点　随孕周增加，二尖瓣和三尖瓣环位移逐渐增大，即二、三尖瓣环位移随孕周增加而增大。

（2）正常瓣环位移　笔者小样本研究显示，18~20 孕周，二尖瓣环位移为 3~5mm；20~28 孕周为 5~7mm；30~37 孕周为 8~11mm。18~20 孕周，三尖瓣环位移为 5~7mm；20~28 孕周为

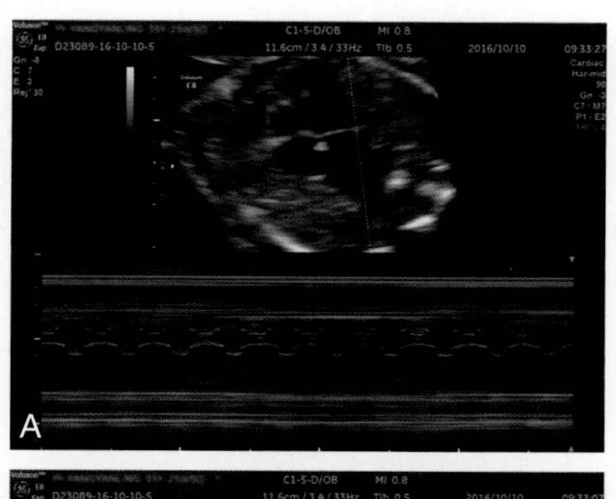

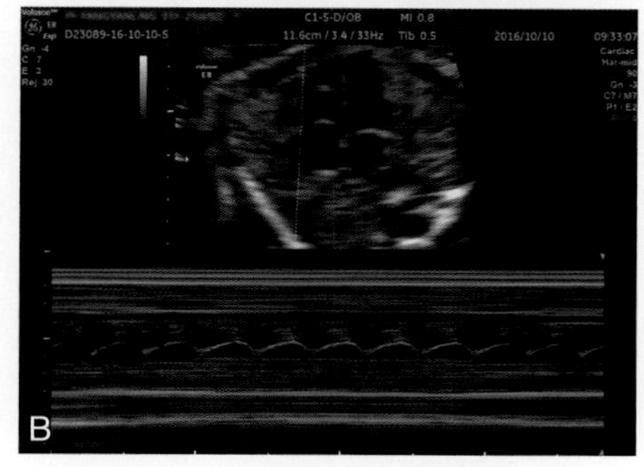

图 16-1-2　妊娠 25 周胎儿瓣环收缩期位移曲线
A. 二尖瓣环收缩期位移；B. 三尖瓣环收缩期位移

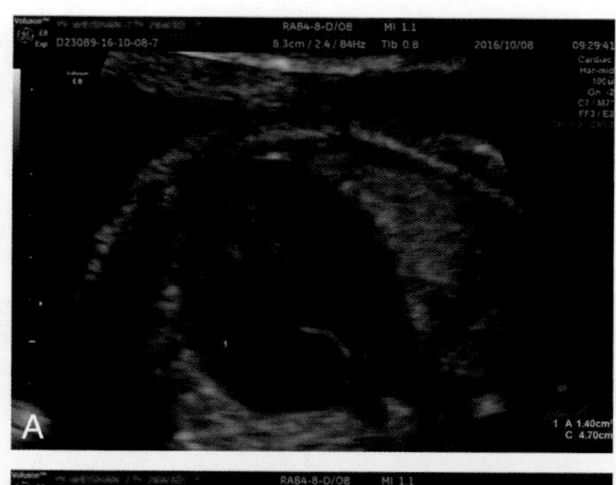

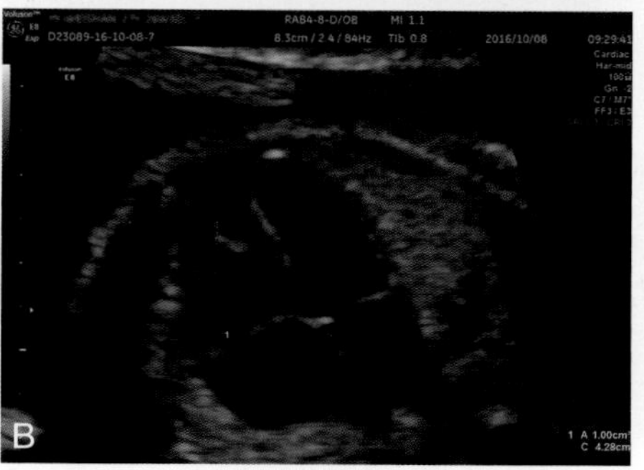

图 16-1-3　心室面积变化百分比测量
A. 右心室舒张期面积；B. 右心室收缩期面积

7~10mm；28~37 孕周为 11~14mm。

二、二维超声心动图

二维超声心动图可通过获得心室面积变化百分比（FAC，%）来评价心室收缩功能。计算方法：取四腔心切面，在同一心动周期，分别描记舒张期及收缩期心室腔面积。FAC（%）=（舒张期面积 - 收缩期面积）/ 舒张期面积 × 100%（图 16-1-3）。该值也是反映心室收缩功能的重要指标，正常值 25%~33%。

三、多普勒超声心动图

多普勒超声心动图包括彩色和频谱多普勒，可通过频谱多普勒获得主动脉和肺动脉最大血流速度、血流加速时间、等容收缩时间及射血时间来评价心室收缩功能；此外还可通过组织多普勒将取样容积置于二尖瓣或三尖瓣环处，获得收缩期瓣环运动速度（s）（图 16-1-4），从而评价心室收缩功能。

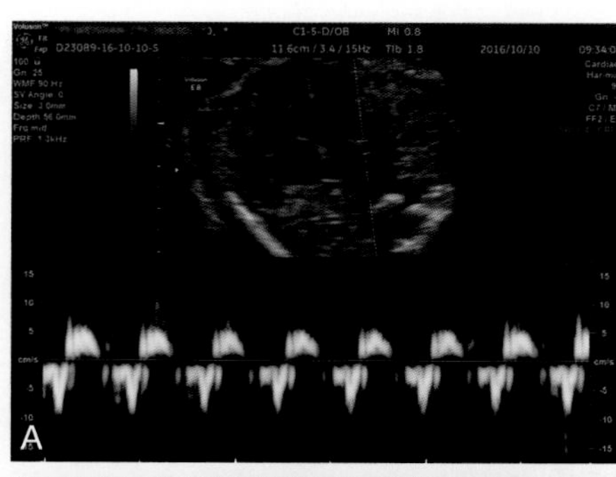

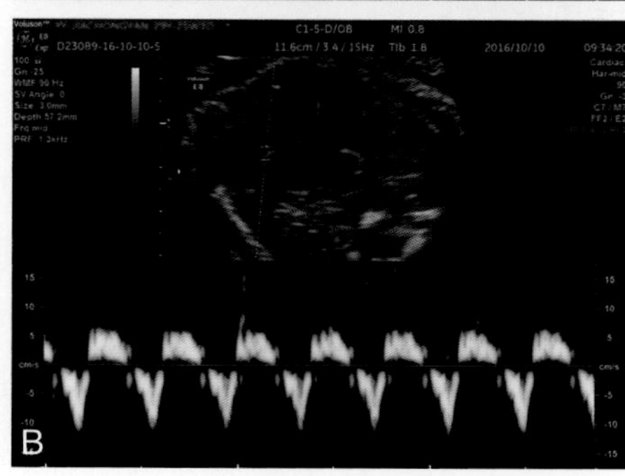

图 16-1-4　妊娠 25 周胎儿组织多普勒瓣环运动速度
A. 二尖瓣环；B. 三尖瓣环

此外，联合心输出量也是评价心室收缩功能的重要指标，为左室心输出量与右室心输出量之和（图 16-1-5）。心输出量是指每分钟左心室或右心室泵入主动脉或者肺动脉的血量。计算方法：Q=π ×（D/2）2×VTI × HR，Q 为左室或右室的心输出量，单位 mL；D 为主动脉或肺动脉直径，单位 cm；VTI 为主动脉或肺动脉血流速度频谱的速度时间积分，单位 cm；HR 为心率。

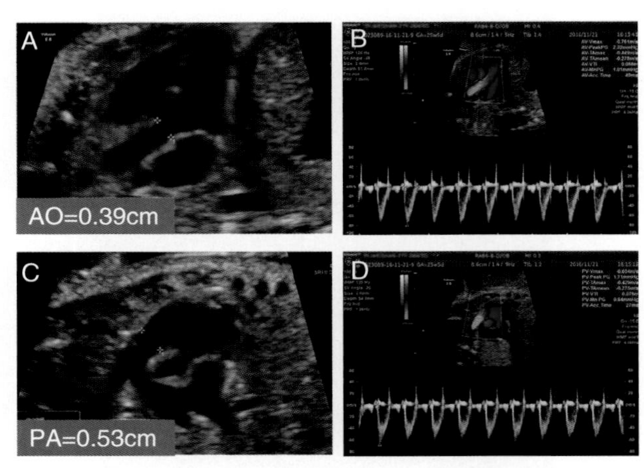

图 16-1-5　妊娠 25 周胎儿联合心输出量计算

A、B. 左心输出量 =3.14×（0.39/2）2×0.088×150=157.6mL；C、D. 右心输出量 =3.14×（0.53/2）2×0.076×150=251.3mL）；联合心输出量为 408.9mL，该胎儿体重 700g，联合心输出量指数 584mL/（kg · min）

由于不同孕周联合心输出量不同，因此需对胎儿体重进行校正，得出联合心输出量指数。正常联合心输出量指数一般为 450~550mL/（kg · min），右心占 55%~60%。在双胎输血综合征受血儿、胎儿贫血、胎儿动静脉畸形、胎儿骶尾部畸胎瘤等，联合心输出量会明显升高，联合心输出量指数 >750~800mL/（kg · min）。

四、超声新技术

四维超声心动图技术是评价心室收缩功能的新技术之一，它不依赖于对心室几何形状的假设，因此所获得的射血分数（EF）相对更加准确，客观反映心脏收缩功能。四维超声心动图技术可有多种采集和显示模式。

1. 空间 – 时间关联成像技术　空间 – 时间关联成像技术（spatio temporal image correlation, STIC）是基于心脏运动同时产生的组织位移而抽取不同时相的信息，以评价心房和心室壁运动和瓣膜的活动。

2. 应变和应变率成像技术　应变和应变率成像技术是近年来出现的可用于评价早期心功能变化的方法。有二维和多普勒两种显示方式，如二维斑点追踪技术、速度向量成像技术和多普勒应变及应变率成像技术等，目前尚未在临床广泛应用，主要处于研究阶段。

第 2 节　心脏舒张功能评价

由于胎儿心脏僵硬度相对较大，因此在整个胎儿期，二尖瓣和三尖瓣血流舒张早期与心房收缩期速度比值（E/A 比值）始终小于 1（图 16-2-1）。在整个发育过程中胎儿心肌逐渐成熟，孕中期之后心肌的收缩性和弹性不断改善，E/A 比值随孕周逐渐增大。

一、瓣口频谱多普勒

正常心率和节律情况下，二尖瓣、三尖瓣口血流频谱形态均显示为双峰，E 峰血流速度小于 A 峰血流速度。若心率在正常范围内，但二尖瓣或三尖瓣血流双峰消失可能提示心脏舒张功能下降；或者二尖瓣或三尖瓣血流频谱为单峰且血流

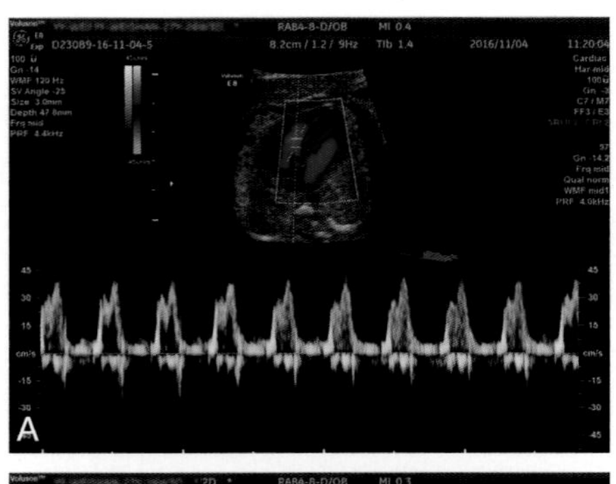

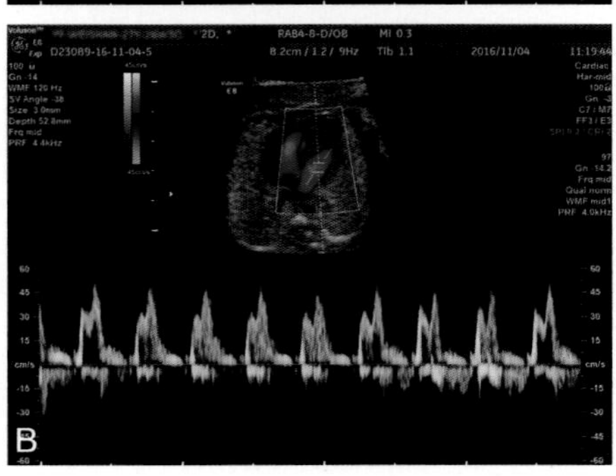

图 16-2-1　妊娠 25 周胎儿瓣口血流速度频谱

A. 二尖瓣；B. 三尖瓣

速度时间积分减低，也提示心室功能下降。

二、瓣环组织多普勒

正常情况下，胎儿心脏二尖瓣环或三尖瓣环组织多普勒 e 峰速度 <a 峰速度（图 16-2-2）。二尖瓣环 e、a 峰及其比值在胎儿心脏舒张功能评价中的价值尚有待进一步研究。

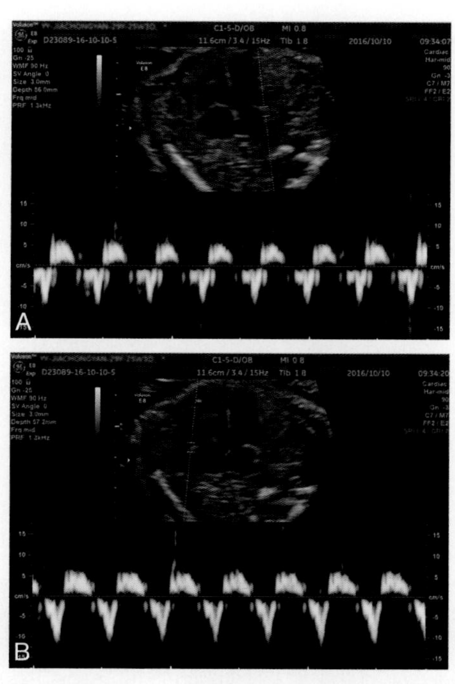

图 16-2-2 二尖瓣环或三尖瓣环组织多普勒
A. 二尖瓣；B. 三尖瓣

三、多普勒时间间期

多普勒时间间期可以用于评价心脏舒张功能。左室等容舒张时间（IRT′）是指主动脉瓣关闭至二尖瓣开放的间隔时间，是反应心肌舒张功能的一个重要指标，等容舒张时间延长说明心室舒张功能减低，其正常值范围仍需进一步研究。

第 3 节 心脏整体功能评价

一、Tei 指数

Tei 指数也称心肌做功指数（myocardial performance index，MPI）。1995 年由 Tei 首先提出，是等容收缩时间（ICT′）与等容舒张时间（IRT′）之和与射血时间（ET′）的比值，即 Tei 指数 =（ICT′ +IRT′）/ET′；也可通过 Tei 指数 =（a-b）/b 公式来计算，其中 a 代表心动周期中二尖瓣血流（或二尖瓣环组织多普勒）舒张晚期 A 峰（或 a 峰）结束到下一个心动周期二尖瓣血流（或二尖瓣环组织多普勒）舒张早期 E 峰（或 e 峰）开始的时间，b 代表心室射血时间，即 ET（图 16-3-1）。该值不受心室几何形态的影响，测量方法简便，重复性好。可通过 PW、TDI 或 M 型超声心动图获得。

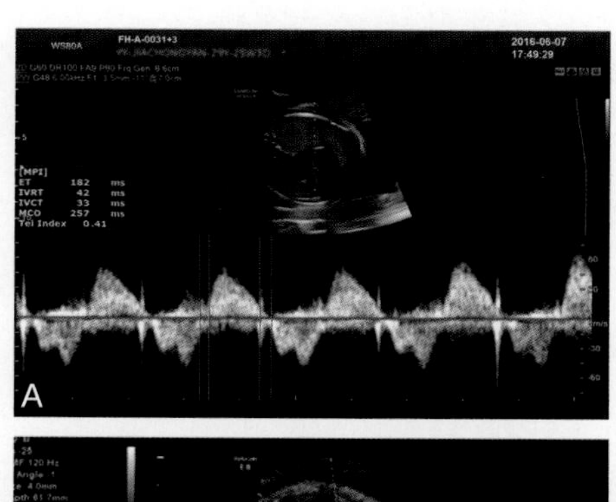

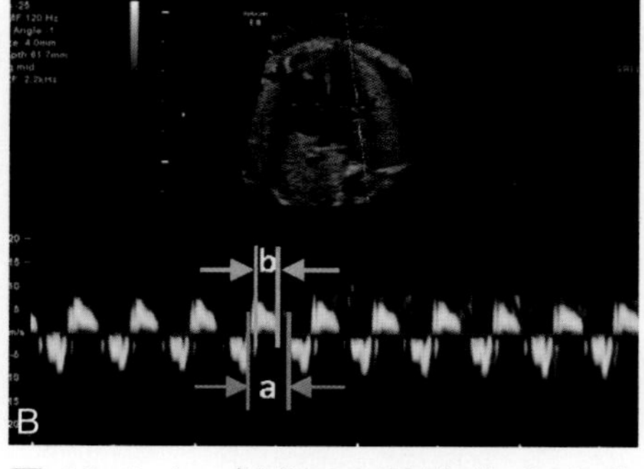

图 16-3-1 妊娠 28 周胎儿左心室 Tei 指数计算
A. 血流脉冲多普勒；B. 组织多普勒

Tei 指数是综合评价胎儿收缩及舒张功能的指标。正常成人 Tei 指数值为 0.37 ± 0.05，该指数在成人中随年龄变化较小，从出生到 3 岁有所下降，3 岁之后保存相对稳定。有研究发现，妊娠 18 周后，胎儿 Tei 指数随孕周增加逐渐降低，直到 3 岁后稳定不变。

1. 左室 Tei 指数计算 计算左室 Tei 指数时，可将取样容积放置于左室流出道与流入道的交界处（图 16-3-1A）；或将取样容积放置于二尖瓣环间隔侧或侧壁侧（图 16-3-1B），获取相应参数，按照上述公式计算 Tei 指数。

2. 右室 Tei 指数计算 将取样容积分别放置于肺动脉瓣口及三尖瓣口，可获得肺动脉和三尖瓣口血流速度频谱，分别测量 Tei 指数计算所需参数。但由于这些参数不是在同一心动周期获得，存在一定误差。可以通过将取样容积放置于三尖瓣环侧壁侧获得相应参数，计算 Tei 指数（图 16-3-2）。

二、心胸面积比

胎儿心脏心胸面积正常为 0.25~0.35（图 16-3-3），当该比值大于均数加上 2 个标准差时，提示心脏扩大。可能是心脏和（或）心外畸形等原因所致。可以作为评价心脏整体功能的指标之一。

三、胎儿水肿

胎儿水肿（hydrops）是指过多液体在组织间隙或者体腔内聚集，发生于胸腔、腹腔、心包腔内称之为积液（图 16-3-4），发生于皮肤及皮下组织者，表现为皮肤皮下组织水肿。

胎儿水肿不是独立的疾病，是一种重要的病理发展过程，在胎儿心脏功能衰竭时，可以有胎儿水肿的表现，此特征亦是评价胎儿心脏功能的指标之一。

四、胎儿心血管功能评分

文献报道根据以下标准对胎儿心血管功能进行评分，标准：正常为 10 分，依据下述表格（表 16-3-1）符合条件者予以对应减分，评分≤ 7

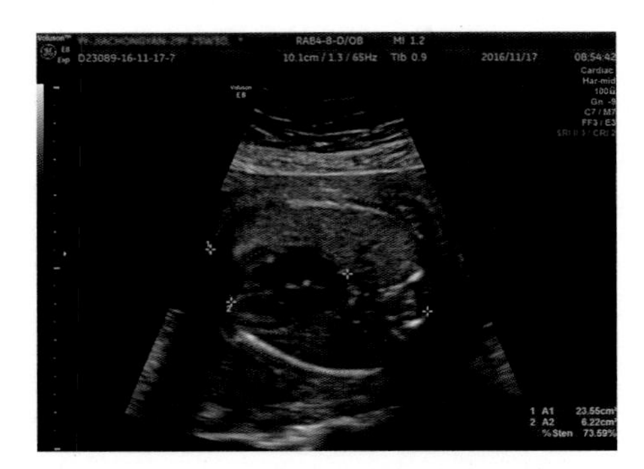

图 16-3-3 妊娠 26 周胎儿心胸面积比计算方法

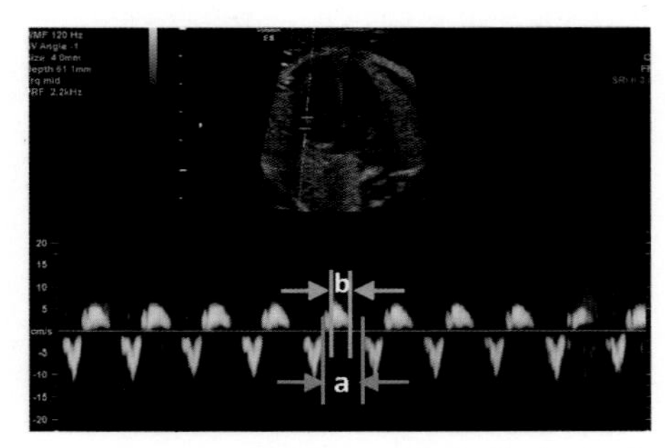

图 16-3-2 妊娠 25 周胎儿右心室 Tei 指数组织多普勒法计算

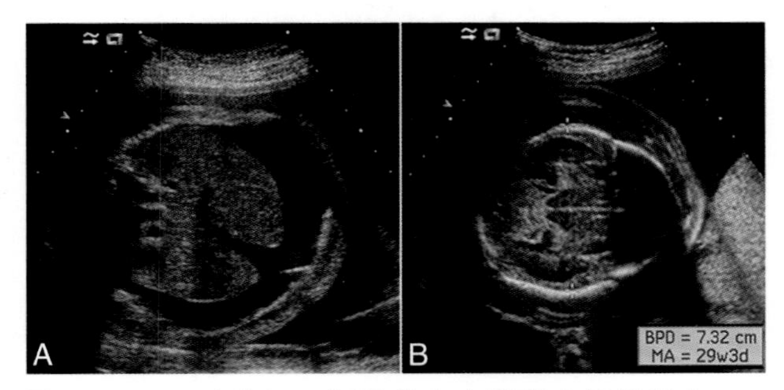

图 16-3-4 妊娠 28 周胎儿心内膜弹力纤维增生

胎儿心功能下降，显示 A. 腹腔积液；B. 皮肤水肿

表 16-3-1 胎儿心血管评分

指标		正常（2 分）	–1 分	–2 分
积液、水肿		无	腹腔或胸腔积液或心包积液	皮肤水肿
静脉频谱	脐静脉	正常	正常	脐静脉搏动
	静脉导管	正常	a 波接近基线或反向	
心脏大小、心胸面积比		大于 0.20 并且小于 0.35	0.35~0.50	小于 0.20 或大于 0.50
心脏功能		二尖瓣或三尖瓣双峰 E 峰小于 A 峰 左心室或右心室小轴缩短率大于 0.28	全收缩期三尖瓣反流或 左心室 / 右心室短轴缩短率 小于 0.28	全收缩期二尖瓣反流或 舒张期充盈单峰
动脉频谱（脐动脉）		正常	舒张期末期血流消失	舒张期末期血流反向

先心病胎儿死亡率明显高于评分≥ 8 者。该评分系统对于识别高围生期死亡率胎儿的敏感性和特异性均较高。

（袁丽君 赵美玲）

参考文献

[1] DeVore GR. Assessing fetal cardiac ventricular function. Semin Fetal Neonatal Med, 2005, 10(6): 515e541

[2] Friedman D, Buyon J, Kim M, et al. Fetal cardiac function assessed by Doppler myocardial performance index (Tei Index). Ultrasound Obstet Gynecol, 2003, 21(1): 33–36

[3] Donofrio MT, Moon-Grady AJ, HornbergerLK, et al. Diagnosis and treatment of fetal cardiac disease-a scientific statement from the American Heart Association. Circ, 2014, 129(21): 2183–2242

[4] Huhta JC. Fetal congestive heart failure. Semin Fetal Neonatal Med, 2005, 10(6):542–552

第 17 章
间隔发育异常

第 1 节　房间隔缺损

房间隔缺损（atrial septal defect，ASD）是由于胚胎发育期心房间隔发育异常出现残留未闭，从而导致心房间分流的一种常见心内畸形，发病率占所有先天性心脏病的 10%~15%，可单独发生，也可伴发其他畸形，亦可作为复杂心脏畸形的重要组成部分存在，如完全型肺静脉异位引流、三尖瓣闭锁等。女性多见，女男比例为 4∶1~2∶1。

一、病理解剖与病理生理

根据胚胎发育形成特点及发生部位可将房间隔缺损分为 6 种类型：原发孔型、继发孔型、静脉窦型、冠状静脉窦型、复合型、单心房（图 17-1-1）；也可分为继发孔型和原发孔型房间隔缺损两种类型，继发孔型又分为卵圆孔型（中央型），下腔型、上腔型（静脉窦型）和混合型房间隔缺损。

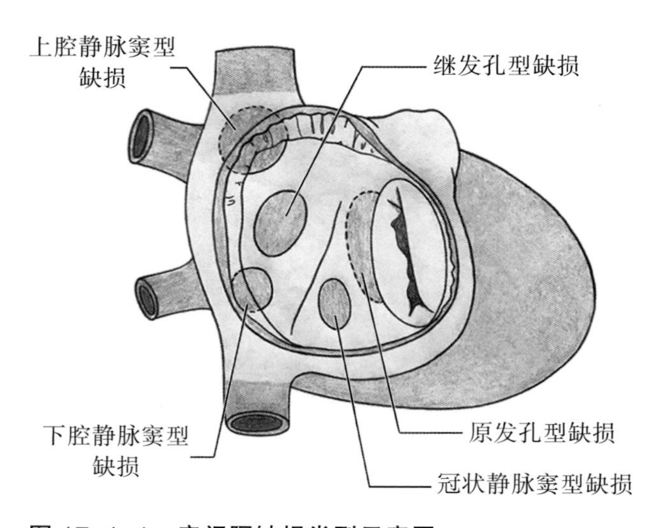

图 17-1-1　房间隔缺损类型示意图

（一）类型

1. 原发孔型房间隔缺损　原发孔型房间隔缺损又称Ⅰ孔型房间隔缺损、部分型房室间隔缺损，占房间隔缺损的 10%~25%，发病率无明显性别差异；多为原发隔下缘发育不良或心内膜垫上移异常导致。缺损位于房室环的上方和冠状静脉窦口的前方，缺损上方是房间隔的下缘，下方为房室瓣环，为半月形或椭圆形，左右房室瓣位于同一水平，伴有二尖瓣前叶裂。

2. 继发孔型房间隔缺损　继发孔型房间隔缺损又称Ⅱ孔型房间隔缺损，是房间隔缺损最常见的类型，约占房间隔缺损的 70%，占先天性心脏病的 6%~10%，多发生在卵圆窝处及其周围，是由于原发隔发育不良或继发隔吸收过多等原因导致房间隔中部的结构缺失。

3. 静脉窦型房间隔缺损　静脉窦型房间隔缺损占房间隔缺损的 5%~10%，可分为上腔静脉型和下腔静脉型。上、下腔静脉及冠状静脉窦开口之间的部分为右心房的窦部，上腔静脉型房间隔缺损位于上腔静脉开口处（缺损与上腔静脉入口之间常无明确界限），房间隔的后上方，缺损上方没有房间隔结构，上腔静脉多骑跨于房间隔之上，多伴发右上肺静脉异位引流；下腔静脉型房间隔缺损位于下腔静脉开口处，缺损下方没有完整的房间隔边缘，常与下腔静脉入口相延续，多伴发右下肺静脉异位引流。

4. 冠状静脉窦型房间隔缺损　冠状静脉窦型

房间隔缺损又称无顶冠状静脉窦综合征，发病率小于房间隔缺损总数的 1%。冠状静脉窦是由左总主静脉发育而来，位于左房室沟的膈面，开口于右心房，接受心脏本身的大部分静脉血。冠状静脉窦型房间隔缺损是由于左房静脉皱襞发育异常导致的冠状静脉窦缺如或顶壁缺损。分为 3 型：Ⅰ型（完全型）为冠状静脉窦缺如，冠状静脉直接开口于心房壁，冠状静脉窦口处形成缺损；Ⅱ型（中间部分型）为冠状静脉窦间隔的中间缺损，导致冠状静脉窦与左、右心房交通；Ⅲ型（终端部分型）为冠状静脉窦口终端的间隔缺损，导致冠状静脉窦直接开口于左房，原窦口处形成房间隔缺损。冠状静脉窦型房间隔缺损常伴发左上腔静脉。

5. 复合型（混合型）房间隔缺损 复合型房间隔缺损是指存在两种或两种以上的房间隔缺损，两种缺损可融合成为一个巨大的房间隔缺损，或互不相通。

6. 单心房 单心房又称共同心房，发病率约占先天性心脏病的 0.1%，为房间隔完全缺如或部分肌性残留。多伴发如室间隔缺损等其他心内畸形，亦可单独存在。

（二）病理生理

胎儿期肺脏未膨胀，右房压高于左房压，胎儿卵圆孔正常处于开放状态，富有营养的脐静脉血通过静脉导管从下腔静脉经过卵圆孔直接进入左房。房间隔缺损的存在使右房向左房分流的血液增多，由于胎儿期左右心之间压力阶差小，约 85% 的肺动脉血经宽大的动脉导管进入降主动脉，因此较少出现左心系统扩大。出生后，肺脏充气膨胀，肺动脉压力降低，左房压高于右房压，卵圆孔关闭，残余未闭的房间隔缺损处会出现心房水平的左向右分流。胎儿期，房间隔缺损常伴有房间隔瘤样膨出，这是由原发隔发育较长，继发隔吸收过多或发育不良，菲薄的房间隔缺少支撑导致；瘤体较大时突向左房会导致左室充盈受限。有学者认为，卵圆孔直径大于 8mm，且卵圆瓣短小不能完全覆盖卵圆孔或动度较差，或卵圆孔直径与主动脉瓣环内径比值大于 1.4 的胎儿出生后发生房间隔缺损的概率增加。典型的原发孔型房间隔缺损、巨大房间隔缺损及单心房在胎儿期有可能诊断。

二、超声心动图特征

（一）二维超声心动图

房间隔或冠状静脉窦间隔的连续回声中断（回声失落）是诊断房间隔缺损重要的声像图依据。

1. 四腔心切面是观察房间隔的最佳切面，可以清晰地显示房间隔的连续性，对判断原发孔型、继发孔型房间隔缺损的类型及单心房效果最佳。

（1）原发孔型房间隔缺损 房间隔的回声中断位于房室瓣上方，与十字交叉间无残余房间隔回声（图 17-1-2A）。

（2）继发孔型房间隔缺损 缺损位于卵圆孔周围（房间隔中部），或卵圆瓣缺失或短小，或卵圆瓣上一个较大的或多个缺口，与十字交叉之间有部分房间隔回声残留（图 17-1-2B、C）。若伴有房间隔瘤样膨出，瘤体膨出深度与左房左右径比值大于 0.5/1 时，应注意是否存在左心室充盈受限。

（3）单心房 完全不能探及房间隔结构或仅显示房顶处短小的肌性隆起（图 17-1-2D）。

2. 心尖四腔心切面、上下腔静脉长轴（双心房）切面对房间隔瘤样膨出、静脉窦型、复合型房间隔缺损的诊断颇有帮助。

（1）房间隔瘤样膨出 房间隔中部局限性膨出，多数凸向左心房，亦可随心动周期的变化有轻度的摆动。

（2）静脉窦型房间隔缺损 位于上、下腔静脉开口处，与腔静脉间没有正常房间隔结构，或仅有少量膜样组织回声，上下腔静脉长轴（双心房）切面更利于观察缺损口的位置与腔静脉的关系。

3. 冠状静脉窦长轴切面及左房左室两腔心

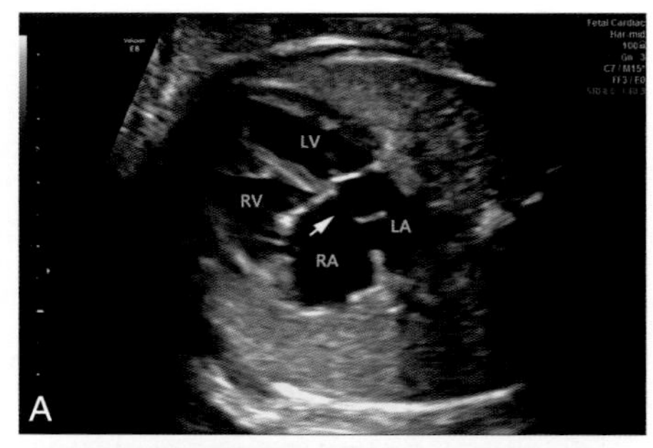

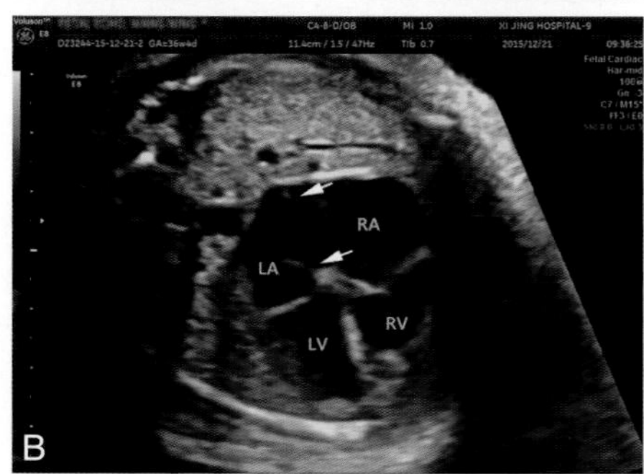

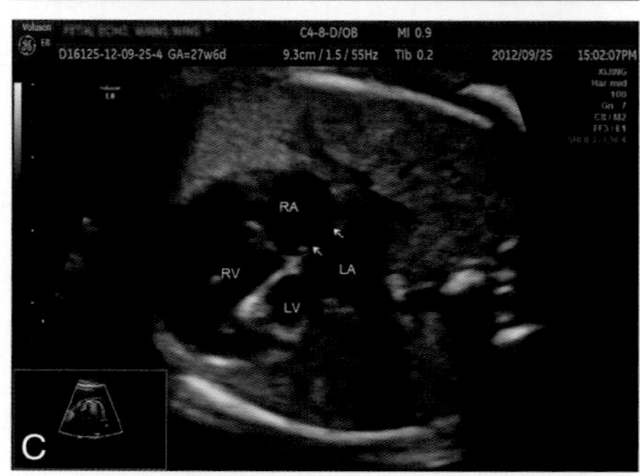

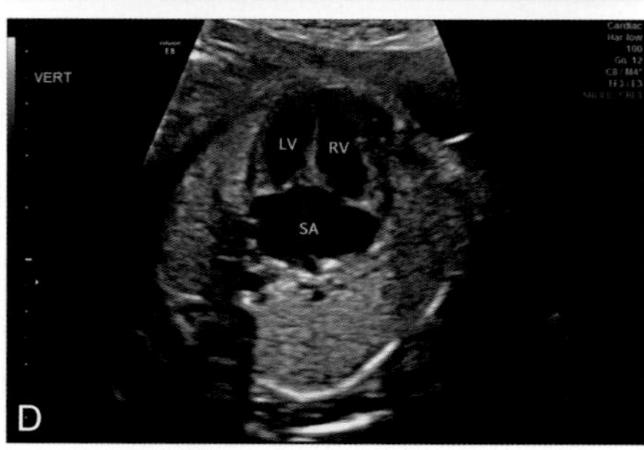

图 17-1-2　房间隔缺损类型

A. 原发孔型房间隔缺损，十字交叉上方无房间隔残留，箭头所示为缺损口；B、C 为继发孔型房间隔缺损，B. 显示卵圆孔宽大，约占房间隔长径的 4/5（箭头所示），C. 显示卵圆瓣短小（箭头所示），不能完全覆盖卵圆孔；D. 单心房，房间隔结构完全缺如

（冠状静脉窦短轴）切面可以较清晰的显示冠状静脉窦壁，为该型房间隔缺损的诊断提供帮助。但是，在冠状静脉窦扩张时，窦壁常纤薄冗长，随心动周期来回摆动，缺损口难以显示。

（二）彩色多普勒

横位四腔心切面是观察房间隔过隔血流的最佳切面。房水平彩色过隔血流是明确诊断的必要条件（图 17-1-3），由于胎儿期左右心房间压力阶差小，房水平分流多呈双向。房间隔缺损常伴有其他心内结构异常，应结合超声多普勒技术全面观察。

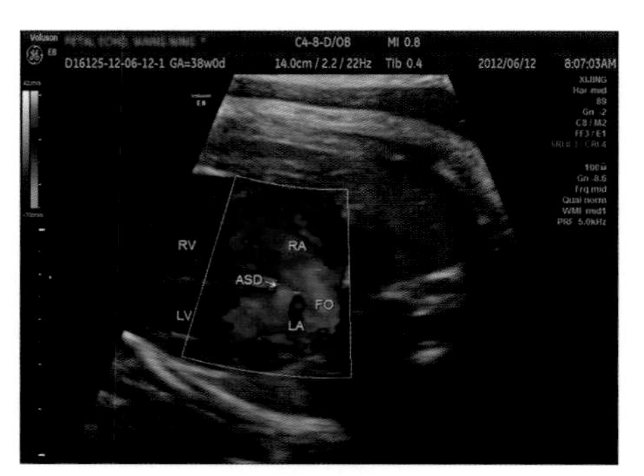

图 17-1-3　房间隔缺损类型

彩色多普勒显示右房血流经卵圆孔瓣上缺损口进入左心房（箭头所示）

1. 原发孔型房间隔缺损伴房室瓣畸形　应注意观察是否存在房室瓣反流。由于胎儿期心率较快，房室间压力阶差小，即使未观察到严重的二尖瓣反流时亦不能排除二尖瓣前叶裂或房室瓣器异常的存在。

2. 静脉窦型房间隔缺损伴部分型肺静脉异位引流　应用能量多普勒超声技术观察肺静脉的回流。上腔静脉型房间隔缺损时，右上肺静脉可直接汇入右心房或引流到奇静脉经上腔静脉回心；下腔静脉型房间隔缺损时，右下肺静脉常异位引流至下腔静脉近心端。

3. 冠状静脉窦型房间隔缺损　冠状静脉窦间隔菲薄且彩色多普勒受血流角度的影响成像较困难，能量多普勒显像可提供一定的帮助。

三、注意事项与鉴别诊断

随着超声技术的不断发展，二维超声心动图显示房间隔缺损已成为可能，彩色多普勒血流可以判断房水平的分流方向。因此推荐只有在二维超声及彩色血流成像均能提供确切特征时方可考虑房间隔缺损的可能，但孕期超声心动图检查因受各种因素影响较大，除较大的原发孔型房间隔缺损外，原则上对其他类型的房间隔缺损不做明确诊断。

1. 超声检查切面　胎儿期房间隔部分结构显示有一定的困难，为获得理想的观察角度，需要选择多个切面连续扫查，同时结合非标准切面和过渡切面进行完整的房间隔观察。

2. 不做疑惑性诊断　胎儿期对继发孔型房间隔缺损、冠状静脉窦型房间隔缺损，没有确定的超声声像图特点时不宜做出明确诊断。

3. 注意伴发畸形　发现房间隔缺损时，应排查其他心内畸形，如室间隔缺损、肺静脉异位引流、肺动脉狭窄等。

4. 原发孔型房间隔缺损　该类型缺损应与扩大的冠状静脉窦口相鉴别。原发孔型房间隔缺损位于房室瓣上方，标准四腔心切面可与左右房室瓣开口同时显示；后者更靠近膈面，于标准四腔心切面往胎儿后下方扫查能较清楚显示。

四、遗传学

约 60% 染色体数目异常患者伴有房间隔缺损，如 21 三体综合征、13 三体综合征、Turner 综合征及 18 三体综合征等。染色体结构异常和一些基因位点突变也是房间隔缺损的重要原因。

房间隔缺损伴有房室传导阻滞在很多家族中表现为常染色体显性遗传，且同一个家族中的不同患者可能有不同的表现型，可能仅有房间隔缺损或者房室传导阻滞，亦可以同时兼有两者或者伴有其他的异常。目前，发现编码转录因子的 *NKX2.5* 和 *GATA4* 基因突变与非综合征性房间隔缺损发生相关，呈常染色体显性遗传，但拥有相同基因型的家族成员可以表现为不同的临床特征，伴传导异常的房间隔缺损多见于 *NKX2.5* 突变，而 *GATA4* 突变的房间隔缺损则常伴肺动脉瓣狭窄。此外，一些综合征性单基因病常伴有先天性心脏畸形，如 CHARGE 综合征、Ellis-van-Creveld 综合征、Holt-Oram 综合征（心手综合征）等。75%~85% CHARGE 综合征患者存在心血管异常，房间隔缺损是该综合征患者可能伴发的先心病之一，与该综合征相关的基因为 *CHD7*，该基因突变占全部患者的 65%~70%；Ellis-van-Creveld 综合征（EVCS）又称为软骨外胚层发育不全，为常染色体隐性遗传病，于 1940 年首先由 Ellis 和 Van Creveld 报道，60% 的患者有先天性心脏病，单心房最为常见，也有患者表现为房间隔缺损，约 31% 的患者检测到 *EVC* 基因突变，38% 检测到 *EVC2* 基因突变，这两个基因的重复表达在心脏发育中可能起到协同作用，而这种协同作用的丧失可能是 EVCS 出现心脏异常的原因；Holt-Oram 综合征是一种常染色体显性遗传病，外显率为 100%，30%~40% 的患者存在 *TBX5* 突变，表现为骨骼系统及心血管系统畸形，主要包括桡骨缺失或发育不全、各种先天性心脏畸形，以房间隔缺损（58%）及室间隔缺损（28%）最为常见，40% 的患者心脏传导阻滞，包括 PR 间期延长、窦性心动过速、房室结合性期前收缩等。

染色体微缺失和微重复也是导致先天性心脏病的重要因素，如已知的 *GJA5* 基因的 1q21.1 缺失综合征、*GATA4* 基因的 8p23.1 缺失综合征、*MAPK7* 基因的 Potocki-Lupski 综合征等可能伴有房间隔缺损。

五、预后评估

继发孔型、静脉窦型房间隔缺损预后良好；原发孔型房间隔缺损若房室瓣发育良好，预后亦较好，20 年生存率可高达 98%。若伴有严重的房室瓣畸形和瓣膜中量及以上反流，手术难度和风险增加，再次手术概率较高，20 年生存率为 65%，远期效果尚不满意。

伴发房间隔瘤样膨出且缺损口较小者，易出现右心系统扩大，严重者可发生右心衰竭；瘤体膨出较大者可导致左心充盈受限，左心室小及主动脉发育差，需要密切随访观察。

出生以后，较小的继发孔型房间隔缺损，部分可自然愈合，应定期观察；较大的房间隔缺损根据血流动力学的变化情况，择期选择手术治疗。

第 2 节　室间隔缺损

室间隔缺损（ventricular septal detect, VSD）是由于室间隔发育异常或各部位间隔融合不良导致左右心室之间存在的异常交通。室间隔缺损是最常见的一种先天性心脏病，占先天性心脏病的12%~20%，其中孤立性（单纯性）室间隔缺损约占先天性心脏病的 25%；常合并房间隔缺损、肺动脉狭窄、动脉导管未闭等其他心内畸形，或为复杂心脏畸形组成的一部分，如法洛四联症、永存动脉干、右室双出口等。室间隔缺损无明显的性别差异。“中心”统计资料，孤立性室间隔缺损检出率 2.35%，占先天性心脏病总数的38.75%。本节仅讨论孤立性室间隔缺损的相关内容。

一、病理分型

室间隔缺损病理分型尚存在争议，有多种分型方法。

（一）传统分型方法

根据其发生部位及缺损口边缘特征分为膜周部室间隔缺损、肌部室间隔缺损、漏斗部室间隔缺损 3 种类型（图 17-2-1）；按 Robert Anderson 分型法分为膜周部、肌部及动脉干下型室间隔缺损 3 种类型。

1. 膜周部室间隔缺损　单纯膜部室间隔缺损较少见，常累及膜部周边的肌部室间隔，因此称为膜周部室间隔缺损，该类型最常见。根据缺损部位可分为四种亚型。

（1）单纯膜部型室间隔缺损　缺损口较小，胎儿期不易诊断，仅局限于室间隔的膜部，周边为纤维结缔组织，可与三尖瓣腱索粘连形成假性间隔瘤，自然愈合概率较高。

（2）嵴下型室间隔缺损　缺损口通常较大，位于室上嵴下方的室间隔窦部与圆锥部之

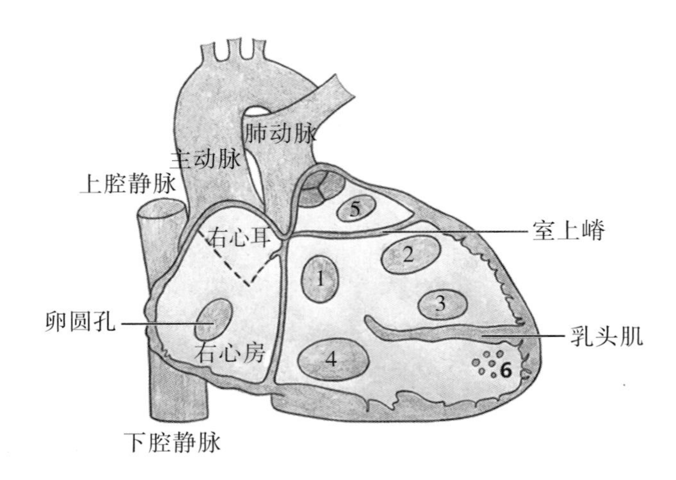

图 17-2-1　室间隔缺损示意图

1 区：膜部室间隔；2 区：流出道室间隔；3 区：肌部室间隔；4 区：流入道室间隔；5 区：嵴上室间隔；6 区：心尖部室间隔（多孔奶酪样室间隔缺损）

间，可累及膜部，但通常残留部分膜部间隔。

（3）隔瓣下型室间隔缺损　位于三尖瓣隔瓣下方及圆锥乳头肌后方，三尖瓣隔瓣可覆盖大部分缺损口，常累及膜部及部分窦部间隔。

（4）左心室 - 右心房通道　该型又称房室通道型室间隔缺损，极少见。由于三尖瓣瓣环位置低于二尖瓣瓣环，膜部间隔被分为心室部与房室部，房室部间隔位于二尖瓣瓣环与三尖瓣瓣环之间，发生缺损时，造成流入道的间隔部分或完全缺损，缺损上缘可达膜部间隔，后缘直接由三尖瓣环构成，使左心室血液直接进入右心房内，形成左心室 - 右心房通道。

2. 肌部室间隔缺损　缺损口位于室间隔窦部及小梁部，不累及膜部，周边完全由肌性组织构成，可单发亦可多发，多发性与单发缺损比例为 1∶9。

3. 漏斗部室间隔缺损　缺损口位于室间隔漏斗部，为圆锥间隔发育融合不良导致，根据其发生部位分两种亚型。

（1）嵴上型室间隔缺损　缺损口位于室上嵴内，周边为肌肉缘，漏斗部室间隔的肌肉组织将缺损与肺动脉瓣环隔开。由于胎儿期室上嵴位置难以准确判定，与嵴下型室间隔缺损不易鉴别。

（2）干下型室间隔缺损　缺损口通常较大，

位于肺动脉瓣后下方，邻近主动脉右冠瓣下方，或左、右冠瓣交界的下方，常合并主动脉右冠瓣脱垂或肺动脉瓣脱垂。

上述各类型室间隔缺损可单发也可多发，两种类型以上同时存在或融合成较大室间隔缺损时称为混合型室间隔缺损。

（二）国际儿童先心病外科命名委员会推荐方法

国际儿童先心病外科命名委员会（ISNPCHD）数据库推荐按病理分为 4 种类型：Ⅰ型，动脉干下型（亦称嵴上型、圆锥型、漏斗型）室间隔缺损；Ⅱ型，膜周型或膜部旁型室间隔缺损；Ⅲ型，流入道型或房室通道型室间隔缺损；Ⅳ型，肌部室间隔缺损。数据库还有 Gerbode 类型室间隔缺损（亦称左心室 – 右心房通道）以及多发性室间隔缺损类型。有文献报道，胎儿期与新生儿及成人病理分型发生率有所不同，胎儿期膜周型室间隔缺损发生率约 63.2%，低于出生后；肌部室间隔缺损发生率约为 34.7%，明显高于出生后的 10%；漏斗型室间隔缺损发生率最低，约 1.1%。

胎儿期左右心室间压力阶差小，故在心室水平分流速度较低，流量较小，且多为双向分流，对胎儿心脏负荷影响较小，一般不会造成心腔大小改变或功能的异常。

二、超声心动图特征

（一）二维超声心动图

室间隔的连续回声中断、断端回声增强是二维超声心动图诊断室间隔缺损的最直接的特征（图 17–2–2）和首选检查方法。

1. 膜周部室间隔缺损　缺损口位置较高，位于主动脉瓣及三尖瓣隔瓣下方，室上嵴上方。二维超声显示率随缺损口增大而逐渐升高，当缺损口大于 3mm 时可清晰显示；2~3mm 的显示率仍大于 60%。

2. 肌部室间隔缺损　缺损口多为管型，走行迂曲不定，受空间分辨率限制，二维超声显示较困难。

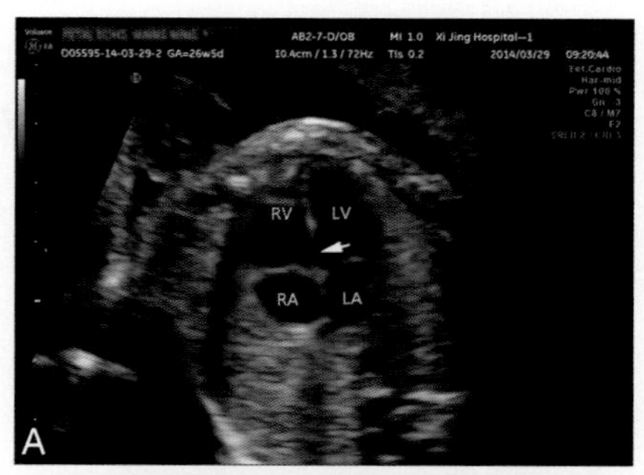

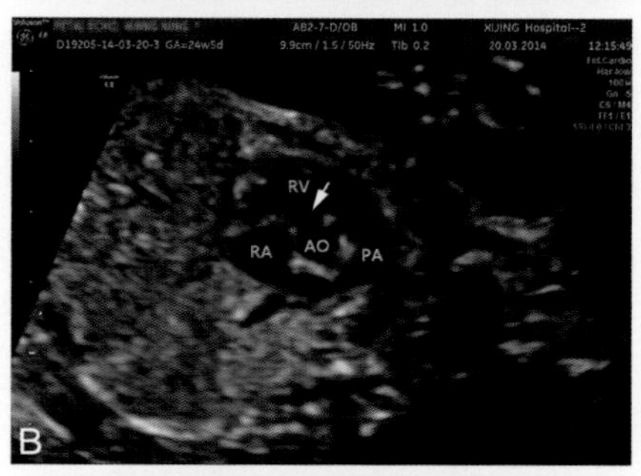

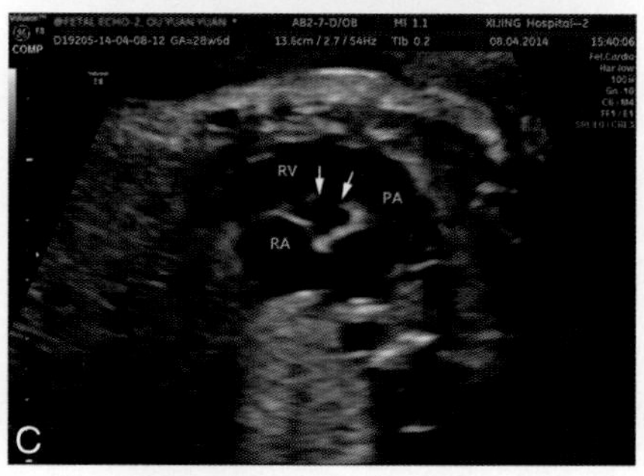

图 17–2–2　室间隔缺损

A. 心尖四腔心切面显示膜周部室间隔缺损，缺损口位于三尖瓣隔瓣下偏前（箭头所示）；B. 大动脉根部短轴切面，膜周部缺损口位于三尖瓣隔瓣及主动脉瓣下方，室上嵴上方（箭头所示）；C. 干下型室间隔缺损，缺损口位于肺动脉瓣下方（箭头所示）

3. 漏斗部室间隔缺损　缺损口通常较大，伴发主动脉瓣或肺动脉瓣脱垂，脱垂的瓣叶可部分或完全遮盖缺损口，胎儿超声心动图检查不易发现，漏诊率较高。

4. 缺损大小　室间隔缺损大小变异较大，小到超声无法显示，大到室间隔大部分缺失。

室间隔缺损大小的判断，需要超声测量缺损口及主动脉口大小并计算其比值，大致分为 3 类：①大型室间隔缺损，缺损大小等于或大于主动脉口；②中等大小室间隔缺损，缺损大小约为主动脉口的 2/3；③小型室间隔缺损，缺损大小小于主动脉口的 1/3。

（二）彩色多普勒

由于受到孕妇腹壁厚度、胎盘位置、胎儿位置、缺损大小、检查设备及操作技术等多种因素影响，常难以获得理想室间隔缺损的二维超声图像，彩色多普勒血流显示心室水平分流成为诊断的重要直接特征。

当缺损口小于 1mm 且观察角度大于 60° 时，彩色多普勒显示心室水平分流不明显；肌部室间隔缺损的缺损口大于 1mm 而小于 3mm 时，虽然二维超声心动图显示困难，但彩色多普勒可显示心室水平双向分流的典型征象（图 17-2-3），可以进行诊断；若巨大的室间隔缺损时，彩色多普勒心室水平分流常显示不典型。

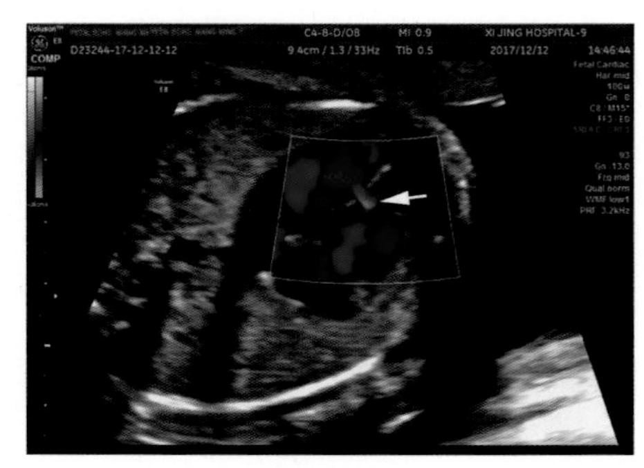

图 17-2-3　室间隔缺损
肌部室间隔缺损，彩色多普勒显示心室水平左向右分流（箭头所示）

三、注意事项与鉴别诊断

由于胎儿期的心血管循环特点，二维超声及彩色多普勒成像难以显示所有室间隔连续回声中断及过隔分流，特别是小型室间隔缺损，漏诊是不可避免的。为提高胎儿室间隔缺损的检出率应注意以下问题。

1. 切面选择　室间隔缺损的显示率及缺损类型的判断与选择适宜的切面有密切的关系，常用切面有横位四腔心切面、横位五腔心切面、心尖四腔心切面、心尖五腔心切面、左室流出道长轴切面、大动脉根部短轴、右室流出道长轴切面等。

膜周部及肌部室间隔缺损，最佳显示切面为横位四腔心切面、横位五腔心切面、左室流出道长轴切面；漏斗部室间隔缺损时，选择大动脉根部短轴及右室流出道长轴切面效果最好。

2. 难免漏诊　由于受各种因素影响，即使经验丰富的心脏超声医生仍不能筛查出所有的室间隔缺损，其漏诊在所难免。随着孕周的增加，胎儿心脏的发育，各心腔及心内结构逐渐增大，室间隔缺损的检出率有所增加，对于高危孕妇可定期随访观察，以减少漏诊。

3. 避免误诊　室间隔近似三角形，超声检查时应连续缓慢地从上到下、从前到后逐步扫查，同时应尽量选择与室间隔病变位置平面相垂直的入射角度及合适的切面，避免因假阳性的回声失落造成误诊。笔者建议在产前超声筛查过程中如果发现可疑室间隔缺损的胎儿，应及时转诊至上级医院明确诊断及进行相关的遗传学排查。

4. 告知与沟通　对确诊的室间隔缺损胎儿，提倡如实、详细、客观的告知孕妇及其家属，尽可能进行充分的沟通，使他们了解与认识疾病的发展、转归和结局，使孕妇及家庭做出正确抉择。

四、遗传学

室间隔缺损遗传学改变主要包括基因组异常和基因突变两类。与室间隔缺损有关的基因突变包括 *TBX5* 基因突变、*GATA4* 基因表达水平下降、*NKX2.5* 基因突变等，或这些基因的相互作用。室间隔缺损是 21 三体综合征患者最常见的心脏缺陷，在 18 三体综合征、13 三体综合征、22 三体综合征、8 三体综合征、9 三体综合征等非整倍体染色体数目异常疾病中室间隔缺损也较常见。

Holt-Oram 综合征、CHARGE 综合征等综合征患者常伴有室间隔缺损。文献报道室间隔缺损染色体异常率约为 12.5%，其中 21 三体综合征发生率约 9.38%、18 三体综合征发生率约 3.12%。“胎儿中心”早期资料统计发现，膜周部室间隔缺损与染色体异常的相关性较高，达 19.0%，其中 21 三体综合征发生率 14.2%、18 三体综合征发生率约 4.8%；近期资料表明膜周部及肌部室间隔缺损基因组病的检出率也较高，22q11.2 微缺失综合征最为常见。

Cri-Du-Chat 综合征也称 5p 缺失综合征，由 5 号染色体短臂末端或中间的缺失所致，有约 15%~20% 的患者伴有先天性心脏病，如室间隔缺损、动脉导管未闭、法洛四联症；此外，1q21.1 区域缺失或重复、8p23.1 区域的缺失或重复、13q14.11 区域重复、18q11.1-11.2 区域重复等染色体结构异常患者常伴有室间隔缺损及其他方面的畸形。

Cranio-cerebello-cardiac 发育不良又称为 3C 综合征，为常染色体隐性遗传病，目前对该综合征致病基因的研究尚不完全明确，位于 17p13.3 区域的 *DPH1* 基因为该综合征候选基因之一，该综合征患者主要有颅面部异常、心脏畸形等临床表现。心脏畸形常见室间隔缺损、房间隔缺损、法洛四联症、右室双出口、左心发育不良、主动脉缩窄、肺动脉缩窄和其他瓣膜病变，其中以室间隔缺损最常见。

Cornelia de Lange 综合征（Cornelia de Lange Syndrome）是一类罕见的累及多器官系统的遗传异质性疾病，可伴有室间隔缺损，主要特征是特殊面容、胎儿宫内及出生后生长迟滞、多毛症、上肢复位缺陷。常见的器官异常，包括上睑下垂、近视、肠旋转不良、隐睾、尿道下裂、幽门狭窄、先天性膈疝、癫痫和听力丧失等。患者通常存在严重的智力障碍问题。该病有 65% 的患者由 *NIPBL*、*SMClA* 和 *SMC3* 这三个基因突变所导致，其中 *NIPBL* 基因突变占 50%~60%。

CARPENTER 综合征又称尖头多并指（趾）畸形综合征，是一种导致颅缝早闭的常染色体隐性遗传病，临床表现主要以颅缝早闭、多指（趾）、并指（趾）、肥胖等先天畸形为主，可引起智力发育迟缓、颅内高压等一系列并发症。目前发现其与 *RAB23* 基因突变有关，也有少数 CARPENTER 综合征患者是由 *MEGF8* 基因突变所致。50% CARPENTER 综合征患者有心脏缺损，包括室间隔缺损、房间隔缺损、动脉导管未闭等。

五、预后评估

根据“胎儿中心”超声随访资料显示，产前至出生后一年内，尤其是过隔分流束宽度小于 2mm 的肌部室间隔缺损自然愈合率可高达 80%；膜周部室间隔缺损 1 年内自然愈合率为 10.71%；漏斗部、靠近房室瓣的、左心室－右心房通道及大型室间隔缺损一般难以自然愈合，应根据具体情况择期进行外科手术治疗；干下型室间隔缺损，通常缺损较大，易合并主动脉瓣右冠瓣脱垂及发生肺动脉高压，出生后应早期选择外科干预。

第 3 节　房室间隔缺损

房室间隔缺损（atrioventricular septal defect, AVSD）又称房室管缺损或畸形、心内膜垫缺损。房室间隔缺损是一组形态变化极大且较多见的先天性心脏病，占先天性心脏病的 4.0%~5.0%，是由于胚胎期心内膜垫及周围间隔组织发育异常导致，特征为房室瓣周围间隔组织的缺失（房室瓣平面上方和下方的间隔缺损），以及房室瓣不同程度的畸形。“胎儿中心”资料统计，检出率 0.49%，发生率占胎儿先天性心脏病的 8.18%。

房室间隔缺损可单独存在，亦可常伴有其他心内畸形，如法洛四联症、右室双出口、大动脉转位、肺动脉瓣狭窄、永存左上腔静脉等。

一、病理分型

根据病变部位及程度分为部分型、过渡型（中间型）和完全型房室间隔缺损 3 种类型。

1. 部分型房室间隔缺损　部分型房室间隔缺损包括原发孔型房间隔缺损伴或不伴有房室瓣发育异常、单心房（以上两种畸形详见第 17 章第 1 节）、左心室－右心房通道（详见第 17 章第 2 节）。

2. 过渡型房室间隔缺损　过渡型房室间隔缺损是指除原发孔型房间隔缺损及房室瓣畸形外，尚有限制性（小的）流入部的室间隔缺损，即紧邻房室瓣的房间隔缺损和房室瓣下方的室间隔缺损，存在左、右房室瓣口，此病变介于部分型和完全型之间的“中间状态”。

3. 完全型房室间隔缺损 完全型房室间隔缺损是由原发孔型房间隔缺损、非限制性的高位室间隔缺损及房室瓣畸形构成。房室瓣畸形包括二尖瓣前叶裂、三尖瓣隔瓣异常、共同房室瓣环和一个或两个瓣口，房室瓣常见为5个瓣叶，即前（上）桥瓣、后（下）桥瓣、左侧瓣叶、右侧瓣叶和右前瓣叶。Rastelli等学者根据房室瓣（前桥瓣）形态学及瓣叶与下方室间隔的关系分为3种亚型（图17-3-1）。

（1）A型 共同房室瓣前桥瓣有裂隙，可以区分二尖瓣与三尖瓣，其腱索附着在室间隔缺损下缘的嵴上，大部分的房室瓣环完全分开，此型最多见。

（2）B型 房室瓣结构与A型大致相似，前桥瓣有裂隙，发育出二尖瓣前瓣与三尖瓣隔瓣，但分化较A型差，其前桥瓣腱索通过高位室间隔缺损附着于右心室异常乳头肌上。此型较少见。

（3）C型 房室瓣完全没有分化，呈共同房室瓣环及一个开口，前桥瓣无裂隙（分割）无腱索附着在室间隔嵴上，完全漂浮在室间隔上方，其下方为大型的室间隔缺损。

二、超声心动图特征

（一）二维超声心动图

二维超声心动图检查选择心尖四腔心切面、横位四腔心切面，可以清晰显示大部分的缺损部位、大小及房室瓣形态结构、腱索附着位置等。

典型的二维声像图特征是心脏“十字交叉结构”消失，左右房室瓣位于同一水平。完全型及过渡型房室间隔缺损均具有原发孔型房间隔缺损的声像图特征，根据分型不同，声像图表现亦不同。

1. 完全型房室间隔缺损

（1）十字交叉结构消失 房室瓣环上方的房间隔下部和房室瓣环下方的室间隔上部连续回声中断。

（2）房室瓣及腱索 A型及B型可显示两个房室瓣开口，二尖瓣前瓣及三尖瓣隔瓣分化不良，多切面连续扫查显示两瓣叶之间相延续无明显分界，随心动周期变化舒张期和收缩期同时开放及关闭。A型前桥瓣腱索连接在室间隔缺损下缘的嵴上（图17-3-2）；B型腱索穿过室间隔缺损口连接在右心室内粗大的异常乳头肌上（图17-3-3A），舒张期二尖瓣前叶开放时紧贴室间隔缺损缘或经室间隔缺损口开放至右心室，收缩期瓣叶向后闭合至左心室；C型直接征象

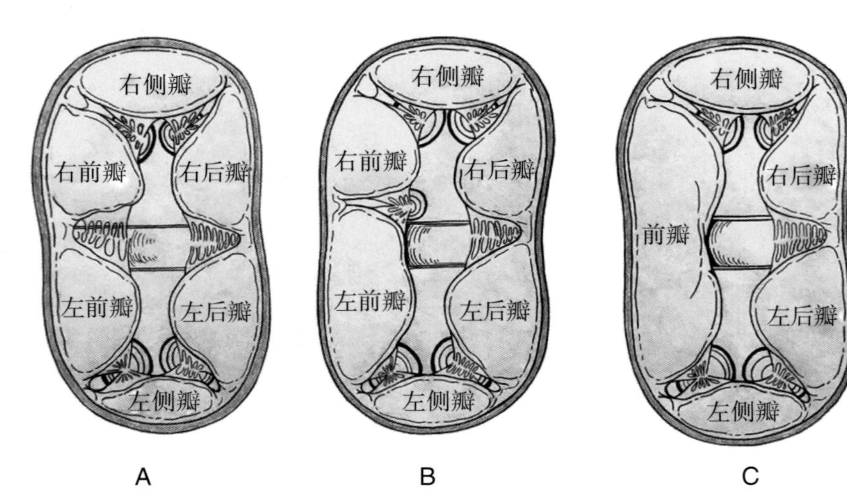

图17-3-1 完全型房室间隔缺损

A型（图A）：前桥瓣基本分化为左前瓣与右前瓣，并有腱索连接于室间隔残端；B型（图B）：左前瓣与右前瓣分化较差，腱索连接与右心室乳头肌上；C型（图C）：前桥瓣未分化，无腱索附着，漂浮于室间隔之上

是“十字交叉结构”完全消失，仅显示一组共同房室瓣环和一个瓣膜开口（图 17-3-3B），共同房室瓣环近似椭圆形，共同房室瓣下无腱索附着（图 17-3-3C）。

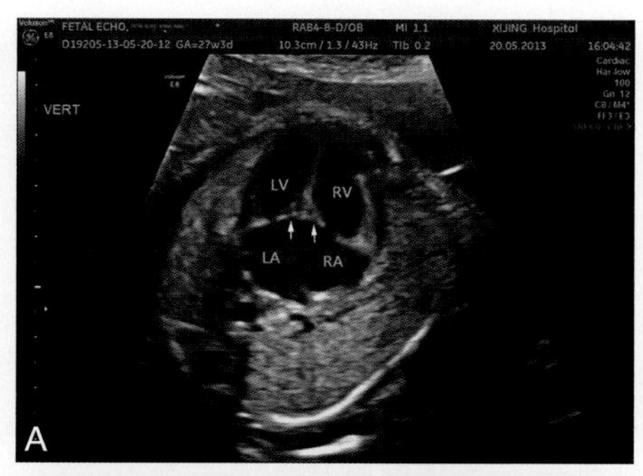

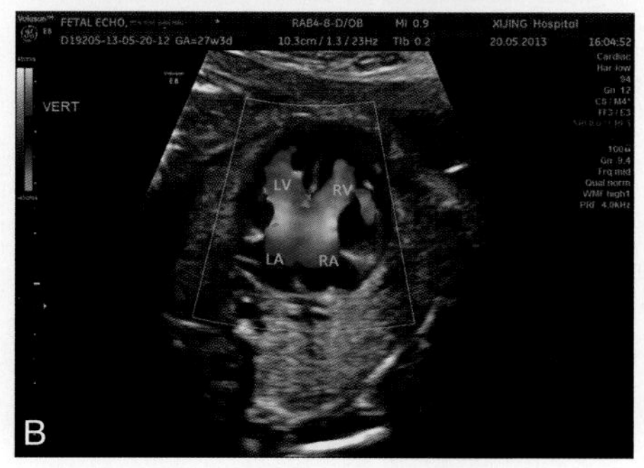

图 17-3-2　完全型房室间隔缺损

A. A 型房室间隔缺损，箭头所示为分化不良的二尖瓣与三尖瓣闭合点，二尖瓣前瓣及三尖瓣隔瓣腱索连接于室间隔嵴上；B. 彩色多普勒血流图显示左心房血流经过二尖瓣进入左心室，右房血流经过三尖瓣进入右心室

（3）心腔大小　心腔大小根据类型不同及瓣膜发育程度，表现亦有差异。

2. 过渡型房室间隔缺损　过渡型房室间隔缺损与完全型房室间隔缺损 A 型声像图表现相似，但其室间隔缺损通常较小，二维超声心动图常难以显示。

（二）彩色多普勒

彩色多普勒血流显示心房水平及心室水平的双向分流是房室间隔缺损的重要特征。

1. 完全型房室间隔缺损　A 型，由于前桥瓣腱索遮挡室间隔缺损，分流血流束较分散，常不易显示；C 型，表现为左、右心房血流经共同房室瓣口进入左、右心室。

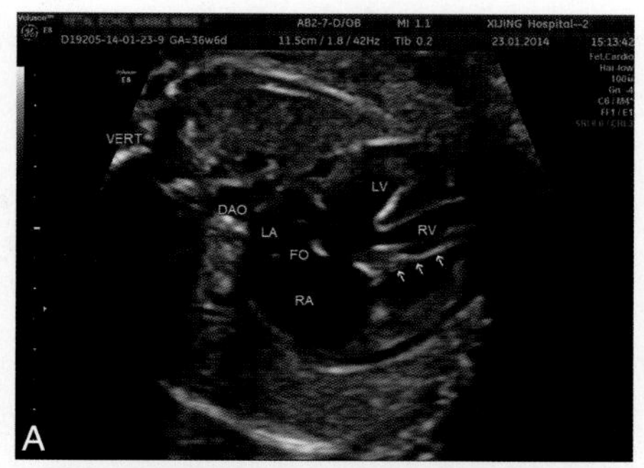

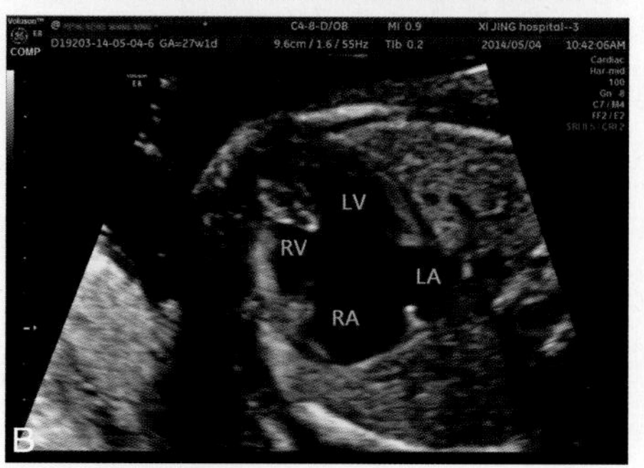

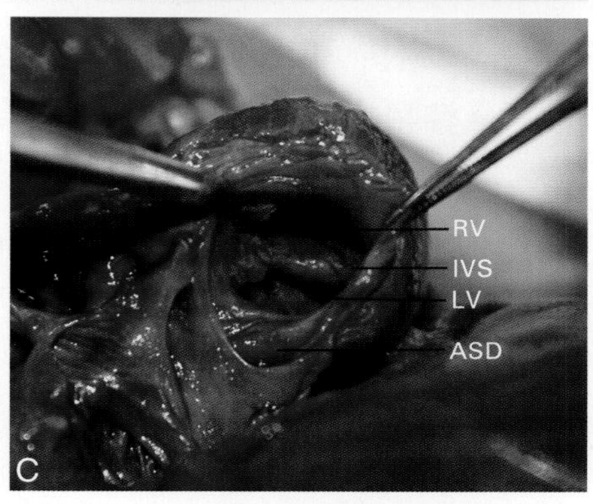

图 17-3-3　完全型房室间隔缺损

A. B 型房室间隔缺损，二尖瓣前瓣及三尖瓣隔瓣腱索均连接于右心室粗大乳头肌上，室间隔断端未见腱索附着；B、C. C 型房室间隔缺损，十字交叉结构完全消失，二、三尖瓣未分化，为共同房室瓣，共同房室瓣环骑跨于室间隔上，后桥瓣腱索连接于室间隔缺损下缘

2. 过渡型房室间隔缺损　由于室间隔缺损较小，仅显示心室水平的窄束状的分流血流信号。

3. 瓣膜反流　有二、三尖瓣裂隙及瓣叶关闭不全时，彩色多普勒显示收缩期经二尖瓣、三尖瓣裂隙处和（或）瓣口处反流至左心房及右心房。

三、注意事项与鉴别诊断

1. 完全型房室间隔缺损　C 型完全型房室间隔缺损诊断相对较容易，但需要与单心室相鉴别。单心室常伴有异常粗大的乳头肌及肌束，易与室间隔结构相混淆，应采用连续扫查方法并结合心室短轴切面进行鉴别。心室短轴切面显示，左右心室之间的室间隔呈厚度均匀的片状回声，前后两侧均与心室壁相连，乳头肌多为椭圆形，一侧附着于室壁。

2. 过渡型房室间隔缺损 由于室间隔缺损较小，超声心动图检查常难以发现，易造成漏诊。应结合横位五腔心切面及左室流出道长轴切面辅助观察。

3. 房室瓣反流 房室间隔缺损常伴有房室瓣的发育异常，胎儿期若出现房室瓣少至中等量以上反流，应注意排除房室间隔缺损的可能。

四、遗传学

房室间隔缺损在单基因遗传病中较为常见，近年来，家族性房室间隔缺损相关基因陆续有报道，如 *CRELD1* 基因和 *PTPN11* 基因突变，但尚不确定。约 45% 的 21 三体综合征患者伴有房室间隔缺损。Smith-Lemli-Opitz（SLO）综合征为常染色体隐性遗传，由位于 11q12–q13 的 *DHCR7* 基因突变所致，临床表现包括产前及产后的生长不足、发育迟缓、腭裂等临床表现，约 40% 的患者有心脏缺陷，尤其是房室间隔缺损及完全型肺静脉异位引流多见。Smith-Magenis 综合征由 17p11.2 微缺失所致，主要有生长发育迟缓、肌张力低、颅面部异常及心脏畸形等临床表现，心脏畸形主要表现为房室间隔缺损。在部分 3C 综合征、EVCS 等患者有房室间隔缺损的临床表现。

五、预后评估

房室间隔缺损的预后，与房室瓣分化程度、缺损部位及大小、心室大小与功能有关，即预后与类型相关。完全型房室间隔缺损，特别是 C 型，常合并圆锥动脉干畸形，以及瓣膜中量以上的反流，预后极差。完全型房室间隔缺损一般出生后 3~6 月进行手术治疗，手术死亡率 1.5%~5.0%，再手术率 3%~7%，10 年生存率为 90%~92%。过渡型房室间隔缺损手术效果满意，再手术率较低，约为 1%，20 年生存率高达 98%。

胎儿期仅通过一次的心脏超声检查难以对房室瓣病变的严重程度进行较准确的综合评估，对于选择继续妊娠的孕妇，孕期必须定期随访，以了解病变的发展与变化，并建议染色体异常的排查。

第 4 节　单心室

单心室（single ventricle，SV）是一组严重的复杂性先天性心脏病，又称共同心室、心室双入口、三腔二房心、功能性单心室，是指左右心房或共同心房通过房室瓣与一个发育较好的主心室腔相连，通常伴有一个发育不全、缺少房室连接且与主心腔相通的残余心腔（漏斗腔），少数仅有一个单独心室。发生率约占先天性心脏病的 1.5%~3.0%，占出生后一年内发绀型心脏病的 10%，男女比例约为 4∶1~2∶1。“胎儿中心”资料统计，检出率 0.69%，发生率约 11.48%。

一、病理分型与病理生理

单心室病理解剖分型较为复杂，通常有以下 3 种分型方法。

1. 心室结构分类（Van Praagh）

（1）A 型（左心室型）　主心腔为左心室结构，伴有一个窦部或流入道缺如仅有漏斗部的残余右心室。此型最多见，占出生后单心室的 75%~77.8%；“胎儿中心”数据统计此型仅占 18.3%。

（2）B 型（右心室型）　主心腔为右心室结构，左室窦部缺如，仅残余“盲端小梁腔”。此型少见，占单心室的 5%；“胎儿中心”数据统计占 23.4%。

（3）C 型（左右心室型）　室间隔未发育或残余短小室间隔结构，左、右心室窦部均发育，单心室由左右心室共同构成，无残余心腔。约占单心室的 7%；“胎儿中心”数据统计占 58.0%。

（4）D 型（不定型） 无室间隔结构，左、右心室形态分辨不清且窦部均未发育，单心室壁即为原始心球壁。约占单心室的 10%；“胎儿中心”数据统计占 0.3%。

2. 大动脉相互关系分类

Ⅰ型：正常位，指主动脉与肺动脉关系正常。

Ⅱ型：主动脉右转位，指主动脉位于肺动脉前方或右侧。

Ⅲ型：主动脉左转位，指主动脉位于肺动脉左侧或左前。

单心室约 75% 伴发大动脉转位。主动脉与肺动脉可分别或均发自主心腔或残余心腔。

3. 根据房室瓣数目分类

（1）双流入型 双流入型指两心房通过两组房室瓣开口于单心室主心腔或共同心室。

（2）共同流入型 共同流入型指两组房室瓣未分化，两心房通过共同房室瓣开口于单心室主心腔或共同心室（图 17-4-1）。

（3）单流入型 单流入型指一侧房室瓣闭锁。瓣膜闭锁侧心房心室间无交通，心房血流通过卵圆孔进入对侧心房，经开放的房室瓣进入单心室主心腔（图 17-4-2）或共同心室。

单心室根据是否有肺动脉狭窄分为有或无两种类型。

单心室常伴发单心房、肺静脉异位引流、永存动脉干、右位主动脉弓、主动脉弓中断、

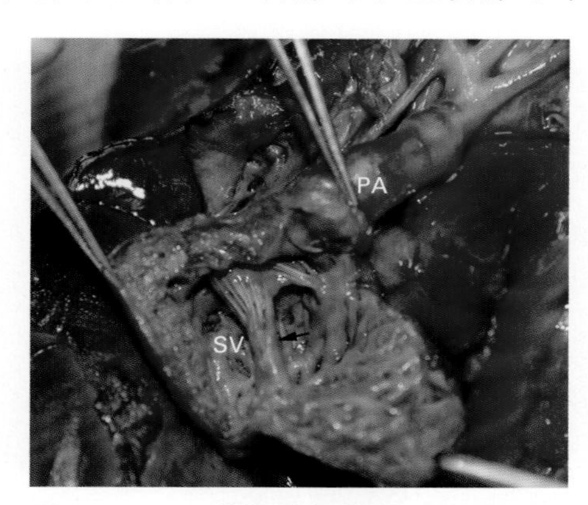

图 17-4-1 共同流入型单心室病理标本图
单心室剖面图，显示共同房室瓣下腱索附着于多条乳头肌上，其中之一异常粗大（箭头所示处）

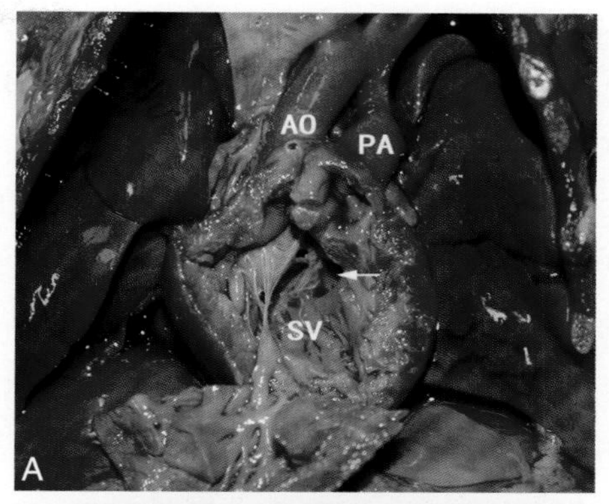

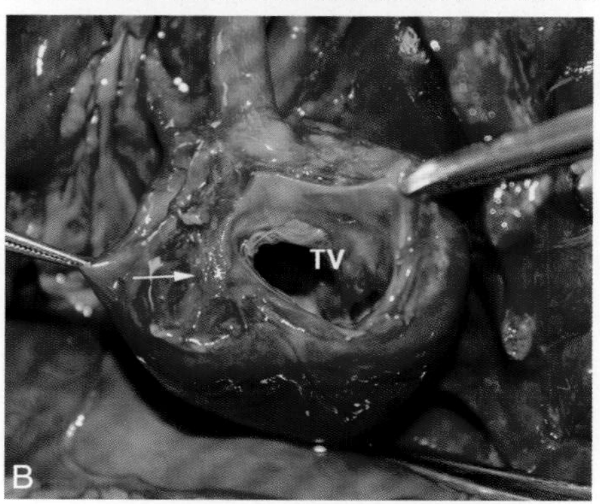

图 17-4-2 单流入型单心室病理标本图
A. 显示单心室主腔室壁表面可见粗大肌小梁及心尖部右室调节束结构，房室瓣为三尖瓣，隔瓣下可见心室交通口（箭头所示处），主心腔发出主动脉与肺动脉，主动脉位于右侧，肺动脉位于左侧；B. 显示二尖瓣位无瓣膜结构，为肌性组织替代（箭头所示），三尖瓣瓣环扩大，结构完整。

左位上腔静脉等畸形或变异。单心室心脏增大呈球形，伴发流出道及大动脉狭窄时室壁常增厚，若合并严重房室瓣反流，心房常出现瘤样膨出扩大。

二、超声心动图特征

1. 二维超声心动图

（1）切面选择 最佳观察切面为胎儿的心尖四腔心切面、横位四腔心切面及心室流出道切面。

（2）内脏与心房位置 选择胎儿腹部的横切面，判断肝脏、脾脏及胃泡的位置，多数心房正位，少数为反位或心房异构。

（3）共同心腔 多切面连续扫查未见正常的室间隔结构，仅见较大的单一心室主腔，若主

腔心内膜光滑，无明显肌小梁，心室壁较致密，则为左心室结构（A 型，图 17-4-3）；主腔心内膜不光滑，心室壁肌小梁较粗大稀疏，心室中下部近心尖处可见粗大的调节束结构，则为右心室结构；可见一残余的左、右心室漏斗腔与其主腔相通的交通口。胎儿单心室腔以左、右心室结构（图 17-4-4），无残余漏斗腔的 C 型最常见且常与单心房同时并存多见。

（4）大血管　心室流出道长轴及大动脉根部短轴等切面连续旋转扫查，可显示心室 - 主动脉与肺动脉之间的关系。肺动脉位于主动脉左前方为正常位（Ⅰ型）；主动脉位于肺动脉右侧或右前方为右转位（Ⅱ型），主动脉位于肺动脉左侧或左前方为左转位（Ⅲ型），两根大血管与单心室主腔，或分别与主腔及漏斗腔相连。

多数Ⅰ型见于 A 型单心室，肺动脉起源于残余右心室漏斗腔，主动脉起源于主心腔。Ⅱ型或Ⅲ型的 A 型单心室，肺动脉常发自主心腔，主动脉发自右室漏斗腔，或大动脉均发自主心腔或残余心腔。B 型单心室的大动脉多数共同起源于主心腔或残余心腔。单一大动脉可起源于主心腔或残余心腔。

（5）房室瓣连接　“胎儿中心”的病例统计，42.5% 显示为一组房室瓣伴另一组房室瓣的闭锁（图 17-4-3），12.3% 为二、三尖瓣独立存在（图 17-4-5），45.2% 为共同房室瓣（图 17-4-4）。房室瓣均开口于较大的主心腔内。

（6）流出道梗阻　判断梗阻的类型（狭窄或闭锁）、部位（瓣上或瓣下）及其程度。肺动脉狭窄较主动脉更为多见。

2. 彩色多普勒　四腔心切面显示舒张期左、右心房或单心房内血流通过房室瓣进入单心室主心腔。若存在漏斗腔，则主心腔与漏斗腔间交通口处呈双向分流。收缩期主心腔内血流进入主动脉与肺动脉，或分别由主心腔及残余心室腔进入主动脉及肺动脉。

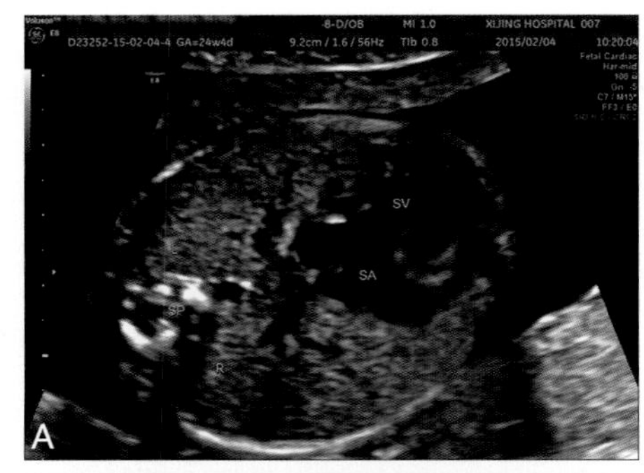

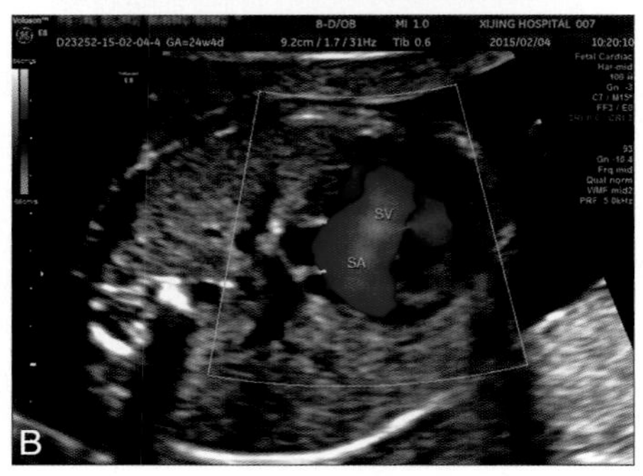

图 17-4-4　共同流入型单心室（C 型）
A. 四腔心切面显示共同房室瓣、单心房及单心室结构，心室腔右侧壁较光滑，左侧壁略粗糙；B. 血流通过共同房室瓣进入共同心室

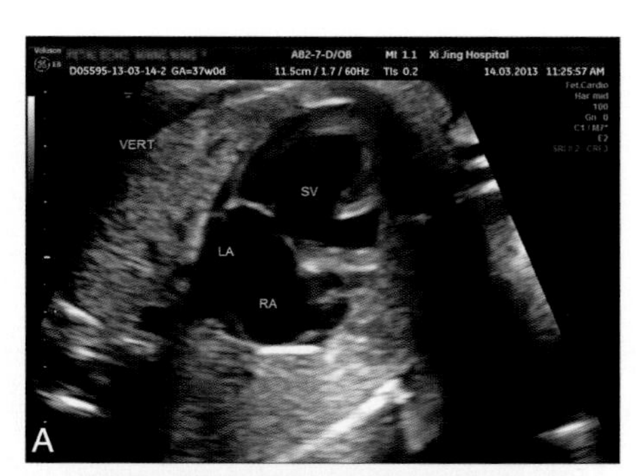

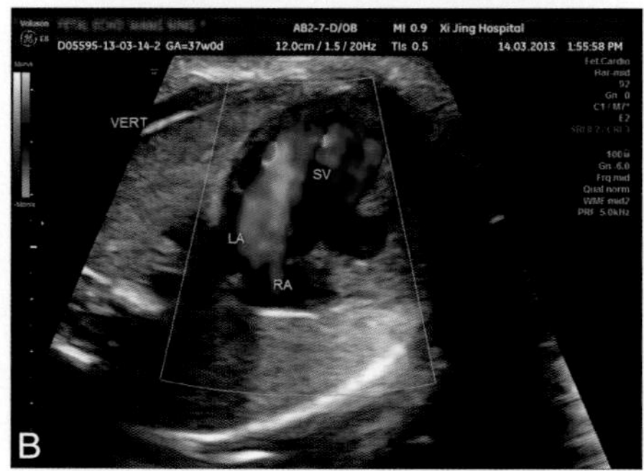

图 17-4-3　单流入型单心室（A 型）
A. 四腔心切面显示左、右心房存在，单心室主腔为左心室，内膜光滑，心尖部清晰，主腔右侧可见残余右室漏斗腔，主心腔与残余心腔之间可见交通口，三尖瓣闭锁；B. 左房血流经过二尖瓣进入共同心室主心腔

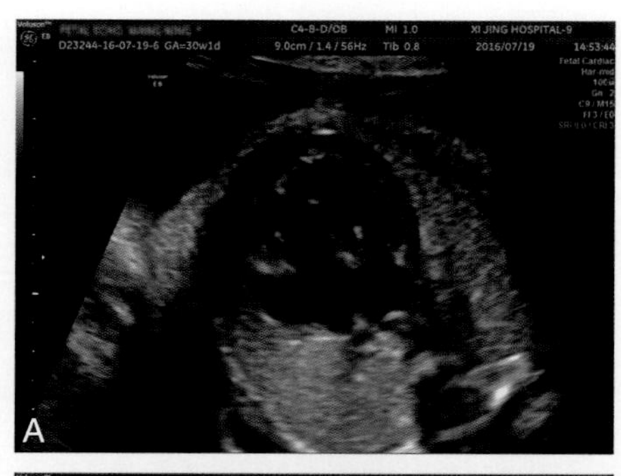

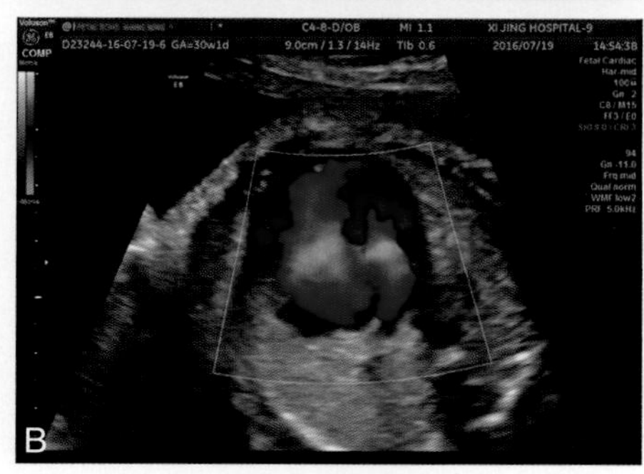

图 17-4-5　双流入型单心室
A. 四腔心切面显示两组房室瓣、房间隔完整，共同心室左侧壁略光滑，右侧壁较粗糙；B. 左、右心房血流分别通过二、三尖瓣进入共同心室腔

三、注意事项与鉴别诊断

建议选用多切面、多角度的连续扫查方法，即由房室瓣心房侧向心尖部自上而下，由左向右做扇形的扫查，并由房室瓣环水平向心尖部连续缓慢进行心室腔的短轴扫查。

1. 完全型房室间隔缺损或大型室间隔缺损　单心室主心腔内常存在粗大的乳头肌或异常肌束，不易与之相鉴别，连续扫查心室腔的粗大肌束，若与瓣膜、腱索之间有明显的连续关系，并附着于室壁呈椭圆形结构则为乳头肌；若无连续关系，并随扫查平面的偏移而消失或偏向一侧，失去正常的室间隔结构和左、右心室形态则为异常肌束，上述特征应诊断单心室。彩色多普勒血流进入心室腔内无间隔分隔而呈单心室的血流特征。

2. 单侧房室瓣闭锁　单流入型单心室一侧房室瓣闭锁时，房室瓣及房室孔均缺如，该侧心室窦部未发育，即缺少流入道结构。单侧房室瓣闭锁时，由于瓣膜发育异常导致心房与心室不相通，特征为房室孔及该侧心室窦部均存在，即流入道结构存在。

四、遗传学

Ellis-van Creveld（EVC）综合征是一种常染色体隐性遗传的骨软骨发育不良疾病，主要临床特征包括四肢短小、背侧多指、指（趾）甲和牙齿发育不良及心脏畸形，其中单心房在 EVC 综合征中最为常见。EVC 基因位于 4p16，约有 31% 的 EVC 综合征患者能检测到 *EVC* 基因突变，约 38% 可以检测到 *EVC2* 基因的突变，*EVC* 和 *EVC2* 基因转录起始位点相距 2624bp，这两个基因的重复表达在心脏发育中可能起到协同作用，而这种协同作用的丧失可能为 EVC 综合征出现心脏异常的原因之一。

Kabuki 综合征（歌舞伎面谱综合征）常伴有单心室共用心房，右心室双出口和大血管转位，主要的致病基因为 *KMT2D*（呈常染色体显性遗传）和 *KDM6A*（呈 X 连锁显性遗传）。

CHILD（Congenital hemidysplasia with ichthyosiform erythroderma and limb defects）综合征为 X 连锁显性遗传病，由位于 Xq28 上的 *NSDHL* 基因突变所致，该综合征患者伴有单侧短肢畸形、皮肤发育不全，单心室、单冠状动脉口等。

五、预后评估

单心室常与多种心内畸形并存，预后极差。目前，单心室主要以姑息手术为主，对肺动脉血量过少者可行如双向 Glenn 术等体肺分流手术，对肺动脉血量过多者可行肺动脉环缩术等。出生后半年内及手术死亡率较高，术后远期效果差。

第 5 节　主动脉 – 肺动脉间隔缺损

主动脉 – 肺动脉间隔缺损（aortopulmonary septal defect，APSD）又称主动脉 – 肺动脉窗（aortopulmonary window）及主动脉 – 肺动脉瘘，是指胚胎期动脉干分隔异常导致的升主动脉与主肺动脉之间存在圆形或类圆形孔洞直接交通。此种畸形存在独立的两组半月瓣，是一种极少见的心血管畸形，占先天性心脏病的 0.2%~0.6%。缺损可孤立性存在，1/3~1/2 患者合并其他心脏畸形，如主动脉缩窄、主动脉弓中断、法洛四联症、室间隔缺损、右位主动脉弓等。“胎儿中心”资料统计，检出率 0.01%，发生率 0.18%。

一、病理分型与病理生理

Mori 等根据间隔缺损位置分为三种类型（图 17–5–1）。

Ⅰ型（近端型）缺损位于升主动脉近段内侧壁，紧靠乏氏窦上方。

Ⅱ型（远端型）缺损位于升主动脉远段后壁，通常位于肺动脉分叉部下方。

Ⅲ型（完全缺损型）缺损较大，主动脉肺动脉间隔几乎完全缺如，向上累及肺动脉分叉部。

由于胎儿期特殊的血液循环特点，即肺动脉循环阻力高，主－肺动脉间隔缺损与动脉导管的血流方向一致，即由肺动脉血流经间隔缺损流向主动脉。孕期一般不会对胎儿血流动力学造成严重改变，不会影响胎儿生长发育。由于两心室收缩间期不同，主动脉与肺动脉之间存在短暂压差，主－肺动脉之间可能出现双向的分流。

出生后，肺循环阻力迅速下降，主动脉向肺动脉分流逐渐增多。小的间隔缺损左向右分流量少，血流动力学趋于稳定，早期一般无临床症状。缺损较大时，早期出现容量性肺动脉高压，继而引起肺小动脉内膜、肺动脉肌层纤维结缔组织增生，导致艾森曼格综合征，失去手术根治机会。持续的主动脉向肺动脉分流造成肺静脉回心血量增加，左心系统容量负荷加重，最终引发左心增大及心力衰竭。

二、超声心动图特征

1. 二维超声心动图

（1）切面选择　选择心室流出道切面（横位）、三血管切面及大动脉根部短轴等切面，观察间隔缺损位置、半月瓣数量及与缺损口的距离、大动脉之间关系、肺动脉分支的起源等。

（2）主－肺动脉间隔缺损　多切面连续扫查显示缺损处间隔连续中断，根据连续中断部位不同进行缺损类型分型（升主动脉与主肺动脉管腔之间相通，图 17–5–2，图 17–5–3）；连续中断处断端回声可增强；四腔心大小对称。

（3）合并畸形　根据合并畸形，具有不同的声像图特征。

2. 彩色多普勒　彩色多普勒血流显示主－肺动脉缺损口处双向分流，若同时出现完整的左、右心室流出道血流特征，即可明确主－肺动脉间隔缺损的诊断。

三、注意事项与鉴别诊断

1. 永存动脉干　两种畸形的表现特征为动脉干间隔分隔异常。鉴别的重要依据是半月瓣的数目与结构。永存动脉干仅有一组共同的半月瓣；主－肺动脉间隔缺损具有独立的主动脉瓣及肺动脉瓣结构。

2. 回声失落伪像　受二维超声分辨率及部分容积效应的影响，容易出现假性回声失落或穿隔血流的伪像。但是，通常二维超声与彩色多普勒血流的伪像不会同时存在，可互相参考印证。同

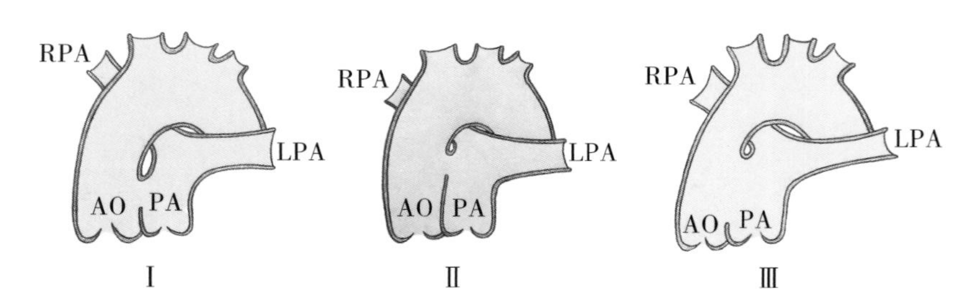

图 17–5–1　主动脉－肺动脉间隔缺损示意图

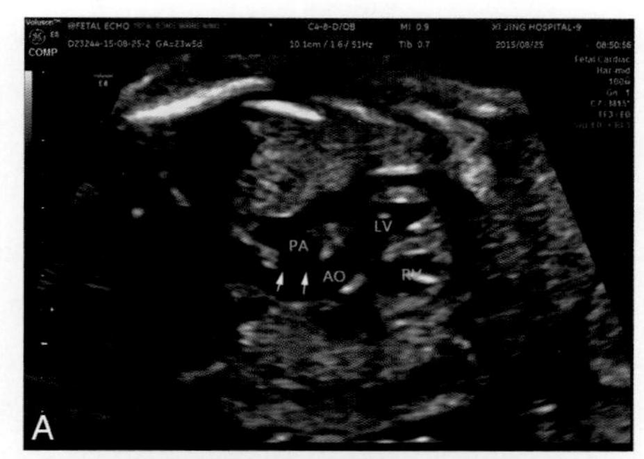

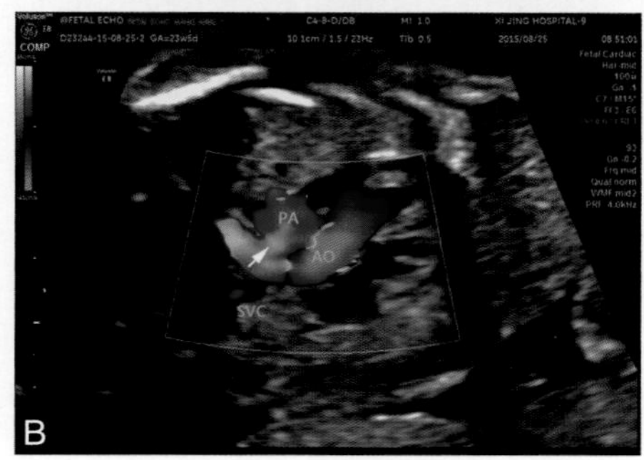

图 17-5-2 主 – 肺动脉间隔缺损
A. 横位左室流出道切面，显示升主动脉远端与肺动脉间隔回声中断，箭头所示为缺损口；B. 彩色多普勒血流显示主动脉向肺动脉分流的迎向探头的红色血流（箭头所示）

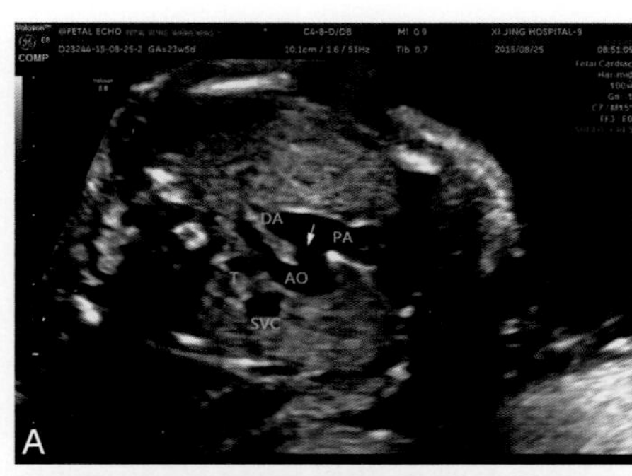

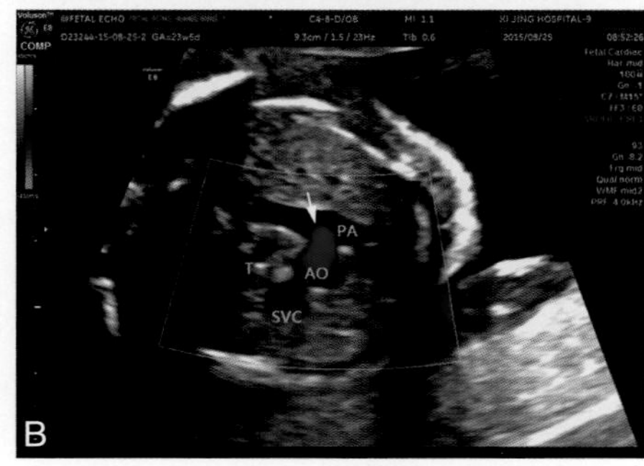

图 17-5-3 主 – 肺动脉间隔缺损
A. 三血管切面显示主 – 肺动脉远端间隔缺损口（箭头所示）；B. 彩色多普勒显示主动脉血流通过缺损口进入肺动脉（箭头所示）

时，在改变超声入射角度及多切面连续扫查后伪像消失，便于鉴别。

3. 局限性 由于胎儿大动脉之间压力阶差小，主 – 肺动脉之间分流速度低及受二维超声空间分辨率的限制等影响，彩色多普勒及二维超声心动图不能显示所有的过隔分流和间隔缺损的特征。因此，未发现主肺动脉间隔缺损的超声征象时，并不能完全排除该畸形的存在。

四、遗传学

有文献报道该畸形的发生可能与 22q11 微缺失综合征相关，但目前尚没有发现特定的与主动脉 – 肺动脉间隔缺损相关的基因遗传。

五、预后评估

主 – 肺动脉间隔缺损约 50% 为单发，常伴发心内其他畸形，少数可合并心外畸形，如 VATER 联合征（脊柱裂、肛门闭锁、食管气管瘘合并食管闭锁、肾发育不良等），其预后取决于合并畸形的种类及其病变程度。

主 – 肺动脉间隔的完全缺损型，通常分流量较大，早期可发生肺动脉高压，或左心功能衰竭。需要选择适宜的医院分娩，及时评估，制定治疗方案。单纯型的主 – 肺动脉间隔缺损，在未发生肺血管病变之前进行手术治疗多预后好；早期未手术矫治的患儿预后差，约 40% 患儿出生后 1 岁内死亡。复杂型、伴有肺血管病变或 22q11 微缺失综合征预后不良。

（王 峥 郭芬芬 张建芳 李 军）

参考文献

[1] 王新房 . 超声心动图学 .4 版 . 北京：人民卫生出版社，2009

[2] Constantine Mavroudis, Carl L. Backer. Pediatric Cardiac Surgery. 4th Edition. New York: Wiley John & Sons, 2013

[3] 何怡华 . 胎儿超声心动图学 . 北京：人民卫生出版社，2013

[4] 吴雅峰 . 胎儿心血管超声诊断 . 北京：人民卫生出版社 , 2004

[5] Axt-Fliedner R, Schwarze A, Smrcek J, et al. Isolated ventricular septal defects detected by color Doppler imaging: evolution during fetal and first year of postnatal life. Ultrasound Obstet Gynecol, 2006, 27: 266–273

[6] 李军 , 苏海砾 , 张军 , 等 . 胎儿先天性心脏病的超声诊断及分型 . 中华超声影像学杂志 , 2011, 20:940–943

[7] 王峥 , 李军 , 朱永胜 , 等 . 超声在胎儿单纯性室间隔缺损诊断、分型及其演化中的临床价值 . 中华超声影像学杂志 , 2013, 22(5):34–35

[8] Bahtiyar MO, Dulay AT, Weeks BP, et al.Prenatal course of isolated muscular ventricular septal defects diagnosed only by color Doppler sonography. J Ultrasound Med, 2008, 27: 715–720

[9] Sands AJ, Casey FA, Craig BG, et al. Incidence and risk factors for ventricular septal defect in"low risk" neonates. Arch Dis Child Fetal Neonatal Ed, 1999, 81: 61–63

[10] Eroglu AG, Saltik L, Bakari S, et a1. Evolution of ventricular septal defect with special reference to spontaneous closure rate, subaortic ridge and aortic valve prolapsed. Pediatr Cardiol, 2003, 24: 31–35

[11] Jin Y, Wang A, Wang Y, et al. Natural history of prenatal ventricular septal defects and their association with foetal echocardiographic features. Cardiol Young, 2012, 22: 323–326

[12] Paladini D, Palmieri S, Lamberti A, et al. Characterization and natural history of ventricular septal defects in the fetus. Ultrasound Obstet Gynecol, 2000, 16: 118–122

[13] Paladini D, Tartaglione A, Agangi A, et al. The association between congenital heart disease and Down syndrome in prenatal life. Ultrasound Obstet Gynecol, 2000, 15: 104–108

[14] 刘延龄 , 熊鉴然 . 临床超声心动图学 . 北京：科学出版社 , 2007

[15] 钱蕴秋 , 周晓东 , 张军 . 实用超声诊断手册 .2 版 . 北京：人民军医出版社 , 2011

[16] 李军 , 苏海砾 , 朱霆 , 等 . 超声心动图诊断胎儿单心室分型与合并畸形的价值 . 中华超声影像学杂志 , 2012, 21(8):649–652

[17] Neufeld HN, Lester RG, Jr AP, et al. Aortico-pulmonary septal defect. American Journal of Cardiology, 1962, 9 (1):12–25

[18] Fuller S, Gaynor JW. Aortopulmonary Window and Aortic Origin of a Pulmonary Artery. Pediatric Cardiac Surgery, 2013:376–384

[19] Konstantinov IE, Karamlou T, Williams WG, et al. Surgical management of aortopulmonary window associated with interrupted aortic arch: a Congenital Heart Surgeons Society study. Journal of Thoracic & Cardiovascular Surgery, 2006, 131(5):1136–1141

[20] C.L. Backer, C. Mavroudis. Surgical management of aortopulmonary window: a 40-year experience. European journal of cardio-thoracic surgery: official journal of the European Association for Cardio-thoracic Surgery, 2002, 21(5):773–779

[21] Bose D, Krishnamurthy V, Venkatesh KS, et al. Molecular Delineation of Partial Trisomy 14q and Partial Trisomy 12p in a Patient with Dysmorphic Features, Heart Defect and Developmental Delay. Cytogenet Genome Res, 2015, 145(1):14–18

[22] Umm-E-Kalsoom1, Wasif N, Tariq M, et al. A novel missense mutation in the EVC gene underlies Ellis-van Creveld syndrome in a Pakistani family. Pediatr Int, 2010, 52(2):240–246

[23] KoJM.Genetic Syndromes associated with Congenital Heart Disease. Korean Circ J, 2015, 45(5):357–361

[24] Smemo S, Campos LC, Moskowitz IP, et al. Regulatory variation in a TBX5 enhancer leads to isolated congenital heart disease. Hum Mol Genet, 2012, 21(14): 3255–3263

[25] Zhang Y, Li Y, Wang Y, et al. 8p23.1 duplication detected by array-CGH with complete atrioventricular septal defect and unilateral hand preaxial hexadactyly. Am J Med Genet A, 2013, 161A (3):561–565

[26] Thergaonkar RW, Bhat V. Cardiofaciocutaneous syndrome. Med J Armed Forces India, 2013, 69(2):175–177

[27] Ackerman C, Locke AE, Feingold E, et al. An excess of deleterious variants in VEGF-A pathway genes in Down-syndrome-associated atrioventricular septal defects. Am J Hum Genet, 2012, 91(4):646–659

[28] Fei Long, Xike Wang, Shaohai Fang, et al. A Potential Relationship among Beta- Defensive Haplotype, SOX7 Duplication and Cardiac Defects. PLOS One, 2013, 8(8): e72515

[29] Pan G, Song L, Zhou X, Zhao J. Complete atrioventricular septal defect: comparison of modified single-patch technique with two-patch technique in infants. J Card

Surg, 2014, 29(2):251–255

[30] Yu S, Zhou XG, Fiedler SD, et al. Cardiac defects are in frequent findings in individuals with 8p23.1 genomic duplications containing GATA4. Circ Cardiovasc Genet, 2011, 4(6):620–625

[31] Ramachandran D, Zeng Z, Locke AE, et al. Genome-Wide Association Study of Down Syndrome-Associated Atrioventricular Septal Defects. G3 (Bethesda), 2015, 5(10):1961–1971

[32] Hills CB, Kochilas L, Schimmenti LA,et al. Ellis-van Creveld syndrome and congenital heart defects: presentation of an additional 32 cases. Pediatr Cardiol, 2011, 32(7):977–982

[33] Gonzales Portillo SN, Conde Sumire R, Gamio Vega Centeno F, et al. Atrioventricular canal defect, single atrium and tricuspid atresia as part of a case of Ellis-Van Creveld syndrome. Arch Argent Pediatr, 2013, 111(3):e58–61

[34] Digilio MC, Dallapiccola B, Marino B. Atrioventricular canal defect as a sign of laterality defect in Ellis-van Creveld and polydactyly syndromes with ciliary and Hedgehog signaling dysfunction. Pediatr Cardiol, 2012, 33(5):874–875

[35] Pan Y, Wang ZG, Liu XY et al. A Novel TBX1 Loss-of-Function Mutation Associated with Congenital Heart Disease. Pediatr Cardiol, 2015, 36(7):1400–1410

[36] 白珊珊 , 韦敏 . Carpenter 综合征的分子遗传学研究进展 . 组织工程与重建外科杂志 , 2017, 13(3): 169–171

[37] 陆国辉 , 徐湘民 . 临床遗传咨询 . 北京：北京大学医学出版社 , 2007

[38] 贺林 , 马端 , 段涛 . 临床遗传学 . 上海：上海科学技术出版社 , 2013

[39] Berry TE, Bharati S, Muster AJ, et al. Distal aortopulmonary septal defect, aortic origin of the right pulmonary artery, intact ventricular septum, patent ductus arteriosus and hypoplasia of the aortic isthmus: a newly recognized syndrome . Am J Cardiol, 1982, 49(1):108–116

[40] 杨水华 , 田晓先 , 黎新艳 , 等 . Berry 综合征的产前超声心动图及病理解剖诊断研究 . 中华医学超声杂志 (电子版), 2016,13(11):849–854

[41] Braunlin E, Peoples WM, Freedom RM, et al. Interruption of the aortic-arch with aortopulmonary septal defect. An anatomic review .Pediatr Cardiol, 1982, 3(4): 329–335

[42] Jayaram N, Knowlton J, Shah S, et al. Berry syndrome: a possible genetic link. Pediatr Cardiol, 2013, 34(6): 1511–1513

[43] Sharma J, Saleh M, Das BB. Berry syndrome with trisomy 13 .Pediatr Cardiol, 2002, 23(2): 205–209

第 18 章
心室流入道与流出道异常

第 1 节　三尖瓣下移畸形

三尖瓣下移畸形（downward displacement of tricuspid valve）由 Ebstein 于 1866 年首先提出，又称 Ebstein 畸形（Ebstein Malformation），是三尖瓣及右心室两种病变结合而成的复杂少见的先天性心脏病，其特征为三尖瓣瓣叶根部没有附着于正常瓣环部位，出现不同程度向右心室的移位，常以“螺旋形”方式下移，并附着于右心室壁，下移主要累及隔瓣和后瓣，前瓣冗长呈帆状，导致三尖瓣瓣叶功能异常，出现关闭不全，以及功能右心室不同程度缩小。该病常伴有继发孔型房间隔缺损，发生率占先天性心脏病的 0.5%~1.0%。“胎儿中心”资料统计，检出率约 0.01%，占胎儿先天性心血管畸形的 0.22%。

一、病理解剖与病理生理

三尖瓣隔瓣及后瓣未附着于瓣环的正常位置，而是向心尖不同程度移位，附着于右室壁内膜面；瓣叶常常发育异常，表现为瓣叶短小、变形、粘连或融合（图 18–1–1）。前瓣通常附着位置正常，亦可下移，瓣叶常宽大、冗长，呈“帆状”，瓣下腱索可与室壁粘连，可紧贴于右室壁，瓣叶动度明显减低。右心室由三尖瓣环分为房化心室和功能心室，即右心室被下移的隔瓣和后瓣分为两个部分（位于瓣膜上方的“房化右室”及瓣膜下方的“功能右室”），房化右心室扩大而室壁变薄，室壁运动及收缩功能减低。

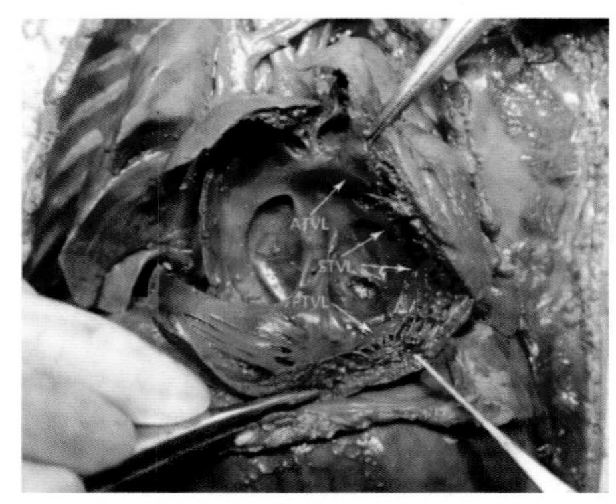

图 18–1–1　三尖瓣下移畸形病理解剖图
沿长轴方向打开右心房及右心室，三尖瓣隔瓣及后瓣短小，附着点位置明显下移，前瓣位置尚正常

胎儿期血流动力学的改变取决于三尖瓣下移畸形及三尖瓣病变的严重程度，轻度畸形的胎儿无明显血流动力学的异常；严重畸形可伴收缩期三尖瓣大量反流，房化的右心室（右心房）明显扩张，功能右心室缩小且射血量减少，右室流出道及肺动脉血流减少，右心室功能下降，导致肺动脉瓣开放受限以致出现“功能性”肺动脉瓣闭锁、肺动脉发育差及肺的发育不全。

二、超声心动图特征

（一）二维超声心动图

1. 三尖瓣　选择四腔心及右室流入道长轴切面观察瓣膜的下移程度和发育状况。胎儿期瓣膜附着点位置随孕周增大而发生变化，其下移程度的评估尚无明确标准。

（1）隔瓣　未附着于正常瓣环位置，明显低于二尖瓣前瓣附着点，向心尖方向下移（图 18–1–2）。附着点与二尖瓣前瓣附着点之间的距离较大时，应引起注意，若 18~28 周胎儿 MTD

（三尖瓣隔叶附着点上缘到二尖瓣前叶附着点下缘距离）>3mm，或 >28 周胎儿 MTD>5mm，应考虑可能存在三尖瓣下移畸形。对于轻度下移无法明确诊断时，孕期应定期随访观察下移程度的变化。

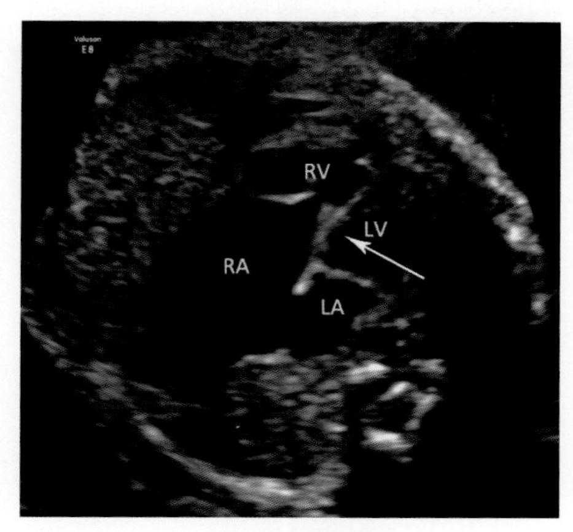

图 18-1-2　三尖瓣下移畸形
四腔心切面显示三尖瓣瓣叶增厚，隔瓣附着点（箭头所示）低于二尖瓣前瓣附着点

（2）前瓣　附着点位置一般正常，亦可能发生下移；瓣叶常冗长，严重者可发育不良，与右室壁粘连，动度减低。

（3）后瓣　通常向心尖方向下移，明显低于正常瓣叶与瓣环处的附着点位置；严重者瓣膜发育不良且动度减低，瓣叶短小或缺如。

2. 心腔大小　不对称，房化右心室与右心房呈一大的右心房腔；功能右室根据瓣叶下移程度相应变小，以长径变小明显，长径与短径之比常 <1。

（二）彩色多普勒

彩色多普勒显示三尖瓣反流束起始点位置低（起源点下移）位于心尖处的三尖瓣闭合点，反流束较长，且面积宽大（图 18-1-3），此为诊断三尖瓣下移畸形的敏感指标。

三、注意事项与鉴别诊断

连续扫查过程中，应注意三尖瓣瓣叶附着点的位置，尤其是隔瓣和后瓣附着点与三尖瓣环之间的关系，注意瓣叶的大小、功能状态以及三尖瓣反流束起始点的位置。

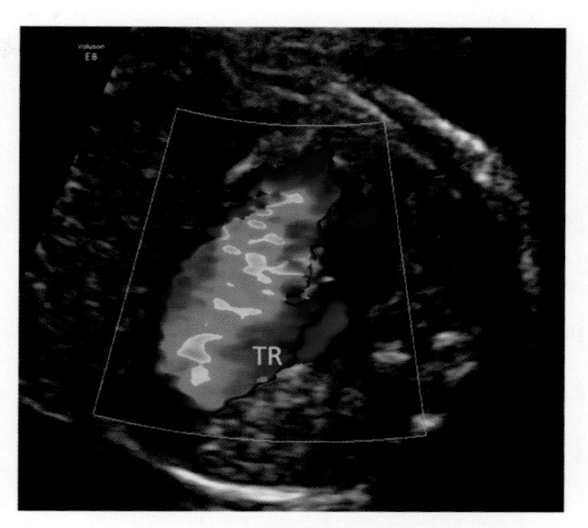

图 18-1-3　三尖瓣下移畸形彩色多普勒示：三尖瓣大量反流，反流束起始点位置接近心尖

1. 三尖瓣发育异常伴关闭不全　三尖瓣瓣膜结构及功能异常，且瓣叶根部附着点及反流束的起始位置正常，即反流束起始点仍位于三尖瓣瓣环水平。

2, 右心压力增高　应与肺动脉狭窄、闭锁或动脉导管早闭等引起的右心压力增高而导致的三尖瓣大量反流鉴别，超声检查仅表现为三尖瓣关闭不全且隔瓣及后瓣附着点位置正常。

四、遗传学

部分 21 三体综合征患者伴有三尖瓣下移，约 61% 的 4q 微缺失综合征患者伴有心脏发育缺陷，包括室间隔缺损、动脉导管未闭、三尖瓣闭锁等，埃利伟氏综合征（Ellis-van Creveld Syndrome,EVCS）患者有三尖瓣闭锁的表现。

五、预后评估

若三尖瓣轻微下移，瓣叶功能尚可，反流量较小，功能右心室大小尚正常，未合并其他心脏或心外畸形，预后较好，出生后早期一般无须干预，可定期随访观察。

严重的三尖瓣下移畸形，瓣叶发育差，三尖瓣反流重，功能右心室明显小或合并右室流出道梗阻，肺动脉血流量明显减少致“功能性”肺动脉瓣闭锁，右心衰竭，胎儿出现水肿，预后差。

第 2 节　三尖瓣发育不良

三尖瓣发育不良是指由于三尖瓣器质性病变或功能性异常所致的瓣叶关闭不全，收缩期出现大量反流，导致右心系统扩大，约占先天性心脏病 1.0%。“胎儿中心”资料统计，三尖瓣发育不良的检出率约 0.06%，占胎儿先天性心血管畸形的 1.03%。

一、病理解剖与病理生理

（一）三尖瓣瓣器发育异常

瓣叶（大小、厚度、启闭运动及闭合点有无搭错样改变等）、瓣下腱索（长度、粗细及有无粘连等）及乳头肌（大小、数目及附着点位置等）的结构及功能异常，导致瓣叶关闭点错位或关闭不全时出现大量反流，右心容量负荷增加，致右心系统扩大。

（二）功能性异常

由于肺动脉瓣狭窄或闭锁，动脉导管早闭等原因导致的后负荷增加，使收缩期右心室压力负荷增加，排血受阻，三尖瓣出现大量反流，而瓣膜本身结构并无明显器质性改变。右心房压力增高亦使静脉回流受阻，严重者出现充血性心力衰竭。

二、超声心动图特征

（一）二维超声心动图

1. 三尖瓣瓣叶异常　瓣叶增厚、回声增强、瓣叶大小异常（隔瓣短小）；收缩期关闭点错位呈“搭错样”改变，严重者可见关闭不全间隙（图 18-2-1）；当三尖瓣黏液样变性时，瓣叶可呈冗长的条索样，无正常瓣叶结构，随心动周期来回飘动。

2. 心腔大小　右心房、右心室扩大，以右心房扩大为著；严重关闭不全者可导致右心房的显著扩大，失去正常形态；心轴明显扩大，心尖甚至可朝向后方（心轴大于 90° 时）。

3. 合并畸形　可合并肺动脉、动脉导管异常等其他心脏畸形，根据合并畸形不同，则出现相应的超声心动图改变。

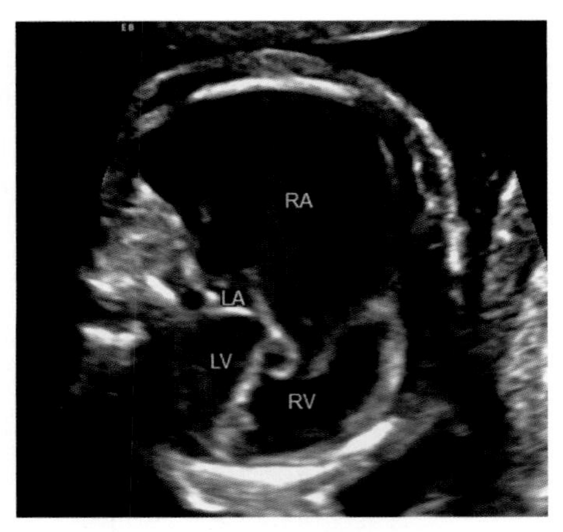

图 18-2-1　三尖瓣发育异常
四腔心切面显示三尖瓣瓣叶增厚、回声增强及收缩期关闭不全间隙；右心房、右心室明显扩大，以右心房为著，左房、左室小；心轴增大，心尖朝向左后方

（二）彩色多普勒

彩色多普勒显示舒张期瓣口血流束变窄（三尖瓣动度减低、瓣口开放受限所致），收缩期三尖瓣大量反流，反流束宽大达房顶（瓣叶关闭不全，图 18-2-2）；当瓣叶关闭点错位时，反流束偏心，可朝向卵圆孔或腔静脉开口方向走行。

（三）频谱多普勒

由于右心系统压力增高，频谱多普勒常显示静脉导管频谱异常，a 波减低或反向。

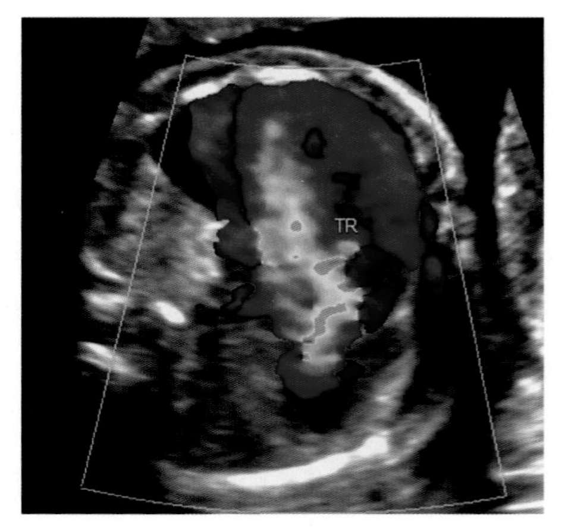

图 18-2-2　三尖瓣反流
彩色多普勒显示三尖瓣大量反流，反流束宽大达房顶，并充满整个右心房

三、注意事项与鉴别诊断

三尖瓣发育不良需要与 Ebstein 畸形鉴别，鉴别点为瓣叶根部附着点的位置及反流束的起始位置，后者由于隔瓣及后瓣附着点位置不同程度下移，导致反流束起始点位置低，靠近心尖，而前者瓣叶根部附着点位置正常，反流束起始点仍位于三尖瓣瓣环水平。

肺动脉狭窄、闭锁或动脉导管早闭等导致的右心压力增高引起的三尖瓣大量反流时，肺动脉及动脉导管会出现相应改变，而三尖瓣本身并无明显器质性改变。

当出现严重的三尖瓣反流时，首先应明确病因，仔细查找导致反流的原因，排除因后负荷增加而引起的功能性异常，如肺动脉狭窄或闭锁。应多切面观察三尖瓣瓣器的结构，注意瓣叶、瓣下腱索及乳头肌的功能，孕期须定期随访，密切监测病情变化。

四、遗传学

三尖瓣发育不良与染色体及基因的相关性参见本章第 1 节。

五、预后评估

严重的三尖瓣发育不良，可导致三尖瓣大量反流、右心容量负荷增加，胎儿易出现充血性心力衰竭，严重的胎儿水肿，甚至胎死宫内，其预后差。轻度的三尖瓣瓣叶发育异常，三尖瓣少量反流或无明显反流者，一般预后较好。

第 3 节　三尖瓣闭锁

三尖瓣闭锁（tricuspid atresia, TA）是一种少见的复杂发绀型先天性心血管畸形，是指三尖瓣瓣器缺如或发育不全所致的右心房与右心室之间无正常通道。可伴有室间隔缺损、肺动脉狭窄或闭锁、右室发育不良、大动脉转位等多种畸形，以及左心室扩大、二尖瓣瓣叶增大。该畸形是属于特殊类型的左心室型单心室。发生率占先天性心脏病尸检病例的 3.0%，手术病例的 0.54%。“胎儿中心”资料统计，检出率约 0.04%，占胎儿先天性心血管畸形的 0.69%。

一、病理解剖与病理生理

（一）形态分型

1. 肌型闭锁　右房室瓣环处无三尖瓣结构为肌性分隔，肌纤维呈放射状向中心积聚。

2. 膜型闭锁　右房室环处为纤维膜状组织分隔（图 18-3-1）。

3. 瓣膜型闭锁　瓣膜型闭锁又称无孔三尖瓣，右房室环处可见发育不良的三尖瓣结构，瓣口融合未穿通。

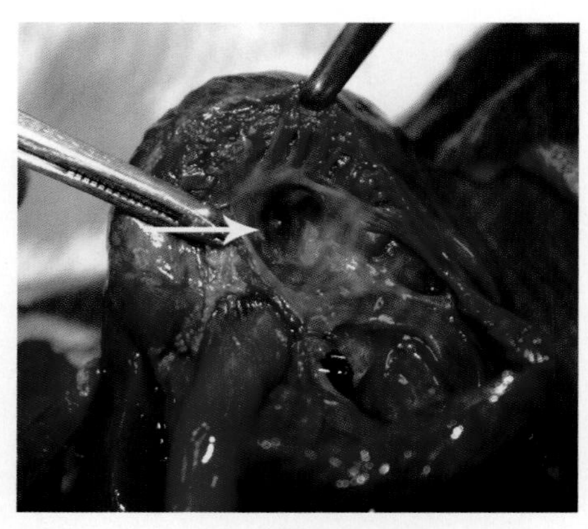

图 18-3-1　三尖瓣闭锁病理解剖图
切开右心房显露右房室口平面可见三尖瓣位无正常瓣膜结构，呈一膜状分隔（箭头所示），与右心室不相通

4. Ebstein 型闭锁　发育不良融合的三尖瓣有下移。

5. 房室隔型闭锁　共同房室瓣的部分瓣叶遮挡右房室口。

（二）病理分型

根据大动脉关系分三型，即Ⅰ型，大动脉关系正常；Ⅱ型，大动脉右转位；Ⅲ型，大动脉左转位。

根据肺动脉有无狭窄或闭锁及室间隔缺损分亚型：a 型为室间隔完整伴肺动脉闭锁；b 型为室间隔小缺损伴肺动脉狭窄；c 型为室间隔大缺损伴肺动脉正常。

二、超声心动图特征

（一）二维超声心动图

1. 三尖瓣结构 四腔心切面，显示右房右室之间无正常三尖瓣结构，代之以粗厚致密的强回声分隔（肌型闭锁），或纤维隔膜样强回声分隔（膜型闭锁），或增厚粘连的三尖瓣结构（瓣膜型闭锁），无启闭运动，可随心动周期轻微上下移动。

2. 卵圆孔 四腔心切面显示卵圆孔正常开放。

3. 室间隔缺损 b型和c型均可见室间隔上部连续中断；b型缺损口较小，c型缺损口较大（图18–3–2A）。

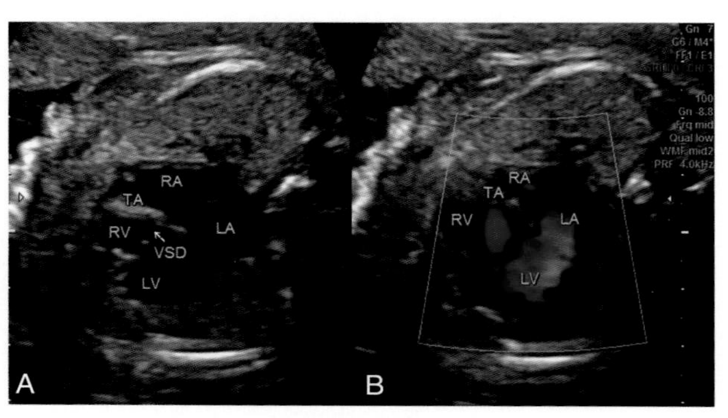

图 18–3–2 三尖瓣闭锁四腔心切面
A. 三尖瓣位无正常瓣膜结构，仅见一强回声分隔，室间隔上部连续回声中断（箭头所示）；B. 无右心房血流通过三尖瓣进入右心室，左心室血流经缺损口进入右心室（红色血流束）

4. 肺动脉异常 心室流出道切面显示：a型，肺动脉瓣闭锁增厚，无启闭运动，或近端呈一盲端，仅见肺动脉主干远端及左、右分支结构；b型，肺动脉瓣或瓣下狭窄，瓣膜增厚、回声增强、动度减低，瓣口开放受限，或瓣下流出道内径细；c型，肺动脉内径及瓣膜结构正常。

5. 心腔大小及室壁厚度 右室腔小，右室壁增厚，左房、左室扩大。

6. 大动脉关系 主动脉与肺动脉关系正常（Ⅰ型，较多见，占60%~70%）、右转位（Ⅱ型）或左转位（Ⅲ型）。

（二）彩色多普勒

1. 四腔心切面 三尖瓣口无血流信号通过（图18–3–2B）。

2. 卵圆孔 右心房血流通过卵圆孔进入左心房。

3. 室间隔缺损 缺损口处左向右为主的双向过隔分流。

4. 肺动脉闭锁 无右心室血流进入肺动脉，可见主动脉血流由动脉导管反向进入肺动脉主干及左右分支；肺动脉狭窄较重时可见过瓣五彩镶嵌窄束血流信号。

三、注意事项与鉴别诊断

三尖瓣闭锁的a型（室间隔完整伴肺动脉闭锁）常合并右心室腔小，室壁增厚且运动减低，因右心系统整体发育差，亦可归属于右心发育不良综合征。

三尖瓣闭锁应与单流入型单心室相鉴别。鉴别要点：三尖瓣闭锁，伴有右心室小，功能差，但具有完整的右心室流入与流出部分；单流入型单心室，残余的漏斗腔为流出部分，正常开放的房室瓣与闭锁的房室瓣均与单心室的主腔相连，漏斗腔通过交通口与主腔相通。

四、遗传学

三尖瓣闭锁与染色体的相关性可见本章第1节，亦有报道可伴有21三体综合征。

五、预后评估

该畸形预后差，出生后无法进行根治性手术治疗，外科处理仅为姑息性手术（肺动脉带缩术、房间交通扩大术等）和生理性矫治（双向腔肺动脉分流术、改良Fontan等），术后仅能恢复部分功能，改善生活质量，延长生命周期。

第4节 二尖瓣发育不良

二尖瓣发育不良（mitral valve dysplasia，MVD）亦称二尖瓣发育不良综合征（mitral valve dysplasia syndrome，MVDS），是指二尖瓣瓣器的任何一个结构（瓣环、瓣膜、腱索及乳头肌）

发育异常导致的二尖瓣狭窄、关闭不全或闭锁。二尖瓣发育不良综合征是一种少见的先天性心脏病，发生率 0.2%~0.4%。“胎儿中心”资料统计，检出率约 0.02‰，占胎儿先天性心血管畸形的 0.04%。

虽然，二尖瓣闭锁或重度狭窄常作为左心发育不良综合征和单流入型单心室中的一种表现而存在，但与两者的区别在于二尖瓣发育不良综合征的病理异常发生的部位在二尖瓣瓣器，是属于一种特殊的症候群。该畸形常不合并其他心脏及心外异常。

一、病理解剖与病理生理

（一）二尖瓣狭窄

二尖瓣瓣环小，瓣口狭窄，瓣叶正常或增厚，交界处融合，瓣口面积减小；瓣下腱索增粗、缩短，或无腱索，乳头肌直接与瓣叶融合，可呈双孔二尖瓣；乳头肌数目异常，两组乳头肌融合与二尖瓣连接，呈单组乳头肌导致瓣叶形似降落伞或吊床样。二尖瓣狭窄分为交界处融合型、降落伞型、吊床型、漏斗型及瓣上纤维环型。

心脏舒张期时，左心房血流通过狭窄的二尖瓣口进入左心室。狭窄轻者，血流受阻较轻，则不会引起明显的血流动力学改变；狭窄重者，血流严重受阻，左心房压力增高，左心室充盈血流量明显减少，导致主动脉发育不良、卵圆孔开放受限及右心系统增大等。

（二）二尖瓣关闭不全

二尖瓣关闭不全包括瓣环扩大、关闭点错位；瓣叶大小发育异常、瓣叶裂；腱索及乳头肌发育异常导致的瓣膜脱垂和闭合不良；二尖瓣黏液样变性的瓣叶冗长呈条索样，失去正常瓣膜结构，收缩期瓣叶脱垂，导致瓣叶闭合不良。Mitruka 和 Lambertid 提出的分型方法为：Ⅰ型，瓣上结构异常；Ⅱ型，瓣叶结构异常（ⅡA 型瓣环异常，ⅡB 型瓣叶异常）；Ⅲ型，瓣下结构异常（ⅢA 型腱索异常，ⅢB 型乳头肌异常）；Ⅳ型，混合型。

心脏收缩时，轻度的二尖瓣关闭不全可有少量血液反流入左心房，不出现明显的血流动力学改变；中度或以上的反流，大量的血液反流入左心房，导致左心房逐渐扩大、左心室进入主动脉血流量减少、主动脉发育较小，左心室舒张末期容积增加导致左心室及二尖瓣环扩大、左心收缩功能下降。

（三）二尖瓣闭锁

左房室之间无正常瓣膜结构，房室连接中断，分为肌性闭锁（二尖瓣瓣环处呈一肌性分隔，无瓣叶、腱索及乳头肌结构）及纤维分隔（无孔二尖瓣，房室环处存在瓣膜结构，但无启闭运动）。

二、超声心动图特征

（一）二维超声心动图

1. 二尖瓣狭窄 瓣叶增厚、回声增强，动度减低，瓣下腱索增粗粘连，瓣口开放受限（图 18-4-1A）；左心发育不良综合征时二尖瓣瓣环明显小，二尖瓣严重狭窄或闭锁。

2. 二尖瓣关闭不全 二尖瓣瓣环扩大，瓣叶关闭点错位，瓣叶闭合不良时可见关闭不全间隙；瓣叶增厚、回声增强，合并二尖瓣裂时可见瓣叶裂隙（二尖瓣口短轴切面）；腱索或乳头肌发育异常时，收缩期可见瓣膜脱垂（收缩末期瓣叶超过瓣环连线进入心房）、腱索增粗、乳头肌大小不等或单组乳头肌。

3. 二尖瓣闭锁 左房、左室之间无正常瓣膜结构，仅见一强回声分隔（分隔较厚或呈线样），无启闭运动，可随心动周期上下轻微移动。

（二）彩色多普勒

1. 二尖瓣狭窄 舒张期二尖瓣瓣口血流束变窄，严重者可呈五彩镶嵌状（图 18-4-1B）。

2. 二尖瓣关闭不全 收缩期二尖瓣瓣口可见明显反流，反流束起源于二尖瓣瓣叶闭合点（关闭不全间隙处），关闭点错位时反流束偏心，可朝向卵圆孔或左房侧壁。

3. 二尖瓣闭锁 舒张期二尖瓣口无血流信号通过。

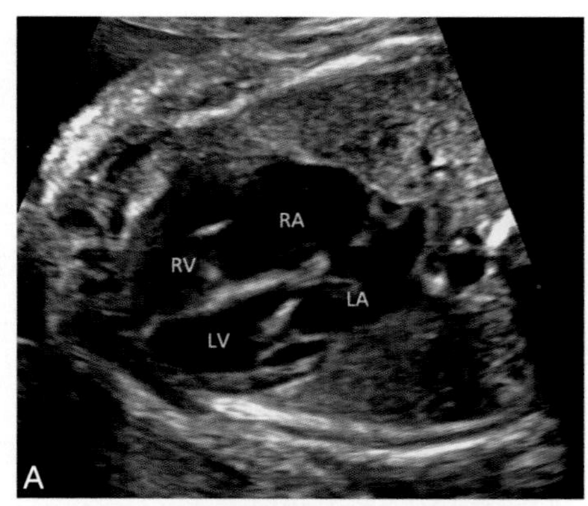

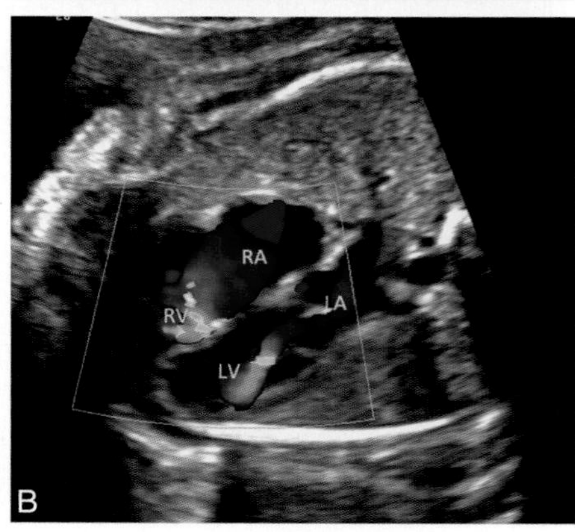

图 18-4-1　二尖瓣狭窄超声
A. 四腔心切面显示二尖瓣瓣叶增厚、回声增强，舒张期瓣口开放受限；B. 彩色多普勒显示舒张期二尖瓣瓣口可见窄束状血流信号通过，过瓣处流速加快，呈五彩镶嵌状

三、注意事项与鉴别诊断

当检出二尖瓣瓣器发育不良时，应仔细观察二尖瓣瓣器（瓣环、瓣叶、腱索及乳头肌）的结构和功能，同时应注意观察主动脉瓣及左心室的结构及功能，注意鉴别二尖瓣病变是自身病变，还是由于主动脉瓣病变所导致的继发性改变，即左心发育不良综合征。因瓣膜病变在胎儿期可呈渐进性改变，对于轻度病变应在孕期定期复查，观察病变的进展，从而更好地判断预后。

四、遗传学

某些单基因遗传病有二尖瓣病变。如成骨发育不全综合征常伴有主动脉瓣或二尖瓣环扩张、关闭不全。成人型多囊肾、脆性 X 综合征及 Stickler 综合征常伴有二尖瓣脱垂。Marfan 综合征为常染色体显性遗传性疾病，个别呈常染色体隐性遗传，由编码原纤蛋白 -1 基因的突变所致，40%~60% 的患者临床有血管病变，常伴有二尖瓣黏液变性、二尖瓣脱垂、二尖瓣环钙化等。黏脂沉积症伴二尖瓣关闭锁不全。Turner 综合征常伴心脏缺陷，主要是二尖瓣裂（30%）或二尖瓣脱垂。此外，Mulibery 侏儒综合征伴二尖瓣发育不全，大多数患者智力正常，Kabuki 综合征伴有二尖瓣狭窄。Hurler 综合征又称黏多糖贮积症 IH 型（mucopolysaccharidosis IH, MPSIH），是 MPSI 型三种亚型 IH、IH/S、IS 中最严重的一种。它是由于溶酶体内 α-L- 艾杜糖醛酸酶缺乏而引起的一种致残、致死性的遗传性代谢病，为常染色体隐性遗传病，由位于 4p16.3 的 *IDUA* 基因突变所致，由于催化硫酸皮肤素（DS）、硫酸乙酰肝素（HS）降解的 α-L- 艾杜糖醛酸酶缺乏，导致 DS、HS 分解不完全并逐渐贮积在皮肤、韧带、动脉、肝肺、心瓣膜等组织细胞内，致使患者表现出面容粗陋，骨骼畸形，角膜浑浊，肝脾大，智力严重低下，冠状血管内膜或心脏瓣膜增厚，尿液含大量 DS、HS，上呼吸道经常感染及发生心肺并发症。

五、预后评估

轻度的二尖瓣狭窄或关闭不全，血流动力学改变不明显，一般预后较好。出生后，可根据瓣膜的病变进展择期行手术矫治。严重的关闭不全、瓣膜狭窄或闭锁（左心发育不良综合征）出生后难以进行完全的手术矫治，预后差。

第 5 节　主动脉口狭窄

主动脉口狭窄（aortic stenosis, AS）为一种先天性主动脉病变，亦称左心室流出道梗阻，是指主动脉根部不同部位狭窄（主动脉瓣下、主动脉瓣、主动脉瓣上）所导致的左心室腔至升主动脉不同平面的梗阻。发生率为 3.0%~5.0%，以主动脉瓣狭窄最常见，占 60.0%~75.0%。“胎儿中心”资料统计，检出率约 0.03%，占胎儿先天性心血管畸形的 0.48%。

一、病理解剖与病理生理

主动脉口狭窄分为 3 种类型。

1. 主动脉瓣狭窄　主动脉瓣狭窄是由于瓣膜本身发育障碍，瓣叶分化不良、大小形态异常、瓣叶增厚融合所导致的主动脉瓣口面积减小。主动脉瓣数目可为单瓣、二瓣、三瓣或多瓣畸形，以二瓣畸形多见。狭窄的瓣口可位于中心且无交界痕迹或偏离中心，或呈裂隙形。

2. 主动脉瓣上狭窄　主动脉瓣上狭窄是指主动脉瓣平面以上的主动脉管径狭窄，分为①局限型，主动脉外径正常（隔膜型）或缩窄（局限型或壶腹型）；②弥漫型，是指主动脉管腔狭窄和管壁增厚（内膜和中膜）常累及升主动脉或至无名动脉开口处。

3. 主动脉瓣下狭窄

（1）隔膜型或纤维肌隔型　是指主动脉瓣下纤维或肌隔凸向左心室流出道导致的梗阻。

（2）管型　起自主动脉瓣环下并向下延伸 1.0~3.0cm 的长管样狭窄，可同时伴有主动脉瓣环小。

主动脉瓣和主动脉瓣下狭窄可以是其他心脏畸形的一部分，严重的主动脉瓣狭窄甚至主动脉闭锁，可作为左心发育不良综合征的一种表现。心室收缩期，左心室血流经狭窄的主动脉瓣口射血受阻，导致左心压力增高，左心室壁肥厚，心室腔变小；右心房血流通过卵圆孔进入左心房受阻，右心室容量负荷增加，右心通过未闭动脉导管维持心排血量，对胎儿的发育不造成明显的损害，但可以造成心肌缺血或梗死、左心室功能不全，出现二尖瓣关闭不全、左心室肥大、心内膜下纤维弹力组织增生等。

二、超声心动图特征

（一）二维超声心动图

主动脉口狭窄的超声心动图检查，通常选择左心室流出道长轴、大动脉根部短轴切面。

1. 主动脉瓣狭窄　显示瓣叶增厚，部分瓣叶融合，回声增强，动度减低，瓣口开放受限（图 18–5–1A）。重度狭窄时，瓣膜可无启闭运动，部分病例出现升主动脉狭窄后扩张；主动脉瓣呈二叶瓣时，收缩期瓣叶开放为二叶瓣，可呈前后位、左前右后位或左右位，舒张期瓣叶闭合点呈“一字型”（图 18–5–2A），收缩期瓣口开放略受限（图 18–5–2B）；单瓣畸形，左室长轴及五腔切面显示，收缩期瓣膜呈圆顶帐篷样突向主动脉腔；主动脉瓣闭锁时，瓣环水平仅见一强回声隔膜样结构，无启闭运动。

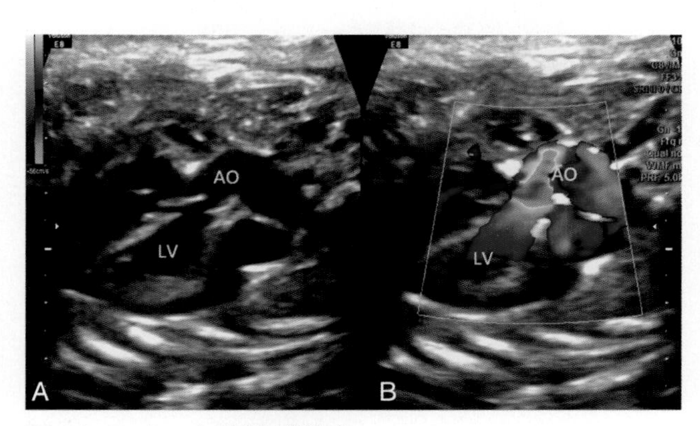

图 18–5–1　主动脉瓣狭窄
A. 左心室流出道长轴切面，显示主动脉瓣瓣叶增厚、回声增强，瓣口开放受限；B. 彩色多普勒显示收缩期主动脉瓣瓣口血流呈五彩镶嵌状

2. 主动脉瓣下狭窄

（1）隔膜型　主动脉瓣下线状较强回声及其大小不等的回声失落（隔膜孔）。

（2）管型　左室流出道前、后缘有向心腔凸起的弓状回声如搁架样。

3. 主动脉瓣上狭窄

（1）隔膜型　主动脉瓣上前、后壁可见弧形的线状回声突向腔内。

（2）壶腹型　主动脉嵴部管壁向腔内隆起，管腔狭窄。

（3）弥漫型　升主动脉管腔明显变细，常累及主动脉弓。

4. 主动脉发育不良　常与严重的主动脉瓣狭窄或闭锁并存，表现为主动脉瓣环小，主动脉普

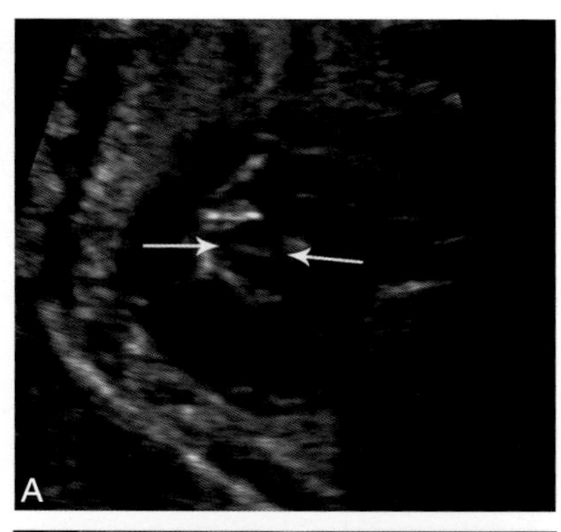

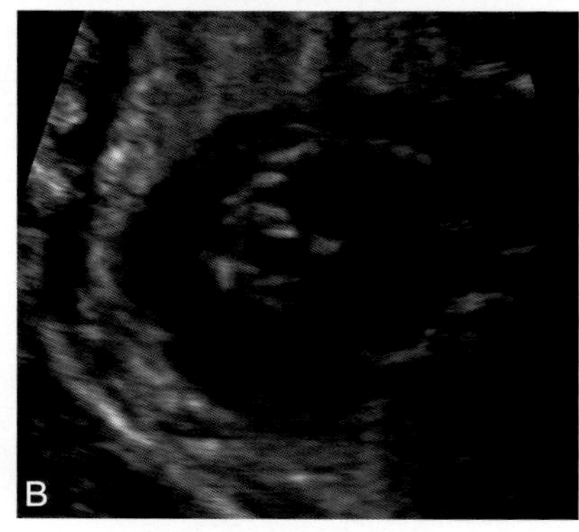

图 18-5-2　主动脉二叶瓣

A. 大血管根部短轴，显示舒张期主动脉二叶瓣闭合点呈“一字型”（箭头所示为瓣叶交界处）；B. 收缩期瓣口开放略受限

遍细，严重者可呈纤维条索样结构，管腔显示不清且主动脉弓与弓降连接处管腔清晰，降主动脉内径基本正常。

5. 心腔及室壁异常　根据狭窄程度不同，出现室间隔、左室壁对称性增厚，乳头肌增粗，心腔狭小。

（二）彩色多普勒

1. 主动脉瓣狭窄　心室收缩期主动脉瓣口血流束直径变窄。左心室收缩功能基本正常时，主动脉瓣口呈五彩镶嵌的湍流信号，血流速度加快（图 18-5-1B）；左心室室壁运动明显减低时，主动脉瓣口血流可无明显加速。严重狭窄时，主动脉弓收缩期出现反向血流信号。

2. 主动脉瓣下及瓣上狭窄　狭窄处血流束直径变窄，部分狭窄远端血流加速。

3. 主动脉瓣关闭不全　舒张期显示主动脉瓣下的反流信号。

三、注意事项与鉴别诊断

主动脉瓣轻度狭窄，胎儿期的声像图改变常不明显，仅表现为瓣膜的轻微增厚和运动僵硬，瓣口过瓣血流无明显异常，但多数病例在孕期常呈渐进性加重的变化趋势，且在较大孕周才有明显的异常表现。建议孕期动态随访观察，定期超声复查（每 4 周），以尽早明确诊断。

主动脉瓣增厚的评价，当主动脉瓣增厚时，可见瓣膜整体回声增强，整个心动周期均能清晰显示增厚的瓣膜；正常瓣叶仅于舒张期可见瓣叶闭合点呈点状强回声，瓣体菲薄常表现为回声失落。

中期妊娠因主动脉瓣结构较小，晚期妊娠因胎位受限及肢体遮挡，加之孕妇本身腹壁较厚、图像质量差等多种因素影响，主动脉瓣数目、大小、结构、瓣下及瓣上局限性隔膜狭窄等清楚显示常较困难。部分狭窄较轻的病例在超声复查中可无明显变化或加重，在产前难以明确诊断。

四、遗传学

单纯型主动脉狭窄可表现为多基因遗传，遗传度约为 75%，患者的同胞再显率为 1.8%~2%。子女为 2%~6%。主动脉狭窄也是多种染色体病和单基因病常合并的心脏畸形，如 Williams 综合征、Turner 综合征。约 10% 的 Turner 综合征患者伴主动脉瓣狭窄。Williams 综合征是常染色体显性遗传病，由位于 7q11.2 处的 *ELN* 基因及附近的多个基因缺失致病，表型多样，面容特殊、个性和认知特殊、具婴儿特发性高钙血症和心脏缺陷，90% 的患者存在心脏缺陷，主动脉瓣上狭窄约占 75%。

五、预后评估

孕期及出生后，若为主动脉瓣轻度狭窄、主动脉瓣下及瓣上局限性的隔膜型狭窄或缩窄，血流动力学改变不明显时，则无须外科处理，一般预后良好。若狭窄渐进性加重，出现血流动力学改变，左心室后负荷加重，心脏扩大，室壁增厚，运动减低，则应行外科手术矫治。

胎儿期较严重的主动脉瓣、瓣下及瓣上狭窄或闭锁时，常合并主动脉发育不良及左心室功能异常，预后差。

第 6 节　肺动脉口狭窄

肺动脉口狭窄（pulmonary stenosis, PS）是指发生于右室流出道、肺动脉瓣、肺动脉主干及左右分支的狭窄，是一种先天性心血管畸形，表现为单发狭窄或多发狭窄，亦可合并于其他先天性心血管畸形。肺动脉口狭窄占所有先天性心脏病的 25%~30%，女性发生率高于男性。“胎儿中心”资料统计，检出率约 0.16%，占胎儿先天性心血管畸形的 2.57%。

一、病理分型与病理生理

（一）肺动脉瓣下狭窄

右心室漏斗部纤维增生和肌肉肥厚，导致右室流出道梗阻，肺动脉瓣结构正常，分为以下类型：

1. 隔膜型　肺动脉瓣下形成纤维环或隔膜，隔膜上有小孔，孔径大小不等，狭窄纤维环或隔膜与肺动脉瓣之间形成大小不等的第三心腔。

2. 肌型　多数为室上嵴、隔束、壁束异常肥厚，或流出道室壁普遍增厚，造成局限性或管状狭窄。

（二）肺动脉瓣狭窄

约 70% 为三瓣叶交界处融合成隔膜状，瓣叶增厚、缩短或僵硬，大小不等，呈圆锥状突入肺动脉内，顶端可有小孔，严重者直径仅 1~2mm。瓣膜可为二叶瓣畸形，狭窄的瓣孔可在中央或偏向一侧。常合并肺动脉瓣环内径细，肺动脉主干狭窄后扩张较常见。

（三）肺动脉瓣上狭窄

肺动脉瓣上狭窄又称肺动脉缩窄，指肺动脉主干至左右分支内径狭窄、发育不良。

肺动脉口狭窄时，收缩期右心室血液向肺动脉流出受阻，导致右心室后负荷增加、压力增高，右心室壁增厚、右心系统扩大、三尖瓣环扩大，出现明显的三尖瓣反流。

二、超声心动图特征

（一）二维超声心动图

1. 肺动脉瓣狭窄

（1）瓣膜改变　①瓣叶增厚或厚度正常，回声增强。②瓣叶开放受限，常以瓣尖为著，即瓣尖开放时远离动脉壁悬于肺动脉之中；瓣体部常呈弓形凸入肺动脉腔内（图 18-6-1A）。收缩期瓣叶呈“圆顶帐篷样”向肺动脉主干方向膨出，舒张期轻度凸向右室流出道。③瓣叶大小或数目异常，表现为瓣叶短小，二叶瓣畸形或三叶瓣，瓣叶大小不等，瓣口开放偏向一侧，常见朝向肺动脉外侧壁。

（2）肺动脉　肺动脉瓣环和主干近端内径正常或缩小，远端内径常增宽，呈“狭窄后扩张”改变。

（3）心腔大小及室壁　早期可无明显改变，随着孕周的增加，狭窄逐渐加重，右房、右室增大（图 18-6-2A），右心室壁正常或增厚，出现室壁运动及收缩功能减低。

2. 肺动脉瓣上狭窄　肺动脉主干近端、远端分叉处或左、右肺动脉分支内径不同程度变细。

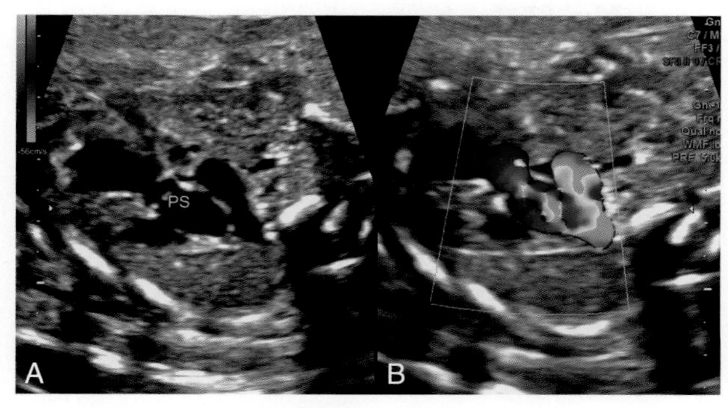

图 18-6-1　肺动脉瓣狭窄

右室流出道切面。A. 显示肺动脉瓣瓣叶增厚，回声增强，瓣口开放受限；B. 彩色多普勒显示收缩期肺动脉瓣口血流束变窄，呈湍流，提示肺动脉口狭窄（PS）

肺动脉与主动脉内径比值小于0.6时，可提示出生后存在肺动脉狭窄的可能。

3. 肺动脉瓣下狭窄（右室漏斗部狭窄）

（1）隔膜型狭窄　在右室流出道内（肺动脉瓣下）可见一较强回声隔膜，中央有小孔。

（2）肌型狭窄　室上嵴及流出道前壁普遍增厚，致右室流出道内径变细。

（3）右心室　变小，室壁增厚，可合并右心室发育不良。

（二）彩色多普勒

1. 肺动脉瓣狭窄　收缩期肺动脉瓣口血流束变窄，可见湍流血流信号（图18-6-1B）。若瓣上血流束偏心，则肺动脉主干内可见涡流；三尖瓣反流程度可随狭窄的加重逐渐增多（图18-6-2B）；狭窄较重，主动脉血流则经动脉导管反向进入肺动脉。

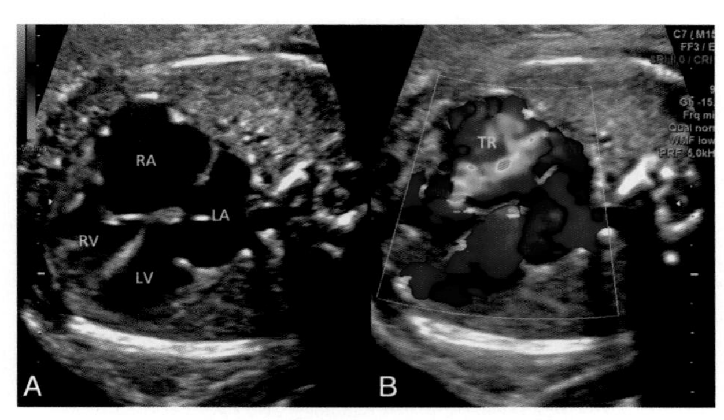

图18-6-2　右房、右室扩大，三尖瓣反流
四腔心切面，A.显示右房、右室扩大，B.彩色多普勒显示三尖瓣大量反流

2. 肺动脉瓣上狭窄　肺动脉主干及分支管腔内血流可无明显异常表现。

3. 肺动脉瓣下狭窄（右室漏斗部狭窄）　肺动脉瓣下狭窄处血流信号变细，血流速度加快或呈湍流血流。

三、注意事项与鉴别诊断

肺动脉瓣狭窄在胎儿期常呈渐进性加重，且较为缓慢，轻度狭窄在孕早中期可无明显异常改变，发现可疑者应定期超声随访（四周复查），观察病变进展情况。严重的肺动脉瓣狭窄，超声心动图可有明显的声像图特征，孕期可明确诊断。肺动脉口的重度狭窄常作为右心发育不良综合征的表现之一。

因受胎儿肢体、肋骨等遮挡，以及孕妇腹壁脂肪较厚等因素影响，图像质量差，肺动脉瓣的短轴切面常难以清晰显示，加之肺动脉瓣叶菲薄且结构较小，瓣叶的大小、数目在孕期清晰显示较为困难，部分肺动脉口狭窄的超声心动图特征可不典型，孕期难以明确诊断。

观察肺动脉瓣的最佳切面为右室流出道切面或大动脉根部短轴切面。

四、遗传学

单纯型肺动脉狭窄为多基因遗传病，遗传度约为50%，患者的同胞再显率为2.7%~2.9%，子女为2.9%~3.6%。肺动脉狭窄与Noonan综合征（努南综合征）、Alagille综合征、Costello综合征、Williams综合征、Floating-Harbor综合征、Watson综合征等疾病及一些染色体异常相关。

Noonan综合征典型表现为肺动脉狭窄，外周肺动脉狭窄或肥厚性心肌病，伴身材矮小及特征性面容，约80%的患者心脏畸形，其中肺动脉狭窄占70%~80%，其他畸形有肺动脉瓣上狭窄，ASD、VSD、法洛四联症和主动脉缩窄等，该综合征为常染色体显性遗传病，也有常染色体隐性遗传的家系报道，约45%的患者有*PTPN11*基因突变。

Alagille综合征为常染色显性遗传病，外显率94%。超过90%的患者致病原因为位于20p11.2的*JAG1*基因突变或缺失，少部分为*NOTCH2*基因突变所致。典型表现为特殊面容、胆汁淤积、椎骨、眼和心脏畸形，90%的患者心血管畸形，最为常见的为非进行性肺动脉分支狭窄（PABS），其他有法洛四联症、肺动脉瓣狭窄和主动脉缩窄。

Leopard综合征为常染色体显性遗传性疾病，又称心脏皮肤综合征，常伴有多发畸形及神经系统异常，约 50% 的 Leopard 综合征患者伴肺动脉狭窄。约 90% 的患者存在 *PTPN11* 基因突变。

52% 的 Costello 综合征患者有肺动脉瓣狭窄，*HRAS* 基因为该疾病的唯一已知致病基因，位于 11p15.5，其错义突变可见于 80%~90% 的患者。

Williams 综合征伴有肺动脉瓣狭窄以及外周肺动脉狭窄。

Floating-Harbor 综合征为常染色体显性遗传，致病原因为位于 16p11.2 的 *SRCAP* 基因突变或缺失，主要的临床表现有严重的语言发育迟缓、身材矮小、特殊面容及心脏畸形等，心脏畸形常伴有肺动脉狭窄，合并有房间隔缺损。

心 – 面 – 皮肤综合征患者虽然先天性心脏病主要表现为房间隔缺损，但也有肺动脉狭窄的表现。

Watson 综合征的临床表现主要为咖啡牛奶斑、Noonan 综合征样面容和肺动脉狭窄，由 *NF1* 特定突变引起，通常是 *NF1* 变异蛋白，而不是截短蛋白。

五、预后评估

孕期的轻度肺动脉口狭窄，在定期超声复查过程中无加重和血流动力学改变，出生后一般早期无须干预，预后良好。建议临床观察随访，超声定期复查。中度肺动脉口狭窄，出生后多数需要临床处理，如瓣膜狭窄可行球囊扩张术等。严重的肺动脉口狭窄，且同时出现右心室功能减低及三尖瓣病变(狭窄或关闭不全)，预后差。

第 7 节　肺动脉闭锁伴室间隔完整

肺动脉闭锁伴室间隔完整（pulmonary atresia with intact ventricular septum）亦称室间隔完整型肺动脉闭锁，是一种右心室与肺动脉之间无直接交通且室间隔完整的先天性心血管畸形，即右心室与肺动脉和左心室之间均无交通。大多数病例心房、心室及大动脉的连接关系和位置正常，常伴有程度不同的右心室及三尖瓣瓣器发育不良（表现为右室小，功能减低，三尖瓣狭窄或关闭不全），即右心发育不良综合征。室间隔完整型肺动脉闭锁占先天性心脏病的 1.0%~3.0%。“胎儿中心”资料统计，检出率约 0.02%，占胎儿先天性心血管畸形的 0.62%。

一、病理解剖与病理生理

肺动脉闭锁（图 18–7–1）多发生于肺动脉瓣或右室漏斗部，分为隔膜型和肌型。隔膜型闭锁的肺动脉瓣有增厚、瓣叶交界处融合、并呈纤维膜样凸向肺动脉主干，无启闭运动；肌型闭锁的肺动脉瓣叶发育不良并融合凹陷，右室漏斗部严重狭窄或闭锁，常伴三尖瓣或冠状动脉畸形。

胎儿期由于肺动脉闭锁，肺动脉管腔内无来自右心室的前向血流信号。流入右心房的血液必须全部经卵圆孔进入左心房，与肺静脉的血液汇合后进入体循环，使流经主动脉的血流量增加，而动脉导管的血流量较正常减少，此时主动脉的血流通过动脉导管反向进入肺动脉，即动脉导管反向灌注，导致肺动脉瓣环小（图 18–7–2）、主干内径细、三尖瓣关闭不全、右房扩大（扩大程度与三尖瓣反流量有关）、右心室发育不良（表现为心室腔小、室壁增厚）或心室腔大

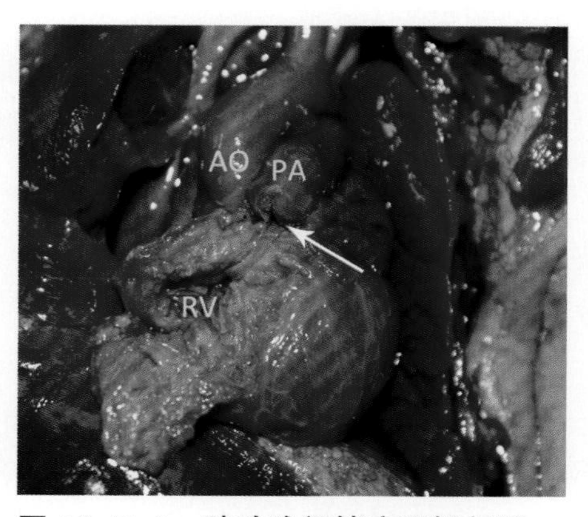

图 18–7–1　肺动脉闭锁病理解剖图
由右心室及右室流出道长轴剖面，显示肺动脉隔膜型闭锁（箭头所示），右心室腔小，室壁增厚

小正常（或心室扩大）。

右心室发育不良分为3型，即Ⅰ型（轻型），存在右心室流入部、小梁部和漏斗部，但右心室腔或多或少伴有发育不良；Ⅱ型（中间型），存在右心室流入部和漏斗部，小梁部缺如，右心室腔小；Ⅲ型（重型），仅存在右心室流入部，小梁部和漏斗部缺如，右心室心内膜纤维化。

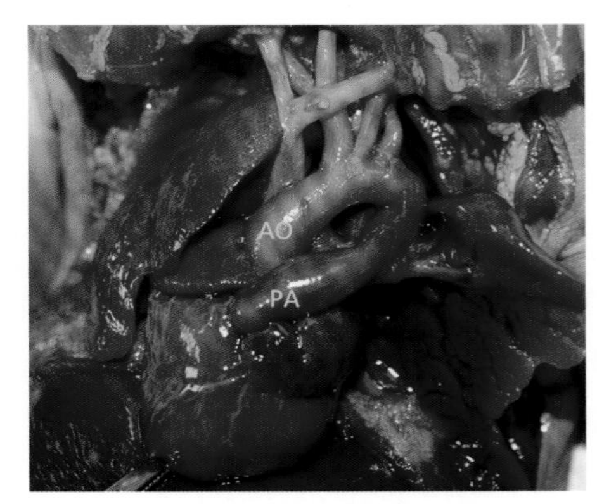

图 18-7-2　肺动脉闭锁病理解剖图
肺动脉根部内径细，主干远端内径尚正常

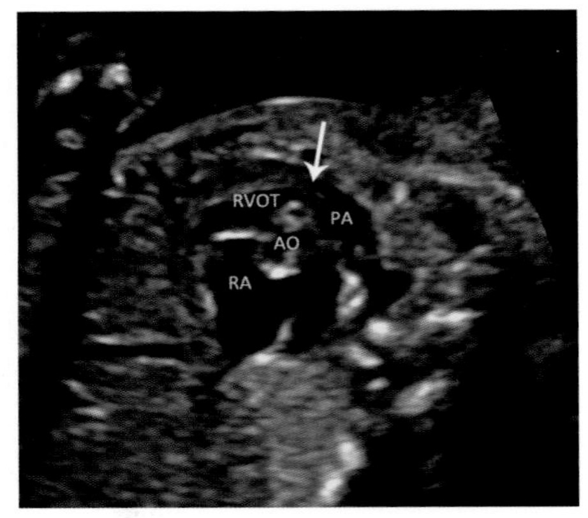

图 18-7-3　右心室流出道长轴切面

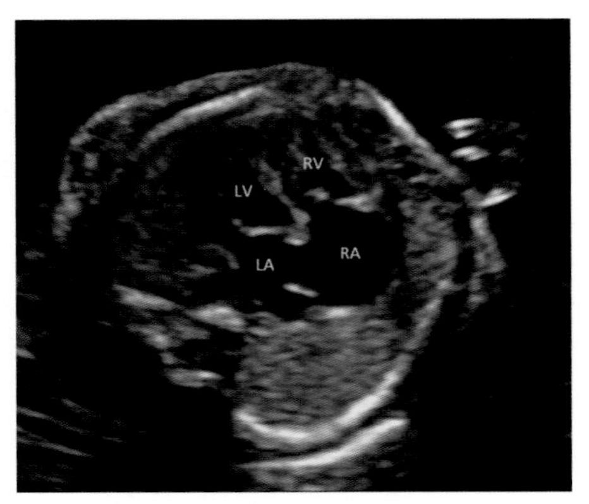

图 18-7-4　四腔心切面

二、超声心动图特征

（一）二维超声心动图

1. 肺动脉闭锁　选择右心室流出道长轴、三血管及四腔心等切面进行观测。表现为①右心室流出道与肺动脉之间不相通；②肺动脉瓣明显增厚、回声增强、无启闭运动（图 18-7-3），亦可呈一强回声分隔（隔膜型）；③右室流出道（漏斗部）严重狭窄或闭锁时，无法清晰显示肺动脉瓣环及瓣叶的结构，肺动脉主干近端呈一细小的盲端；④肺动脉主干及分支内径细或正常；⑤主动脉内径增宽。

2. 三尖瓣　常伴有三尖瓣瓣器发育不良，表现为三尖瓣瓣环小，瓣叶增厚、回声增强、动度减低，舒张期瓣口开放受限，瓣下腱索增粗、回声增强，收缩期可见关闭不全间隙。左心室大于右心室，室间隔连续完整（图 18-7-4）。

3. 心腔大小　右心房扩大。右心室发育不良的类型不同，表现亦不同。如右心室腔小，室壁增厚，内膜回声增强，运动明显减低等。

4. 右心室大小评价　三尖瓣环Z值是评价右心室大小的主要指标。轻型：Z值 -2~0（右室流出道发育正常；中间型：Z值 -4~-2（右室流出道发育较好）；重型：Z值 -6~-4（右室流出道发育差）。

计算方法：三尖瓣Z值 =（三尖瓣环直径—正常直径的平均值）/ 正常平均值标准差

（二）彩色与频谱多普勒

1. 肺动脉口血流　收缩期右心室流出道与肺动脉之间无血流信号通过，肺动脉瓣口无过瓣血流信号。

2. 动脉导管反向灌注　主动脉血流经动脉导管反向进入肺动脉，肺动脉主干内呈涡流血流信号，分支内血流信号可正常（图 18-7-5）。

3. 三尖瓣反流　收缩期可探及中量或以上的三尖瓣反流（图 18-7-6）。

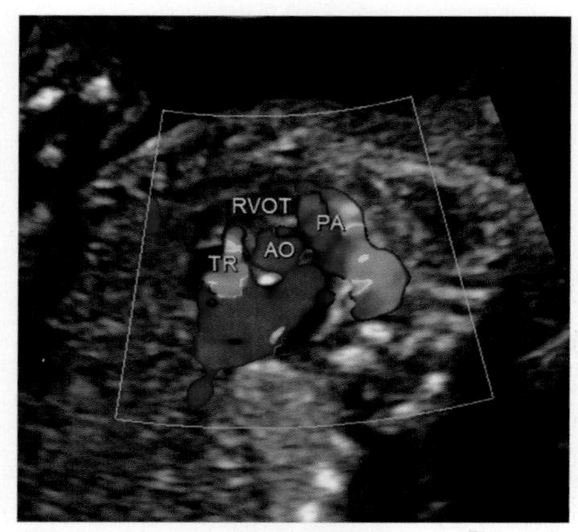

图 18-7-5　彩色多普勒
收缩期右心室流出道与肺动脉之间无血流信号相通；动脉导管反向灌注（红色血流信号），肺动脉主干内呈涡流（蓝色血流信号）；三尖瓣上可见反流信号

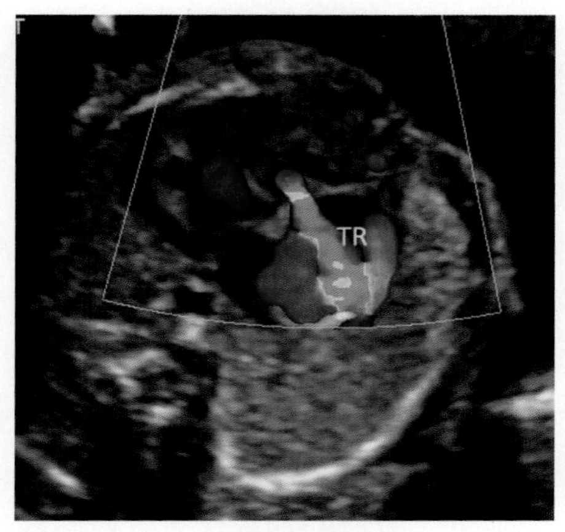

图 18-7-6　三尖瓣反流

4. 静脉导管　频谱形态异常，a 波呈反向。

三、注意事项与鉴别诊断

（一）观察内容

选择适宜的切面清晰显示肺动脉瓣口，仔细观察肺动脉叶的大小、数目、厚度、回声强度、启闭状态等瓣叶的结构和功能；肺动脉瓣环、主干及其分支内径；动脉导管的血流方向。

（二）肺动脉闭锁

当肺动脉瓣环内径细小，瓣叶明显增厚，收缩期无正常的开放；或肺动脉瓣口呈一膜状强回声，无启闭运动；或多切面连续扫查均无法清晰显示肺动脉瓣环及主干近端结构，应考虑肺动脉闭锁的可能。同时彩色多普勒显示肺动脉瓣口无过瓣血流信号，动脉导管反向灌注和明显的三尖瓣反流，则可以诊断该畸形。

（三）重度肺动脉瓣狭窄

受仪器及声束角度的影响，肺动脉瓣口有可能因血流不敏感而无法探及过瓣血流，此时需调节声束入射角度，尽量减小声束与肺动脉的夹角，适当调低脉冲重复频率，增加血流敏感性。

当出现主动脉血流通过动脉导管反向进入肺动脉时，提示存在肺动脉近端梗阻。重度肺动脉瓣狭窄，彩色多普勒仍显示有窄束状的血流信号通过狭窄的瓣孔；肺动脉闭锁，则无右心室的血流进入肺动脉。

四、遗传学

染色体异常的风险较高，可合并 9 三体综合征、18 三体综合征或 21 三体综合征。拷贝数变异是肺动脉闭锁的遗传学主要原因之一，法洛四联症及肺动脉闭锁中合并 22q11.2 微缺失综合征较为多见，此外 17p13.2 微缺失、16p13.1 微缺失、5q14.1 重复、10p13 重复等染色体拷贝数变异也可导致肺动脉闭锁。

五、预后评估

室间隔完整型肺动脉闭锁常合并右心室及三尖瓣瓣器的发育不良，或右心室依赖性冠脉循环（胎儿超声心动图无法判断）。肺动脉闭锁孕期有逐渐加重的趋势，发生的越早，则病变越严重，出生后难以进行外科根治性手术；若早期仅为肺动脉狭窄，妊娠晚期肺动脉逐渐闭锁，且右心室及肺动脉发育较好，三尖瓣病变较轻，则出生后仍可行手术矫治。合并右室依赖型冠脉循环的肺动脉闭锁者，尤其是两侧冠状动脉与主动脉不连接者，需要实施心脏移植。

根据合并畸形及右心室发育不良的分类预后差异较大。Hanley 的标准：当三尖瓣 Z 值 > 1.5，可施行双心室矫治，总生存率 90.6%（随访年限 10.1 ± 6.4 年），但长期随访仍存在右心室扩大和心律失常；Z值 -3~1.5，实施一个半心室修复，15年的生存率为69.3%；Z值 <-3，施行单心室修复。室间隔完整型肺动脉闭锁，特别是右心室发育不良的中间型和重型手术矫治后远期预后不良。

第8节 肺动脉瓣缺如综合征

肺动脉瓣缺如综合征（absent pulmonary valve syndrome，APVS）是以肺动脉瓣缺如或发育不良导致的严重肺动脉关闭不全及肺动脉干及其分支扩张为特征的一种少见的先天性心血管畸形，通常伴有室间隔缺损和主动脉骑跨。发生率占先天性心脏病的0.1%~0.2%。“胎儿中心”检出率约0.01%，占胎儿先天性心血管畸形的0.18%。

一、病理解剖与病理生理

（一）肺动脉瓣

肺动脉瓣环处无正常瓣叶结构，肺动脉瓣完全缺如（图18-8-1）；或部分仍存在短小的瓣叶残迹；或残留少许菲薄瓣叶。

（二）肺动脉

肺动脉瓣环位置有一增厚的环状组织，瓣环发育不良；肺动脉主干及左右分支明显扩张（图18-8-2）。

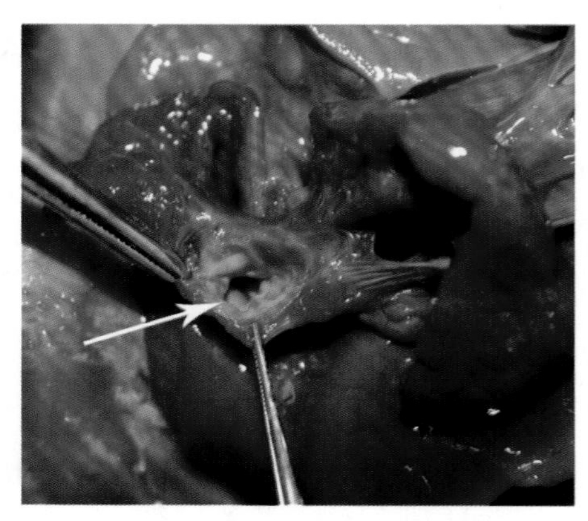

图18-8-1　肺动脉瓣缺如病理解剖图
肺动脉瓣口剖面示无正常的瓣膜结构（箭头所示）

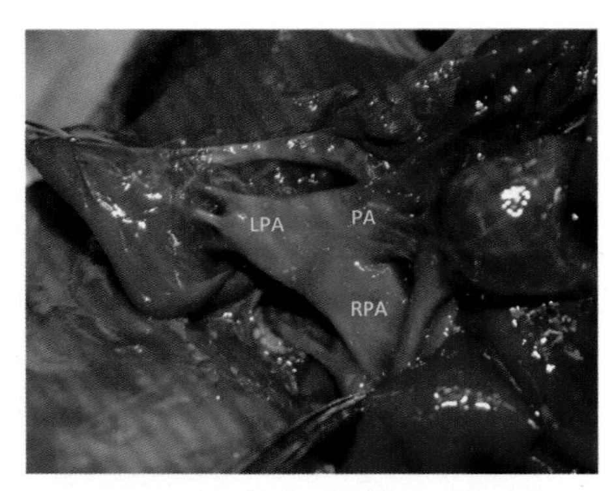

图18-8-2 肺动脉瓣闭锁病理解剖图
肺动脉主干及其分支明显扩张

（三）合并畸形

肺动脉瓣缺如较少单独存在，与3.0%~6.0%的法洛四联症患者合并肺动脉瓣缺如，亦可合并右心室双出口、三尖瓣闭锁等。“胎儿中心”资料统计，合并动脉导管缺如、室间隔缺损和主动脉骑跨的比例约54.55%，不合并室间隔缺损，且存在动脉导管的比例约9.09%。

肺动脉瓣缺如导致严重的肺动脉瓣关闭不全，常伴有肺动脉瓣环的狭窄。收缩期右心室的血液通过狭窄的瓣环进入肺动脉，舒张期肺动脉内的大量血液反流入右心室；收缩期右心室血流对肺动脉的反复冲击，导致肺动脉干及其分支的扩张。舒张期大量的肺动脉反流致右心容量负荷明显加重，根据有否存在室间隔缺损及合并心脏畸形，表现为右心室扩大或无明显扩大；或右心室小。

二、超声心动图特征

（一）二维超声心动图

1. 肺动脉瓣　右心室流出道长轴切面显示①肺动脉瓣位无正常的瓣叶结构，肺动脉瓣完全缺如；②仅见短小的瓣膜残迹，无启闭运动；③可见残留菲薄的瓣叶结构，随心动周期来回摆动，无正常瓣膜功能。

2. 肺动脉　肺动脉长轴切面显示肺动脉主干及左右分支呈“瘤样”扩张（图18-8-3），以左肺动脉扩张显著。可伴有肺动脉瓣环内径小。

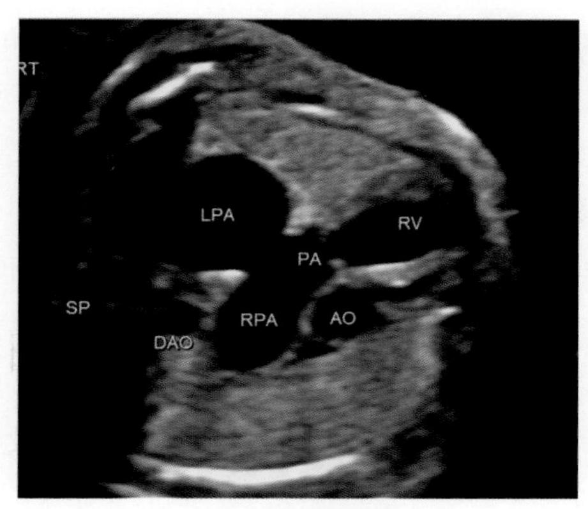

图 18-8-3　肺动脉瓣缺如
肺动脉长轴切面，显示肺动脉主干及左右分支呈瘤样扩张，肺动脉瓣口可见短小肺动脉瓣残迹

3. 心腔大小　四腔心切面显示右心室扩大、正常或较小，室壁运动减低。

4. 其他心脏畸形　合并的畸形不同表现也各不相同。如合并动脉导管缺如，则肺动脉长轴及三血管等切面不显示动脉导管的结构；合并室间隔缺损及主动脉骑跨，则左心室流出道长轴切面显示主动脉前壁与室间隔连续中断，主动脉骑跨于室间隔之上，主动脉半月瓣与二 续。

（二）彩色多普勒

1. 肺动脉血流　①肺动脉口呈双向往返的血流信号，即收缩期右心室向肺动脉的前向血流信号，舒张期肺动脉向右心室的反向血流信号；②扩张的肺动脉主干及其分支管腔内呈涡流；③肺动脉瓣环狭窄时，过瓣血流束变窄，呈五彩镶嵌状（图 18-8-4）。

2. 室间隔缺损　缺损口处呈双向过隔分流信号。

3. 主动脉骑跨　右心室血流经室间隔缺损口进入主动脉，与左心室血流在主动脉根部汇合后进入升主动脉。

三、注意事项与鉴别诊断

肺动脉瓣缺如综合征的超声心动图表现特征典型，产前心脏超声检查易于识别，但仍需要全面扫查，注意观察有无合并其他心血管畸形的存在，全面观察心腔大小、心室功能、房室瓣的结

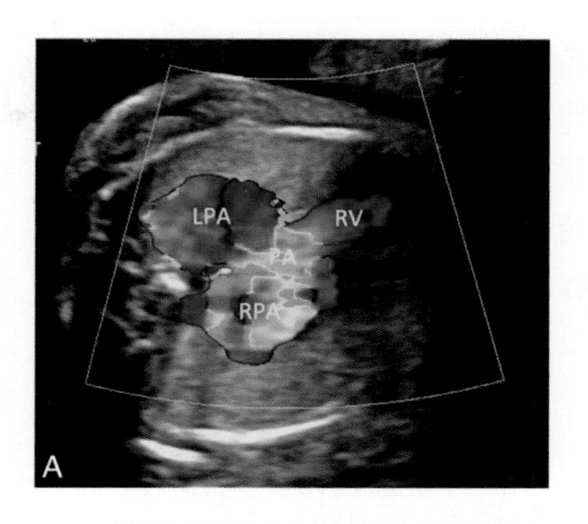

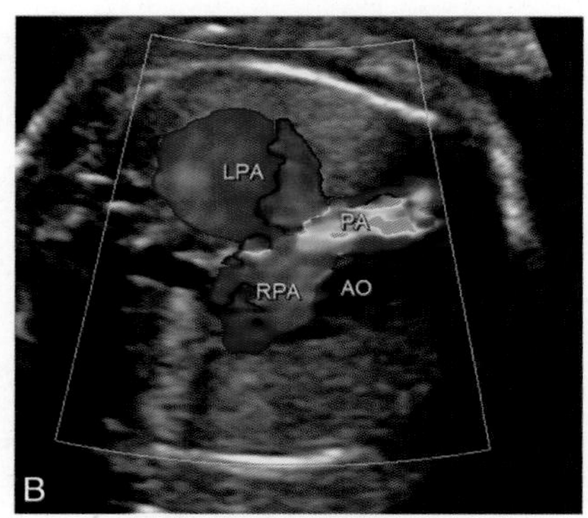

图 18-8-4　肺动脉瓣缺如
彩色多普勒显示肺动脉长轴切面显示 A. 收缩期右心室血流进入肺动脉，瓣环处呈五彩镶嵌血流，扩张的肺动脉主干及分支管腔内呈涡流；B. 舒张期肺动脉血流反向进入右心室，扩张的肺动脉主干及分支管腔内呈涡流

构与功能等，从而做出准确判断。

瘤样扩张的肺动脉形态失常，易与因大量反流导致明显扩大的心房相混淆，应注意鉴别诊断。

四、遗传学

肺动脉瓣缺如综合征有染色体异常的风险，但有关遗传学病因的文献报道较少，有报道指出合并法洛四联症时，21.0%~38.0% 患儿合并 22q11 微缺失，亦有散在遗传学异常的相关病例报道。

五、预后评估

本病很少单独存在，预后与合并心脏畸形的种类相关，在妊娠中期绝大多数胎儿即出现

严重的心力衰竭，出生后难以存活；部分病例出生后虽可以进行外科手术矫治，包括肺动脉重建，减轻肺动脉对同侧支气管的压迫及合并畸形的矫治等，但手术死亡率高。手术虽能在一定程度上改善患儿的生活质量，但远期预后差。

第 9 节　心室双腔心

心室双腔心包括右室双腔心（double-chambered right ventricle, DCRV）和左室双腔心（double-chambered left ventricle, DCLV）。

右室双腔心又称双腔右心室、三室心等，是一种较少见的先天性心脏畸形。常合并室间隔缺损、主动脉骑跨、肺动脉瓣狭窄等，其特征为右心室腔内漏斗部下方一条或数条异常粗大的肌束将右心室腔分隔成两个部分，即近侧的高压流入腔（流入部的压力增高）和远侧的低压流出腔（流出部的压力低），两者之间有孔道相交通。由于肌束异常肥厚，使孔道狭小导致血流梗阻。“胎儿中心”资料统计，检出率约 0.01%，占胎儿先天性心血管畸形的 0.09%。

左室双腔心又称双腔左心室，是一种极为罕见的先天性心脏畸形，是指左心室被异常肥厚肌束和纤维肌隔分为两个腔，即主腔和副腔。常合并主动脉瓣或二尖瓣病变（发育不良）等严重复杂的心血管畸形。“胎儿中心”尚未检出该畸形病例。

一、病理解剖与病理生理

（一）右室双腔心

右心室内（漏斗部下方入口水平）肥大的异常肌束起自室上嵴或其下方三尖瓣隔瓣附近的室间隔，向左前下跨越右心室体部，终止于右心室前壁的三尖瓣前乳头肌根部，将右心室分隔为近侧（近三尖瓣）高压腔（高压流入腔）和远侧（近肺动脉瓣）低压腔（低压流出腔），阻塞部位在流入部与流出部之间（右心室腔内的小梁部）。根据肌束的形态、数目及狭窄方式的不同分为两种类型：纤维肌隔型（肌隔膜型）和肌束裂隙型（肌束型）。

纤维肌隔型表现为多条异常肥厚肌束连与室上嵴和右室前壁之间，异常肌束与室上嵴以及位于其右侧的肥厚心室漏斗部皱襞共同形成肌性分隔，中间为圆形孔道相通，直径大小不一，导致不同程度的狭窄。

肌束裂隙型表现为一条或多条异常肥厚的肌束（纵横交错的肌束）从室上嵴发出后向右室前壁和心尖部走行，肌束右侧的心室漏斗部皱襞与异常肥厚肌束之间或多条肌束之间形成裂隙，右室流入道与流出道通过狭窄的裂隙相通。

右室流入道与流出道之间的狭窄，导致右心室流入道的排血阻力增加，使心室流入腔室壁肥厚而流出腔室壁厚度正常。胎儿期室壁肥厚不明显，晚孕期或出生后可逐渐加重，严重者导致右心衰竭。

（二）左室双腔心

左心室被位于心腔中部异常肥厚的肌束或纤维肌隔分为两个腔，即主腔和副腔，通常主腔位于基底部，二尖瓣与主动脉瓣口开在其中，副腔位于心尖部（图 18-9-1A）或主腔侧壁（图 18-9-1B），肥厚肌束之间或纤维肌隔上存在不同大小的孔道，主腔与副腔之间通过交通口相通。

心室舒张期主腔血流通过交通口进入副腔，收缩期副腔血流进入主腔，由于交通口较小，常导致血流受阻，即舒张期充盈受限及收缩期排血受阻。当副腔位于主腔侧壁时，常形成与主腔呈并列关系的心腔，副腔室壁常常较薄，且向外膨出，与主腔之间呈隔膜样分隔，并通过隔膜上的筛孔样结构与主腔相通（图 18-9-1B），副腔与左心房与主动脉并无直接交通。

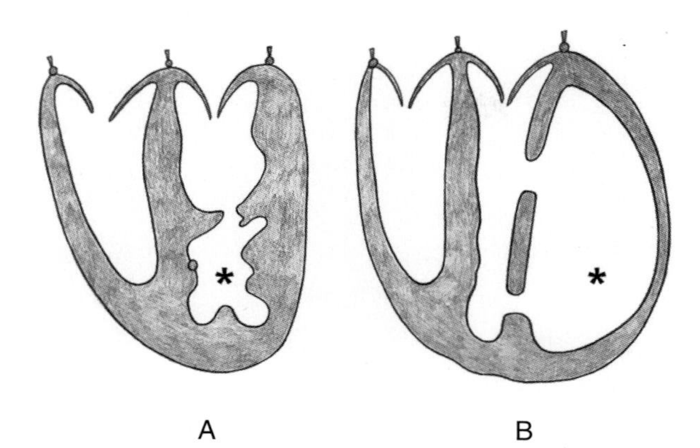

图 18-9-1 左室双腔心示意图
A. 左心室被位于心腔中部异常肥厚的肌束或纤维肌隔分为两个腔，即主腔和副腔，主腔位于基底部，副腔位于心尖部；B. 副腔位于主腔侧壁，形成与主腔呈并列关系的心腔，副腔室壁常常较薄，且向外膨出，与主腔之间呈隔膜样分隔，并通过隔膜上的筛孔样结构与主腔相通。*：副腔

二、超声心动图特征

（一）右室双腔心

1. 二维超声心动图

（1）异常肥厚肌束　心室流出道长轴及大动脉根部短轴等切面显示右心室腔内斜行走行的异常肥厚肌束回声，将右心室腔分为两部分，即流入腔与流出腔，交通口局部心室腔内径变小；室上嵴明显增厚（图 18-9-2），相对应的右室前壁局部增厚呈“楔形”凸向心室腔致流出道近端局部狭窄。

（2）心室壁厚度　妊娠中期多数流入腔心室壁增厚不明显；妊娠晚期及出生后可出现流入腔心室壁程度不同的增厚。

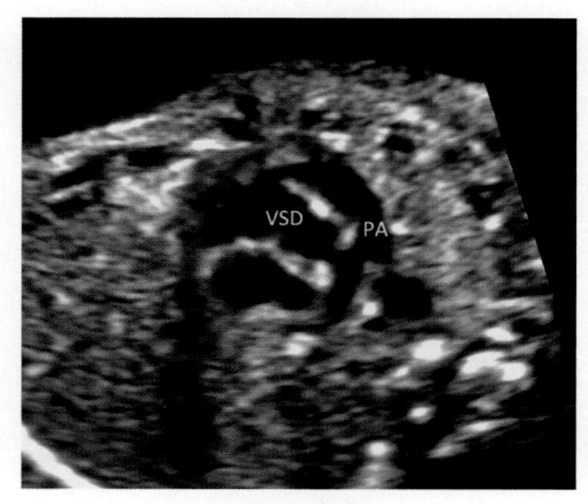

图 18-9-2　右室双腔心
大动脉根部短轴切面显示室上嵴明显增厚，致右室流出道近端局部内径变细

（3）合并畸形　多数合并室间隔缺损，根据合并心血管畸形的种类不同，可有相应的超声心动图特征。

2. 彩色多普勒　右心室流入腔与流出腔之间狭窄处可见窄束状血流信号通过，狭窄明显时可有血流加速，多数胎儿期血流加速可不明显。

（二）左室双腔心

1. 二维超声心动图　左心室腔内可见异常粗大的肌束或纤维条索样结构回声，斜行或水平走行，将左心室分为两个腔，即位于心室基底部的主腔和位于心尖部的副腔；当副腔位于主腔侧壁时，可见一纤维分隔回声，与心室腔长轴基本平行。主腔与副腔之间可见一个或多个回声失落区（交通口）。

可见二尖瓣及主动脉瓣发育异常的超声心动图特征。

2. 彩色多普勒　心室舒张期左心室主腔内的血流通过分隔上的交通口进入副腔，收缩期副腔内的血流通过交通口进入主腔；血流束直径变窄，流速加快或呈直径不等的多束血流。

三、注意事项与鉴别诊断

（一）右室双腔心

右室双腔心狭窄部位仅局限于右心室流入道与流出道之间。孕早期超声心动图表现常不明显。在产前超声心脏筛查中如发现右心室腔内有异常肥厚肌束连接与室上嵴和右室前壁，或室上嵴和对应的右心室前壁局部明显增厚，并向心室腔内凸入，而肺动脉瓣及瓣下流出道结构正常，应怀疑右室双腔心的可能。应进行定期随访观察或转诊至上级医院会诊，尽早确定诊断。

右室双腔心常合并室间隔缺损和主动脉骑跨，超声心动图特征与法洛四联征相似，应注意鉴别诊断。法洛四联症系圆锥间隔向左前上方移位，导致主动脉骑跨于室间隔之上，右室流出道及肺动脉均狭窄，位于肺动脉瓣下的第三心室腔较小；右室双腔心的异常肌束横跨右心室腔，狭窄位于高压流入腔和低压流出腔之间，位于右室漏斗部下方的第三心室腔较大（右室流出道正常）。

（二）左室双腔心

正常情况下，左心室腔内除显示二尖瓣下腱索及乳头肌附着于左室游离壁外，若发现有异常肥厚肌束将左室腔分为上下两部分，肌束或纤维分隔回声上有一个或数个回声失落区（狭窄的小孔），局部血流束直径变细和加速，应考虑左室双腔心的可能。

左室侧壁向外膨出，室壁厚度变薄，与左心室腔之间可见一与心脏长轴方向平行走行的隔膜样分隔回声，其上可见筛孔样结构，此为左室双腔心另一种类型，应与室壁瘤和憩室相鉴别。室壁瘤局部室壁厚度变薄，向外膨出，室壁运动消失或呈矛盾运动，与心室腔之间无分隔，即存在较大瘤口，可能为心肌发育异常所致；憩室表现为扩张的瘤腔常通过较细小的通道，即瘤颈与心腔相通，多位于心尖部，与心腔之间无异常肌束或隔膜分隔。

四、预后评估

心室双腔心因异常的分隔造成心室腔内血流流出梗阻，多数合并其他心血管畸形。右室双腔心手术矫治效果满意，手术死亡率低于0.2%，远期预后良好。

左室双腔心常合并主动脉瓣及二尖瓣的发育异常，其手术疗效效果取决于梗阻的部位、程度、心腔大小、功能以及合并畸形的种类。

（徐鹏　郭芬芬　张建芳　李军）

参考文献

[1] 陈思，裴秋艳，闫亚妮，等. 胎儿三尖瓣下移畸形的典型及罕见超声表现. 中国超声医学杂志，2016, 32(3): 249–251

[2] 范英，赵香芝，高玉丽，等，胎儿三尖瓣下移畸形的超声心动图诊断体会. 中国医学工程，2014, 22(2): 39–40

[3] 范英，赵香芝，高玉丽，等. 实时三维超声心动图对三尖瓣下移畸形的诊断价值. 临床超声医学杂志，2014, 1: 55–57

[4] 张惠锋，叶明，陶麒麟，等. 小儿三尖瓣下移畸形的手术效果分析. 中华小儿外科杂志，2016, 2: 91–95

[5] 颜涛，于浩，马涛，等. 三尖瓣下移畸形的外科治疗效果评价. 中国循环杂志，2014, 29(C1): 120

[6] Kwiatkowski, Hanley, Krawczeski. Right Ventricular Outflow Tract Obstruction: Pulmonary Atresia With Intact Ventricular Septum, Pulmonary Stenosis, and Ebstein’s Malformation. Pediatr Crit Care Med, 2016, 17(8): 323–329

[7] Amanda Hauck, Eduardo, Cruz, et al. Tricuspid Atresia Associated with Truncus Arteriosus versus Aortopulmonary Window: Combining Fetal and Postnatal Echocardiography to Make the Diagnosis, 2013, 30(10): 336–339

[8] Alexander Lowenthal, Ashwin Lal, Elif Seda Selamet Tierney, et al. Tricuspid Atresia With Progressive Ductal Restriction in a Fetus, 2013, 34(6): 1499–1501

[9] 解左平，金社红，周佳梅. 胎儿主动脉狭窄的超声诊断的临床价值. 中国优生与遗传杂志，2012, 20(12):106

[10] 童小贞，赵博文，王蓓，等.Z- 评分在胎儿主动脉狭窄诊断中的应用. 中华超声影像学杂志，2015,9:774–778

[11] Gardiner, Kovacevic, Tulzer, et al. Natural history of 107 cases of Fetal Aortic Stenosis from a European multicenter retrospective study. Ultrasound Obstet Gynecol, 2016,3:373–381

[12] Bronshtein, Blumenfeld, Khoury. et al. Diverse outcome following early prenatal diagnosis of pulmonary stenosis. Ultrasound in Obstetrics & Gynecology, 2017, 2: 213–218

[13] Guirado, Crispi, Masoller, et al. Biventricular impact of mild to moderate fetal pulmonary valve stenosis in fetal life. Ultrasound Obstet Gynecol, 2017, 51: 349–356

[14] 接连利，许燕，程建，等. 胎儿单纯性肺动脉狭窄的声像图特征及其诊断价值，中华超声影像学杂志，2012, 12: 1082–1083

[15] 汪琳华，解左平，袁华. 胎儿肺动脉狭窄超声诊断的临床价值，中国优生与遗传杂志，2012, 20(8):

109

[16] 刘建君，郭燕丽，段灵敏，等．超声心动图诊断胎儿肺动脉狭窄的产前及产后对照分析，第三军医大学学报，2017,39(12): 1268–1274

[17] 张志芳，张玉奇，陈树宝，等．肺动脉闭锁伴室间隔缺损的产前超声诊断价值分析．医学影像学杂志，2015, 6:989–992

[18] 杨萍，葛群，张玉奇，等．室间隔完整型肺动脉闭锁的产前超声诊断价值分析．医学影像学杂志，2014,11: 1899–1902

[19] 张越，郝晓一，宋玉林，等．产前超声诊断肺动脉闭锁的临床价值．中华临床医师杂志（电子版），2011,5(17): 5187–5189

[20] Moszura, Janiak, Respondek-Liberska, et al. Prenatal diagnosis of major aortopulmonary collateral arteries. Kardiologia polska,2011,69 (2):146–151

[21] Cao L, Tian Z, Rychik J, Prenatal Echocardiographic Predictors of Postnatal Management Strategy in the Fetus with Right Ventricle Hypoplasia and Pulmonary Atresia or Stenosis. Pediatr Cardiol, 2017

[22] Gómez Olga, Soveral Iris, Bennasar Mar, et al. Accuracy of Fetal Echocardiography in the Differential Diagnosis between Truncus Arteriosus and Pulmonary Atresia with Ventricular Septal Defect. Fetal Diagnosis and Therapy, 2016, 39(2): 90–99

[23] Dayan JG, Peyvandi S, Moon-Grady AJ. Pulmonary Atresia With an Intact Ventricular Septum in the Setting of D-Transposition of the Great Arteries With a Hypoplastic Left Ventricle: Fetal Diagnosis, 2015, 34(12): 2313–2315

[24] 何冠南，罗红，杨家翔，等．胎儿肺动脉瓣缺如综合征产前超声诊断分析．中华医学超声杂志(电子版), 2014,10: 816–819

[25] 赵胜，陈欣林．产前超声诊断孕 15 周肺动脉瓣缺如综合征 1 例及文献复习．中国产前诊断杂志（电子版）, 2011,3(1):44–45

[26] 刘云，栗河舟，王铭，等．肺动脉瓣缺如综合征的产前超声影像特征及预后分析，中华超声影像学杂志，2016,25(6): 486–490

[27] 靳永强，李洪银，吴清玉．罕见肺动脉瓣缺如综合征的外科治疗．中国胸心血管外科临床杂志，2016, 5: 518–520

[28] 韩建成，何怡华，刘晓伟，等．肺动脉瓣缺如综合征的产前诊断．中国超声医学杂志，2015, 7: 640–643

[29] Tenisch E, Raboisson MJ, Rypens F, et al. Significance of lung anomalies in fetuses affected by tetralogy of Fallot with absent pulmonary valve syndrome. Cardiol Young, 2017: 1–8

[30] Ashok N Bhupali, Kiran B Patankar, Sayi Prasad, et al. Absent pulmonary valve syndrome with tetralogy of Fallot detected at an early gestational age of 27 weeks-A case report. Indian Heart, 2013,65(2): 191–193

[31] I Gottschalk, C Jehle, U Herberg, et al. Prenatal diagnosis of absent pulmonary valve syndrome from first trimester onwards: novel insights into pathophysiology, associated conditions and outcome, Ultrasound in Obstetrics & Gynecology, 2017, 49(5): 637–642

[32] 赖锋华，曹勇，曹永科，等.30 例双腔右心室的外科治疗．中国心血管病研究，2017,15(8): 736–738

[33] 陶子瑜．实时三维超声心动图诊断双腔右心室的临床价值及技巧分析．临床超声医学杂志，2016,18(12): 823–825

[34] 葛圣林，车轰，周汝元，等．右室双腔心的外科治疗．中华解剖与临床杂志，2014,19(3): 191–194

[35] 孟红，李建蓉，逢坤静，等．超声心动图对左室双腔心的诊断分型及治疗．中华超声影像学杂志，2014,23(5): 447–449

[36] 钟萍萍，顾依群，赵秀莲，等．胎儿双腔左心室一例及文献复习．中华临床医师杂志（电子版），2013,7(2): 108–110

[37] Gonzales Portillo SN, Conde Sumire R, Gamio Vega Centeno F, et al. Atrioventricular canal defect, single atrium and tricuspid atresia as part of a case of Ellis-Van Creveld syndrome. Arch Argent Pediatr, 2013, 111(3):e58–61

[38] Digilio MC, Dallapiccola B, Marino B. Atrioventricular canal defect as a sign of laterality defect in Ellis-van Creveld and polydactyly syndromes with ciliary and Hedgehog signaling dysfunction. Pediatr Cardiol, 2012,33(5):874–875

[39] Strehle EM, Yu L, Rosenfeld JA. Genotype-phenotype analysis of 4q deletion syndrome: proposal of a critical region. Am J Med Genet A, 2012,158A(9): 2139–2151

[40] Kale Y, Isik DU, Celik U. Neonatal Marfan syndrome with angle-closure glaucoma, tricuspid and mitral insufficiency. Genet Couns, 2015,26(1):95–98

[41] Yoon JK, Ahn KJ, Kwon BS. The strong association of left-side heart anomalies with Kabuki syndrome.

Korean J Pediatr, 2015,58(7):256–262

[42] Akishima S, Sakurai J, Jikuya T. Stickler syndrome with rapidly progressive mitral valve regurgitation: report of a case. Kyobu Geka, 2004,57(7):569–572

[43] Merla G, Brunetti-Pierri N, Piccolo P, et al. Supravalvular aortic stenosis: elastin arteriopathy. Circ Cardiovasc Genet, 2012,5(6):692–696

[44] Zamani H, Babazadeh K, Fattahi S , et al. Williams-Beuren's Syndrome: A Case Report. Case Rep Med, 2012, 2012:585–726

[45] Hatemi AC, Gursoy M, Tongut A, et al. Pulmonary stenosis as a predisposing factor for infective endocarditis in a patient with Noonan syndrome. Tex Heart Inst J, 2010, 37(1):99–101

[46] Oswal N, Christov G, Sridharan S, et al. Aberrant subclavian artery origin in tetralogy of Fallot with pulmonary stenosis is associated with chromosomal or genetic abnormality. Cardiol Young, 2014,24(3):478–484

[47] Gray J C , Krazinski A W, Schoepf U J, et al. Cardiovascular manifestations of Williams syndrome: imaging findings. J Cardiovasc Comput Tomogr, 2013, 7(6): 400–407.

[48] Thergaonkar RW, Bhat V. Cardiofaciocutaneous syndrome. Med J Armed Forces India, 2013, 69(2): 175–177.

[49] Li Xie, Jin-Lan Chen, Wei-Zhi Zhang. Rare De Novo Copy Number Variants in Patients with Congenital Pulmonary Atresia. PLoS One, 2014,9(5):e96471.

[50] 陆国辉 , 徐湘民 . 临床遗传咨询 . 北京 : 北京大学医学出版社 , 2007

[51] 贺林 , 马端 , 段涛 . 临床遗传学 . 上海 : 上海科学技术出版社 , 2013

第 19 章 大动脉发育与数目异常

第 1 节 主动脉缩窄

主动脉缩窄（coarctation of the aortic arch）是指主动脉弓远端局限性管径狭窄性病变。缩窄可发生于主动脉的任何部位，常见部位为主动脉峡部，即左锁骨下动脉开口处至动脉导管与主动脉连接处远端的主动脉弓结构。占先天性心脏病的 5.0%~8.0%，胎儿检出率为 5.35%。“胎儿中心”资料统计，检出率约 0.10%，占胎儿先天性心血管畸形的 1.69%。

一、病理分型与病理生理

主动脉弓分为横弓及峡部两部分，主动脉缩窄多发生于峡部，程度不一。根据缩窄部位不同分为：①导管前型，又称婴儿型，较少见，缩窄位于动脉导管之前，范围较广，可累及横弓；常合并心内其他畸形，如室间隔缺损、主动脉瓣二瓣化畸形；②导管后型，又称成年型，发生率约占 90.0%，缩窄位于导管之后，范围较局限，可形成广泛的侧支循环；多不合并心内畸形，胎儿期表现常不明显。

胎儿期主动脉血流主要供应头部及上肢，少部分血流进入降主动脉，轻度的主动脉缩窄不引起血流动力学的改变；严重者左心系统血流量减少，左心射血阻力增加，左心压力增高，右房通过卵圆孔向左房分流减少，右心系统容量负荷及血流量增加，可出现右心房、右室扩大及左心系统发育不良。

二、超声心动图特征

（一）二维超声心动图

1. 主动脉弓 ①失去正常弯曲形态，呈窄细状，走行迂曲或僵直（图 19-1-1A）；②峡部的局限性缩窄（管径 < 左侧锁骨下动脉），或主动脉弓（横弓）的普遍性缩窄（管径 < 头臂动脉分支），妊娠≥ 30 周横弓内径小于 3.0mm；③缩窄累及升主动脉至主动脉横弓；④缩窄远端降主动脉呈窄后扩张。

2. 其他征象 ①右房、右室扩大，肺动脉及动脉导管内径增宽（主动脉弓内径普遍较细）；②三血管 - 气管切面，显示三血管比例失调，肺动脉内径明显大于主动脉。

（二）彩色多普勒

主动脉缩窄部位①彩色血流束直径明显变细（图 19-1-1B），可呈五彩镶嵌状，亦可无明显血流加速；②收缩末期或舒张期主动脉弓内血流呈反向（图 19-1-2）；③肺动脉及动脉导管内血流丰富；④合并其他心内畸形时则出现相应血流异常的改变。

三、注意事项与鉴别诊断

妊娠中期可将主动脉缩窄部位与左锁骨下动脉开口处内径对比，如内径小于左锁骨下动脉可考虑缩窄的可能，但需要定期随访，观察管径及心腔大小的变化。单纯峡部内径细时，应注意是否存在因血流动力学改变而导致的右房、右室扩大特征。

笔者认为，妊娠晚期（32 周以后）峡部

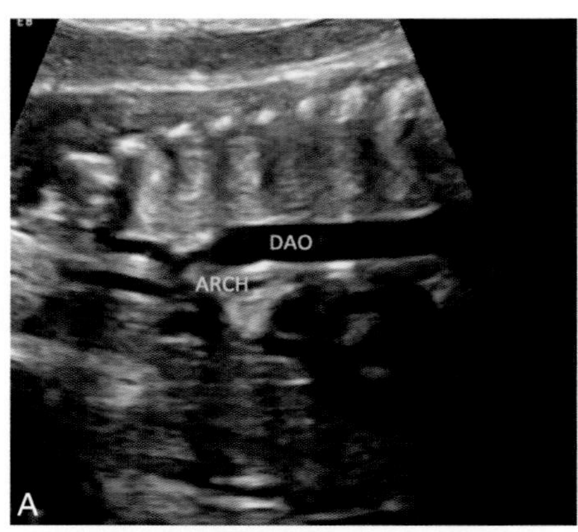

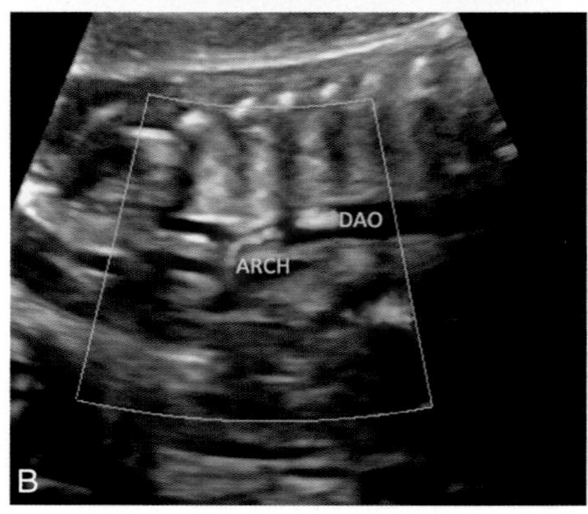

图 19-1-1 主动脉缩窄超声心动图
A. 主动脉弓长轴切面二维图，显示主动脉弓与降主动脉连续性好，横弓及峡部内径普遍细，降主动脉内径正常；B. 彩色多普勒血流图，可见主动脉弓管腔内血流束变窄

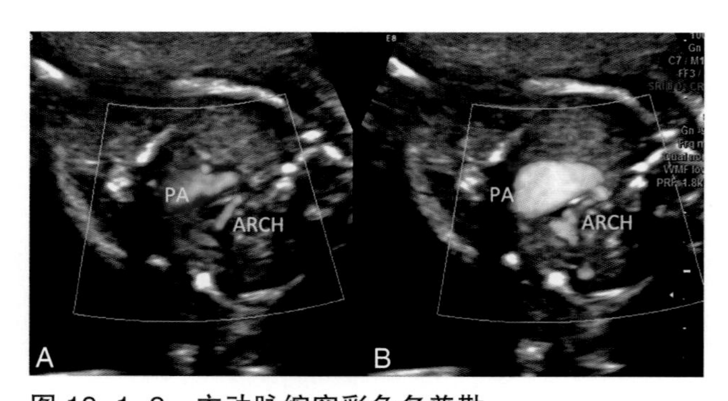

图 19-1-2 主动脉缩窄彩色多普勒
三血管切面显示三血管的比例失调，主动脉弓内径细，管腔内血流束直径变窄
A. 收缩早期，主动脉弓内血流为正向；B. 收缩末期，主动脉弓内血流为反向

内径正常应≥ 3.5mm，若峡部内径 <3.5mm，且≥ 3.0mm 时，应考虑峡部内径细，可提示现象而不诊断，需要注意胎儿是否有右心系统扩大的表现并建议 4 周后超声复查；当峡部内径 <3.0mm，降主动脉起始处内径增宽，右房、右室明显扩大，可提示主动脉弓缩窄的可能。目前，产前超声诊断主动脉弓缩窄尚无明确的定量指标，特别是妊娠中期，随着胎儿生长发育变化较大，胎儿期诊断应慎重。

重度主动脉缩窄应与主动脉弓中断相鉴别，两者均表现主动脉弓细小，产前超声鉴别有一定的困难。建议多切面连续性扫查，注意观察主动脉弓与降主动脉的连续性并结合彩色多普勒血流特征综合判断，如主动脉弓内出现反向血流信号，则主动脉缩窄的可能性较大，若主动脉弓内不显示反向血流信号，且主动脉弓失去正常弧度而延伸为头臂动脉向上走行，则主动脉弓中断的可能性大。

四、遗传学

主动脉缩窄合并染色体异常的比例约为 10%。主动脉缩窄多呈多基因遗传，遗传度约为 7%，兄弟姊妹的再发风险率为 1.8%~2.0%，子女为 2.0%~2.6%。

高达 20% 的 Turner 综合征患者中有主动脉缩窄，拷贝数变异也是主动脉缩窄的遗传学原因之一，主要包括 2p16.1、6p21.1、11q13.1、19q13.2、21q22.3、22q13.1、22q12.2、17q25.3 区域的缺失或重复。

22q11.2 微缺失是部分单纯性圆锥动脉干和动脉弓发育异常的先天性心脏病的重要遗传因素，有学者认为 22q11.2 微缺失可导致无其他合并异常表现的圆锥动脉干畸形；但也有学者认为，22q11.2 微缺失不会导致单纯的圆锥动脉干畸形，因此，国内外研究报道单纯圆锥动脉干畸形是否存在 22q11.2 微缺失尚不完全一致。

Williams 综合征是由弹性蛋白基因 *ELN* 缺失引起的遗传性疾病，80% 患者有冠心病，75% 的患者有瓣膜上主动脉狭窄，约 25% 的患者有瓣膜上动脉狭窄，50%~75% 的婴儿有外周肺血管狭窄。弹性蛋白异常通常是全身性的，Williams 综合征患者几乎所有的动脉都有可能狭窄。

五、预后评估

主动脉缩窄可渐进性加重，轻度和中度缩窄者，出生后可选择介入治疗，或外科手术治疗，预后较好，婴幼儿可获得正常的生长发育。10 岁以下行手术治疗的患者长期生存率可达 97.0%。重度者预后差，死亡率高。

第 2 节 主动脉弓中断

主动脉弓中断（interruption of aortic arch，IAA）亦称主动脉弓中断综合征，是一组少见复杂的先天性心血管畸形，是指主动脉弓失去解剖学的连续性，或腔内的连续性，包括主动脉弓的完全中断，或主动脉弓局部呈纤维条索样结构，无管腔，又称主动脉弓闭锁。该病占先天性心脏病尸检病例的 1.0%~4.0%。“胎儿中心”资料统计，检出率约 0.16%，占胎儿先天性心血管畸形的 2.57%。

一、病理分型与病理生理

根据中断部位不同分三型（图 19-2-1）：A 型，中断位于主动脉峡部，即左锁骨下动脉开口处与动脉导管之间（图 19-2-2）；B 型，中断位于左颈总动脉与左锁骨下动脉开口处之间；C 型，中断位于无名动脉与左颈总动脉开口处之间。主动脉弓中断常合并心内畸形有室间隔缺损、右室双出口、大动脉转位、完全型房室间隔缺损等。

胎儿主动脉弓中断使升主动脉血流无法通过主动脉弓进入降主动脉，导致左心系统阻力增加，右心房血流通过卵圆孔进入左心房减少，使右心系统容量负荷增加，导致右房、右室扩大，肺动脉及动脉导管内径增宽。

二、超声心动图特征

（一）二维超声心动图

1. 主动脉内径 主动脉环部至升主动脉内径普遍细。

2. 主动脉弓的连续性 ①主动脉弓与降主动脉连续性中断；②升主动脉远端仅见头臂动脉向颈部延续，无法显示与降主动脉的连接关系；③三血管 - 气管切面显示增宽的动脉导管与降主动脉连续完整，无法显示主动脉弓与降主动脉的连续关系。

3. 中断类型 A 型：升主动脉远端可显示无名动脉、左颈总动脉、左锁骨下动脉的分支血管，降主动脉与动脉导管相连，无分支血管（图 19-2-3）。B 型：升主动脉远端可显示无名动脉、左颈总动脉的分支血管，降主动脉与动脉导管相连，降主动脉起始处可显示左锁骨下动脉的分支血管（图 19-2-4）。C 型：升主动脉远端仅显示无名动脉的分支血管，降主动脉与动脉导管相连，降主动脉起始处可显示左颈总动脉和左锁骨下动脉的分支血管（图 19-2-5）。

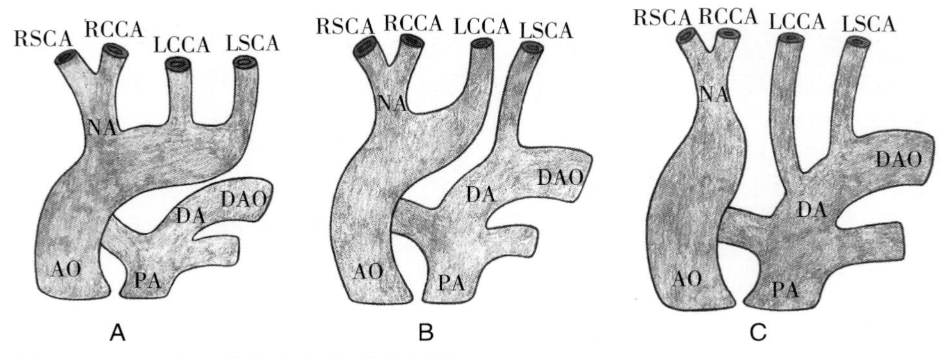

图 19-2-1 主动脉弓中断分型示意图

A. A 型，中断位于右锁骨下动脉开口和远端；B. B 型，中断位于左颈总动脉与左锁骨下动脉开口之间；C. C 型，中断位于无名动脉与左颈总动脉开口之间

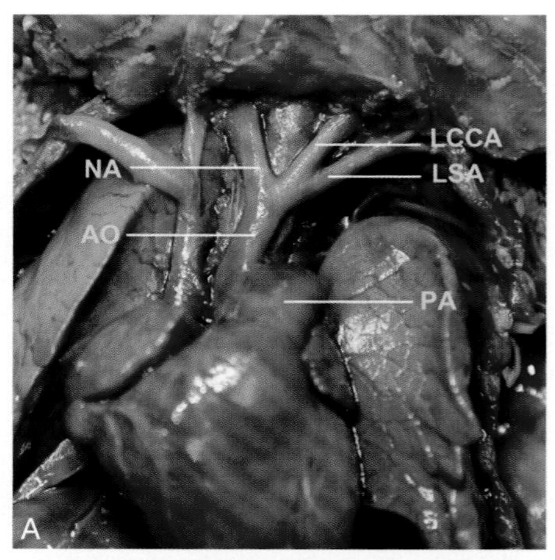

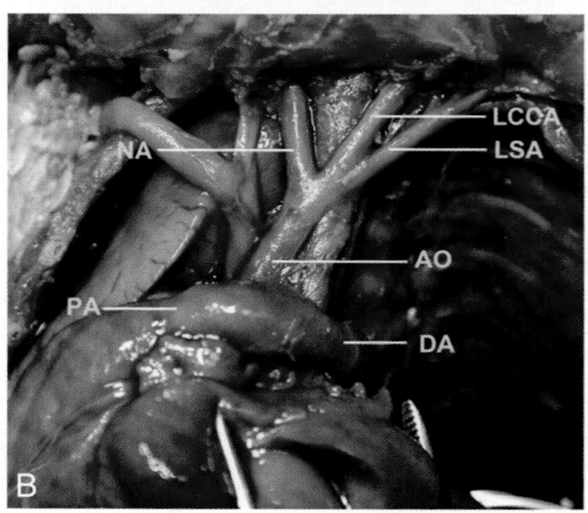

图 19-2-2　主动脉弓中断病理标本图
A. 心脏正面观，主动脉弓中断 A 型；B. 心脏左侧观，将心脏向右侧提起，显示主动脉弓中断 A 型，粗大动脉导管与降主动脉相连

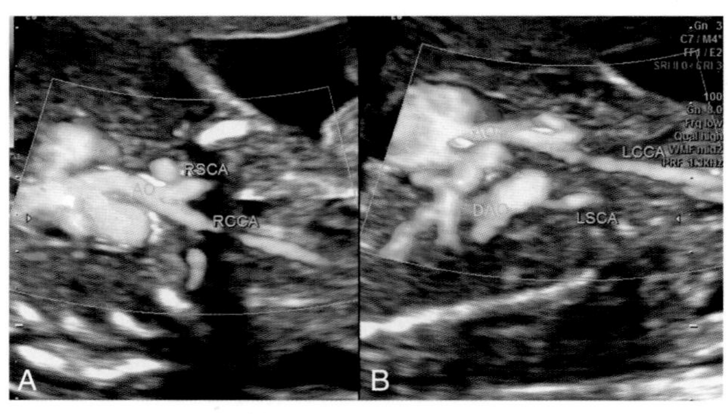

图 19-2-4　主动脉弓中断（B 型）
主动脉弓长轴切面。A. 彩色多普勒超声显示升主动脉血流进入无名动脉分支；B. 彩色多普勒超声显示升主动脉血流进入左颈总动脉分支，降主动脉与动脉导管相连，降主动脉起始处可见左锁骨下动脉分支

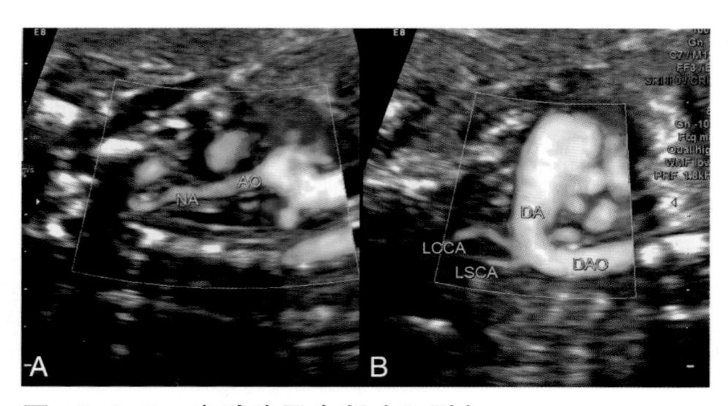

图 19-2-5　主动脉弓中断（C 型）
主动脉弓长轴切面。A. 彩色多普勒超声显示升主动脉血流进入无名动脉分支；B. 降主动脉与动脉导管相连，降主动脉起始处血流进入左颈总动脉和左锁骨下动脉

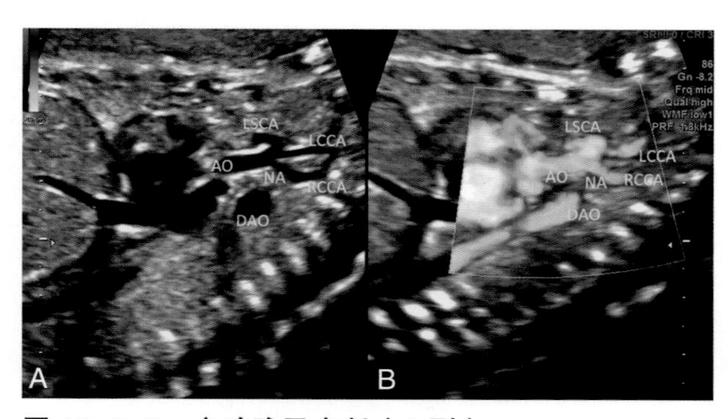

图 19-2-3　主动脉弓中断（A 型）
主动脉弓长轴切面。A. 二维超声心动图显示升主动脉远端发出无名动脉、左颈总动脉、左锁骨下动脉三个分支血管，降主动脉与动脉导管相连，无分支血管；B. 彩色多普勒显示主动脉血流进入三个头臂分支血管

4. 其他征象　①右房、右室扩大；②肺动脉及动脉导管内径增宽；③动脉导管远端与降主动脉相通；④合并其他心内畸形，则有相应的超声心动图特征。

（二）彩色多普勒

主动脉弓中断处血流信号连续中断，仅显示升主动脉血流进入头臂分支血管向颈部走行，而无法进入降主动脉（图 19-2-3，图 19-2-4，图 19-2-5）；肺动脉血流通过动脉导管进入降主动脉；如合并心内畸形，则有相应的彩色多普勒表现，如室间隔缺损时，可显示缺损口处双向分流。

三、注意事项与鉴别诊断

主动脉弓中断应与主动脉弓走行迂曲相鉴别，前者中断的部位无管腔结构，亦无血流信号通过；后者常无法在一个切面完整显示升主动脉、主动脉弓与降主动脉的连接关系，易造成主动脉弓中断的假象，需要多切面连续性扫查以观察其连接关系。

主动脉弓中断时，通常升主动脉远端直接延续为头臂分支血管并向颈部走形，且较平直，失去正常的与主动脉弓连接的弧形结构此特征提示可能存在主动脉弓中断。

四、遗传学

主动脉弓中断可合并 21 三体综合征、18 三体综合征或特纳综合征等。基因组异常多见于 22q11 微缺失。Loeys-Dietz 综合征是一种结缔组织疾病，该综合征患者有较高的主动脉中断或主动脉扩张的风险，95% 的患者可见主动脉根部扩张，还有动脉瘤及动脉曲张，约有 50% 的患者存在远端动脉瘤或扩张，约 75% 的患者可以检测到 *TGFBR2* 基因的突变，其余部分为 *TGFBR1* 基因的突变。

五、预后评估

主动脉弓中断为导管依赖性先天性心脏病，出生早期临床症状一般不明显，如不及时手术，75.0% 以上在新生儿期死亡。若伴有气管狭窄、主动脉及左心室的发育不良等，预后差。

第 3 节　血管环

血管环（vascular rings）是指先天性主动脉弓及其头臂分支血管、肺动脉分支或动脉导管的位置或数目发育异常形成血管环并包绕和压迫气管及食管。根据血管环的种类不同可完整或部分包绕气管和食管，导致气管和食管受压，出生后可出现呼吸或吞咽困难等临床症状。发生率占先天性心脏病的 1.0%~2.0%。“胎儿中心”资料统计，检出率约 0.25%，占胎儿先天性心血管畸形的 4.15%。单纯性血管环占 76.23%；复合性（合并其他心血管畸形）占 23.77%，合并畸形有室间隔缺损、法洛四联症及右室双出口等，其中以室间隔缺损最常见。

一、病理分型与病理生理

（一）血管环类型

1. 双主动脉弓　“胎儿中心”资料统计，该型所占比例为 6.79%。升主动脉分为左、右主动脉弓，分别从两侧绕过气管和食管，并在其后方汇合与降主动脉相连，血管环包绕气管、食管。右侧主动脉弓发出右颈总动脉和右锁骨下动脉，左侧主动脉弓发出左颈总动脉和左锁骨下动脉。多数双弓管径大小不同。

2. 右位主动脉弓伴镜像分支及左位动脉导管　“胎儿中心”资料统计，该型所占比例为 21.31%。主动脉弓位于气管右侧，弓上仍有三个分支，与正常主动脉弓呈镜像位，分别为左侧无名动脉、右侧颈总动脉和右侧锁骨下动脉；动脉导管位于气管左侧，其远端如与降主动脉相连，则形成完整血管环包绕气管和食管，如与无名动脉（左锁骨下动脉）相连则不形成血管环。

3. 双动脉导管　“胎儿中心”资料统计，该型所占比例为 0.75%。主动脉弓位于气管左侧（见于镜像右位心）或右侧，两侧动脉导管均与降主动脉起始处相连，走行于气管两侧并包绕气管和食管。

4. 右位主动脉弓伴左锁骨下动脉迷走、左位动脉导管　“胎儿中心”资料统计，该型所占比例为 53.78%。主动脉弓位于气管右侧，弓上有左颈总动脉、右颈总动脉、右锁骨下动脉和左锁骨下动脉四个分支血管，左锁骨下动脉发自降主动脉起始处，走行于气管、食管后方（称迷走左锁骨下动脉）。动脉导管位于气管左侧，其远端与迷走左锁骨下动脉根部相连，气管和食管被包绕在三者形成的血管环中。

5. 左位主动脉弓伴右锁骨下动脉迷走　“胎儿中心”资料统计，该型所占比例为 15.47%。主动脉弓位置正常，弓上有右颈总动脉、左颈总动脉、左锁骨下动脉和右锁骨下动脉四个分支血管，右侧锁骨下动脉从主动脉弓远端发出后于气管后方向右侧上肢走行，形成血管环，即迷走的右锁骨下动脉。

6. **肺动脉吊带** “胎儿中心”资料统计，该型所占比例为1.89%。左肺动脉起源位置异常，发自右肺动脉，并在气管和食管之间向左走行，包绕气管，严重者气管受压软化。

7. **左位主动脉弓和右位动脉导管** 此种类型罕见，“胎儿中心”尚无检出病例。主动脉弓位于气管左侧（见于镜像右位心），伴右锁骨下动脉迷走，或镜像头臂分支血管，动脉导管位于气管右侧，远端与降主动脉起始处相连形成血管环包绕气管、食管。

8. **无名动脉压迫** 该类型罕见，“胎儿中心”尚无检出病例。无名动脉发出位置向左移位，从左向右走行于气管前方并压迫气管，压迫超过原气管管腔的75%时称无名动脉压迫综合征。

根据形成血管环的形态不同分为“U”形、“O”形、“C”形。不同形态的血管环病理类型亦不同，归纳描述如下：

“U”形血管环：右位主动脉弓伴左锁骨下动脉迷走、左位动脉导管；右位主动脉弓伴镜像头臂分支、左位动脉导管；左位主动脉弓和右位动脉导管。

“O”形血管环：双主动脉弓；双动脉导管。

“C”形血管环：左位主动脉弓伴右锁骨下动脉迷走；肺动脉吊带。

（二）生　理

血管环包绕气管、食管，部分病例对其产生压迫，胎儿期如不合并其他心内结构异常，其血流动力学无改变，亦不引起心腔大小的改变。气管、食管的受压，导致新生儿出现呼吸困难及吞咽困难的症状，其严重程度取决于压迫的程度和气管有无软化。

二、影像学特征

（一）二维超声心动图

1. **右位主动脉弓伴左锁骨下动脉迷走、左位动脉导管** ①标准的主动脉弓长轴切面无法显示主动脉弓及头臂分支血管；②非标准主动脉弓长轴切面显示弓上有四个分支血管，由近至远为左颈总动脉、右颈总动脉、右锁骨下动脉和左锁骨下动脉，其中左锁骨下动脉由降主动脉起始处发出（迷走的左锁骨下动脉）；③三血管－气管切面显示主动脉弓位于气管右侧，动脉导管位于气管左侧，其远端与迷走左锁骨下动脉根部相连，三者形成“U形”血管环包绕气管（图19-3-1A）。

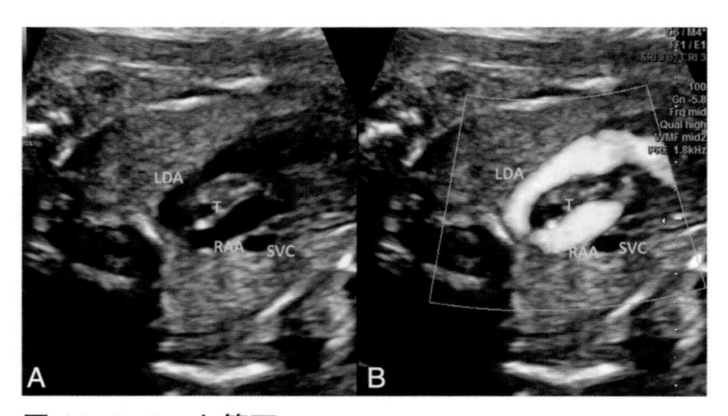

图19-3-1　血管环

A. 右位主动脉弓伴左锁骨下动脉迷走、左位动脉导管形成的“U形”血管环；B.“U形”血管环的彩色多普勒血流图

2. **右位主动脉弓伴镜像血管分支、左位动脉导管** ①非标准主动脉弓长轴切面显示弓上有3个分支血管，由近至远分别为左无名动脉、右颈总动脉和右锁骨下动脉；②三血管－气管切面显示主动脉弓位于气管右侧，动脉导管位于气管左侧，其远端与降主动脉起始处相连，二者形成“U形”血管环包绕气管。

3. **双主动脉弓** ①升主动脉位置正常。②三血管－气管切面显示主动脉弓在气管前方分为左、右两支主动脉弓。右侧主动脉弓绕过气管后与左侧主动脉弓汇合并延伸至降主动脉，在肺动脉分叉处与左侧主动脉弓远端之间显示动脉导管结构，两侧主动脉弓形成“O形”血管环将气管包绕其中（图19-3-2A）。③主动脉弓长轴切面，显示两侧主动脉弓上分别发出两个头臂分支血管，左弓发出左锁骨下动脉和左颈总动脉，右弓发出右锁骨下动脉和右颈总动脉（图19-3-3），多数右侧主动脉弓内径大于左侧主动脉弓

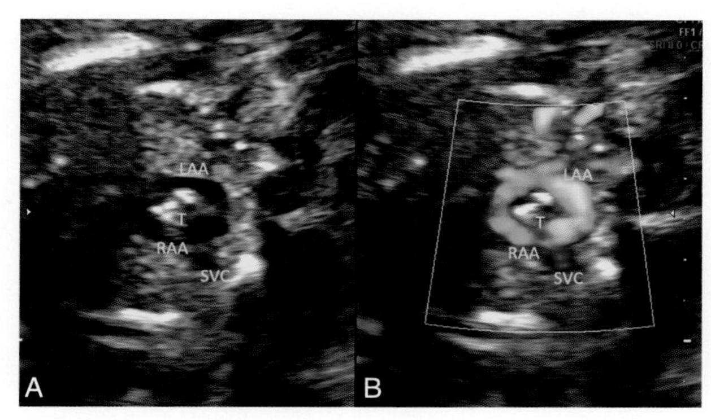

图 19-3-2　血管环
A. 双主动脉弓形成的“O 形”血管环；B.“O 形”血管环的彩色多普勒血流图

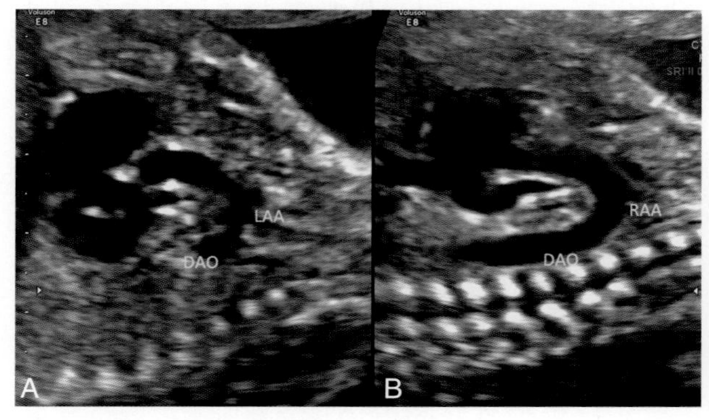

图 19-3-3　双主动脉弓
主动脉弓长轴切面，显示左位主动脉弓和右位主动脉弓均与降主动脉相连

内径。

4. 左位主动脉弓伴右锁骨下动脉迷走　①主动脉弓位置正常，其长轴切面显示弓上有 4 个分支血管，由近至远分别为右颈总动脉、左颈总动脉、左锁骨下动脉和右锁骨下动脉，其中第四支右锁骨下动脉从降主动脉起始处右侧发出，为迷走的右锁骨下动脉 . ②三血管 – 气管切面及降主动脉冠状切面显示主动脉弓与动脉导管汇入降主动脉处发出一支血管（迷走的右锁骨下动脉），该分支血管绕过气管后方向右侧上肢走行（图 19–3–4），与主动脉弓形成“C 形”血管环包绕气管（图 19–3–4B）。

5. 左位主动脉弓伴右位动脉导管　左位主动脉弓伴右位动脉导管见于镜像右位心、左位主动脉弓。三血管 – 气管切面显示主动脉弓位于气管左侧，动脉导管位于气管右侧，其远端与降主动脉起始处相连，二者形成“U 形”血管环包绕气管。

6. 双动脉导管　双动脉导管见于右位主动脉弓或镜像右位心、左位主动脉弓。三血管 – 气管切面，显示主动脉弓位于气管右侧或左侧，左右两侧动脉导管分别走行于气管两侧，其远端均与降主动脉起始处相连，二者形成“O 形”血管环包绕气管（图 19–3–5A）。

7. 肺动脉吊带　肺动脉长轴切面显示左肺动脉发自右肺动脉，跨越右侧支气管后从气管后方、食管前方向左走行至左侧肺门，形成的吊带压迫右侧支气管和气管，形成“C 形”血管环包绕气管（图 19–3–6A）。

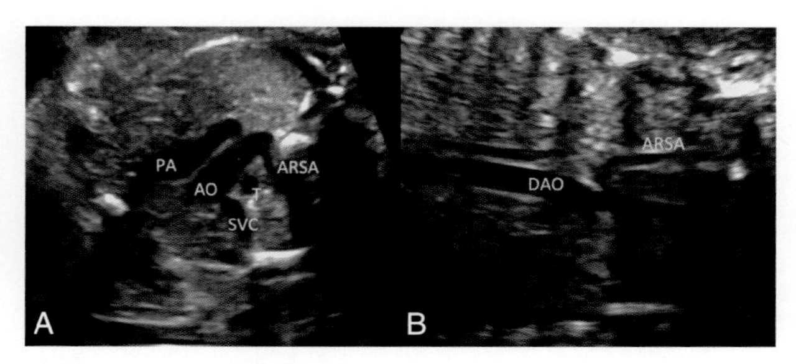

图 19-3-4　血管环
A. 降主动脉起始处右侧发出迷走右锁骨下动脉，远端向右肩部走行；B. 降主动脉起始处右侧发出的迷走右锁骨下动脉与主动脉弓形成“C 形”血管环包绕气管

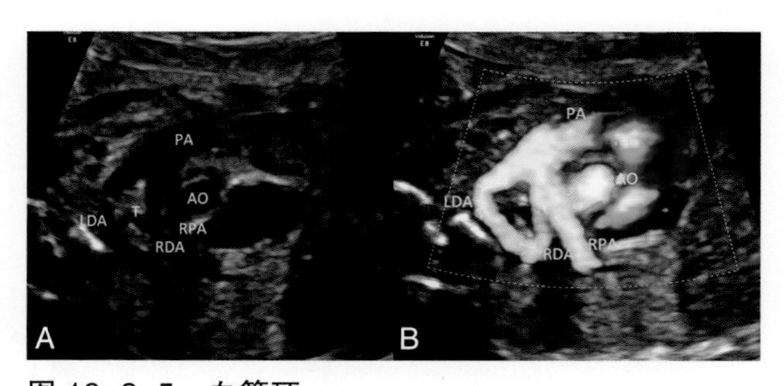

图 19-3-5　血管环
A. 左、右动脉导管分别位于气管两侧，形成“O 形”血管环；B.“O 形”血管环的彩色多普勒血流图

8. 无名动脉压迫　主动脉弓位置正常，其长轴切面显示无名动脉发出位置异常，向左侧移位，从气管前方向右侧走行；气管短轴切面显示气管在无名动脉走行处受压，形态失常。

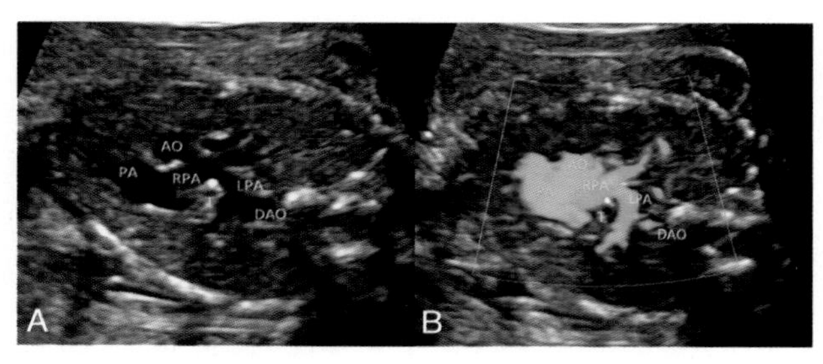

图 19-3-6　血管环
A. 左肺动脉发自右肺动脉，形成吊带压迫右侧支气管和气管，呈“C”形血管环包绕气管；B.“C 形”血管环的彩色多普勒血流图

（二）彩色多普勒

观察各种类型血管环血流走形与环抱气管的形态，首选三血管 – 气管切面，其次为降主动脉冠状切面。

1. 右位主动脉弓伴左锁骨下动脉迷走、左位动脉导管　彩色多普勒显示右位主动脉弓、迷走左锁骨下动脉与左位动脉导管的血流呈“U 形”环包绕气管（图 19-3-1B）。

2. 右位主动脉弓伴镜像血管分支、左位动脉导管　彩色多普勒显示右位主动脉弓与左位动脉导管血流呈“U 形”环包绕气管。

3. 双主动脉弓　彩色多普勒显示左右两侧主动脉弓血流呈“O”形环包绕气管（图 19-3-2B）。

4. 左位主动脉弓伴右锁骨下动脉迷走　彩色多普勒显示迷走的右锁骨下动脉血流发自降主动脉起始处右侧（图 19-3-7A）与主动脉弓血流呈“C”形环包绕气管（图 19-3-7B）。

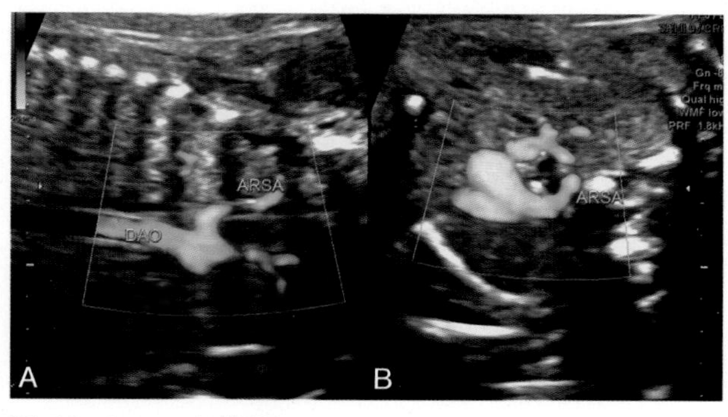

图 19-3-7　血管环
A. 迷走右锁骨下动脉血流发自降主动脉起始处右侧，远端向右肩部走行；B. 迷走右锁骨下动脉的血流与主动脉弓呈“C”形环包绕气管

5. 左位主动脉弓伴右位动脉导管　彩色多普勒显示左位主动脉弓与右位动脉导管血流呈“U 形”环包绕气管。

6. 双动脉导管　彩色多普勒显示两侧动脉导管血流呈“O 形”环包绕气管（图 19-3-5B）。

7. 肺动脉吊带　肺动脉长轴切面，彩色多普勒显示右肺动脉血流进入左肺动脉并绕过气管后方呈“C 形”环包绕气管（图 19-3-6B）。

三、核磁共振

1. 检查孕周　一般选择妊娠 26 周以后进行 MRI 检查，必要时可在妊娠晚期进行复查，尤其当胎头入盆，胎位受限及肢体骨骼遮挡时，MRI 并不受以上因素影响，此时胎儿心脏、血管及气管亦显示得更加清晰。

2. 方法学　采用 MRI 的 T2 亮血序列，扫查目标结构的轴位及冠状位。

3. 图像特征　T2 亮血序列中，心脏、大血管内均呈高信号，由于胎儿气管内充满羊水，所以气管、支气管及肺内均呈高信号影。在 T2 轴位上血管环呈环形高信号影，一般位于气管分叉处上方，其中心圆形高信号影，为气管影（图 19-3-8）。在 T2 冠状位上气管及左右支气管呈“人”字形高信号影，血管环断面，位于气管分叉处上方呈圆形高信号影（右侧主动脉弓断面，左侧动脉导管断面），一般左右对称，略有高低差距（图 19-3-9）。当气管受压时轴位可见环形中心高信号影，上下连续两个层面上直径略有差异。在冠状位上时可见血管断面对气管边缘的压迫。

四、注意事项与鉴别诊断

1. 切面选择与应用

（1）三血管 – 气管切面是显示血管环的最佳切面，能够清楚地显示位置异常的血管及相互关系。该切面显示位于血管环中间的气管为横断面，正常为圆形，受压时则呈椭圆形 .

（2）气管冠状切面是整体评价气管受压程度的最佳切面（图 19-3-10），可清楚显示

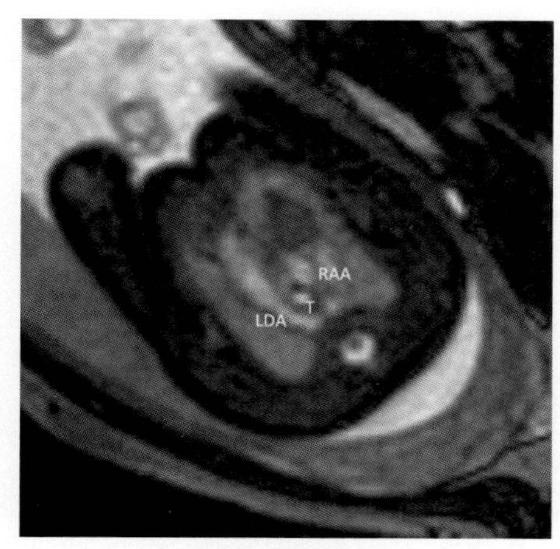

图 19-3-8　血管环 T2 轴位
血管环呈环形高信号影，其中心圆形高信号影为气管影

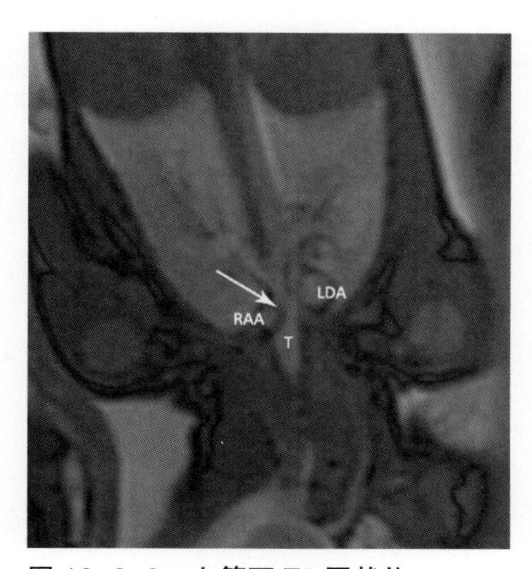

图 19-3-9　血管环 T2 冠状位
气管及左右支气管呈“人”字形高信号影，血管环断面，位于气管分叉处上方呈圆形高信号影（右侧主动脉弓断面，左侧动脉导管断面），箭头所示处为气管右侧局部受压略向内凹陷

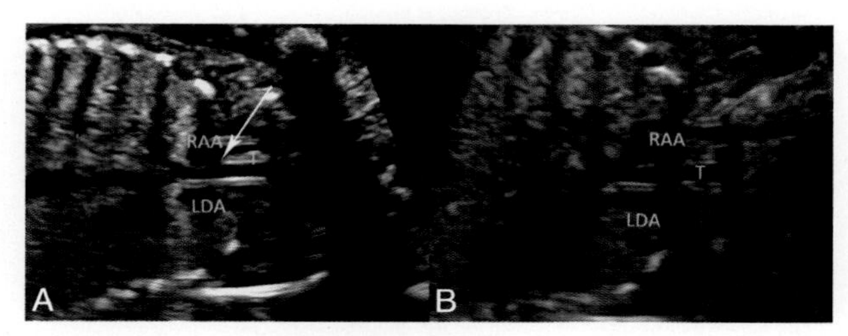

图 19-3-10　气管冠状切面
A. 气管受压（箭头所示），局部略向内凹陷；B. 气管未受压

气管两侧血管对气管的压迫程度，以及受压处气管的切迹，并可估测气管受压狭窄的范围和程度。计算公式：受压程度 =（上段正常气管内径 – 受压处气管内径）/ 上段正常气管内径 ×100%。

2. 右位主动脉弓伴镜像血管分支与双主动脉弓鉴别　双主动脉弓的左侧主动脉弓一般内径较细，其远端与降主动脉的连续关系常显示不清，需多切面连续扫查，并结合彩色多普勒和高分辨率血流显像（HD Flow）技术，如有血流信号通过则可明确为双主动脉弓；如无法显示弓降连接处的血流信号则多考虑为右位主动脉弓伴镜像头臂分支或双主动脉弓伴左侧主动脉弓中断，此时胎儿超声心动图检查难以鉴别。

五、遗传学

CHARGE 综合征是由于 *CDH7* 基因突变引起的疾病，75.0%~80.0% 患者有右心室双出口伴房室间隔缺损，右位主动脉弓；约 85.0% 的 22q11.2 微缺失综合征患者有心脏缺陷，62% 心室瓣膜的缺陷，52% 有右位主动脉弓，法洛四联症，左锁骨下动脉异常。

六、预后评估

先天性血管环胎儿期无任何临床症状，根据血管环的类型不同出生后可产生气管和食管的受压，但总体的预后较好。气管未受压或轻度受压（受压程度 <50%），胎儿出生后绝大多数未出现气管或食管受压的临床症状，动脉导管可正常闭合，个别病例出生后早期可出现轻微喘息等症状，多随年龄增加而自行消失（“胎儿中心”随访资料）。

肺动脉吊带、双主动脉弓、右位主动脉弓伴左锁骨下动脉迷走及左位动脉导管等属于具有临床意义的血管环，出生后根据临床症状选择外科手术矫治，特别是肺动脉吊带出生后应尽早进行左肺动脉移植术，不伴有严重的气管受压狭窄或气管软化则手术效果良好，反之手术难度大，预后差。

第4节 永存动脉干

永存动脉干（persistent truncus arteriosus，PTA）又称共同动脉干，是指心底仅有一支大血管发出，仅有一组半月瓣，左、右肺动脉发自动脉干的不同部位，即体循环、肺循环及冠状动脉血供均来源于动脉干。该畸形占先天性心脏病发病率的0.5%~3.0%，胎儿心脏畸形的5.8%。“胎儿中心”检出率约0.1%，占胎儿先天性心血管畸形的1.72%。

一、病理分型与病理生理

永存动脉干几乎都合并大型室间隔缺损，68.0%~83.0%永存动脉干骑跨于室间隔上，少数可直接发自一个心室（11.0%~29.0%发自右心室，4.0%~6.0%发自左心室）。半月瓣的大小、数目可不同。根据肺动脉起源位置分为4型。

（一）Collette-Edwards分型（图19-4-1）

Ⅰ型　永存动脉干根部发出短小肺动脉主干，其远端分为左、右肺动脉分支（图19-4-2）。

Ⅱ型　左、右肺动脉分支分别发自永存动脉干根部后壁，开口位置较近，无肺动脉主干。

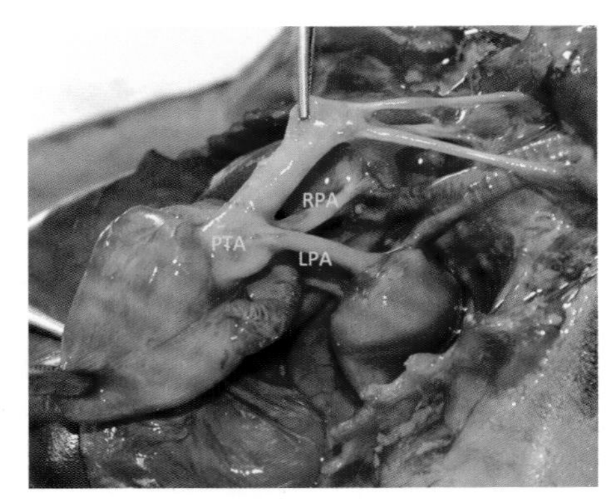

图19-4-2　Ⅰ型永存动脉干病理解剖图
永存动脉干根部发出短小肺动脉主干，其远端分为左、右肺动脉分支

Ⅲ型　左、右肺动脉分别发自永存动脉干的两侧，无肺动脉主干。

Ⅳ型　无肺动脉分支，肺循环供血主要来自于降主动脉的侧支。

（二）Van Praagh分型

根据有无室间隔缺损分为：A组，有室间隔缺损（96.5%）；B组，无室间隔缺损。A组又根据肺动脉分支起源分为4型（图19-4-3）。

1.A1型　短小的肺动脉主干发自永存动脉干根部后侧壁，其远端分为左、右肺动脉分支（同Ⅰ型，图19-4-2）。

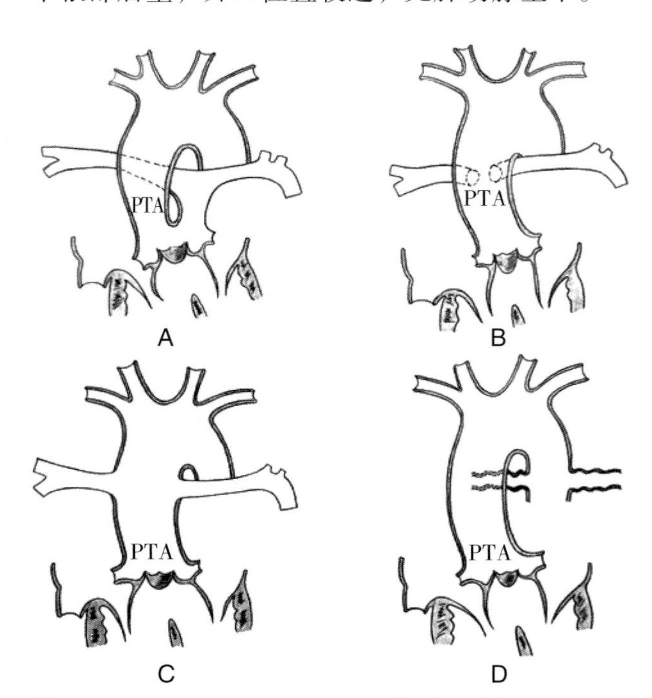

图19-4-1　Collette-Edwards分型示意图
A：Ⅰ型；B：Ⅱ型；C：Ⅲ型；D：Ⅳ型

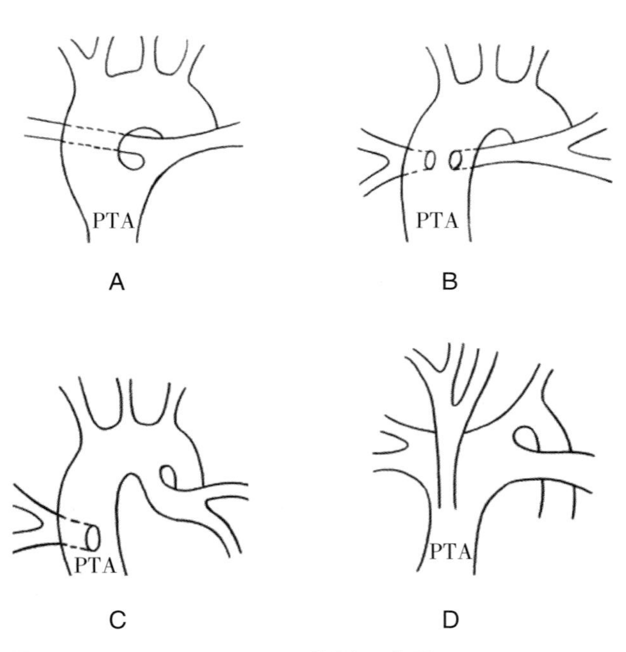

图19-4-3　Van Praagh分型示意图
A：A1型；B：A2型；C：A3型；D：A4型

2.A2 型　左、右肺动脉分支分别发自永存动脉干根部后壁或侧壁，开口位置可近可远（同Ⅱ型和Ⅲ型）。

3.A3 型　一侧肺动脉分支发自永存动脉干，另一侧肺动脉分支缺如，肺部由侧支血管或动脉导管供血。

4.A4 型　永存动脉干的主动脉成分发育不良，合并主动脉缩窄或主动脉弓中断。

（三）生　理

胎儿永存动脉干同时接受左、右心室的血液，收缩期左、右心室的血液同时进入永存动脉干，肺动脉的血供来自动脉干或侧支循环，肺动脉与动脉干两者的压力近似，胎儿期肺循环阻力高且不引起肺循环的大量灌注，一般不发生心力衰竭；若存在半月瓣的大量反流可导致心脏容量负荷增加，出现心脏扩大。

二、超声心动图特征

（一）二维超声心动图

1. 心室流出道切面　①心底部仅显示一组半月瓣、一根大血管起源于左、右心室或一侧心室，为永存动脉干；②室间隔上部连续中断，永存动脉干骑跨于室间隔之上（图 19-4-4A）；③肺动脉发自永存动脉干，根据类型不同起源的位置不同（图 19-4-5A，图 19-4-6A）。

2. 三血管－气管切面　失去正常的三血管结构，仅见一支大动脉。

3. 四腔心切面　可正常，如合并其他心内畸形则显示相应的超声心动图特征。

（二）彩色多普勒

心室收缩期左、右心室的血流同时或一侧心室的血流进入永存动脉干；永存动脉干内血流进入肺动脉分支（图 19-4-4B，图 19-4-5B，图 19-4-6B）。

三、注意事项与鉴别诊断

扫查过程中应注意心底发出大血管的数目及肺动脉的起源，室间隔缺损型肺动脉闭锁与永存动脉干均可有室间隔缺损和骑跨，较难鉴别，应

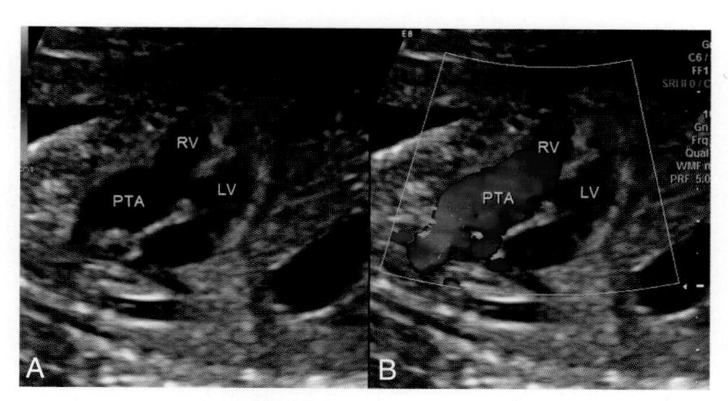

图 19-4-4　永存动脉干

A. 永存动脉干骑跨于室间隔之上；B. 收缩期左、右心室血流同时进入永存动脉干

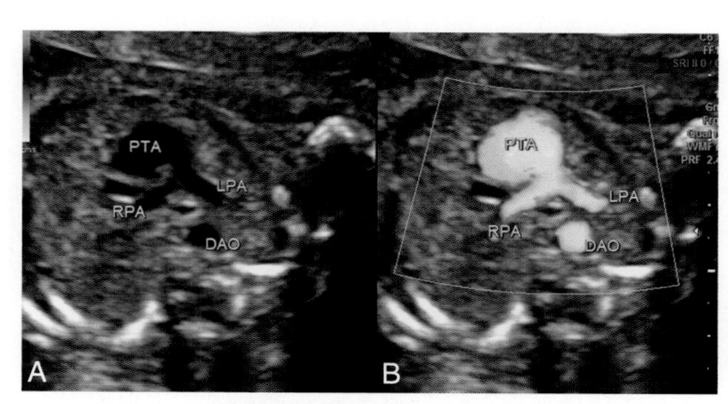

图 19-4-5　Ⅰ型永存动脉干

A. 永存动脉干根部发出短小肺动脉主干，其远端分为左、右肺动脉分支；B. 永存动脉干内血流进入肺动脉分支

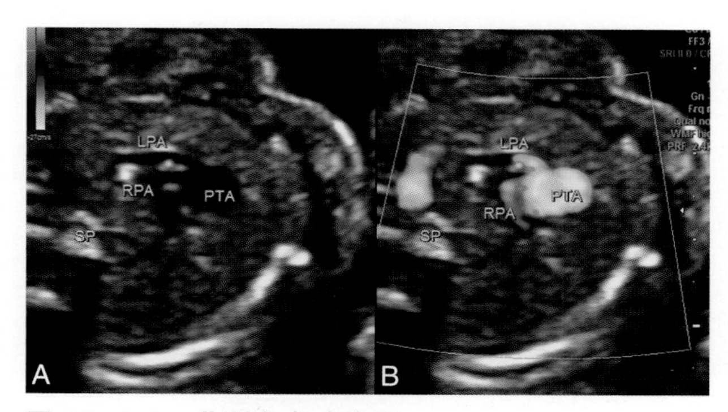

图 19-4-6　Ⅱ型永存动脉干

A. 左、右肺动脉分支分别发自永存动脉干根部后壁，开口位置较近，无肺动脉主干；B. 永存动脉干内血流进入肺动脉分支

注意肺动脉的起源位置，有无右室流出道结构等，可由肺门处起始逆向追踪肺动脉分支的起源，由于分支细小迂曲，应多角度、多切面连续性扫查，结合高分辨率血流多普勒，以提高其显示率。

四、遗传学

永存动脉干单发较为少见，常合并染色体

异常，如21三体综合征、18三体综合征。常伴有22q11.2微缺失综合征。位于8p21.2区域的*NKX2-6*基因、18q11.2区域的*GATA6*基因、22q11.2区域的*TBX1*及*DGCR8*基因突变为导致永存动脉干的重要因素。

五、预后评估

永存动脉干是一种严重致死性心血管畸形，多在婴儿期死亡。除部分类型，如Ⅰ、Ⅱ、Ⅲ型出生后尚有机会行外科手术矫治，但远期需要再次或多次手术，预后不佳。若合并其他严重的心内畸形则预后极差。

（徐鹏　唐兴　郭芬芬　张建芳　李军）

参考文献

[1] 刘晓伟，满婷婷，何怡华．超声评估主动脉缩窄胎儿主动脉弓狭窄部位的血流动力学特点．中国医学影像技术，2017, 33(2): 251–254

[2] 肖莉莉，吴道珠，陈周卉．胎儿主动脉偏细的预后分析及与主动脉缩窄的鉴别诊断．医学研究杂志，2016, 45(10): 111–114

[3] 陈倬，何怡华，韩玲．超声参数评分分析对胎儿主动脉缩窄的诊断价值．中华超声影像学杂志，2016, 2: 126–130

[4] 陈桂红，张燕宏，董凤群．产前超声诊断主动脉缩窄的研究进展．医学综述，2014,5: 896–900

[5] 张晓花，董凤群，郭亚周．胎儿单纯主动脉缩窄的超声诊断分析．中华超声影像学杂志，2014, 7: 632–634

[6] 李志强，刘扬，刘爱军．主动脉弓缩窄合并主动脉弓发育不良的外科治疗．中国胸心血管外科临床杂志，2014, 21(1): 62–66

[7] Bhawna Arya, Aarti Bhat, Margaret Vernon. Utility of novel fetal echocardiographic morphometric measures of the aortic arch in the diagnosis of neonatal coarctation of the aorta. Prenatal Diagnosis, 2016, 36(2): 127–134

[8] 董莹，王玲，赵晟．胎儿主动脉弓离断产前超声诊断分析．中华超声影像学杂志，2014, 11: 983–986

[9] 孟小军，肖鸽飞，刘彦红．胎儿主动脉弓离断的产前超声诊断．中国医学影像学杂志，2014, 4: 282–284, 288

[10] 陈琮瑛，李胜利，文华轩．胎儿主动脉弓离断的超声诊断及畸形特征分析．中国超声医学杂志，2012, 1: 64–67

[11] 徐鹏，李军，王音，等．血管环的产前影像学诊断与预后评估．中华超声影像学杂志，2015, 24（10）: 845–849

[12] 李文秀，耿斌，吴江．单纯镜像右位主动脉弓合并血管环的产前超声心动图诊断．中华超声影像学杂志，2016, 25(11): 948–952

[13] 李永刚，吴春，潘征夏，等．婴幼儿血管环外科诊治．中华胸心血管外科杂志，2011, 27: 577–580

[14] Han J, Hao X, He Y. Fetal retroesophageal left brachiocephalic vein with U-shape vascular ring on four-dimensional color Doppler ultrasound. Ultrasound Obstet Gynecol, 2017, setp. (https://doi.org/10.1002/uog.18906)

[15] William N Evans, Ruben J Acherman, Michael L Ciccolo. Vascular Ring Diagnosis and Management: Notable Trends Over 25 Years. World J Pediatr Congenit Heart Surg, 2016, 7(6): 717–720

[16] Takeshi Shinkawa, S Bruce Greenberg, Robert DB Jaquiss, et al. Primary Translocation of Aberrant Left Subclavian Artery for Children With Symptomatic Vascular Ring. The Annals of Thoracic Surgery, 2012, 93:1262–1265

[17] Yoon Jung Suh, Gi Beom Kim, Bo Sang Kwon, et al. Clinical Course of Vascular Rings and Risk Factors Associated With Mortality. Korean Circulation Journal, 2012, 42: 252–258

[18] Kuei-Cheng Hsu, Charles Tsung-Che Hsieh, Ming Chen, et al. Right aortic arch with aberrant left subclavian arterydprenatal diagnosis and evaluation of postnatal outcomes: Report of three cases. Taiwanese Journal of Obstetrics&Gynecology, 2011, 50: 353–358

[19] Supriya Jain, Beth Kleiner, Anita Moon-Grady, et al. Prenatal Diagnosis of Vascular Rings. Journal of Ultrasound in Medicine, 2010, 29: 287–294

[20] Gonzales Portillo SN, Conde Sumire R, Gamio Vega Centeno F, et al. Atrioventricular canal defect, single atrium and tricuspid atresia as part of a case of Ellis-Van Creveld syndrome. Arch Argent Pediatr, 2013, 111(3):e58–61

[21] Digilio MC, Dallapiccola B, Marino B. Atrioventricular canal defect as a sign of laterality defect in Ellis-van Creveld and polydactyly syndromes with ciliary and Hedgehog signaling dysfunction.Pediatr Cardiol, 2012, 33(5):874–875

[22] Strehle EM, Yu L, Rosenfeld JA, Genotype-phenotype

analysis of 4q deletion syndrome: proposal of a critical region. Am J Med Genet A, 2012,158A(9): 2139–2151

[23] Kale Y, Isik DU, Celik U, Neonatal Marfan syndrome with angle-closure glaucoma, tricuspid and mitral insufficiency. Genet Couns, 2015,26(1):95–98

[24] Yoon JK, Ahn KJ, Kwon BS, The strong association of left-side heart anomalies with Kabuki syndrome. Korean J Pediatr, 2015, 58(7):256–262

[25] Akishima S, Sakurai J, Jikuya T. Stickler syndrome with rapidly progressive mitral valve regurgitation: report of a case. Kyobu Geka, 2004,57(7):569–572

[26] Merla G, Brunetti-Pierri N, Piccolo P, et al. Supravalvular aortic stenosis: elastin arteriopathy. Circ Cardiovasc Genet, 2012,5(6):692–696

[27] Zamani H, Babazadeh K, Fattahi S, et al. Williams-Beuren's Syndrome: A Case Report. Case Rep Med, 2012, 2012:585–726

[28] Hatemi AC, Gursoy M, Tongut A, et al. Pulmonary stenosis as a predisposing factor for infective endocarditis in a patient with Noonan syndrome. Tex Heart Inst J, 2010, 37(1):99–101

[29] Oswal N, Christov G, Sridharan S, et al. Aberrant subclavian artery origin in tetralogy of Fallot with pulmonary stenosis is associated with chromosomal or genetic abnormality. Cardiol Young., 2014,24(3):478–484

[30] Gray JC , Krazinski AW, Schoepf UJ, et al. Cardiovascular manifestations of Williams syndrome: imaging findings. J Cardiovasc Comput Tomogr, 2013, 7(6): 400–407

[31] Thergaonkar RW, Bhat V. Cardiofaciocutaneous syndrome. Med J Armed Forces India, 2013, 69(2): 175–177

[32] Li Xie, Jin-Lan Chen, Wei-Zhi Zhang. Rare De Novo Copy Number Variants in Patients with Congenital Pulmonary Atresia. PLoS One, 2014,9(5):e96471

[33] 陆国辉，徐湘民．临床遗传咨询．北京：北京大学医学出版社，2007: 281–305

[34] Chen CP, Huang JP, Chen YY, et al. Chromosome 22q11.2 deletion syndrome: prenatal diagnosis, array comparative genomic hybridization characterization using uncultured amniocytes and literature review, 2013,527(1):405–409

[35] Gul A, Gungorduk K, Turan I, et al. Prenatal diagnosis of 22q11.2 deletion syndrome in twin pregnancy: a case report. J Clin Ultrasound, 2013,41(1):6–9

[36] Botto LD, May K, Fernhoff PM, Correa A, et al. A population-based study of the Lee MY, Won HS, Baek JW, et al. Variety of prenatally diagnosed congenital heart disease in 22q11.2 deletion syndrome. Obstet Gynecol Sci, 2014,57(1):11–16

[37] Moosmann J, Uebe S, Dittrich Set al.Novel loci for non-syndromic coarctation of the aorta in sporadic and familial cases. PLoS One, 2015,10(5):e0126873

[38] Hideto Ozawa, Hiroaki Kawata, Shigemitsu Iwai. Pulmonary artery rupture after bilateral pulmonary artery banding in a neonate with Loeys–Dietz syndrome and an interrupted aortic arch complex: report of a case. Surg Today, 2015,45(4): 495–497

[39] Payne S, Burney MJ, McCue K. A critical role for the chromatin remodeller CHD7 in anterior mesoderm during cardiovascular development. Dev Biol, 2015, 405(1):82–95

[40] Chapnik E, Sasson V, Blelloch R, et al. Dgcr8 controls neural crest cells survival in cardiovascular development. Dev Biol, 2012, 362(1):50–56

[41] Chen CP, Huang JP, Chen YY, et al. Chromosome 22q11.2 deletion syndrome: prenatal diagnosis, array comparative genomic hybridization characterization using uncultured amniocytes and literature review. Gene, 2013,527(1):405–409

[42] Gul A, Gungorduk K, Turan I, et al. Prenatal diagnosis of 22q11.2 deletion syndrome in twin pregnancy: a case report. J Clin Ultrasound, 2013,41(1):6–9

[43] Botto LD, May K, Fernhoff PM, Correa A, et al. A population-based study of the Variety of prenatally diagnosed congenital heart disease in 22q11.2 deletion syndrome. Obstet Gynecol Sci, 2014,57(1):11–16

[44] Moosmann J, Uebe S, Dittrich S, et al. Novel loci for non-syndromic coarctation of the aorta in sporadic and familial cases. PLoS One, 2015,10(5):e0126873

[45] Hideto Ozawa, Hiroaki Kawata, Shigemitsu Iwai. Pulmonary artery rupture after bilateral pulmonary artery banding in a neonate with Loeys-Dietz syndrome and an interrupted aortic arch complex: report of a case. Surg Today, 2015,45(4): 495–497

[46] Payne S, Burney MJ, McCue K. A critical role for the chromatin remodeller CHD7 in anterior mesoderm during cardiovascular development. Dev Biol, 2015, 405(1):82–95

[47] Chapnik E, Sasson V, Blelloch R, et al. Dgcr8 controls neural crest cells survival in cardiovascular development. Dev Biol, 2012, 362(1):50–56

[48] 贺林，马端，段涛．临床遗传学．上海：上海科学技术出版社，2013, 239–309

第 20 章
心室－大动脉连接异常

第 1 节　概　述

心室－大动脉连接异常也称圆锥－动脉干畸形或动脉干－圆锥畸形。目前认为它们的发生主要是由于胚胎时期心脏的圆锥－动脉干部位发育异常所导致的，包括法洛四联症、完全型或矫正型大动脉转位、心室双出口和永存动脉干，虽然主动脉弓中断也被认为是一种圆锥动脉干畸形，已在第 19 章第 2 节讨论。

圆锥动脉干畸形占新生儿先天性心脏病的 25%~30%。法洛四联症和完全型大动脉转位是最常见的两种圆锥－动脉干畸形，均占到婴儿先天性心脏病的 8%~12%。右室双出口、永存动脉干和矫正型大动脉转位发生率相对较低。以往报道中胎儿的圆锥－动脉干畸形的发生率低于婴儿中的发病率，这可能是由于在胎儿时期进行心脏超声心动图检查时单纯应用四腔心切面，导致检出率较低。近年来由于检查操作规范里包括了心室流出道的扫查，其检出率显著提高。本章节将重点讨论胎儿正常的心室流出道解剖结构及其与大动脉连接关系、圆锥动脉干畸形的病理解剖改变及其超声心动图检查技术和阳性表现。

一、正常的心室流出道解剖结构及其与大动脉的连接关系

左、右心室流出道的解剖形态显著不同，最主要的区别在于右心室有室上嵴存在。室上嵴是右心室内的一个分隔肺动脉和三尖瓣的肌性嵴样结构，室上嵴的主要组成是一个折叠样的结构，被称为心室漏斗褶皱，只有一小部分构成室间隔成分，被称为流出道间隔或漏斗间隔。流出道间隔夹在隔束的两支之间，室上嵴使右室流出道形成完整的肌性漏斗状结构。在左心室、主动脉瓣和二尖瓣之间形成纤维连续，所以左室流出道并非完整的肌性结构，不如右室流出道明显。右室流出道位于左室流出道的前方。当它们向上走行向大动脉延续时，右室流出道朝向左侧，左室流出道朝向右侧。主动脉瓣深深地楔入二尖瓣和三尖瓣之间，这种独特的位置关系使得主动脉瓣和二尖瓣可以形成纤维连接。因为有朝向左侧的肌性漏斗腔支撑，所以肺动脉瓣位于主动脉瓣的左前方。

二、超声检测胎儿心室流出道及其与大动脉连接关系的方法

在检测和评价心室流出道时，首先根据形态结构特点和标准确定心室和大动脉之后，应用下列切面（操作方法详见第 15 章）来确定心室－大动脉连接关系和大动脉之间的相对位置：①左心室流出道及右心室流出道切面是确定心室－动脉连接关系所必须采用的。两心室流出道切面相互交错不能在同一个平面上同时显示。②心底短轴切面是用来观察流出道间隔形态和测量流出道内径的，其替代切面为右心室长轴垂直切面，此切面可以在冠状切面的基础上向左前或者右后移动探头获得。③三血管切面是上纵隔的正交横切面，此切面对判断大动脉的位置关系和管径大小尤为重要，在心室流出道畸形中均会呈现异常表现。

三维超声比上述诊断胎儿心室流出道畸形

的方法更进一步。通过对四腔心切面的容积采样，能够用静态 3D 或空间－时间相关成像技术（STIC）显示至三血管切面、主动脉弓、动脉导管弓切面，用于评价心室流出道。

多普勒显像是对二维超声的重要补充。它能够显示流出道血流的方向和速度，而且能够显示动脉导管血流的速度和方向，后者对于辨别出生后可能存在的“导管依赖性”肺循环或体循环具有重要意义。能量和彩色多普勒血流显像均有助于辨识血管结构。

三、复杂先天性心脏病的超声序列节段分析与扫查

胎儿先天性心脏病（fetal congenital heart disease，FCHD）的类型很多，其中相当一部分为复杂畸形。对于复杂性先天性心脏病（congenital heart disease，CHD）应该采用序列节段分析法（也称三节段或五节段诊断法）来进行描述、分析和诊断。序列节段分析法是从腔静脉和肺静脉回流部位、内脏－心房位置、心房与心室连接关系、心室位置、心室与大动脉连接关系、主动脉与肺动脉的相对空间关系，以及各心腔和大血管的发育程度逐步确定心脏和大血管连接异常的类型。只有通过这种方法才有可能理解并准确、有效地描述复杂性先天性心脏病的解剖异常。序列节段分析法（详见第 13 章）可以确定内脏－心房位置、心室袢、心房－心室连接关系、房室瓣（有无狭窄、闭锁或融合成共同房室瓣，有无骑跨或跨立）、心室－动脉连接、半月瓣（动脉瓣有无狭窄、闭锁、发育不良或骑跨等）、大动脉位置关系，以及心脏的位置异常（左位心、中位心、胸外心脏）及其他诸如室间隔缺损、房间隔缺损、主动脉弓中断、主动脉缩窄、单心室等。

第 2 节　法洛四联症

法洛四联症（tetralogy of Fallot，TOF）是一种最常见的发绀型复杂性先天性心脏病，其心脏和大血管畸形具有以下 4 种特征性的异常：①由于室间隔漏斗部与小梁部错位导致的主动脉瓣下室间隔缺损；②主动脉骑跨于室间隔缺损之上；③右心室流出道和（或）肺动脉不同程度梗阻或狭窄；④继发性的右心室肥厚（出生后方出现或显著）。法洛四联症出生后发病率占所有复杂性先天性心脏病的 9.0%~11.0%，占发绀型复杂性先天性心脏病的 50% 左右。由于在胎儿期其他复杂心脏畸形发生率较高，法洛四联症在胎儿期（宫内）发病率为所有复杂性先天性心脏病的 3%。“胎儿中心”资料统计，该病检出率 0.55%，占胎儿心血管畸形的 9.06%；常合并心外畸形，主要是胃肠道和胸腔畸形，包括食管和十二指肠闭锁、膈疝等。

一、病理解剖与病理生理

右心室流出道 / 肺动脉狭窄或梗阻的范围和程度取决于室间隔漏斗部偏移的程度、室间隔和右心室前壁的肥厚程度，以及肺动脉瓣狭窄的程度。在胎儿期，由于部分病例不出现或较晚才出现肺动脉狭窄，而且大部分病例都没有明显的右心室肥厚，法洛四联症（图 20-2-1，图 20-2-2）在胎儿期可能只表现为“二联症”或“三联症”。法洛四联症有很多种变异和亚型。法洛四联症合

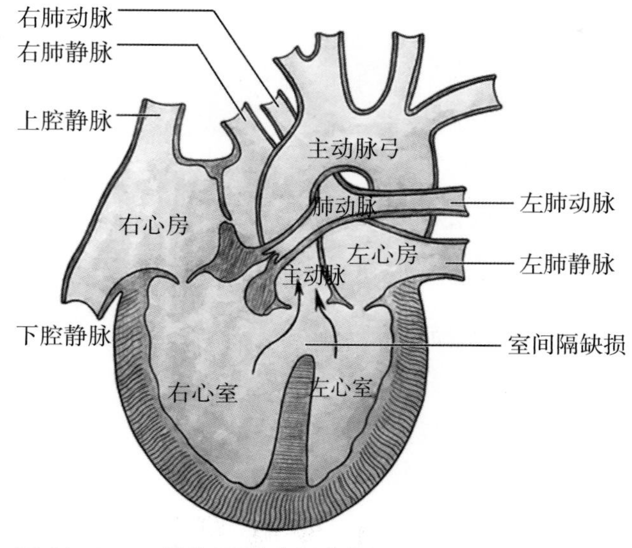

图 20-2-1　法洛四联症示意图

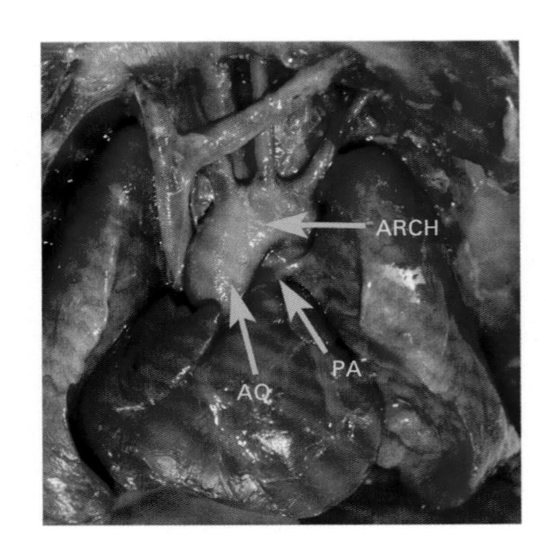

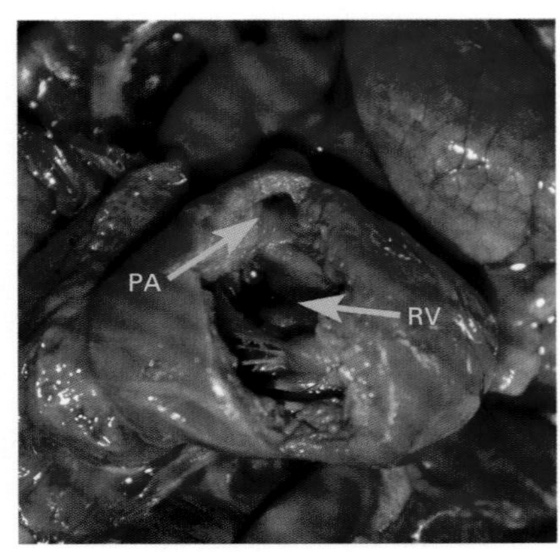

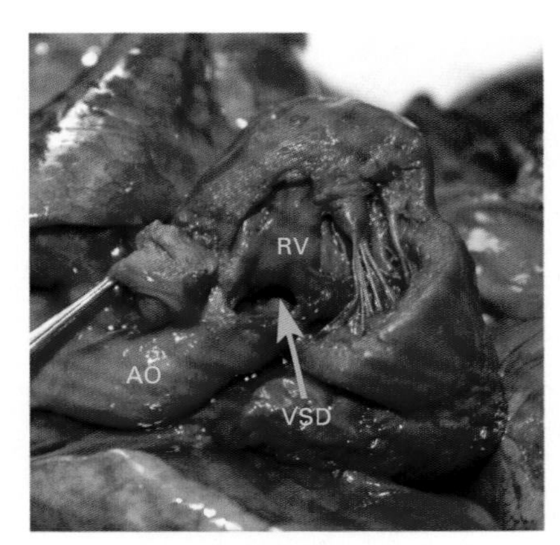

图 20–2–2　法洛四联症病理标本
心脏剖面图，显示主动脉增宽，肺动脉狭窄及室间隔缺损

并肺动脉瓣缺如表现比较特殊，由于肺动脉瓣环狭窄且瓣叶缺如而导致的严重的狭窄和关闭不全同时存在，造成肺动脉主干和分支显著增宽，以至压迫气管和支气管，在出生后逐渐出现呼吸窘迫的症状，预后较差。

二、超声心动图特征

（一）二维超声心动图

1. 典型特征　左心室流出道长轴切面或者五腔心切面，显示室间隔向右前移位，伴高位室间隔缺损，主动脉骑跨于室间隔上（图 20–2–3）；大动脉根部短轴、右心室流出道切面，显示发育较细小的肺动脉，即可诊断本病（图 20–2–3）。

2. 四腔心切面　超声表现一般不显著，几乎为正常的，除非合并其他复杂畸形，才可能在此切面显示异常。如完全性房室间隔缺损，会显示房间隔下部和（或）室间隔上部缺损，以及房室瓣异常。

3. 心腔大小　各心腔大小和比例基本正常，只有法洛四联症合并肺动脉瓣缺如时才出现右心室明显扩大。

4. 肺动脉　肺动脉内径或许仍在正常值范围

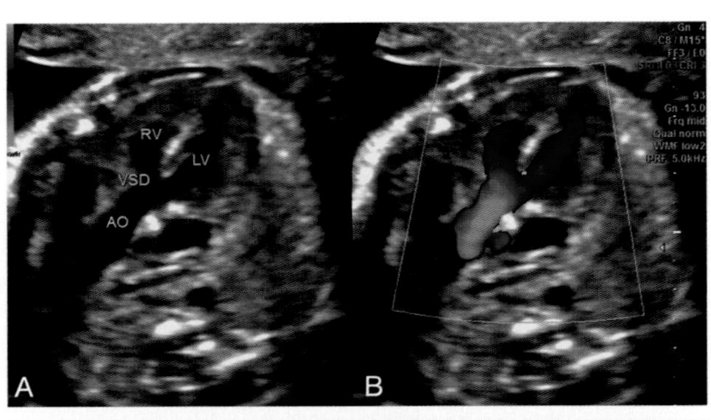

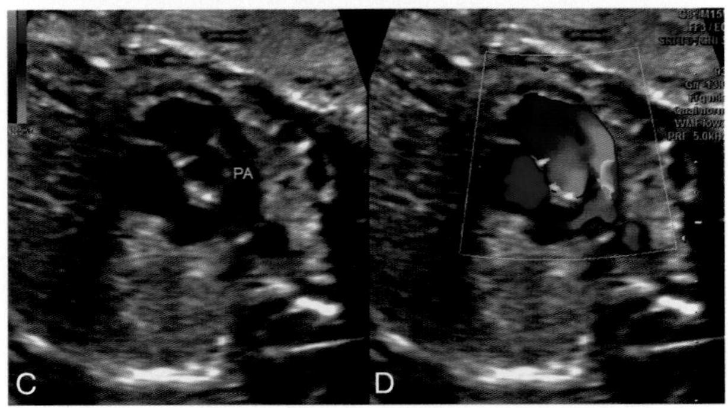

图 20–2–3　法洛四联症二维超声和彩色多普勒图
A. 左心室流出道长轴切面，显示室间隔向右前移位，伴高位室间隔缺损，主动脉骑跨于室间隔上；B. 彩色多普勒显示收缩期左、右心室血流汇成“Y”形进入主动脉；C. 右心室流出道长轴切面，显示发育较细小的肺动脉；D. 彩色多普勒显示肺动脉内血流束直径变细

内，但是肺动脉与主动脉内径比值减小。妊娠晚期，肺动脉狭窄比较明显，应进一步评估其发育程度，常用指标为：McGoon 比值 =（左肺动脉内径 + 右肺动脉内径）/ 穿膈处主动脉内径，McGoon 比值≥ 1.3 是出生后法洛四联症根治性手术的必要条件。

5. 右心室壁　妊娠中期，多数右心室壁无明显肥厚，漏斗部狭窄的特征可不典型，随孕周的增加而逐渐出现程度不同的增厚。

（二）多普勒超声心动图

1. 血流特征　彩色多普勒显示右心室部分血流通过室间隔缺损与左心室血流共同进入主动脉，右心室其余血流则流向狭窄的肺动脉。在胎儿期，即使存在右心室流出道和（或）肺动脉的明显狭窄，也很少会显示其血流加速。

2. 肺动脉狭窄　很多狭窄在妊娠中期并不明显，而在后期才逐渐显现。在一些病例中，肺动脉狭窄会发展为闭锁。所以需要进行系列的随访检查，动态观察肺动脉狭窄的进展情况，如显示肺动脉内血流显著减少，应及时提醒患儿出生时可使用前列腺素 E_1，以防止由动脉导管向肺动脉供血量急剧减少，甚至中断，导致肺血流进一步减少，加重患儿缺氧和发绀。

3. 频谱多普勒　多数情况记录不到右心室流出道和（或）肺动脉的血流加速。

三、注意事项与鉴别诊断

1. 对位不良（主动脉骑跨）的室间隔缺损　在没有出现右心室流出道和（或）肺动脉狭窄之前，两者很难鉴别开。它可能是法洛四联症在孕期较早的表现，因此必须要追踪随访直至妊娠晚期。

2. 法洛四联症型右心室双出口　主动脉的大部分起自于右心室，多数学者认为其鉴别点是主动脉骑跨率≥ 75%。

3. 永存动脉干、肺动脉闭锁伴有室间隔缺损　三者都有对位不良的室间隔缺损，当发现有主动脉骑跨时，必须观察右心室流出道和肺动脉。如果有细小的肺动脉连于右心室，即为法洛四联症；如果肺动脉闭锁，则为伴肺动脉闭锁的法洛四联症；如果肺动脉发自动脉干，则为永存动脉干。

四、遗传学

遗传学因素异常的风险高，患病胎儿中 21 三体及 18 三体总的发生率为 20%，两者发生率相近。另外与 22q11 短臂微缺失也有一定联系，在合并肺动脉瓣缺如的病例中，其发生率可达 25% 左右。合并非染色体性综合征风险也相对较高。

单纯型法洛四联症为多基因遗传，遗传度为 54%~60%，患者同胞再显风险率为 2.5%~3.5%，子女再显风险率为 3.0%~4.2%。Turner 综合征等染色体病和尖头并指畸形、Miller-Dieker、血小板减少－桡骨发育不全、Alagille 等综合征性单基因病均可合并有法洛四联症。5q35.1 区域的 *NKX2-5*、8p23.1 区域的 *GATA4*、8q23.1 区域的 *ZEPM2*、18q11.2 区域的 *GATA6*、19p13.11 区域的 *GDF1*、20p12.2 区域的 *JAG1* 及 22q11.21 区域的 *TBX1* 基因突变或缺失也是导致法洛四联症的重要因素。1q21.1 区域的缺失、3p25.1 区域的重复、4q22.1 区域的重复、5q35.3 区域的重复、9q34.3 区域的缺失、16p13.11 微缺失或微重复等染色体结构异常伴有法洛四联症。此外，HIRA100308 位点 G/A 单核苷酸多态性与法洛四联症和动脉单干的遗传易感性有关，A 等位基因可能是法洛四联症的易感基因。

五、预后评估

患儿的预后取决于几种因素，包括染色体核型，合并的心外畸形和心脏结构异常的程度。预后不良的因素主要是心外畸形和异常，包括染色体异常、严重肺动脉狭窄或闭锁、肺动脉瓣缺如。所以，在进行产前咨询时应综合考虑并解释清楚。肺动脉狭窄的程度在孕期是渐进性发展变化的，这一点尤为重要。

所有的患儿出生后均需要接受手术治疗。手术方式要等到出生后以后根据对其解剖结构异常的特征和程度的准确评估后方能确定。评估包括肺动脉主干及其分支的狭窄程度、冠状动脉发育和走行异常以及多发性室间隔缺损等。手术一般在3~6个月内进行，也可根据患儿的实际情况提前或延后手术。手术死亡率低于2.5%。手术的方法主要是消除右心室流出道梗阻和修补室间隔缺损，但往往也需要进行肺动脉瓣成形和肺动脉主干及其分支的加宽。对于肺动脉狭窄非常严重的病例，可能需要进行介入治疗，对肺动脉瓣进行扩张，或者通过手术在升主动脉和肺动脉之间用人工血管搭桥，以增加肺血流量，促进肺动脉发育，之后再进行根治性手术。

患儿的长期存活率为80%~90%，合并肺动脉瓣缺如患儿的产前存活率明显较低。总之，如果在胎儿期超声检查发现法洛四联症没有合并诸如肺动脉闭锁或极重度狭窄，以及其他会影响预后的严重畸形，总体治疗效果和长期预后较好。

第3节　肺动脉闭锁伴有室间隔缺损

肺动脉闭锁伴有室间隔缺损（pulmonary atresia with ventricular septal defect, PAVSD）亦称室间隔缺损型肺动脉闭锁、伴有室间隔缺损的肺动脉闭锁，其特征是没有右心室－大动脉连接，肺动脉主干严重异常，有部分病例呈完全缺如，其肺动脉分支由动脉导管或侧支供血。发病率为胎儿复杂性先天性心脏病的1.0%左右。“胎儿中心”资料统计，检出率0.20%，占胎儿心血管畸形3.27%。

一、病理解剖与病理生理

包括以右心室－大动脉连接缺失为特点的一类复杂性先天性心脏病在大多数病例中都存在对位不良型室间隔缺损、主动脉骑跨、流出道肌部室间隔前移致右心室流出道狭窄，并且直接与右心室壁心肌相交融，从而阻断了右心室与肺动脉的连接，因此肺动脉闭锁伴有室间隔缺损也可以被视为极重度的法洛四联症。肺动脉发育不良的程度各异。肺动脉闭锁伴有室间隔缺损分为① A型，左、右肺动脉相互连接，由动脉导管供血，即动脉导管依赖的肺动脉（A1有肺动脉、A2无肺动脉）；② B型，小的肺动脉供某些肺段，较大的侧枝血管供发育不良的肺动脉或肺段；③ C型，没有大的肺动脉分支，双肺完全由多发的侧支血管供血。

二、超声心动图特征

（一）二维超声心动图

1. 心腔大小　四腔心切面，显示多数表现正常，有些病例可见轻度心轴左偏，心脏肥大。

2. 室间隔　左心室长轴切面，清晰显示对位不良的室间隔缺损和主动脉骑跨（图20-3-1A）。

3. 大动脉　右心室流出道远端呈盲端，或无正常肺动脉瓣结构（闭锁）、肺动脉主干，乃至分叉处管腔消失。如果存在左、右肺动脉，其内径通常比正常肺动脉分支明显细小，如果两支彼此相交汇，呈“海鸥飞翔”征，其粗细取决于供血的血管类型及大小。可显示来自于动脉导管，或较粗大的侧支血管，或两者同时存在。

（二）彩色多普勒

因主动脉骑跨、肺动脉闭锁，彩色多普勒显示左、右心室收缩期血流均进入主动脉（图20-3-1B）；动脉导管血流由降主动脉逆流向肺动脉及其分支，证实肺循环对动脉导管的依赖；彩色多普勒血流显像有利于显示从降主动脉和主动脉弓发出的侧支血管。

（三）合并畸形

合并的心内畸形包括动脉导管缺如（大约一半的病例）、右位主动脉弓等，心外畸形包括中枢神经系统和消化道畸形等。

三、注意事项与鉴别诊断

肺动脉闭锁伴有室间隔缺损应与永存动脉干

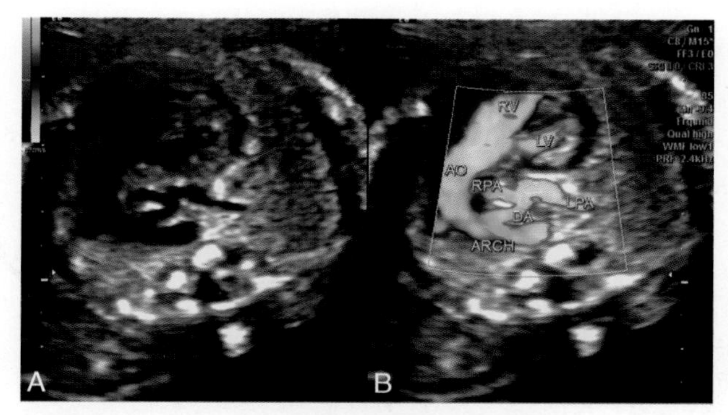

图 20-3-1　肺动脉闭锁伴有室间隔缺损

A. 心室流出道长轴切面显示室间隔向右前移位，伴高位室间隔缺损，主动脉骑跨于室间隔上；未见肺动脉瓣膜及主干结构，仅见左右肺动脉分支与动脉导管相连；B. 彩色多普勒显示收缩期左、右心室血流汇成“Y”形进入主动脉，主动脉血流通过动脉导管反向进入肺动脉左右分支

（PTA）鉴别：两者鉴别具有一定的难度，Ⅱ型或Ⅲ型的永存动脉干和肺动脉闭锁伴有室间隔缺损一样，肺动脉的内径都比较细小，而主动脉都比较粗大。从以下几个方面进行鉴别：主动脉瓣还是共同动脉瓣，闭锁的肺动脉瓣能否显示，动脉导管内的血流方向。永存动脉干半月瓣的瓣叶为 2~5 个瓣叶，常有部分瓣叶发育异常，狭窄和（或）关闭不全。肺动脉闭锁伴有室间隔缺损的主动脉瓣多数正常或轻微异常；肺动脉瓣闭锁在肺动脉主干发育尚可的病例中能够显示；彩色多普勒显像对大动脉血流的显示，能够帮助检出肺动脉闭锁伴有室间隔缺损的动脉导管的逆向血流，肺动脉主干、主要分支以及主－肺动脉侧支，而Ⅱ型和Ⅲ型永存动脉干中，肺动脉从动脉干发出的部位。

四、遗传学

肺动脉闭锁伴有室间隔缺损常常合并 22q11 微缺失（20% 左右），也有合并 13 三体综合征、18 三体综合征。

五、预后评估

肺动脉闭锁伴有室间隔缺损的预后受肺动脉发育和血流来源以及心外畸形等多方面因素影响。肺动脉闭锁伴有室间隔缺损的手术难度较大，主要由肺动脉主干和左、右肺动脉发育情况决定手术方式。由动脉导管供血、左、右肺动脉相互连通，并且管径发育尚可的病例，手术效果较好。反之，如果肺动脉主要分支缺如，两肺由多发的侧支血管直接供血的病例在出生后难以治疗，预后较差。

出生后治疗的最终目的是重建相互独立的体循环和肺循环。根据肺动脉发育的异常程度和血流的来源，可能需要进行单次或者分期手术。据报道手术的死亡率较低，且术后功能性恢复尚可。

第 4 节　完全型大动脉转位

完全型大动脉转位（complete transposition of the great arteries, TGA），是指心室－大动脉连接不一致，肺动脉发自于左心室，位置偏后，主动脉发自于右心室，位置偏前。发病率为复杂性先天性心脏病的 5.0%~8.0%；胎儿复杂性先天性心脏病的 6.91%。“胎儿中心”资料统计，检出率为 0.20%，占胎儿心血管畸形的 3.27%。

一、病理解剖与病理生理

基本的解剖结构异常是房室连接一致，心室和大动脉连接不一致。完全型大动脉转位可以是单独发生的，也可合并室间隔缺损、肺动脉狭窄、主动脉缩窄或主动脉弓中断、冠状动脉走行异常、房室瓣畸形，包括跨立和骑跨等。完全型大动脉转位分为两类，即单纯性大动脉转位（完全型大动脉转位室间隔完整）及完全型大动脉转位合并室间隔缺损（图 20-4-1）。

二、超声心动图特征

（一）二维超声心动图

1. 内脏与心房位置　腹部横切面判断心脏、肝、脾及胃泡的位置。

2. 房室连接　四腔心切面除合并明显的房－室连接异常，房室连接关系及房室腔大小比例基本正常（图 20-4-2）。

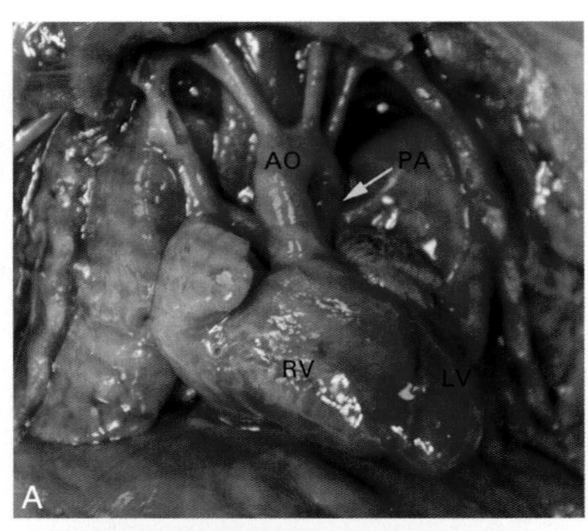

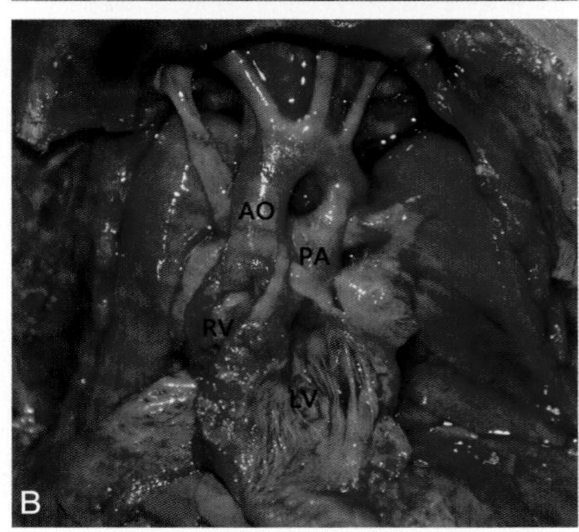

图 20-4-1 完全型大动脉转位病理标本
A. 心房正位（左房位于右房左侧），心室右袢（右室位于右前，左室位于左后），房室连接关系正常；B. 左、右心室剖面图，显示室间隔完整，主动脉瓣位于肺动脉右前方，两支大动脉并行发出；右心室发出主动脉，左心室发出肺动脉

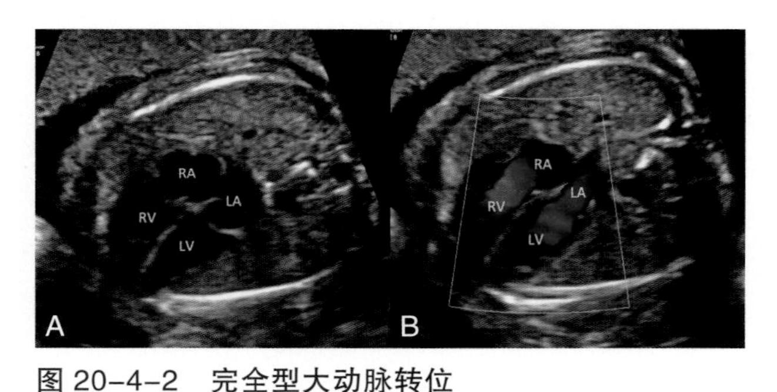

图 20-4-2 完全型大动脉转位
A. 四腔心切面显示房室连接一致，即左心房通过二尖瓣与左心室相连，右心房通过三尖瓣与右心室相连；B. 彩色多普勒显示左心房血流通过二尖瓣进入左心室，右心房血流通过三尖瓣进入右心室

3. 大动脉起源及位置 左、右心室流出道切面显示两支大动脉没有正常的交叉与环抱关系，动脉近段平行发出，主动脉发自靠前的右心室，肺动脉发自偏后的左心室（图 20-4-3）。最常见的为大动脉右转位。

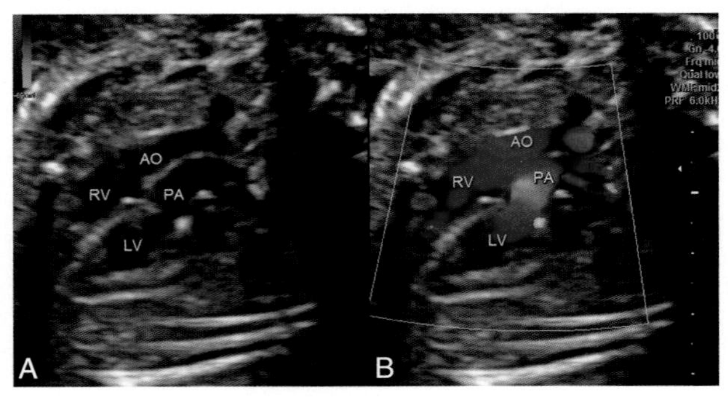

图 20-4-3 完全型大动脉转位
A. 心室流出道长轴切面显示两支大动脉没有正常的交叉关系，呈并列走行，主动脉发自靠前的右心室，肺动脉发自偏后的左心室；B. 彩色多普勒显示左心室血流进入肺动脉，右心室血流进入主动脉

4. 室间隔 25%~30% 的完全型大动脉转位合并室间隔缺损，缺损可在室间隔的任何部位，可在左心室流出道长轴、四腔心切面或心室短轴切面显示室间隔连续中断。

5. 大动脉内径 主动脉与肺动脉两者对比可以发现有无流出道梗阻和狭窄，包括肺动脉瓣膜的异常和主动脉弓的狭窄或中断。

6. 主动脉弓 在主动脉弓长轴切面，由于升主动脉的位置前移，主动脉弓弯曲的弧度比较大；主动脉弓由正常的“伞柄”形变为“曲棍球棍”形。

7. 卵圆孔 对于室间隔完整的完全型大动脉转位，要特别注意观察有无卵圆孔瓣开放受限。

（二）多普勒超声心动图

1. 彩色多普勒 能够协助确定心室 - 大动脉连接的特点和类型，有助于发现较小的室间隔缺损和半月瓣（主动脉瓣、肺动脉瓣）狭窄。彩色多普勒显示肺静脉血回流入左心房，经二尖瓣、左心室进入肺动脉；上下腔静脉血回流入右心房，经三尖瓣、右心室进入主动脉。

2. 频谱多普勒 可定量测量跨瓣压差。

（三）四维超声心动图

可以直观显示大动脉交叉关系消失，呈平行关系。

三、注意事项与鉴别诊断

鉴别诊断包括所有的大动脉交叉关系消失的复杂性先天性心脏病，特别是矫正型大动脉转位（cTGA）和右心室双出口（DORV）。矫正型大动脉转位与完全型大动脉转位的区别是其房室连接不一致，可以在四腔心切面观察到。右心室双出口与完全型大动脉转位的区别是两条大动脉均发自右心室。

四、遗传学

目前对完全型大动脉转位的病因学研究较少，在动物模型中，一些学者发现 *PITX1* 基因突变的小鼠能引发完全型大动脉转位，但是在大动脉转位患者中并未发现有意义的突变。研究表明，大动脉转位可能为常染色体隐性的单基因或多基因遗传，*CFC1*、*MED13L*、*GDF1* 基因突变可能与大动脉转位相关。*TBX1* 2857 位点 G/C 单核苷酸多态性可能与大动脉转位的遗传易感性有关，*G* 等位基因可能是大动脉转位的易感基因。

五、预后评估

右心室流出道和肺动脉明显狭窄的患儿预后相对较差，因为它是经典大动脉调转术的禁忌证。胎儿超声心动图检查对于完全型大动脉转位的诊断具有极为重要的作用，完全型大动脉转位的检出体现了产前诊断的重要意义。

完全型大动脉转位在新生儿期具有很高的死亡率，但如果在新生儿期得到正确的治疗，就会有超过 90% 的患儿可以长期存活，且生存质量较好。据国外文献报道，产前诊断完全型大动脉转位比出生后诊断可减少约 20% 的手术死亡。

出生后治疗方式：对于室间隔完整的患儿，必须行 Rashkind 术（球囊房间隔成形术）以使体循环获得足够携氧血。而且应静脉滴注前列腺素 E_1，以防止动脉导管闭合。对完全型大动脉转位最佳的手术方式是大动脉调转术，但应尽可能在出生后第一天完成大动脉调转手术；对伴有室间隔缺损的完全型大动脉转位应根据情况选择早期手术。姑息性大动脉调转手术（Senning 或 Mustard 手术）可在出生后 3~6 个月内进行，此类手术的目的是将肺静脉的血流导向右心室，它把血液再泵入体循环；而将腔静脉的血流导向左心室，再泵入肺循环。对于中度肺动脉狭窄的完全型大动脉转位，可行腔静脉－肺动脉转流手术。对于伴有肺动脉重度狭窄的完全型大动脉转位，要先进行主－肺动脉分流手术，促进肺动脉发育，然后再进行腔静脉－肺动脉转流手术。

第 5 节　矫正型大动脉转位

矫正型大动脉转位（corrected transposition of the great arteries，cTGA）是指同时存在房室连接不一致和心室大动脉连接不一致，两种连接不一致使体循环与肺血液循环最终功能上得到矫正。矫正型大动脉转位发病率较低，约占复杂性先天性心脏病的 1.0%。

一、病理解剖与病理生理

矫正型大动脉转位病理解剖的特点就是房室连接不一致和心室大动脉连接不一致同时存在；左心房通过三尖瓣与形态学右心室连接，后者发出主动脉；右心房通过二尖瓣与形态学左心室连接，后者发出肺动脉。常见合并的心内畸形包括室间隔缺损、Ebstein 畸形、肺动脉狭窄等。肾脏畸形是矫正型大动脉转位最为常见的心外合并畸形。

二、超声心动图特征

（一）二维超声心动图

1. 内脏与心房位置　腹部横切面判断心脏、肝、脾及胃泡的位置。

2. 房室连接　与其他圆锥动脉干畸形不同，四腔心切面能够诊断房室连接不一致，是诊断矫正型大动脉转位最重要的切面，此切面显示左心房（肺静脉回流）与右心室相连（图 20-5-1），右心房（上下腔静脉回流）与左心室相连。心房正位、心室左襻，也可表现为心房反位、心室右襻。

3.心室的识别 形态学右心室形态欠规则，心腔内近心尖部可见调节束，其内壁较多肌小梁，内壁欠光滑，与左心房相连接；形态学左心室，形态较规整，内壁较光滑，与右心房相连接。

4.大动脉起源及位置 心室流出道切面显示肺动脉发自于形态学左心室（功能右室），主动脉发自于形态学右心室（功能左室）。肺动脉环抱主动脉结构消失，呈并列发出，平行走行。心房正位，心室左襻时常见大动脉左转位；心房反位、心室右襻时常见为大动脉右转位（图20-5-2）。

5.合并畸形 部分病例可合并三尖瓣畸形、

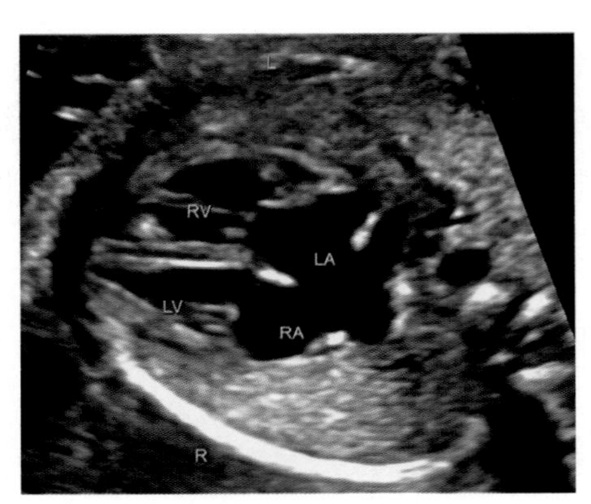

图 20-5-1 矫正型大动脉转位
四腔心切面显示房室连接不一致，即左心房通过三尖瓣与右心室相连，右心房通过二尖瓣与左心室相连

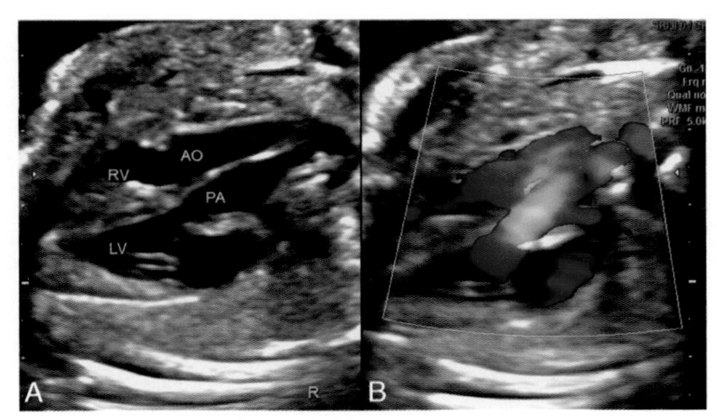

图 20-5-2 胎儿矫正型大动脉转位
A.左、右心室流出道切面显示两支大动脉没有正常的交叉关系，呈平行走行，主动脉发自右心室，肺动脉发自左心室；B.彩色多普勒显示左心室血流进入肺动脉及其分支，右心室血流进入主动脉

室间隔缺损（60%~80%）、肺动脉和主动脉狭窄，以及完全性传导阻滞。传导阻滞是逐渐加重的，常只出现在妊娠晚期或出生后，主要是由于传导系统或组织位置异常所致。

（二）多普勒超声心动图

1.彩色多普勒 可以协助确定大动脉的相互空间关系或协助诊断室间隔缺损。①血流特征为肺静脉血回流入左心房，经三尖瓣、右心室进入主动脉；上下腔静脉血回流入右心房，经二尖瓣、左心室进入肺动脉；②合并室间隔缺损，可见缺损口处双向分流。

2.频谱多普勒 测量肺动脉狭窄时的跨瓣压力阶差。

三、注意事项与鉴别诊断

1.与完全型大动脉转位鉴别 矫正型大动脉转位是房室连接和心室大动脉连接两处不一致同时存在。完全型大动脉转位时房室连接一致，心室大动脉连接不一致。

2.与右心室双出口鉴别 右心室双出口的两条大动脉都发自形态学的右心室。

四、预后评估

矫正型大动脉转位的预后在小儿心脏病学界最具争议，合并畸形的严重程度是决定其存活期和死亡率的最主要因素，右心室收缩功能衰竭和三尖瓣严重关闭不全是45岁前预后不良的主要指标。

出生后治疗：如果不合并其他严重畸形，单纯矫正型大动脉转位可以不做治疗，也可以进行复杂的双（心房和大动脉）调转手术以达到完全的解剖矫治，此类手术短期效果良好，但尚需长时间随访才能得出最终结论。

第6节 心室双出口

心室双出口是指一类两支大动脉发自同一个心室腔的心室－大动脉连接异常，该心室形态学特征为右心室或左心室。包括右心室双出口、左心室双出口以及 Taussing-Bing 畸形。判断心室 – 大动脉的连接关系时，如果一支大动脉瓣膜的一半以上与一个心室相连，就可以认为这支动脉发自这个心室。发生率占 1.3%~3.0%，占婴儿期发绀型心脏畸形的 10.0%。

一、右心室双出口

右心室双出口（double-outlet right ventricle, DORV）是指两条大动脉均发自右心室，且合并室间隔缺损的一类先天性心脏畸形。在胎儿期占复杂性先天性心脏病的 4.05%。“胎儿中心”资料统计的该病检出率为 0.35%，发生率占胎儿心血管畸形的 5.84%。右心室双出口不是一种疾病，而是血流动力学各具特色，差别较大的一类疾病，其基本特征是都存在两支大动脉同时或一支完全而另一支大部分发自形态学右心室。

（一）病理解剖与病理生理

右心室双出口可以出现于任意一种心房位置及房室连接关系中，内脏异位综合征中常见，最常见的是内脏正位，房室连接一致。在内脏正位的病例中，主动脉多位于肺动脉的右侧，呈并列走行；大动脉位置关系可呈现其他各种类型，如呈正常的空间关系，即主动脉在右后方，肺动脉在左前方。

右室双出口常伴有较大的室间隔缺损，小的限制性室间隔缺损较为罕见，不伴有室间隔缺损的甚为罕见。室间隔缺损的位置存在不同类型（图 20–6–1）：室间隔缺损位于肺动脉瓣下、主动脉瓣下（图 20–6–2）或者双动脉瓣下，或远离两支大动脉（位于室间隔肌部）。当室间隔缺损位于两支大动脉下方时，由于流出道间隔缺损或发育不良，两支大动脉均与共同的右室流出道相延续。当室间隔缺损远离两支大动脉时，缺损多位于室间隔的流入道或小梁部等位置。完全性房室间隔缺损是另外一种形式的远离两支大动脉的室间隔缺损。

当室间隔缺损位于主动脉瓣下方，其血流动力学改变与单纯性室间隔缺损相似。当室间隔缺损位于肺动脉瓣下方，其改变与完全型大动脉转

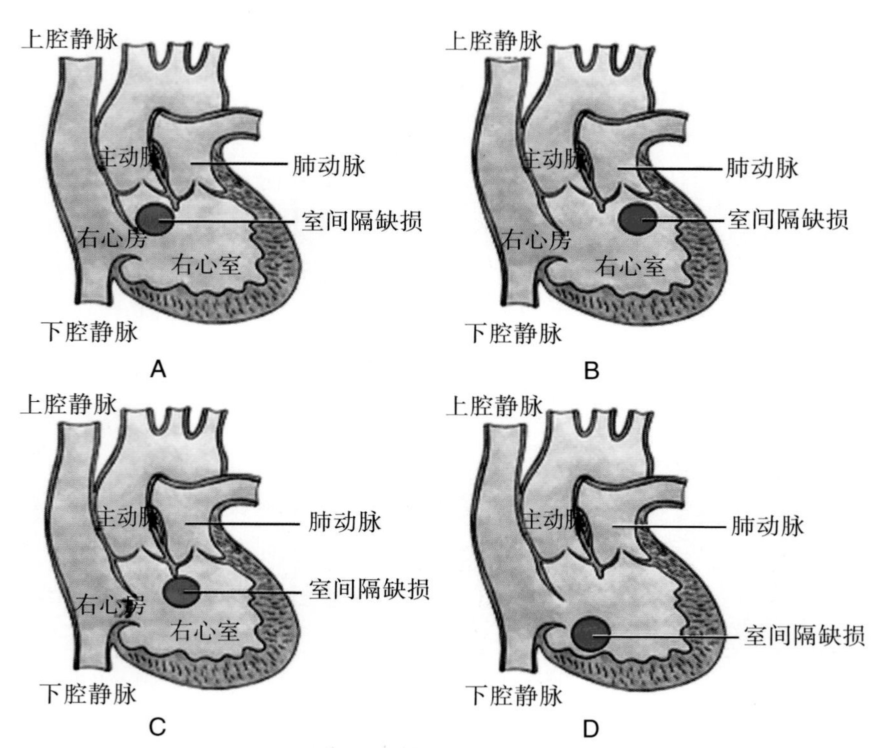

图 20–6–1　右室双出口 VSD 位置的类型

A. 室间隔缺损位于主动脉瓣下；B. 室间隔缺损位于肺动脉瓣下；C. 室间隔缺损位于主动脉与肺动脉瓣之间；D. 室间隔缺损远离大动脉

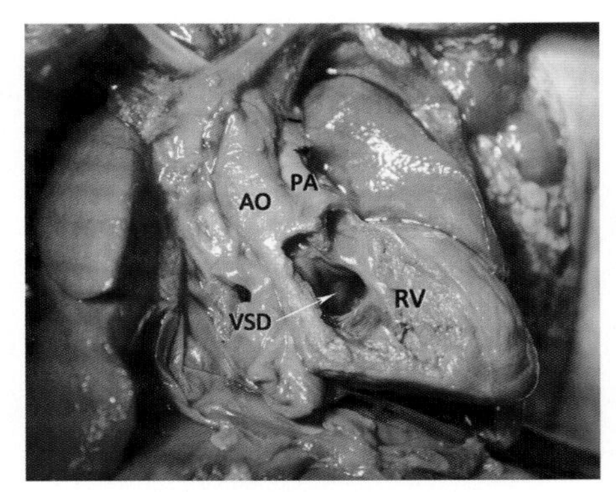

图 20-6-2 右室双出口病理标本
心脏剖面图，可见主动脉及肺动脉均发自右心室，室间隔缺损位于主动脉瓣下

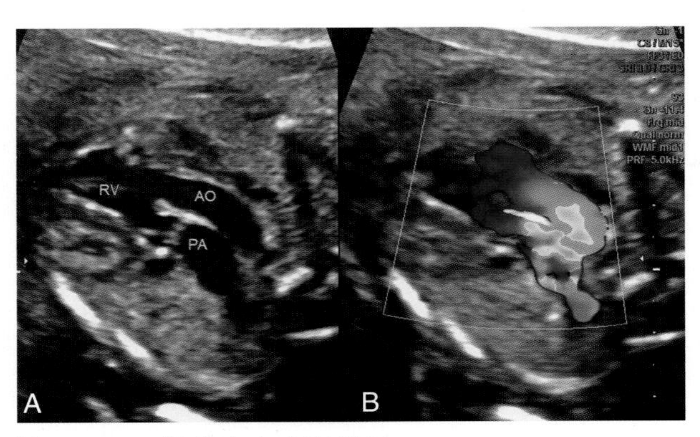

图 20-6-3 胎儿右心室双出口
A. 心室流出道长轴切面显示大动脉交叉关系消失，呈平行关系，从靠前方的形态学右心室发出；B. 彩色多普勒显示右心室血流直接进入主动脉及肺动脉

位合并室间隔缺损相似。双动脉瓣下室间隔缺损或远离双动脉室间隔缺损的血流动力学改变取决于心内血流方向。

右室双出口合并主动脉瓣下室间隔缺损者多有肺动脉瓣下狭窄。这种漏斗腔狭窄的形态学与法洛四联症的狭窄极为相似，甚至相同。两支动脉瓣下的狭窄通常由流出道移位所致，但也常合并瓣膜的狭窄。

右室双出口偶可见合并主动脉狭窄或离断，及其他严重畸形，如心室发育不良，主动脉缩窄、AVSD 等。

（二）超声心动图特征

1. 二维超声心动图

（1）心房、内脏位置　多数内脏位置正常。四腔心切面心腔改变常不显著，除非合并有房室连接异常或左心室发育不良。少数病例，晚孕时可能出现心室发育不良或可能加重，特别是存在房室瓣骑跨或跨立时更容易发生。

（2）大血管起源及位置　心室流出道切面显示大动脉的交叉关系消失，呈平行关系，两大动脉均从靠前方的形态学右心室发出（图 20-6-3），或一根大动脉发自右室，另一根大部分发自右室，两者根部呈基本或完全并列走行。主动脉位于肺动脉右侧为右转位，主动脉位于肺动脉左侧为左转位。

（3）高位室间隔缺损　根据缺损的位置不同，四腔心及心室流出道长轴等多切面显示室间隔连续性中断。

（4）大动脉　在三血管切面若显示一支大动脉明显比另外一支细小时，应考虑存在肺动脉瓣下或主动脉瓣下狭窄。部分病例可见肺动脉狭窄，其表现可随着孕周改变，在妊娠晚期肺动脉狭窄可能会显著加重。

2. 多普勒超声心动图　彩色多普勒能够帮助确定大动脉位置及相互关系，显示收缩期右室血流直接进入主动脉及肺动脉，或一根大动脉血流来自右室，另一根大动脉血流大部分来自右室；确定室间隔缺损的位置，显示缺损口处双向分流，以左向右分流为主；肺动脉狭窄时，可见其血流束变细，但孕期即使在中、重度肺动脉狭窄时，一般不出现肺动脉血流加速。注意孕期诊断右心室双出口的流出道或大动脉狭窄主要依靠对比两条大动脉的管径，而不是靠测量跨瓣压力阶差。

3. 四维超声　可显示大动脉交叉关系消失，或显示主动脉弓异常等畸形。

（三）注意事项与鉴别诊断

确定两条大血管相互之间及其与室间隔缺损的空间关系非常重要，它决定着手术的方式和预后。

右心室双出口需要与法洛四联症及完全型大动脉转位鉴别，有时存在一定难度，但需要指出

的是，右心室双出口和其他圆锥动脉畸形的血流动力学改变相似时，其手术方式也相似。法洛四联症型右心室双出口与法洛四联症的区别，法洛四联症主要强调的是漏斗腔的形态改变，而右室双出口强调的是心室－大动脉连接关系。因此，当法洛四联症的主动脉骑跨率大于 75% 时，出生后常称为右室双出口或法洛四联症型右室双出口，孕期一般不做此诊断。孕期两者畸形鉴别的关键是法洛四联症两根大动脉之间呈交叉关系，而右室双出口则两根大动脉呈平行关系。右心室双出口与完全型大动脉转位的鉴别点主要是右心室双出口的两支大动脉主要都发自形态学右心室，而大动脉转位的肺动脉是主要发自左心室。

（四）遗传学

染色体异常比例很高，可达 12%~45%，最常见为 18 三体综合征和 13 三体综合征，其次为 22q11 微缺失和 21 三体综合征。短肋－多指（趾）综合征 I 型（SALDINO–NOONAN 型）为常染色体隐性遗传病，心脏缺陷包括大血管转位，左心室双出口，右心室双出口、心内膜垫缺陷、右心发育不全等。*GDF1* 基因突变、*ZFPM2* 基因突变、位于 22q11.2 的 *TBX1* 基因的缺失、部分 CHARGE 综合征患者、部分 3C 综合征患者及部分 21 三体综合征患者伴有右室双出口的表现。

（五）预后评估

右心室双出口是一种复杂的先天性心血管畸形，预后差异较大。产前右心室双出口的存活率为 46%~50%，主要是因为合并非整倍体畸形和心外畸形。出生后双心室修复的围术期死亡率为 5.0%~13.0%，主动脉瓣下室间隔缺损手术矫正效果与法洛四联症或巨大室间隔缺损相似，预后良好，10 年存活率约 86%。如果室间隔缺损远离两条大动脉，或合并其他心脏严重畸形，或伴有严重肺动脉狭窄的肺动脉瓣下室间隔缺损右心室双出口，则仅能行单心室矫治术，且预后不良，死亡率更高。

二、Taussing-Bing 综合征

合并肺动脉瓣下室间隔缺损的右室双出口称为 Taussing-Bing 畸形，亦称 Taussing–Bing 综合征，指肺动脉常部分骑跨于室间隔之上，是一种少见的先天性心血管畸形。“胎儿中心”资料统计的该病检出率为 0.06%，占胎儿心血管畸形的 1.03%。

（一）病理解剖与病理生理

主动脉完全发自右心室，伴有高位室间隔缺损，位于肺动脉瓣下，肺动脉主要发自于右心室，并部分骑跨于室间隔之上。因其室间隔缺损位于肺动脉瓣下方，左心室血液经过室间隔缺损，直接进入肺动脉，其血流动力学改变与完全型大动脉转位合并室间隔缺损相似，患儿出生后发绀较严重。常伴有主动脉瓣下和主动脉弓狭窄。

（二）超声心动图特征

1. 二维超声心动图

（1）大血管起源及位置　心室流出道切面显示大动脉的交叉关系消失，呈平行关系，主动脉起源于前方的形态学右心室；肺动脉位于主动脉后方，起源左、右心室，即部分骑跨于室间隔之上（图 20–6–4A）。

（2）高位室间隔缺损　四腔心及心室流出道长轴等多切面显示室间隔连续性中断。

（3）心房、内脏位置　多数内脏位置正常。心腔大小改变不显著，如有房室连接异常可显示。

（4）肺动脉　部分病例可见肺动脉狭窄，其程度可随着孕周而改变。

2. 多普勒超声　彩色多普勒显示主动脉血流来自右心室，肺动脉的血流来自左、右心室（图 20–6–4B）；轻、中度肺动脉狭窄时，多不出现肺动脉血流加速，重度肺动脉狭窄时，肺动脉内可见来自动脉导管的反向血流。

（三）注意事项与鉴别诊断

Taussing-Bing 畸形与法洛四联症鉴别，肺动脉骑跨于室间隔之上，易误以为主动脉骑跨，从而导致误诊。当心室流出道切面显示室间隔缺

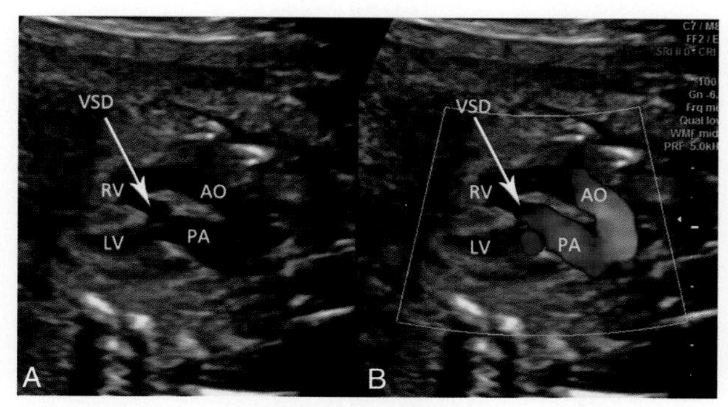

图 20-6-4 Taussing-Bing 畸形
A. 心室流出道长轴切面显示大动脉的交叉关系消失，呈并列走行，主动脉完全发自右心室，肺动脉骑跨于室间隔之上；B. 彩色多普勒显示右心室血流进入主动脉，左、右心室血流同时进入肺动脉

损和一条大动脉骑跨于室间隔之上时，应仔细辨认两条大动脉的远端分支及与主动脉弓的关系。

（四）遗传学

与右室双出口相似，染色体异常比例很高，最常见为 18 三体综合征和 13 三体综合征，其次为 22q11 微缺失和 21 三体综合征。

（五）预后评估

单纯的 Taussing-Bing 畸形，与完全型大动脉转位合并室间隔缺损的病理生理相似。出生后可行大动脉调转手术，其围术期死亡率为 1.0%~7.0%，如合并其他严重心脏畸形，死亡率更高。

三、左心室双出口

左心室双出口（double outlet of left ventricle，DOLV）是指两根大动脉均起源于左心室的一类先天性心脏病，颇为罕见。“胎儿中心”资料统计左心室双出口的检出率为 0.07‰，占胎儿心血管畸形的 0.11%。

（一）病理解剖与病理生理

两根大动脉开口位于同一平面，均发自形态学左心室。曾有人认为双侧漏斗腔发育不完整是左心室双出口的标志。但后来的研究发现左心室双出口的漏斗部发育可以呈现为各种类型，肺动脉瓣下或主动脉瓣下的单侧漏斗部发育不完整较双侧漏斗部发育不完整更为常见。绝大多数病例合并高位室间隔缺损，其室间隔缺损大多位于主动脉瓣下，少数位于肺动脉瓣下，最少见的是双动脉瓣下或者远离双动脉的类型。还可合并肺动脉狭窄、右心室发育不良、房室连接不一致、心房反位等畸形。血流动力学改变类似重型法洛四联症或伴有室间隔缺损的完全型大动脉转位。

（二）超声心动图特征

1. 二维超声心动图

（1）心腔大小　四腔心切面显示心腔大小改变多不显著，部分可见房室连接异常、右心室偏小或发育不良。

（2）大动脉　心室流出道长轴切面，显示两支大动脉呈平行关系，并从靠后方的形态学左心室发出。

（3）室间隔　多切面显示高位室间隔连续中断。

（4）肺动脉　部分病例可见肺动脉狭窄，其程度可随着孕周增加而进行性加重。

2. 彩色多普勒　彩色多普勒能够帮助确定大动脉位置及相互关系，确定室间隔缺损的位置，判断有无肺动脉狭窄。

3. 四维超声　可清晰显示大动脉的交叉关系消失，或主动脉弓异常等畸形。

（三）注意事项与鉴别诊断

应与右心室双出口、法洛四联症以及完全型大动脉转位鉴别。左心室双出口与右心室双出口的区别是其两根大动脉发自左心室而非右心室；与法洛四联症的区别是右心室没有大动脉发出。与完全型大动脉转位的鉴别点主要是左心室双出口的两支大动脉主要都发自形态学左心室，而完全型大动脉转位的两根大动脉分别发自两个心室。

（四）预后评估

总体预后较差，出生后诊断明确者均应手术治疗，根治的方法是用心内隧道或心外带瓣管道将肺动脉与右心室相连接。不合并肺动脉狭窄的患儿会出现肺充血和继发性肺动脉高压，需要早期手术或先行肺动脉环扎术，肺动脉狭窄致肺缺血的病例，可先行体 - 肺动脉分流术，待肺动

脉进一步发育、增宽后再行根治手术。

（朱永胜 徐鹏 王峥 张建芳 李军）

参考文献

[1] CarvalhoJS, Ho SY, Shinebourne EA. Sequential segmental analysisin complex fetal cardiac abnormalities: a logical approach to diagnosis. Ultrasound Obstet Gynecol, 2005, 26: 105–111

[2] YooSJ, Lee YH, Cho KS, Kim DY. Sequential segmental approach to fetal congenital heart disease. Cardiol, 1999, 9: 430–444

[3] ISUOG Education Committee. Fetal echo task force cardiac screening examination of the fetus: guidelines for performing the'basic' and 'extended basic' cardiac scan. Ultrasound Obstet Gynecol, 2006, 27: 107–113

[4] Gonçalves LF, Lee W, Chaiworapongsa T, et al. Four-dimensional ultrasonography of the fetal heart with spatio-temporal image correlation. Am J Obstet Gynecol, 2003, 189: 1792–1802

[5] Chaoui R, Hoffmann J, HelingKH. Three-dimensional (3D) and 4D color Doppler fetal echocardiography using spatio-temporal image correlation (STIC). Ultrasound Obstet Gynecol,2004, 23:535–545

[6] Paladini D, Vassallo M, Sglavo G, Lapadula C, Martinelli P. The role of spatio-temporal image correlation (STIC) with tomographic ultrasound imaging (TUI) in the sequential analysis of fetal congenital heart disease. Ultrasound Obstet Gyneco, l 2006, 27: 555–561

[7] Allan LD, SharlandGK, Milburn A, et al. Prospective ultrasound diagnosis of 1006 consecutive cases of congenital heart disease in the fetus. J Am Coll Cardiol, 1994, 23: 1452–1458

第21章 心室发育不良与综合征

第1节　左心发育不良与综合征

左心室发育不良是指主动脉狭窄或闭锁，或是二尖瓣狭窄或闭锁所致的左心室发育小；左心发育不良综合征（hypoplastic left heart syndrome，HLHS）包括一组先天性心脏病，左心室和左心室流出道严重发育不良为其主要特征。活产婴儿中占1/10 000。"胎儿中心"资料统计检出率为0.13%，发生率为2.20%。

一、病理解剖和病理生理

左心发育不良综合征可分为两种类型：第一类的特点是二尖瓣和主动脉均闭锁；第二类为主动脉闭锁、左心室发育不良，但二尖瓣是可以开启的。前者由于二尖瓣闭锁，所以左心房和左心室之间没有交通，左心室就成为一个封闭的腔室，常难以辨识。第二类左心发育不良综合征，尽管二尖瓣发育不良，但还是能够开启，所以在这种情况下左心室虽然发育不良，但是其腔室比较容易辨认（图21-1-1）。其他一些心脏畸形，如果具有严重左心发育不良，不能支持体循环，也都归入左心发育不良综合征，包括重度主动脉瓣狭窄、Shone复合症（特点是二尖瓣畸形、主动脉弓缩窄、主动脉瓣狭窄）、右心优势的不均衡的房室间隔缺损，左心发育不良综合征患者中有70%合并主动脉缩窄。

二、超声心动图特征

（一）二维超声心动图

1. 心腔大小　四腔心切面显示心脏左侧可见发育不良的左心室，或呈小的球形心室（图21-1-2A），或呈缝隙样的心室（二尖瓣、主动脉瓣均闭锁）；伴有心内膜弹力纤维增生时，其心室内膜回声增强，心室扩张明显受限。发育不良的左心室绝对不会达到心尖部，不参与心尖部的构成。

2. 瓣膜　四腔心切面显示二尖瓣闭锁、瓣膜狭窄，或二尖瓣瓣环发育不良；左心室长轴切面，仔细辨认可识别出细线样或管腔明显变小的升主

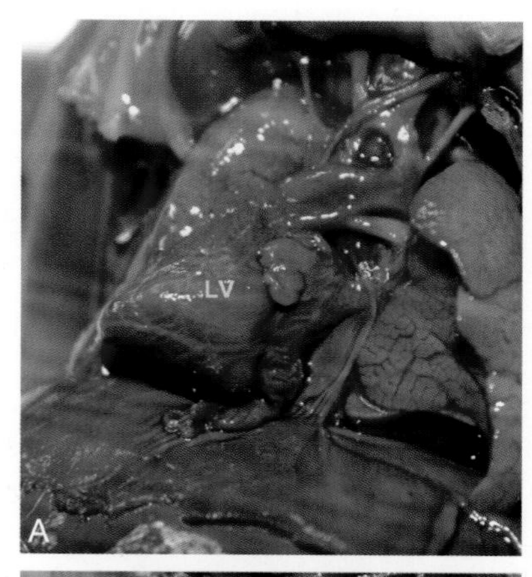

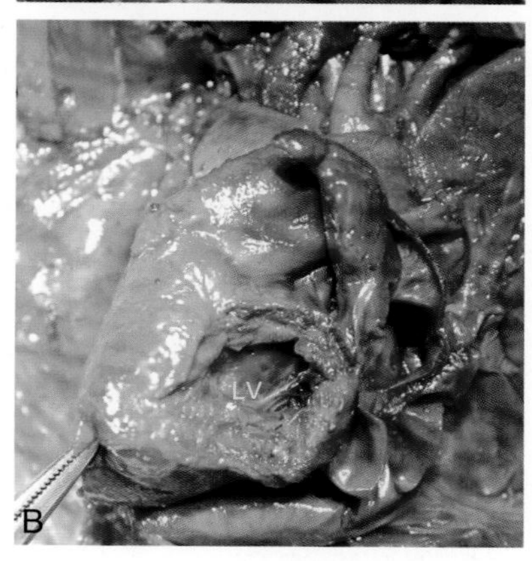

图21-1-1　左心发育不良综合征病理标本图
A. 心脏外观，左心室小；B. 左心室腔小，心室壁增厚

动脉及瓣环发育严重不良的主动脉瓣（图 21-1-3A），主动脉闭锁或狭窄。

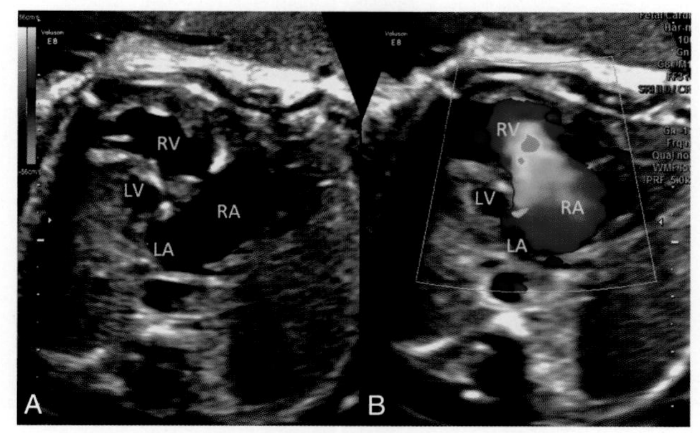

图 21-1-2　左心发育不良综合征
A. 四腔心切面显示心脏左侧可见发育不良的左心室，二尖瓣闭锁；B. 彩色多普勒显示闭锁的二尖瓣口无血流通过

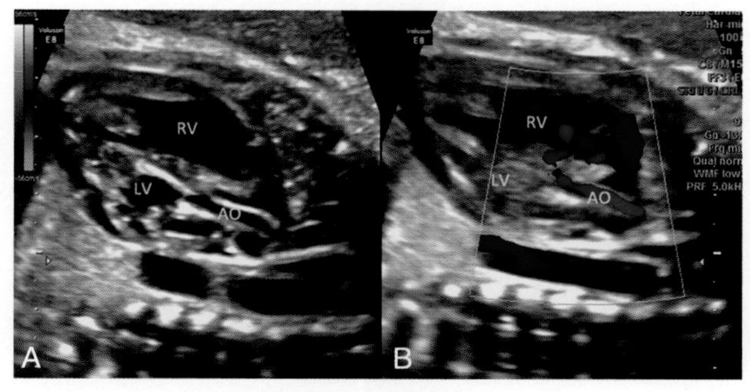

图 21-1-3　左心发育不良综合征
A. 左室流出道切面主动脉瓣闭锁，升主动脉呈细线样；B. 彩色多普勒显示发育不良的主动脉内可见反向血流信号

3. 左心功能　左心室收缩及舒张功能指标异常。

（二）彩色多普勒

彩色多普勒显示：①若为二尖瓣闭锁时，没有血液通过二尖瓣口进入充盈左心室内，若为二尖瓣狭窄时（图 21-1-2B），可见窄束的血流通过二尖瓣口进入左心室；②卵圆孔血流呈反向（左向右分流）；③二尖瓣发育不良但尚可开启的病例中可能存在反流；④发育不良的主动脉弓内可见反向血流信号（图 21-1-3B）。

三、注意事项与鉴别诊断

左心发育不良综合征是需要早期检出和诊断的严重的先天性心脏病。重度主动脉狭窄、严重的主动脉缩窄和左心发育不良综合征的鉴别经常比较困难，如果左心室显著减小，且室壁运动减弱，不能显示二尖瓣或主动脉瓣口没有前向血流，可以协助诊断左心发育不良综合征。

四、遗传学

胎儿期染色体异常的发生率相对较高（约占 15%），出生后发生率降低（3%~4%）。常见的染色体异常类型是 X 单体（45X），其次是 18 三体综合征和 21 三体综合征。

五、预后评估

尽管宫内手术的开展和小儿心脏外科手术不断进步，但是左心发育不良综合征的死亡率仍居高不下，而且新生儿期之后的存活率仅为 4%~25%。宫内手术仍需进行分期手术矫治，且难以行根治手术，预后差，属于重型致死性先天性心脏畸形。

第 2 节　右心发育不良与综合征

右心发育不良综合征（hypoplastic right heart syndrome, HRHS）是指各种以右心室发育不良为特征的先天性心脏病的统称。“胎儿中心”资料统计，该病的检出率为 0.11 %，发生率为 1.87%。

一、病理解剖与病理生理

右心发育不良最常见于三尖瓣闭锁，亦可见于不合并三尖瓣关闭不全的室间隔完整的肺动脉闭锁等复杂畸形。右心发育不良综合征除三尖瓣狭窄或闭锁外，同时包括肺动脉的狭窄或闭锁。

在三尖瓣闭锁的病例中，多数大血管位置正常，少部分大动脉转位，多数伴有室间隔缺损，少数没有室间隔缺损。所有胎儿的右心室均有右心室发育不良（图 21-2-1），左心室扩大。但当存在室间隔缺损时，即便缺损较小，右心室发育不良的程度比较轻，可清楚辨别右心室，而三尖瓣呈现为一个无孔的膜性结构，或呈动度很小或消失的强回声瓣叶结构。同时可看到发育较差的肺动脉或者主动脉，这取决于哪支动脉发自右心室。

胎儿的存活有赖于血流动力学的有效调整。对于孤立性三尖瓣闭锁并大血管连接关系正常的病例，体循环的血流如果能够通过宽大的卵圆孔回流入左心房，胎儿可能得以存活，其外周组织灌注在整个孕期可以保持正常。同时左心系统负荷显著增大，主动脉继发性增宽，肺动脉呈不同程度发育不良，亦是该畸形的征象之一。肺循环的血流是通过动脉导管的逆向血流来供应。对于三尖瓣闭锁合并大动脉转位的病例，保持宽大的卵圆孔开放是绝对必需的，其左心房和左心室同样存在负荷增大。

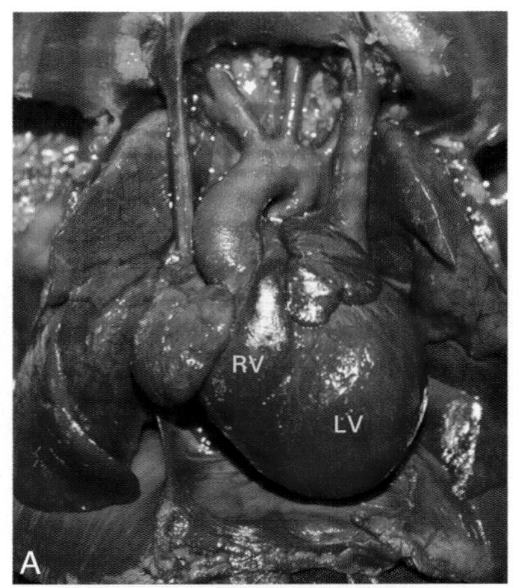

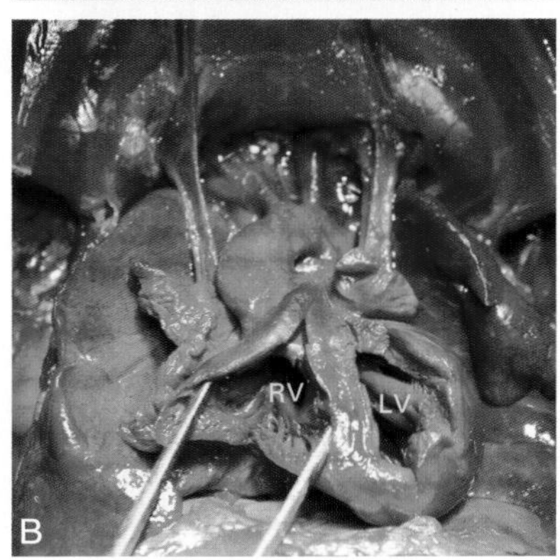

图 21-2-1　右心室发育不良病理标本
A. 心脏外观，右心室小；B. 肺动脉闭锁，右心室腔小

二、超声心动图特征

（一）二维超声心动图

1. 心腔大小　四腔心切面显示两个心室发育明显不对称，左心室扩大，右心室明显发育较小（图 21-2-1），右室壁运动减弱或消失。

2. 房室瓣　三尖瓣瓣环减小、三尖瓣闭锁或狭窄，瓣叶动度消失或减低（图 21-2-2A）。

3. 肺动脉及瓣膜　肺动脉瓣环窄小或肺动脉瓣狭窄，抑或瓣膜闭锁，肺动脉主干通常普遍狭窄（图 21-2-3A）。

4. 室间隔　多数室间隔连续完整，少数伴有较小的室间隔缺损。

（二）彩色多普勒

彩色多普勒显示三尖瓣瓣口无血流通过（图 21-2-2B）；肺动脉瓣口无血流或有窄束血流通过（图 21-2-3B）。

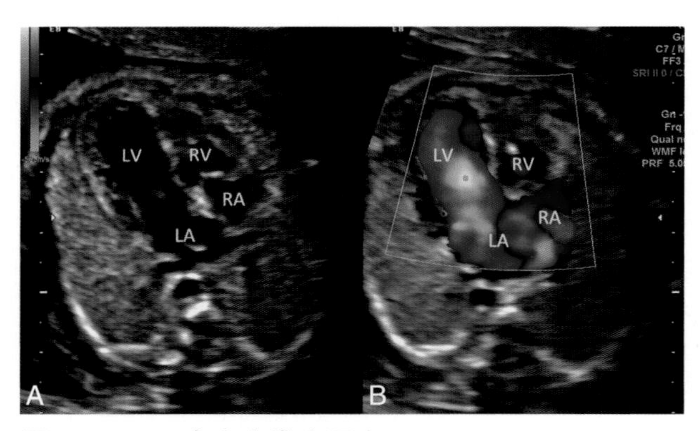

图 21-2-2　右心室发育不良
A. 四腔心切面显示两个心室发育明显不对称，左心室扩大，右心室明显发育较小，三尖瓣闭锁；B. 彩色多普勒超声显示三尖瓣口无血流通过

三、注意事项与鉴别诊断

产前超声检查中四腔心切面可以很容易诊断右心室发育不良和右心发育不良综合征。此外，还需注意以下问题①卵圆孔的大小和卵圆孔瓣的动度，存在卵圆孔分流受限时，右房及腔静脉压力升高，容易早期出现胎儿水肿，胎死宫内；②左心室大小和功能：右心发育不良综合征时左心室负荷加重，左心室代偿性增大，出现左室收缩功能减低时，心脏综合射血量减少，极易发生胎儿猝死；③存在室间隔缺损，右心室通常形态发育优于室间隔完整，若右室壁运动尚可，诊断右心发育不良综合征应谨慎；④大动脉相对位置

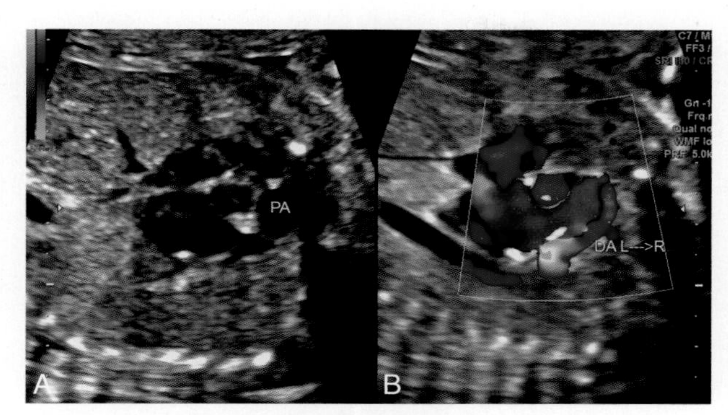

图 21-2-3　右心发育不良综合征
A. 右室流出道切面显示肺动脉瓣闭锁；B. 彩色多普勒显示肺动脉瓣口无血流信号通过

及肺动脉和主动脉的内径；⑤动脉导管血流的宽度与方向。

四、遗传学

染色体异常率较低，约 2%。

五、预后评估

胎儿的存活有赖于血流动力学的有效调整。对于孤立性三尖瓣闭锁并大血管连接关系正常的病例，体循环的血流如果能够通过宽大的卵圆孔回流入左心房，胎儿可能得以存活，其外周组织灌注在整个孕期可以保持正常。但右心发育不良综合征胎儿出生后，由于右心室功能的缺失，仅可行单心室矫治手术，远期预后差。

（朱永胜　王峥　李军）

参考文献

[1] Simpson JM. Hypoplastic left heart syndrome. Ultrasound Obstet Gynecol, 2000, 15: 271–278

[2] Allan LD, Sharland G, TynanMJ. The natural history of the hypoplastic left heart syndrome. Int J Cardiol, 1989, 25: 341–343

[3] McCaffrey FM, Sherman FS. Prenatal diagnosis of severe aortic stenosis. Pediatr Cardiol, 1997, 18: 276–81

[4] SharlandGK, Chan KY, Allan LD. Coarctation of the aorta:difficulties in prenatal diagnosis. Br Heart J, 1994, 7: 70–75

[5] Simpson JM, Sharland GK. Natural history and outcome ofaortic stenosis diagnosed prenatally. Heart, 1997, 77: 205–210

[6] Todros T, Paladini D, Chiappa E, et al. Pulmonary stenosis andatresia with intact ventricular septum during prenatal life.Ultrasound Obstet Gynecol, 2003, 21: 228–233

[7] DaubeneyPEF, SharlandGK, Cook AC, et al, Pulmonary atresia with intact ventricular septum.Impact of fetal echocardiography on incidence at birth and postnatal outcome.Circulation, 1998,98: 562–566

第 22 章
体静脉、肺静脉畸形与连接异常

第 1 节　永存左上腔静脉

永存左上腔静脉（persistent left superior vena cava, PLSVC）又称左上腔静脉永存，是一种常见的体静脉连接异常，可单独存在，亦可合并其他心血管畸形。多数与右侧上腔静脉并存，即双上腔静脉（double superior vena cava, DSVC），极少数仅有左上腔静脉而右上腔静脉缺如。发病率在普通人群中为 0.1%~0.5%，而在先心病患者中占 3.0%~5.0%。“胎儿中心”资料统计，检出率约 0.12%。

一、病理分型与病理生理

永存左上腔静脉根据回流位置不同分为 3 种类型：

Ⅰ型：永存左上腔静脉开口于冠状静脉窦，此型最常见，约占 90%；

Ⅱ型：永存左上腔静脉开口于右心房；

Ⅲ型：永存左上腔静脉开口于左心房。

（一）冠状静脉窦窦壁完整

窦壁完整的Ⅰ型永存左上腔静脉及Ⅱ型永存左上腔静脉均不会引起血流动力学的改变，永存左上腔静脉收集左侧头颈部及上肢的静脉血液，通过冠状静脉窦间接或直接引流至右心房，可与右侧上腔静脉通过无名静脉相交通（少见，绝大多数无交通）。

（二）冠状静脉窦窦壁不完整

窦壁不完整导致左、右心房血流相交通（正常情况下，胎儿期左、右心房之间仅通过卵圆孔相通，出生后关闭），出生后则会引起血流动力学改变，左侧上腔静脉的血流通过缺损口进入右心房，即无顶冠状静脉窦。

永存左上腔静脉开口于冠状静脉窦导致冠状静脉窦明显扩大。Ⅲ型永存左上腔静脉血液回流入左心房（极少数病例开口于左肺静脉），属于体静脉异常引流，出生后可导致左心系统血液含氧量下降，严重者出现发绀或生长发育较差的表现。

二、超声心动图特征

（一）二维超声心动图

1. **Ⅰ型永存左上腔静脉**　①四腔心切面显示二尖瓣后瓣瓣环外上方可见一圆形无回声区紧贴于左房侧壁，将扇面向胎儿腹侧轻微偏斜（即向心脏后方扫查）可显示明显增宽的冠状静脉窦，开口于右心房（图 22-1-1），冠状静脉窦窦壁的完整性在胎儿期难以清晰显示。②三血管 - 气管切面显示肺动脉左侧可见一圆形无回声，为左上腔静脉的横断面，此时将探头向胎儿头侧平移，多数病例无法显示横行于三血管上方的无名静脉（连接于两侧上腔静脉之间）。③左上腔静脉长轴切面（矢状切面）显示左上腔静脉与增宽冠状静脉窦的连接关系（图 22-1-2）。④二尖瓣水平短轴切面显示增宽的冠状静脉窦呈“新月形”环抱于二尖瓣后上方，左端较窄，右侧变宽，并在房间隔后上缘开口于右房。

2. **Ⅱ型永存左上腔静脉**　三血管 - 气管切面显示位于肺动脉左侧的左上腔静脉横断面，但左上腔静脉长轴切面（矢状切面）显示其开口于右心房，而冠状静脉窦则内径正常。

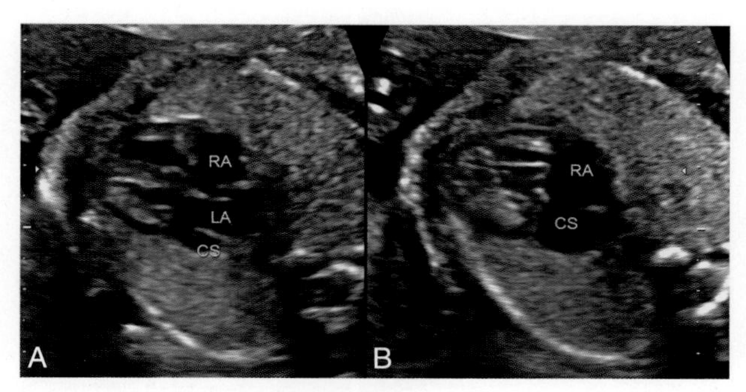

图 22-1-1　冠状静脉窦增宽
A. 四腔心切面显示二尖瓣前瓣瓣环上方可见扩张的冠状静脉窦；B. 探头向四腔心下方偏斜，可见冠状静脉窦开口于右心房

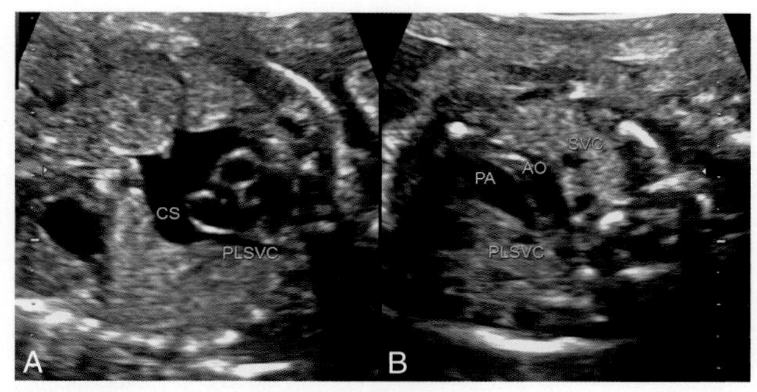

图 22-1-2　永存左上腔静脉
A. 左上腔静脉长轴切面（矢状切面）可见永存左上腔静脉汇入增宽的冠状静脉窦；B. 三血管 – 气管切面显示肺动脉左侧可见永存左上腔静脉的横断面

3. Ⅲ型永存左上腔静脉　三血管 – 气管切面显示位于肺动脉左侧的左上腔静脉横断面，左上腔静脉长轴切面（矢状切面）显示其开口于左心房，而冠状静脉窦内径正常，部分病例无法显示冠状静脉窦，极少数病例可见左侧上腔静脉开口于左侧肺静脉。

（二）彩色多普勒

冠状静脉窦右房入口处彩色多普勒血流束直径增宽、加速；左上腔静脉长轴切面（矢状切面）可见其管腔内血流因回流位置不同而引流至冠状静脉窦、右心房或左心房。

三、注意事项与鉴别诊断

应明确导致冠状静脉窦扩张的原因，除永存左上腔静脉外还应排除心内型肺静脉异位引流（引流至冠状静脉窦）、静脉导管引流入冠状静脉窦，以及偏心的三尖瓣反流冲击冠状静脉窦口致其增宽等。对于无顶冠状静脉窦，在胎儿期难以检出（无法清晰显示冠状静脉窦窦壁连续的完整性），故对于产前诊断永存左上腔静脉的病例出生后需要复查超声心动图，排除无顶冠状静脉窦。

四、预后评估

冠状静脉窦窦壁完整的Ⅰ型及Ⅱ型永存左上腔静脉，因出生后无明显血流动力学改变，故不影响生长发育，预后良好；而冠状静脉窦窦壁有缺损的病例出生后需要手术矫治，阻断左、右心房之间的异常分流。Ⅲ型永存左上腔静脉因发生体静脉低氧血进入左心房与高氧血混合，在临床上表现不同程度的发绀，应择期手术矫治，手术疗效良好。

第 2 节　右上腔静脉缺如

右上腔静脉缺如（absence of right vena cava, ARVC）是指只有左上腔静脉而右上腔静脉缺如，又称永存左上腔静脉伴右上腔静脉缺如。“胎儿中心”资料统计，检出率约为 0.01%，占胎儿先天性心血管畸形的 0.15%。

一、病理解剖与病理生理

双侧头臂静脉均经左上腔静脉及冠状静脉窦，回流至右心房，冠状静脉窦显著扩大。多数单独存在，也有少数合并其他心内外畸形。分为 3 种类型：右上腔静脉远心段缺如、右上腔静脉近心段缺如和右上腔静脉完全缺如。

二、超声心动图特征

（一）二维超声心动图

1. 腔静脉　①升主动脉右后侧无正常上腔静脉结构，右侧无名静脉向左侧走行，与左无名静脉汇合后，从降主动脉左后方形成向下走行的左上腔静脉，汇入冠状静脉窦，再回流至右心房（图 22-2-1）；②三血管 – 气管切面显示肺动脉左侧可见一圆形无回声，为永存左上腔静脉的横断面，主动脉右侧无法显示正常的右侧上腔静脉的横断面，仅见主动脉后方的气管，此时将探头向胎儿头侧平移，可见横行于三血管上方的右侧无名静脉与左侧上腔静脉相连（图 22-2-2）；③左上腔静脉长轴切面（矢状切面）显示永存左上腔静脉与增宽冠状静脉窦的连接关系（图 22-2-1B）；④上、下腔静脉长轴切面显示无正常上腔静脉结构，仅见下腔静脉开口于右心房（图 22-2-3）。

2. 冠状静脉窦 四腔心切面显示二尖瓣瓣环平面可见一圆形无回声，紧贴于心左房侧壁，将扇面向胎儿腹侧轻微偏斜（即向心脏后方扫查）可显示明显增宽的冠状静脉窦。冠状静脉窦增宽，开口于右心房（图 22-2-1A）。若左上腔静脉直接汇入左心房时，探查不到冠状静脉窦及窦壁结构。

（二）彩色多普勒

在左上腔静脉长轴切面（矢状切面），彩色多普勒显示永存左上腔静脉的血流进入增宽的冠状静脉窦后回流入右心房；右侧无名静脉血流自右向左回流入左侧上腔静脉（图 22-2-2B）；上下腔静脉长轴切面无法显示正常的右侧上腔静脉血流，仅见下腔静脉血流进入右心房。

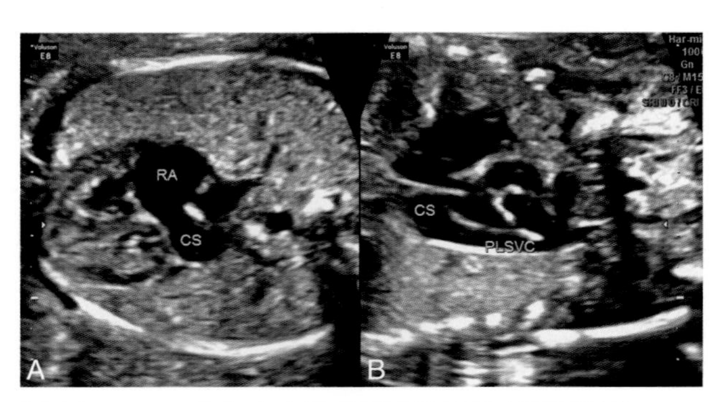

图 22-2-1 永存左上腔静脉开口于冠状静脉窦
A. 四腔心切面将探头略向下方偏斜，可见冠状静脉窦开口于右心房；B. 矢状切面可见永存左上腔静脉长轴并显示其汇入冠状静脉窦

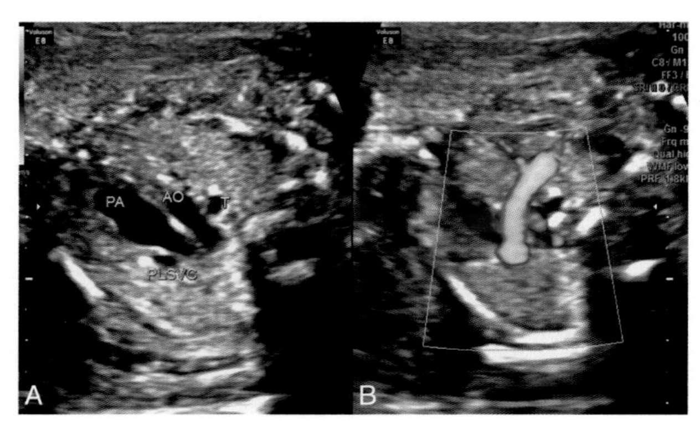

图 22-2-2 右侧上腔静脉缺如
A. 三血管－气管切面显示肺动脉左侧可见永存左上腔静脉的横断面，主动脉右后方仅见气管，未见右侧上腔静脉回声；B. 彩色多普勒显示右侧无名静脉向左侧走行，与左无名静脉血流汇合入左上腔静脉

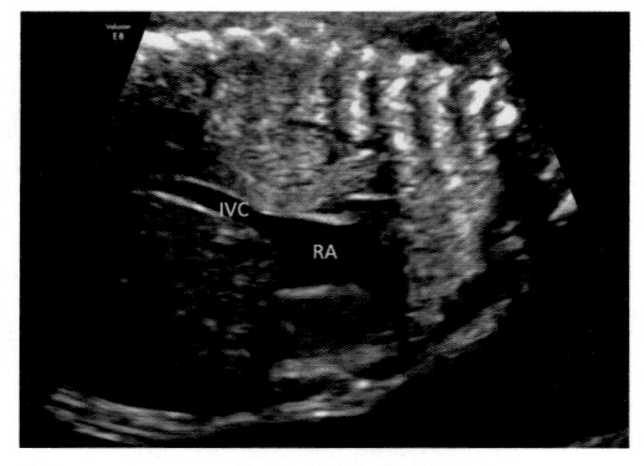

图 22-2-3 右侧上腔静脉缺如
上下腔静脉长轴切面无法显示正常的上腔静脉结构，仅见下腔静脉开口于右心房

三、注意事项和鉴别诊断

当检出永存左上腔静脉时，需要多切面连续扫查，判断与右侧上腔静脉的连接关系，重点观察三血管－气管及上下腔静脉长轴切面，当扫查到三血管上方的无名静脉时，应注意无名静脉管腔内的血流方向，正常为左无名静脉，血流方向自左向右，如血流方向相反（自右向左），则应考虑是否为右无名静脉。同时需与双上腔静脉相鉴别，后者可见正常位置及连接关系的右侧上腔静脉结构。

四、预后评估

右上腔静脉缺如时，右无名静脉血流通过左侧上腔静脉及冠状静脉窦回流入右心房，其血流动力学无明显改变，出生后对患儿远期健康无影响，其预后取决于合并畸形及其严重程度和治疗效果。

第 3 节　下腔静脉发育异常

下腔静脉发育异常包括下腔静脉狭窄、离断（肝后段缺如）、异常连接与双下腔静脉等畸形，其中最常见的为下腔静脉离断。“胎儿中心”资料统计，检出率约 0.05%，占胎儿先天性心血管畸形的 0.83%。

一、病理解剖与病理生理

下腔静脉发育和引流异常主要包括：

1. 下腔静脉离断（肝后段缺如）　下腔静脉离断又称下腔静脉经奇静脉或半奇静脉畸形引流，是指下腔静脉部分缺如，其中下腔静脉肝后段缺如最常见，腹部和下肢静脉通过奇静脉或半奇静脉流入上腔静脉系统。

2. 下腔静脉引流入左心房　此种类型极为罕见，常合并右房异构综合征。下腔静脉与左心房相连接，或者近心段缺如，经半奇静脉回流至左侧上腔静脉，再回流至左心房，常合并单心室及肺静脉异位引流等。

3. 下腔静脉狭窄　各段均可发生狭窄，下腔静脉肝后段及肝静脉狭窄最常见，即布加综合征，胎儿期较为罕见。

4. 双下腔静脉　双下腔静脉指左、右下腔静脉同时存在，表现为肾水平以下存在成对的下腔静脉，两侧的髂总静脉分别向上延伸为左、右下腔静脉，左侧下腔静脉在肾静脉水平与左侧肾静脉汇合后跨过腹主动脉前方，再与右侧下腔静脉汇合，继续上行汇入右心房（图 22-3-1），胎儿期较为罕见。

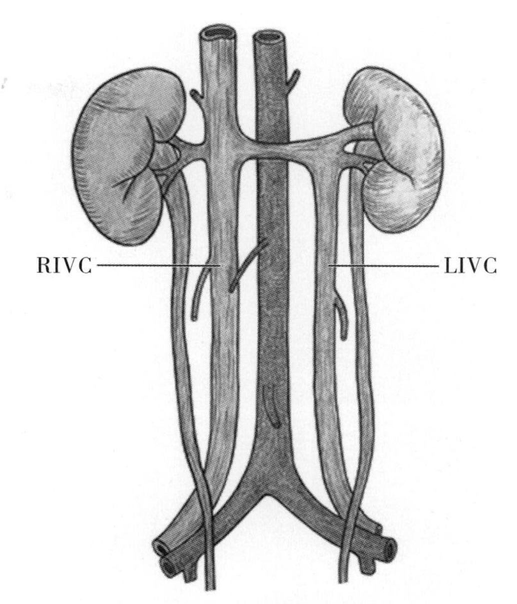

图 22-3-1　双下腔静脉示意图
左侧下腔静脉近心端与左肾静脉连接

二、超声心动图特征

（一）下腔静脉离断（肝后段缺如）

1. 二维超声心动图

（1）腹部横切面　可见下腔静脉和腹主动脉与脊柱的对称关系消失，腹主动脉位于脊柱的正前方，正常的下腔静脉无法显示，位于腹主动脉右后方的奇静脉，或位于腹主动脉左后方的半奇静脉内径明显增宽，接近腹主动脉内径（图 22-3-2A）。

（2）上下腔静脉长轴切面　无法显示正常下腔静脉及其与右心房的连接关系，可见肝静脉直接开口于右心房，上腔静脉内径增宽，开口于右心房，奇静脉内径明显增宽，可清晰显示其与上腔静脉近心段的连接关系（图 22-3-2B）。

（3）斜矢状切面　可见腹主动脉与增宽的奇静脉并列走行，内径相当。

2. 彩色多普勒

（1）上下腔静脉长轴切面　肝静脉血流直接回流入右心房，奇静脉血流回流入上腔静脉后进入右心房（图 22-3-3A）。

（2）斜矢状切面　腹主动脉与增宽的奇静脉并列走行，管腔内血流方向相反，呈“一红一蓝”血流（图 22-3-3B）。

（二）下腔静脉入左心房

1. 二维超声心动图

（1）腹部横切面　两条大血管（腹主动脉和下腔静脉）与脊柱的对称关系消失，腹主动脉与下腔静脉位于脊柱的同一侧，下腔静脉位于腹主动脉的左前方（图 22-3-4A）。

（2）上下腔静脉长轴切面　下腔静脉开口于左侧心房，上腔静脉和肝静脉开口于右侧心房。

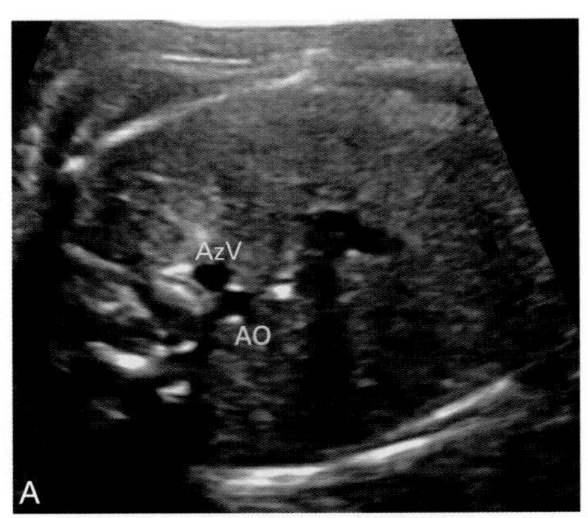

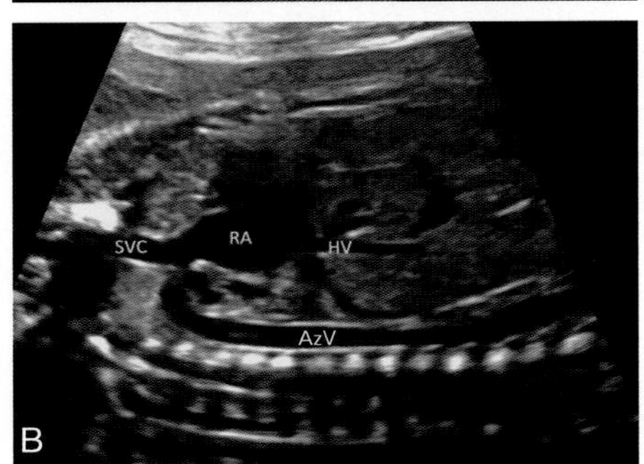

图 22-3-2　下腔静脉离断（肝后段缺如）
A. 腹部短轴切面见腹主动脉位于脊柱的正前方，下腔静脉未显示，位于腹主动脉右后的奇静脉增宽；B. 上下腔静脉长轴切面仅见上腔静脉开口于右心房，增宽的奇静脉开口于上腔静脉近心段，肝静脉直接开口于右心房，未见下腔静脉回声

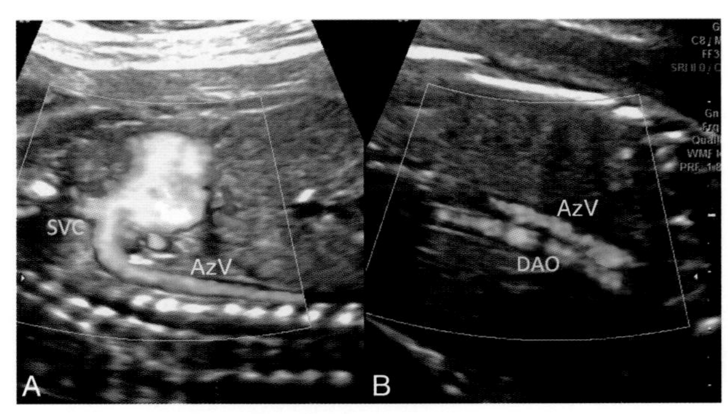

图 22-3-3　奇静脉彩色多普勒血流
A. 斜矢状切面同时显示两条大血管：增宽的奇静脉与上腔静脉连接；B. 腹主动脉和奇静脉并列走行，血流方向相反

2. 彩色多普勒

上下腔静脉长轴切面显示下腔静脉血流回流入左侧心房（图 22-3-4B），上腔静脉和肝静脉血流回流入右侧心房。

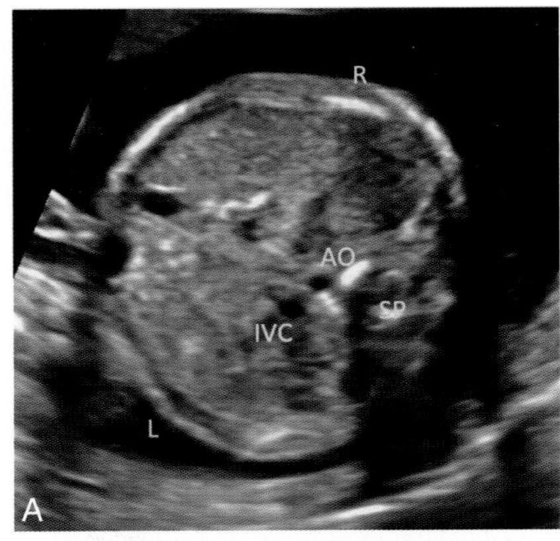

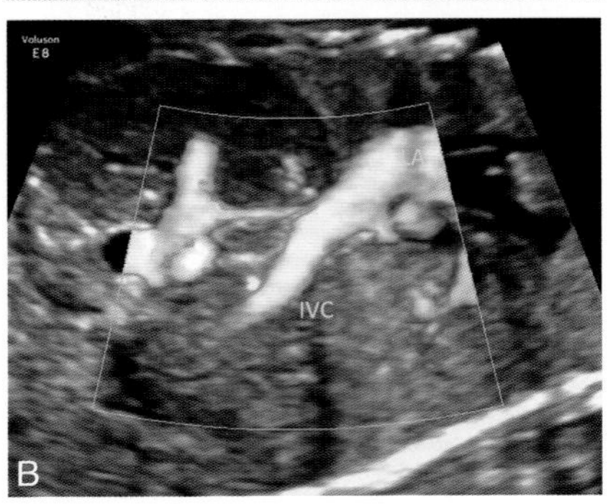

图 22-3-4　胎儿下腔静脉入左心房
A. 腹部横切面见两条大血管与脊柱的对称关系消失，腹主动脉与下腔静脉均位于脊柱的左前方，下腔静脉位于腹主动脉的左前方；B. 上下腔静脉长轴切面显示下腔静脉血流回流入左侧心房

（三）布加综合征

1. 二维超声心动图　上下腔静脉长轴切面可显示下腔静脉肝后段和（或）肝静脉局限性狭窄，及狭窄远心段管腔扩张。

2. 多普勒超声心动图　上下腔静脉长轴切面显示下腔静脉肝后段及（或）肝静脉局限性狭窄处血流速度加快，最高流速 >1.5m/s；脐静脉和静脉导管血流速度减低，频谱异常。

（四）双下腔静脉畸形

1. 二维超声心动图　腹部横切面，显示脊柱前方可见三个圆形或椭圆形无回声区，其中两个位于脊柱左前方，一位于脊柱右前方，分别为腹主动脉、左侧下腔静脉及右侧下腔静脉。旋转探头行矢状切面扫查可见三个无回声均为管状结构。

2. 彩色多普勒　左侧下腔静脉血流与左肾静

脉汇合后汇入右侧下腔静脉，亦可直接回流入右心房或左心房。

三、注意事项和鉴别诊断

腹部横切面扫查应注意观察下腔静脉的位置（与腹主动脉的关系）、数目、走行及连接关系，同时旋转探头连续扫查其长轴，并结合彩色多普勒动态观察血流的走行及回流部位。

双下腔静脉与永存左位下腔静脉鉴别，后者的下腔静脉肾下段位于腹主动脉左侧，于肾动脉水平跨越腹主动脉沿其右侧上行，汇入右心房，无右侧下腔静脉；而前者左侧下腔静脉与左肾静脉汇合后汇入右侧下腔静脉，存在右侧下腔静脉。

四、预后评估

下腔静脉发育异常类型繁多，对血流动力学影响各异，如无分流并且代偿完全，则无任何临床表现，预后良好。但下腔静脉异常引流入左心房，可表现为右向左分流，出现发绀，因其常有房间隔缺损，手术时应把引流入左心房的腔静脉隔入右心房，修补房间隔缺损，以纠正血流动力学异常，术后预后良好；下腔静脉或肝静脉狭窄，出生后视其影响，可择期手术治疗。

第 4 节　全部体静脉异常连接

全部体静脉异常连接（total anomalous venous connection, TAVC）是一种罕见的心脏畸形，指所有的体静脉包括左、右位的上腔静脉、永存左上腔静脉、下腔静脉和冠状静脉窦均与心脏异常连接。

一、病理分型和病理生理

全部体静脉异常连接最常见的类型是全部体静脉直接与左心房连接，又可根据是否合并下腔静脉离断分为两种亚型，Ⅰ型：不合并下腔静脉离断；Ⅱ型：合并下腔静脉离断，常合并心房异构，以及房室间隔缺损、单心房或单纯房间隔缺损、室间隔缺损等畸形。

全部体静脉异常连接的另一种类型是下腔静脉近心段缺如，经半奇静脉、左上腔静脉回流至冠状静脉窦，伴右上腔静脉缺如，合并或者不合并无顶冠状静脉窦综合征，或经左上腔静脉直接回流至左心房。基本病理生理变化相当于心房水平右向左分流，出生后引发低氧血症。

二、超声心动图特征

（一）二维超声心动图

1. 腔静脉　①下腔静脉不与右心房相连接；②下腔静脉与左心房相连接，或者近心段缺如，经奇静脉、半奇静脉回流至右侧或左侧上腔静脉；③可见右上腔静脉缺如；④左上腔静脉直接与左心房连接，或者与冠状静脉窦连接，伴有或不伴有冠状静脉窦壁部分或全部缺如。

2. 其他异常　①心房 – 内脏异构；②合并房室间隔缺损、单心房、法洛四联症、继发孔型房间隔缺损、室间隔缺损等。

（二）多普勒超声

彩色和频谱多普勒可协助显示和确定异常发育和走行的各支体静脉。

三、注意事项和鉴别诊断

超声对胎儿体静脉异常连接的诊断存在一定的难度。胸部和腹部切面扫查发现大动脉和静脉排列和走行异常，下腔静脉近心段缺如或走行异常、直接与左心房连接，奇静脉或半奇静脉增宽，右上腔静脉缺如、左上腔静脉显著增宽、直接与左心房相连接等特征对本症均有提示意义。

四、预后评估

出生后即出现严重发绀、低氧血症，预后不良，需要及早手术治疗，手术中可能出现静脉插管困难。体静脉回流异常手术完全矫治后，预后良好。

第5节 肺静脉异位引流

肺静脉异位引流（anomalouspulmonary venous connection, APVC）也称肺静脉畸形引流，又称肺静脉异常连接，是指全部或部分肺静脉直接与右房相连，或间接通过体静脉与右房相连的先天性心血管畸形，根据类型不同分为完全型肺静脉异位引流（total anomalouspulmonary venous connection, TAPVC）和部分型肺静脉异位引流（partial anomalouspulmonary venous connection, PAPVC），根据引流途径的不同分为心上型、心内型、心下型和混合型。

一、完全型肺静脉异位引流

完全型肺静脉异位引流是指所有的肺静脉均未与左心房相连，而是通过体静脉或直接与右心房相连。完全型肺静脉异位引流属发绀型先天性心脏病，其发生率仅次于法洛四联症、大动脉转位和三尖瓣闭锁，占所有先天性心脏病的0.9%~3%。“胎儿中心”资料统计，检出率约为0.04%，占胎儿先天性心血管畸形的0.62%。

一、病理分型与病理生理

左心房无肺静脉开口，四支肺静脉分别开口或汇合成共同肺静脉干后直接开口于右心房，也可通过垂直静脉汇入体静脉（如上腔静脉、无名静脉、下腔静脉、门静脉或肝静脉）；根据引流部位的不同分为以下4种类型（图22-5-1）：

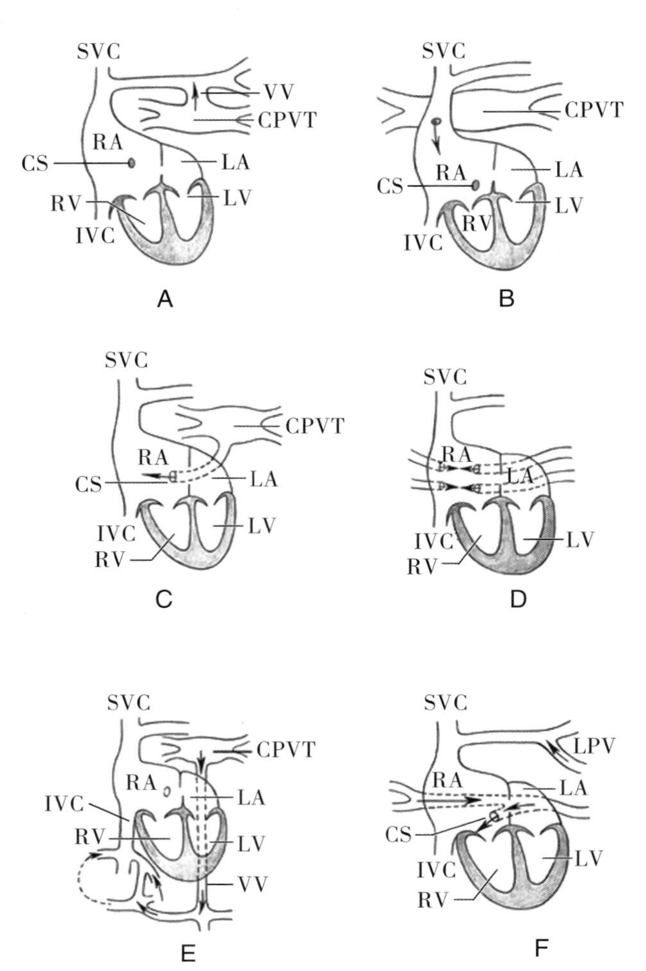

图22-5-1 完全型肺静脉异位引流分型示意图

A. Ⅰ A型（心上型），共同肺静脉干通过垂直静脉开口于无名静脉；B. Ⅰ B型（心上型），共同肺静脉干直接开口于上腔静脉；C. Ⅱ A型（心内型），共同肺静脉干开口于冠状静脉窦；D. Ⅱ B型（心内型），四支肺静脉直接开口于右心房；E. Ⅲ型（心下型），共同肺静脉干通过垂直静脉向下走行开口于肝静脉或门静脉 F. Ⅳ型（混合型），肺静脉开口于不同位置

1. **Ⅰ型** 心上型（图22-5-2）约占50%（“胎儿中心”资料统计约占40.74%）。Ⅰ A型：4支肺静脉于左心房后上方汇合成一支共同肺静脉干，呈水平位，从其上又发出一支静脉管道竖直向上走行，称为垂直静脉，汇入左侧无名静脉，然后再通过右侧的上腔静脉与右心房相通。Ⅰ B型：垂直静脉直接汇入上腔静脉。少数病例中垂直静脉可能受到支气管或者肺动脉分支的压迫而发生回流受阻，垂直静脉与体静脉的吻合口处亦可出现狭窄。

2. **Ⅱ型** 心内型约占25%（“胎儿中心”资料统计约占30.86%）。Ⅱ A型：全部肺静脉开口于冠状静脉窦。Ⅱ B型：全部肺静脉直接开口于右心房。

3. **Ⅲ型** 心下型（图22-5-3）约占20%（“胎儿中心”资料统计，约占28.40%）。共同肺静脉干血流经向下走行的垂直静脉，通过膈肌的食管裂孔进入腹腔汇入门静脉、肝静脉或下腔静脉，偶可见汇入静脉导管。垂直静脉穿过膈肌处或与体静脉的吻合口处常出现狭窄，造成血流梗阻。

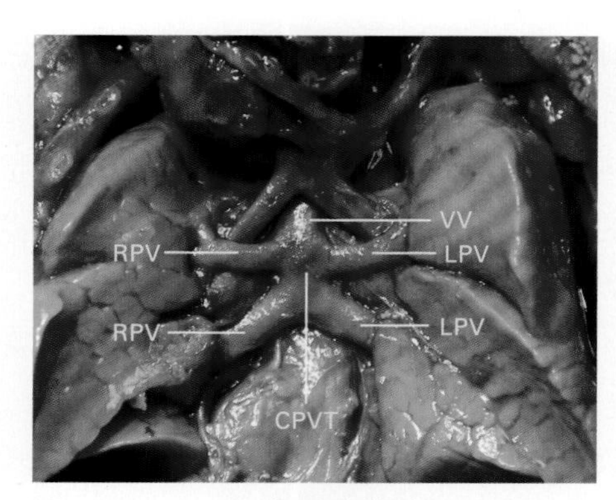

图 22-5-2　完全型肺静脉异位引流病理标本（心上型）

左右两侧肺静脉汇合成共同肺静脉干后经垂直静脉向上走行

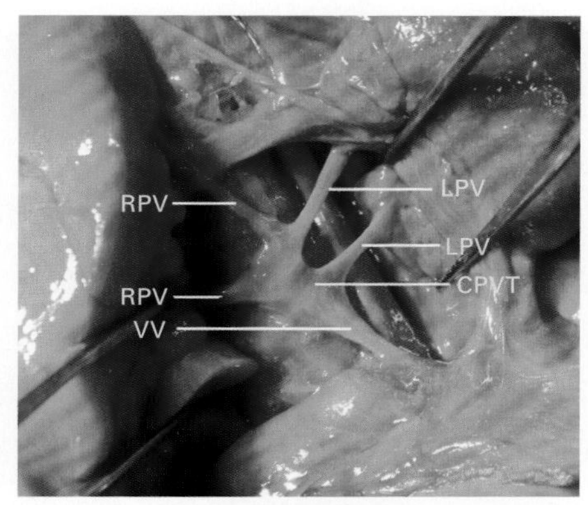

图 22-5-3　完全型肺静脉异位引流病理标本（心下型）

左右两侧肺静脉汇合成共同肺静脉干后经垂直静脉向下走行

4. Ⅳ型　混合型约占 5%，肺静脉同时回流至不同的位置。

完全型肺静脉异位引流出生后均合并房间隔缺损或卵圆孔未闭，以代偿血流动力学的失调，即全部肺静脉血流进入右心房（左向右的分流），房间隔卵圆孔右向左分流增加。出生后，动脉血氧饱和度低出现发绀，发绀的程度常和房间隔交通的量呈反比。

（二）超声心动图特征

1. 二维超声心动图

（1）典型特征　四腔心切面显示：①左房明显缩小，以左右径减小为著，左房壁光滑无法显示正常肺静脉开口；②房间隔形态异常，呈平直状，失去正常略向左房膨出的弧形结构；③右房、右室相对扩大；④左房后壁与降主动脉之间距离增大，可见圆形或椭圆形无回声结构，即共同肺静脉干的横断面。

（2）垂直静脉与分型　垂直静脉长轴及短轴切面连续扫查共同肺静脉干及垂直静脉的冠状切面、矢状切面和横断面，追踪其走行和连接部位。肺静脉异位引流类型不同，垂直静脉走行和连接亦不相同。

1）心上型：共同肺静脉干经垂直静脉通过无名静脉，或直接与上腔静脉相通；上腔静脉内径增宽（图 22-5-4A）。

2）心内型：共同肺静脉干或分别开口于冠状静脉窦，或直接开口于右心房；冠状静脉窦明显扩张（图 22-5-5B）。

3）心下型：共同肺静脉干经垂直静脉向下穿过膈肌，进入肝脏与门静脉或下腔静脉相通；门静脉或下腔静脉内径增宽（图 22-5-6A）。

2. 彩色多普勒　采用 HD Flow（高分辨率血

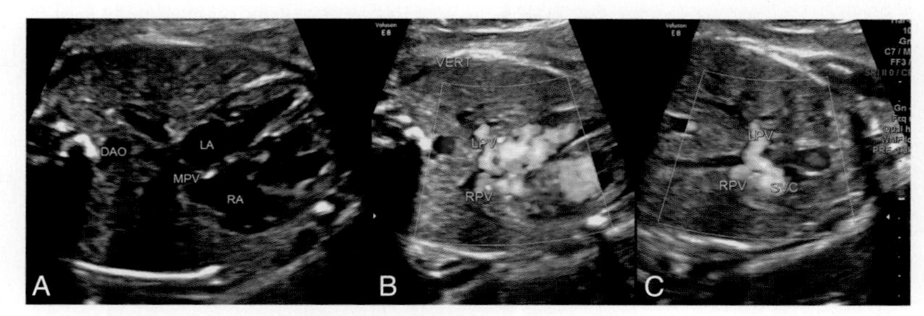

图 22-5-4　完全型肺静脉异位引流（心上型）

A. 左心房小，房壁无肺静脉的开口；其后方可见一无声暗区为共同肺静脉干。B、C. 彩色多普勒显示共同肺静脉干血流经垂直静脉、上腔静脉回流至右心房

流模式）可以清晰地显示两侧肺静脉的血流未与左心房相通，而直接回流入右心房或冠状静脉窦（图 22-5-5A），或汇合成共同肺静脉干后经垂直静脉向上或向下引流至体静脉（图 22-2-4B、C，图 22-5-6B）。

3. 四维超声 应用 STIC（时间 - 空间相关成像）技术能够直观完整地显示肺静脉的引流途径（图 22-5-6B）。

（三）注意事项和鉴别诊断

1. 左心房及房间隔形态 两者超声的特征性改变对诊断完全型肺静脉异位引流的提示意义较大，应注意仔细识别。

2. 左房后壁与降主动脉间距增大 若两者之间出现异常管道样无回声，应高度怀疑完全型肺静脉异位引流。

3. 鉴别诊断

（1）共同肺静脉干与局部扩张食管 共同肺静脉干为血管断面，内径固定不变；彩色多普勒可在管腔内探及血流信号，频谱多普勒可录得静脉频谱；局部扩张食管因胎儿吞咽羊水导致食管瞬时扩张，通常持续时间较短；彩色多普勒显示管腔内无血流信号。

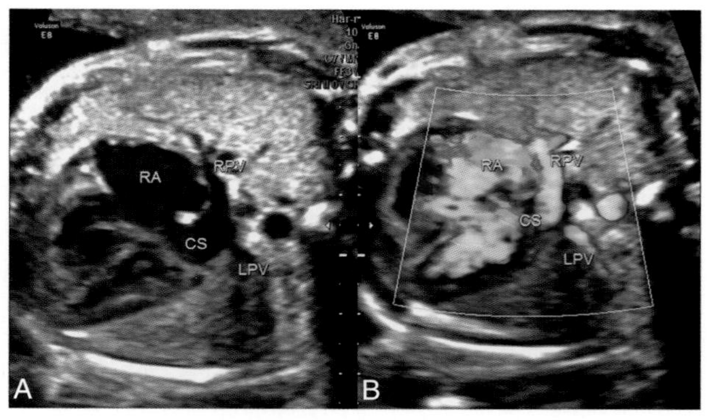

图 22-5-5 完全型肺静脉异位引流（心内型）
A. 左右两侧肺静脉均开口于冠状静脉窦；B. 彩色多普勒超声显示左、右肺静脉血流回流入冠状静脉窦

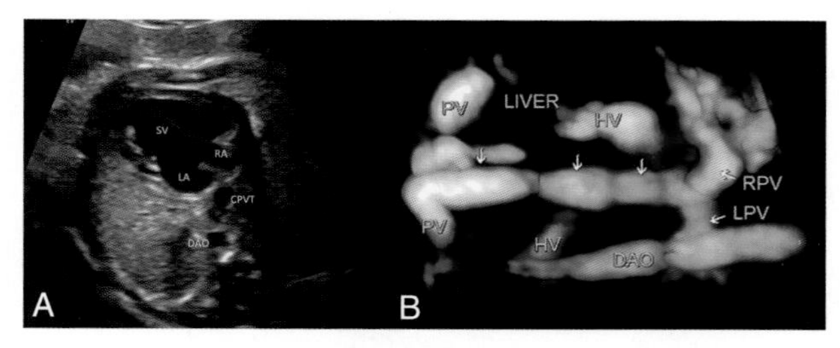

图 22-5-6 完全型肺静脉异位引流（心下型）
A. 左心房小，房壁无肺静脉的开口；其后方可见一无声暗区为共同肺静脉干；B. 高分辨率血流模式（时间 - 空间相关成像模式）显示左、右肺静脉血流汇合成共同肺静脉干后经垂直静脉向下走行，穿过膈肌进入肝脏后汇入门静脉

（2）心内冠状静脉窦型与永存左上腔静脉 超声心动图显示前者异常引流的肺静脉开口于扩张的冠状静脉窦；后者于四腔心切面的基础上不移动探头位置，将探头向胎儿胸腔下方轻微偏斜可显示完整的冠状静脉窦长轴，此时旋转探头 90° 可显示左上腔静脉与冠状静脉窦的关系；三血管 - 气管切面于肺动脉左侧可探及左上腔静脉的短轴切面。永存左上腔静脉导致冠状静脉窦扩张时，肺静脉的回流位置正常，但其可以与肺静脉异位引流合并存在。

（3）冠状静脉窦扩张与部分型房室间隔缺损 冠状静脉窦扩张的心脏“十字交叉”结构存在，扩张的冠状静脉窦位于后房室沟，四腔心切面显示其前方的房室间隔结构正常；部分型房室间隔缺损为房间隔下部的缺损，四腔心切面显示心脏的“十字交叉”结构消失。

（4）与其他引起左、右房室比例失调的疾病 主动脉缩窄可导致右心系统扩大，如发现有一支肺静脉回流至左心房即可以排除完全型肺静脉异位引流。

（四）预后评估

胎儿期除合并其他严重畸形外，完全型肺静脉异位引流不会引起明显的血流动力学不良后果。出生后，完全型肺静脉异位引流的预后取决于有无肺静脉引流途径的梗阻及其程度、合并畸形种类及其严重程度。根据具体状况尽早手术矫治，多数愈后良好。

二、部分型肺静脉异位引流

部分型肺静脉异位引流是指部分肺静脉未与左房相连，而是通过体静脉或直接与右心房相连。“胎儿中心”资料统计，检出率约为 0.04%，占胎儿先天性心血管畸形的 0.68%。

（一）病理解剖与病理生理

部分肺静脉（常见右肺静脉）未与左心房相连，而是汇入左或右上腔静脉、冠状静脉窦、下腔静脉或直接汇入右心房。导致右心系统因容量负荷增大而不同程度的扩大。

部分型肺静脉异位引流可单独存在，或合并其他心脏畸形，最常见静脉窦型房间隔缺损，少见的有二尖瓣狭窄、右室双出口、室间隔缺损、法洛四联症、肺动脉狭窄、主动脉缩窄、动脉导管未闭、右位心等。

（二）超声心动图特征

1. 二维超声心动图

（1）肺静脉　①部分肺静脉未回流入左房，可追踪显示其异常回流的部位；②肺静脉直接回流至右心房后壁上部或下部，或右心房顶部近房间隔处（图 22–5–7A）；③肺静脉回流至左上腔或右上腔静脉，引流静脉均显著增粗；④肺静脉回流至冠状静脉窦，显示其显著扩张。仔细追踪扫查，可见肺静脉与腔静脉或冠状静脉窦的连接关系。

（2）其他异常　右房、右室增大，肺动脉增宽。

2. 彩色多普勒　彩色多普勒可连续追踪观察肺静脉及其回流部位。①心上型，可见肺静脉血流汇入上腔静脉的异常血流信号，上腔静脉内血流束直径增宽、加速，或经垂直静脉汇入左侧无名静脉；②心内型，可见肺静脉与冠状静脉窦或直接汇入右心房的血流信号（图 22–5–7B）；③心下型，可见肺静脉汇入下腔静脉、门静脉或肝静脉。

（三）注意事项和鉴别诊断

产前超声检查容易出现肺静脉异位引流漏诊，特别是部分型肺静脉异位引流。胎儿超声心动图检查应常规扫查各支肺静脉是否均回流至左心房（左右各两支肺静脉）；彩色多普勒或 HD Flow 血流显像可以较为清晰地显示肺静脉血流信号。心上型及心内型的部分型肺静脉异位引流可显示其直接征象，心下型者难以显示直接征象，需仔细扫查。多数完全型肺静脉异位引流胎儿超声心动图可明确诊断。但是，即使产前超声检查没有发现异位开口的肺静脉，仍不能完全排除该畸形的存在。

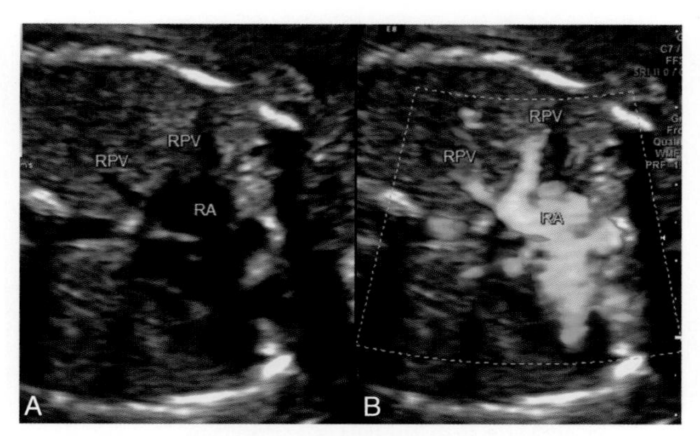

图 22–5–7　部分型肺静脉异位引流（心内型）
A. 右心房增大，房壁可见两支右肺静脉汇入；B. 彩色多普勒显示两支右肺静脉血流直接汇入右心房

（四）预后评估

部分型肺静脉异位引流出生后的血流动力学改变类似于房间隔缺损，早期容易漏诊。在出现中重度肺动脉高压之前进行手术矫治，预后良好。

（朱永胜　徐鹏　李军）

参考文献

[1] Vassallo M, Pascotto M, Pisacane C, et al. Right superior vena cava draining into the left atrium: prenatal diagnosis and postnatal management. Ultrasound Obstet Gynecol, 2006; 27:445–8

[2] 胡古月 , 张颖 , 王彧 , 等 . 超声心动图诊断胎儿冠状静脉窦扩张 . 中国介入影像与治疗学 , 2017, 14(7): 425–429

[3] 周锋 , 王宏伟 , 李晓彦 , 等 . 超声多切面联合扫查诊断胎儿永存左上腔静脉 . 临床超声医学杂志 , 2017, 19(3): 211–212

[4] 吴利红 , 谢红宁 , 杜柳 , 等 . 奇静脉 / 降主动脉内径比值在产前诊断奇静脉相关体静脉畸形中的应用价值 . 中华超声影像学杂志 , 2016,25(10): 848–853

[5] 童立里 , 周启昌 , 周嘉炜 , 等 . 胎儿下腔静脉畸形的

产前超声诊断与预后分析．中华超声影像学杂志，2017,26(9): 771–775
[6] 李雪蕾，穆仲平．胎儿下腔静脉异常的产前超声诊断．中华超声影像学杂志，2017,26(4): 302–305
[7] 徐鹏，李军，王峥，等．胎儿超声心动图在肺静脉畸形引流诊断及预后评估中的应用价值．中华超声影像学杂志，2017,26(5): 403–409
[8] Seale AN, CarvalhoJS, Gardiner HM, et al. Total anomalous pulmonary venous connection: impact of prenatal diagnosis. Ultrasound Obstet Gynecol, 2012, 40(3): 310–318
[9] 李军，苏海砾，张军，等．胎儿先天性心脏病的超声诊断及分型．中华超声影像学杂志，2011,20(11): 940–943
[10] 潘琦，邓学东，张俊，等．胎儿超声心动图在产前诊断完全型肺静脉异位引流中的应用．中华医学超声杂志（电子版），2013,10(10): 836–841
[11] Suguna Ganesan, Michael M Brook, Norman H Silverman, et al. Prenatal findings in total anomalous pulmonary venous return: A diagnostic road map starts with obstetric screening views. Journal of Ultrasound in Medicine, 2014,33(7): 1193–1207
[12] 张烨，何怡华，孙琳，等．常规胎儿超声心动图结合时间空间相关成像技术产前诊断完全型肺静脉异位引流．中华超声影像学杂志，2015,24(2): 118–122
[13] 陈涛涛，于冬梅，焦北鱼，等．胎儿完全型肺静脉异位引流的产前超声诊断．中华超声影像学杂志，2015,24(6): 545–546
[14] DONG FQ, ZHANG YH, LI ZA, et al. Evaluation of normal fetal pulmonary veins from the early second trimester by enhanced-flow (e-flow) echocardiography. Ultrasound Obstet Gynecol, 2011,38(6): 652–657
[15] Laux D, Fermont L, Bajolle F, et al. Prenatal diagnosis of isolated total anomalous pulmonary venous connection: a series of 10 cases. Ultrasound Obstet Gynecol, 2013, 41(3): 291–297
[16] 景延辉，贾兵，陈张根，等．17 例心下型完全型肺静脉异位引流的外科治疗．中华胸心血管外科杂志，2011,27(1): 1–3
[17] 郑景浩，徐志伟，刘锦纷，等．新生儿梗阻型完全型肺静脉异位引流的治疗．中华胸心血管外科杂志，2011,27(12): 709–712

第 23 章 冠状动脉、静脉畸形

第 1 节　冠状动脉瘘

冠状动脉瘘（coronary artery fistula，CAF）是由于心脏胚胎期发育过程中窦状间隙未退化而持续存在，致冠状动脉循环和心肌发育异常，而形成冠状动脉主干或分支与心腔或大血管之间存在的异常通道，是一种较少见的先天性心脏病。冠状动脉瘘发病率占先天性心脏病的 0.25%~0.40%，在胎儿心血管畸形中占 0.76%，"胎儿中心"统计资料，检出率 0.01%，发生率 0.18%。

冠状动脉瘘可单独发生，也可合并房间隔缺损、室间隔缺损、肺动脉狭窄等其他心内畸形。

一、病理解剖与病理生理

冠状动脉瘘可发生于左、右冠状动脉及其分支；通常单发，少数多发；其中右冠状动脉瘘最常见，占 50%~60%，左冠状动脉瘘占 30%~-40%，双侧冠状动脉瘘者少见，仅占 2%~10%。冠状动脉瘘可开口于心腔与大血管的任何部位，约 90% 瘘入右心房、右心室、肺动脉等右心系统，以右心室最常见（图 23-1-1），左心系统仅占 10%。异常交通的冠状动脉开口处增宽，管腔扩张，走行迂曲，出口多数为一个，多个少见。

胎儿冠状动脉瘘的血流动力学改变主要取决于瘘口大小与瘘入部位。当瘘口较小时，分流量少，对胎儿负荷影响较小，不会造成心血管结构与功能异常；瘘口较大时，若瘘入左、右心室时，因收缩期心室腔内压力高于或与主动脉压接近，瘘管内可出现心室向主动脉分流或无血流，舒张期心室腔内压力明显减低，主动脉血流经瘘口进入心室内，导致心室负荷加重，相应的心室腔扩大；瘘入心尖时，由于瘘口血流长时间冲刷，常导致心尖部室壁瘤的形成；瘘入心房或静脉时，压差较大，分流量较多，心腔大小改变较明显。

冠状动脉瘘分流较多时，升主动脉内血流量显著减少，可引起舒张期动脉导管向主动脉弓部的反向灌注。

二、超声心动图特征

（一）二维超声心动图

胎儿期无法显示正常冠状动脉结构及较小的

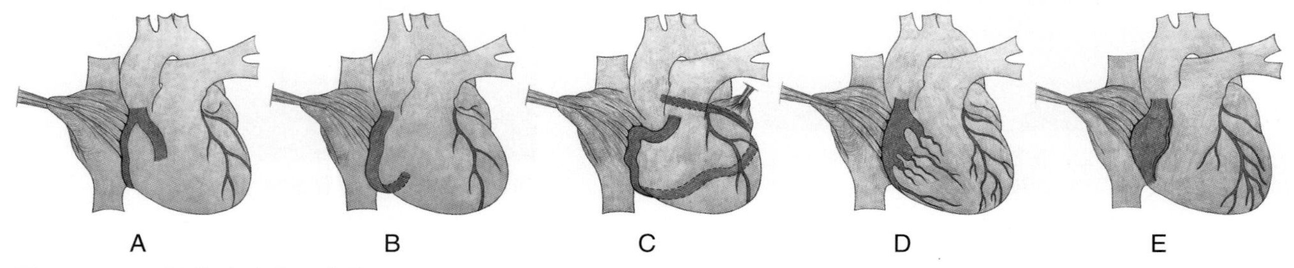

图 23-1-1　冠状动脉瘘示意图

A~C. 为常见先天性冠状动脉瘘；D. 先天性冠状动脉瘘局部增宽；E. 为先天性冠状动脉瘘并瘤样扩张

冠状动脉瘘口，特别是冠状动脉－肺动脉瘘，因瘘口常较小或呈多发小瘘口，胎儿超声心动图在孕期检查时无法检出和诊断。冠状动脉瘘时，病变血管走行迂曲，难以在一个切面完整显示血管结构，需要多切面连续扫描追踪冠状动脉内血流，以确定瘘口及起源位置。冠状动脉瘘的超声心动图特征与瘘口的大小、瘘入部位有关，其表现各一。

1. **冠状动脉瘘口较大** ①大动脉根部短轴或心室流出道切面：可清晰显示增宽的冠状动脉近端及开口（图 23–1–2A）；②心室短轴切面：显示心室外膜或室间隔内类圆形的无回声冠状动脉短轴结构；③增宽的冠状动脉走行迂曲，内径粗细不等。

2. **其他改变** ①四腔心切面显示左、右房室腔大小比例多数正常，亦可扩大；②室壁瘤形成时，其室壁变薄，向心外局限性膨出，室壁运动明显减弱或消失（图 23–1–2B）。

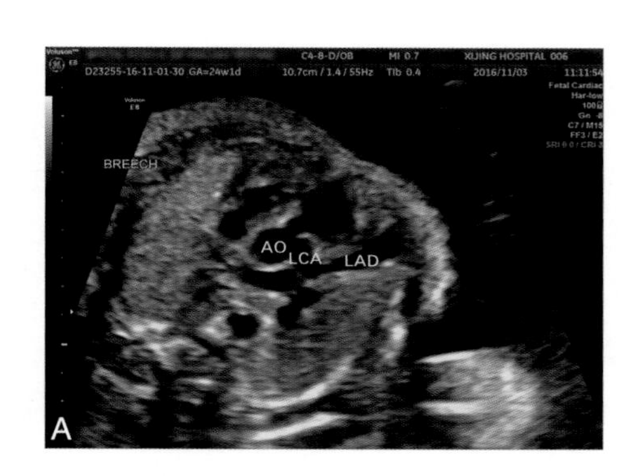

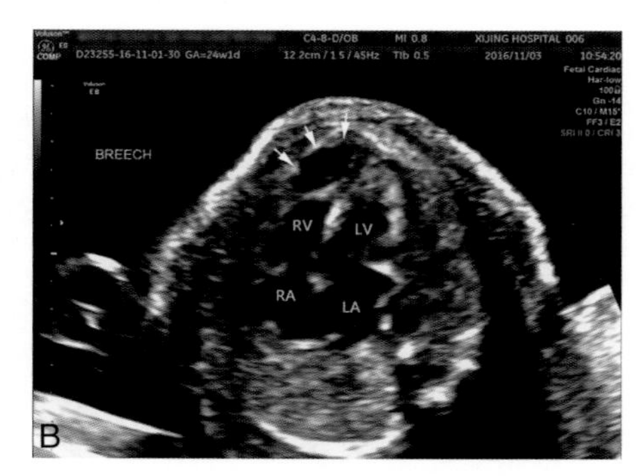

图 23–1–2　左冠状动脉右心室瘘

A. 大动脉根部短轴非标准切面显示左冠状动脉开口及前降支显著增宽；B. 四腔心切面显示右室心尖部呈瘤样向外膨出

（二）彩色多普勒

彩色多普勒是判断冠状动脉与心腔或大血管之间分流及明确血流来源的最直接和重要的诊断依据（图 23–1–3）。

冠状动脉瘘的彩色多普勒显示：①舒张期主动脉血流进入增宽的冠状动脉，其瘘口处显示双期单向（瘘入心房、冠状静脉窦或上腔静脉）或舒张期瘘入心室收缩期出现反向的双期双向血流信号；②冠状动脉起始处血流分布均匀，较少出现狭窄；③瘘管内血流通常较亮，血流速度明显高于正常冠状动脉，瘘口处血流如“火焰状”喷射入相应心腔或大血管内。

三、注意事项与鉴别诊断

胎儿期冠状动脉细小，正常不易观察，彩色血流亦不易显示。“胎儿中心”出生后超声随访资料提示冠状动脉－肺动脉瘘在胎儿超声心动图检查中均漏诊。因此，二维超声及彩色多普勒未发现冠状动脉瘘的征象时，不能完全排除该病变的存在。

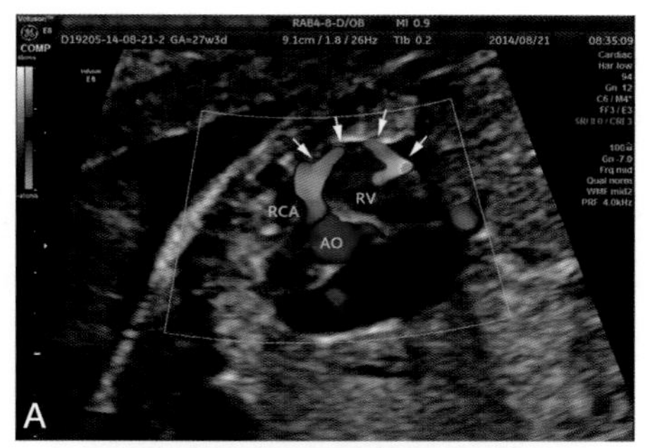

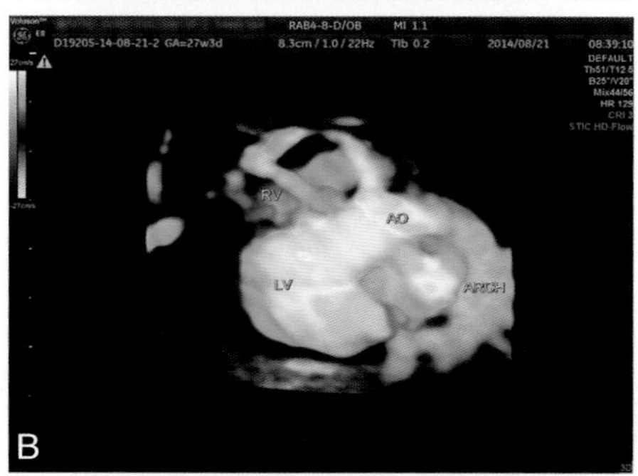

图 23–1–3　右冠状动脉右心室瘘

A. 大动脉根部短轴切面显示右冠状动脉增宽，收缩期右心室血流向主动脉内分流；B. 主动脉与右心室间彩色血流分流的表面成像

冠状动脉瘘应与冠状动脉瘤相鉴别，两者共同表现为冠状动脉增宽。冠状动脉瘤的超声特征为一段或多段冠状动脉瘤样扩张，但与房室及大血管之间无交通；冠状动脉瘘可伴有瘤样扩张，与房室或大血管之间的交通血流是两者最根本的鉴别点。

四、遗传学

冠状动脉瘘具有家族遗传性，遗传倾向主要与遗传出血性毛细血管扩张症有关，研究表明约 60% 的先天性动脉 – 静脉瘘患者合并遗传出血性毛细血管扩张症，该病为常染色体显性遗传病，以皮肤、黏膜以及内脏的多发性毛细血管或小动脉、小静脉扩张和病变部位反复出血和血管畸形为主要特征，肝脏常受累，伴随有动静脉瘘发生。但该病的相关致病基因尚不完全明确。

研究已确认 9p34 和 12q 两条染色体上的相关基因位点与肺动静脉瘘有关，具体的基因位点要进一步的研究。

22q11.2 微缺失综合征是一类包括 Digeorge（迪格奥尔格）综合征、腭心面综合征、锥干面部异常综合征以及其他有类似临床表现的综合征。大约 74% 的 22q11.2 微缺失综合征患儿伴有先天性心脏病，国外有报道 22q11.2 微缺失伴有左心室致密化不全和冠状动脉瘘的病例。

磷脂酰肌醇聚糖 –3（Gpc3）基因突变导致的 Simpson–Golabi–Behmel 综合征（SGBS）是一种罕见的先天性过度生长综合征，伴随先天性心脏畸形，包括室间隔缺损、冠状动脉瘘等。

五、预后评估

冠状动脉瘘的预后与瘘口大小、位置及是否伴发室壁瘤或其他心内畸形相关。瘘口较小时，预后良好；瘘口较大时，出生后及时手术矫治可取得较好的疗效。若伴有巨大血管瘤及心脏功能明显受损，或较大范围室壁瘤的冠状动脉瘘，术后心肌缺血和心律失常发生率较高，且远期预后不佳。

第 2 节　冠状动脉异常起源

冠状动脉由左、右冠状动脉组成，是升主动脉发出的第一对分支，分别连接于主动脉左、右冠状动脉窦。左冠状动脉发出后于肺动脉根部与左心耳之间到达心脏胸肋面，在室间沟上方分为左前降支与左旋支，行经左侧房室间沟和前室间沟；右冠状动脉行走于肺动脉主干与右心耳之间，经右房室沟下行至心脏右缘转向膈面，在十字交叉处发出后降支。

冠状动脉异常起源是一种罕见的先天性心血管畸形。胎儿期正常冠状动脉纤细，超声心动图难以显示，但随着超声技术的快速发展，二维及彩色多普勒分辨率的不断提高和新技术的发展，有望在胎儿期检出和诊断冠状动脉异常连接的畸形。

一、病理解剖与病理生理

胚胎期心外膜前体细胞环绕主动脉与肺动脉窦周围，正常发育时其深入主动脉壁形成冠状动脉开口，当发育异常时，深入至就近动脉内而形成冠状动脉的异常起源，或称冠状动脉连接异常。根据冠状动脉异常起源的位置可分为两大类型。

（一）冠状动脉异常起源于肺动脉

1. 左冠状动脉异常起源于肺动脉　此型最多见，约占冠状动脉异常起源于肺动脉的 90%，多为左冠状动脉主干，少数为左前降支、回旋支或圆锥支。患儿出生后，肺动脉压较高，肺动脉仍可灌注左冠状动脉，随着肺动脉压力降低，灌注逐渐减少，随着左右冠状动脉侧支循环形成，右冠状动脉经左冠状动脉向肺动脉分流，出现窃血现象，加重心肌缺血。

2. 右冠状动脉异常起源于肺动脉　此型较少见，右冠状动脉异常起源于肺动脉根部右侧，血管扩张，管壁变薄，随着冠脉侧支形成而出现窃血现象，导致心肌缺血，但此类患者临床症状多不明显，可存活至成年，多预后良好。

3. 双侧冠状动脉异常起源于肺动脉 此型罕见，但心肌缺血严重，出生后无法生存。

（二）冠状动脉异常起源于主动脉

左、右冠状动脉均可异常起源于主动脉，心血管造影中其发生率约为 0.5%。

1. 左旋支异常起源于右冠窦或左冠窦 此型血流动力学常无明显改变，不影响心肌供血，可视为正常变异。

2. 左冠状动脉异常起源于右冠窦或右冠状动脉 此型仅有一个冠状动脉开口，左冠状动脉行走于肺动脉与主动脉根部之间时，易发生心肌梗死或猝死，尤其是剧烈运动之后。

3. 右冠状动脉异常起源于左冠窦或左冠状动脉 此型极少见，通常不引起心肌病变。

二、超声心动图特征

左心室流出道长轴及大动脉根部短轴切面连续扫查，可显示增宽的冠状动脉开口，或肺动脉发现异常的血管分支（除肺动脉分支外）；可应用彩色多普勒血流进行连续追踪识别。目前，胎儿期超声心动图检查尚难以明确诊断冠状动脉异常起源。

三、注意事项与鉴别诊断

该畸形需与冠状动脉瘘鉴别，冠状动脉瘘时病变血管常全程增宽，走行迂曲有明显瘘口。

四、预后评估

冠状动脉异常起源的患儿，通常需要尽早手术矫治，尤其是双侧冠状动脉异常起源于肺动脉者。

第 3 节　冠状静脉窦异常

正常冠状静脉窦位于心脏膈面左房室沟内，接收心大静脉、心中静脉等冠脉循环的静脉血，经冠状静脉窦口汇入右心房内。冠状静脉窦口位于下腔静脉与右侧房室瓣间，具有冠状窦瓣以防止反流。由于其他血管的汇入可导致其管腔增宽。

一、病理分型与病理生理

根据引流血管来源，主要分为以下几种类型。

（一）肺静脉异位引流

48.0%~72.0% 的心内型肺静脉异位引流汇入冠状静脉窦，引起冠状静脉窦的增宽，完全型肺静脉异位引流时，两侧肺静脉于左心房后方汇合为肺总静脉，汇入冠状静脉窦，显著扩张的冠状静脉窦压迫左心房，导致左心房前后径明显减小（详见第 22 章第 5 节）。

（二）体静脉异常引流

1. 永存左上腔静脉 最常见的体静脉引流异常，多合并右上腔静脉，称为双上腔静脉，极少数右上腔静脉缺如，永存左上腔静脉接受左侧头臂静脉回心血流，开口于冠状静脉窦，引起冠状静脉窦增宽，约 10% 可直接引流入左心房或右心房（详见第 22 章第 1 节）。伴有膈下静脉引流异常时，膈下静脉可经奇静脉或半奇静脉引流入上腔静脉，奇静脉开口于右上腔静脉，半奇静脉开口于左上腔静脉，如下腔静脉离断、静脉导管缺如伴脐静脉引流异常等。

2. 静脉导管及脐静脉引流入冠状静脉窦 脐静脉是连接胎盘与胎儿的唯一静脉血管，其内为经胎盘循环的高氧血，进入脐孔后，向上行走，经肝静脉窝入肝，而后进入门静脉与静脉导管，静脉导管是胎儿期特殊的生理通道，连接脐静脉与下腔静脉，对脐静脉高氧血的分配起到重要的调节作用。静脉导管引流异常时，可直接开口于冠状静脉窦下壁，静脉导管缺如时，脐静脉可直接开口于冠状静脉窦。

3. 全部体静脉引流入左房 上腔静脉、下腔静脉及冠状静脉窦全部引流入左心房，该畸形罕见，常伴有房间隔缺损。最常见类型为右上腔静脉引流入冠状静脉窦，冠状静脉窦开口于左心房，伴左位上腔静脉时，常开口左心房顶部，下腔静脉离断，经奇静脉或半奇静脉回心，肝静脉直接开口于左心房或冠状静脉窦。

二、超声心动图特征

（一）二维超声心动图

1. 冠状静脉窦　孕中期胎儿冠状静脉窦内径为 1~2mm，超声心动图检查不易显示。冠状静脉窦增宽时，左心室流出道长轴切面、四腔心切面、左心房左心室两腔心等切面于左侧房室沟处可见一环状回声，为扩张的冠状静脉窦短轴。

2. 永存左上腔静脉　探头沿四腔心切面向膈面平移，可显示冠状静脉窦长轴切面，使其与超声声束平行，并旋转显示左上腔静脉，即为左上腔静脉与冠状静脉窦长轴切面，此切面可显示左上腔静脉与冠状静脉窦连接关系，冠状静脉窦顶壁完整（图 23–3–1）。

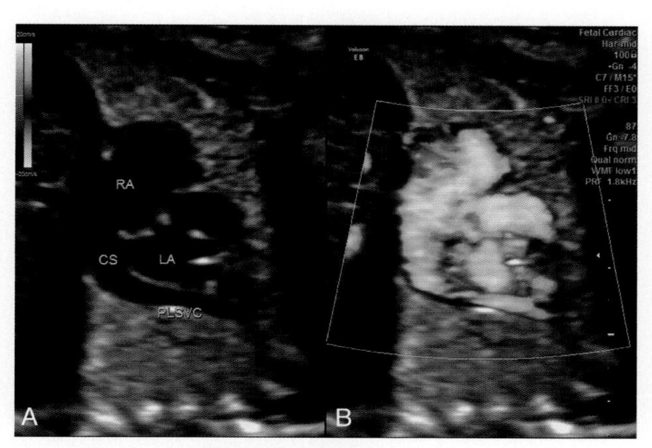

图 23–3–1　冠状静脉窦增宽
A. 左上腔静脉与冠状静脉窦长轴切面显示左上腔静脉开口于冠状静脉窦，冠状静脉窦增宽，顶壁完整；B. 左上腔静脉血流引流入冠状静脉窦

3. 其他异常血管　冠状静脉窦扩张程度与异常血管引流的血量有关；脐静脉引流入冠状静脉窦可导致冠状静脉窦显著扩张；静脉导管、单支肝静脉等异常引流导致冠状静脉窦轻度增宽。

（二）彩色多普勒

彩色多普勒血流是寻找冠状静脉窦异常引流血管的首选检查技术；静脉血管血流束多较细窄，流速缓慢，应选择能量多普勒静脉血流成像技术，以判断血流的来源、走行等，有助于诊断。

冠状静脉窦增宽时，彩色多普勒显示异常引流的血管血流汇入冠状静脉窦内（图 23–3–2）。

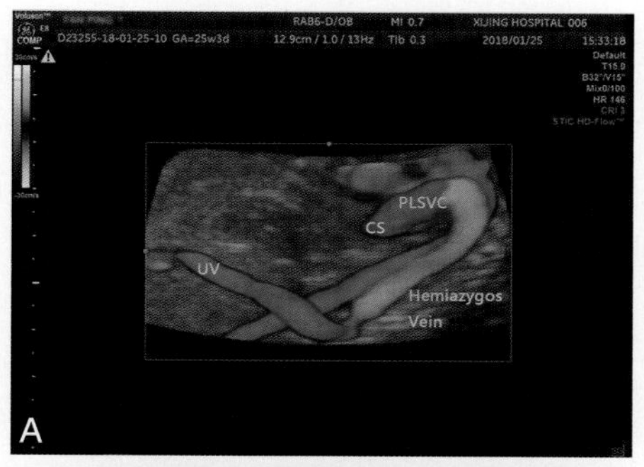

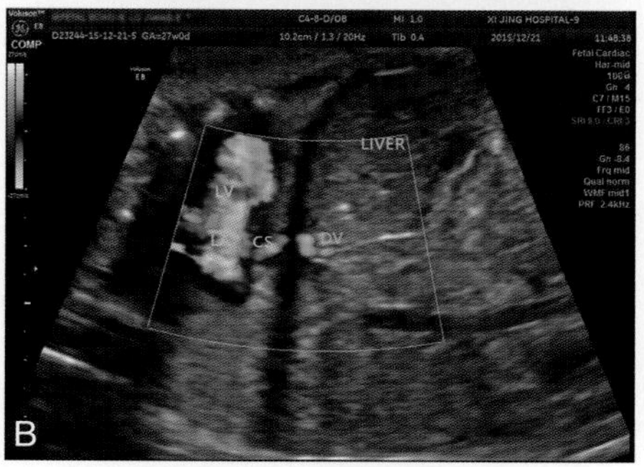

图 23–3–2　冠状静脉窦增宽
A. 彩色多普勒血流四维表面成像，静脉导管缺如，脐静脉经半奇静脉、副半奇静脉引流入左上腔静脉，左上腔静脉开口于冠状动脉窦，左上腔静脉近心段及冠状动脉窦显著扩张；B. 左心房左心室两腔心切面，静脉导管引流入冠状动脉窦，冠状静脉窦略增宽

三、注意事项与鉴别诊断

冠状静脉窦增宽时窦壁菲薄，常伴有无顶冠状静脉窦畸形，应多切面连续扫查，并注意与部分型房室间隔缺损鉴别。显著扩大的冠状静脉窦可压迫左心房，导致左房体积明显减小。

完全型肺静脉异位引流时，肺静脉可直接开口于冠状静脉窦顶部。四腔心切面常不显示左心房，左房位为显著扩大的冠状静脉窦结构，左房位于冠状静脉窦前方，冠状静脉窦开口于右心房，形态类似伴有原发孔型房间隔缺损的左心房，但其与二尖瓣之间常可见冠状静脉窦壁分隔，此时左房左室两腔心切面更易观察冠状静脉窦与左房的形态及关系，对冠状静脉窦壁的完整性评价亦有帮助。

四、遗传学特征

Smith-Lemli-Opitz 综合征（史－莱－奥综合征）是由先天性胆固醇合成障碍引起的多发畸形，由位于 11q12–q13 的 *DHCR7* 基因突变所致，为常染色体隐性遗传病，该综合征伴有先天性心脏病，如左心发育不全、冠状静脉窦发育不全、继发型和原发孔型房间隔缺损等。

五、预后评估

冠状静脉窦增宽的预后与引流血管性质及伴发心内畸形相关。单纯性左上腔静脉、静脉导管、脐静脉、单支肝静脉引流入冠状静脉窦，预后良好。完全型肺静脉异位引流入冠状静脉窦，出生后应早期进行手术矫治，预后较好，约 80% 未手术患儿 1 岁内死亡。全部体静脉异常引流常常是复杂性先天性心脏病的组成部分之一，预后差。

（王峥　宋婷婷　张建芳　李军）

参考文献

[1] Jacob MA, Goyal SB, Pacifico L, et al. Multiple coronary artery-left ventricular fistulas associated with hereditary hemorrhagic telangiectasia. Chest, 2001, 120(4):1415–1417

[2] Ng A, Wong M, Viviano B, et al. Loss of glypican-3 function causes growth factor-dependent defects in cardiac and coronary vascular development. Dev Biol, 2009, 335(1):208–215

[3] Branton H, Warren AE, Penney LS. Left ventricular noncompaction and coronary artery fistula in an infant with deletion 22q11.2.Pediatr Cardiol, 2011, 32(2):208–210

[4] Rakheja D, Wilson GN, Rogers BB. Biochemical abnormality associated with Smith-Lemli-Opitz syndrome in an infant with features of Rutledge multiple congenital anomaly syndrome confirms that the latter is a variant of the former. Pediatr Dev Pathol, 2003, 6(3): 270–277

[5] 王新房 . 超声心动图学 . 4 版 . 北京：人民卫生出版社，2009

[6] 刘延龄，熊鉴然 . 临床超声心动图学 . 北京：科学出版社，2007

[7] 吴瑛 , 姚民 , 高润霖 , 等 . 成人冠状动脉造影中动脉起源异常分析 . 中华心血管病杂志 , 2004, 32(7):587–591

[8] 侯传举 , 邓东安 , 刘莹 , 等 . 冠状动脉瘘彩色多普勒超声心动图图像特征及规律性研究 . 中国超声医学杂志 , 2002, 18(1):58–61

[9] 赖秋荣 . 胎儿心脏系统超声检查诊断胎儿冠状动脉瘘 . 中国医学影像学杂志 , 2014, 22(2):95–96

第 24 章
心内异常回声

第 1 节　三房心

三房心（cortriatriatum，CA）是一种罕见的先天性心脏病，是由 Church 在 1868 年首次报道，由 Borst 于 1905 年命名，是指左心房被异常隔膜分为上下两部分，位于上方的为有肺静脉开口的副房，位于下方的为与二尖瓣口相通的固有（真性）左心房，隔膜上可有大小不等的小孔，副房血流通过小孔与固有左心房相通。检出率约 0.22‰，占胎儿先天性心血管畸形的 0.37‰。

一、病理解剖与病理生理

左心房内存在一纤维肌性隔膜，将左心房分为后上、前下两部分，肺静脉开口于后上腔，压力较高，称副腔或高压腔；与二尖瓣口相连的是固有左心房，压力较低，又称低压腔。隔膜上可有大小不等的一个或数个小孔，导致副房与固有左心房之间血流不同程度梗阻。

根据副房与固有左心房或右心房之间有无血流交通分为无分流型、左向右分流型及发绀型（图 24-1-1）。

1. 无分流型　此种类型最为常见，左心房内隔膜上有孔，肺静脉血流进入副房后通过小孔进入固有左心房，副房与右心房之间房间隔完整，无分流，胎儿期卵圆孔正常开放，故右房血流通过卵圆孔进入固有左心房，血流动力学改变类似二尖瓣狭窄，副房压力增高、肺静脉回流受阻。

2. 左向右分流型　左心房内隔膜上有孔，肺静脉血流进入副房后通过小孔进入固有左心房，副房与右心房之间房间隔上可见缺损，因副房压力较高，可出现副房血流通过房间隔缺损向右房分流，胎儿期卵圆孔正常开放，故右房血流通过卵圆孔进入固有左心房，血流动力学改变类似部分性肺静脉畸形引流。

3. 发绀型　此种类型罕见，左心房内隔膜完整，无孔，副房与固有左心房之间无直接交通，肺静脉血流进入副房后无法直接进入固有左心房，副房与右心房之间房间隔上可见缺损，因副房压力较高，副房血流通过房间隔缺损向右房分流，胎儿期卵圆孔正常开放，故右房血流通过卵圆孔进入固有左心房，血流动力学相当于完全型肺静脉畸形引流，出生后可出现发绀。

根据肺静脉回流入副房情况，亦可分为完全型（全部肺静脉均开口于副房）和部分型（部分的肺静脉开口于副房）。

二、超声心动图特征

（一）二维超声心动图

1. 心房隔膜　四腔心切面或左心室流出道长轴切面显示左心房内可见一隔膜样回声，将左心房分为后上和前下两部分，即位于后上方的与肺静脉相连的副房，位于前下方的通过二尖瓣与左心室相连的固有左心房，隔膜上可见一处或多处大小不等的回声失落（图 24-1-2A），即为副房与固有心房之间的交通口。极少数病例出现副房与右心房之间房间隔的缺损，或者隔膜完整，其上无回声失落。

2. 肺静脉开口　根据分型不同，肺静脉可开口于副房或固有心房。

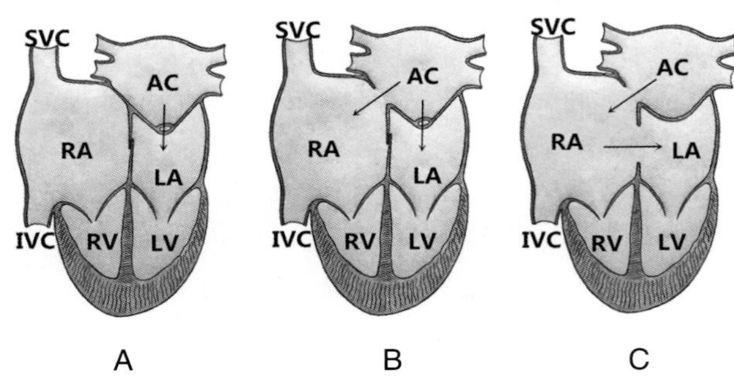

图 24-1-1　三房心分型示意图
从 A~C 分别为无分流型、左向右分流型及发绀型

（二）彩色多普勒

彩色多普勒：①四腔心切面显示肺静脉血流进入副房，副房血流通过隔膜上的小孔进入固有左房（图 24-1-2B）。②副房与右心房之间房间隔上出现缺损时，副房血流可通过房间隔缺损向右心房分流，如隔膜上孔较大，副房压力较低，可见右心房血流通过房间隔缺损向副房分流（胎儿期右心压力较高所致）。③隔膜完整时，副房血流通过房间隔缺损进入右心房，右心房血流通过卵圆孔进入固有左心房，此为罕见的发绀型三房心的血流特点。

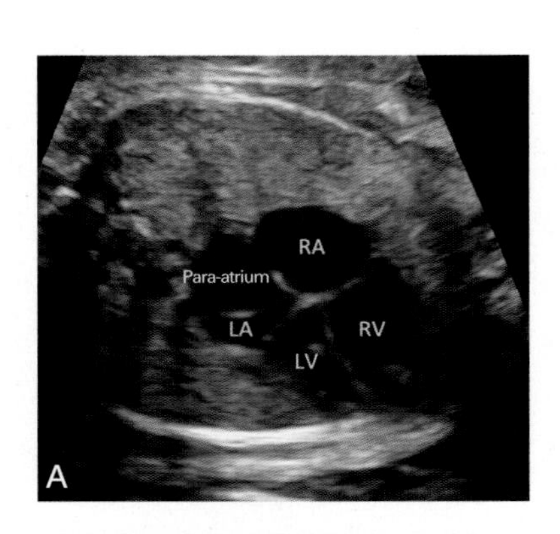

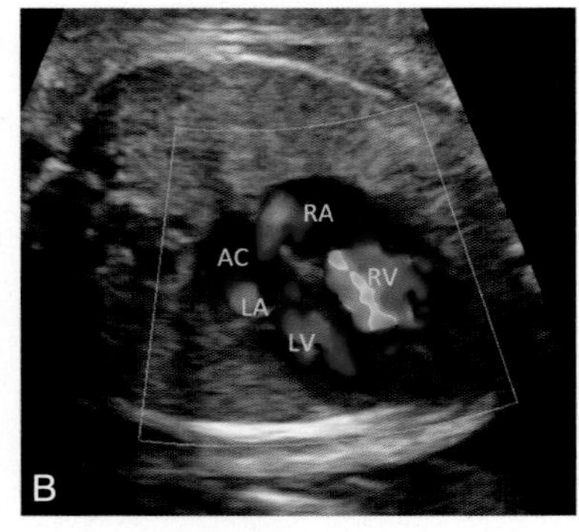

图 24-1-2　三房心四腔心切面二维和彩色多普勒血流图
A. 左房内一强回声分隔，将左房分为后上及前下两部分，位于上方的为副房，位于下方通过二尖瓣与左室相连的为固有左心房；B. 彩色多普勒超声显示副房血流通过隔膜上的小孔进入固有左心房。Para-atrium：副房

三、注意事项与鉴别诊断

1. **完整扫查隔膜**　观察左心房隔膜上是否有回声失落并注意孔的大小和数目；应用彩色多普勒观察副房血流能否通过隔膜上的孔进入固有左心房。

2. **肺静脉**　注意开口的位置，应用高分辨力血流（HD Flow）观察肺静脉血流回流的位置，判断肺静脉回流入副房的数目。

3. **房间隔**　确定副房与右心房之间的房间隔是否完整，有无分流。

4. **与肺静脉管壁鉴别**　肺静脉管壁较长并伸向左心房内时，应注意与隔膜的鉴别，前者为肺静脉开口处管壁的延伸，长度较短，范围较局限；后者心房内隔膜范围较大，能够完全将左心房分为两部分。

5. **与二尖瓣瓣上隔膜鉴别**　三房心的隔膜位置较高，距二尖瓣瓣环较远，位于卵圆窝的后上方；二尖瓣瓣上隔膜则与二尖瓣瓣环较近，位于瓣环水平上方。

四、预后评估

出生后可择期手术矫治，预后良好。部分病例左心房内隔膜较薄，隔膜上的孔较大，无明显血流动力学改变，则不需要手术治疗，可选择定期随访观察。是否需要手术及总体预后取决于三房心类型、隔膜孔的大小、合并畸形种类，以及严重程度，如为发绀型，出生后应尽早外科矫治。

（徐鹏　李军）

第 2 节　心室内强回声灶

心室内强回声灶（echogenic intracardiac focus, EIF）是心室内出现的点状强回声，可单发，也可多发，常位于左、右室腱索、乳头肌或右室调节束等。病因不明，多数学者认为是由于心室内乳头肌钙质沉积所致。“胎儿中心”资料统计，总检出率约 34.29%，左心室最多见，检出率约 25.32%，所占比例约 73.84%。

一、病理解剖与病理生理

心室内强回声灶病理解剖时肉眼常常无法准确识别强回声灶，其病理结果尚不明确。心室内强回声灶体积微小，不影响胎儿的血流动力学。

二、超声心动图特征

1. 观察切面 系列四腔心切面，以竖四腔心切面最易显示。

2. 回声特点 左、右室腱索、乳头肌或右室调节束上可见一个或多个点状、短棒状或团状强回声，回声强度与骨骼相当；大小不等，多数直径 1~3mm，后方不伴声影（图 24-2-1，图 24-2-2）。

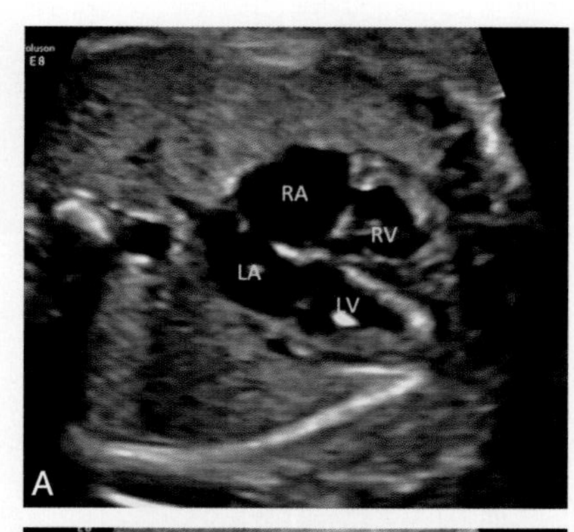

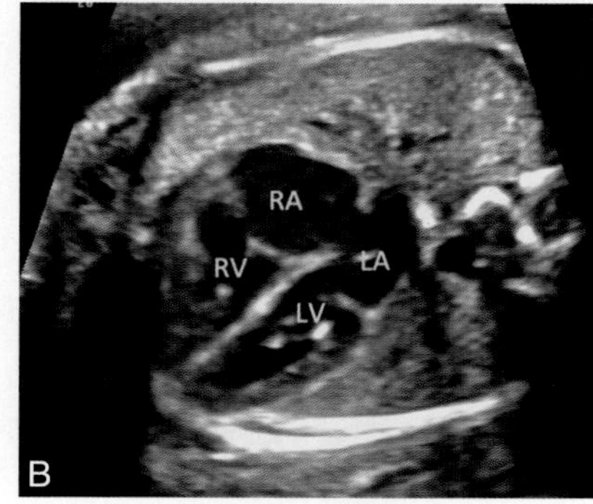

图 24-2-1 心室内二尖瓣下腱索（各部位）的强回声灶
A. 左心室腔内二尖瓣瓣下腱索上可见一点状强回声；B. 左心室腔内二尖瓣瓣下腱索上可见多个强回声

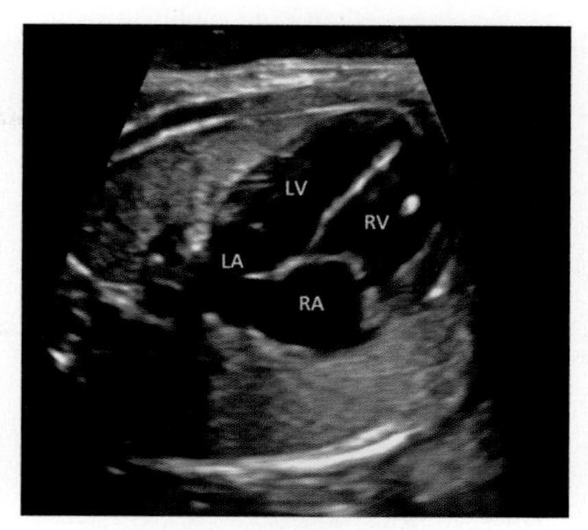

图 24-2-2 右心室内强回声灶
右心室腔内三尖瓣瓣下腱索上可见一点状强回声

三、注意事项与鉴别诊断

1. 心室内强回声灶 注意强回声灶的回声强度，应与骨骼回声相当；孕期一般不会自行消失。出生后超声心动图检查部分病例仍可检出。

2. 与实性占位性病变鉴别 强回声灶一般较小，回声强，与骨骼回声相当；实性占位性病变一般较大，为中等偏强回声，略高于心肌回声，低于骨骼回声。部分较小的点状强回声在旋转探头后可呈条索样，此时应考虑为腱索的横断面，而并非强回声灶。

四、遗传学

单纯心室内强回声的检出不应修正早孕期唐氏综合征筛查的风险值，心室内强回声作为染色体异常的软指标之一（部分学者认为与染色体异常无关），多发强回声对于染色体异常风险的提示意义更大。对于具有高危因素的孕妇，心室内强回声的提示意义更大，孕期应行染色体筛查（羊水穿刺）。而对于低危人群（不具有高危因素），单纯心室内强回声不应作为有创检查（羊水穿刺）的指征，而可以行无创 DNA 检查。

五、预后评估

有无心室内强回声及强回声的检出部位与先天性心脏病的发生率无明确相关性。“胎儿中心”资料统计，心室内多发强回声胎儿先天性心脏病的检出率（9.73%）较单发强回声检出率（5.72%）略高，心腔内强回声灶的整体预后好，在排查染色体异常和心血管结构性异常后，单纯强回声灶的临床意义不大。

（徐鹏　李军）

第3节　心脏肿瘤

原发性心脏肿瘤的发生率约0.02%，胎儿期心脏肿瘤（tumors of heart）较少见，发生率约0.14%，以良性多见，占90%。西京医院“胎儿中心”资料统计，该病的检出率为0.11%，占心血管畸形的发生率约为1.83%。

一、病理解剖与病理生理

心脏肿瘤可分为良性及恶性，其中良性肿瘤以横纹肌瘤最常见，为58.0%~60.0%；畸胎瘤、纤维瘤次之；血管瘤、间皮瘤、黏液瘤等少见。恶性肿瘤发生率不足所有胎儿心脏肿瘤的10.0%，包括横纹肌肉瘤、血管肉瘤及恶性畸胎瘤等。

当心脏肿瘤较小时，不会对心内血流动力学造成严重影响，胎儿心脏功能正常，肿瘤增大时，可凸向心腔，易造成心室流出道或流入道梗阻，巨大肿瘤引起有效心腔减小，发生心功能不全及全身性改变（图24-3-1）。

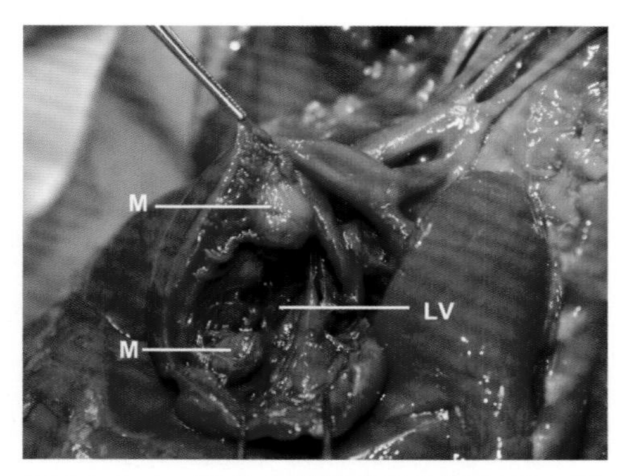

图24-3-1　胎儿心脏肿瘤病理解剖标本图
打开左室腔，左室壁上可见两个包块（M）

二、胎儿超声心动图特征

（一）二维超声心动图

1. 肿瘤回声特点　①横纹肌瘤，常多发，位于心室壁或室间隔上，为圆形或椭圆形，多呈均匀高回声，边界清，肿瘤可凸向心腔内（图24-3-2）；②畸胎瘤多呈囊实性混合回声，可发生于心包内或心包外，包膜完整，边界清晰，常伴有心包积液；③纤维瘤常有蒂样结构，与心室壁或室间隔相连，瘤体内可见强回声钙化；④黏液瘤成人多发，胎儿少见，多位于左心房内，有蒂与房壁相连，可活动；⑤血管瘤多发生在右心房，瘤体回声不均，边界不清，可伴有心包积液。

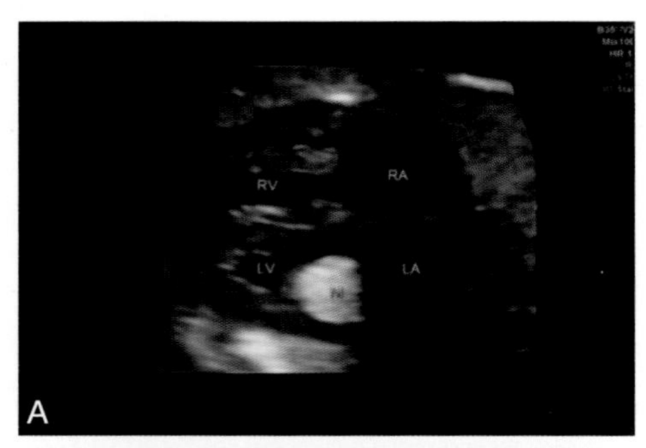

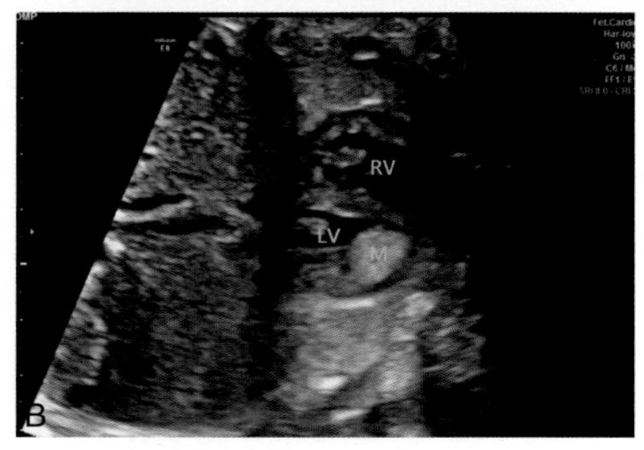

图24-3-2　心脏横纹肌瘤
二维超声心动图显示左室侧壁基底部可见一类圆形高回声团块（M），边界清晰，突向左室腔内

2. 心室梗阻　瘤体较大时，二维超声心动图显示流入或流出道内径变小（梗阻）。

（二）彩色多普勒

1. 彩色多普勒　①血流绕瘤体而过，局部充盈缺损呈五彩状，血流速度加快（图24-3-3B）；②心室流入道及流出道血流束直径变窄。

2. 三维表面成像　直观清楚的显示肿瘤与流入道、瓣膜、流出道及室壁之间的关系（图24-3-3A）。

三、注意事项与鉴别诊断

心脏肿瘤常发生于妊娠中晚期，系统超声检查时未发生或肿瘤较小，妊娠晚期检查受胎儿、

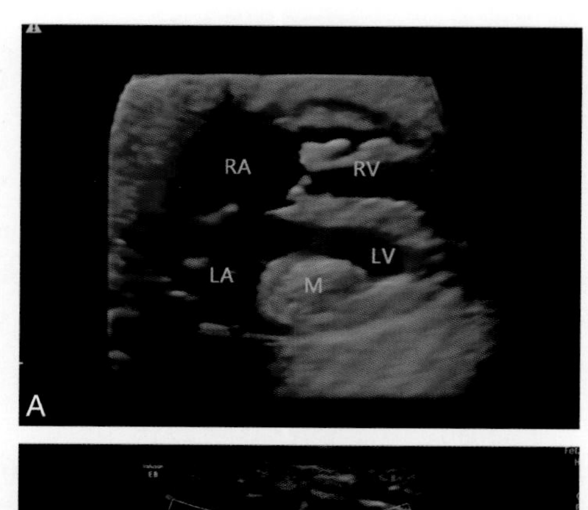

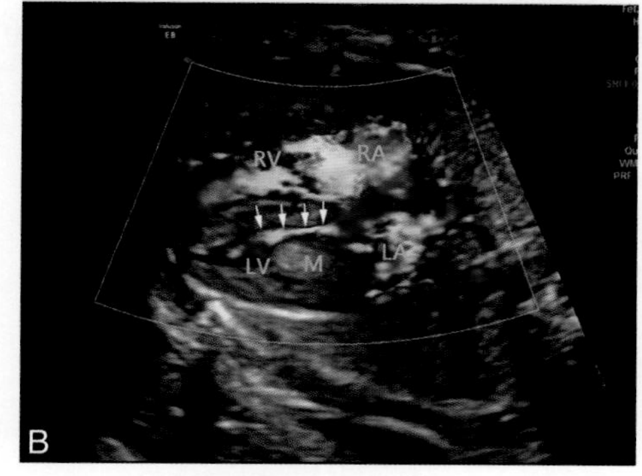

图 24-3-3 心脏横纹肌瘤
A. 三维表面成像，直观清楚显示肿瘤与流入道的关系；B. 彩色多普勒血流充盈缺损，左室流入道血流束直径明显变窄，箭头所指处为肿瘤

骨骼及孕妇腹壁条件影响不易观察。应与心室内强回声、纵隔及胸腔占位相鉴别。

1. 心室内强回声 心室内强回声是指心室内单个或数个强回声光点或光斑，多发生于腱索及乳头肌上，面积较小，随孕周的增加，回声减低或消失；心脏肿瘤常体积较大，多发生于房室壁，形态较规则、回声强度低于心室强回声。

2. 胸腔占位 肺囊腺瘤、支气管囊肿、食管憩室、肺囊肿等病变发生于心脏周边时应与心脏肿瘤相鉴别。心脏肿瘤凸向心包腔时，心包周围肿瘤，常伴有心包积液，心包与瘤体间呈锐角。

四、遗传学

国内外文献报道，50%~86% 结节性硬化症患儿发生心脏横纹肌瘤，100% 的多发性心脏横纹肌瘤患儿和 50% 的单发性心脏横纹肌瘤患儿均是结节性硬化症。结节性硬化症又称 Bourneville 病，是一种常染色体显性遗传的神经皮肤综合征，可表现为大脑结节、脑白质放射状移行束、肾血管平滑肌脂肪瘤、锥体外系体征、智能减退、颅骨硬化症、口鼻三角区皮脂腺瘤等。

Carney 综合征（carney complex, CNC）是一种常染色体遗传的多发性内分泌腺瘤，尽管其发病例数少，但高达 1/3 的患者有内分泌腺瘤形成。CNC 是一种罕见的遗传性疾病，最早于 1985 年由 J Aidan Carney 首先报道为由黏液瘤、皮肤色素沉着、内分泌功能亢进所组成的综合征。多发性内分泌肿瘤和皮肤、心脏累及是本病的基本特点。CNC 基因位于 17q22-24，心脏黏液瘤是良性肿瘤，无年龄和性别差异，CNC 患者中心脏黏液瘤发生率为 20%~40%。有研究表明 *PRKAR1A* 基因突变与 CNC 相关，*PRKAR1A* 基因突变导致的PKA活性增加可引起肿瘤的发生、发展。*PRKAR1A* 基因突变发生在外显子的 CNC 患者的色斑、神经鞘瘤、肢端肥大症和心脏黏液瘤等病变较突变发生在内含子者更为常见。在 5 号外显子的热点区域 c.491-492 del T G 突变的患者色斑、心脏黏液瘤和甲状腺肿瘤的发生率显著升高。

五、预后评估

预后取决于肿瘤的位置、数量、大小及心壁之间的关系，单发肿瘤，且体积较小，可进行随诊，择期手术。胎儿心脏肿瘤以多发性横纹肌瘤最常见，发现心脏肿瘤应首先排除结节性硬化症，进行相关的染色体及核磁共振检查。胎儿多发性肿瘤且肿瘤较大、心室流入道及流出道出现明显梗阻，以及明确诊断的结节性硬化症及恶性肿瘤，总体预后差。

（王峥 张建芳 李军）

参考文献

[1] 丛娟，范太兵，吴娟. 胎儿心脏肿瘤的产前超声诊断. 中华超声影像学杂志，2012, 21(2):177-178

[2] Jr I H. Fetal and neonatal rhabdoid tumor. Journal of Pediatric Surgery, 2010, 45(3):619–626

[3] Atalay S, Aypar E, Uçar T, et al. Fetal and neonatal cardiac rhabdomyomas: clinical presentation, outcome and association with tuberous sclerosis complex. Turkish Journal of Pediatrics, 2010, 52(5):481–487

[4] Pucci A, Botta G, Sina N, et al. Life-threatening tumors of the heart in fetal and postnatal age. Journal of Pediatrics, 2013, 162(5):964–969

[5] 金良怡，王丹丹，施展，等. 胎儿心内强回声病灶出现的临床意义探讨. 中国优生与遗传杂志，2010, 18(7): 56–57

[6] 柳杨，孙亮亮，石勇铨. Carney 综合征的分子生物学及临床研究进展. 上海医学，2013, 36(3): 267–271

[7] Yin Z, Pringle D R, Jones G N, et al. differential role of PKA catalytic subunits in mediating phenotypes caused byknockout of the carney complex gene prkar1a. Molendocrinol, 2011, 25(10): 1786–1793

[8] Jang YS, Moon SD, Kim JH, et al. A novel PRKAR1A mutation resulting in a splicing variant in a case of Carney complex. Korean J Intern Med. 2015, 30(5): 730–734

[9] Salpea P, Horvath A, London E, et al. Deletions of the PRKAR1A locus at 17q24.2-q24.3 in Carney complex: genotype-phenotype correlations and implications for genetic testing. J Clin Endocrinol Metab. 2014, 99(1): 183–188

[10] 康斯坦丁·马福罗提斯，卡尔·L·巴克尔. 小儿心脏外科学. 刘锦纷，孙彦隽，译. 上海：世界图书出版公司，2014

[11] 接连利. 胎儿心脏病理解剖与超声诊断学. 北京：人民卫生出版社，2010:298-302

[12] 王新房. 超声心动图学.4 版. 北京：人民卫生出版社，2009

[13] 何怡华. 胎儿超声心动图学. 北京：人民卫生出版社，2013

[14] 刘延龄，熊鉴然. 临床超声心动图学. 北京：科学出版社，2007

第 25 章 心肌发育异常

遗传性心肌病又称家族性心肌病（familial cardiomyopathies，FCM），主要是由于一些调控心肌兴奋收缩的相关基因发生突变，最终导致心肌收缩功能异常，以孟德尔遗传的方式传递给子代，本章主要介绍扩张型心肌病、肥厚型心肌病、心内膜弹力纤维增生病和心肌致密化不全。

第 1 节　肥厚型心肌病

肥厚型心肌病（hypertrophic cardiomyopathy）是一种以心肌非对称性肥厚、心室腔缩小为主要特征的疾病，常伴有冠状动脉异常。国内成年人发病率约 0.08%，其家族发病率约 30%。

一、病理解剖与病理生理

肥厚型心肌病通常表现为心室壁向心性肥厚，心肌排列紊乱，心腔减小，心肌的异常肥厚可以发生在心室壁的任何部位，多为非对称性，以室间隔上部和（或）左心室的前侧壁最常见。肥厚型心肌病的临床有多种分型方法，Maron BJ 根据肥厚心肌位置形态分为 4 种类型：

Ⅰ型：仅室间隔基底段肥厚。

Ⅱ型：室间隔弥漫性肥厚，但未累积其他室壁。

Ⅲ型：室间隔弥漫性肥厚，且累积其他室壁（左室前壁、侧壁、后壁、下壁等）。

Ⅳ型：不规则型。

根据是否存在流出道梗阻，又分为静息性梗阻、隐匿性梗阻（运动负荷试验可诱发）与非梗阻性 3 种。

胎儿肥厚型心肌病的病理生理变化与流出道是否存在梗阻及心室腔大小有关，左心室流出道的梗阻及左室腔显著减小均可导致左心搏出量减少，右心房向左心房分流受限，右心房、右心室代偿性扩大。心室流出道无梗阻或梗阻不明显及心腔大小尚可时，一般不会引起胎儿血流动力学改变。

二、超声心动图特征

1. 二维超声心动图　四腔心及心室流出道长轴切面显示①室间隔或心室壁明显增厚（图 25-1-1），多呈非对称性肥厚，肥厚室壁的最大厚度大于正常值 2 个标准差，一般室间隔与左室后壁比值应≥ 1.5。②肥厚的心室壁回声强度低于正常心室壁。③心室腔减小，通常以左心室流出道为显著，约 3% 的病例可出现心室中部的梗阻。④若累及左、右心室壁及室间隔时，则表现相应室壁增厚，心胸比可增大。

2. 彩色多普勒　静息性梗阻型肥厚型心肌病时，左心室流出道变窄，彩色多普勒显示左心室流出道内血流加速，通过狭窄处血流变亮，甚至呈五彩镶嵌样。

三、注意事项与鉴别诊断

1. 家族性　有家族性病史，若室壁厚度大于正常时，可考虑胎儿肥厚型心肌病可能；中孕期超声检查室壁厚度正常者，应定期随访观察；若孕期未出现室壁增厚，亦不能排除出生后发病的可能。

2. 心律失常　心律失常是胎儿期肥厚型心肌

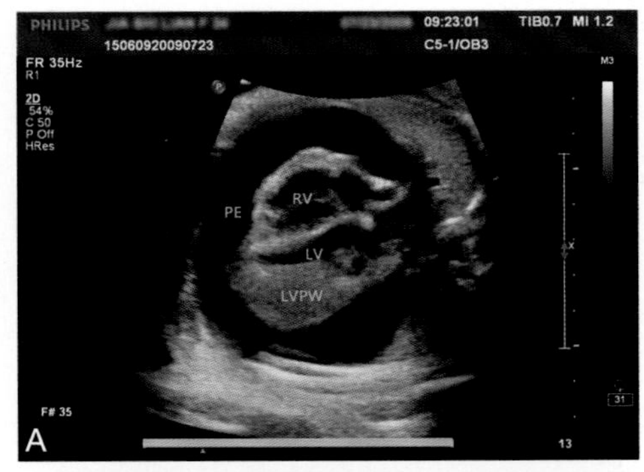

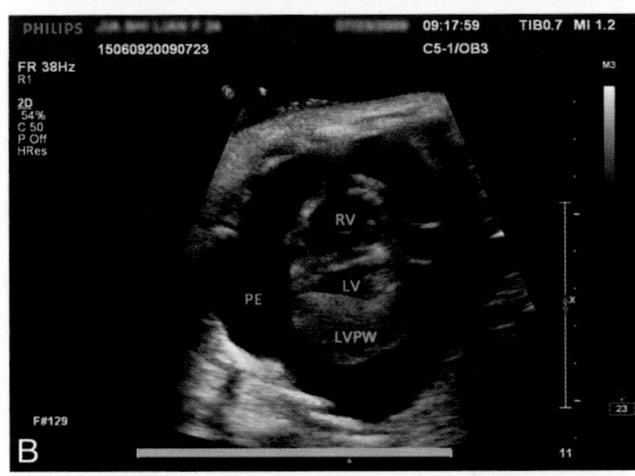

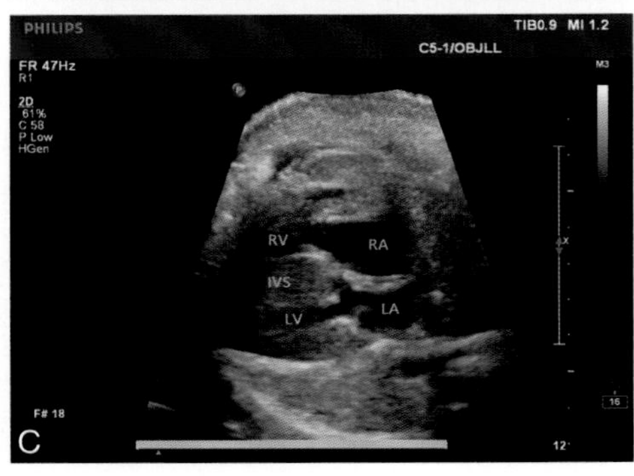

图 25-1-1　肥厚型心肌病

A、B. 非对称性肥厚型心肌病，左室游离壁显著增厚，室壁回声细腻，心包大量积液；C. 对称性肥厚型心肌病，室间隔及左室后壁弥漫性增厚，以室间隔基底部为著，致左心室腔变小及流出道梗阻

（此组图由山东省日照市人民医院超声科接连利提供）

病常见的并发症，其中以心房颤动多见。超声心动图检查中，发现胎儿心律不齐时，应注意观察心室各壁厚度，以排查肥厚型心肌病。

3. 糖尿病　孕妇患有糖尿病时，18%~31% 的胎儿可发生心室壁增厚，多数于出生后自行缓解。因此，孕期对肥厚型心肌病的诊断应谨慎。

四、遗传学特征

家族肥厚型心肌病是一类常染色体显性遗传病，约 60.0% 的成人患者可检测到明确的致病基因，是由多种编码调控肌小节结构蛋白基因突变所引发，包括缺失、重复、插入等基因突变，以错义突变为主要因素。相关致病基因主要包括 *MYH7*、*TNNT2*、*MYBPC3*、*TPM1*、*MYL3*、*MYL2* 等，其中 *MYH7* 是最早发现的致病基因，在肥厚型心肌病约占 30%~40%。20%~30% 的 Noonan 综合征患者伴有心肌病，可以从轻微的局部性室间隔肥大到明显致死的严重肥厚型心肌病；Costello 综合征常伴有肥厚型心肌病，但目前尚不明确基因型与临床表型的对应关系；Danon 综合征（达农综合征）是一种罕见的 X 连锁显性遗传病，早期症状包括心肌肥厚及智力发育迟缓，致病基因为 *LAMP2* 基因，该基因位于 Xq24，由 9 个外显子组成。

五、预后评估

心源性猝死、心功能衰竭及血栓是肥厚型心肌病患者死亡的三大主要原因，随着年龄增长，心源性猝死发生率减低，但不会消失，至少 25% 的患者可无症状并达到正常寿命（大于 75 岁）。肥厚型心肌病患者年死亡率约 1%，胎儿期发病的患儿预后更差。虽然已有很多针对性治疗方法，且患者生存质量进一步提高，但检查者与孕妇及其家属的沟通谈话需要客观并慎重。

第 2 节　扩张型心脏病

扩张型心肌病（dilated cardiomyopathy）是一种原发于心肌、发病机制尚不明确的疾病，主要特征是左心室或双心室显著扩大，心室收缩功能减低。常伴有心律不齐，成人发病率为（13~84）/100000，胎儿罕见。

一、病理解剖与病理生理

扩张型心肌病大部分无明确病因，近年研究发现，病毒性心肌炎等各型心肌炎与扩张型心肌病关系密切。扩张型心肌病心脏体积增大，重量增加，心室呈球形扩大，室壁明显变薄，房室瓣环及心房亦出现不同程度扩大，可伴有房室瓣关闭不全及心功能异常。50% 的成人死亡病检中可发现附壁血栓形成。

胎儿期扩张型心肌病心室收缩功能减低，累及左心室时，左室搏出量减少，右侧房室代偿性增大，右心衰竭呈渐进性发展，左心功能极差时，动脉导管血流反向灌注主动脉弓部内。累及双心室时，可早期出现全心衰竭，胸腹腔及心包腔积液。

二、超声心动图特征

1. 二维超声心动图　四腔心及左室长轴切面显示①心房及心室腔不同程度的扩大，以左房、左室为著；②左心室形态失常呈球形，左室流出道增宽，室间隔向右心室侧膨出（图 25-2-1A）；③左心室壁变薄，运动幅度不同程度减低（图 25-2-1B）；④二尖瓣回声正常，开放幅度减小。

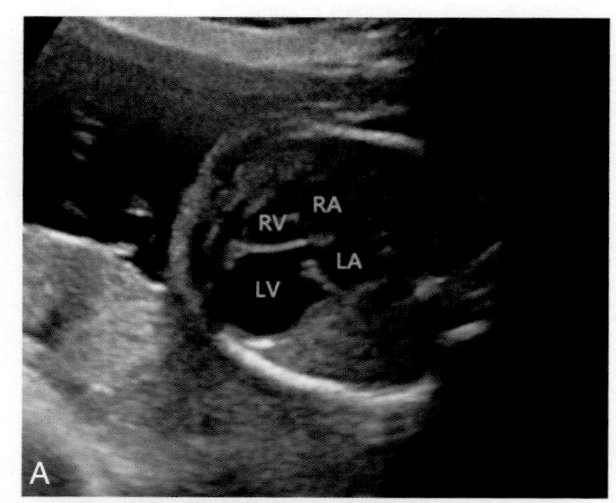

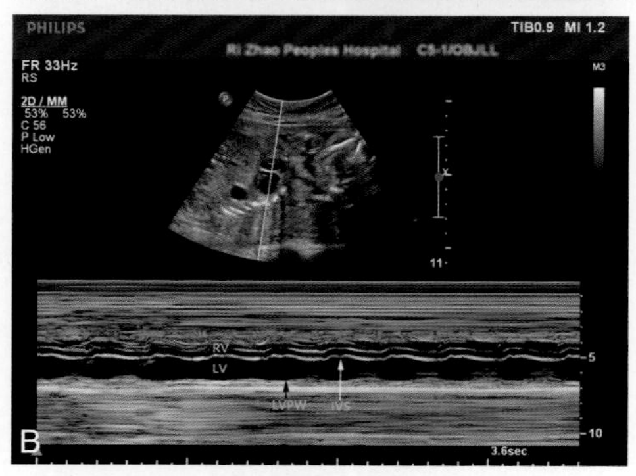

图 25-2-1　扩张型心肌病

A. 四腔心切面显示左心室显著扩大，呈球形，左室壁变薄，向外膨出；右房、室及左心房大小尚正常；B. 心室短轴 M 型曲线，左室后壁运动明显减弱

（此组图由山东省日照市人民医院超声科接连利提供）

2. 彩色多普勒

（1）伴房室瓣反流　彩色多普勒显示三尖瓣反流和（或）二尖瓣反流。

（2）伴心室功能异常　舒张期房室瓣过瓣血流束细窄，无明显加速，彩色血流回声暗淡。

三、注意事项与鉴别诊断

产前超声心动图检查对于扩张型心肌病的诊断尚缺少量化指标，引起心腔扩大的因素多种多样，难以鉴别，明确诊断有一定困难。

与心内膜弹力纤维增生症的鉴别，两者均表现为左心室球样扩张，室壁运动减低。扩张型心肌病者，室壁常呈均匀性变薄，心内膜清晰可见；心内膜弹力纤维增生症者，心室壁常厚薄不均，心内膜不均匀性增厚、回声增强，以心室扩张、运动受限为主要表现。

四、遗传学

扩张型心肌病呈多种遗传方式遗传，超过 25% 的扩张型心肌病患者有心肌病家族史，以常染色体显性遗传为主，其次是常染色体隐性遗传。目前，已发现多个与扩张型心肌病相关的基因，如定位于 Xq21 的 *Dystrophin* 基因，属于 X 连锁遗传，该基因 5’端的关键区域及外显子 48-49 突变可导致心肌以及部分骨骼肌的破裂，最终表现为进行性肌营养不良症并伴有扩张型心肌病。目前，对该基因的研究已经比较清楚。此外，*Emerin*、*Tafazzin*、*HLA-DQw8* 基因的突变也会导致扩张型心肌病。

五、预后评估

胎儿期扩张型心肌病常早期发生心肌细胞的广泛坏死、纤维化等改变，心脏明显扩大及心脏功能受损严重，预后极差。

第 3 节　心内膜弹力纤维增生症

心内膜弹力纤维增生症（endocardial fibroelastosis，EFE）是心内膜弹力纤维及胶原纤维弥漫性增生，心内膜增厚、僵硬，引起心室扩大、心功能不全的病变，也称为心内膜硬化症、硬化性心内膜炎等。该病多见于婴幼儿，成人少见。病因尚不完全清楚，可能与宫内感染引起心内膜炎性病变有关。约 25% 单独存在，不合并心内畸形者，称为原发性心内膜弹力纤维增生症，其余 75% 伴发其他心内畸形，如主动脉缩窄、左心发育不良综合征等，称为继发性心内膜弹力纤维增生症。

一、病理解剖与病理生理

原发性心内膜弹力纤维增生症，病变范围较广，心内膜明显增厚，表面光滑，几乎均累及左心室，左右两侧受累者仅占 16%，心室腔显著扩大，室壁增厚。常伴有病变侧房室瓣、半月瓣狭窄及关闭不全，可出现瓣膜增厚、粘连，乳头肌移位及腱索挛缩等改变。

未发生二尖瓣闭锁的左心发育不良综合征多伴有心内膜弹力纤维增生症，表现为左心室腔狭小，心内膜增厚，室壁运动僵硬或消失。该病左室收缩力出现明显减低，左心衰竭，右房、右室可出现代偿性增大。右心功能不全常逐渐加重，后期发生胸、腹腔积液及心包积液。

二、超声心动图特征

1. 二维超声心动图

（1）原发性表现　①受累心室常呈“球形”扩大，室间隔向右室腔膨出（图 25-3-1A）；②心内膜增厚且肌层变薄，内膜回声增强，室壁增厚，运动明显减低，以扩张受限为著；③房室瓣及半月瓣受累时，瓣膜增厚，运动僵硬，动度减低，开放受限。

（2）继发性表现　伴有左心发育不良综合征的心内膜弹力纤维增生症（图 25-3-2）典型表现参见第 21 章第 2 节。

2. 彩色多普勒　彩色多普勒对判断房室瓣、半月瓣狭窄及关闭不全的程度可提供重要参考。胎儿期①瓣膜关闭不全，可见瓣膜的不同程度反流（图 25-3-1B）；②瓣膜狭窄，多数仅表现为血流束变窄，射血时间缩短，血流速度通常无明显加快（图 25-3-2）。

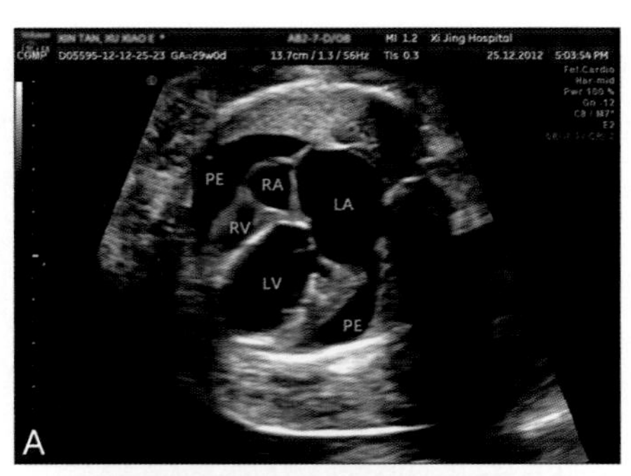

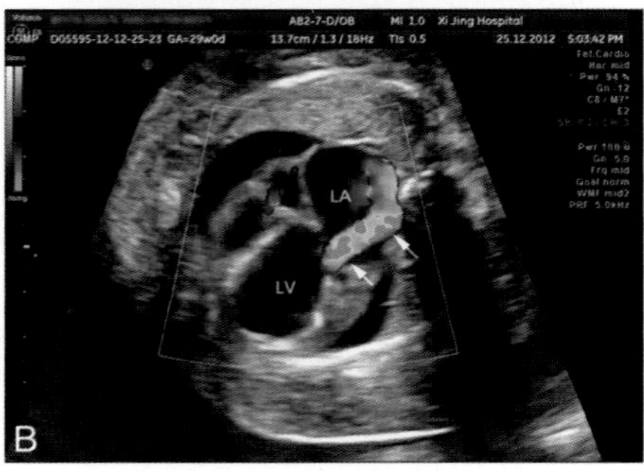

图 25-3-1　原发性心内膜弹力纤维增生症

A. 四腔心切面显示左心室球样扩大，左室心内膜增厚，回声增强，左心房扩大，并伴有中等量心包积液；B. 彩色多普勒显示左心室血流经过二尖瓣反向进入左心房

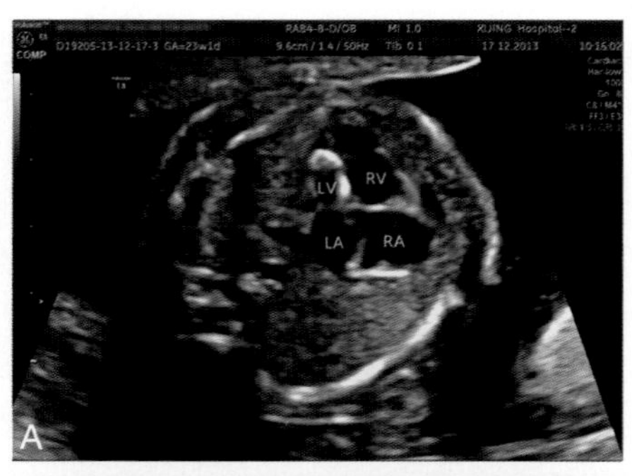

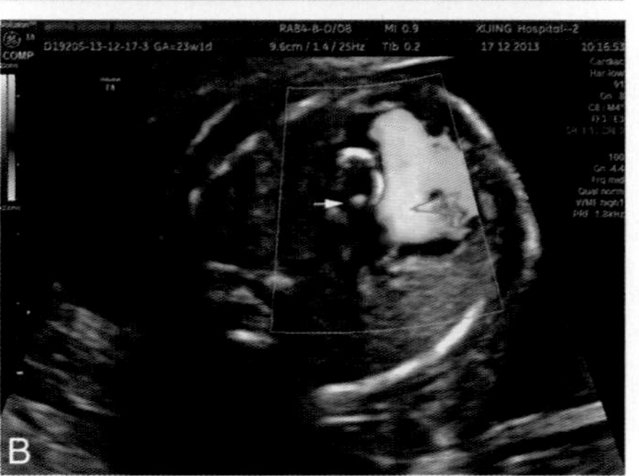

图 25-3-2　继发性心内膜弹力纤维增生症

A. 四腔心切面显示左心室腔明显减小，心内膜增厚，回声增强；B. 二尖瓣重度狭窄，舒张期仅见星点状细束血流通过二尖瓣进入左心室

三、注意事项与鉴别诊断

与扩张型心肌病鉴别，扩张型心肌病表现为全心扩大，室壁变薄，运动减弱；心内膜厚度及回声均正常，心室壁三层结构清楚。心内膜弹力纤维增生症时，心内膜明显增厚，回声增强，心肌变薄，舒张期心室扩张受限。

四、遗传学

心内膜弹性纤维增生症与遗传相关，有家族性及同卵孪生儿发病缺陷，伴先天代谢异常。本病约 10% 病例呈家族性发病，*TAZ* 和 *MYH7* 基因变异可能与之有关。

五、预后评估

多数原发性心内膜弹力纤维增生症患儿在出生后突然发病，出现迅速加重的左心衰竭表现，甚至发生心源性休克或猝死。及早发现与治疗可大大降低死亡率，近些年不断有经过系统治疗后，心腔大小恢复正常，心功能持续改善的报道。继发性心内膜弹力纤维增生症患儿的预后与伴发疾病密切相关。

第 4 节　心肌致密化不全

心肌致密化不全（noncompaction of the ventricular myocardium, NVM）又称为海绵状心肌，是一种少见的先天性心脏病，主要发生于左心室，伴有或不伴右心室受累。部分患者具有家族遗传病史，可单独发生，也可伴有心内其他畸形。

一、病理解剖与病理生理

胚胎发育第 4 周时，心肌仍为海绵状，心室腔内血流经小梁隐窝供应心肌发育，随后心肌开始致密化，小梁隐窝逐渐封闭，并形成冠状动脉循环系统，致密化过程从心室基底部到心尖部，从心外膜到心内膜。由于心腔负荷过重或心肌局部缺血等原因，导致致密化过程终止，小梁隐窝持续存在，而致密化心肌减少。

病变部位室壁薄弱，可伴有室壁瘤的形成，心室收缩力出现不同程度的减低，搏出量减少，可导致对侧心腔代偿性增大。出现严重心功能不全时，常发生胸、腹腔、心包等浆膜腔积液。

二、超声心动图特征

1. 二维超声心动图

（1）室壁回声与结构　①受累心室壁增厚，回声增强、紊乱，三层结构不清晰，舒张期室壁内层心肌出现腔隙样或斑点状无回声区，外层致密的正常心肌变薄，以左室心尖部及中部最明显（图 25-4-1）；②内层未致密化与外层致密化心肌比值大于 2.0 可明确诊断。

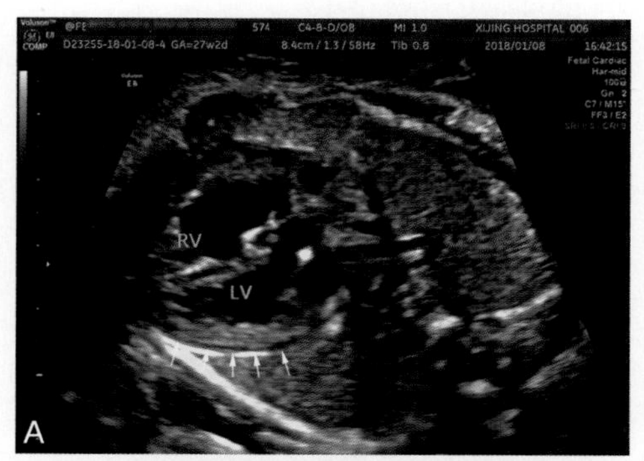

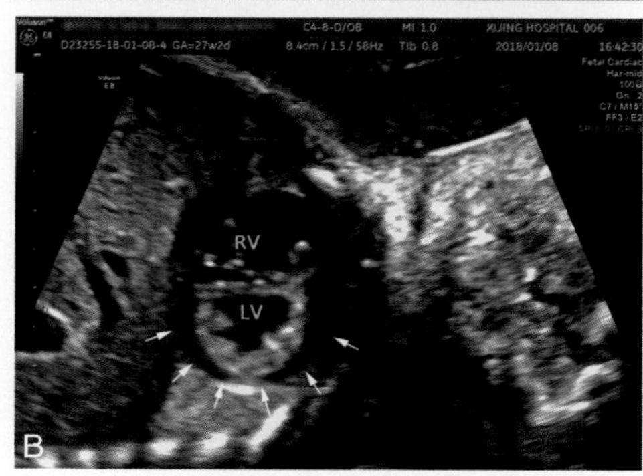

图 25-4-1　左心室心肌致密化不全

A. 左心室流出道切面显示左室后壁三层结构清晰，结构紊乱，肌层回声增强（箭头所示）；B. 左室前壁、后下壁、侧壁未致密化心肌呈中等偏强混合回声，外层低回声致密化心肌变薄（箭头所示）

（2）心腔大小　受累的心室腔扩大，室壁运动幅度较低。

2. 彩色多普勒　彩色多普勒显示舒张期心室内血流进入心室壁腔隙样无回声区，甚至达到心外膜为该病的特征性表现。

三、注意事项与鉴别诊断

1. 与肥厚型心肌病鉴别　两者均出现心室壁增厚，回声紊乱，但心室腔血流深入室壁肌层内是肥厚型心肌病不具备的超声心动图特征。

2. 与扩张型心肌病鉴别　由于心室扩大，肌小梁可突入心腔内，与心肌致密化不全表现相似。扩张型心肌病室壁常呈均匀性变薄，心内膜清晰可见，室壁三层结构清楚；心肌致密化不全的心室壁常厚薄不均，心内膜不光滑，室壁三层结构不清楚。

四、遗传学特征

近几年发现了较多的可能与心肌致密化不全有关的基因，如 *TAZ*、alpha-dystrobre- vin（DTNA）等。NVM 家系的遗传方式有常染色体显性遗传、X 连锁伴性遗传、线粒体遗传等。X 连锁伴性遗传，被认为可能与位于 Xq28 的 *G415* 基因突变有关。绝大多数散发病例，以及心肌致密化不全家系均未能发现基因突变位点，致密化不全有多个可能的致病基因，目前已知的几个基因只是很小的一部分。

五、预后评估

心肌致密化不全的预后与病变累及范围、程度及是否伴发畸形直接相关。病变较轻者，可终身无症状；病变较重者，早期发现并积极治疗，对改善预后具有重要作用。胎儿期若合并其他心外畸形，病死率 100%。

（王峥　宋婷婷　张建芳　李军）

参考文献

[1] 王新房 . 超声心动图学 . 4 版 . 北京：人民卫生出版社，2009

[2] 何怡华 . 胎儿超声心动图学 . 北京：人民卫生出版社，2013

[3.] 刘延龄，熊鉴然 . 临床超声心动图学 . 北京：科学出版社，2007

[4] Pedra S R, Smallhorn J F, Ryan G, et al. Fetal cardiomyopathies: pathogenic mechanisms, hemodynamic findings, and clinical outcome. Circulation, 2002, 106(5):585

[5] Fesslova V, Mongiovì M, Pipitone S, et al. Features and Outcomes In Utero and after Birth of Fetuses with Myocardial Disease. International Journal of Pediatrics, 2010(5): 628451

[6] 中华医学会心血管病学分会《中国成人肥厚型心肌病诊断与治疗指南》编写组 . 中华心血管病杂志编辑委员会 . 中国成人肥厚型心肌病诊断与治疗指南 . 中华心血管病杂志，2017, 45(12):1015–1027

[7] 夏云龙，陈菲菲，杨延宗 . 2011 年美国肥厚型心肌病诊治指南解析 . 中国实用内科杂志，2012, 32(7):525–528

[8] 刘文玲，胡大一 . 2014 欧洲心脏病学会肥厚型心肌病诊断与治疗指南解读 . 中华心脏与心律电子杂志，2015, 3(1):14–19

[9] Gelb BD, Roberts AE, Tartaglia M. et al. Cardiomyopathies in Noonan syndrome and the other RASopathies. ProgPediatrCardiol, 2015, 39(1):13–19

[10] Biagini E, Olivotto I, Iascone M et al. Significance of sarcomere gene mutations analysis in the end-stage phase of hypertrophic cardiomyopathy. Am J Cardiol, 2014, 114(5):769–776

[11] Zaki A, Zaidi A, Newman WG, et al. Advantages of a subcutaneous implantable cardioverter-defibrillator in LAMP2 hypertrophic cardiomyopathy. J Cardiovasc Electrophysiol, 2013, 24(9):1051–1053

[12] Dhandapany PS, Fabris F, Tonk R, et al.Cyclosporine attenuates cardiomyocyte hypertrophy induced by RAF1 mutants in Noonan and LEOPARD syndromes. J Mol Cell Cardiol, 2011, 51(1):4–15

[13] Nakamura A. X-Linked Dilated Cardiomyopathy: A Cardiospecific Phenotype of Dystrophinopathy. Pharmaceuticals, 2015, 8(2):303–320

[14] Singh SM, Bandi S, Shah DD, et al. Missense Mutation Lys18Asn in Dystrophin that Triggers X-Linked Dilated Cardiomyopathy Decreases Protein Stability, Increases Protein Unfolding, and Perturbs Protein Structure, but Does Not Affect Protein Function. PLOS One, 2014, 9(10):e110439

[15] Liu Q, Qi XF, Ye F, et al. Lack of mutations of G4.5 in three families from China with noncompaction of the ventricular myocardium. Genet Mol Res, 2013, 12(1): 53–58

[16] Kaouthar Hakim, RafikBoussaada, ImenHamdi, et al. Cardiac events in Costello syndrome: One case and a review of the literature. J Saudi Heart Assoc, 2014, 26(2): 105–109

[17] Chang B1, Nishizawa T, Furutani M, et al. Identification of a novel TPM1 mutation in a family with left ventricular noncompaction and sudden death. Mol Genet Metab, 2011, 102(2):200–206

[18] 贺林，马端，段涛 . 临床遗传学 . 上海：上海科学技术出版社，2013: 286–300

第 26 章
胎儿外周血管异常

第 1 节　动脉导管异常

动脉导管是胎儿期连接于肺动脉主干末端与降主动脉之间的正常结构，是胎儿期血液循环的主要生理通道之一。动脉导管在胚胎发育期和胎儿循环期受某些因素的影响可导致动脉导管结构及功能的异常，引起胎儿血液循环发生改变，部分病变类型可对胎儿的生长发育造成严重影响。

一、动脉导管瘤

动脉导管瘤（ductus arteriosus aneurysm, DAA）是较为少见的一种胎儿动脉导管发育异常。近期的研究表明，新生儿中动脉导管瘤发生率约为 8.1%，高于以往对动脉导管瘤发生率（1.5%~2.2%）的报道。

（一）病理解剖与病理生理

动脉导管瘤的发病原因尚不明确，部分报道显示其发病可能与下列因素有关：①动脉导管壁中层组织坏死及黏液变性导致的管壁变薄；②动脉导管局部高速血流对管壁造成冲击；③局部内膜垫发育不良、弹性下降相关，导致管壁变形。

动脉导管瘤在胎儿期大多数病例无临床症状。极少数瘤体较大可伴发严重的并发症，如动脉瘤破裂、瘤内血栓形成、动脉瘤挤压周围组织结构，甚至猝死。

（二）超声心动图特征

1. 二维超声心动图

（1）观察切面　右心室流出道长轴、三血管及动脉导管弓长轴切面。

（2）动脉导管瘤特点　①多出现于妊娠晚期，动脉导管内径 ≥ 8mm（或 >3/2 肺动脉内径），最大直径范围为 8~24mm；②起始于动脉导管近降主动脉侧（动脉导管中部）；③随孕周的增加逐渐向肺动脉侧发展；④动脉导管迂曲扩张，向降主动脉左侧凸出，瘤体的形态多呈梭形或囊形；⑤如伴有动脉导管瘤血栓形成，瘤内可见异常回声附着于瘤壁上。

2. 彩色多普勒　彩色多普勒显示动脉导管内有异常的射流及瘤体内涡流。

（三）注意事项与鉴别诊断

动脉导管迂曲扩张，内径大于 8mm 即可诊断动脉导管瘤。由于动脉导管是连接于肺动脉主干末端与降主动脉之间的动脉管道，其内径可受到这两个毗邻结构的相应病变影响。对于单纯的动脉导管瘤需要与其他因素造成的动脉导管继发性扩张相鉴别。

常见动脉导管继发性扩张的原因：①各种原因造成的右心容量负荷显著增加，如肺动脉瓣缺如、三尖瓣发育不良伴大量反流、大量室水平左向右分流；②右心室功能异常，如右心室肥厚型心肌病、心肌致密化不全；③主动脉缩窄或主动脉弓中断。动脉导管扩张多以全程扩张为特征，其原发病变均具有显著性的超声心动图特征。同时，动脉导管狭窄也可造成其远端窄后扩张，超声心动图可显示其狭窄处的内径变小及血流的异常有助于两者的鉴别。

（四）遗传学

与染色体和基因异常的相关性尚不清楚。

（五）预后评估

大部分动脉导管瘤对孕期和产后结局并无显著性的影响，出生后会随着动脉导管的自行闭合而消失，无须特殊处理。目前认为有下列情况应考虑手术治疗：①新生儿期后动脉瘤持续存在；②外周结缔组织病变；③相邻血管中的血栓栓塞形成；④瘤体对相邻结构造成挤压。

二、动脉导管缺如

动脉导管缺如（absence of the Ductus, AD）是由于胚胎发育过程中第 6 对腮动脉弓发育不良，或各种原因造成右心室进入肺动脉的血液显著减少等引起的肺血管发育异常、动脉导管缺如。

（一）病理解剖与病理生理

圆锥动脉干畸形的情况下，动脉导管发育的很小，呈韧带残留或缺失。圆锥动脉干畸形常常第四对鳃动脉弓发育良好，左侧支发育为主动脉弓，而第六对腮动脉弓发育不良，或各种原因造成右心室进入肺动脉的血液显著减少，如右心发育不良、严重的法洛四联症（TOF）或肺动脉闭锁合并室间隔缺损等导致的肺动脉发育异常，动脉导管由于长期缺乏血流灌注，导致发育细小直至缺失。

（二）超声心动图特征

1. 二维超声心动图

（1）缺如特征　三血管系列切面、大血管根部短轴等切面连续扫查，未见动脉导管的结构回声。

（2）合并畸形　通常与严重的圆锥干畸形并存，最常见的是永存动脉干 A1 和 A2 型。根据合并畸形不同可有相应的超声心动图改变。

2. 彩色多普勒　肺动脉通过动脉导管向主动脉分流消失。

（三）注意事项与鉴别诊断

动脉导管缺如应注意与导管变异、细小鉴别。导管变异时，在不同切面观察显示动脉导管仍与肺动脉及降主动脉相连接。

（四）遗传学

动脉导管缺如的染色体和基因异常与并发畸形的类型有关，详见相关章节。

（五）预后评估

预后与合并心血管畸形的种类、分型及严重程度所引起的病理生理改变有关。

三、动脉导管早闭

动脉导管早闭（premature Closure of the Ductus, PCD）是指肺动脉向主动脉的血流中断。

胎儿动脉导管早闭是一个持续性、渐进性动脉导管收缩的最终结果。

（一）病理解剖与病理生理

胎儿期保持动脉导管通畅是由扩张因子和收缩因子共同调节的复杂过程。在正常情况下，动脉导管在胎儿期会保持非常稳定的通畅状态，其中动脉导管内的高压状态是保持其通畅的一个关键因素。同时，导管组织产生的前列腺素和一氧化氮可以维持动脉导管处于最大的舒张状态。造成动脉导管早闭的机制目前尚不明，但有研究表明，胎儿循环中皮质醇浓度增高可降低动脉导管对前列腺素和一氧化氮的敏感性，因而有可能造成导管收缩。另有研究发现，茶或中药中的某些物质，以及妊娠晚期服用的非甾体抗炎药均有可能造成动脉导管的收缩。因而，对于妊娠中、晚期服用这些物质的孕妇需要进行连续的监测。

动脉导管持续性痉挛导致管腔早闭，造成右心室后负荷急剧增加，右心室压力升高、右心室收缩功能障碍和严重三尖瓣反流。同时，由于右心房压力增高，导致通过卵圆孔的心房水平右向左分流增加，肺静脉回流增加，进而引起左心系统的前负荷增加，造成左心系统扩大。这些心脏血流动力学的显著改变可对胎儿宫内发育造成严重影响，持续存在有可能导致胎儿宫内死亡。对于存活的胎儿，孕期动脉导管早闭会造成胎儿期肺循环内血液增多，压力增加，造成肺血管床受损，可能出现出生后肺血管疾病，其中新生儿持续性肺动脉高压是非常严重的一种肺血管病变。

（二）超声心动图特征

1. 二维超声心动图

（1）心腔大小及运动　左、右心室比例失调，右心房及右心室显著扩大；晚期可出现右心室壁增厚或室壁运动幅度降低。

（2）导管图像异常　多切面显示动脉导管管腔显示不清（图 26–1–1）；肺动脉增宽。

（3）其他改变　部分病例可出现心律失常、心包积液。

2. 彩色多普勒　彩色多普勒显示：①动脉导管内血流消失；②肺动脉瓣及三尖瓣反流；③与右心房相连的静脉导管频谱异常，即 a 峰减低甚至反向。

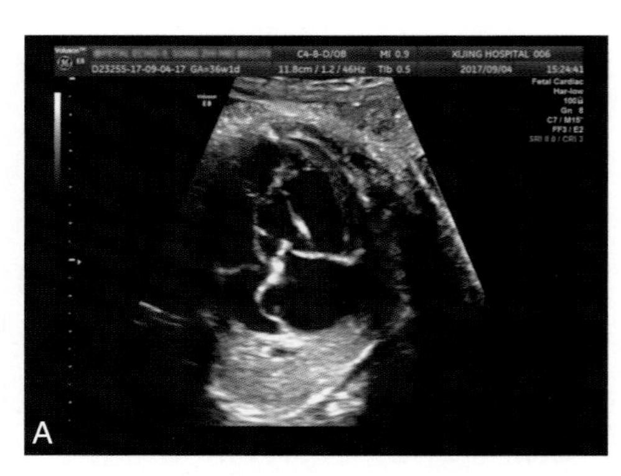

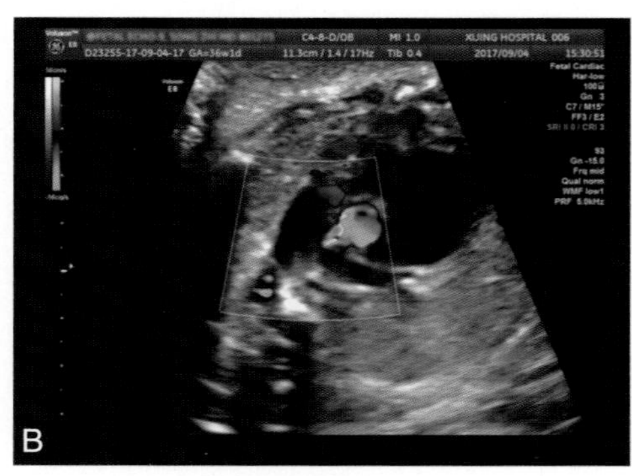

图 26–1–1　动脉导管早闭
A. 心脏四腔切面显示右心房和右心室比例显著增大；B. 大血管短轴切面彩色多普勒显示动脉导管内血流消失

（三）注意事项与鉴别诊断

对可疑的动脉导管早闭胎儿，应进行多切面连续观察，排除由于观察切面角度因素造成的误诊或漏诊。对于动脉导管较为纤细的病例，低速彩色血流图像较二维声像图更为敏感，应结合多模式声像图特征尽早明确诊断。

（四）预后评估

动脉导管早闭如发生在妊娠早、中期，会对胎儿的宫内生长造成严重威胁，预后不良。对于妊娠晚期出现的动脉导管持续收缩及早闭应进行密切的观察，尽可能排除外因（如服用造成导管收缩的药物等）造成的影响，必要时可选择提前分娩。

第 2 节　卵圆孔早闭或开放受限

正常情况下，胎儿期卵圆孔始终保持开放状态，由下腔静脉进入的高氧血大部分通过卵圆孔进入左房，以保证胎儿正常血氧供应。卵圆孔早闭或开放受限（premature closure or restriction of the foramen ovale）是一种少见的胎儿心脏结构异常，可以发生在胎儿期的任何阶段。在未合并先天性心脏病的胎儿中，其发病率约为 1.4%，且常发生在妊娠中、晚期。病因不详，但与新生儿期死亡相关。

一、病理解剖与病理生理

单纯卵圆孔早闭或开放受限很少见，卵圆孔位于房间隔中下部，卵圆孔瓣呈单瓣样结构。卵圆孔早闭或开放受限将造成正常通过卵圆孔进入左心房的高氧血液减少，长期可造成胎儿左心房、左心室形态缩小。同时，由于较多的高氧血进入右心室至动脉导管，导致动脉导管在高氧血的刺激下收缩，动脉导管内血流减少。同时，由于心房水平右向左分流减少，过多的血液聚集在右心房，造成右心房压力逐渐增高，上下腔静脉回流受阻，引起远端静脉压力改变，如静脉导管、脐静脉频谱异常等。

二、超声心动图特征

四腔心切面和双房切面，可以观察卵圆孔形态和卵圆瓣的活动度，测量卵圆孔的大小。多普勒超声的低速血流检查模式，可以定性、定量评估通过卵圆孔处血流的方向与速度。

（一）二维超声心动图

1. 卵圆孔大小 正常胎儿的卵圆孔内径与孕周呈线性相关，妊娠第 18 周卵圆孔平均内径为 3mm，晚孕期增长至 6mm。研究显示各孕周胎儿卵圆孔内径相当于主动脉根部内径，两者相差不超过 1.0mm。卵圆孔早闭时，卵圆孔处呈闭合状态（图 26-2-1A）；卵圆孔开放受限时，显示卵圆孔开口缩小，多小于 2mm，卵圆瓣张力升高，活动度减低。

2. 其他异常 当房间隔发育菲薄并伴发右心房压力增高时，部分胎儿显示房间隔呈“瘤样”膨出于左心房；卵圆孔血流受限至一定程度时，右心容量增加和左心容量减少，右心系统扩大、肺动脉增宽、动脉导管迂曲扩张；左心灌注减低致左心输出量减低、主动脉前向血流速度减低，严重者出现主动脉内径缩小、心包积液、胸腹腔积液、全身皮肤水肿及羊水过多等右心衰竭的表现。

（二）多普勒超声心动图

1. 卵圆孔处血流 ①卵圆孔早闭时，彩色多普勒可见卵圆孔处右向左分流信号消失（图 26-2-1B）；频谱多普勒失去正常卵圆孔处双峰的血流频谱形态（心室收缩期 S 波峰及舒张早期 D 波峰）；②卵圆孔开放受限时，频谱多普勒可见卵圆孔开口处细窄的过隔血流信号，部分病例受多普勒速度及角度影响，甚至无明显的过隔血流信号。

2. 其他特征 ①主动脉弓内可见来自动脉导管的逆向灌注（右心压力持续增高及主动脉前向血流灌注不足）血流信号；②严重者，由于右心压力增高出现静脉导管 a 波显著减低甚至反向；③高氧血进入左心系统减少导致胎儿缺氧、缺血，出现胎儿“脑保护效应”，频谱多普勒显示大脑中动脉搏动指数低减低，甚至低于脐动脉搏动指数，最终可出现浆膜腔积液等心力衰竭的超声表现。

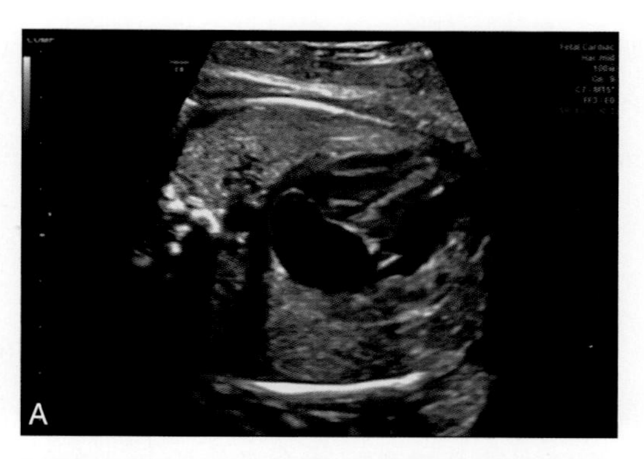

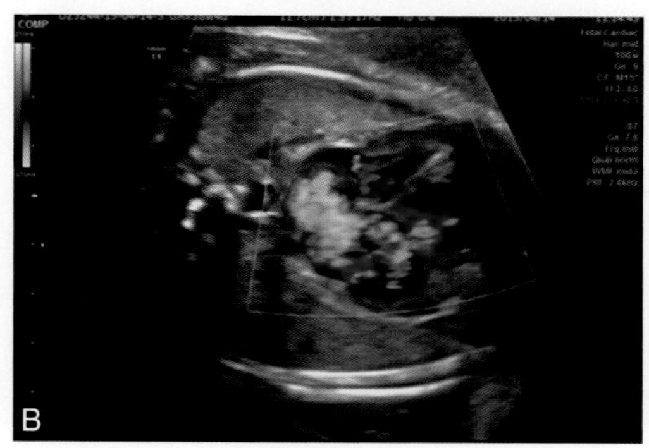

图 26-2-1 卵圆孔早闭

A. 房间隔中部呈瘤样向左房内膨出，房间隔完整，未见卵圆瓣开口；B. 房水平分流消失，左房有效横径减小，二尖瓣血流细窄

三、注意事项与鉴别诊断

1. 检查方法 由于卵圆孔处血流速度较低，应用多普勒技术定性、定量评估通过卵圆孔处血流的方向与速度时，应使用低速血流模式，并注意保持超声声束与卵圆孔的角度 <60°。角度过大会严重低估卵圆孔处血流速度的测定和彩色血流信号的显示，易造成假阳性。

2. 卵圆孔受限诊断 由于卵圆孔大小与局部血流动力学特征随着胎儿的生长发育而不同，同时测量部位、多普勒角度影响卵圆孔处血流动力学的测量，因而目前研究提出卵圆孔血流受限的诊断标准存在差异。不同研究给出的卵圆孔血流速度指标相差甚远，且均未对所提出的诊断指标进行诊断试验评价。卵圆孔血流受限，国外不同学者报道①卵圆孔内径 <3mm，平均心房压差 >5mmHg（1mmHg ≈ 0.133kPa）；②卵圆孔内径 <2.5mm，卵圆孔的血流速度 >40cm/s；

③血流速度 >100 cm/s。国内学者认为卵圆孔内径 <3mm、血流速度 >120 cm/s 或卵圆孔内径 <2mm、少量血流通过可作为卵圆孔狭窄的诊断指标。

四、预后评估

卵圆孔早闭或开放受限出现的时间、程度及是否伴发心内外畸形，决定其转归和预后。轻度、单纯的卵圆孔开放受限不会导致胎儿严重的血流动力学改变。在未合并其他畸形或积液且胎儿肺脏发育成熟的前提下，卵圆孔早闭或开放受限的胎儿可及时分娩，且预后良好。

对胎儿卵圆孔早闭或开放受限胎儿，应在超声心动图连续观察下继续妊娠，定期随访对临床处理决策具有重要的指导意义。若随访期间胎儿出现心包积液、胸腹腔积液或静脉导管 a 波反向等右心衰竭表现，且逐渐加重的胎儿，应及时给予临床处理。

第 3 节　脐血管异常

胎儿与母体的物质交换主要通过脐动脉及脐静脉。正常情况下胎儿的脐带血管有 2 条脐动脉，1 条脐静脉。脐动、静脉血流受胎盘和胎儿自身血流动力学状态影响。脐动、静脉血流频谱的定性及定量指标对于了解胎儿血液循环和胎盘功能状况有重要的意义。

脐动、静脉的异常多见于结构正常基础上的血流动力学异常。由于脐动、静脉是连接于胎儿－胎盘之间的循环管道，各种因素造成的胎儿与胎盘之间灌注压力的改变均会引起脐动、静脉血流动力学的相应异常表现。

一、脐动脉异常

脐动脉最常见的结构性异常是单脐动脉（Single umbilical artery，SUA），是指只有一条脐动脉。发生率为 0.5%~2.5%。左侧脐动脉缺失约占 70%，右侧脐动脉缺失占 30%。由于其他因素导致胎盘阻力增加，可出现脐动脉血流动力学的异常。单脐动脉可以单发，亦可合并其他部位的畸形，多见心血管及泌尿系统畸形。

脐动脉结构正常的情况下，多种病理条件下可出现血流动力学异常。对于胎儿孕期发育及出生后转归有显著意义。

（一）病理解剖与病理生理

脐动脉连接于胎盘与胎儿之间，是将胎儿体内的血液回输至胎盘，其血流动力学特征即体现了胎儿与胎盘之间血流动力学压差随心动周期的改变。正常妊娠随孕周增加，胎盘逐渐发育成熟，胎盘血流量亦增加，胎盘脐带阻力逐渐下降以保证胎儿发育的血流供应。

脐动脉血流动力学改变多源自其前向血流阻力增加，即胎盘阻力增加。胎儿期多种病理状态，如缺血或缺氧等可造成血管内皮细胞损伤，全身小动脉痉挛，引起胎盘绒毛小动脉痉挛、梗塞、水肿、血管腔狭窄、胎盘绒毛面积和毛细血管面积明显减少，胎盘功能下降，上述因素均可增加胎盘血管阻力，使得脐动脉前向阻力增大，如未给予及时的治疗，将造成胎儿缺氧、缺血的改变，形成恶性循环。同时，胎儿整体心功能减低、排血量减少这一病理过程亦造成脐动脉内血流动力学的改变。

（二）超声心动图特征

1. 二维超声心动图　单脐动脉病例中，脐带横断面失去正常两根脐动脉，一根脐静脉的三根血管的“品”字形结构，仅显示两根血管的管腔断面，即一根脐动脉，一根脐静脉。与正常脐动脉管径比较，单脐动脉的管径略宽（图 26-3-1，由 GE 公司提供）。单纯血流动力学异常的病例中，脐动脉二维声像图多为正常，部分病例可表现为脐带扭曲、打结或水肿（更多信息可参见第 41 章第 3 节）。

2. 彩色多普勒　脐动脉频谱异常通常表现为高阻力型，即舒张期血流速度减低甚至反向（图 26-3-2）。

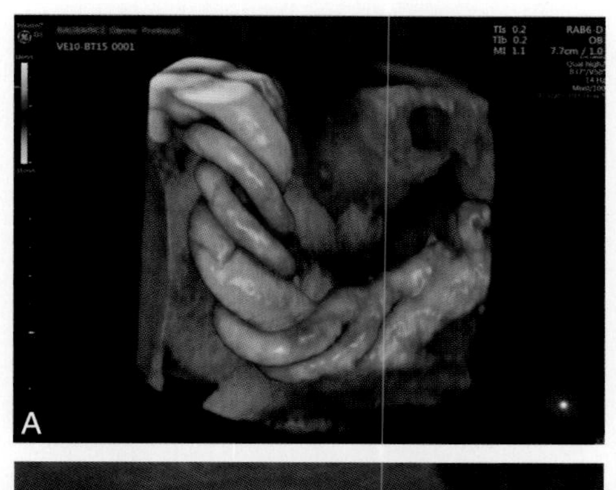

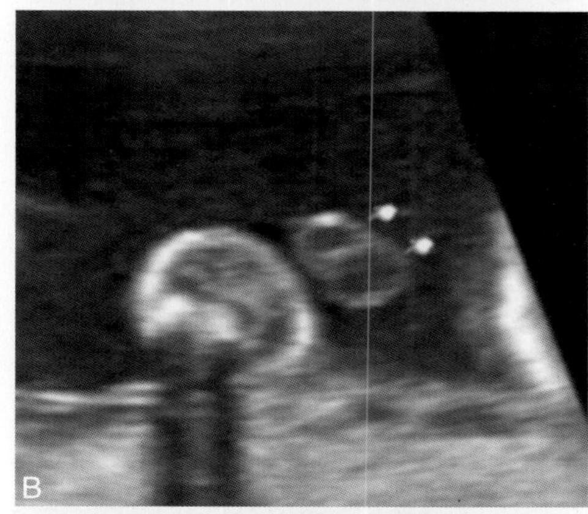

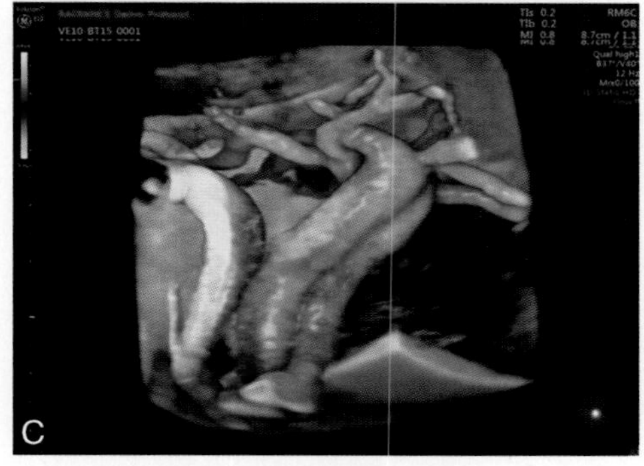

图 26-3-1　正常脐带与单脐动脉

A. 正常脐带由两支动脉一支静脉组成，呈螺旋状；B. 单脐动脉横切面示脐带由一支动脉、一支静脉构成，失去“品”而呈“吕”字形结构（见手型标注）；C. 为单脐动脉，即脐带由一支动脉、一支静脉构成，脐动脉增宽

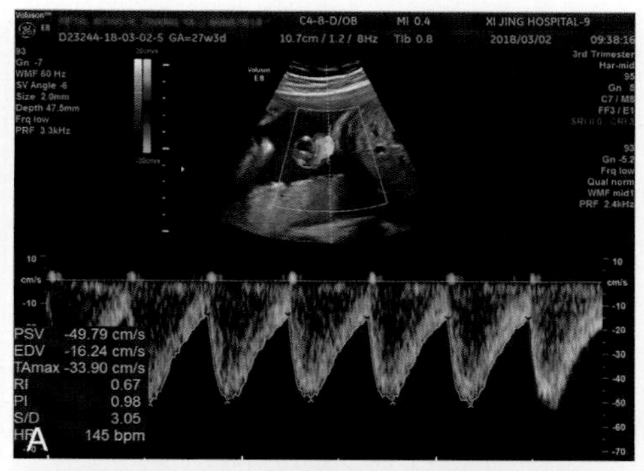

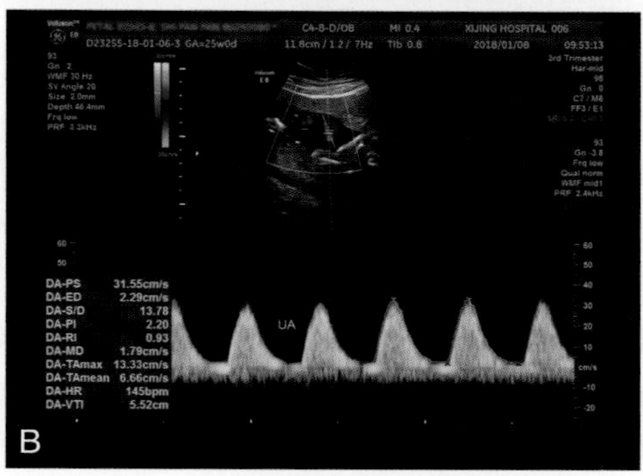

图 26-3-2　A. 正常脐动脉频谱；B. 脐动脉异常频谱

（三）注意事项与鉴别诊断

脐动脉的测量应选取脐带游离段的中间部位，因为靠近胎盘或胎儿侧，会造成其血流频谱的相应改变。当出现异常脐动脉频谱时，需要仔细排查是否有脐带局域性打结、扭转或牵拉，上述因素可造成一过性甚至是持续性脐动脉血流动力学异常。

脐动脉的血流频谱既可随胎儿正常发育出现生理性变化，亦可因各种原因出现病理性改变，其血流频谱是动态评估胎儿发育及疾病的重要指标。研究表明脐动脉 S/D 比值、PI、RI 随胎龄增加而逐渐下降。而宫内发育迟缓的胎儿（SGA）与适龄胎儿对照，随孕龄增加，S/D 比值反而呈增加趋势。与双顶径和腹围等指标相比，脐动脉与大脑中动脉 PI 比值、S/D 的动态发展变化有助于更早的提示胎儿宫内发育迟缓。双胎输血综合征的受血胎儿亦表现为脐动脉高阻力状态，D 峰减低，甚至反向。诊断单脐动脉时应仔细识别近胎儿侧脐动脉发出部位的脐动脉数目。少数胎儿脐动脉远端因血栓栓塞造成其远端动脉萎缩，难以显示，易被误诊为单脐动脉。

（四）遗传学

约 23.0% 的染色体异常病例中存在单脐动脉和其他系统的畸形。

（五）预后评估

脐动脉血流动力学持续性异常，特别是 D 峰逐渐减低甚至出现反向是胎盘阻力增高的敏感指标，对于胎儿发育迟缓及不良预后有一定的预警作用，应予以密切观察和积极治疗。

二、脐静脉异常

由于胎儿的组织缺氧、发育障碍、血容量增加等原因而导致出现继发性的脐静脉扩张和血流的异常。

（一）病理解剖与病理生理

脐静脉起于胎盘，与脐动脉走行于脐带内，连接于胎儿脐部，穿行胎儿腹部终止于静脉导管。其血流动力学特征可体现胎儿与胎盘之间血流动力学压差随心动周期的变化过程。脐静脉持续性的血流反映胎盘向胎体血流灌注情况，随胎龄增加血流量逐渐增加，至妊娠37~38周达最大值。

胎儿心功能减低、宫内发育障碍和宫内缺氧时，脐静脉血流量明显减低，通过静脉导管对压力的调节，早期病变并不造成脐静脉血流的明显异常，随病情持续进展后超出静脉导管的调节能力，最终表现为脐静脉的波动样改变。

（二）超声心动图特征

1. 二维超声心动图

（1）脐静脉　脐静脉扩张时，脐带横断面及纵切面显示脐静脉管径增宽，大于正常参考值（正常妊娠20周的内径 <5mm，妊娠晚 <8mm）。

（2）其他特征　根据导致脐静脉异常的原因不同，表现为胎儿水肿、胸腔积液、腹腔积液，或心腔扩大等。

2. 多普勒超声心动图　正常脐静脉频谱多普勒表现为连续单向平坦波形，随心动周期血流速度无变化且随胎儿呼吸运动轻度改变（图26-3-3）。脐静脉异常时，血流频谱舒张期血流速度减低而表现为随心动周期呈现的“搏动性”的异常频谱形态（图26-3-4），多与胎儿右心压力增高相关，多表现为舒张末期的a峰减低，右心压力显著增高时脐静脉a峰甚至可表现为反向。

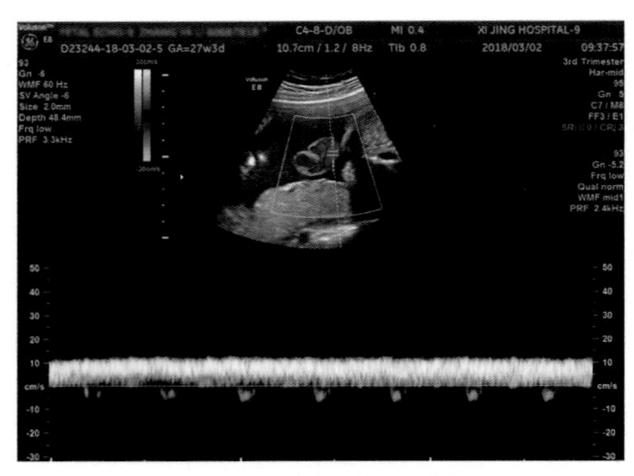

图26-3-3　正常脐静脉血流频谱
脐静脉频谱呈连续单向平坦波形

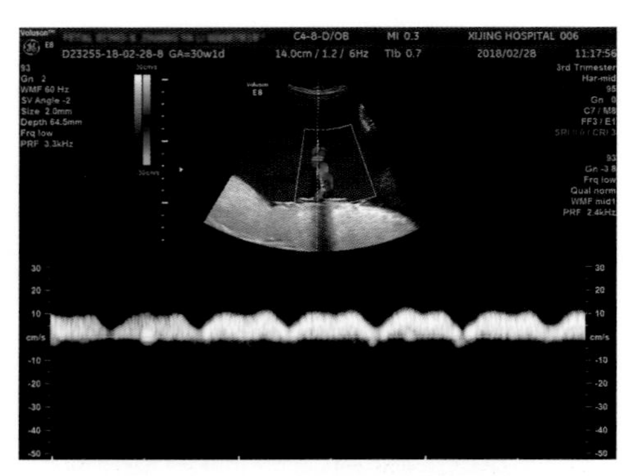

图26-3-4　异常脐静脉血流频谱
脐静脉频谱随胎儿心率舒张期血流速度减低，频谱呈“波动样”

（三）注意事项与鉴别诊断

脐静脉血流速度及频谱形态的测量与观察，应选取脐带游离段的中间部位，若取样容积位置靠近胎盘或胎儿侧，易造成其血流频谱的相应异常改变。

脐静脉的血流监测可反映心功能状况、胎儿宫内发育及宫内缺氧情况。当脐静脉出现“搏动性”血流频谱异常，多提示胎儿侧压力增高，常见于各种原因造成的右心压力增高、右心室舒张功能减低；心室收缩期脐静脉血流速度减低，多见于三尖瓣大量反流；心室舒张末期的血流速度减低，多提示右心系统压力增高、右心室舒张功能减低。

当脐带局域性打结、扭转或牵拉时，可造成一过性，甚至是持续性脐静脉血流动力学改变，当出现脐静脉频谱异常时，应仔细排查鉴别。

（四）预后评估

脐静脉血流检测呈现高血流量的胎儿，常见于Rh血型不合、糖尿病、胎盘病变等妊娠并发症患者，其预后一般较好。

脐静脉血流动力学持续性异常，特别是“搏

动性”血流频谱逐渐明显是胎儿病情恶化的指标之一，应予以密切观察和动态评估。

三、脐带扭转、打结

胎儿活动使脐带顺其纵轴呈螺旋状，称“脐带扭转”(torsion of cord，TC)，当脐带发育不良、局部华通胶不足、多胎、胎动频繁则可导致脐带过分扭转，使胎儿可能出现系列的病理改变。

（一）病理解剖与病理生理

足月妊娠的脐带长 30~100cm，平均约 55cm，直径 0.8~2.0 cm。脐血管周围为含水量丰富来自胚外中胚层的胶样组织，称为华通胶。这种组织由大量胶原蛋白、弹力纤维及少量平滑肌组织的网状结构构成，可对血管起到有效的保护和支撑功能。通常情况下，脐血管的发育速度明显快于脐带其他组织结构，因此血管在脐带内呈螺旋状分布。脐带有 6~11 周的生理扭转，即约脐带 5cm 形成 1 个完全的血管螺旋。脐带超出生理性的过度扭转可显著增加脐动、静脉内的血流阻力，使胎儿血液循环减慢，导致胎儿缺氧，引起血管闭塞或伴血栓形成，持续且严重的扭转甚至打结导致胎儿因血液循环中断而死亡。

（二）超声心动图特征

二维超声结合彩色多普勒心动图可清晰显示脐带的长度、旋转状态。

1. 二维超声心动图

（1）脐带扭转　脐带过度扭转，脐带的长轴切面显示呈密集的麻花状（图 26-3-5A，由 GE 公司提供）；扭转不良，则显示为相对平行的血管（图 26-3-5B，由 GE 公司提供）。

（2）脐带“扭转指数”　临床常以“扭转指数”（扭转指数 = 脐带的扭转圈数 / 观测范围脐带长度）来定量评价脐带的扭转程度。扭转指数的诊断指标目前尚未有统一的数据。文献报道，扭转指数 ≤ 10 百分位数（TC=0.1）或 >90 百分位数（TC=0.3）的胎儿，出现中度或重度胎心率减慢的发生率明显高于正常组胎儿（P=0.03）。

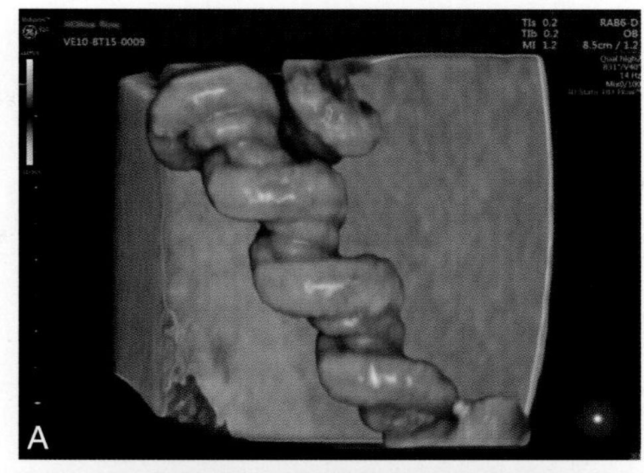

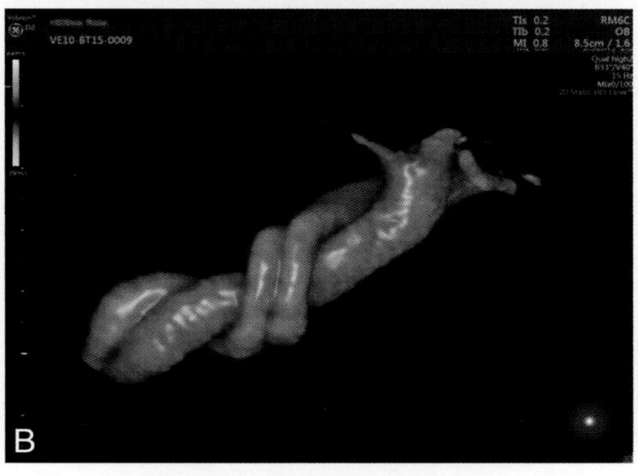

图 26-3-5　脐带过度扭转与扭转不良
A. 脐带过度扭转，螺旋呈麻花状；B. 脐带扭转不良，螺旋稀疏

2. 多普勒超声心动图

（1）频谱多普勒　可以定量连续观察脐动、静脉峰值血流速度的变化，有助于评价脐带扭转的状态。

（2）彩色多普勒　脐带扭转的形态不同，彩色多普勒表现各一。

（三）注意事项与鉴别诊断

部分脐带扭转是由于胎儿运动及体位造成的，对于怀疑脐带过度扭转甚至打结的胎儿需进行定期的密切观察，而出现持续性存在并恶化的脐带过度扭转或打结需提示胎儿宫内存在不良预后的风险。

（四）预后评估

一过性或轻度脐带扭转或打结通常不会对胎儿造成实质性的损伤，一般预后良好。但持续存在并恶化的脐带过度扭转或打结，有可能增加胎儿宫内出现不良预后的风险。

第 4 节　静脉导管异常

静脉导管 (ductus venosus，DV) 是连接脐静脉与下腔静脉的一个管道结构，当静脉导管发生异常，可导致胎儿心脏负荷增加，甚至发展为胎儿水肿。

一、病理解剖与病理生理

静脉导管是胎儿期独具的一根具有收缩功能的静脉血管，短且呈沙漏状，脐静脉入肝脏以后分出左、右门静脉，门静脉窦顶端内收后形成了静脉导管，因而静脉导管与脐静脉之间并没有解剖结构上的直接延续。研究表明，静脉导管可受神经调节具有一定的收缩功能，因而在脐静脉血液通过肝脏回流入右心系统的结构中起到了类似“阀门”的调节作用，控制脐静脉血液分别进入门静脉和通过静脉导管进入下腔静脉的比例。正常情况下，孕早中期胎儿脐静脉进入肝脏后约一半的血液将通过静脉导管进入下腔静脉，因而造成细小的静脉导管内呈现高速血流，这样的高流速的血液经下腔静脉冲进右心房后，方向正好对向卵圆孔而直接进入左心房。这一特殊的解剖及血流动力学特征使得脐带内高氧血得以送入左心系统，供应至胎儿大脑、心脏及上肢，保证其正常的发育。但进入妊娠晚期，进入静脉导管的血流会逐渐下降至 20%~30%。当胎儿机体出现全身性病理改变，如贫血、胎盘功能不全等情况，静脉导管会适应性的调整，保证更多的高氧血通过静脉导管和下腔静脉直接进入左心系统，调节胎儿身体血氧分布。

同时，静脉导管能反映脐静脉外周压力与中心静脉压力之间的梯度变化，由于静脉导管较脐静脉更靠近右心系统且其本身具有收缩调节功能，故而能够更早期、更敏感地反映右心压力的变化。因此，静脉导管可作为反映胎儿心功能和胎儿整体发育状况的重要指标。在低氧状态时，静脉导管入口扩张，静脉导管与脐静脉之间的阻力差减少，心房搏动波传入脐静脉导致脐静脉出现动脉样搏动。

二、超声心动图特征

（一）二维超声心动图

1. 静脉导管发育不良或缺失　二维超声在不同切面连续扫查，可显示脐静脉血流回流途径异常①肝内静脉，脐静脉连接到门静脉系统，通常为左门静脉；②肝外静脉，脐静脉连接肝脏外的静脉结构，如股静脉、髂静脉、下腔静脉、冠状静脉窦或直接汇入右心房（图 26-4-1）。①②的两种回流方式均不具备正常静脉导管的调节功能。相应回流的血管异常扩张、局部血管走行异常。

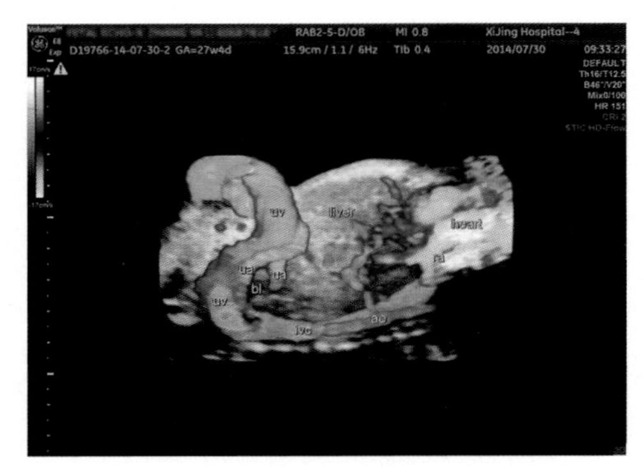

图 26-4-1　脐静脉走行异常并静脉导管缺如

脐静脉入体后，经膀胱左侧与左脐动脉伴行，直接汇入下腔静脉，静脉导管缺如

2. 动静脉短路　常见病因，Galen 静脉畸形、骶尾部畸胎瘤及其他恶性肿瘤，超声心动图除表现原发病因特征外，并显示右心系统的增大。

3. 右心压力增高　先天性心脏畸形如肺动脉狭窄、肺动脉闭锁及三尖瓣发育异常等可造成右心压力增高致静脉导管频谱异常，超声心动图可显示原发病因的声像图特征。

4. 双胎输血综合征的受血儿　患儿表现为心胸比例增大、心腔扩大、室壁运动异常的充血性心力衰竭的改变。

（二）多普勒超声心动图

1. 彩色多普勒　脐静脉血流回流途径异常时，可显示扩张的血管局部血流走行异常。

2. 频谱多普勒　静脉导管异常时，显示失去正常 S 峰、D 峰的 2 峰及 a 峰 1 波谷的形态（图 26-4-2A，S 峰代表心室收缩，D 峰为心室舒张，a 峰为心房收缩），表现为 a 峰降低，随着病情进展，a 峰逐渐减低至反向（图 26-4-2B）。

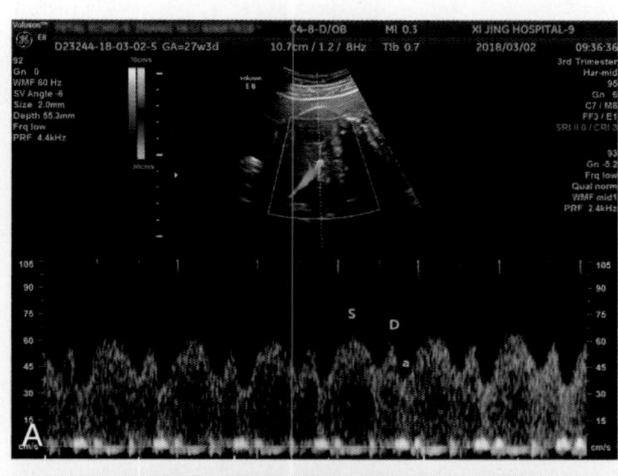

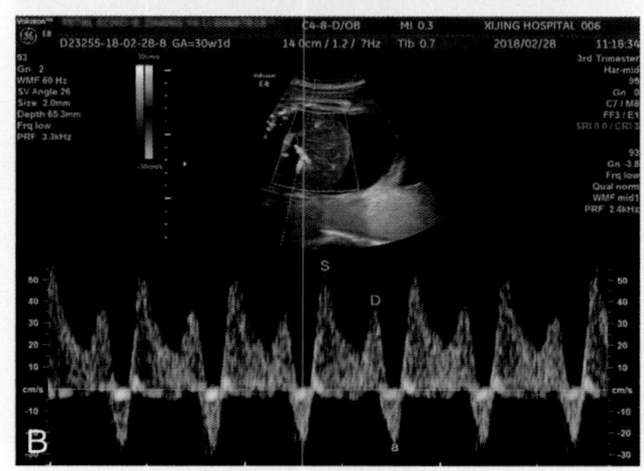

图 26-4-2　异常静脉导管血流频谱
A. 正常静脉导管频谱；B. 右心负荷加重，静脉导管 a 波反向

三、遗传学

静脉导管缺失或发育不良增加了染色体及基因异常的概率，两者具有较为密切的关系。在此类病例中发现有 Noonan 综合征（努南综合征），约有 80.0%21 三体综合征的胎儿在孕早期出现静脉导管的异常。因而对这类胎儿需要做染色体异常的排查。

四、注意事项

静脉导管受全身其他结构及器官病变的影响均可出现静脉导管血流动力学频谱的异常，其中 a 波波形是反映胎儿右心压力的敏感指标，而静脉导管血流峰值的大小及血流方向反映的是静脉导管两端的压力阶差。两者对评价胎儿右心压力增高和产生的原因都具有很好的临床诊断价值。

五、预后评估

静脉导管的血流动力学异常是一个发展变化的过程，会随着造成静脉导管两端压力改变的原发疾病的转归而改变，因而一旦发现静脉导管频谱异常应当给予连续、密切的观察，根据其发展变化特征进行客观、量化的评估，并及时给予有效的治疗。临床上出现持续性 a 峰减低甚至出现反向是提示胎儿高危状态的指标之一，对胎儿的生长发育可能会造成严重的影响。

第 5 节　大脑中动脉异常

胎儿大脑中动脉（middle cerebral artery，MCA）是颈内动脉在颅内的分支及胎儿脑部供血的主要血管。胎儿期脑血管具有自主调节功能，各种原因造成的胎儿体内生理环境的变化如缺氧、缺血等，均有可能导致胎儿大脑中动脉血流动力学改变。胎儿大脑中动脉的超声多普勒成像作为一种非侵入性影像学检查方法，可用来检测胎儿一系列病理生理变化，协助判断胎儿的预后并采取相应措施。

一、病理解剖与病理生理

在解剖上，胎儿大脑中动脉与 Willis 环关系密切。Willis 环由前交通动脉、两侧大脑前动脉起始段、两侧颈内动脉末端、两侧后交通动脉和两侧大脑后动脉起始段共同组成。

正常胎儿大脑中动脉随孕期呈现不同的血流动力学特征，妊娠早期由于血管组织发育不完善，呈现高阻力状态，即舒张期前向血流较少；妊娠中期及妊娠晚期，为保证正常大脑的正常发育需求，胎儿大脑中动脉舒张期血流会相应增加，血管内阻力降低。

胎儿期大脑中动脉的异常主要表现为血流动力学异常。在特殊病理条件下，胎儿体内供血、供氧显著减低，胎儿会通过自身神经与体液调节，对体内血液分布进行相应的调节，优先保证心脑等生命重要器官的氧气和营养物质的供应，增加这些器官的血流量，减少躯体、内脏及肾脏血流量，这种现象称为“脑保护效应”或“血流再分布”现象。胎儿大脑中动脉是作为胎儿脑部供血的主要血管，在这一调节中起到了重要的作用，在胎儿体内的神经和体液调节的作用下，胎儿大脑中动脉扩张，阻力下降，使得大脑在舒张期内的血流灌注增加。同时神经体液调节还会相应的造成外周血管收缩，阻力增加，全身分布到外周器官的血流量减少，最终实现血流再分布。

临床上常见的导致“脑保护效应”的病理生理因素主要有胎儿宫内发育受限、双胎输血综合征、胎儿贫血、胎盘阻力增加、严重的胎儿心血管疾病造成胎儿全身供血、供氧减低。此外胎儿期外周组织器官肿瘤如绒毛膜血管瘤，因病变内集聚了大量血液，导致胎儿体内其他脏器有效供血不足，严重时亦出现“脑保护效应”。随着病情的持续加重而无法通过自身调节保障胎儿的正常生长发育，最终进入“脑保护效应”失代偿期。

二、超声心动图特征

超声多普勒技术对胎儿大脑中动脉血流动力学评估的常用指标：峰值血流速度（peak systolic velocity, PSV）；舒张末期血流速度（end diastolic velocity, EDV）；阻力指数（resistant index, RI）；搏动指数（pulsatility index, PI）；时间平均血流速度（time average velocity, TAV）（图 26-5-1）。

在“脑保护效应”代偿期，胎儿大脑中动脉收缩期峰值血流速度无显著变化，TAV 增高（舒张期血流灌注显著增加），PI 较正常减低，MCA-RI 与 MCA-PI 依然高于 UA（正常值 MCA-PI/ UA-PI 比值始终 >1）。

在“脑保护效应”失代偿期，则表现为 MCA-PI 小于 UA-PI（图 26-5-2）。

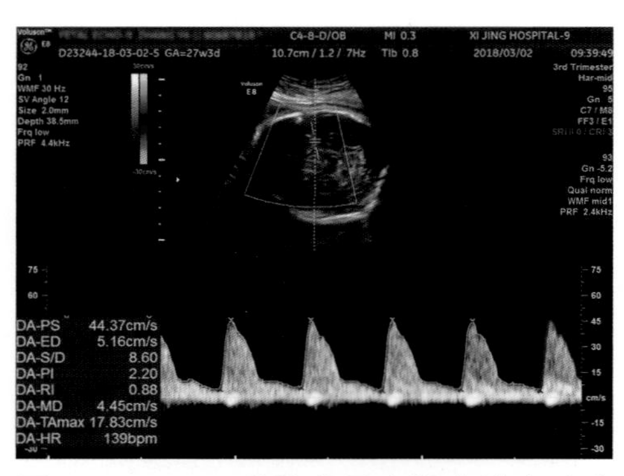

图 26-5-1　正常胎儿孕中期大脑中动脉血流频谱

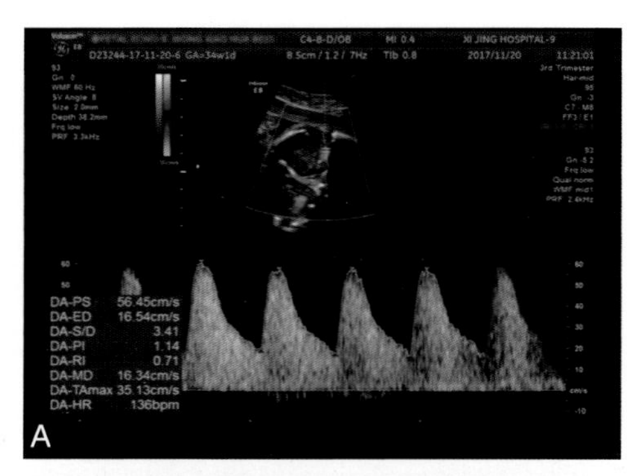

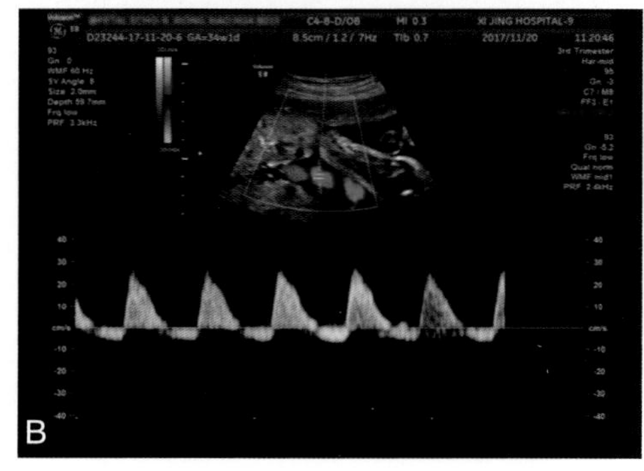

图 26-5-2　“脑保护效应”期胎儿大脑中动脉与脐动脉血流频谱

三、注意事项与鉴别诊断

1. 评价指标　MCA-PI 是对“脑保护效应”最为敏感的指标。PI=PSV/TAV 与 RI=PSV/[（PSV-EDV）/2] 两者比较，RI 仅取决于收缩期和舒张末期两个时间点的峰值血流速度，而不能有效地反映出整个灌注周期血流动力学的变化；PI 与 TAV 密切相关，对以整体灌注流量改变为基础的“脑保护效应”更为敏感。同时观察 MCA-PI 与 UA-PI 的比值能更全面、敏感的反应胎儿整体血供情况，是评估胎儿期“脑保护效应”的首选检测指标。MCA 的血流动力学指标会随着孕期发生改变，因而在对各指标进行评估时需要结合孕期特征。

2. 胎儿大脑中动脉 胎儿期“脑保护效应”是一个渐进性变化的过程，MCA 相应的血流动力学变化对判断这一进程有重要作用。一旦出现异常，提示胎儿在宫内处于高危状态，必须引起高度的重视。随着有效治疗的实施，如改善贫血、双胎输血综合征治疗等，MCA-PI/ UA-PI 比值较治疗前升高。

当出现胎儿大脑中动脉舒张期逆向血流时提示脑组织内压力增高，最常见病因为脑水肿，多与持续性脑缺氧、酸中毒相关。

3. 鉴别诊断 孕晚期，头位的胎儿因为头部降至盆腔，超声检测 MCA 具有一定难度，有时会为提高声像图分辨率对胎头造成过度挤压，其外力可能会引起局部脑组织压力增高，出现胎儿大脑中动脉舒张期血流显著减低甚至反向，与病理状态下的脑水肿胎儿大脑中动脉血流频谱很相似，需要谨慎鉴别。当出现异常血流频谱指标时，建议进行孕期的连续监测，以排除由于体位、探测手法等因素的影响。

四、预后评估

胎儿大脑中动脉血流动力学异常是一个动态变化的过程，受正常孕期及神经体液调节等多重因素的调控。“脑保护效应”代偿期通常不会立即对胎儿造成严重的不良影响，一旦进入失代偿期，即 MCA-PI 小于 UA-PI，提示胎儿宫内处于高危状态，如不进行及时有效的救治，预后不良。

（苏海砾　王峥　李军）

参考文献

[1] Narayanan DL, Yesodharan D, Kappanayil M, et al. Cardiac spectrum, cytogenetic analysis and thyroid profile of 418 children with Down syndrome from South India: a cross-sectional study. Indian J Pediatr, 2014, 81(6): 547–551

[2] Arun O, Oc B, Oc M, et al. Anesthetic management of a newborn with trisomy 18 undergoing closure of patent ductus arteriosus and pulmonary artery banding. Cardiovasc J Afr, 2014, 25(4): e10–12

[3] Takami T, Yoda H, Ishida T, et al. Effects of indomethacin on patent ductus arteriosus in neonates with genetic disorders and/or congenital anomalies, 2013, 30(7): 551–556

[4] ProbstFJ, James RA, Burrage LC, et al. De novo deletions and duplications of 17q25.3 cause susceptibility to cardiovascular malformations. Orphanet J Rare Dis, 2015, 10: 75

[5] Parrott A1, James J, Goldenberg P, et al. Aortopathy in the 7q11.23 microduplication syndrome. Am J Med Genet A, 2015, 167A(2): 363–370

[6] 严英榴 , 杨秀雄 . 产前超声诊断学 . 2 版 . 北京 : 人民卫生出版社 , 2011: 117–125

[7] 杰克・理奇克 , 田志云 . 胎儿心血管超声影像医学 . 袁丽君 , 曹铁生 , 段云友 , 译 . 北京 : 科学出版社 , 2017: 334–337

第 27 章 心律失常

胎儿心律失常是胎儿期较为常见的一种功能性疾病，可伴有或不伴有心脏结构异常。大部分偶发的心律失常并不会对胎儿的生长发育造成实质性损害，但是严重的、持续性的心律失常可造成胎儿整体血流动力学的改变，如不及时进行诊断与治疗，最终可引起心力衰竭、胎儿水肿，是胎儿期宫内发育受限或死亡的重要原因。因而对胎儿期出现的心律失常进行及时、准确和连续的评估至关重要。胎儿期心律失常原因不明，尽管部分存在先天性心脏结构畸形的胎儿易伴发心律失常，但大部分心律失常的胎儿并无显著的心脏结构异常。

第 1 节　产前超声诊断方法

二维、M 型及多普勒超声技术可对诊断提供有用信息，联合使用这些技术可对心律失常做出定性和定量的诊断。

一、二维超声心动图

二维超声心动图用于确定胎儿体位，寻找最佳的 M 型及多普勒取样角度。同时，二维超声心动图对房室大小、室壁运动、心脏功能，胎儿期心律失常严重程度、动态评估疗效和预后的重要方法。

二、M 型超声心动图

（一）传统 M 型心动图

M 型超声心动图具有较高的时间分辨率，可以同时记录胎儿心房、心室的运动轨迹，是定性与定量评估心律失常最主要的方法。取样时，合理放置 M 型取样线，使其同时通过心室壁及心房侧壁，即可同时显示心房、心室的运动曲线，以此定性、定量检测房 / 室搏动的速率及传导特征。由于大部分心房壁毗邻肺组织，其运动幅度较小，M 型超声心动图不易获取可以用于诊断的运动曲线。因而需要将 M 型取样线放置在心房侧壁或心耳的位置，且尽量让 M 型曲线与房 / 室壁垂直（图 27-1-1）。传统 M 型心动图的优势在于时间分辨率较高，且便捷、不受操作机型的限制，可常规应用。但局限性在于其 M 型取样角度受到探头位置的限制，在部分情况下难以同时获得清晰的心室壁与心房侧壁的运动曲线。

（二）解剖 M 型心动图

解剖 M 型心动图不受探头位置的限制，可以任意角度放置 M 型取样线，大大降低了 M 型取样的技术难度，提高了对胎儿心律定性、定量评估的准确性。新近发展的双解剖 M 型可在心房、心室分别放置两个独立的 M 型取样线，最

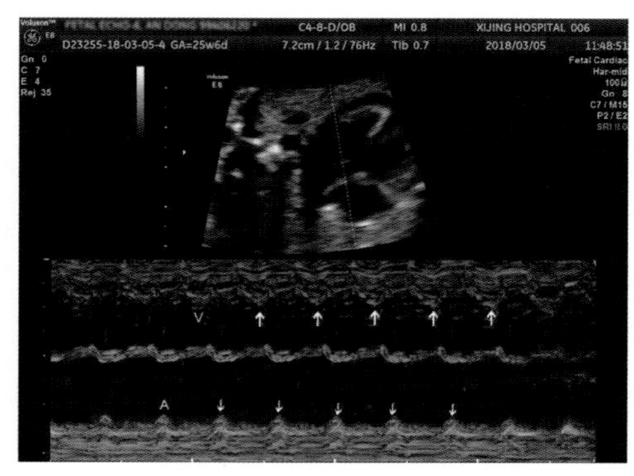

图 27-1-1　M 型超声心动图
M 型取样线通过心房及心室获得胎儿心房、心室搏动。V：心室波；A：心房波

大程度上保证M型取样线与房/室比垂直。解剖M型的优势在于不受角度限制，房/室壁M型曲线较为清晰，易于观察，减少测量误差。但是由于部分超声仪器上并没有解剖M型的显示功能，同时由于需要对一条或两条M型取样线的位置和角度进行调整，取样准备时间相对延长，不适用于频繁活动的胎儿（图27-1-2）。

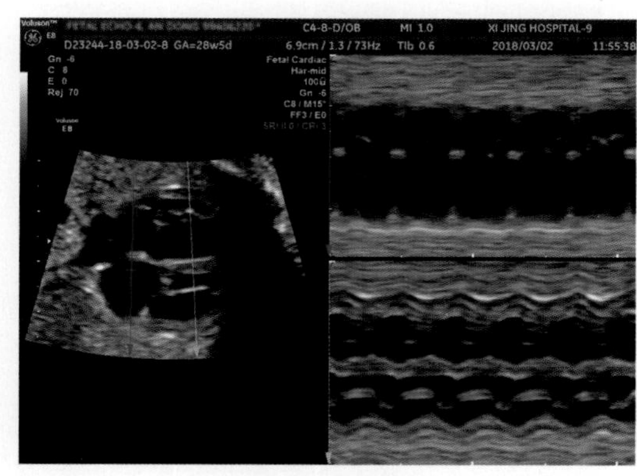

图27-1-2 解剖M型超声图
两条M型取样线分别通过双心房及双心室，右侧上方为红色取样线记录的心房波，右侧下方为绿色取样线记录的心室波

三、多普勒超声心动图

多普勒超声可以同时获得上腔静脉（SVC）和升主动脉（AAO）血流频谱，可作为评估心律失常的有效方法。由心房收缩引起的SVC反向血流和心室收缩引起的升主动脉正向血流的开始分别被解释为心电图的P波和QRS波的开始，通过多普勒频谱测量，可以确定心房和心室收缩的关系与时间间隔，较M型心动图相比，多普勒方法对于房室传导的时相差异更为敏感，特别是对快速性心律失常临床亚型的鉴别有显著意义。同时，肺静脉和肺动脉、无名静脉和主动脉弓也可作为同时评估静脉和动脉频谱的选择方法。测量房室传导时间间隔的另一种方法是同时记录左心室流入道和流出道频谱，此方法较简单，可用于不规则心律的评估，鉴别房性期前收缩和室性期前收缩有一定意义。但是，在快速性心律不齐中，由于心动过速，左心室舒张期双峰融合，房室收缩关系无法被评估（图27-1-3）。

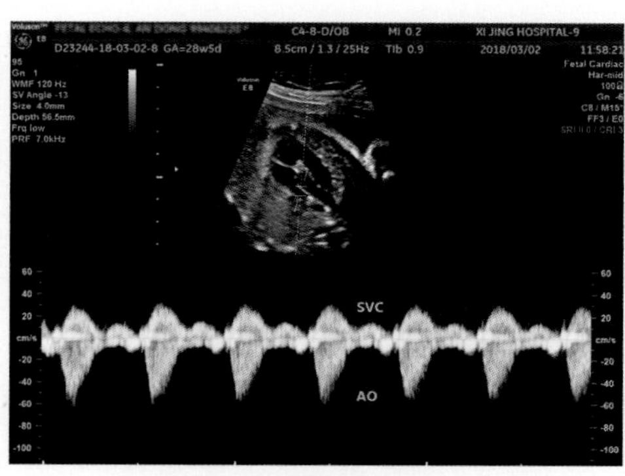

图27-1-3 频谱多普勒图
脉冲多普勒于上腔静脉及升主动脉同时取样，获得基线下的主动脉血流频谱（AO）和基线上的上腔静脉血流频谱（SVC）

四、组织多普勒成像

组织多普勒成像（tissue doppler imaging, TDI）可分析同一心动周期中胎儿心脏任一区域节段室壁的低速高振幅的运动，运动速度曲线能直接观测记录目标结构收缩期及舒张期的运动时相及速度。TDI运动速度曲线具有特征性三峰形态，即心室收缩S波、心室早期舒张E波、舒张晚期心房收缩A波。这种技术在评估心房和心室收缩活动的时间顺序比脉冲多普勒超声心动图更有优势，因为脉冲多普勒结果受负荷情况、心肌固有特征、心率和传播速度的影响。组织多普勒超声通过取样心房和心室室壁运动，可准确测量心动周期的时间间期和室壁运动速度。但胎儿心率的变化会对TDI运动速度曲线的三个特征波峰形态产生影响，特别是心动过速时。尽管高帧频定量组织速度成像（Q TVI）可能克服这一局限，可以选择不同的取样点分别置于心房壁和心室壁取得心房和心室的运动速度曲线，但受仪器性能的限制，在临床普遍开展受到一定的限制。

五、心磁图描记术

心磁图描记术（magnetocardiogram, MCG）记录胎儿心脏电活动产生的磁场，并使用信号平均技术产生类似于心电图的波形。该技术的缺点是需要在磁屏蔽的环境中进行检测，而在许多检查中心无磁屏蔽室，普遍开展有困难，但有报道，已在非屏蔽的环境下成功应用该技术。

第 2 节　不规则心律

不规则心律最普遍的表现形式为期前收缩，即每 10 次正常搏动中至少发生 1 次心房、心室的期前收缩，约占胎儿期心律不齐的 90%，其中房性期前收缩（Premature Atrial Contraction, PAC）最为常见，PAC 是由于心房异位激动所导致，多在妊娠中末期发生。在少数情况下，期前收缩起源于心室而非心房，因而被称为室性期前收缩（premature ventricular contraction, PVC）。

一、病理解剖与病理生理

房性期前收缩下传时则引起心室的期前收缩及主动脉瓣的提前开放，房性期前收缩未下传时期前收缩周期无心室收缩、主动脉瓣开放及主动脉血流的出现。

二、超声心动图特征

通常，不规则心律通过动态连续的二维超声心动图观察即可发现，但需要结合 M 型和多普勒超声心动图对房性 / 室性期前收缩进行鉴别。

1. 房性期前收缩　M 型超声心动图同时显示心房和心室的运动曲线。正常心律时，心房和心室的收缩波整齐、规律，且呈 1∶1 正常传导，心房收缩波略提前于心室收缩波。当出现房性期前收缩时，在一个正常的心房收缩波后会出现一个提前的心房收缩峰，随后的心房收缩较正常节律略有延迟。房性期前收缩可下传至心室（图 27-2-1A）或不下传（图 27-2-1B）。余心律正常，房室正常传导。

2. 室性期前收缩　室性期前收缩较为少见，在 M 型超声心动图上表现为心房节律正常，心室出现异常的提前搏动（图 27-2-2 A）。由于心房收缩节律不受影响且可正常下传至心室，因此室性期前收缩前后相邻的两次室性收缩峰时间与对应的两个心房收缩时间相同（图 27-2-2 B）。

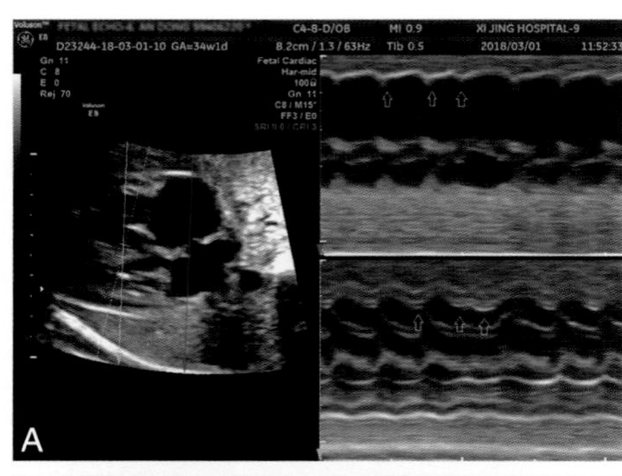

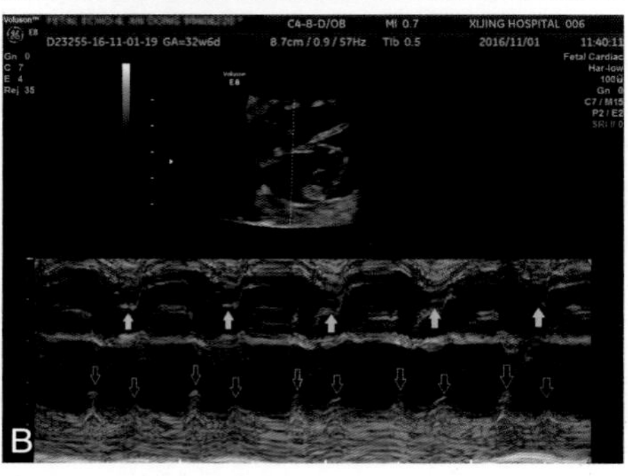

图 27-2-1　房性期前收缩
A. 房性期前收缩伴下传。上方第三个箭头所示为提前收缩的心房壁，下方箭头所示为下传的心室壁运动波形；B. 房性期前收缩未下传。下方箭头所示为频发房性期前收缩，上方箭头所示为 2:1 传导的心室收缩波

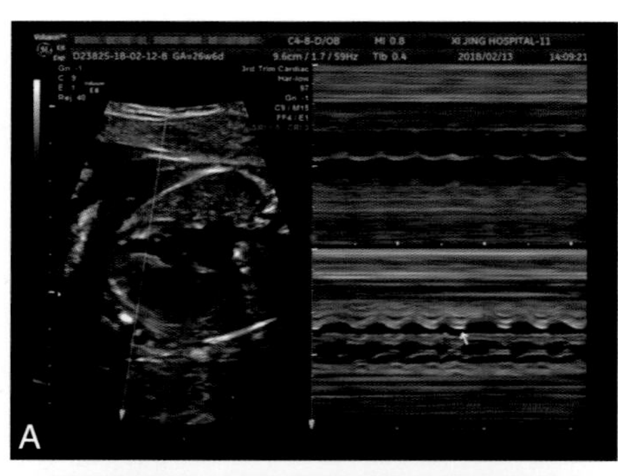

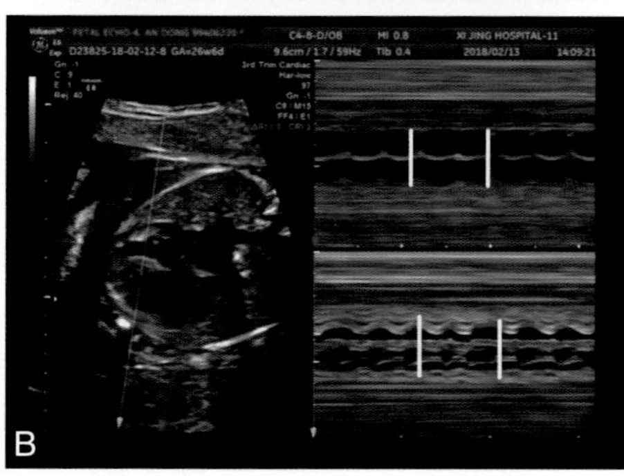

图 27-2-2　室性期前收缩
A. 红色取样线记录的心房搏动律齐，绿色取样线记录的心室搏动中可见一室性期前收缩（如箭头所示）B. 室性期前收缩前后的两个心室收缩峰时间与对应的两个心房收缩时间相同

三、注意事项与鉴别诊断

室性期前收缩应与房性期前收缩鉴别，因为室性期前收缩出现前后的心室激动是受到正常窦房结激动的调控，因而室性期前收缩在多普勒频谱上具有特异性的表现，即与室性期前收缩相毗邻的两个心室收缩峰的间期是正常心动周期的两倍，以此可鉴别。

四、预后评估

房性期前收缩是胎儿期最为常见的心律不齐的类型，为良性病变，常出现于中孕及晚孕期，多为暂时性病理现象，绝大多数可以自愈，不会对胎儿的生长发育造成影响。

胎儿室性期前收缩同时发现伴有心功能不全时，应警惕有发生室性心动过速的可能，对此类胎儿应定期（1~2 周）进行超声心动图检测，直至胎儿室性期前收缩消失或出生。

第 3 节　快速性心律失常

快速性心律失常是指胎儿心室率大于 180 /min。胎儿心动过速的常见原因是室上性心动过速（supraventricular tachycardia, SVT）和心房扑动（atrial flutter, AF），还有其他罕见类型的胎儿心律失常，如室性心动过速、交界性心动过速、房室结折返性心动过速和多焦点的房性心动过速。窦性心动过速可能与孕妇发热、感染、服用药物（如 β 类药物）和胎儿窘迫相关。胎儿室上性心动过速占快速心律失常的 66.0%~90.0%。

一、病理解剖与病理生理

胎儿心动过速可使心房和心室充盈压增加，增加的压力传输至静脉系统，最终可导致细胞和组织的水肿。持续性胎儿心动过速可显著地增加胎儿期及新生儿期的死亡率，但胎儿心动过速与先天性心脏病无明显相关。

二、超声心动图特征

1. 窦性心动过速　窦性心动过速是指胎儿心室率持续大于 180~200/min，呈正常 1∶1 房室传导。M 型、多普勒超声心动图表现为心房收缩、心室收缩速率较正常增快，但节律正常，房室呈 1∶1 传导（图 27–3–1）。

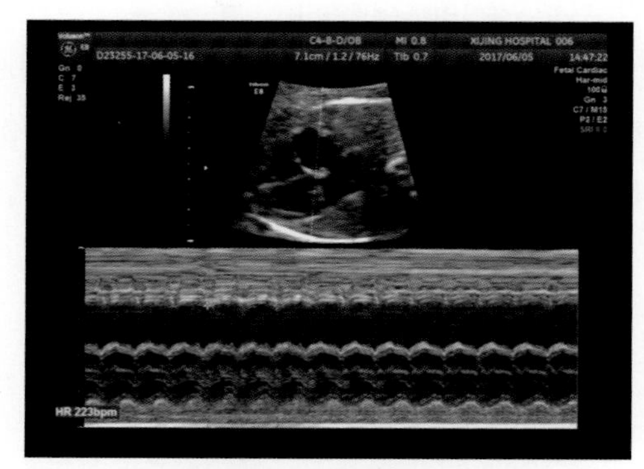

图 27–3–1　窦性心动过速

2. 室上性心动过速　室上性心动过速心房和心室率的范围为 200~300/min，具有 1∶1 的房室传导关系（图 27–3–2），由于室上性心动过速包括了多种病因，因而不同病因可表现为不同的临床亚型，通过多普勒超声心动图同时获取上腔静脉和升主动脉的频谱，测量从心室收缩到心房收缩的间期（VA 间期）、心房收缩到心室收缩的间期（AV 间期）可有助于鉴别不同的病因类型。

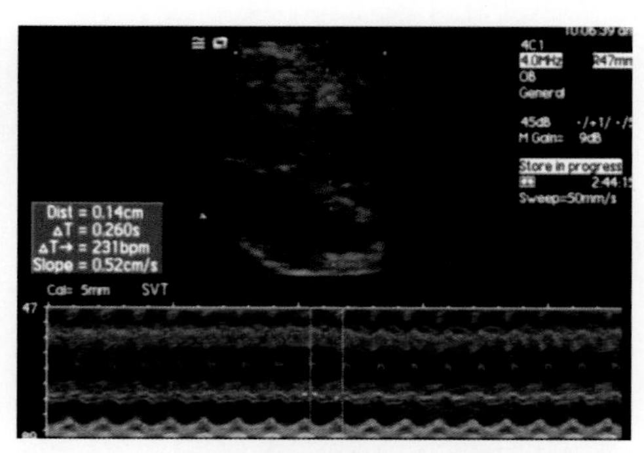

图 27–3–2　室上性心动过速，心室率 231/min
（扬州总院王鸿主任医师提供图像）

SVT 常见的房室折返性心动过速（AVRT）的 VA 间期很短，或 VA/AV<1。在胎儿 SVT 中这一机制占 90%，其中出生后约 10% 为预激症候群。SVT 的其他类型包括长的 VA 间期（使心室和心房波叠加）、房性折返性心动过速。VA 间期长的 SVT，包括窦性心动过速、异位房性心动过速、持续性交界区反复性心动过速，在交界

区异位心动过速，心房波叠加在心室波上。

3. 心房扑动 胎儿心房扑动（atrial flutter，AF）简称房扑，是指快速且规律整齐的心房率并伴变化的房室传导阻滞，造成慢的心室率，通常心房率可达 300~600/min，心室率为 220~240/min。在此类胎儿中 80% 的病例的房室传导阻滞是以 2∶1 传导（图 27-3-3），其余病例以 3∶1、4∶1 比例传导。

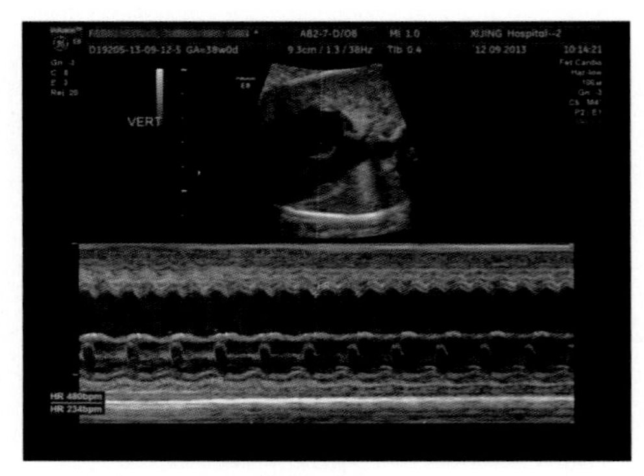

图 27-3-3　心房扑动
心房率为 480/min，心室率 234/min，房室以 2∶1 传导

4. 心房颤动 心房颤动简称房颤，包括快速而不规则的心房率和房室传导阻滞，心室率快且无规律变化（图 27-3-4）。

5. 室性心动过速 心室率超过 180/min，且心室率与心房率没有时间关联，心房率通常正常。

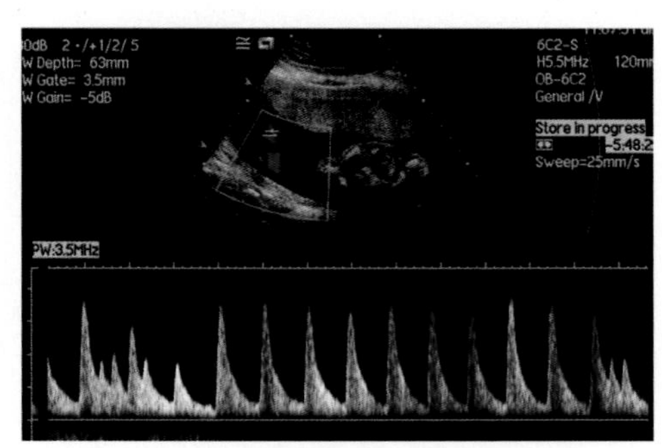

图 27-3-4　心房颤动，脐动脉血流频谱显示心室率紊乱，绝对不齐
（福州总院王鸿主任医师提供图像）

三、注意事项与鉴别诊断

SVT 心房和心室心率为 200~300/min，具有 1∶1 的 AV 关系，这一点可以用以与房扑和房颤鉴别。

和典型的胎儿快速 V-A 折返性 SVT 不同，长 VA 间期的 SVT 很少见，且难以治疗，并可能与先天性畸形如横纹肌瘤有关。临床亚型的鉴别对于临床治疗有重要的指导意义。典型的 AVRT 在胎儿期心率多为 250/min 左右，且在不同患儿间无明显差异。在极少的病例中房扑可出现 1∶1 房室传导，造成与 SVT 鉴别的困难。通常 AF 时，心房率较阵发性室上性心动过速时的心房率快。胎儿期的房扑和房颤由于心房率过快，往往不能明确地区分房颤与房扑。房扑与房颤的主要鉴别是观察心室率是否整齐。

胎儿快速心律失常中：①心房扑动占 10%~30%，多发生在妊娠晚期；②与快速折返性 SVT 相似，心房扑动时胎儿水肿的发生率为 35%~40%；③胎儿期及新生儿期的 AF 患儿，超声心动图显示显著加速且规律的心房搏动，同时多伴发异常增大的心房；④房扑与染色体异常和结构性心脏病或其他缺陷的相关性高达 30%。

四、预后评估

尽管胎儿期大部分心律失常是良性的，多为暂时性的，不会对胎儿的发育造成不良预后。但是持续性的、严重的快速性或慢速性心律失常会对胎儿的宫内发育造成显著影响，亦是造成胎儿宫内及新生儿期死亡的重要原因之一。对这一部分胎儿必须进行密切观察，尽早明确诊断并充分告知，在可能的条件下及时给予有效的治疗。

五、治　疗

胎儿心动过速的最佳治疗方法是有争议的，对不同类型的胎儿期心律失常国内外尚未形成成熟的治疗方案，治疗策略受到各医疗中心的医疗条件、医生团队经验的影响。胎儿期的治疗本身亦受到母体和胎儿多重因素的影响，如母体的自身状态、胎盘功能、母体 / 胎儿对药物的耐受性与敏感性等，同时治疗的效果必须考虑到母体和胎儿双重的安全性，使得胎儿期心律失常的治疗存在很大的难度和风险。目前，临床上开展的治疗主要是针对可引发严重不良后果的快速性心律失常（室上性心动过速、房扑）和慢速性心律失常（完全性房室传导阻滞，心室率 <50/min）。

胎儿室上性心动过速的治疗分为几个类别：①密切观察；②口服药物通过母体胎盘循环治疗；③静脉内经胎盘治疗；④通过脐静脉的直接胎儿治疗（脐带穿刺）；⑤胎儿腹膜内或肌内途径；⑥胎儿的提前分娩。

治疗原则是从最小侵入性和良性策略开始，升级为针对胎儿状态的更强化治疗；治疗的主要目标是恢复窦性心律，改善心功能，减轻或避免胎儿水肿。常用的药物包括地高辛、腺苷、胺碘酮、氟卡尼、普鲁卡因胺、普萘洛尔、普罗帕酮、奎尼丁、索他洛尔、维拉帕米。对于心房扑动或折返性室上性心动过速和无水肿迹象的胎儿，通过母体口服地高辛治疗已得到广泛应用。然而，对于已存在胎儿水肿的胎儿，由于胎盘水肿，药物漏过率下降，单独地高辛治疗效果不佳。在这些情况下，氟卡尼、索他洛尔和胺碘酮广泛应用于治疗。

第 4 节　慢速性心律失常

慢速性心律失常是指胎儿心率持续小于 100/min。短暂性发作胎儿窦性心率小于 100/min 常常是良性的，通常与超声探头压迫胎儿腹部致迷走神经刺激增加有关。胎儿心动过缓的原因包括窦性心动过缓、阻滞性心房二联律 / 三联律及高度房室传导阻滞。

一、病理解剖与病理生理

慢速性心律失常可能与下列因素有关：①先天性心脏病（CHD）相关，最常见的两种合并房室传导阻滞的先天性心脏病分别是左房异构先天性心脏病及房室连接不一致型的先天性心脏病；②与母体 SS–A 抗体阳性相关，致房室传导阻滞母亲 SS–A 抗体通常是因为 52kD SS–A，当胎儿发展为房室传导阻滞时，许多母亲很少患有胶原病。引起胎儿心动过缓的另一个重要原因是可引起 2∶1 房室传导阻滞或窦性心动过缓的长 QT 综合征，该病罕见。受阻的阵发性心房收缩（PAC）伴发二联律也类似 2∶1 房室传导阻滞，导致胎儿心动过缓。

胎儿期房室传导阻滞（atrioventricular block, AVB）是慢速性心律失常中最为常见的类型。根据病情严重程度可分为：①一度 AVB，表现为房室传导延迟，每个心房冲动均能传到心室；②二度 AVB，分为Ⅰ型和Ⅱ型，Ⅰ型表现为房室传导逐渐延长，直至心室搏动脱落，Ⅱ型房室间期恒定，间歇性心室搏动脱落；③三度 AVB 又称完全性房室传导阻滞（complete atrioventricular block, CAVB），心房冲动完全不能传到心室，房室搏动无相关性，心房率基本正常，心室率慢。

二、超声心动图特征

1. 窦性心动过缓及房性期前收缩未下传　胎儿持续性窦性心动过缓（<100~110/min）较为少见（图 27–4–1），此时房室传导正常。持续性房性期前收缩未下传可导致心室率过缓，常见于房性期前收缩二 / 三联律（图 27–4–2）。

2. 房室传导阻滞　房室传导阻滞超声心动图表现：①一度，房室传导时间延长；②二度，较为固定的房室传导，或 PR 间期逐渐延长直至心房搏动脱落（即文氏现象，图 27–4–3）；③完全性房室传导阻滞可见房室运动一致性缺失，其中心房冲动不传导到心室并且与慢的心室节律没有关系（图 27–4–4）。

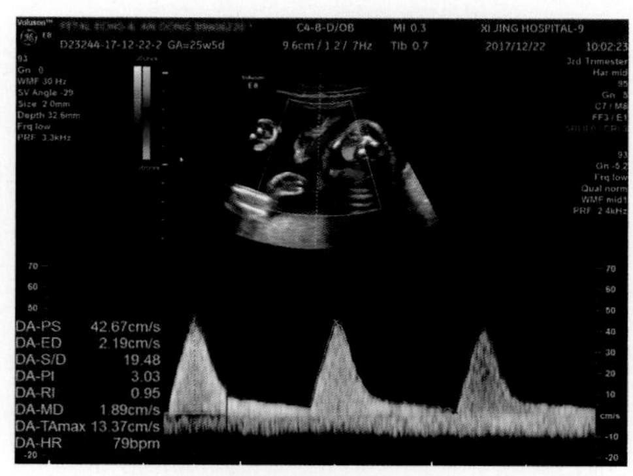

图 27–4–1　窦性心动过缓

胎儿动脉频谱显示心室律齐，心率 79/min

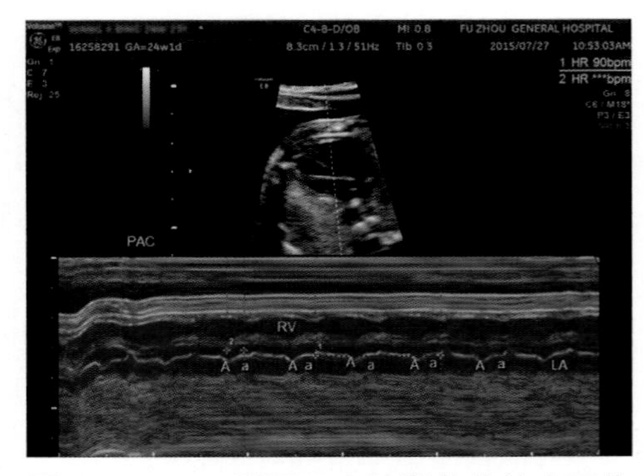

图 27-4-2　M 型显示房性期前收缩未下传（2∶1）心室率 90/min
（福州总院王鸿主任医师提供图像）

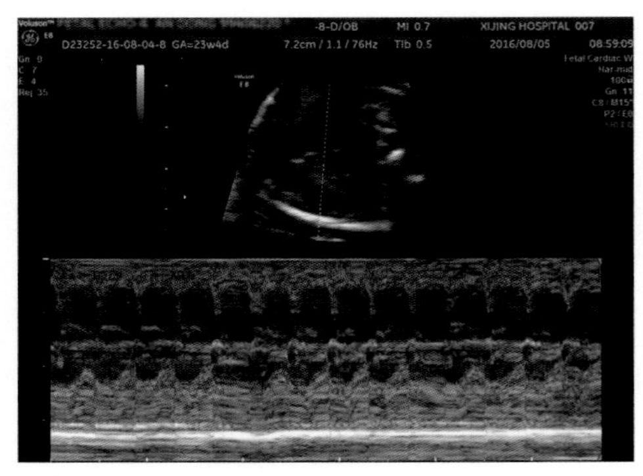

图 27-4-3　房室传导阻滞
二度房室传导阻滞，心房搏动规律，部分心动周期心室搏动脱落

三、注意事项与鉴别诊断

在超声心动图检查期间，常可出现瞬时性心动过缓，这可能与迷走神经张力的生理改变相关，这是在妊娠晚期的常见现象，并且没有临床后果，通常与扫描期间的过度腹部压力相关，需要和窦性心动过缓鉴别。

完全性房室传导阻滞需与窦性心动过缓鉴别，一般来说，持续性窦性心动过缓是胎儿窘迫的非特异性标记，临床主要是排除潜在的病因和对症治疗。某些结构异常，特别是与异型周期综合征有关的异常，与无症状的窦性心动过缓有关。非下传的房性期前收缩也可导致胎儿窦性心动过缓的出现。单纯的窦性心动过缓不需要特殊的治疗，但当伴发有其他胎儿异常时需要对胎儿进行连续观察。有研究报道胎儿期窦性心动过缓和出生后的长 QT 综合征具有关联性，出生后需

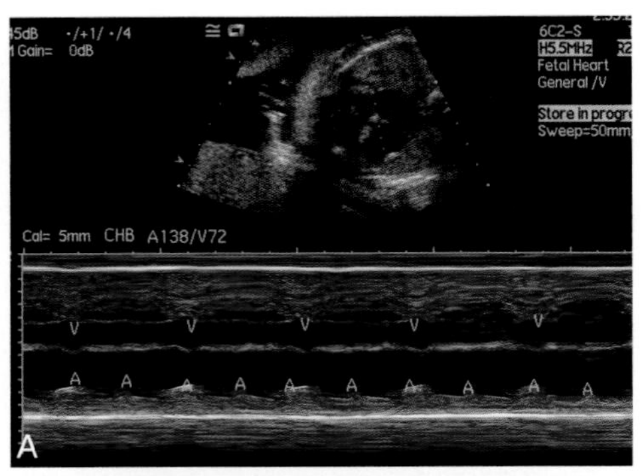

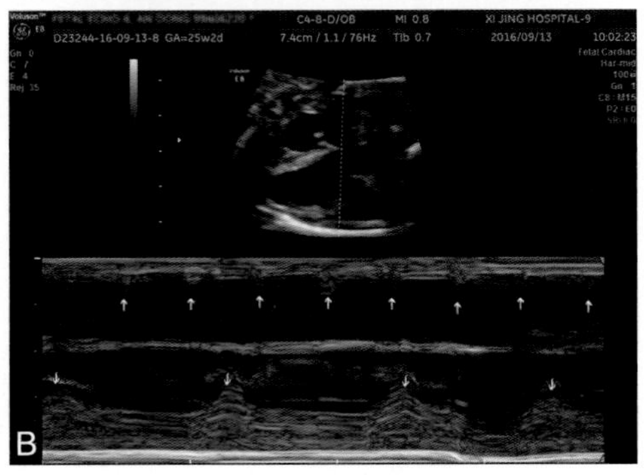

图 27-4-4　完全性房室传导阻滞
A. 房室之间无关联，心房率 138/min；心室率 72/min（福州总院王鸿主任医师提供图像）；B. 完全性房室传导阻滞，心房与心室率完全不相关

要进行相应治疗。

大量研究认为母亲患有自身免疫性疾病是导致胎儿房室传导阻滞的最重要原因。母亲体内自身免疫性抗体［如抗 SS-A（Ro）或抗 SS-B（La）抗体］在妊娠中期（20 周左右）进入胎儿循环，并对胎儿房室结产生炎症性损害。完全性房室传导阻滞在新生儿期的发病率约 1/20 000，但在胎儿期的实际比例高于新生儿期，因为部分胎儿会因为持续性的完全性房室传导阻滞而在宫内夭折。完全性房室传导阻滞也与心血管结构性异常相关，最常见的结构性异常为左房异构和房室连接不一致型先天性心脏病。

完全性房室传导阻滞多出现于中孕晚期至晚孕的早期，胎儿房室传导阻滞通常是一个渐进的过程，出现一度或二度传导阻滞，如不经过有效的治疗有可能最终发展为完全性房室传导阻滞。

四、预后评估

完全性房室传导阻滞的心输出量取决于心室

节律，对于慢速性心律失常，研究表明，当心室率大于 55/min 时，大部分胎儿在宫内尚可以耐受，预后较好。部分患儿其心室速率可以低至 30~40/min。当心室率持续低于 55/min 常常造成胎儿充血性心力衰竭最终胎儿期水肿，是胎儿期及新生儿期预后不良的重要因素。完全性房室传导阻滞预后不良与以下几个因素相关：①心率低于 50 次 / 分；②胎儿水肿及心力衰竭；③伴发有严重的先天性心脏病。出生后的患儿约有半数以上在后续的治疗中需要放置起搏器。

五、治　疗

对于因母体自身免疫性疾病而出现完全性房室传导阻滞的胎儿，国内外有不少学者认为使用地塞米松进行母体治疗，可在一定程度上缓解这类患儿孕期胎儿水肿的发生，并在部分胎儿中实现了 PR 间期标准化，但目前尚未达成一致性的治疗方案，个体化治疗仍存在一定困难。

（苏海砾　徐鹏　王峥　李军）

参考文献

[1] Skinner JR, Sharland G. Detection and management of life threatening arrhythmias in the perinatal period. Early Hum Dev, 2008, 84(3):161–172

[2] Jack Rychik, Zhiyun Tian. Fetal Cardiovascular Imaging: A Disease Based Approach. [S.L.] Saunders Fecha Publication, 2011

[3] 赵博文，潘美，张松英，等 . 胎儿心律失常的超声心动图检测及其临床意义 . 中华妇产科杂志 , 2004, 39(6): 365–368

[4] 王鸿 . 产前超声心动图诊断胎儿心律失常的应用现状 . 中华医学超声杂志 (电子版), 2013, 10(10): 1–4

第 28 章
胎儿超声心动图检查的诊断思路

超声心动图是实时动态观察胎儿心血管结构及功能最安全、有效和便捷的方法，对于胎儿心血管的结构畸形，通过超声心动图检查能直接观察并显示病变的结构、部位及比邻关系等直接征象。由于心脏结构畸形导致心血管系统的血流动力学改变，胎儿期血流动力学存在特殊性，肺脏尚无气体交换功能，肺动脉压力较高，存在卵圆孔和动脉导管的血流交通，左右心系统呈“串联”相连，继而会造成其他结构的继发性改变，即间接征象。在胎儿超声心动图检查过程中，可以通过一系列标准切面的扫查，发现不同切面所显示的结构异常，分析导致该切面异常可能发生的病变，进而扫查病变存在的部位。检出主要病变后，根据该病变可能导致其他切面的异常，进一步扫查相关结构的改变，并对合并畸形做出明确诊断，即“切面 – 病变 – 切面”的诊断思路。

一、四腔心切面异常

（一）心腔大小异常

心腔大小的异常，表现为心房、心室的扩大或缩小，导致心腔大小改变的病因各不相同；对于心室，可以是心肌本身的病变所致（直接征象），亦可能是其他结构的异常所致的继发性改变（间接征象）。

1. 右心系统扩大（右心房、右心室扩大） 导致右心房、右心室扩大的原因较多，其中右心系统直接扩大为主，所占比例为 75.18%，因左心系统小而导致的右心系统相对扩大，所占比例为 24.82%（“胎儿中心”数据）。

（1）导致右心系统直接扩大的可能原因

1）右心系统后负荷增加　肺动脉及动脉导管的病变，如肺动脉瓣狭窄、肺动脉闭锁、动脉导管狭窄或提前收缩。

2）右心系统前负荷增加　三尖瓣瓣器发育异常伴关闭不全、肺静脉畸形引流及冠状动脉 – 右室瘘。

3）右心系统前后负荷均增加　主动脉弓及峡部内径细、主动脉缩窄、卵圆孔开放受限或早闭，以及肺动脉瓣缺如综合征。

4）右室心肌病变　心肌致密化不全、心内膜弹力组织增生症、心肌病。

5）右心衰竭　心外病变导致的右心房、右心室扩大，心功能减低。

6）单纯右心系统扩大　妊娠晚期孕周≥ 28 周的占 70.42%（“胎儿中心”数据），排除上述所有可能出现的病变后，可考虑为生理性改变，且无临床意义。对孕 28 周之前的胎儿，如无法明确病因，则应动态观察。

（2）左心系统小导致右心系统相对扩大的原因　左心发育不良综合征、右室双出口或完全型房室间隔缺损伴左心室发育不良、左肺占位性病变或体积增大导致左房、左室受压或单纯左心系统小且功能正常。

2. 右心系统小（右心房、右心室小） 右心系统的本身病变有右心发育不良综合征、右室发育不良，单纯右心房、右心室小且功能正常（需排除前两种病变），此时左心系统相对扩大，孕期需要动态观察，注意左右心比例的变化。

3. 左心系统扩大（左心房、左心室扩大） 左心系统本身病变主要为左室心肌发育异常，包括左室心肌致密化不全、心内膜弹力组织增生症、心肌病。此时，左心室功能减低。单纯左心房、左心室扩大或相对扩大（右心房、右心室小导致）时，心脏功能正常，孕期应动态观察。

4. 左心系统小（左心房、左心室小） 左心系统本身病变包括左心发育不良综合征及左室发育不良，而左心系统相对小的原因为右心房、右心室扩大。

（二）心腔内异常回声

心腔内异常回声包括心腔内强光点回声、假腱索、异常隔膜（三房心、欧氏瓣、希阿里氏网及静脉管壁的延伸）及占位性病变（如心脏肿瘤，包括脂肪瘤、横纹肌瘤或黏液瘤等），此为直接征象。

对于二尖瓣前瓣瓣环上方（左房侧）所见圆形或椭圆形无回声，即增宽的冠状静脉窦远端横断面，将探头向四腔心的后方扫查（胎儿下方）即可显示完整的冠状静脉窦结构，开口于右心房且窦壁完整。此时冠状静脉窦增宽为间接征象，应考虑所有可能导致冠状静脉窦增宽的原因（参见第 23 章）：①永存左上腔静脉开口于冠状静脉窦；②肺静脉畸形引流至冠状静脉窦；③静脉导管异常引流至冠状静脉窦；④异常血流冲击冠状静脉窦口，如偏心的三尖瓣反流。

（三）间隔异常

间隔异常是指室间隔、房间隔和卵圆孔的异常，包括缺损、占位、大小及形态的异常。

1. 间隔缺损 室间隔缺损（完全缺失时为单心室）、房间隔缺损（原发隔缺损、继发隔缺损和单心房，胎儿期一般不诊断继发隔缺损）、房室间隔缺损（完全型）为直接征象。

2. 卵圆孔异常 卵圆孔基底部宽度异常（基底部间距过大或过小）和卵圆瓣开放异常（瘤样膨出、开放受限、早闭）为直接征象。

3. 占位性病变 室间隔的实性占位性病变（心脏横纹肌瘤或脂肪瘤等）和附着于房间隔的心房内占位性病变（黏液瘤）为直接征象。

4. 室间隔形态异常 室间隔自身形态异常（不影响功能）为直接征象；因异常血流冲击导致局部室间隔向一侧心室膨出（如冠状动脉 – 心室瘘所致的继发性改变）为间接征象。

5. 房间隔形态异常 房间隔失去正常略向左房膨出的弧形结构，呈平直状，其与房顶部夹角的左房面失去正常右肺静脉开口的切迹（由锐角变为直角），此为肺静脉畸形引流的间接征象。

（四）室壁异常

室壁的厚度、回声、结构、形态、运动及有无占位性病变为直接征象，如室壁增厚，心内膜及心内膜下心肌呈网格样（心肌致密化不全），心内膜增厚、回声增强、室壁运动减低（心内膜弹力组织增生症），室壁的占位性病变（心脏肿瘤）等。

（五）房室瓣异常

房室瓣异常包括房室瓣的厚度、回声、动度、位置及闭合异常，如房室瓣瓣器发育异常（不良）、狭窄或关闭不全及三尖瓣下移畸形等，为房室瓣本身的病变（直接征象），亦可因后负荷加重而导致继发性病变。

（六）房室连接异常

房室连接不一致，即左房通过三尖瓣与右室相连，右房通过二尖瓣与左室相连，见于房室连接不一致的右室双出口、矫正型大动脉转位等，通过二、三尖瓣附着位置、瓣下腱索附着点位置及心室形态特征可进行判断。

二、左、右室流出道切面异常

1. 心室 – 大动脉连接异常 大动脉起源异常包括：①主动脉骑跨、肺动脉发自右心室；②主动脉与肺动脉均发自右心室；③主动脉发自右心室、肺动脉骑跨；④主动脉发自右心室、肺动脉发自左心室；⑤主动脉与肺动脉均发自左心室。

2. 大动脉关系异常 左室流出道与右室流出

道（主动脉与肺动脉根部）失去正常交叉关系，呈并列走行（相互平行），提示存在大动脉转位，需要进一步明确大动脉起源。

3. 大动脉数目异常 心室流出道切面显示心底仅见一根大动脉发出，需要明确其远端结构，确定其是主动脉（远端延续为主动脉弓，弓上可见头臂分支血管，近端管壁无分支）、肺动脉（远端分为两个分支，分别进入左右肺，为左右肺动脉分支），还是永存动脉干（远端延续为主动脉弓，弓上可见头臂分支血管，动脉干近端、弓下或降主动脉的不同位置可见肺动脉分支发出）。

4. 大动脉内径异常 肺动脉瓣环及主干内径应大于主动脉瓣环及升主动脉，正常内径比值（瓣环内径之比或肺动脉主干与升主动脉内径之比）为 1.2~1.6。比值 >1.6 考虑肺动脉内径增宽或主动脉内径细，比值 <1.2 考虑肺动脉内径细或主动脉内径增宽。

5. 半月瓣异常 主动脉瓣与肺动脉瓣的结构与功能异常，包括瓣叶的厚度、回声、动度、瓣口开放程度及闭合情况，如半月瓣的狭窄、闭锁或关闭不全。

6. 室间隔异常 主要为室间隔的缺损，如膜周型、干下型及肌部的缺损，为直接征象。

三、三血管－气管切面异常

1. 内径异常 三血管的内径由宽到窄依次为肺动脉、主动脉和上腔静脉。主动脉与肺动脉比值 >1.6 考虑肺动脉内径增宽或主动脉内径细，主动脉与肺动脉比值 <1.2 考虑肺动脉内径细或主动脉内径增宽，当观察到三血管比例失调时，应考虑血管内径的异常，并在标准切面上进行准确测量。

2. 位置异常 正常情况下三血管从左到右依次为肺动脉长轴切面、主动脉弓斜切面与上腔静脉横切面，呈“V”形排列，在主动脉弓的右侧、上腔静脉的左后方可显示气管，呈圆形无回声。当三血管失去正常排列关系或与气管的相对位置发生改变时，应考虑相应的结构异常，如血管环。

3. 数目异常

（1）血管数目减少 仅见一支大动脉及上腔静脉，应准确判断该动脉为永存动脉干、肺动脉（主动脉发育不良伴主动脉闭锁）或主动脉（肺动脉闭锁），或者因大动脉发生转位时在三血管切面上无法同时显示肺动脉及主动脉的结构。

（2）血管数目增多 一般见于永存左上腔静脉。肺动脉左侧可见一圆形无回声，为左上腔静脉横断面，以此为轴线旋转探头 90° 后显示其长轴切面，近心端与冠状静脉窦相通。

4. 血流方向异常 正常情况下，肺动脉与主动脉血流方向一致，均为离心血流。当其中一支大动脉血流方向相反应考虑其近心端的血流梗阻，如瓣膜重度狭窄或闭锁（远端通过动脉导管相通，其血流出现反向）。此特征为间接征象。

四、肺动脉长轴切面

1. 内径异常 内径异常包括肺动脉主干近端、远端及左右分支内径的异常。直接征象可见肺动脉口狭窄所致肺动脉主干及分支内径普遍细；间接征象可见肺动脉瓣狭窄所致肺动脉主干远端窄后扩张，以及肺动脉瓣叶大小不等、关闭点偏心导致肺动脉瓣上血流偏心，朝肺动脉外侧壁走行，致肺动脉主干远端局部增宽。

2. 分支起源位置异常 分支起源位置异常均为直接征象，常见于以下 3 种情况。

（1）肺动脉交叉 左右肺动脉分支仍发自肺动脉主干，仅起源位置异常，右肺动脉开口于左侧，远端进入右肺门，左肺动脉开口于右侧，远端进入左肺门，呈交叉关系。

（2）肺动脉吊带 肺动脉分叉处仅见右肺动脉分支，左肺动脉未从主干分叉处发出，而是发自右肺动脉中段，绕过气管后方向左侧走行，进入左肺门。

（3）肺动脉分支起源异常 肺动脉分叉处仅见一个肺动脉分支，另一个分支发自升主动脉。

五、主动脉弓长轴切面

1. 位置异常　正常主动脉弓长轴切面无法显示标准的主动脉弓长轴，此时应考虑主动脉弓的位置异常，如右位主动脉弓、右位降主动脉，而非正常的左位主动脉弓、左位降主动脉。需要结合三血管－气管切面综合分析判断。

2. 内径异常　内径异常为直接征象，包括主动脉弓和主动脉峡部的内径异常，如主动脉缩窄，常见部位为主动脉峡部，亦可整个主动脉弓内径普遍细。

3. 头臂分支异常　正常左位主动脉弓上可见三个头臂分支血管，分别为无名动脉（远端分为右锁骨下动脉和右颈总动脉）、左颈总动脉及左锁骨下动脉。头臂分支的异常（包括正常变异）有以下 3 种情况：①弓上头臂分支发出位置间距较大，分支数目和顺序正常；②无名动脉和左颈总动脉同一开口，即弓上仅见两个头臂分支血管开口，但远端血管数目正常；③锁骨下动脉迷走，发自降主动脉起始处，走行于气管食管的后方，常见于左位主动脉弓伴右锁骨下动脉迷走，或右位主动脉弓伴左锁骨下动脉迷走。①和②为正常的血管变异，无明确临床意义；③作为血管环的组成部分，可能对气管或食管造成压迫，出生后如出现明显压迫症状需外科矫治。

4. 连续性异常　主动脉弓降连续性中断，常见于主动脉弓中断，根据中断的位置不同，可分为不同类型（A、B、C 型）。

5. 血流方向异常　主动脉弓内收缩期为反向血流信号，应考虑主动脉近端血流梗阻，如主动脉闭锁或重度狭窄，应进一步扫查主动脉根部。

六、动脉导管弓长轴切面

1. 内径异常　内径异常表现为动脉导管内径细（普遍细或局部狭窄，如提前收缩）或内径增宽（普遍增宽或局部呈“瘤样”扩张）。

2. 走行异常　动脉导管较长，走行迂曲，如没有局部狭窄导致血流动力学改变，则无明确临床意义。

（三）血流方向异常

正常情况下，肺动脉血流通过动脉导管进入降主动脉，当出现主动脉血流通过动脉导管反向进入肺动脉时，应考虑肺动脉近端梗阻，如肺动脉闭锁或重度狭窄，故血流的反向作为间接征象，提示存在肺动脉病变。

七、上下腔静脉长轴切面

1. 连接异常

（1）上腔静脉缺如　仅显示下腔静脉结构，而无上腔静脉结构的显示，提示上腔静脉缺如。应扫查三血管－气管等切面，观察左侧上腔静脉及无名静脉的结构及走行与回流部位。

（2）下腔静脉离断　肝后段下腔静脉结构缺如，仅见上腔静脉开口，内径增宽，应进一步扫查腹部横切面及降主动脉后冠状切面，观察增宽的奇静脉结构并连续追踪其走行与最终回流部位。

2 内径异常

（1）内径增宽　腔静脉内径增宽，常作为间接征象提示有异常血流回流，如肺静脉畸形引流，若血液回流及血流动力学正常则无明确临床意义。

（2）内径细　下腔静脉开口处内径狭窄，局部血流加速，应考虑布加综合征的可能，较为罕见。

3. 三尖瓣异常　上下腔静脉长轴切面可显示三尖瓣的前瓣及后瓣，对于三尖瓣的病变，如三尖瓣下移畸形、三尖瓣瓣器发育异常，该切面可作为补充切面。四腔心切面无法显示三尖瓣后瓣的结构及功能。

4. 房顶部（上下腔静脉开口之间）异常开口　正常情况下，上下腔静脉之间的房顶部无静脉开口，当上下腔静脉长轴切面于上下腔静脉开口之间的房顶部出现异常静脉开口时，应考虑肺静脉畸形引流的可能，常见为部分型肺静脉畸形引流（右肺静脉引流至右房），需要结合四腔心等切面进一步明确。

八、小　结

在胎儿超声心动图检查过程中应采用连续性扫查的方法，并根据所需要观察的内容灵活选择和应用各个标准切面或特殊的补充切面，牢记每个切面可以显示的解剖结构。同时切记①应在标准切面基础上左右摆动旋转探头，以获得最佳的观察切面、角度和超声图像；②在每个切面上发现异常表现后应思路清晰，全面分析与思考该异常可能相关的心血管畸形以及该切面本身结构的异常和继发性改变；③注意各种畸形的并发症与鉴别诊断。

（徐鹏　李军）

参考文献

[1] 李军，苏海砾，朱霆，等．超声心动图诊断胎儿单心室分型与合并畸形的价值．中华超声影像学杂志，2012, 21(8): 5–8

[2] 李军，朱霆，苏海砾，等．应用超声心动图诊断胎儿单心室与合并畸形．声学技术，2012, 31(8): 504–507

[3] 李军，苏海砾，张军，等．胎儿先天性心脏病的超声诊断及分型．中华超声影像学杂志，2011, 20(11): 934–937

[4] 李军，朱霆，朱永胜，等．胎儿右室双出口的超声诊断、分型与预后．中华超声影像学杂志，2013, 22(12): 1027–1030

[5] 徐鹏，李军，王音，等．胎儿超声心动图对血管环诊断的临床价值．声学技术，2015, 34(4): 347–349

[6] 徐鹏，李军，王峥，等．胎儿超声心动图在肺静脉畸形引流诊断及预后评估中的应用价值．中华超声影像学杂志，2017, 26(5): 403–409

[7] 徐鹏，李军，王音，等．心房大小及房间隔形态改变对胎儿肺静脉畸形引流的诊断价值．中国超声医学杂志，2017, 33(6): 540–543

[8] 徐鹏，朱霆，朱永胜，等．室间隔缺损胎儿出生后心脏超声随访的临床意义．声学技术，2015, 34(4): 344–346

[9] 徐鹏，朱永胜，孙益前，等．胎儿心脏超声检查出生后随访的临床意义．中华超声影像学杂志，2014, 23(9): 757–761

[10] 徐鹏，李军，王音，等．血管环的产前影像学诊断与预后评估．中华超声影像学杂志，2015, 24(10): 845–849

[11] 徐鹏，苏海砾，王峥，等．头胸腹联体双胎 1 例报道及文献回顾．中国医学影像技术，2013, 29(10): 1723–1724

[12] 朱霆，李军，朱永胜，等．超声心动图在双胎妊娠一胎正常一胎异常剖宫取胎术中的应用．声学技术，2015, 34(4): 336–340

[13] 朱霆，李军，孙益前，等．胎儿心内超声强回声显像的临床意义探讨．声学技术，2013, 32(4): 423–424

[14] 朱霆，李军，苏海砾，等．胎儿心脏肿瘤的超声图像特征与诊断价值．声学技术，2012, 31(8): 530–532

[15] 王音，徐鹏，庞珅，等．超声联合磁共振诊断胎儿中枢神经系统畸形．声学技术，2015, 34(4): 333–335

[16] 王峥，李军，朱永胜，等．超声在胎儿单纯性室间隔缺损诊断、分型及其演化中的临床价值．中华超声影像学杂志，2013, 22(5): 398–401

[17] 陆丽花，王峥，李军，等．胎儿永存动脉干的超声诊断与预后评估．中华超声影像学杂志，2017, 22(6): 494–499

[18] Li Jun, Su Haili, Zhu Ting, et al. Clinical Significance of Echocardiography in Diagnosing Fetal Cardiovascular Malformation Surgery and Prognostic Classification. Ultrasound in obstetrics and Gynecology, 2011, 38(s1): 77

[19] Li Jun, Su Haili, Zhu ting, et al. Clinical research of diagnosing univentricular heart classification by fetal echocardiography. Ultrasound in obstetrics and Gynecology, 2011, 38(s1): 77

[20] Su Haili, Li Jun, Xu Peng, et al. Clinical study of the fetal echocardiogram in double-outlet right ventricle. Ultrasound in obstetrics and Gynecology, 2011, 38(s1): 57

[21] Hui Hu, Zhen Liu, Jun Li, et al. Correlation between Congenital Heart Defects and Maternal Copper and Zinc Concentrations. Birth Defects Research Part a-clinical and molecular teratology, 2014, 100(12): 965–972

[22] Lindsay Rogers, Jun Li, Liwen Liu, et al. Advances in Fetal Echocardiography: Early Imaging, Three/Four Dimensional Imaging, and Role of Fetal Echocardiography in Guiding Early Postnatal Management of Congenital Heart Disease. Echocardiography, 2013, 30(4): 428–438

第 3 篇 产前诊断

第 29 章
妊娠生理

第 1 节　月经周期变化

一、子宫内膜周期性变化

子宫内膜从形态学上分为基底层和功能层。功能层可随月经周期发生周期性变化。①月经期，月经周期第 1~4 天，雌激素、孕激素突然减少，内膜螺旋动脉痉挛性收缩导致内膜缺血、坏死最终剥脱出血。②增殖期，相当于月经周期第 5~14 天，在雌激素影响下，子宫内膜表面上皮、腺体、血管、间质均呈增殖性变化，内膜厚度可达 3~5mm。③分泌期，相当于月经周期第 15~28 天，在黄体分泌的孕激素、雌激素影响下，内膜继续增厚，达 10mm，腺体更加增大弯曲，血管迅速增加、更加弯曲。此时内膜含有丰富的营养物质，有利于受精卵着床。

二、卵巢周期性变化

卵巢分表面白膜、皮质、髓质，皮质中含大量卵泡细胞（数以万计），每个妇女一生中成熟卵泡仅 400~500 个。髓质中含间质组织、血管、神经等（图 29-1-1）。

1. 卵泡发育成熟　相当于子宫内膜增殖期。卵泡发育从始基卵泡→窦前卵泡→窦状卵泡→排卵前卵泡。各个阶段均有很多卵泡发育，一般只有一个卵泡发育成熟，形成卵母细胞。排卵前卵泡直径可达 18~23mm。发育中卵泡内产生大量雌激素。

2. 排卵　相当于月经中期，每月发育一批卵泡，一般只有一个优势卵泡可达完全成熟，其逐渐移行到卵巢边缘，卵巢表面白膜很薄，在垂体促性腺激素作用下排出卵子，若卵子与精子结合（多数在输卵管壶腹部），即完成受精、囊胚着床、受孕；而其余的卵泡发育到一定程度，通过细胞凋亡机制而自行退化。

3. 黄体形成　相当于子宫内膜分泌期，排出卵子后卵母细胞形成黄体，分泌大量孕激素和少

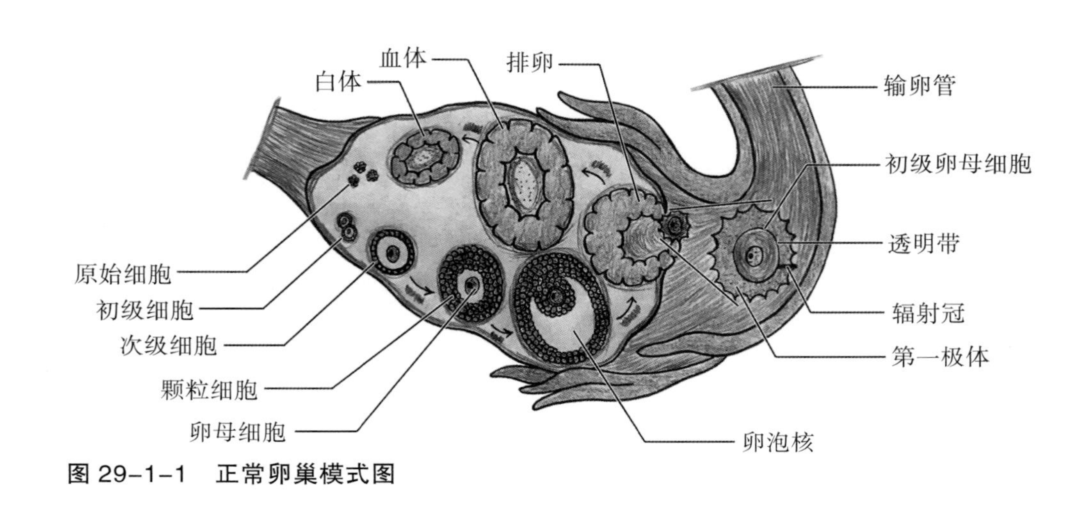

图 29-1-1　正常卵巢模式图

量雌激素，黄体直径 1~2cm。

4. 黄体退化　黄体生存 9~10d（即排卵后 9~10d），若未受精，黄体萎缩、机化变成白体，几天后月经来潮，整个黄体寿命 14~16d；若受精、着床，黄体可维持到妊娠 3~4 个月，胎盘形成后才逐渐消退。

三、月经周期调节机制

女性生理特点为周期性变化，月经是这个周期变化的重要标志，月经周期的调节主要是通过下丘脑、脑垂体和卵巢的激素作用，称为下丘脑—垂体—卵巢轴。此轴又受中枢神经系统的控制（图 29-1-2）。

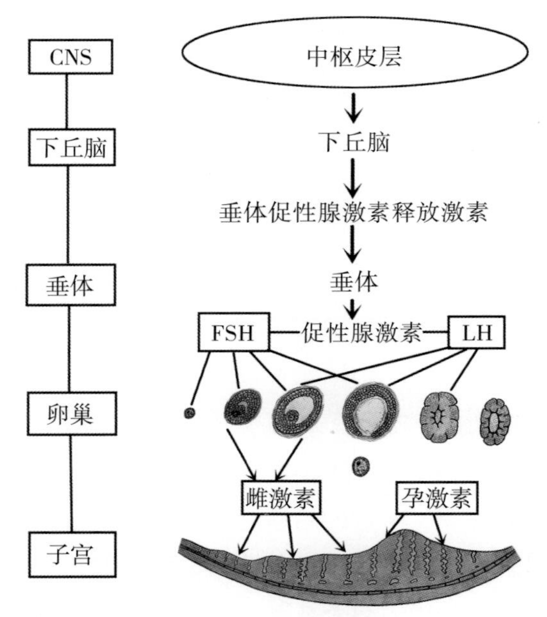

图 29-1-2　垂体—卵巢—子宫周期轴
CNS：中枢神经系统；FSH：促卵泡成熟激素；LH：促黄体生成素

第 2 节　妊娠生理

一、受精及植入

卵子与精子在输卵管壶腹部进行受精，形成受精卵，受精后 6~7d 进入宫腔，分裂为囊胚，受精后 6~7d 囊胚开始着床，称为植入。植入后子宫内膜称为蜕膜，位于胚泡底部的蜕膜称为底蜕膜，包在胚泡周围的蜕膜称为包蜕膜，其余子宫内膜称为壁蜕膜。受精卵植入后，滋养层细胞增殖分化为合体滋养层和细胞滋养层，两层滋养层细胞在胚泡表面形成绒毛状突起，突入周围的蜕膜中，突入底蜕膜处的绒毛粗大、血供丰富，为叶状绒毛膜，与底蜕膜共同发育成胎盘，供给胎儿营养；包蜕膜处的绒毛血供不良而形成平滑绒毛膜，与宫腔内壁蜕膜形成胎膜。胚胎分裂出三个胚层，各自进行特殊分化，形成不同的组织和器官（图 29-2-1）。

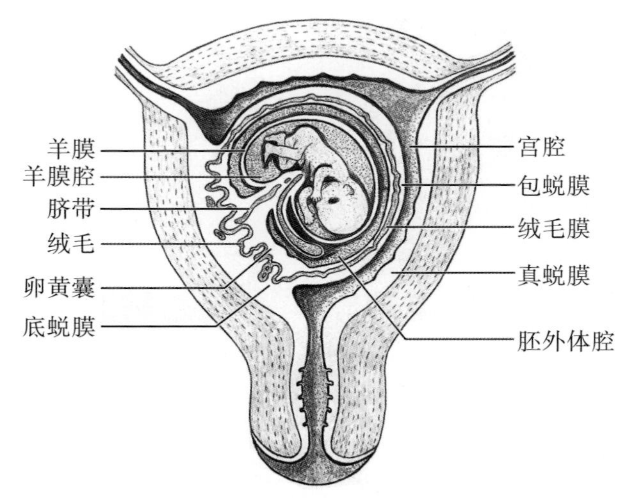

图 29-2-1　早期妊娠底蜕膜、包蜕膜及真蜕膜和胎儿关系

二、胚胎及胎儿发育

整个妊娠胚胎及胎儿发育全过程分为 3 个时期。

1. 孕卵期　从受精至形成二胚层，受精卵着床。受精卵分裂为胚盘与体带，约 4 个妊娠周。

2. 胚胎期　胚胎初具人形，胎头占胎体一半，初具眼、耳、鼻、口、心脏雏形，心脏有搏动；4~8 个妊娠周，此期容易发生器官畸形。

3. 胎儿期　自妊娠 9 周到足月（280d），在这个时期各系统（神经、循环、血液、呼吸、消化、生殖泌尿、内分泌、性腺、肌肉骨骼等系统）及器官逐渐发育成熟。有些畸形在此期表现出来（表 29-2-1）。

表 29-2-1　胎儿发育表

妊娠周数	长度（cm）	特征
妊娠 4 周		受精卵完成着床，羊膜腔刚刚开始。
妊娠 5 周	胚胎长 0.12~0.2	胚盘形成（人的始基）羊膜腔增大，妊娠 5 周末胚盘形成原始心管，可有搏动，超声可见卵黄囊或胎心。
妊娠 6 周	胚胎长 0.5	头部及脑泡、眼、耳、鼻、呼吸、消化、神经等逐渐分化，超声可清楚看到孕囊、胚胎、卵黄囊及胎心。
妊娠 7 周	胚胎长 0.8~1.0	已见人的雏形。四肢开始分化，各系统进一步分化，超声可看到人的雏形、胎动、胎心。
妊娠 8 周	胚胎长 1.2~1.5	胚胎已定形，清楚分出胎头、躯干、肢体，超声看清胎儿形态。
妊娠 9 周	胎儿长 1.7~2.2	胎儿形态更清楚，超声检查也清晰。
妊娠 10 周	胎儿长 2.8~3.0	各主要器官均已形成，超声已能测出胎头径线及顶臀径，看到胎盘雏形。
妊娠 11 周	顶臀径 5.0~8.0	外生殖器已初步发育，超声能明显观察到胎儿吞咽羊水及活动。
妊娠 15 周	顶臀径 9.0~14.0	胎儿发育可分辨男女，超声可观察胎儿内脏。
妊娠 20 周	身长约 25	临床可听到胎心，超声检查可全面观察胎儿，发现畸形。
妊娠 24 周	身长约 30	各器官发育较完善，出生后能呼吸，尚难存活，超声检查观察胎儿发育。
妊娠 28 周	身长约 35	皮下脂肪、指甲开始生长，出生后啼哭，生活力弱，睾丸下降。
妊娠 32 周	身长约 40	发育基本完善，出生后可存活，羊水量渐减少，超声检查胎盘内钙化点增多，接近成熟。
妊娠 36 周	身长约 45	皮下脂肪大量沉积，出生后生活能力好。
妊娠 40 周	身长约 50	胎儿成熟，胎体结肠内有胎粪充盈，胎盘成熟。

三、胎儿附属物形成

胎儿附属物包括胎盘、胎膜、脐带和羊水。

1. 胎盘　胎盘由羊膜、叶状绒毛膜和底蜕膜构成，足月胎盘直径 20~25cm，厚 2~4cm。胎盘具有物质交换、代谢、分泌激素，防御功能及合成激素和酶的功能。它是维持胎儿在子宫内营养发育的重要器官。

胎盘分胎儿面及母体面，胎儿表面覆盖一层羊膜，呈灰蓝色，光滑半透明，含有动静脉的脐带在胎盘中央或偏旁处附着，并从附着处向四周呈放射状分布达胎盘边缘，其分支进入胎盘绒毛膜板。母体面为暗红色，由约 80 个胎儿叶构成，胎儿叶间为浅沟。

2. 胎膜　胎膜由包蜕膜、真蜕膜及平滑绒毛膜组成，当包蜕膜与真蜕膜合为一层后，宫腔消失。羊膜是胎儿部分附着在胎盘绒毛膜板表面的半透明薄膜，光滑，无血管、淋巴及神经，具有弹性。胎膜内层与覆盖胎盘、脐带的羊膜层相连。

3. 脐带　脐带的始基为体蒂，脐带是从胎儿腹壁脐轮处连接到胎盘胎儿面中心或偏旁处的条索结构，其内为两条动脉、一条静脉，周围包绕着具有保护作用的华通胶，长约 55cm。脐带是母体及胎儿气体交换、供给营养物质和排泄代谢产物的重要通道（图 29-2-2）。

4. 羊水　羊水是充满羊膜腔内的液体，与母体的体液有密切关系。妊娠早期的羊水主要是母体血清经胎膜进入羊膜腔的透析液。妊娠中期后，胎儿尿液成为羊水的主要来源，使羊水的渗透压逐渐降低。妊娠晚期，每天有 600~800mL 的胎儿尿液和肺泡分泌物参与羊水的生成。羊水循环主要通过胎儿吞咽、胃肠道吸收及胎肺的循环，此外还有胎盘循环、羊膜吸收、脐带循环、

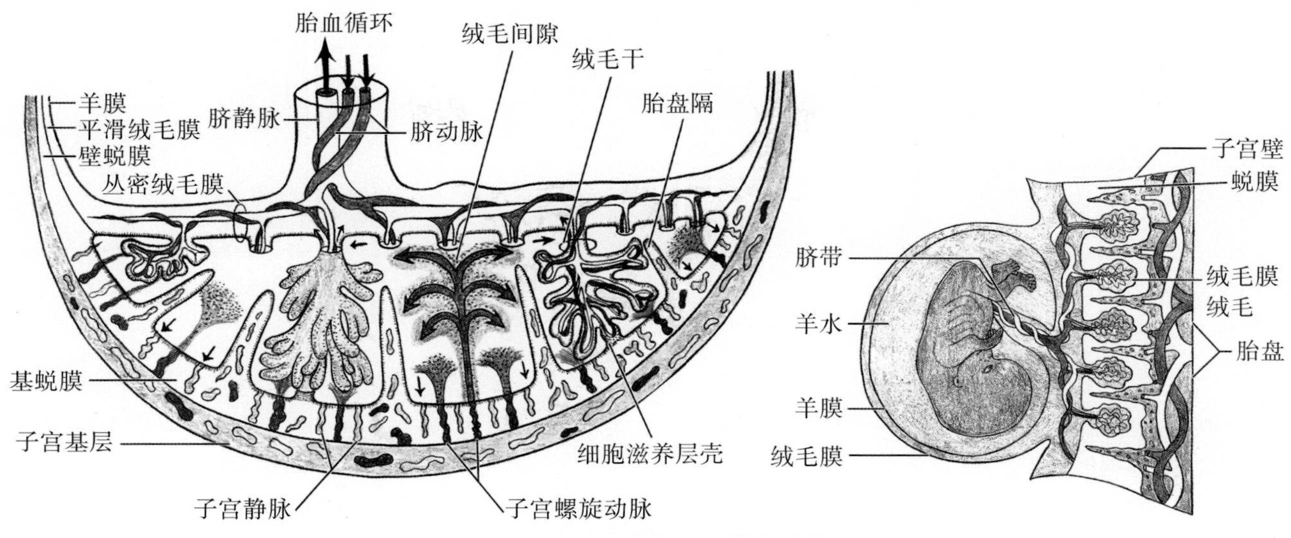

图 29-2-2　胎盘、胎膜及脐带图

皮肤挥发等所致。羊水在羊膜腔内不断进行液体交换，以保持羊水量相对稳定，母体主要通过胎膜与羊水进行交换。

（杨文娟　王音　雷小莹）

参考文献

[1] 孙晓丽，刘雁峰，孙天琳，等．女性月经周期相关表现及影响因素的研究概况．中国医药导报，2013，10(18): 33–35

[2] DZ Yuan, XL Ding, HL Yu, et al. Progesterone-induced cycling inhibits the proliferation of endometrial epithelial cell and its possible molecular mechanism. Hormone and metabolic research, 2014, 11(11): 761–767

[3] 田源，吴青青，王莉，等．ISUOG 早孕期胎儿超声扫查应用指南解读．中华医学超声杂志（电子版），2014, 11(04): 15–17.

[4] 李胜利，文华轩．早孕期产前超声诊断进展．中华妇幼临床医学杂志（电子版），2011,7(4): 287–291

[5] 吴青青．产前超声筛查的风险防范．中华医学超声杂志（电子版），2011, 8(1): 1–5

第 30 章
正常妊娠超声检查

胚胎学将妊娠的过程分为胚胎期（8 周前）及胎儿期（9~40 周）；临床将妊娠全过程分为 3 个时期：早期妊娠（妊娠 12 周末前）、中期妊娠（13~27 周）及晚期妊娠（28 周 ~40 周）。亦有将早期妊娠时间定为 $11\sim13^{+6}$ 周；中期妊娠为 14~27 周。超过妊娠 42 周者称为过期妊娠。

按国家卫生部《产前诊断技术管理办法》（卫基妇发［2002］307 号）规定，产前超声检查的总体原则：掌握适应证，在最低超声暴露条件下获得必要的诊断信息。

一、产前超声检查

2012 年中国医师协会超声医师分会制定的产前超声检查指南将其分为三类四级。

1. 早期妊娠超声检查

（1）普通超声检查。

（2）$11\sim13^{+6}$ 周的颈项透明层（NT）超声检查。

2. 中、晚期妊娠超声检查

Ⅰ级产前超声检查：一般产前超声检查。

Ⅱ级产前超声检查：常规产前超声检查。

Ⅲ级产前超声检查：系统产前超声检查。

Ⅳ级产前超声检查：针对性产前超声检查。

3. 有限产前超声检查 有限产前超声检查主要是为解决某一些具体问题而进行的产前超声检查。

二、产前超声检查的时机

产前超声检查指南推荐的 3 个重要检查时间段为 $11\sim13^{+6}$ 孕周、20~24 孕周及 28~32 孕周。需要明确指出的是，由于超声技术的局限性，产前超声检查不能发现所有的胎儿畸形。

国家卫生部《产前诊断技术管理办法》规定，根据目前超声技术水平，妊娠 16~24 周应诊断的致命畸形包括无脑儿、严重脑膨出、严重开放性脊柱裂、严重胸腹壁缺损伴内脏外翻、单腔心、致死性软骨发育不良。

第 1 节 早期妊娠超声检查

一、病理解剖与病理生理

卵子与精子在输卵管壶腹部进行受精，形成受精卵，受精后 6~7d 进入宫腔，分裂为囊胚并开始着床，称为植入。受精卵着床后 13d，囊腔内的卵黄囊体蒂及绒毛膜形成简单循环系统。羊膜囊增大，体蒂变细逐渐成为脐带，此时初级血管及心脏亦开始发育，同时建立与绒毛膜之间的血液循环系统。卵黄囊早期作用极大，较原始心管更早，可持续到妊娠 2 月末。妊娠 7 周初具人形及胎头雏形；妊娠 10 周出现胎盘雏形。

早期妊娠时子宫动脉增粗，血流增加，弓状动脉及放射状动脉较正常子宫的数量增多增粗，血流增加。

二、超声特征

（一）早早期妊娠

超声检查方法有经腹部超声和经阴道超声检查。

声像图显示子宫增大，宫腔内可见妊娠囊（孕囊）；早早期妊娠时（由于停经时间短），常仅见小妊娠囊，随妊娠时间的增加孕囊逐渐增大，妊娠囊内的卵黄囊及胚胎清晰可见。正常早期妊娠及子宫肌壁血流频谱图（图 30–1–1）。

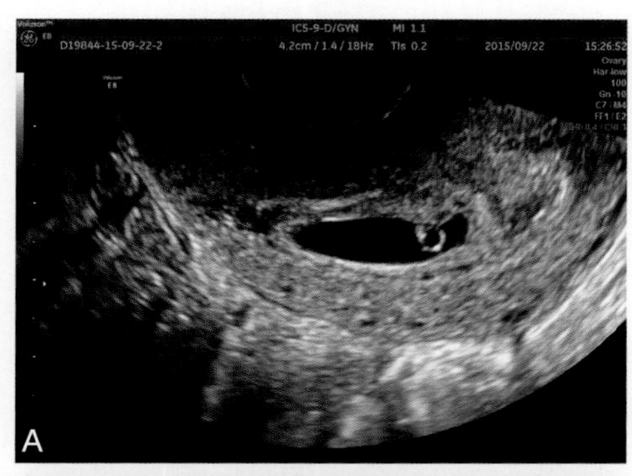

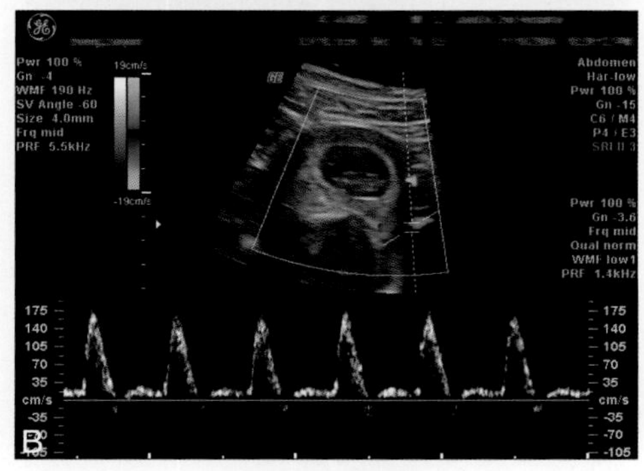

图 30–1–1 正常早期妊娠
A. 正常妊娠；B. 子宫肌壁血流频谱图

1. 观察内容

（1）确定子宫大小及有无畸形，有无肌瘤及大小，位置，形态，血流；双侧附件有无肿块及大小，位置，性质；子宫直肠窝有无积液及包块等。

（2）确定宫内妊娠（胎心搏动、生长发育与评估孕周）、多胎妊娠；排除异位妊娠及滋养细胞疾病；必要时行辅助绒毛活检等。

2. 检查项目及测量

（1）观察孕囊形态、位置及有无卵黄囊，并测量孕囊及卵黄囊大小；

（2）观察有无胎芽及胎心搏动，测量长度或头臀径。

3. 血流观测

（1）弓状动脉、放射状动脉及孕囊周围螺旋动脉增粗、血流增多，为低速、单峰、单向的血流频谱。

（2）包蜕膜及壁蜕膜处螺旋动脉不显示。

（3）早期妊娠可观测到卵巢黄体血流。

（4）阻力指数（RI），早期妊娠子宫动脉仍属高阻力型，中期妊娠逐渐成为中一低阻力型。弓状动脉→放射动脉→螺旋动脉呈阶梯样下降，为中一低阻力型，RI 为 0.4~0.7。

上述改变以适应胎儿对血流供应的需求，并表明子宫一胎盘的循环状态正常与否，阻力小则血流量增加；阻力大则血流量减少。收缩期的峰值流速反映子宫血管充盈度和血流强度；舒张期血流反映绒毛膜间隙的血流灌注状态。

4. 注意事项与鉴别诊断

（1）单纯宫腔内不规则或边界毛糙环状回声，不能作为早期妊娠的诊断依据。停经、流产、刮宫、宫外孕（图 30–1–2）时均可出现“环状回声”，但光环回声不典型，其壁毛糙，不规则，中间可见纤细的宫腔线回声。多切面扫查即可鉴别诊断。

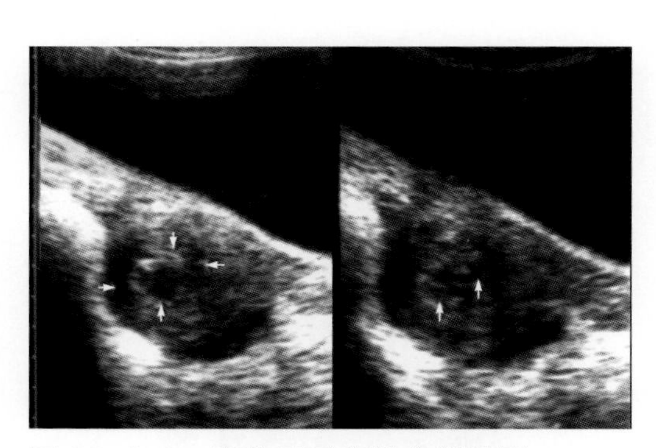

图 30–1–2 宫外孕时宫腔内假孕囊

（2）孕卵着床后，子宫肌壁厚薄不一，孕卵附着处子宫壁薄，相对应处子宫肌壁增厚，易被诊断为子宫肌瘤合并妊娠（图 30–1–3）。

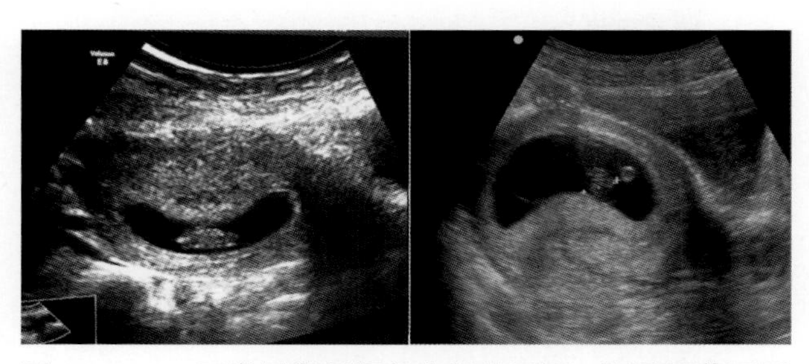

图 30–1–3 正常早期妊娠着床部位不同，肌壁厚薄不同

（3）注意观察双侧附件区有无包块，子宫直肠陷凹处有无积液的无回声区，以排除宫外孕。

（二）早期妊娠

妊娠11~13^{+6}周是超声检查的重要时间节点。

1.检查目的 判断胎儿是否存活；推算胎龄；确认胎儿数目；检出严重的畸形；排查染色体及基因异常的指标等。

2.检查内容 在检查胎儿全身结构的基础上，重点注意观察NT及鼻骨。正常结构包括以下方面：

（1）胎儿头面部 注意观察胎儿颅骨是否完整，脑中线是否居中，胎儿双侧脑室及其内脉络丛呈“蝴蝶征”（图30-1-4），胎儿头面部正中矢状切面显示鼻骨存在。

（2）胎儿颈部及脊柱 观察胎儿脊柱是否连续（图30-1-5A），并于胎儿正中矢状切面上放大图像，测量胎儿头臀径（图30-1-5B）。

（3）胎儿胸腔 观察胎儿双肺回声是否均匀（图30-1-6A），观察心脏四腔心结构，排除单心房单心室等重大畸形（图30-1-6B）。

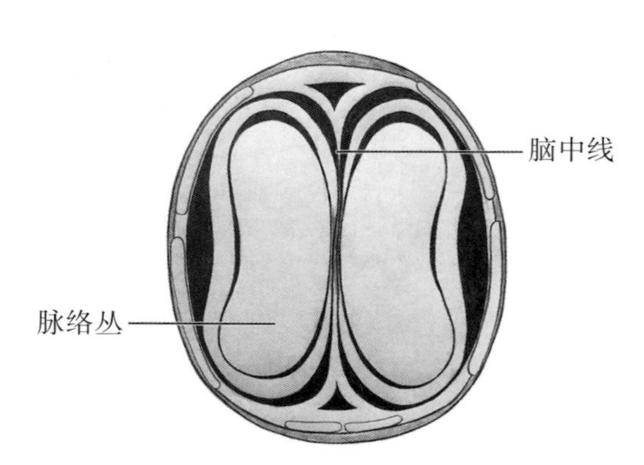

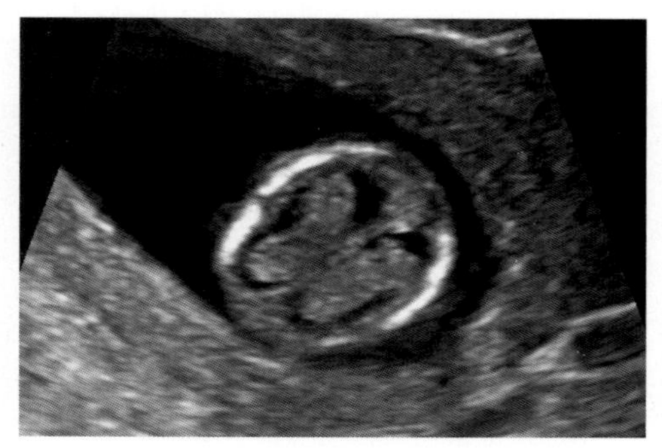

图30-1-4 胎头示意图及超声声像图

（4）胎儿腹壁及内脏 观察胎儿腹壁连续性是否完整（图30-1-7A），腹壁脐带插入口处有无异常，需注意与胎儿生理性中肠疝鉴别；胃泡、膀胱可显示（图30-1-7B）。

（5）胎儿肢体 观察胎儿上下肢是否存在及四肢形态，可测量长骨长度（图30-1-8A）。

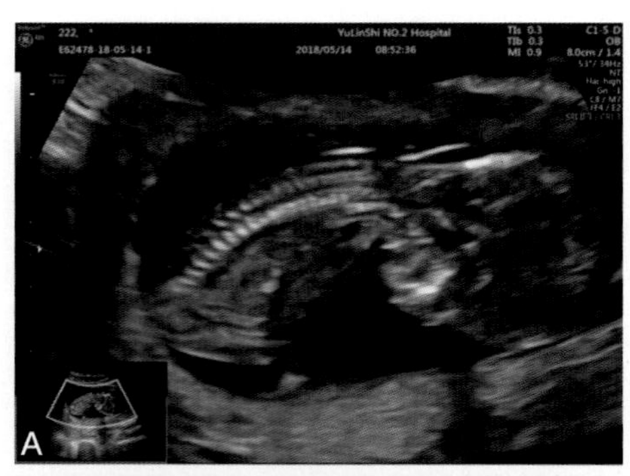

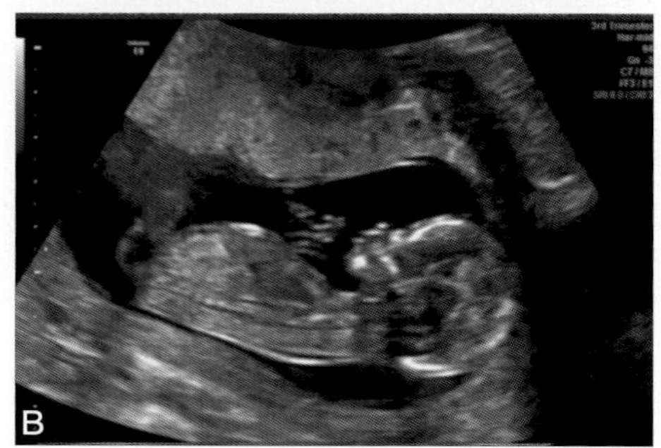

图30-1-5 脊柱及头臀径

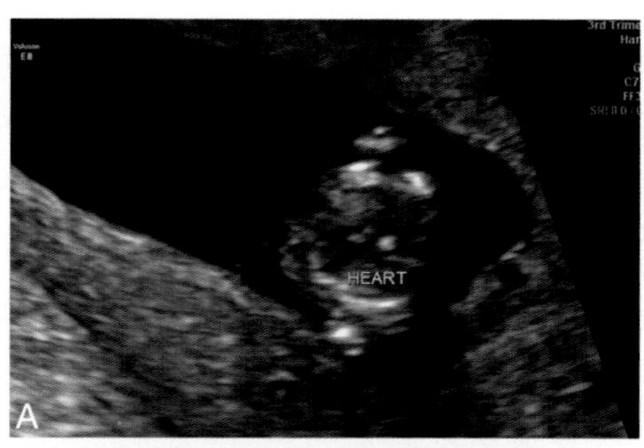

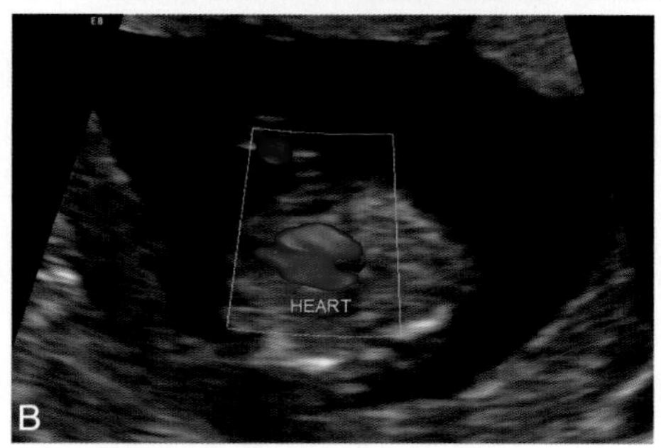

图30-1-6 胸腔

A.胸部；B.心脏四腔心；HEART 心脏

（6）附属物 脐带漂浮于羊水之中，使用彩色多普勒于膀胱两侧检测脐动脉数目，观察胎盘位置及回声，并测量胎盘厚度、羊水最大深度（图 30–1–8B）。

（7）子宫及附件 观察子宫有无发育异常，附件区有无异常包块回声。

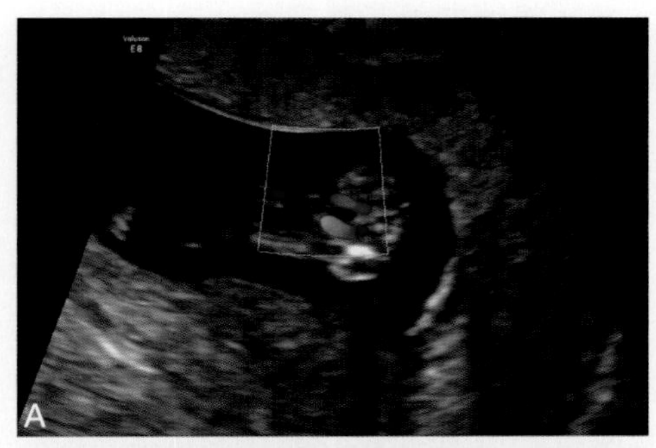

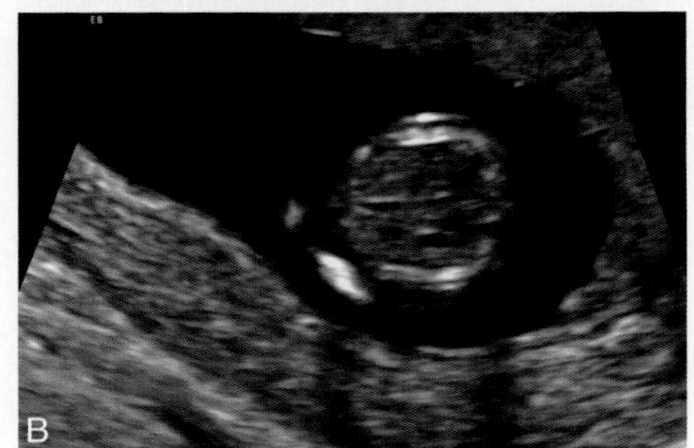

图 30–1–7 A. 腹部；B. 胃泡

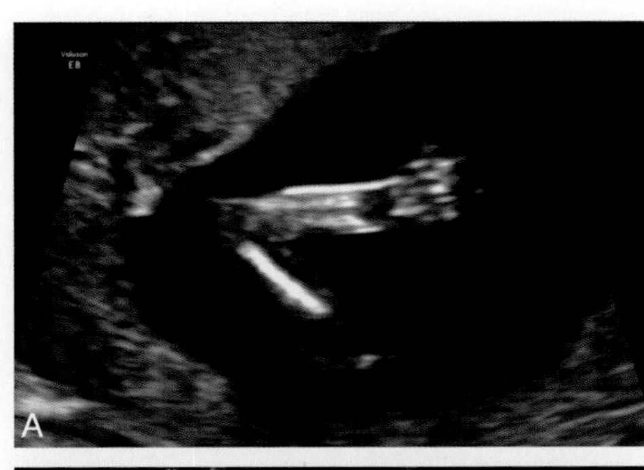

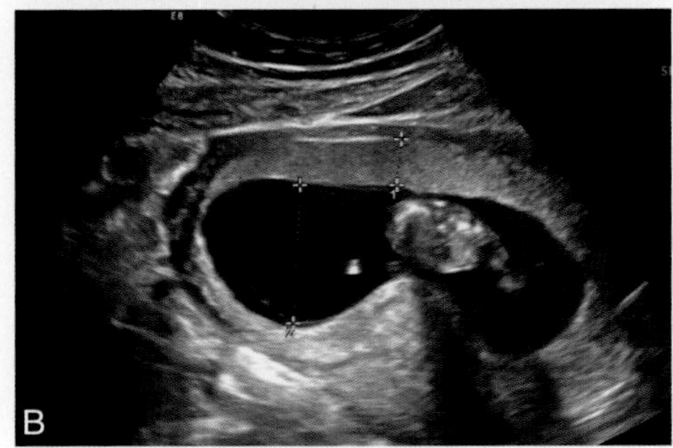

图 30–1–8 A. 胎儿肢体；B. 胎盘及羊水

3. 颈项透明层

（1）颈项透明层（NT）的最佳检查时间为妊娠 11~13^{+6} 周，头臀长 45~84mm 时，可清楚显示颅骨光环，生理性中肠疝的肠管已回至腹腔。

（2）胎儿处于自然弯曲状态，避免过屈或过伸导致颈项透明层测值的假阳性或假阴性。选择胎儿仰卧位正中矢状切面，放大图像，使胎儿占据屏幕的 3/4，测量头臀长径。

（3）测量 NT 值，要求头部及上胸部局部放大至屏幕的 2/3，准确识别胎儿颈项皮肤与羊膜，避免将羊膜误认为 NT。测量颈项部最厚处内缘至内缘之间距离，连续 3 次测量取其最大值；需注意勿将羊膜误认为 NT（图 30–1–9，图 30–1–10）。

NT 正常临床值 <2.5mm。也有学者认为不同孕周 NT 厚度可有差异，在妊娠 11~13^{+6} 周 NT 厚度随孕周增加略上升，11 周时 NT 的第 95 百

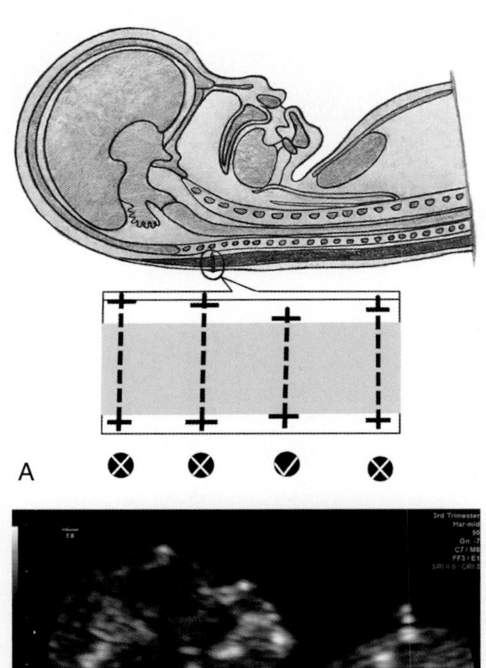

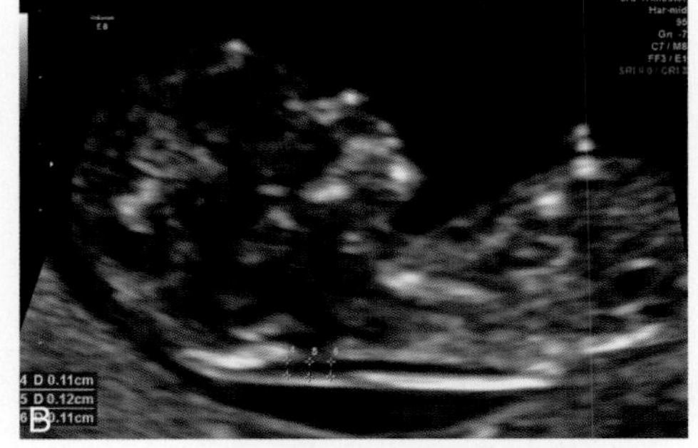

图 30–1–9 颈项透明层测量示意图及超声图

分位数约 2.0mm，妊娠 13^{+6} 周时 NT 的第 95 百分位数约 2.7mm。

4. 鼻骨 在 NT 测量的基础上注意观察鼻骨。探头与鼻骨呈水平方向，表现为线状、短棒状强回声（图 30-1-11）。

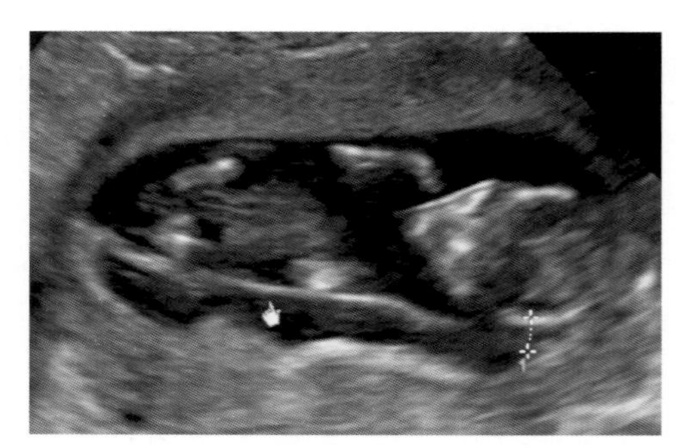

图 30-1-10 正常羊膜误认为颈项透明层

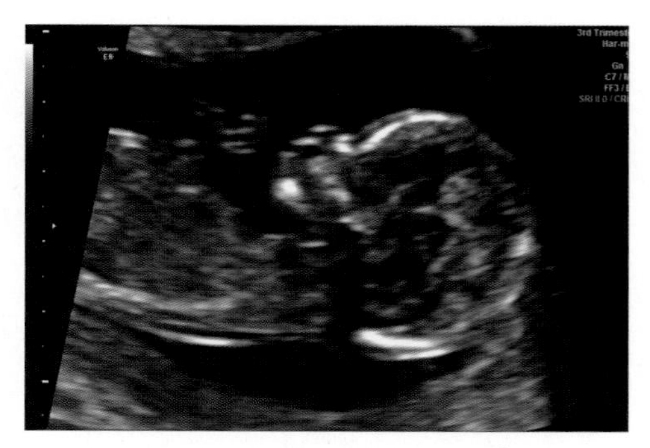

图 30-1-11 正常妊娠 11~13^{+6} 周胎儿正常鼻骨图

（杨文娟 王音 雷小莹）

第 2 节 中、晚期妊娠超声检查

一、一般产前超声检查（Ⅰ级）

一般产前超声检查适合于整个妊娠期，凡不能进行系统超声筛查的单位或检查者，可进行常规超声检查。发现胎儿结构异常及时转诊，防止漏诊、误诊。

适合所有孕妇，其适应证为估测孕周、评估胎儿大小及胎盘位置和成熟程度、确定胎方位，判断有无胎动、异位妊娠、羊水量的异常、胎膜早破、宫颈内口状态及宫颈长度。

检查与测量内容包括胎儿数目、胎方位、胎心率、生物学指标（双顶径、头围、腹围、股骨长度）、胎儿附属物（胎盘位置、厚度及成熟程度，羊水量）。

二、常规产前超声检查（Ⅱ级）

常规产前超声检查适合所有孕妇，除Ⅰ级适应证外还适应于孕妇阴道出血、下腹部阵痛或不适等临床症状辅助超声检查。

除Ⅰ级的内容外，还需检查：①胎儿解剖结构：如头颅、心脏、脊柱、腹部、四肢等，测量头围、心率，腹围或腹横径 × 前后径、股骨长度，观察四腔心、脊柱连续性、脐带的腹壁入口、肝、胃、双肾、膀胱等；②孕妇子宫，观察宫颈内口，子宫下段厚薄，有无妊娠合并子宫肌瘤及卵巢肿瘤等，其位置及大小。

三、系统产前超声检查（Ⅲ级）

（一）检查时间及适应证

建议妊娠期最好进行两次系统筛查，分别在中期妊娠 20~24 周（筛查畸形的最佳时间）和晚期妊娠 29~31 周。

适合所有孕妇，包括妊娠合并症等。

（二）检查项目

1. 正常颅脑

（1）丘脑横平面 显示颅骨光环呈椭圆形，观察丘脑、脑中线、第三脑室、透明隔腔、侧脑室前角、大脑外侧裂、脉络丛（图 30-2-1）。此平面测量双顶径及头围（测量方法见第 31 章第 1 节）。

（2）小脑横切面 显示颅骨光环呈椭圆

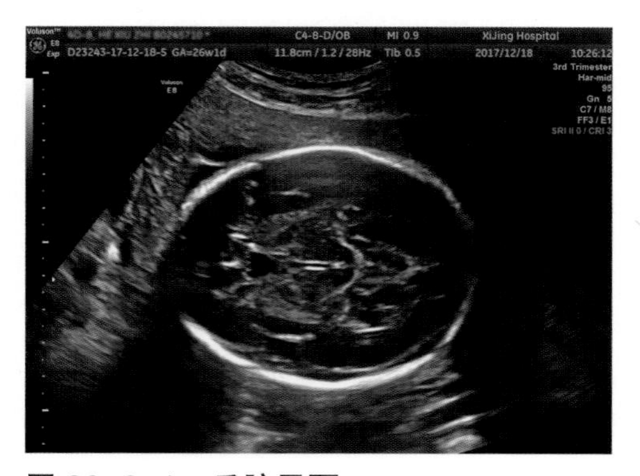

图 30-2-1 丘脑平面

形，观察丘脑、第三脑室、透明隔腔、侧脑室前角、大脑外侧裂、小脑半球、小脑蚓部及颅后窝池（图 30–2–2）。此平面测量小脑横径及颅后窝池。

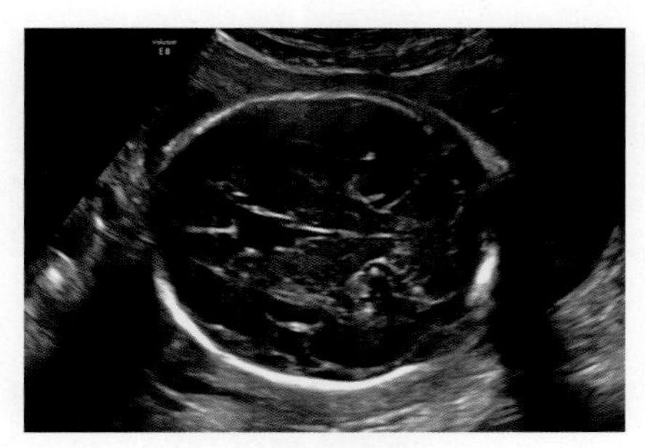

图 30–2–2　小脑横切面

（3）侧脑室后角横切面　显示颅骨光环呈椭圆形、观察丘脑、侧脑室后角、侧脑室前角、透明隔腔、脉络丛、大脑外侧裂（图 30–2–3）。此切面测量双侧侧脑室后角，并注意观察侧脑室与脑中线之间有无异常，侧脑室前角与透明隔腔是否相通。

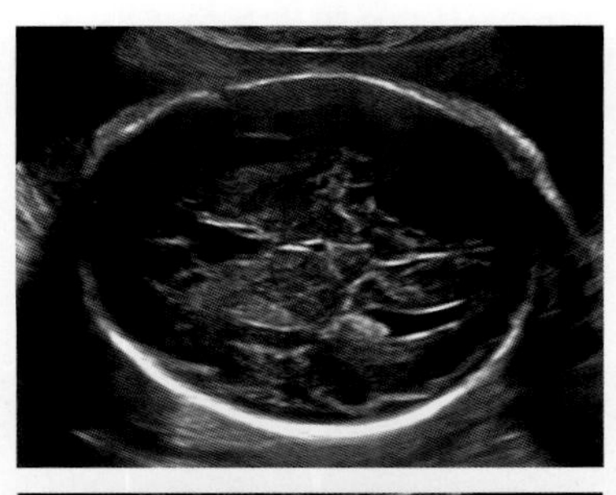

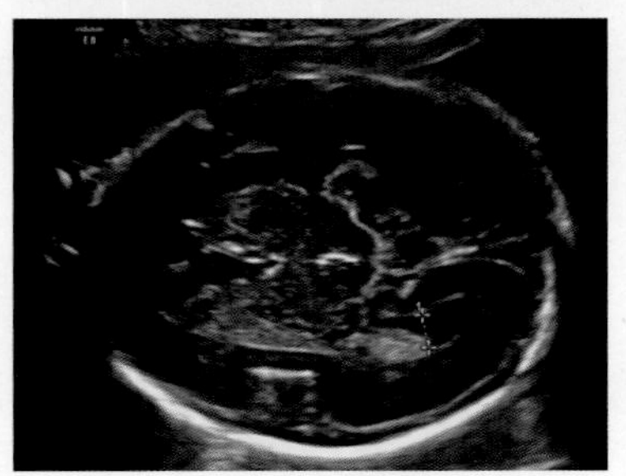

图 30–2–3　侧脑室后角横切面图及测量图

（4）颅脑正中矢状面　显示胼胝体、透明隔腔、第三脑室、第四脑室、小脑蚓部、颅后窝（图 30–2–4）。

（5）侧脑室体部三角区冠状切面　通过侧脑室三角区做冠状切面，可显示侧脑室三角区及脉络丛，呈“八”字形排列，该切面可验证双侧脑室后角是否对称，有无扩张（图 30–2–5）。

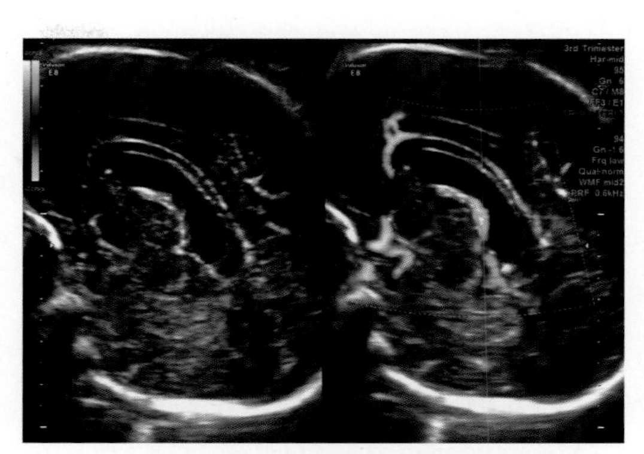

图 30–2–4　颅脑正中矢状切面胼胝体冠状切面

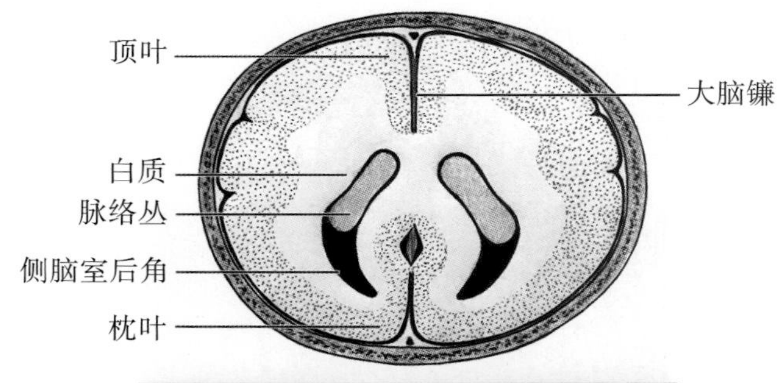

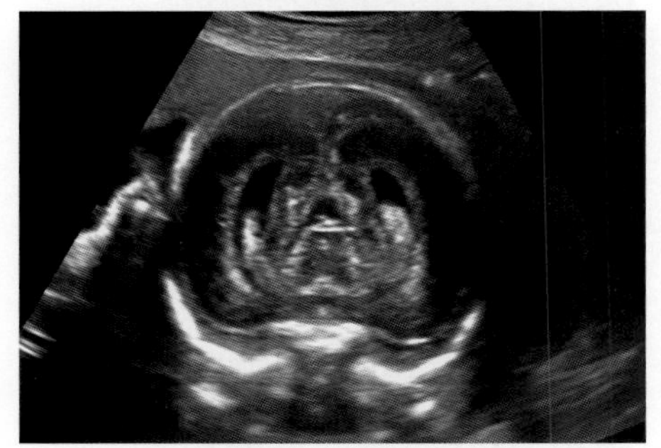

图 30–2–5　侧脑室体部三角区冠状切面显示侧脑室三角区及脉络丛，呈“八”字形排列

（6）侧脑室冠状切面　可观测侧脑室后角宽度（图 30–2–6）。

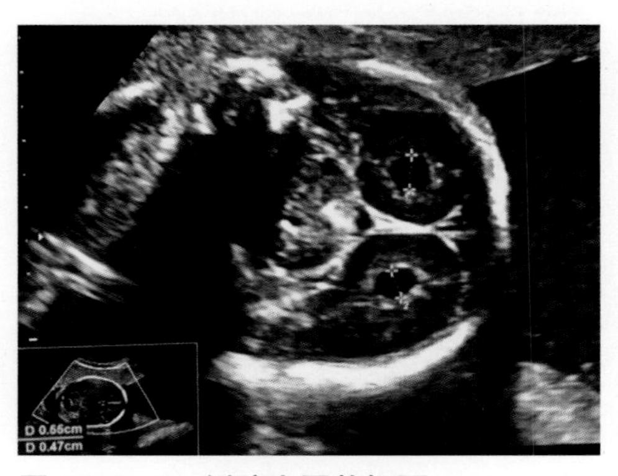

图 30–2–6　侧脑室冠状切面

（7）脑顶部水平横切面　显示颅骨顶部光环（椭圆形）、标准切面显示脑中线及顶部脑白质（图 30–2–7）。

2. 颜面部

（1）颜面正中矢状切面及鼻唇冠状切面　显示颏部、上唇、下唇、鼻孔及人中（图 30–2–8）。

（2）颜面部横切面　鼻尖部两个强回声点的鼻骨（图 30–2–9）

（3）颜面部双眼球横切面　必须在一个切面上显示双眼球等大，晶状体可见（图 30–2–10）。

3. 正常胸腔　包括双肺及膈肌。

（1）心脏四腔心水平切面（胸部横切面）观察双肺大小、形态、回声强弱（图 30–2–11A）。

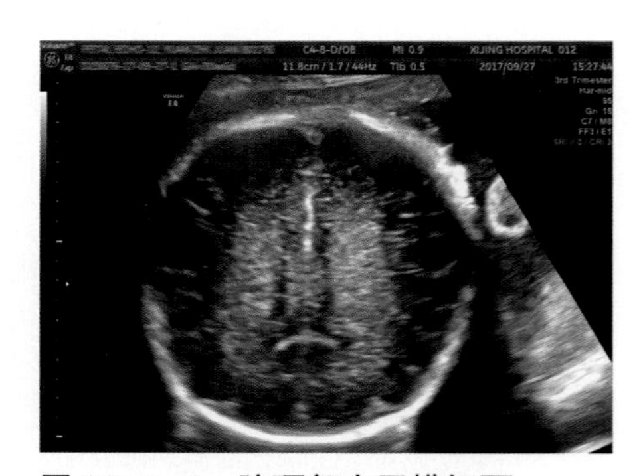

图 30–2–7　脑顶部水平横切面

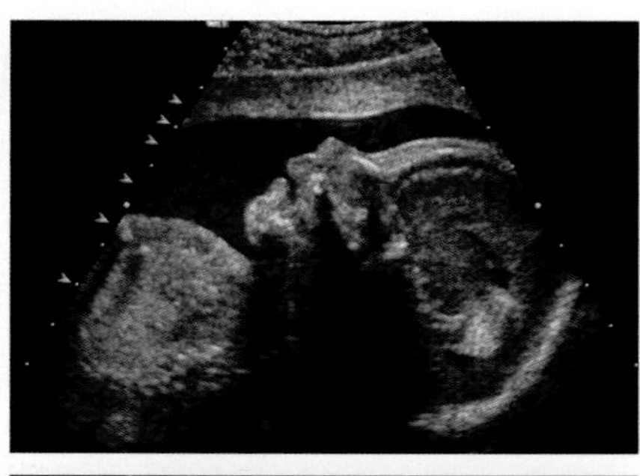

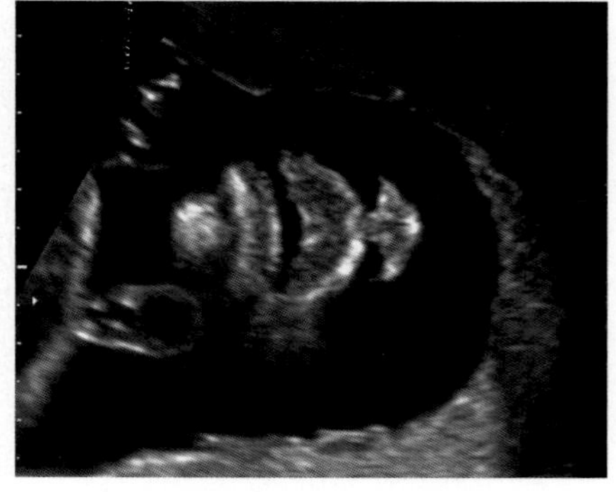

图 30–2–8　颏部、上唇、下唇、鼻孔

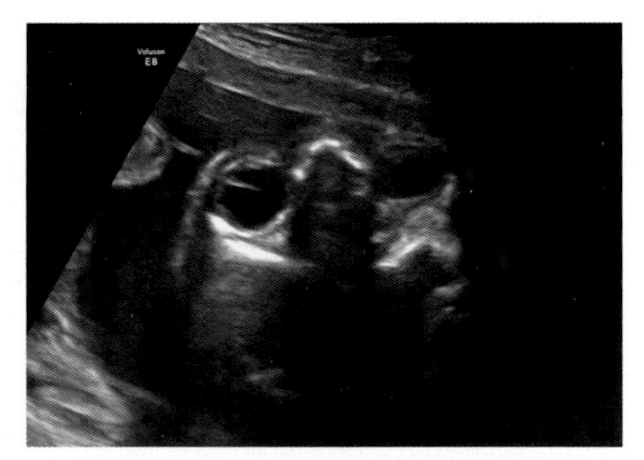

图 30–2–9　鼻尖部两个强回声点的鼻骨

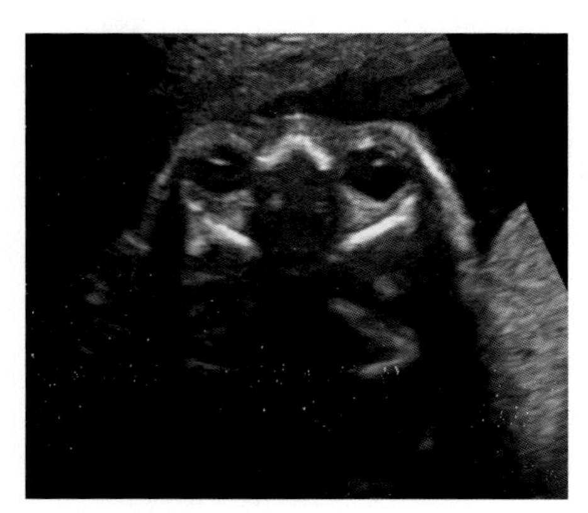

图 30–2–10　双眼球及晶状体

（2）双肺膈肌矢状切面　在膈肌上方观察双肺及心脏，膈肌下方观察肝脏、胃泡及肠管（图 30–2–11B）。

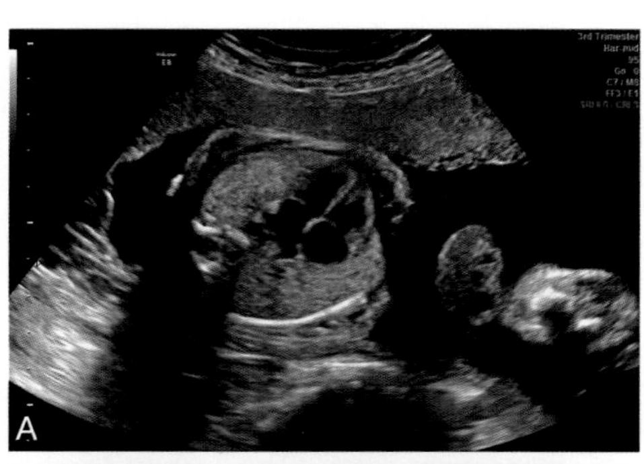

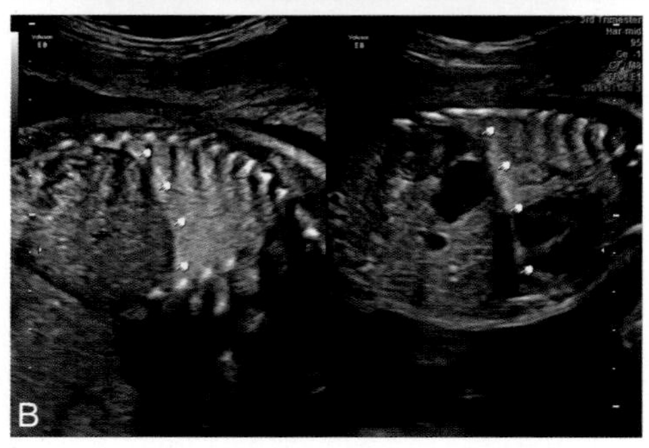

图 30–2–11　A. 心脏四腔心切面（胸部横切面）；B. 膈肌矢状切面

4. 正常心脏　心脏四腔心、左右室流出道、三血管切面及三血管气管切面的显示结构，观察内容及测量参见第 15 章第 1、2 节（图 30-2-12~ 图 30-2-14）。

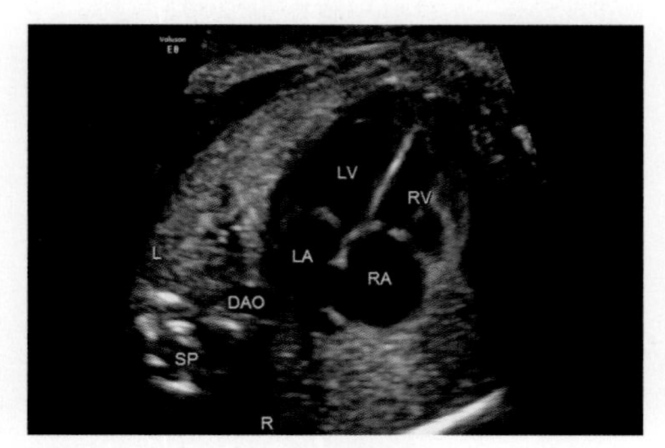

图 30-2-12　心尖四腔心

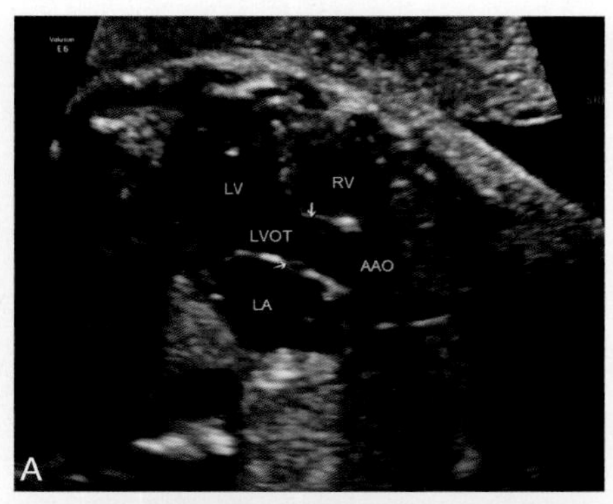

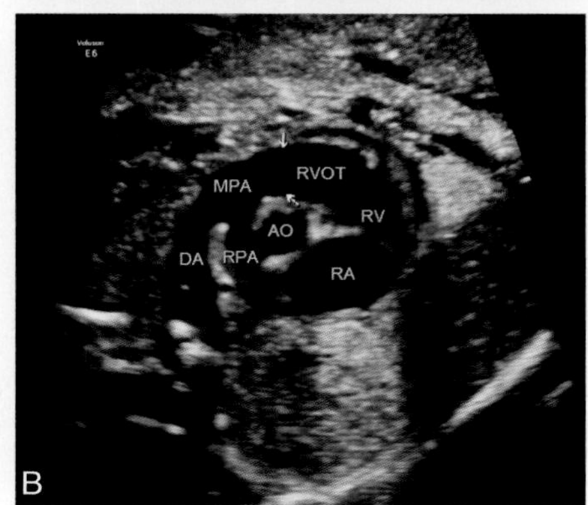

图 30-2-13　A. 左室流出道；B. 右室流出道切面图

5. 正常腹部

（1）腹部横切面　上腹部腹壁边界清楚，包膜完整、呈光滑的圆形。右侧为肝脏及胆囊；左侧为胃泡及脾脏；脐静脉入肝后与左侧门静脉相连，呈管状弧形，弯曲朝向右侧，形成弧形弯曲血管，凸面朝向左侧胃泡。腹主动脉位于脊柱

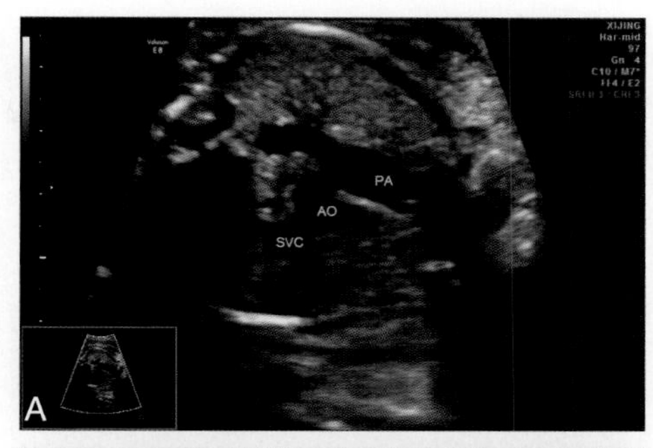

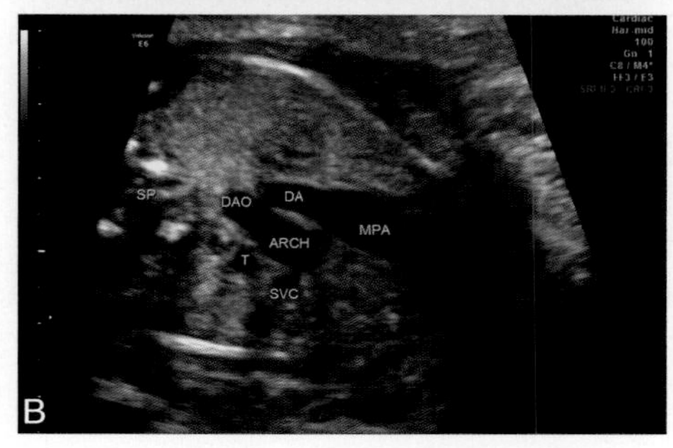

图 30-2-14　A. 三血管切面图；B. 三血管气管切面图

左前方，下腔静脉位于腹主动脉右前方（图 30-2-15）。测量方法参见第 31 章第 1 节。

（2）脐带腹壁入口横切面　呈边界清楚，包膜光滑的圆形，在脊柱横断面对侧，可清楚显示脐带入腹壁的图像（图 30-2-16）。

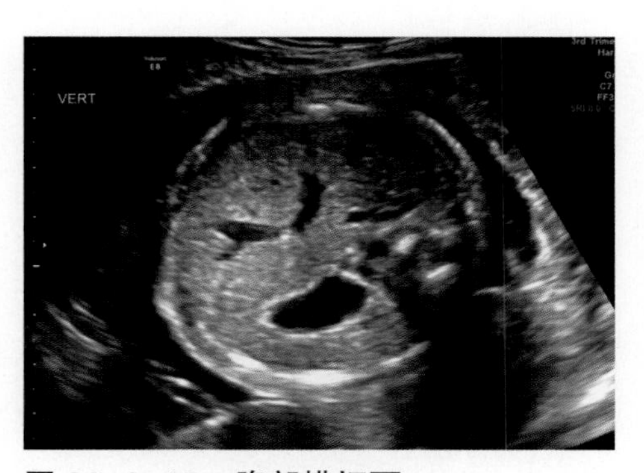

图 30-2-15　腹部横切面

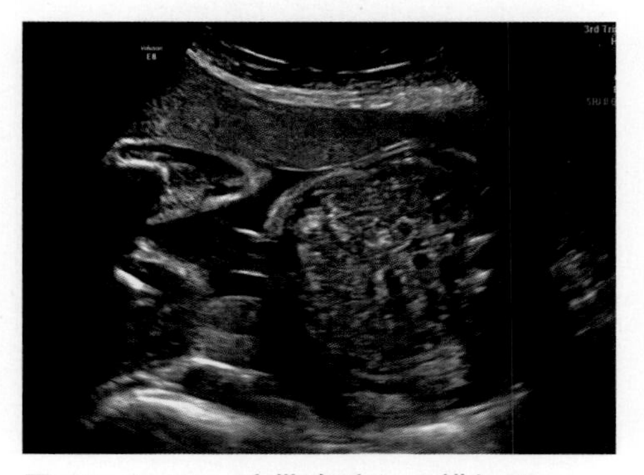

图 30-2-16　脐带腹壁入口横切面

（3）膀胱水平横切面　呈边界清楚，包膜光滑的圆形，脊柱前方可显示充盈的膀胱。彩色多普勒显示双侧脐动脉血流沿膀胱两侧走行（图 30–2–17）。

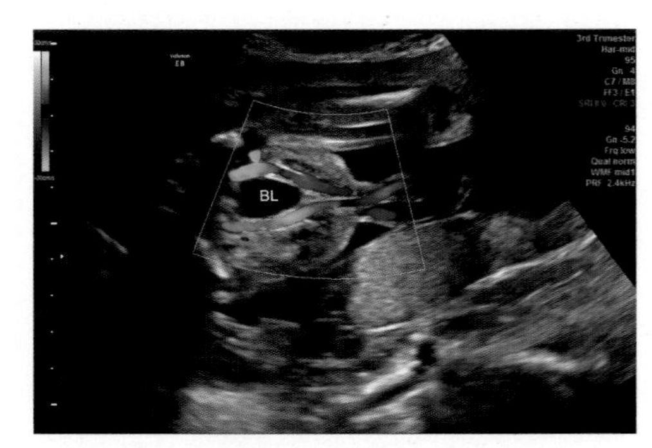

图 30–2–17　膀胱水平横切面

（4）双肾切面

双肾横切面：脊柱两侧显示边界清楚，包膜光滑的圆形双肾横断面（图 30–2–18A）。在此切面测量肾盂分离的前后径。

双肾冠状切面：可显示腹主动脉及双肾动脉的分支（图 30–2–18B）。

双肾矢状切面：在脊柱两旁可显示双肾及肾上腺矢状切面，左肾旁应显示胃泡（图 30–2–19）

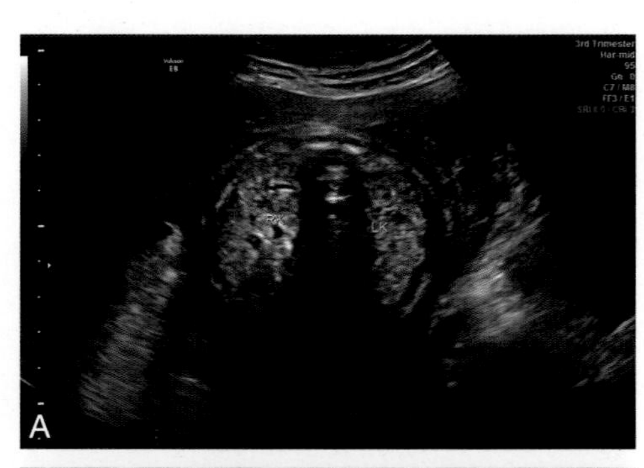

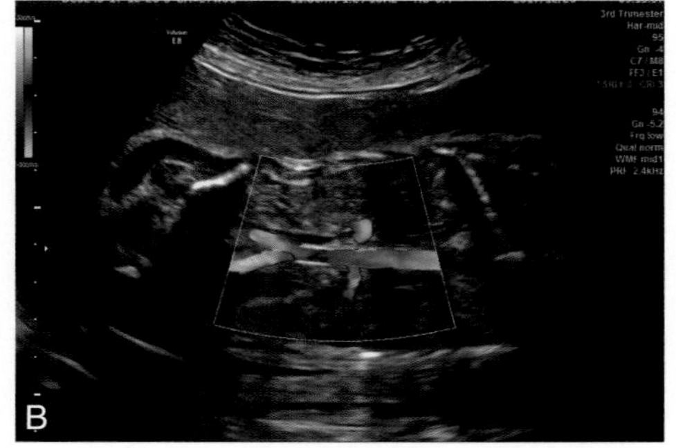

图 30–2–18　A. 双肾横切面；B. 冠状切面

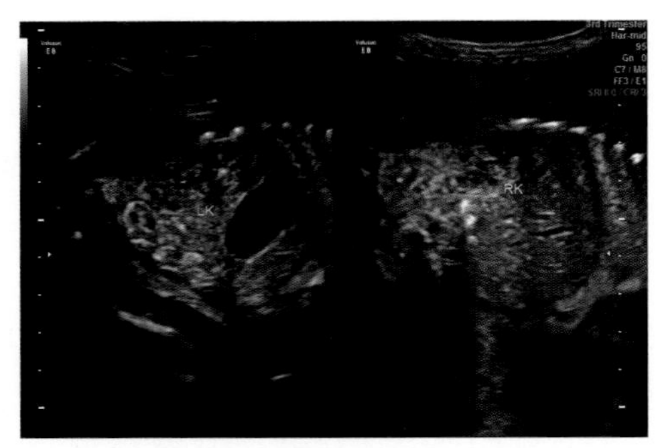

图 30–2–19　双肾矢状切面（LK：左肾，RK：右肾）

6. 正常脊柱

（1）脊柱矢状切面　从胎儿背部进行扫查，可显示脊柱呈两行排列整齐的串珠样强回声，自然弯曲呈“S”形，在骶尾部合拢并上翘。脊柱背侧皮肤清晰可见，并显示其连续性完整。中晚妊娠期还可观察到脊髓圆锥，其止点位于腰 2 和腰 3 椎骨之间（图 30–2–20）。

（2）脊柱横切面　在脊柱矢状切面上，探头旋转 90° 为横切面，可显示三个骨化中心强回声呈“品”字形排列。扫查时应从颈部至脊柱尾端全部清晰可见（图 30–2–21）。

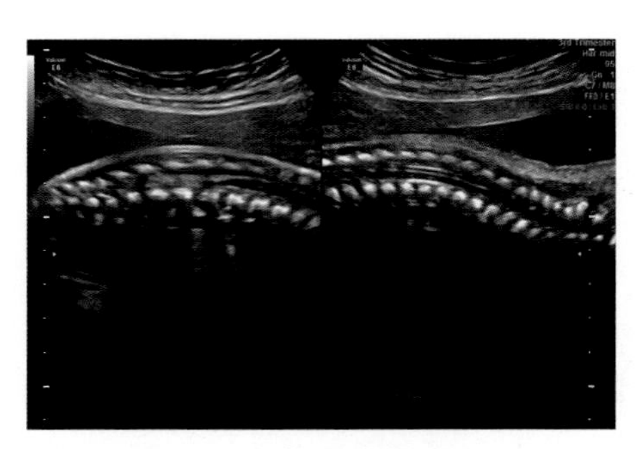

图 30–2–20　脊柱矢状切面

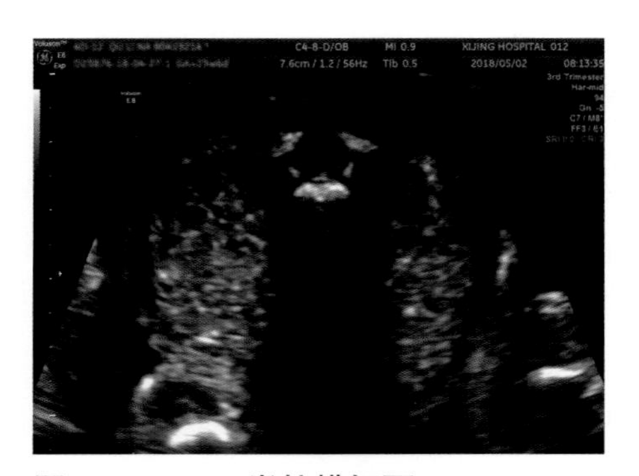

图 30–2–21　脊柱横切面

7. 四肢　四肢的测量方法参见第 31 章第 1 节。

（1）上肢　从双侧肩胛骨横切面开始扫查肱骨→尺桡骨→手腕→手（图 30–2–22~ 图 30–2–24）。应在一幅图上显示左、右侧肱骨，或一幅图同时显示同侧的肱骨，尺、桡骨（内尺骨、外桡骨同一平面显示）。此切面需要观察双侧肩胛骨是否对称，肱骨是否平直。

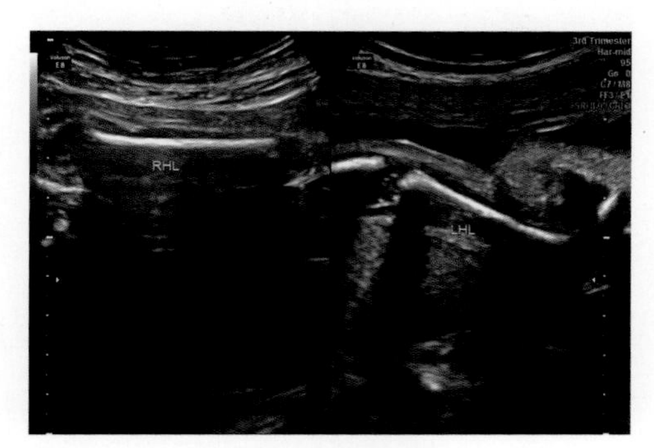

图 30–2–22　肱骨长轴切面

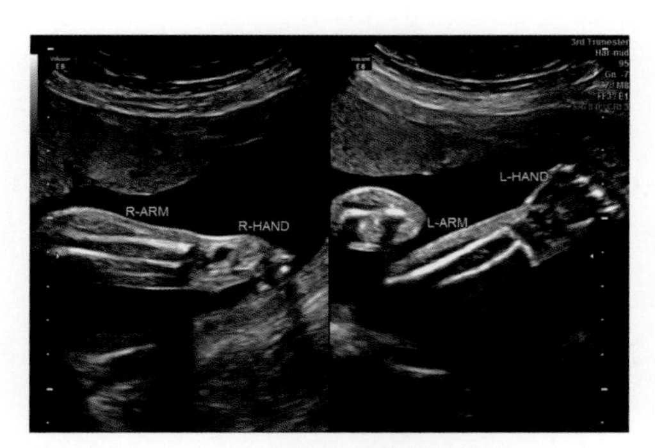

图 30–2–23　双侧尺桡骨长轴切面
R-ARM: *右臂* ,R-HAND: *右手* ,L-ARM: *左臂* ,L-HAND: *左手*

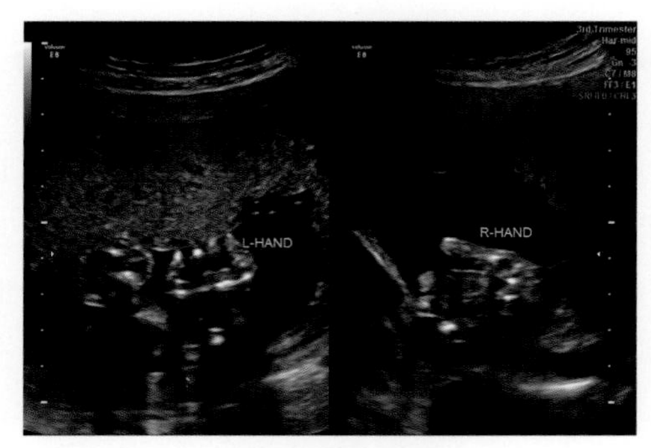

图 30–2–24　双侧手掌切面
L-HAND：*左手*；R-HAND：*右手*

（2）下肢　横切盆腔，显示双侧髂骨，沿一侧髂骨寻找同侧股骨长轴切面（图 30–2–25），沿股骨长轴切面延伸，可显示胫腓骨长轴切面（图 30–2–26），向足底方向移动探头，旋转探头可显示足底切面（图 30–2–27）。

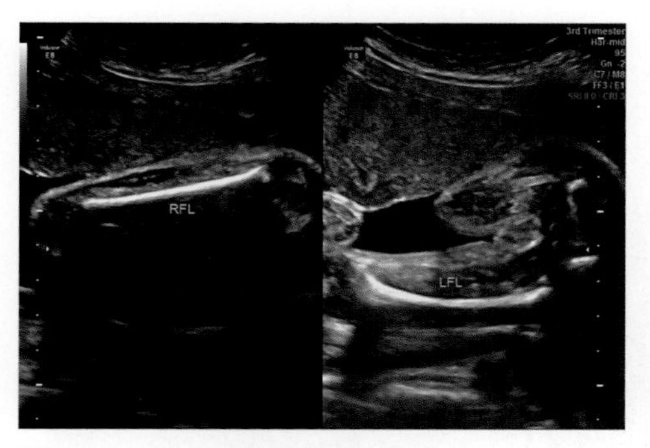

图 30–2–25　双侧股骨切面

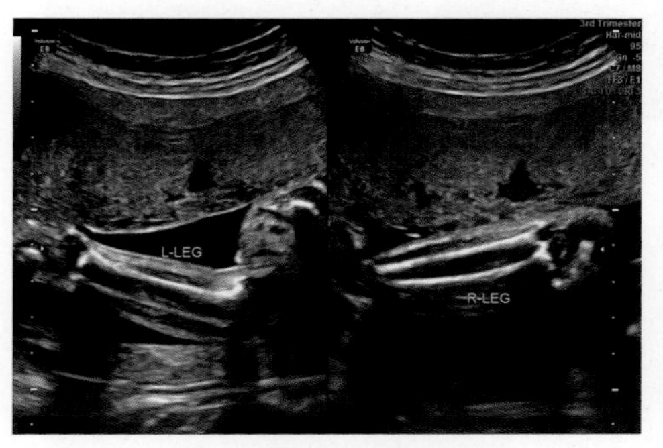

图 30–2–26　双侧胫腓骨切面

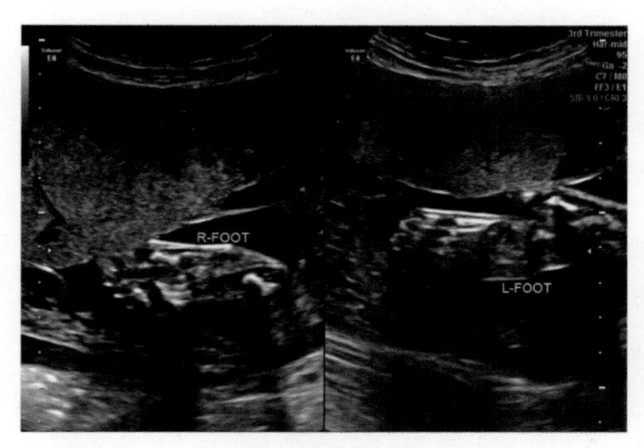

图 30–2–27　双足底平面
R-FOOT：*右足*；L-FOOT：*左足*

8. 宫颈纵切面

（1）耻骨联合上宫颈纵切面（图 30–2–28）显示宫颈内口及宫颈管长轴（膀胱适度充盈），并注意宫颈内口与胎盘下缘的关系及距离。宫颈管长约 3cm，内口应为关闭状。

（2）胎盘下缘距宫颈内口 ≤ 2cm 时，妊娠 28 周之前称胎盘前置状态；妊娠 28 周以后称前置胎盘。

9. 脐带　正常脐带从胎盘的子面附着处发出后走行于羊水中，连接至胎儿脐部。脐带于中央或偏心部附着（图 30-2-29），由两条动脉、一条静脉组成，周围由华通氏胶包绕，平均长度 55cm 左右。

10. 胎盘及羊水 参见第 41 章胎儿附属物（图 30-2-30）。

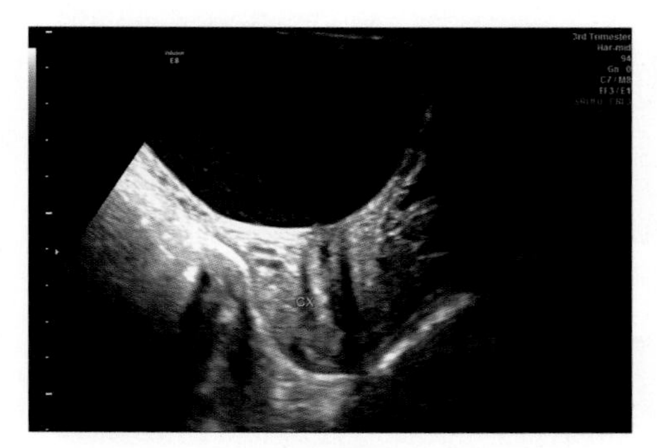

图 30-2-28 正常宫颈纵切面

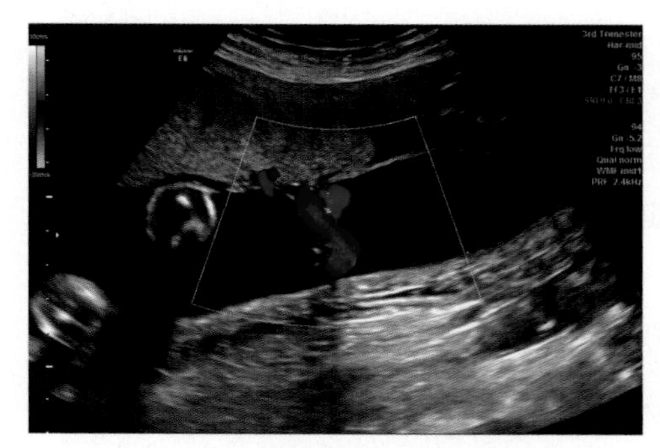

图 30-2-29 脐带在胎盘子面附着处

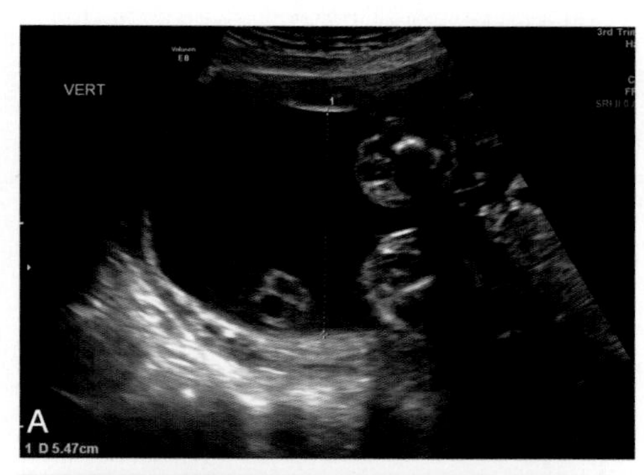

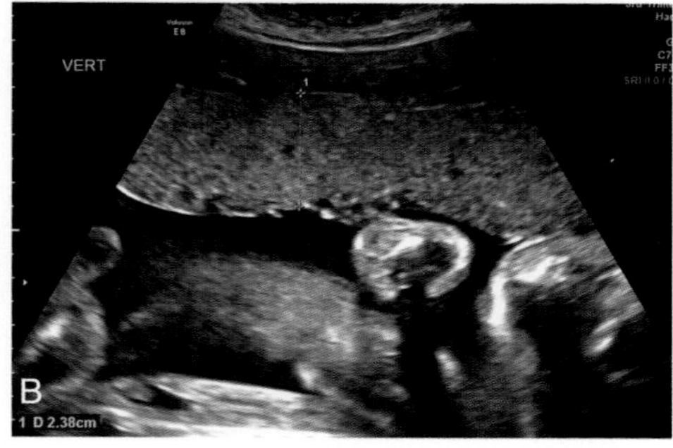

图 30-2-30 胎盘及羊水

11. 脐动脉的血流频谱 脐动脉的血流频谱反映胎盘循环状态，通常以 S/D 比值评价胎盘情况。28 周后胎儿正常值 S/D<3（图 30-2-31）。

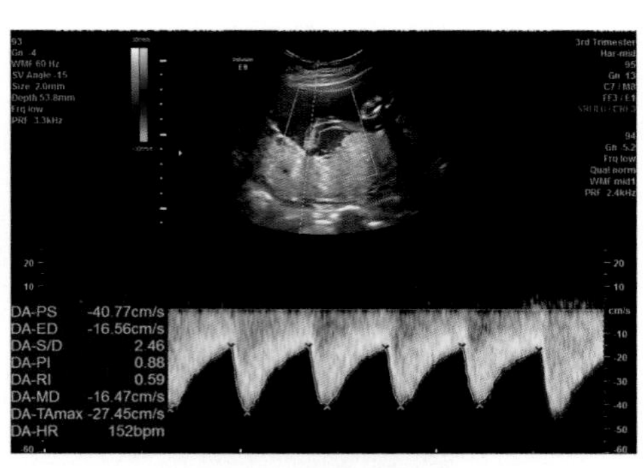

图 30-2-31 脐动脉频谱图

四、针对性超声检查（Ⅳ级产前超声）

在上述检查基础上，针对胎儿及孕妇的特殊问题，进行有目的的检查，如胎儿心脏、颜面部、肢体和神经系统等检查。

五、注意事项

1. 超声检查仅能检出 70% 左右较严重的结构畸形，不可能检查出所有的胎儿畸形。不能检查出遗传、代谢及功能等异常。

2. 超声检查仅能反映检查当时情况，不能代表整个妊娠期及胎儿发育过程的情况。

（杨文娟 王音 雷小莹）

第 3 节 晚期妊娠常规超声检查

常规超声检查适合于整个妊娠期，无资质不能进行系统超声筛查的单位或检查者，可开展常规超声检查项目。发现胎儿结构异常应及时转诊，防止漏诊、误诊。

检查的目的是协助临床确定胎儿是否存活、胎儿数目、胎方位，测量羊水量、观察胎盘成熟度及位置等。

检查内容包括观察胎儿位置（头位、臀位或横位），观察胎儿脊柱连续性是否完整，并测量胎头双顶径、头围、心律、心率，腹围（或腹横

径 × 前后径）、股骨长，判断胎盘位置、分级并测量胎盘厚度及羊水量。

（杨文娟 王音 雷小莹）

第 4 节 四维超声检查

四维超声又称实时三维超声，通过一定时间内的二维信息的数据采集，形成动态的三维数据库，有表面模式、骨骼模式、反转模式等多种显示方式，可进行数据库分析，获得相关解剖结构的表面形态、部分内部结构、与周围组织关系的相关信息，具有立体直观、分析模式多样、可后处理等特点，有助于部分胎儿畸形的筛查与诊断。目前，是围产超声医学领域的热点之一。

一、四维超声特点及优越性

1. 多种显示模式的综合应用 改变了过去对一幅幅孤立的二维超声图像进行分析并以此为基础理解解剖关系，提高了诊断的直观性和精确程度，并减少了对超声检查者经验及操作技巧的依赖性。

2. 强大的后处理能力 通过旋转、切割、平移等操作，实现了对感兴趣区的全方位观察，利于检查者进行综合分析并获得整体全面的印象，并能进行精确的容积测量。

3. 空间时间关联图像技术 胎儿心脏检查是产前超声检查中的重点和难点，空间时间关联图像（spatio-temporal temporal image correlation，STIC）技术能够通过分析采集得到的心脏节律运动周期性获得心动周期时相信息，根据短时间内采集的大量二维及彩色信息，获得可以任意旋转、切割的四维数据库及在线显示，且重建的图像质量佳。空间时间图像关联技术的优越性在于能快速取得运动伪像较少的四维动态胎儿心脏数据库，便于会诊及脱机分析，具备提高胎儿心脏异常检出率的潜在可能，并能减少对操作者手法操作的依赖性。

二、观察内容

四维超声是在全面、系统的二维超声检查的基础上，通过专用容积探头行四维数据采集，形成实时、动态的四维数据库。

四维超声可用多种成像模式进行不同部位的最佳显示，如①表面成像模式可观察胎儿颜面(图 30-4-1）、肢体（图 30-4-2）、脊柱（图 30-4-3）及其他体表结构；②三平面模式观察胎儿某些感兴趣区域内部结构（图 30-4-4）；③反转模式观察胎儿内部无回声区的组成、毗邻关系（图 30-4-5）；④空间时间图像关联模式观察胎儿心脏灰阶及彩色血流信息（图 30-4-6），

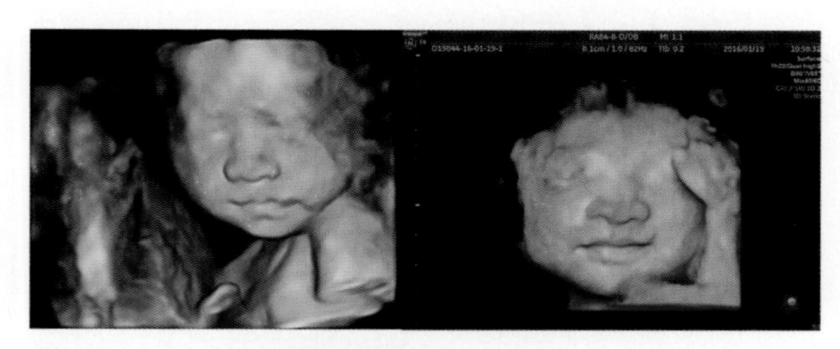

图 30-4-1 胎儿颜面四维图

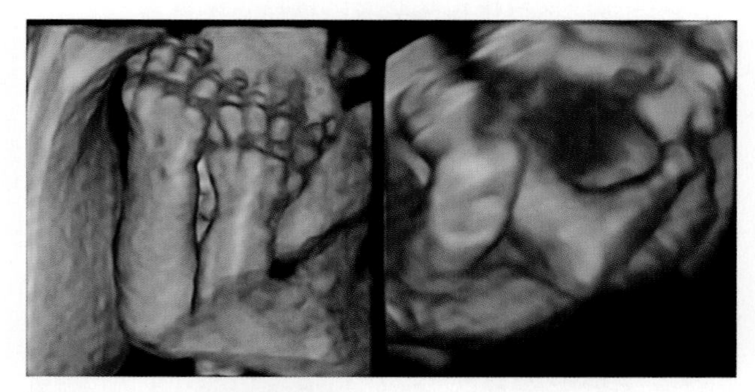

图 30-4-2 四维肢体图

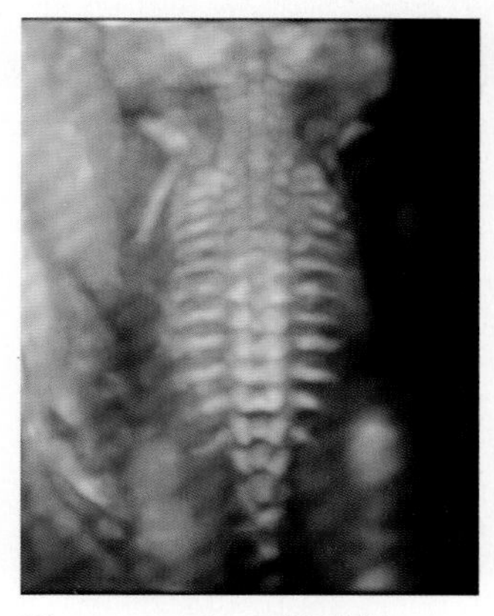

图 30-4-3 四维脊柱

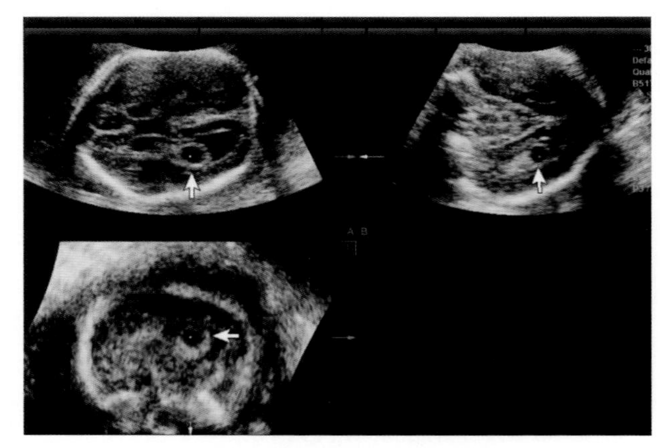

图 30-4-4　三平面模式观察脉络丛囊肿

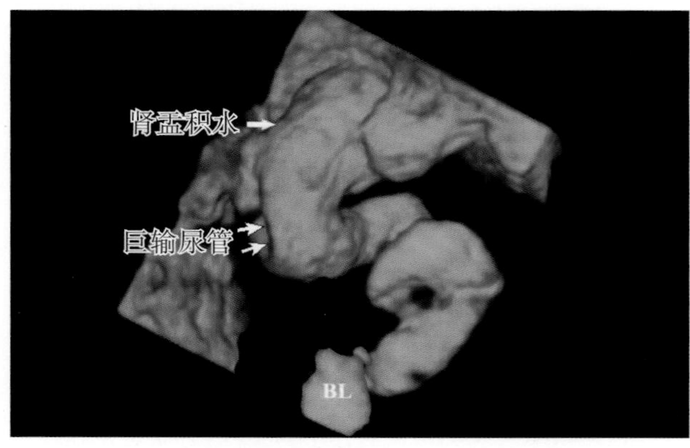

图 30-4-5　反转模式观察先天性巨输尿管

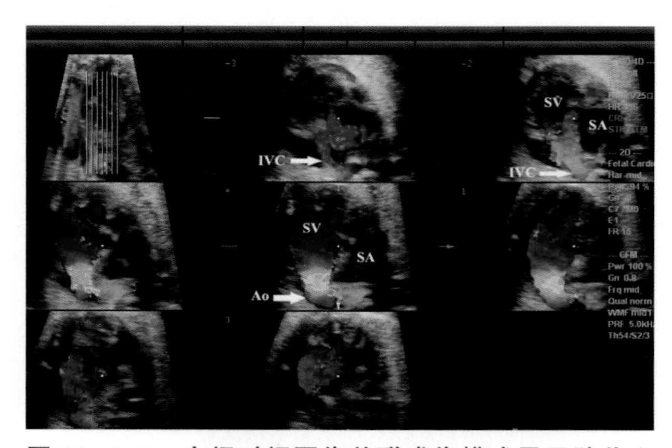

图 30-4-6　空间时间图像关联成像模式显示胎儿心脏的单心房单心室共同房室瓣肺动脉闭锁

例如以心尖四腔心切面为初始切面，通过 STIC 采样，辅以多平面分析，能一次获得心尖五腔心切面、三血管切面、大血管短轴切面、胃泡切面的静态、动态及彩色血流信息；辅以反转成像，可对心脏总体心腔及大血管进行观察；骨骼模式观察胎儿骨性结构的组成、结构和与周围组织关系。

三、临床应用与注意问题

1. 四维容积图像　四维容积图像使曲率复杂、细节微小的结构直观、立体的展现，能有效提高颜面、四肢等体表畸形的检出率，提供更多诊断信息，增强诊断信息的准确性，如唇裂、肢体缺失、喙鼻、多指等，降低了对操作者诊断经验的依赖性，并便于医患交流。

2. 多切面模式　多切面模式能对提取出的四维数据进行再分析，取得二维超声可能不易获得的切面及信息，如胼胝体正中矢状切面、脊柱 C 平面等，有助于内部结构的诊断分析，提供更多的诊断信息，被认为是四维超声最有价值的作用之一。

3. 局限性

（1）能否获得满意的图像取决于成像感兴区表面羊水量与容积图像质量，若胎位不佳、羊水过少、颜面表面有遮挡物等情况，较难获得充足的诊断信息图像。

（2）初始切面的质量与容积数据的质量息息相关，较差的二维图像，如孕妇肥胖、胎儿过大或过小时，四维超声并不能提高图像质量，其有效信息明显减少。

（3）四维超声检查时，必须同时行详细的二维系统超声筛查，二者结合，才能增加胎儿畸形的检出率并降低假阳性。需要强调目前单纯四维超声检查不能代替系统超声筛查畸形。

（4）空间时间图像关联采样时对胎儿状态要求较高，胎动、孕妇呼吸、胎儿位置均会影响图像质量，影响诊断效果。

（郑 瑜　徐 鹏　雷小莹）

参考文献

[1] 乐杰 . 妇产科学 .6 版 . 北京 : 人民卫生出版社 , 2006
[2] 陈忠年 . 妇产科病理学 . 上海 : 上海科技出版社 ,1982
[3] 拉里 · R · 科沙尔 . 人体胚胎学彩色图谱 . 高英茂 ,

译 . 北京 : 人民卫生出版社 ,2004
[4] 唐敏一 . 胎盘病理学 . 北京 : 人民卫生出版社 ,1987
[5] 李胜利 . 胎儿畸形产前超声与病理解剖图谱 . 北京 : 人民军医出版社 , 2013
[6] 陈欣林 . 张丹 . 妇科与产科 . 北京 : 科学技术文献出版社 , 2011
[7] 中国医师协会超声医师分会编著 . 产前超声和超声造影检查指南 . 北京 : 人民军医出版社 , 2013
[8] 国家卫生部 . 产前诊断技术管理办法 . 2002. 卫基妇发〔2002〕307 号
[9] 严英榴 . 杨秀雄 . 产前超声诊断学 . 2 版 . 北京 : 人民卫生出版社 , 2012
[10] 徐智章 . 现代腹部超声诊断学 . 2 版 . 上海：科学出版社 , 2008
[11] 段宗文 , 王金锐 . 临床超声医学 . 北京：科学技术出版社 , 2017
[12] Yu Zheng, Xiao-Dong Zhou, Ya-Li Zhu, et al. Three- and four-dimensional obstetrical ultrasonography in the prenatal evaluation of fetal anomalies associated with trisomy 18. J Ultrasound Med, 2008,27:1041–1051

第 31 章
胎儿生物指标测定、生长发育及评估

第 1 节　孕龄判断、生长指标测定及正常值

一、孕龄推算

孕龄的推算有助于对胎儿生长情况做出最佳评估。目前关于孕龄的推算方法主要有两种：根据末次月经时间和超声检查。

（一）末次月经推算孕龄

末次月经推算孕龄曾是最常用最普遍的手段，但该方法存在诸多缺陷，不少妊娠妇女不记得末次月经时间、月经周期不规律、排卵时间不确定、停经、妊娠期出血和口服避孕药等原因导致根据末次月经推算孕龄不可靠。

推算方法：对月经时间规律，月经周期 28d 的妇女来说，以末次月经的第一天开始计算，往后推 280d 左右即预产期。末次月经日期的月份加 9 或减 3，为预产期月份数；天数加 7，为预产期日。例如：末次月经是 2018 年 3 月 1 日，预产期月份为 3+9=12，日期为 1+7=8，预产期为 2018 年 12 月 8 日。

（二）超声推算孕龄

该方法已成为很多国家预测预产期的重要方法，研究表明妊娠早期的超声检查与真实孕龄的差异在 1~2d，优于根据末次月经计算孕龄。

利用超声检查计算孕龄的指标，主要有妊娠早期的妊娠囊大小、头臀长（CRL）和妊娠中期的双顶径（BPD）、头围（HC）、腹围（AC）和股骨长（FL）等。生物指标测量正常值（表 31-1-1~ 表 31-1-3）。

表 31-1-1　双顶径与孕周关系的正常值

双顶径 mm	孕龄（周）			双顶径 mm	孕龄（周）		
	10th%*	50th%**	90th%***		10th%	50th%	90th%
20	12.0	12.0	12.0	61	22.6	24.2	25.8
21	12.0	12.0	12.0	62	23.1	24.6	26.1
22	12.2	12.7	13.2	63	23.4	24.9	26.4
23	12.4	13.0	13.6	64	23.8	25.3	26.8
24	12.6	13.2	13.8	65	24.1	25.6	27.1
25	12.9	13.5	14.1	66	24.5	26.0	27.5
26	13.1	13.7	14.3	67	25.0	26.4	27.8
27	13.4	14.0	14.6	68	25.3	26.7	28.1
28	13.6	14.3	15.0	69	25.8	27.1	28.4
29	13.9	14.5	15.2	70	26.3	27.5	28.7
30	14.1	14.8	15.5	71	26.7	27.9	29.1
31	14.3	15.1	15.9	72	27.2	28.3	29.4
32	14.5	15.3	16.1	73	27.6	28.7	29.8

表 31-1-1（续）

双顶径 mm	孕龄（周）			双顶径 mm	孕龄（周）		
	10th%*	50th%**	90th%***		10th%	50th%	90th%
33	14.7	15.6	16.5	74	28.1	29.1	30.1
34	15.0	15.9	16.8	75	28.5	29.5	30.5
35	15.2	16.2	17.2	76	29.0	30.0	31.0
36	15.4	16.4	17.4	77	29.2	30.3	31.4
37	15.6	16.7	17.8	78	29.6	30.8	32.0
38	15.9	17.0	18.1	79	29.9	31.1	32.5
39	16.1	17.3	18.5	80	30.2	31.6	33.0
40	16.4	17.6	18.8	81	30.7	32.1	33.5
41	16.5	17.9	19.3	82	31.2	32.6	34.0
42	16.6	18.1	19.8	83	31.5	33.0	34.5
43	16.8	18.4	20.2	84	31.9	33.4	35.1
44	16.9	18.8	20.7	85	32.3	34.0	35.7
45	17.0	19.1	21.2	86	32.8	34.3	36.2
46	17.4	19.4	21.4	87	33.4	35.0	36.6
47	17.8	19.7	21.6	88	33.9	35.4	37.1
48	18.2	20.0	21.8	89	34.6	36.1	37.6
49	18.6	20.3	22.0	90	35.1	36.6	38.1
50	19.0	20.6	22.2	91	35.9	37.2	38.5
51	19.3	20.9	22.5	92	36.7	37.8	38.9
52	19.5	21.2	22.9	93	37.3	38.8	39.3
53	19.8	21.5	23.2	94	37.9	39.0	40.1
54	20.1	21.9	23.7	95	38.5	39.7	40.9
55	20.4	22.2	24.0	96	39.1	40.6	41.5
56	20.7	22.5	24.3	97	39.9	41.0	42.1
57	21.1	22.8	24.5	98	40.5	41.8	43.1
58	21.5	23.2	24.9				
59	21.9	23.5	25.1				
60	22.3	23.8	25.5				

注：* 第 10 百分位，** 第 50 百分位，*** 第 90 百分位

表 31-1-2　头围、腹围及头围 / 腹围之比正常值

孕龄（周）	头围 (mm)			腹围（mm）			头围 / 腹围比值		
	−2SD	均数	+2SD	−2SD	均数	+2SD	−2SD	均数	+2SD
12	51	70	89	31	56	81	1.12	1.22	1.31
13	65	89	103	44	69	94	1.11	1.21	1.30
14	79	98	117	56	81	106	1.11	1.20	1.30
15	92	111	130	68	93	118	1.10	1.19	1.29
16	105	124	143	80	105	130	1.09	1.08	1.28
17	118	137	156	92	117	142	1.08	1.18	1.27
18	131	150	169	104	129	154	1.07	1.17	1.26

表 31-1-2（续）

孕龄（周）	头围 (mm)			腹围（mm）			头围 / 腹围比值		
	−2SD	均数	+2SD	−2SD	均数	+2SD	−2SD	均数	+2SD
19	144	163	182	116	141	166	1.06	1.16	1.25
20	156	175	194	127	152	177	1.06	1.15	1.24
21	168	187	206	139	164	180	1.05	1.14	1.24
22	180	199	218	150	175	200	1.04	1. 13	1.23
23	191	210	229	161	186	211	1.03	1.12	1.22
24	202	221	240	172	197	220	1.02	1.12	1. 21
25	213	232	251	183	208	233	1.01	1.11	1.20
26	223	242	261	194	219	244	1.00	1.10	1.19
27	233	252	271	204	229	254	1.00	1.09	1. 18
28	243	262	281	215	240	265	0.99	1.08	1.18
29	252	271	290	225	250	275	0.98	1.07	1.17
30	261	280	299	235	260	285	0.97	1.07	1.16
31	270	289	308	245	270	295	0.96	1.06	1.15
32	278	297	316	255	280	305	0.95	1.05	1.14
33	285	304	323	265	290	315	0.95	1.04	1.13
34	293	312	331	275	300	325	0.94	1.03	1.13
35	299	318	337	284	309	334	0.93	1.02	1.12
36	306	325	344	293	318	343	0.92	1. 01	1. 11
37	311	330	349	302	327	352	0.91	1. 01	1.10
38	319	336	355	311	336	361	0.90	1.09	1.09
39	322	341	360	320	345	370	0.89	0.99	1.08
40	326	345	364	329	354	379	0.89	0.98	1.08

表 31-1-3　各长骨的正常值（±2SD）

孕周	双顶径（cm）	长骨（cm）					
		股骨	胫骨	腓骨	肱骨	桡骨	尺骨
13	2.3（0.3）	1.1（0.2）	0.9（0.2）	0.8（0.2）	1.0（0.2）	0.6（0.2）	0.8（0.3）
14	2.7（0.3）	1.3（0.2）	1.0（0.2）	0.9（0.3）	1.2（0.2）	0.8（0.2）	1.0（0.2）
15	3.0（0.1）	1.5（0.2）	1.3（0.2）	1.2（0.3）	1.4（0.2）	1.0（0.1）	1.2（0.1）
16	3.3（0.2）	1.9（0.3）	1.6（0.3）	1.5（0.3）	1.7（0.2）	1.4（0.3）	1.6（0.3）
17	3.7（0.3）	2.2（0.3）	1.8（0.3）	1.7（0.2）	2.0（0.4）	1.5（0.3）	1.7（0.3）
18	4.2（0.5）	2.5（0.3）	2.2（0.3）	2.1（0.3）	2.3（0.3）	1.9（0.2）	2.2（0.3）
19	4.4（0.4）	2.8（0.3）	2.5（0.3）	2.3（0.3）	2.6（0.3）	2.1（0.3）	2.4（0.3）
20	4.7（0.4）	3.1（0.3）	2.7（0.2）	2.6（0.2）	2.9（0.3）	2.4（0.2）	2.7（0.3）
21	5.0（0.5）	3.5（0.4）	3.0（0.4）	2.9（0.4）	3.2（0.4）	2.7（0.4）	3.0（0.4）
22	5.5（0.5）	3.6（0.3）	3.2（0.3）	3.1（0.3）	3.3（0.3）	2.8（0.5）	3.1（0.4）
23	5.8（0.5）	4.0（0.4）	3.6（0.2）	3.4（0.2）	3.7（0.3）	3.1（0.4）	3.5（0.2）
24	6.1（0.5）	4.2（0.3）	3.7（0.3）	3.6（0.3）	3.8（0.4）	3.3（0.4）	3.6（0.4）
25	6.4（0.5）	4.6（0.3）	4.0（0.3）	3.9（0.4）	4.2（0.4）	3.5（0.3）	3.9（0.4）
26	6.8（0.5）	4.8（0.4）	4.2（0.3）	4.0（0.3）	4.3（0.3）	3.6（0.4）	4.0（0.3）
27	7.0（0.3）	4.9（0.3）	4.4（0.3）	4.2（0.3）	4.5（0.2）	3.7（0.3）	4.1（0.2）

表 31-1-3（续）

孕周	双顶径（cm）	长骨（cm）					
		股骨	胫骨	腓骨	肱骨	桡骨	尺骨
28	7.3（0.5）	5.3（0.5）	4.5（0.4）	4.4（0.3）	4.7（0.4）	3.9（0.4）	4.4（0.5）
29	7.6（0.5）	5.3（0.5）	4.6（0.3）	4.5（0.3）	4.8（0.4）	4.0（0.5）	4.5（0.4）
30	7.7（0.6）	5.6（0.3）	4.8（0.5）	4.7（0.3）	5.0（0.5）	4.1（0.6）	4.7（0.3）
31	8.2（0.7）	6.0（0.6）	5.1（0.3）	4.9（0.5）	5.3（0.4）	4.2（0.3）	4.9（0.6）
32	8.5（0.6）	6.1（0.6）	5.2（0.4）	5.1（0.4）	5.4（0.4）	4.4（0.6）	5.0（0.6）
33	8.6（0.4）	6.4（0.5）	5.4（0.5）	5.3（0.3）	5.6（0.5）	4.5（0.5）	5.2（0.3）
34	8.9（0.5）	6.6（0.6）	5.7（0.5）	5.5（0.4）	5.8（0.5）	4.7（0.5）	5.4（0.5）
35	8.9（0.7）	6.7（0.6）	5.8（0.4）	5.6（0.4）	5.9（0.6）	4.8（0.6）	5.4（0.4）
36	9.1（0.7）	7.0（0.7）	6.0（0.6）	5.6（0.5）	6.0（0.6）	4.9（0.5）	5.5（0.3）
37	9.3（0.9）	7.2（0.4）	6.1（0.4）	6.0（0.4）	6.1（0.4）	5.1（0.3）	5.6（0.4）
38	9.5（0.6）	7.4（0.6）	6.2（0.3）	6.0（0.4）	6.4（0.3）	5.1（0.5）	5.8（0.6）
39	9.5（0.6）	7.6（0.8）	6.4（0.7）	6.1（0.6）	6.5（0.6）	5.3（0.5）	6.0（0.6）
40	9.9（0.8）	7.7（0.4）	6.5（0.3）	6.2（0.1）	6.6（0.4）	5.3（0.3）	6.0（0.5）
41	9.7（0.6）	7.7（0.4）	6.6（0.4）	6.3（0.5）	6.6（0.4）	5.6（0.4）	6.3（0.5）
42	10.0（0.5）	7.8（0.7）	6.8（0.5）	6.7（0.7）	6.8（0.7）	5.7（0.5）	6.5（0.5）

1. 头臀长　妊娠早期的 CRL 是最好的指标。在妊娠 11~13^{+6} 周，推算孕龄最常用的参数是 CRL 和 BPD。CRL ≤ 84 mm 时建议使用头臀长推算孕龄；CRL>84 mm 时，使用 HC 推算孕龄比使用 BPD 更为精确。

推算公式：孕龄（天）= 妊娠囊平均内径（mm）+30

孕龄（周）=CRL（cm）+6.5

2. 胎儿生物指标测定　超声参数可用于估计胎儿大小，常用的是 BPD、HC、AC、FL。

（1）BPD　BPD 的测量平面是丘脑水平横切面。理想的超声入射角应与脑中线夹角为 90°，标尺应放在头颅最宽的部位，且连线应与脑中线垂直，测量近场侧颅骨的外缘到远场侧颅骨的内缘的距离（图 31-1-1）。

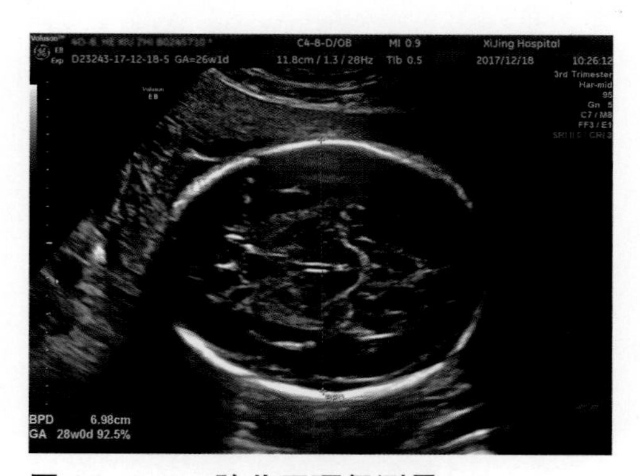

图 31-1-1　胎儿双顶径测量

（2）HC　HC 的测量平面与 BPD 平面一致；将椭圆形测量的标尺放置于颅骨回声的外缘进行测量（图 31-1-2）。

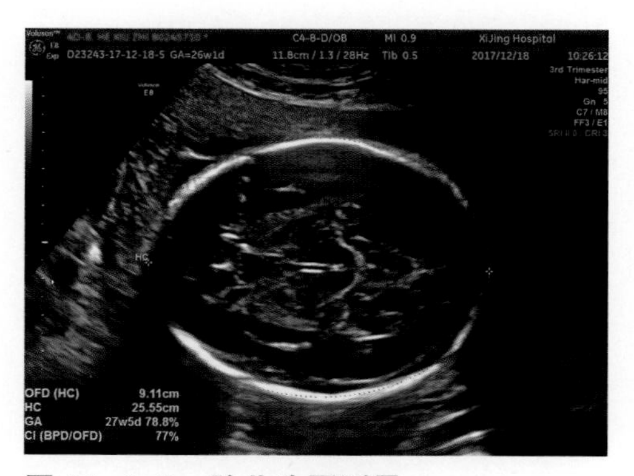

图 31-1-2　胎儿头围测量

（3）AC　AC 测量平面是胎儿腹部横切面（尽可能呈圆形），脐静脉与门静脉窦连接处，胃泡可见，双肾不能显示。腹围应沿皮肤线的外缘进行测量，标尺放置在身体的外部边界，从后面（覆盖脊椎的皮肤）到前腹壁（图 31-1-3）。

（4）FL　FL 测量平面为显示股骨长轴切面，声束最好能垂直于股骨长轴，或声束与股骨夹角在 45°~90°，股骨两端可清楚显示。超声入射线与股骨的夹角应控制在 0°~45°，测量骨化的干骺端之间的最长直线距离。注意避免形成的三角形凸出状的伪影所造成股骨边缘延伸的假象而导致测量的误差。测量标尺置于股骨干两侧骨化的干骺端边缘（股骨两端终点），不包括远侧的股骨骺（图 31-1-4）。

3. 胎儿体重的测定 一般在超声仪器中有孕周及体重测定（图 31-1-5 为 GE 公司 E8 型超声诊断仪内附带的关于孕周及体重胎儿生长曲线）。

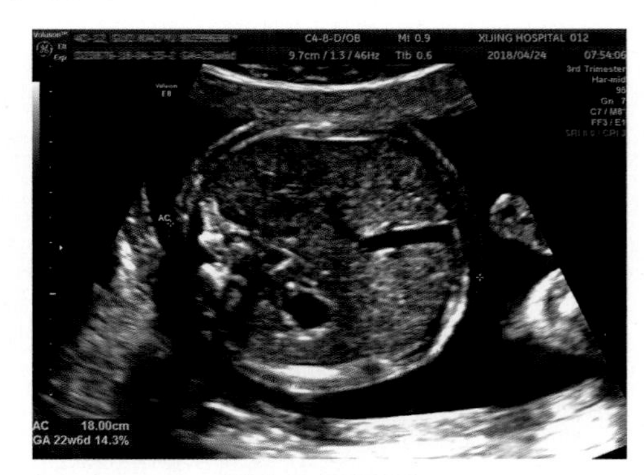

图 31-1-3 胎儿腹围测量

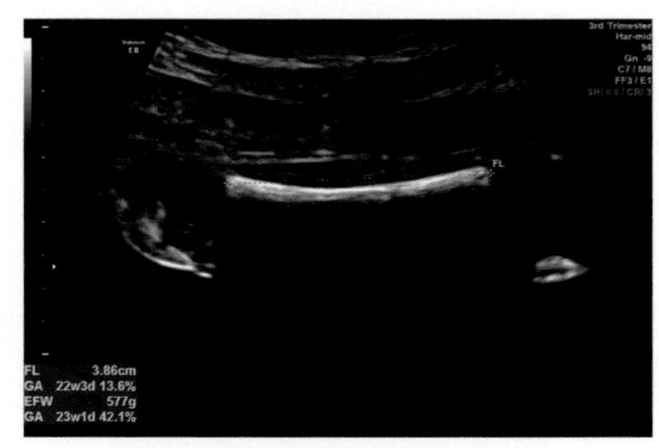

图 31-1-4 胎儿股骨长测量

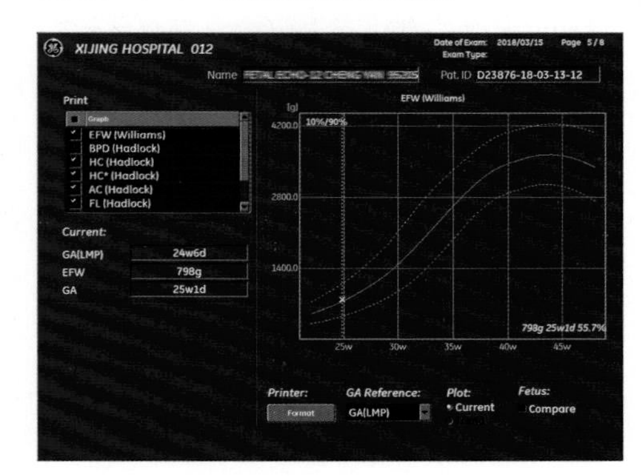

图 31-1-5 胎儿生长曲线

（王音 杨文娟 雷小莹）

第 2 节 胎儿宫内发育迟缓

胎儿宫内发育迟缓（intrauterine growth restriction, IUGR）又称胎儿生长受限（fetal growth restriction, FGR），即胎儿体重估计低于同胎龄儿平均体重的第 10 个百分位数或两个标准差，但母体病理因素及胎儿脐动脉或大脑中动脉多普勒超声异常是诊断的重要前提。胎儿宫内发育迟缓的发生因素包括母体因素、胎盘因素、脐带因素及胎儿因素，其中胎盘功能问题是最主要的原因。

一、病理解剖与病理生理

胎儿的生长发育与胎盘功能密切相关，各种高危因素会引起胎盘绒毛纤维蛋白沉积增加致绒毛发育不良、胎盘功能受损、胎盘血流灌注减低，这些都会导致胎儿缺血、缺氧，从而表现为胎儿宫内发育迟缓。母体因素包括母亲自身营养不良、妊娠高血压综合征、病毒、细菌感染所致炎症反应等；脐带过细、过长、扭转以及胎儿宫内胎粪污染等感染因素均会增加胎儿宫内发育迟缓的发生率。

胎儿缺氧时，为保证心、脑等重要脏器的供血，胎儿体内血流动力学发生改变，血流重新分布，脑血管阻力下降，而体循环呈收缩状态，即“脑保护效应”。缺氧进一步加重，脑血管代偿性舒张功能丧失，表现为脑血流量减少，脑血管阻力增加。胎儿循环也从一开始的代偿性变化发展到失代偿，心排量进一步降低，出现羊水量减少，胎动减少。

根据多普勒超声诊断胎儿宫内发育迟缓时的胎龄大小，可分为早发型和迟发型，后者泛指发生于妊娠晚期的胎儿宫内发育迟缓（一般妊娠周数≥ 32 周）。

二、超声特征

1. 生物指标测量

（1）匀称型胎儿宫内发育迟缓 匀称型胎儿宫内发育迟缓是从胚胎期开始发生的，胎头、胎体、四肢全身匀称型的生长受限，诊断标准为 HC、AC、FL 低于平均值的两倍标准差（M–2SD），HC/AC 比值正常，可确定。

（2）非匀称型胎儿宫内发育迟缓　非匀称型胎儿宫内发育迟缓在妊娠早期发育正常，到妊娠中晚期出现生长受限，常表现为胎头与躯干、四肢不相符合，出现非匀称型生长发育受限。诊断标准为 HC、AC、FL 低于平均值的两倍标准差（M–2SD），HC/AC（或 FL / AC）比值异常。

2. 彩色多普勒诊断指标

（1）子宫动脉血管阻力增高，搏动指数（PI）、阻力指数（RI）、收缩期血流与舒张期血流比值（S/D 值）均增高，舒张早期出现明显切迹（图 31–2–1）；

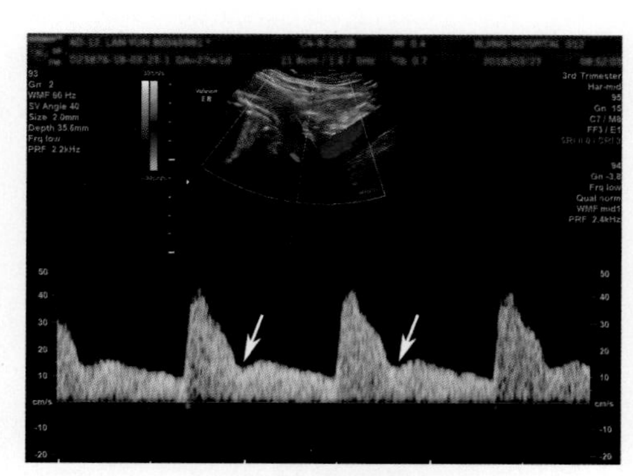

图 31–2–1　胎儿宫内发育迟缓
子宫动脉舒张早期出现切迹（箭头所示）

（2）脐动脉（UA）血流量减少，舒张末期血流量降低，血流参数改变，PI、RI、S/D 值均明显增高，当脐动脉出现舒张末期血流频谱消失或反向血流预示缺氧更为严重（图 31–2–2A）。

（3）脑部血管扩张，阻力降低，大脑中动脉（MCA）舒张末期血流速度增加，PI、RI、S/D 值均显著减低（图 31–2–2B）。

（4）静脉导管（DV）舒张期血流减少，静脉导管 a 波缺失或反向，静脉导管异常持续时间是预测 IUGR 不良预后的重要指标。

（5）脐静脉（UV）血流量减少。

（6）胎儿脑 – 胎盘率（CPR）异常对胎儿宫内发育迟缓的不良妊娠结果有预测作用（CPR= PIMCA/PIUA，CPR<1.08 为异常）。

应注意的是，仅通过测量子宫动脉、脐静脉诊断迟发型胎儿宫内发育迟缓意义不大，应联合 MCA、UV 及 CPR 帮助诊断并评估迟发型胎儿宫内发育迟缓预后。

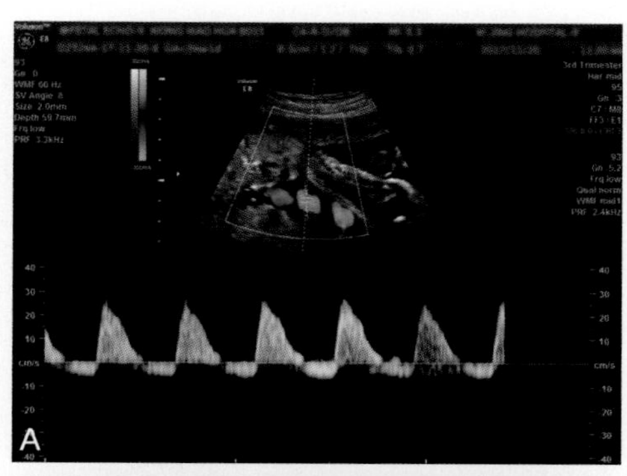

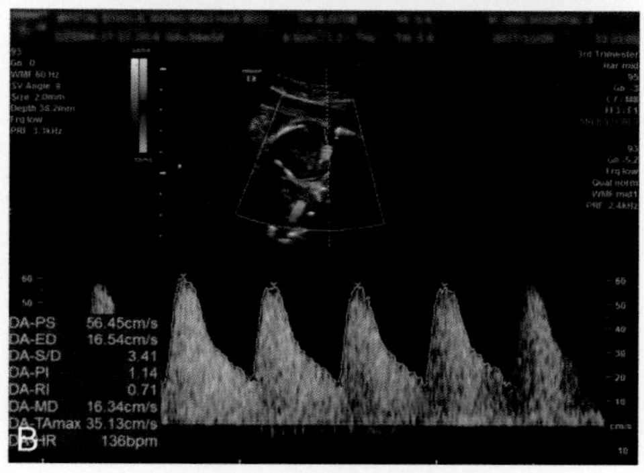

图 31–2–2　胎儿宫内发育迟缓
A. 频谱多普勒显示 UA 舒张末期血流反向；B. 频谱多普勒显示 MCA PI 值减低

3. 常合并羊水过少　IUGR 胎儿肾动脉血流量减少致胎儿排尿减少，从而导致羊水量少。

三、注意事项与鉴别诊断

一般来说，按照超声仪器测定估计胎儿体重，必须结合孕妇自身情况而定，如月经周期及早、中期各项生长指标测定对比，同时应根据具体孕周观察 2~3 周后对比胎儿各项生长指标测量值而定。

其他合并畸形，如胎儿腹裂、早期病毒感染等可发展为胎儿宫内发育迟缓；双胎输血综合征中供血儿出现胎儿宫内发育迟缓并羊水过少。

与小于胎龄儿（small for gestational age, SGA）的鉴别，健康胎儿的体重应该在均数的两个标准差内。当胎儿体重低于均数的两个标准差或低于第 10 百分位数时，则可能小于胎龄儿或胎儿宫内发育迟缓可疑。但胎儿宫内发育迟缓者多次超声评价可见生长速度降低；小于胎龄儿者生长速度稳定，无母体病理因素，MCA 和 UA 多普勒频谱正常。

四、遗传学

胎儿宫内发育迟缓有明显遗传倾向。13 三体、18 三体综合征中有 50% 胎儿合并 IUGR。

五、预后评估

胎儿宫内发育迟缓的围产期死亡率显著高于正常同孕龄的胎儿，可能出现新生儿窒息、低体温、低血糖、红细胞增多症，远期患心血管疾病、肥胖、糖尿病等风险增加。

（王音　杨文娟　雷小莹）

第 3 节　巨大胎儿

巨大胎儿（fetal macrosomia）是指胎儿明显大于孕周数，胎儿体重大于第 90 或 95 位百分位数，出生体重大于 4000~4500g，流行病学调查研究表明，巨大胎儿中 16%~18% 母亲患有糖尿病。

一、病理解剖与病理生理

巨大胎儿与孕周计算错误，母体妊娠期糖尿病，某些综合征及染色体异常有关。遗传方面如母亲体积大，巨大胎儿的风险会明显增高。

二、超声特征

通过测量胎儿生物学指标，估计胎儿体重，胎儿体重大于第 90 或 95 位百分位数，相关文献报道，通过单项测量腹围可预测巨大胎儿，腹围大于 37cm，巨大胎儿风险值约 37%，小于 35cm，风险值小于 1%。

单纯巨大胎儿的结构无明显异常，约 30% 伴有羊水过多，巨大胎儿合并母体妊娠期糖尿病者，常可见羊水过多，伴发的畸形包括尾部退化不良综合征，开放性神经管缺陷，多指（趾），单脐动脉等。

相关综合征可出现相应的超声表现。

三、注意事项与鉴别诊断

早期妊娠及早中期妊娠，超声估测胎儿大小与末次月经是否相符，是准确计算孕周的关键，也是诊断巨大胎儿的基础。

超声评估巨大胎儿后，应寻找各种综合征的典型表现，并询问父母亲身体状况，注意伴发畸形的正确诊断。

四、遗传学

12 号染色体短臂异常（12p 三体，12p 嵌合性四体），4p 三体，11p 三体，15p25 三体，22p13 染色体缺失，单倍体均与巨大胎儿相关。

索托综合征（Sotos syndrome）的临床表现为巨大胎儿，巨舌症，智力轻度障碍，牙齿早熟等。

Beckwith-Wiedeman 综合征的临床表现为巨大胎儿，巨舌症，肝大、脾大和耳畸形，部分病例出现腹壁缺失。

Simpson-Golabi-Behmel 综合征的临床表现为巨大儿、巨舌症，常合并骨骼系统发育异常(包括脊柱异常，多指、并指、足内翻等)，其中 50% 患儿合并心血管系统异常（包括动脉导管未闭，室间隔缺损，房间隔缺损等）及肾脏畸形。

五、预后评估

巨大胎儿的临床表现存在较大的差异，多数表现为智力正常，部分表现为智力轻度障碍或低下。一旦确诊，应行遗传学检查，再次妊娠时应行羊膜腔穿刺检查，如遗传学无明显异常，应注意随访，包括心脏、肾脏及脊柱畸形，部分综合征与儿童期肿瘤的发病相关。

（王云　雷小莹）

第 4 节　胎儿水肿

胎儿水肿（hydrops fetalis syndrome, HFS）是指胎儿软组织水肿及体腔内液体积聚过多，胎儿至少 1 处有体腔积液伴皮肤水肿（厚度 >5 mm），或者存在 2 个不同部位体腔液体的异常聚积。

一、病理解剖与病理生理

传统意义上将胎儿水肿分为两种：①免疫性水肿，通常指与母胎血型不合，由抗原抗体反应介导的红细胞溶血所致，仅占全部胎儿水肿的 12.7% 左右，其中除一些 ABO 血型不合外，Rh 血型不合较为常见。②非免疫性水肿是指排除免疫性水肿后，由多种病因所致，占全部胎儿水肿的 87.3%。目前，也有将胎儿水肿按贫血性及非贫血性分类。贫血性胎儿水肿包括胎儿免疫性疾病、血液系统疾病和宫内感染。②非贫血性胎儿水肿包括胎儿心脏疾病、胸部疾病、染色体异常、溶酶体贮积病、双胎输血综合征、泌尿生殖系统疾病、胎粪腹膜炎和内分泌疾病等。

由于胎儿微循环体液交换机制、血液循环系统等与成人存在较大的差异，胎儿水肿的病理生理机制有其自身特点，如①心血管畸形所致的胎儿水肿与右心房压力增高和液体超载有关，两者均导致了中心静脉压增高和心力衰竭。②双胎输血综合征所致受血胎儿水肿，目前认为胎盘存在血管交通支是导致双胎输血综合征、胎儿水肿的病理生理基础，双胎间血液分流使得受血胎儿负荷增高，进而产生中心静脉压增高。③ Turner 综合征胎儿由于淋巴系统发育异常导致回流障碍，过多液体聚积在皮肤等疏松组织。

二、超声特征

1. 水肿早期与体腔积液　水肿早期可表现为颈项透明层增厚及颈部水囊瘤。

体腔积液包括胸腔积液、腹腔积液、心包积液等，声像图表现为胸、腹腔及心包腔内片状无回声区，量多少不定，其中胸、腹腔积液是胎儿水肿最常见的超声表现（图 31-4-1）；当胸水量较大时可见肺脏受挤压，腹水量多时可见腹腔脏器呈漂浮状，腹围测值明显大于相应孕周的正常值范围。不同病因导致的水肿可表现为胎儿心脏增大及肝、脾大等超声特征。

2. 皮肤与其他表现　水肿（厚度 >5 mm），以胎儿头面部皮肤及腹壁软组织皮肤增厚明显，皮肤分离的低回声表现为双线征（图 31-4-2），甚至累及四肢；常合并胎盘水肿（厚度 ≥ 4cm）及羊水过多。

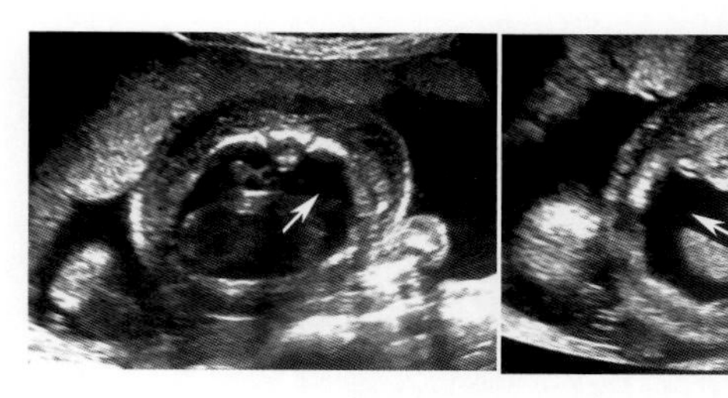

图 31-4-1　胎儿胸腔积液（短箭头所示），腹腔积液（长箭头所示）

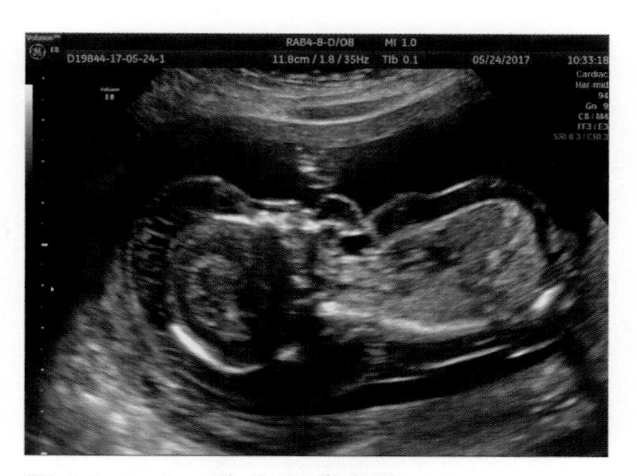

图 31-4-2　胎儿皮肤水肿

3. 血流动力学　表现为脐动脉血流阻力指数增高，舒张期血流消失或反向。

三、注意事项与鉴别诊断

需要注意胎儿水肿发展过程存在渐进性，应进行定期的超声复诊。不同病因引起的胎儿水肿，超声鉴别有一定的困难，应结合遗传学或其他实验室检查查找病因，根据病因进行针对性的宫内治疗及预后咨询。

注意与假性腹水鉴别。胎儿腹壁肌层低回声及腹壁皮下脂肪层低回声，易误诊为腹水，其与腹水的鉴别点在于前者不随腹腔内间隙分布，多位于肝镰状韧带、脐静脉和腹腔之外，而腹水分布随腹腔间隙形态不同而不同。

四、遗传学

非免疫性水肿与先天性代谢缺陷（如溶酶体贮积病）及 Noonan 综合征等遗传因素相关，非免疫性水肿胎儿都应行遗传学检测。对于反复发生胎儿水肿的患者，在排除免疫性贫血所致水肿后，要高度怀疑单基因病所致。

五、预后评估

胎儿水肿是胎儿各种疾病的终末状态，其预后与导致胎儿水肿的病因以及发生孕周有关。其中导致胎儿水肿的各种病因中心血管疾病的预后最佳，尤其是心律失常预后最好；染色体疾病因缺乏有效的治疗手段，预后差；胸部疾病、感染性疾病、特发性胎儿水肿的平均存活率较低，胸腹腔积液，特别是胸腔积液较多往往提示病情较重，需进行宫内干预及进行计划分娩。在胎儿有存活能力之前，无论何种病因导致胎儿水肿，预后多不良。

宫内干预可改善某些胎儿水肿的预后，但实施宫内干预前需要仔细评估相应指征，权衡干预对母胎可能带来的风险和益处。

（王音　雷小莹）

第5节　胎儿贫血

胎儿贫血（fetal anemia，FA）即胎儿血红蛋白（Hb）含量降低。正常胎儿 Hb5%~95% 参考值范围为 0.84~1.16MOM，Hb<0.84MOM 为轻度贫血，<0.65MOM 为中度贫血，<0.55MOM 为重度贫血。

一、病理解剖与病理生理

胎儿贫血包括同种异体免疫性贫血（Rh 同种免疫性溶血、A 或 B 同种免疫性贫血）、血红蛋白合成缺陷（血红蛋白 Bart 胎儿水肿综合征）、红细胞先天缺陷，病毒感染等。ABO 溶血病是母婴血型不合引起的胎儿、新生儿红细胞同种异体免疫性溶血，胎儿由父亲遗传而获得的血型抗原（母亲缺少该抗原）通过胎盘进入母体，刺激母体产生相应的免疫抗体，抗体又通过胎盘进入胎儿体内，抗原抗体相结合而引起患儿贫血。地中海贫血是血红蛋白的珠蛋白链合成减少或完全缺失所致的遗传性溶血。

因贫血胎儿血红蛋白含量降低，红细胞压积降低导致血流黏稠度下降及心输出量增加，使胎儿处于高循环动力动态，全身血流速度加快。由于贫血引起不同程度的胎儿缺氧，心脏负荷加重，出现心脏增大、心肌肥厚等表现，心功能也可能受到一定程度的损害。

二、超声特征

1. 二维声像图

（1）心胸比（cardio-thoracic ratio，CR）增大、心肌肥厚（图 31-5-1）心脏位于胸腔内，约占胸腔的 1/3，由于胎儿心脏与胸廓、肺脏随孕周同步增长，CR 值相对恒定。研究认为地中海贫血胎儿 12~19 周 CR>0.5、妊娠 20~25 周 CR>0.52。

（2）胎盘增厚或巨大胎盘。

2. 彩色多普勒

（1）MCA 血流峰速（MCA-PSV）明显增高，可预测 FA（图 31-5-1）。

MCA-PSV 参考值：1.0MOM 为正常妊娠平均值，>1.29MOM 为轻度贫血，>1.5MOM 为中度贫血，>1.55MOM 为重度贫血。

（2）重度贫血胎儿脐动脉 PI 明显降低。

（3）静脉导管管径扩张，前向血流速度加快，重型 α 地中海贫血表现为 DV 频谱 a 波流速增快，PI、RI 减低。

（4）二尖瓣瓣下、主动脉瓣瓣上血流速度增快。

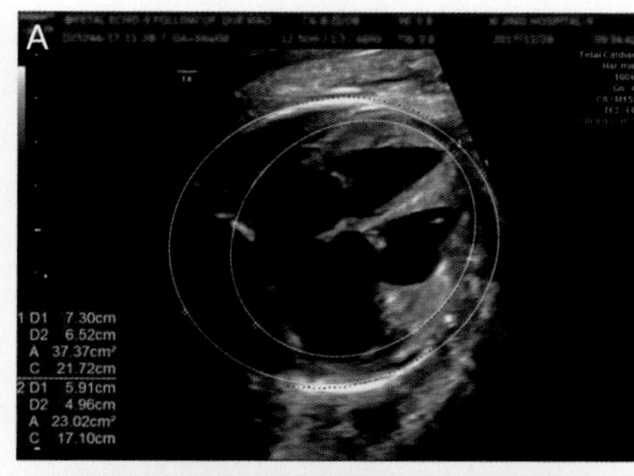
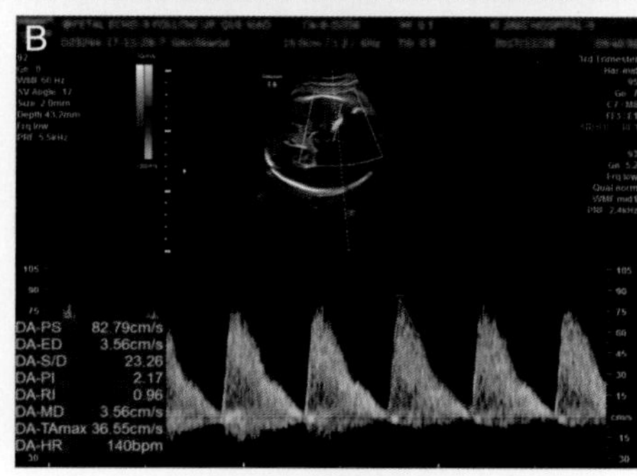

图 31-5-1 ＞妊娠 34 周胎儿贫血
A. 二维超声显示胎儿心胸比增大；B. 频谱多普勒显示胎儿 MCA-PSV 增高（>1.55MOM ）

三、注意事项与鉴别诊断

MCA-PSV 对胎儿红细胞同种异体免疫性贫血、地中海贫血、B19 病毒感染所致的胎儿贫血和双胎输血所致的胎儿贫血等诊断价值高，对于重度贫血的诊断可作为金标准。

四、预后评估

孕期发现胎儿心胸比增大、肝脾大、水肿及胎盘增厚等表现时，胎儿贫血往往非常严重。重度地中海贫血胎儿常于中期妊娠开始出现贫血、水肿、甚至死亡，孕期一旦确诊，建议早期干预。

（王音 杨文娟 雷小莹）

参考文献

[1] 谢红宁 . 妇产科超声诊断学 . 北京： 人民卫生出版社 , 2004

[2] 严英榴 , 杨秀雄 . 产前超声诊断学 . 2 版 . 北京：人民卫生出版社 , 2012

[3] 伍德沃德・肯尼迪・苏海尔 . 影像专家鉴别诊断 — 产科超声分册 . 张晶 , 译 . 北京： 人民军医出版社 , 2012

[4] 黛安娜・W・比安奇 . 胎儿学 . 李笑天 , 杨慧霞 , 译 . 北京： 人民卫生出版社 , 2012

[5] Salomon LJ, Alfirevic Z, Bilardo CM, et al. ISUOG practice guidelines: performance of first-trimester fetal ultrasound scan. Ultrasound Obstet Gynecol, 2013, 41(1):102–113

[6] 李胜利 . 对中国医师协会超声医师分会《产前超声检查指南 (2012)》的深入解读 . 中华医学超声杂志 (电子版), 2014, 11(4): 1–9

[7] Kurtz AB, Wapner RJ, Kurtz RJ. et al. Analysis of biparietal diameter as an accurate indicator of gestational age. J Clin Ultrasound, 1980, 8(4): 319–326

[8] Hadlock FP, Deter RL, Harrist RB, et al. Fetal head circumference: relation to menstrual age. AJR Am J Roentqenol,1982,138(4):649–653

[9] Hadlock FP, Deter RL, Harrist RB, et al. A date-independent predictor of intrauterine growth retardation: femur length/abdominal circumference ratio. Am J Roentqenol, 1983, 141(5): 979–984

[10] Merz E, Kim-Kem MS, Pehl S. Ultrasonic mensuration of fetal limb bones in the second and third trimesters. J Clin Ultrasound, 1987,15(3): 175–183

[11] Kady S, Gardosi J. Perinatal mortality and fetal growth restriction . Best Pract Res Clin Obstet Gynecol, 2004, 18(3): 397–410

[12] Vanlieferinghen S, Bernard JP, Salomon LJ, et al. Second trimester growth restriction and underlying fetal anomalies. Gynecol Obstet Fertil, 2014, 42(9): 567–571

[13] 罗艳红 , 陈怡 . 彩色多普勒超声对宫内发育迟缓胎儿动静脉的血流动力学研究 . 临床超声医学杂志 , 2011, 13(12): 831–833

[14] Doctor BA, ORiordan MA, Kirchner HL, et al. Perinatal correlates and neonatal outcomes of small for gestational age infants born at term gestation. Am J Obstet Gynecol, 2001, 185(3): 652–659

[15] Oros D, Figueras F, Cruz- Martinez R, et al. Longitudinal changes in uterine, umbilical and fetal cerebral doppler indices in late-onset small-for-gestational age fetuses. Ultrasound Obstet Gynecol, 2011, 37(2): 191–195

[16] Skoll MA, Sharland GK, Allan LD. Is the ultrasound definition of fluid collections in non-immune hydrops

fetal is helpful in defining the underlying cause or predictive outcome?. Ultrasound Obstet Gynecol, 1991, 1(5): 309–312

[17] Lee AJ. Bethune M. Hiscock RJ. Placental thickness in the second trimester: a pilot study to determine the normal range.J Ultrasound Med, 2012,31(2): 213–218

[18] 陈倩 . 胎儿水肿综合征的超声诊断及临床处理 . 中国实用妇科与产科杂志 , 2007, 23(5): 351–353

[19] 马四蕊 , 刘纯刚 . 胎儿水肿综合征的超声诊断 . 医学影像学杂志 , 2008, 18(8): 911–913

[20] Mari G, Hanif F, Kruger M, et al. Middle cerebral artery peak systolic velocity: a new Doppler parameter in the assessment of growth restricted fetuses. Ultrasound Obstet Gynecol, 2007, 29(3): 310–316

[21] Bigras JL，Suda K，Dahdah NS，et al. Cardiovascular evaluation of fetal anemia due to alloimmunization. Fetal Diagn Ther, 2008, 24(3): 197–202

[22] 李秋明 , 马小燕 , 葛群 , 等 . 妊娠 12-25 周超声诊断霞型 a- 地中海贫血胎儿 . 中国计划生育学杂志 , 2004, 107(9): 8–9

第 32 章
早期妊娠的常见异常

受精后 8 周（月经龄 10 周）的孕体称胚胎（妊娠 10 周之前称胚胎）；受精后 9 周（月经龄 11 周）起称胎儿（妊娠 10 周之后称胎儿），此时胎儿的器官形成已基本完成；早期妊娠是指妊娠 14 周 0 天前（包括妊娠 13^{+6} 周在内之前，即 11~13^{+6} 周）。染色体异常的胎儿在 13^{+6} 周前出现 NT 的增厚，而中期妊娠可消失或无表现。早期妊娠的胎儿超声检查非常必要，此期是筛查某些严重的胎儿结构畸形的重要时间段，可为临床提供较准确的相关信息。

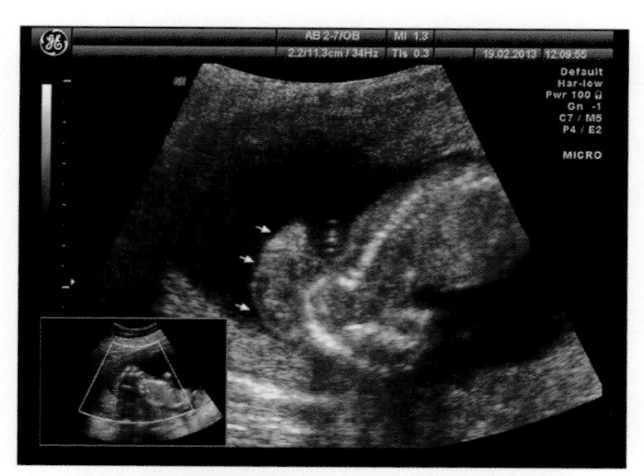

图 32-1　露脑畸形
颅骨光环消失、大脑组织脱出颅骨外（箭头所示）

一、超声检查目的

确定胎儿是否存活（活性）和宫内妊娠；准确的判断孕周；确定胎儿数目，如双胎或多胎妊娠，确定绒毛膜性与羊膜性；评价胎儿解剖结构的大体异常和非整倍体的风险，如颈项透明层增厚、三尖瓣反流及其程度等。

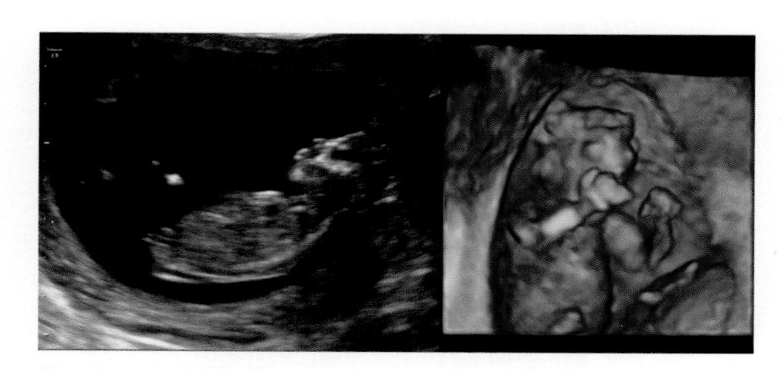

图 32-2　无脑儿
A. 声像图显示脑组织缺如，呈“蛙面”；B. 三维成像显示脑组织缺如

二、较易发现的常见畸形

早期妊娠发现的异常，均属严重的结构畸形，其预后差，难以生存，需要早期干预。

1. 露脑　声像图表现为正常的颅骨光环消失，大脑组织脱出颅骨外，不规则脑组织漂浮于羊水中（图 32-1）。

2. 无脑儿　未见颅骨光环显示，脑组织缺如，仅见少部分颅底部和不清晰面部结构显示，呈“蛙面”（图 32-2）。

3. 严重脑积水　颅骨光环内可见少许不清晰的脑组织，其余均为无回声区（图 32-3）。

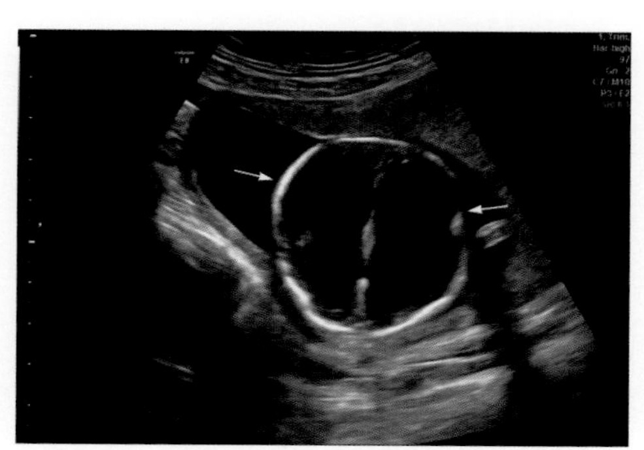

图 32-3　脑积水
双侧脑室增宽，呈无回声（箭头）

4. 全前脑　脑中线结构未显示，丘脑融合，

单一脑室等（图 32-4）；可同时合并面部结构异常，包括眶间距过窄，严重者独眼，鼻异常如塌鼻、无鼻、单孔鼻或喙鼻，中央性唇裂或腭裂等。

5. 腹裂 腹部可见肠管漂浮在羊水中，肠管回声强，未见包膜覆盖，不易看到缺损的腹壁缺口（图 32-5）。

6. 脐膨出 腹部有缺损，突出一包块，周围有包膜（图 32-6），需要注意与妊娠 11 周生理性中肠疝相鉴别，妊娠 12 周生理性中肠疝即消失。

7. 巨膀胱 11~13^{+6} 周膀胱纵径持续 ≥ 7mm，表现为下腹部巨大的液性暗区（图 32-7），常合并肾积水，与染色体异常有一定相关性。

8. 肢体 – 体壁综合征又称体蒂异常 严重的腹壁缺损，胎儿内脏大部分在腹腔外，内脏与胎盘紧贴（图 32-8），脐带极短，常有多器官畸形。

9. 胎儿水肿 超声表现为全身皮肤水肿、颈部水囊瘤（图 32-9）、胸水、腹水，与染色体异常有关。

10. 颈项透明层增厚及鼻骨缺失 颈项透明层是目前公认的与染色体异常关系最密切的指标之一，非整倍体染色体异常常表现为 N T 增厚

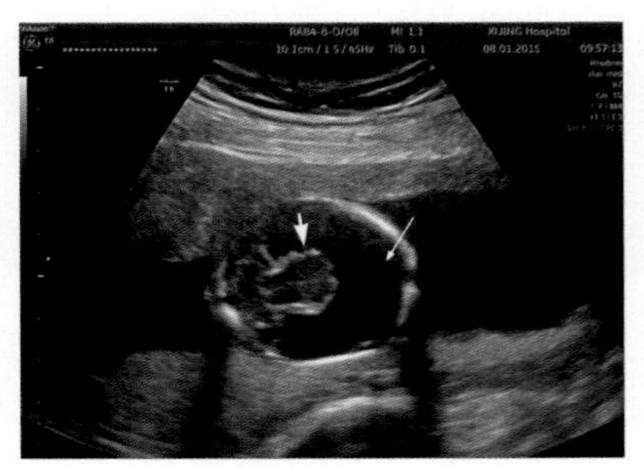

图 32-4 全前脑
丘脑融合（短箭头），单一脑室（长箭头）

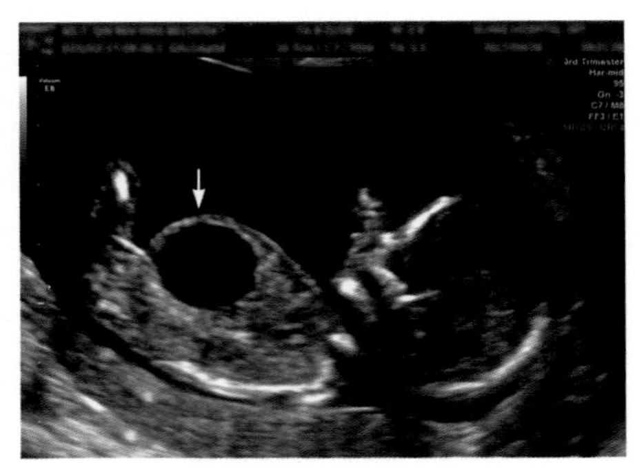

图 32-7 巨膀胱
下腹部巨大无回声（箭头所示）

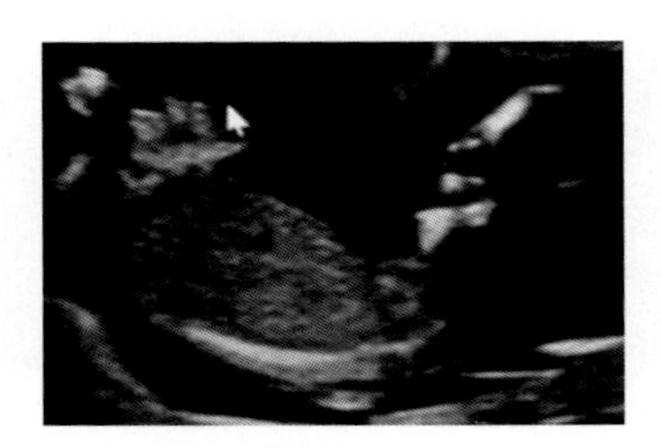

图 32-5 腹裂
肠管回声强，膨出腹部，未见包膜覆盖（箭头所示）

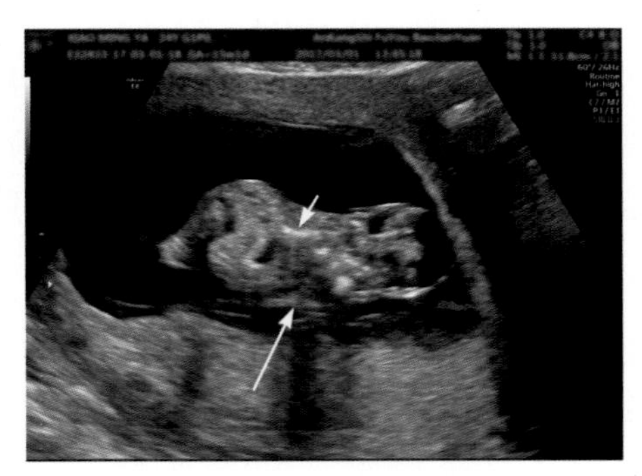

图 32-8 妊娠 12 周体蒂异常
脊柱弯曲明显（短箭头），内脏与胎盘紧贴（长箭头）

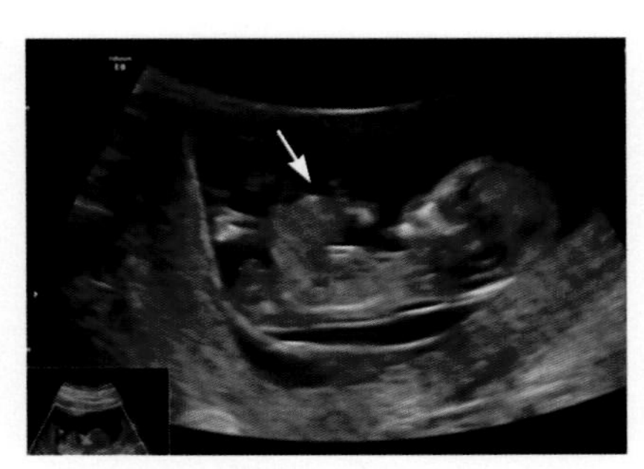

图 32-6 脐膨出
腹部突出一包块（箭头所示），周围有包膜

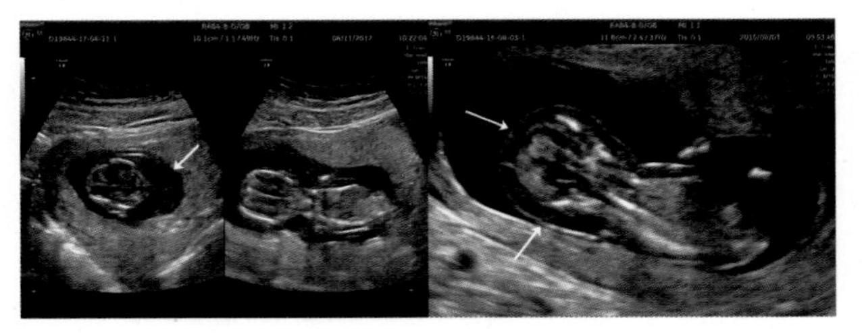

图 32-9 妊娠 14 周胎儿全身水肿伴颈部水囊瘤
A. 胎儿颈部水囊瘤（箭头）；B. 胎儿全身皮肤水肿（箭头）

（NT>2.5mm）；鼻骨缺失（图 32–10）表现为颜面部正中矢状切面和横切面均无显示鼻骨强回声，研究认为鼻骨缺失可使原有的 21– 三体风险增加 83 倍。

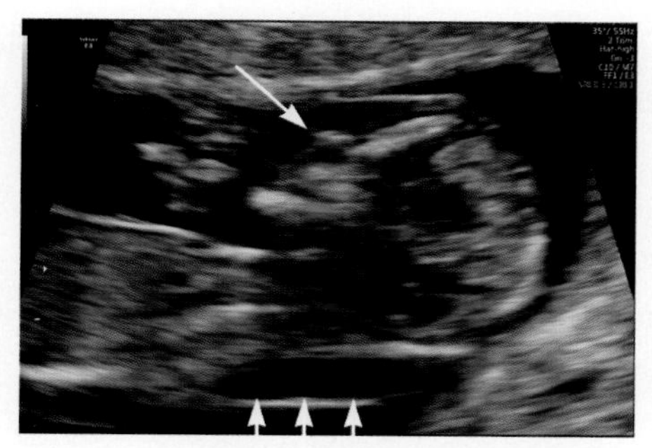

图 32–10　妊娠 13 周 NT 增厚伴鼻骨缺如
NT 明显增厚（短箭头），鼻骨强回声未显示（长箭头）

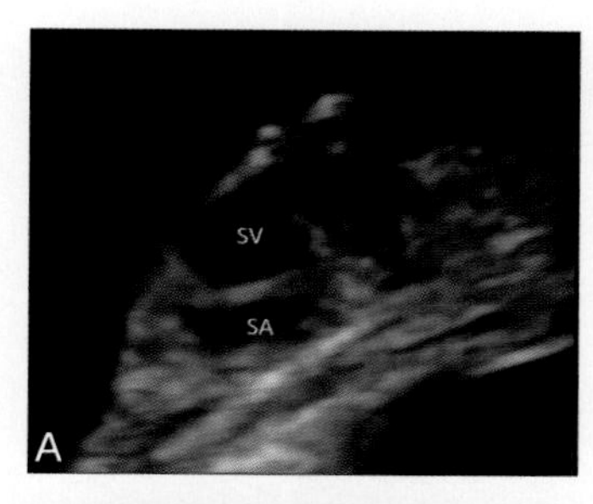

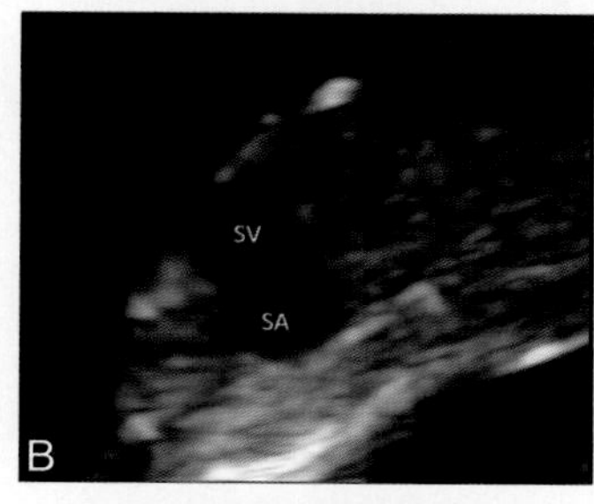

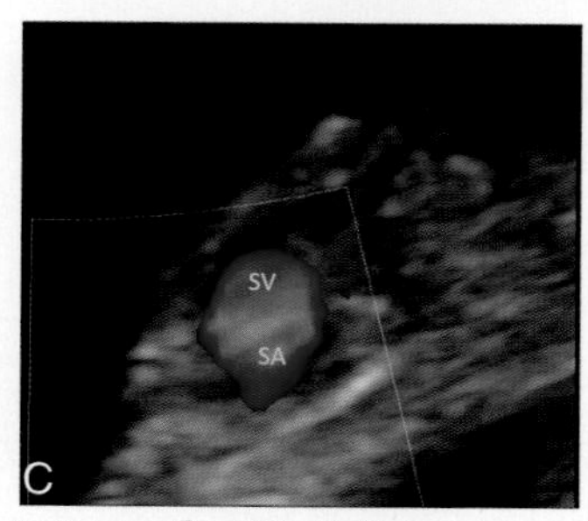

图 32–11　妊娠 13^{+3} 周胎儿共同流入型单心室、单心房的四腔心切面
超声显示无正常房间隔及室间隔结构，呈单心房、单心室。A. 为收缩期共同房室瓣关闭；B. 舒张期共同房室瓣开放；C. 为舒张期共同心房血流通过共同房室瓣进入共同心室

具有上述超声表现的胎儿均应做染色体检查（绒毛活检、羊水穿刺等）。

11. 异构和单心室　内脏异构综合征是指一类胚胎期内脏左右侧结构发育异常所导致的综合征，包括左侧异构及右侧异构综合征。多合并严重的器官畸形，预后不良。

多数妊娠 11~14 周可获得胎儿四腔心切面、主动脉与肺动脉交叉和三血管气管切面等，能够早期检出单心室及圆锥动脉干畸形等严重的心脏结构性畸形。

12. 肢体　早期妊娠可检出部分明显、严重的肢体异常，如一侧或双侧上（下）肢的缺失等（参见第 39 章相关章节）。

在胎儿超声系统筛查中，对肢体的要求仅限于检出上下肢是否缺失。

三、检查的重要性

国际妇产科超声学会推荐的早期妊娠胎儿超声筛查时间为妊娠 $11\sim13^{+6}$ 周，较国际公认的胎儿结构超声筛查时间（中期妊娠 18~24 周）提早了 7 个孕周，早期妊娠超声筛查严重结构畸形，为致死性胎儿畸形的孕妇提供较早的干预机会。目前，早期妊娠超声检查是产前诊断发展必然趋势，应注意以下问题：①标准化超声检查切面及测量非常重要，如：NT 厚度测量应在胎儿处于自然伸展姿势时检测，局部放大，测量 3 次取最大值；②早期妊娠超声筛查染色体异常的软指标主要有 NT 增厚、鼻骨缺如或发育不全、静脉导管 a 波消失或反向等，其中 NT 和鼻骨是重中之重；③超声检查发现异常，如静脉导管频谱异常、三尖瓣反流等均需要在妊娠 18~20 周复查或多次观察有无变化；④早期妊娠胎儿整体结构小、发育不完善，一些微小结构畸形不易显示，超声筛查常有一定难度，仅能筛查明显的严重胎儿畸形。

（王音　杨文娟　王云　雷小莹）

参考文献

[1] 王莉，吴青青，陈焰，等．标准化超声切面筛查 $11 \sim 13^{+6}$ 周胎儿结构畸形的临床意义．中华医学超声杂志(电子版), 2014, 11(1): 25–31

[2] 李胜利，文华轩．早孕期产前超声诊断进展．中华妇幼临床医学杂志(电子版), 2011, 7(4): 287–291

[3] 陈萍，孔慧敏．孕 12 周诊断胎儿全前脑一例．中国产前诊断杂志(电子版), 2011, 3(3): 51–52

[4] Sepulveda W, Dezerega V, MSc CB. First-trimester sonographic diagnosis of holoprosencephaly: Value of the "butterfly"sign. J Ultrasound Med, 2004, 23(6): 761–765

[5] 华琪琪，解左平，金社红，等．超声诊断胎儿 11-13^{+6}w 双胎胎儿巨膀胱畸形的临床价值．中国优生与遗传杂志，2017, 25(7): 130

[6] 陈琮瑛，李胜利，文华轩，等．胎儿鼻骨超声检查对唐氏综合征产前筛查的价值．中华医学超声杂志(电子版), 2010, 7(11): 1875–1882

[7] Nicolaides KH , Wegrzyn P. Fetal nuchal translucency thickness and risk for chromosomal defects. Ginekol Pol. 2005, 76(4): 257–63

[8] Kagan KO, Cicero S, Staboulidou I, et al. Fetal nasal bone in screening for trisomies 21, 18 and 13 and Turner syndrome at 11–13 weeks of gestation. Ultrasound Obstet Gynecol, 2009, 33: 259–264

第 33 章
中枢神经系统异常

中枢神经系统包括颅脑和脊髓，由神经管发育而来。妊娠 5 周胚胎三胚层内原条形成后逐渐分化形成神经板，神经板随后弯曲形成神经沟，妊娠 6 周神经沟折叠并融合形成神经管。神经管头侧 2/3 分化为颅脑，尾侧 1/3 分化为脊髓。神经管头侧的前神经孔先闭合，随后 2~3d 尾侧的后神经孔后闭合。

神经管腔形成脑室系统和中央管，神经管管壁增厚、折叠进而发育成大脑和脊髓。与此同时脑部前、中、后三个脑泡出现。因此，妊娠 6 周前胚胎受到损伤会造成前、后神经孔闭合失败，出现无脑畸形或脊柱裂等。妊娠 7 周开始大脑的三个初始脑泡进一步分化形成 5 个脑泡及各自部位的脑室系统，前脑泡发育成端脑和间脑，端脑继续发育成两侧的大脑半球及其内的侧脑室、纹状体、嗅球等；间脑继续发育成丘脑上部、丘脑、丘脑下部、松果体、乳头体及第三脑室等；中脑泡改变较少，仍为中脑，主要发育形成四叠体、红核、黑质及中脑导水管等，后脑泡发育成后脑和末脑，后脑继续发育成脑桥、左右小脑半球及小脑蚓部，末脑发育成延髓，两者共同形成第四脑室。妊娠 7 周末前胚胎发育受损将导致脑中线结构发育异常，主要有前脑无裂畸形及面部畸形，胼胝体发育不全。妊娠 8 周开始，大脑各结构的原基开始形成，随着妊娠进展，各原基继续生长发育移行等，完成脑部的复杂发育过程。妊娠 9~10 周，放射状神经胶质纤维发育，并从脑室表面延伸到大脑表面，神经元沿着这些纤维移行，按分层方式依次形成各大脑皮质。这一阶段受损可导致神经元移行紊乱和语言功能障碍，这类疾病在宫内很难识别和诊断，常常仅能凭家族史有高危因素来诊断。

脊髓由神经管尾侧部发育而来，神经管的后神经孔在受精后 26d 左右闭合，如此孔闭合失败，则会导致脊柱裂畸形，神经管尾侧闭合失败越早，脊柱裂发生部位越高越严重，预后越差。

第 1 节　脑室扩张和脑积水

脑室扩张（ventriculomegaly）是一种现象，包括各种原因所致及程度不同的脑室扩张，可由于脑脊液循环障碍或脑部发育异常所致；可单独存在，亦可伴有其他畸形，特别是常见与脑部畸形共存。一般在妊娠 14 周后逐渐发生，整个孕周侧脑室扩张不应超过 10mm。

脑积水（hydrocephalus ）各种原因所致脑脊液循环障碍或脑部发育异常所致，可与其他畸形并存，特别脑部畸形所致脑积液过多聚集在脑室系统内。常常为头围增大、双侧脑室扩大明显，超过 15mm 以上，伴有第三、四脑室扩张。

一、病理解剖与病理生理

脑室包括两侧侧脑室、第三脑室和第四脑室。由各脑室的脉络丛产生的脑脊液由侧脑室经室间孔进入第三脑室，又经中脑导水管流入第四脑室，通过第四脑室下角的正中孔和左、右外侧孔进入后颅窝池和蛛网膜下腔，最后经蛛网膜粒渗透到硬脑膜上矢状窦中，回流入血液循环。正常情况下脑脊液产生和回流是平衡的，脑脊液循环通路中任何环节出现问题，均可导致脑室扩张甚至脑积水，最常见的原因是中脑导水管狭窄，可因胎儿宫内病毒感染、常染色体隐性基因及 X 连锁隐性基因引起；脉络丛乳头状瘤可造成脑脊液产生过多等。单纯性轻度侧脑室扩张可能是环境因素造成脑损伤或发育异常的表现。

二、超声特征

1. 脑室扩张

（1）标准侧脑室横切面显示侧脑室增宽，远场区显示清楚，而近场区多次反射，脑组织回声增强，侧脑室结构不清。可在冠状位显示双侧脑室。

（2）一般通用标准为正常 <10mm，轻度扩张 10~12mm，中度扩张 13~15mm，重度扩张 >15mm（图 33–1–1）。

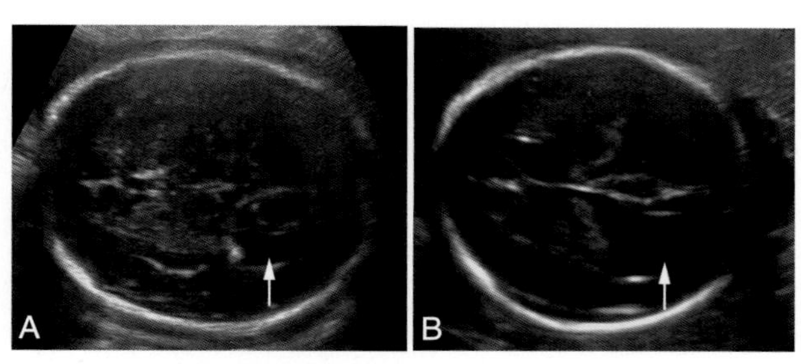

图 33–1–1　侧脑室声像图
A. 侧脑室增宽 10mm（箭头所示）；B. 侧脑室重度扩张（箭头所示）

2. 脑积水

（1）脑室重度扩张，>15mm 以上，伴有第三、第四脑室扩大，为脑积水。

（2）脉络丛悬挂征出现，脑中线偏移（图 33–1–2）。

（3）胎儿头围增大，明显大于腹围。

（4）脑室率增高，侧脑室平面 LVW/HW，即脑中线至侧脑室距离 / 中线至颅骨内缘距离比值，23 周后比值基本不变，约为 1/3，侧脑室扩张时大于正常值。

（5）严重脑积水者侧脑室极度扩张，大脑皮层变薄或消失，脑中线漂浮（图 33–1–3）。

（6）易合并脊柱裂、足内翻。

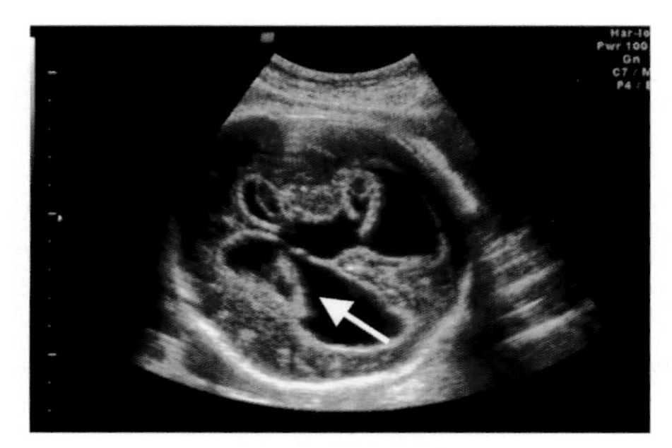

图 33–1–2　脑积水声像图
脉络丛悬挂征

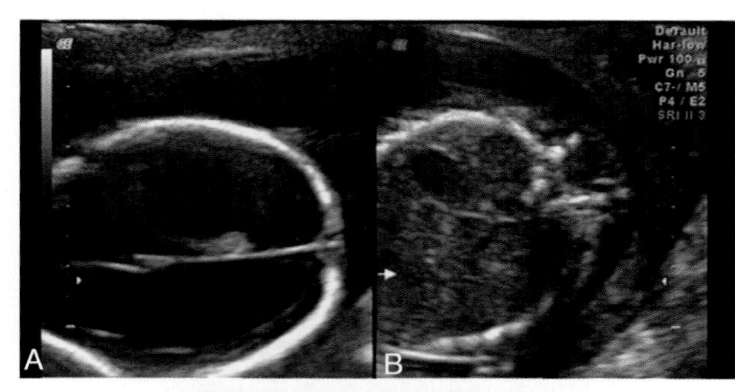

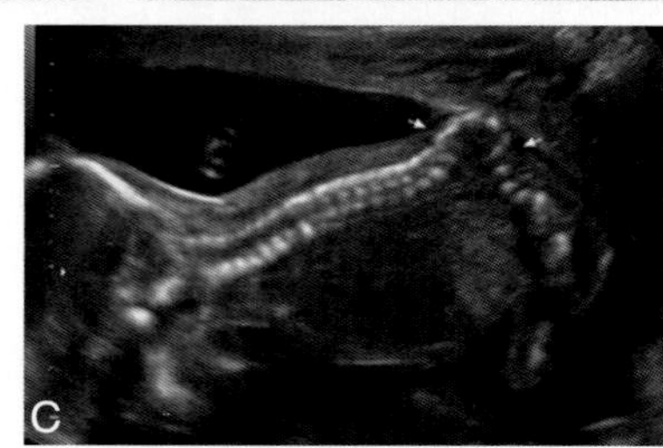

图 33–1–3　脑积水并脊柱裂
重度脑积水大脑皮层变薄（A、B 图），骶尾部脊柱裂（C 图箭头）

三、注意事项与鉴别诊断

1. 侧脑室检查　侧脑室横切面观察双侧脑室时通常远场区显示清楚，近场区呈多次反射，脑组织回声增强，侧脑室结构不清，此时应采用冠状切面进行验证。

2. 定期监测　当检测有脑室扩张时，应短期进行观察与测量。注意以下方面：①侧脑室扩张程度、脑中线结构是否存在异常；②妊娠中期侧脑室大于 8mm 时，应注意有无渐进性的变化，即缩小或增大，若有增大应建议磁共振及染色体检查，以排除合并其他畸形；③重度侧脑室增宽应观察第三、四脑室及脉络丛是否存在悬挂征，以排除脑积水；④同时监测胎儿双顶径和头围有无增大及其程度，以鉴别颅内其他部位有无结构异常。

侧脑室增宽程度的判断超声较准确，但侧脑室增宽最终并不一定都发展为脑积水，需注意颅内结构异常及其他系统畸形的排查，并进行综合的分析判断。

四、遗传学

若侧脑室直径 >15mm，则染色体非整倍体的发生率比例约为 15%，在轻度脑室扩张中染色体异常的发生率也很高。Robson 对 123 例确诊的轻度脑室扩张胎儿进行分析发现：15 例（12%）有染色体异常，28 例（23%）有神经管畸形，73 例（60%）有其他畸形。50 例（40%）孤立性脑室扩大，13 例终止妊娠，2 例宫内死亡。在 35 例孤立性脑室扩大的活产儿中，有 22 例在分娩前自愈。在余下的 13 例中，3 例到 2 岁时仍有严重的残疾（即 23% 在出生时仍有脑室扩大），1 例先天性巨细胞病毒（CMV）感染，1 例有胼胝体发育不全，1 例有严重的智力障碍但脑部没有其他结构性损伤。

关海兰等对 200 例患有胎儿侧脑室扩张畸形的胎儿进行染色体分析，正常核型 82 例，占 41%，异常核型 118 例，占 59%。118 例异常核型中，唐氏综合征最为常见，共 88 例，其中单纯型 68 例，易位型 20 例，18 三体综合征 19 例，其中单纯型 13 例，易位型 6 例。染色体结构异常 11 例。

此外，胎儿侧脑室增宽尤其是非孤立性的侧脑室增宽，染色体微阵列分析异常的检出率明显升高。李周洲等研究发现在 320 例染色体核型正常胎儿样本中，其中 12 例（6.7%,12/179）胎儿存在致病性拷贝数变异（copy number variations,CNVs）。致病性 CNVs 大小范围为 198 kb~8.71 Mb, 分别为 1q21.3q23.1 微缺失、2q37.3 微缺失、3p14.1p13 微缺失、6q25.3 微缺失、8q11.23 微重复、10q21.1 微缺失、15q11.2 微缺失、16p13.11p12.3 微重复、22q13.33 微重复、22q11.21 微重复（22q11 微重复综合征）以及 Xp21.1 微缺失。

西京医院总结 70 例胎儿脑室扩张胎儿染色体微阵列检测结果，在 9 例胎儿中检出致病性拷贝数变异，3 例胎儿中检出意义不明确、可能致病性拷贝数变异，1 例胎儿中检出意义不明确、可能致病的杂合性缺失（loss of heterozygosity，LOH）。70 例侧脑室增宽胎儿中重度非孤立性侧脑室增宽 6 例，致病性拷贝数变异 2 例（33.3%, 2/6）；重度孤立性侧脑室增宽 3 例，未检出致病性拷贝数变异，意义不明确、可能致病 CNVs 1 例（33.3%, 1/3）；轻度非孤立性侧脑室增宽 31 例，检出致病性拷贝数变异 6 例（19.4%, 6/31），意义不明确、可能致病性拷贝数变异 2 例（6.5%, 2/31）；轻度孤立性侧脑室增宽 30 例，检出致病性拷贝数变异 1 例（3.3%, 1/30），意义不明确、可能致病性拷贝数变异 1 例（3.3%, 1/30）。

X 连锁脑积水综合征是一种 X 连锁隐性遗传病，是遗传性脑积水最常见的类型，约占神经管缺陷症状脑积水男性患者的 1/4。*L1CAM* 基因突变是致病原因。

Walker-Warburg 综合征（WWS）与肌 – 眼 – 脑病（MEB）：WWS 综合征表现包括脑积水、无脑回、视网膜营养不良，有时有脑膨出。均由 O- 甘露糖化修饰通路基因突变所致（WWS 的 *POMT1* 基因与 MEB 的 *POMGNT1* 基因）。

索托氏综合征（Sotos syndrome）又称为儿童期巨脑畸形综合征，其主要特点为不同程度的智力不足及头围较大和特殊面容，CT 检查常见脑室扩大、脑萎缩、脑积水，亦可见第五脑室、中间帆腔、鞍背后斜和前囟骨缝。本病患儿在胎儿期即有过度生长情况，出生后身长的增加超过体重。研究表明有 90% 的索托氏综合征患者都有 *NSD1* 基因突变，2015 年 *Cell Reports* 上发表的一篇论文中报道，*APC2* 基因的突变也会引发和神经系统相关的索托氏综合征。

多小脑回畸形巨脑畸形脑积水（MPPH）综

合征患者表现为出生时巨头巨脑，出生后2年内继续迅速生长，常伴大脑双侧外侧裂多小脑回或脑积水。一半的患者有多指（趾）。MPPH综合征与*AKT3*，*CCND2*，或*PIK3R2*基因突变相关，呈常染色体显性遗传。

假性TORCH、I型神经纤维瘤病（NF1）、软骨发育不全、颅缝早闭综合征等患者偶尔会出现脑积水。

五、预后评估

胎儿单纯侧脑室扩张且小于15mm，染色体正常、无进行性加重且未合并其他畸形者，预后较好，出生后多数正常，但需要复查头部超声及磁共振检查。凡染色体正常的非严重的脑积水胎儿出生后大多智商正常，虽可以进行治疗，但远期预后不佳。严重脑积水预后极差，建议早期干预。

第2节　脑膨出

脑膨出（encephalocele）为颅骨缺损并伴有脑膜和脑组织从该处向外膨出，包括脑膜膨出（meningocele），像一个囊肿；脑膜脑膨出是指脑组织及表面的脑膜同时膨出，形成混合性包块。脑膨出发生率0.3‰~0.8‰。

一、病理解剖与病理生理

由于遗传、羊膜束带综合征、母体风疹病毒感染、糖尿病、高热、接触致畸物质等多种因素导致胚胎头端的神经管闭合不全，脑膜和脑组织从颅骨缺损处向外膨出形成一包块，膨出的表面绝大部分有皮肤覆盖，内容物为脑膜和脑组织、脑脊液，无分隔带。

从胎头额部起，沿颅顶中线至后枕部均可发生脑膨出（约85%），即脑枕部、额部及顶部等三个部位，其膨出大小可不同，内容物不同，预后则不同，均合并中枢神经异常或部分综合征。少数脑膨出发生在偏中线的其他部位。

二、超声特征

1. 典型表现

（1）约80%缺损处颅骨光带连续中断。①根据面部骨结构、脊柱位置及中线回声确定枕部、顶部或额部缺损，75%发生在枕部（图33-2-1）；②连续追踪观察偶可见脑或脑膜膨出在一定时间内消失或再度出现。

（2）当脑组织膨出时，呈不均质的低回声；大量脑组织膨出时，常导致小脑畸形；实时超声监测出现胎儿头部运动时，可见膨出的囊内脑脊液的晃动，并与脑室内脑脊液相通，脑室受牵拉变形，并移向病侧，内无分隔光带。

2. 检出时间

若出现头部较大且明显部位的脑膨出的表现，通常在妊娠13周即可明确诊断。

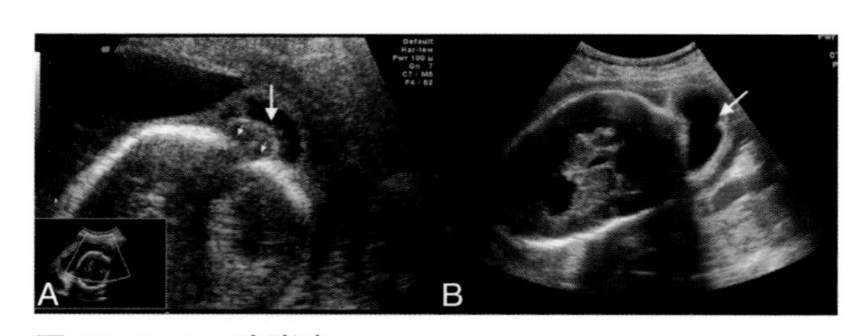

图33-2-1　脑膨出
A. 脑膜脑膨出，颅骨强回声环连续中断（箭头所示），枕后部囊性回声内出现膨出的脑组织结构；B. 单纯性脑膜膨出，显示无回声区内无脑组织结构（箭头所示），合并颅骨强回声环变形（柠檬头）

三、注意事项与鉴别诊断

颅骨缺损较小时，缺损处连续中断及包块超声常显示不明显，易出现漏诊。在诊断脑膜膨出时应注意颈部脑膜膨出与颈部水囊瘤、额部脑膜膨出与额部、鼻部的畸胎瘤鉴别。

颈部水囊瘤多表现为多房囊性肿块，内可见分隔光带，可合并全身皮肤水肿，而颅骨光环完整。畸胎瘤多为实质性肿块，肿块基底部较宽，内回声不均匀、杂乱，常见钙化回声。

四、遗传学

脑膨出是神经管缺陷常见的表现之一，一般认为是遗传因素和环境因素共同作用的结果。与神经管形成有关的调节基因，包括 *PAX* 家族、血小板衍生的生长因子受体 α 基因（*PDGFRA*）和叶酸及蛋氨酸代谢相关基因突变是脑膨出的危险因子。染色体异常，如 13 三体综合征与特纳综合征患儿也常表现为脑膨出。

美－格氏综合征（Meckel-Gruber 综合征）是一种罕见的致死性疾病，呈常染色体隐性遗传。该病预后很差，胎儿常发生宫内死亡，即使胎儿能发育到正常分娩，大部分也仅能存活数天到数周。临床表现脑膨出，小头，大脑、小脑发育不良或无脑；伴有 Arnold-Chiari 畸形的脑积水，前额低斜；小眼，腭裂，小下颌，耳歪斜、耳畸形；颈短，多指趾（多数为轴后多指趾），畸形足；多囊肾，肾发育不良；肝囊肿，胆小管增生性纤维变性；外生殖器和（或）内生殖器发育不良，男性隐睾。其他表现包括颅缝早闭、脑垂体缺如、虹膜缺损、心脏畸形、肺发育不良等。以枕部脑膜膨出、严重的多囊肾及多指趾（多数为轴后多指趾）为主要特征，三种畸形的检出率分别达到 100%、90% 和 83.3%。Meckel-Gruber 综合征具有高度的遗传异质性，目前已知的与该病相关的致病基因有：*MKS1*、*TMEM216*、*TMEM67*、*CEP290*、*RPGRIP1L*、*CC2D2A* 和 *NPHP3*，分别位于不同染色体上。

五、预后评估

脑膨出的预后与膨出的部位、大小、膨出脑组织的多少、染色体是否异常及合并其他畸形等有关。膨出脑组织越多，合并其他畸形越多或染色体异常者，其预后越差。脑膨出患儿 80% 以上有智力和神经系统功能障碍。

第 3 节　露脑畸形

露脑畸形（exencephaly）是指全颅骨或大部分颅骨缺失，脑组织直接暴露于羊水中，虽具有完整的脑组织和脑膜，但存在着脑组织发育异常。病因不明，是多因素致病，包括遗传、环境、致畸因子等。

一、病理解剖与病理生理

露脑畸形是前神经孔闭合失败所致，露脑畸形的脑组织紊乱、变性、变硬，脑的表面有脑膜覆盖，但无颅骨及皮肤。露脑畸形较无脑畸形少见，在妊娠早期，前神经孔未能正常关闭，妊娠 10 周时颅骨又未能钙化，因此造成颅骨缺失，脑组织浸泡在羊水中。

二、超声特征

颅骨光环消失，脑膜覆盖脑组织浸泡于羊水中（图 33-3-1），脑组织回声表面常不规则，正常脑内解剖结构分辨不清，脑内部组织结构紊乱，回声可增强，分布不均匀。

超声实时监测显示胎手碰触暴露在羊水中的脑组织，羊水无回声区浑浊，大量光点漂浮于羊水中；常伴羊水过多。

随着妊娠月份增长，胎儿脑组织越来越少，部分最终可无脑组织回声显示，呈无脑畸形；部分露脑畸形至妊娠足月仍无明显脑组织减少且脑内结构明显异常。

常合并脊柱裂或其他畸形。

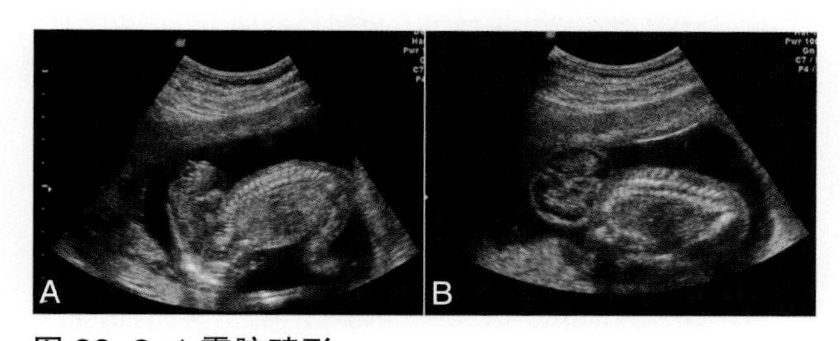

图 33-3-1 露脑畸形
A. 颅骨强回声环大部分缺失，脑组织裸露于羊水中；B. 枕部扫查可见脑组织完整的飘浮于羊水中

三、注意事项与鉴别诊断

露脑畸形在妊娠中期就可做出明确诊断。但露脑畸形需与巨大脑膨出和羊膜束带综合征鉴别。超声检查巨大脑膨出时可见大量脑组织浸泡在羊水中，膨出脑组织回声呈不规则形，脑膜覆盖膨出面较规则，但颅骨仍可显示。羊膜束带综合征超声可见脑组织暴露在羊水中，同时伴有面

裂、肢体异常等。

四、预后评估

露脑畸形预后极差，多数在出生后几小时内死亡。露脑畸形一经明确诊断，建议早期干预。

第 4 节　无脑畸形

无脑畸形（anencephaly）是神经管缺陷中最严重的一种类型，是指颅骨、双侧大脑半球及头皮缺失。病因不明确，一般认为与染色体畸形、基因突变、母亲糖尿病、缺乏叶酸等物质及摄入致畸药物有关。近几年妊娠前、后服用小剂量叶酸后，发病有所减少。

一、病理解剖与病理生理

无脑畸形是颅骨穹窿以上缺如，大脑半球、小脑及颅骨内面的皮肤均缺如。无脑畸形系前神经孔闭合失败所致，易合并有脊柱裂。

一般认为由于妊娠早期颅骨缺失导致露脑畸形，脑组织及软脑膜暴露于羊水中，加之胎动引起的机械摩擦、胎手搔扒脑部等，使软脑膜破裂，脑组织碎片脱离并漂浮于羊水中，脑组织逐渐减少，最终形成无脑畸形。

二、超声特征

颅骨光环完全缺失，无脑实质及脑中线（图 33-4-1）；面部无前额，仅见双眼眶、鼻和唇，呈“青蛙”面容（图 33-4-2）。妊娠 12 周即可发现。超声实时监测有时可见胎手碰触搔抓暴露于羊水中的脑组织。

可见“牛奶样羊水”，系脑组织碎片，脱落于羊水中，使羊水变“浑浊”，回声增强，大量点状回声于羊水无回声区中浮动（图 33-4-3）。

常合并脊柱裂、心血管、消化系统等其他系统畸形。

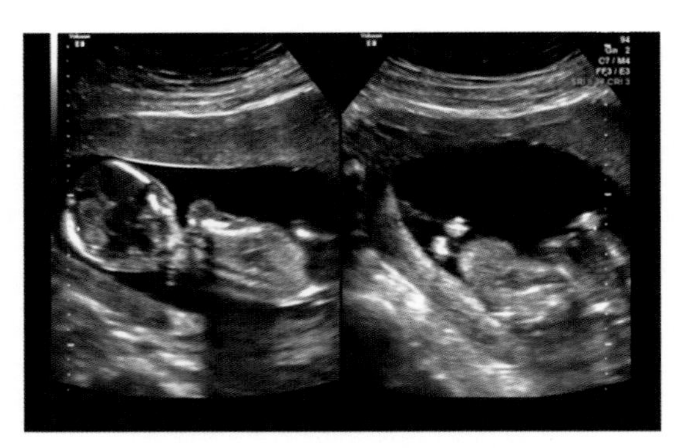

图 33-4-1　双胎之一无脑儿畸形超声图
A. 正常胎儿；B. 胎儿较小，颅骨强回声环消失，仅见颅底结构

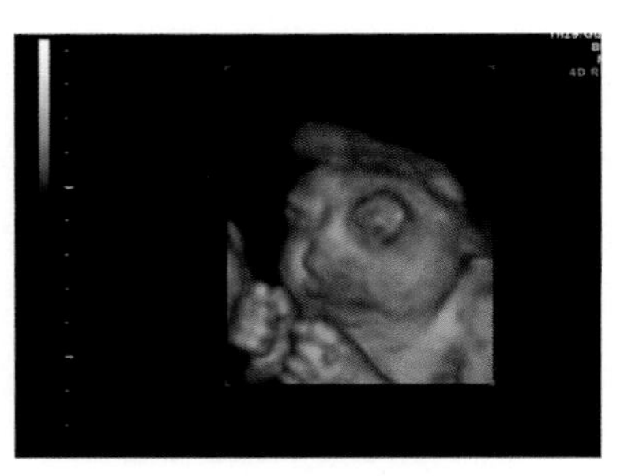

图 33-4-2　无脑儿四维成像
特征性面容“青蛙脸”，眼眶上方无前额

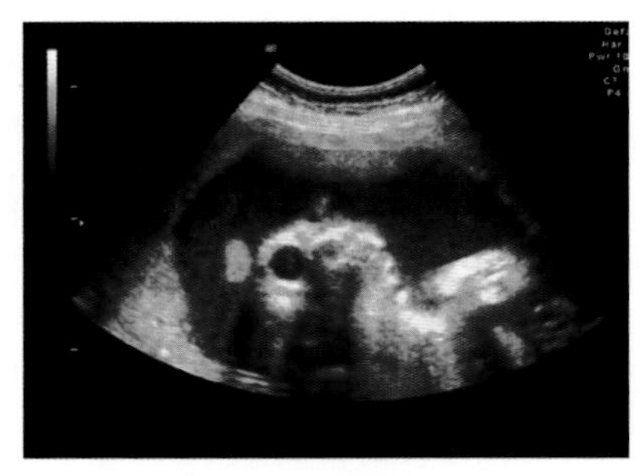

图 33-4-3　无脑畸形
特征性面容“青蛙脸”，眼眶上方无前额；羊水混浊，充满密集光点回声

三、注意事项与鉴别诊断

无脑畸形一般易与其他畸形鉴别而不易漏诊，但在妊娠 12 周之前由于颅骨没有骨化完全，诊断该畸形较困难。妊娠 12 周以后多数可以明确诊断，对不典型者可 2 周后复查以确诊。

当胎头位置极低，特别是妊娠晚期，胎儿向母体背部屈曲，腹部扫查可因看不清胎头结构而误诊为无脑儿，需要认真仔细观察。

四、遗传学

18 三体综合征与无脑儿有关。染色体结构异常，如 46,XX,inv（3）（p11q11）、46,X,del（X）（p22.1）、46,XX，del（13）（13q21.3）和 46,XX,del（8）（8p12）均有报道与无脑儿有关。

五、预后评估

无脑畸形预后极差，一般在出生后几小时内死亡。一经明确诊断，建议早期干预。

第 5 节　中脑导水管狭窄

中脑导水管狭窄（aqueductal stenosis）是指胎儿头部第三脑室与第四脑室之间相连接的导水管发生狭窄可造成梗阻性脑积水，约占先天性脑积水的 43%。

一、病理解剖与病理生理

原发性中脑导水管狭窄是形态结构上的发育畸形，有分叉、狭窄、横隔等，管壁不规则，引流不通畅。引起中脑导水管狭窄的原因包括：先天发育畸形、遗传性及宫内感染、出血等。获得性中脑导水管狭窄是由于宫内感染、脑室内出血和附近肿块的压迫等原因造成不同程度的狭窄。

由于脑脊液无法顺利通过中脑导水管进入第四脑室，造成梗阻上方的脑室系统，即第三脑室和双侧侧脑室扩张。

二、超声特征

双侧脑室及第三脑室扩张，扩张程度常较严重，呈进行性加重；脉络丛悬挂，大脑皮质受压变薄，头围增大等脑积水表现（图 33-5-1，图 33-5-2）；颅后窝及第四脑室显示正常。

三、注意事项与鉴别诊断

中脑导水管狭窄需与各种引起脑室扩张的疾病进行鉴别诊断，如交通性脑积水表现以蛛网膜下腔和第四脑室扩张为特点，第四脑室扩张常不明显，两者鉴别有一定困难。

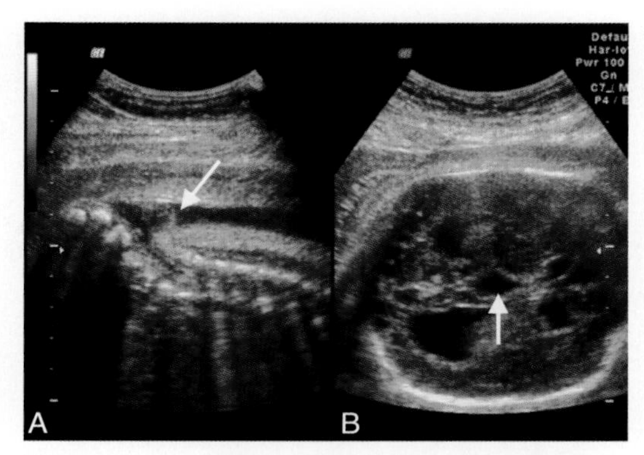

图 33-5-1　脊髓脊膜膨出并第三脑室增宽
A. 骶尾部脊柱裂伴脊髓脊膜膨出（箭头所示）；B. 侧脑室增宽合并第三脑室增宽（箭头所示）呈“草莓头”，大脑皮质受压变薄

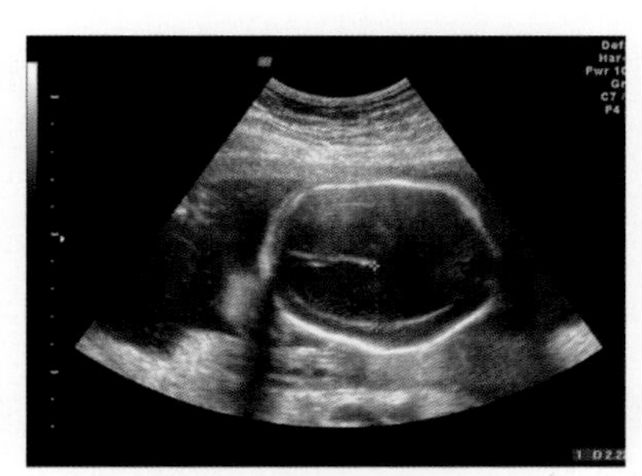

图 33-5-2　重度脑积水

四、遗传学

参见脑室扩张和脑积水。

五、预后评估

部分的胎儿死于宫内或新生儿早期。产后若及时治疗，引流脑脊液，可大大降低死亡率，大部分婴幼儿智力发育正常。对于继续妊娠者，需定期随访脑室扩张的程度，若无明显进行性加重，绝大部分预后一般较好。

第 6 节　水　脑

水脑（hydranencephaly）是指颅腔内未见双侧大脑半球及大脑镰，仅见脑干和小脑，颅腔内被脑脊液所充满。

一、病理解剖与病理生理

水脑是由于胎儿发育异常，以颈部动脉发育

不良为主，或孕妇体内感染影响到胎儿，致胎儿颈内动脉发育异常、分支细小、闭塞、缺如而引起的大脑半球脑组织及大脑镰缺血、坏死、消失，最终形成水脑。约 1% 的脑积水患儿最终会演变成水脑。水脑胎儿大脑半球受到严重破坏，脑干存在而丘脑和小脑变小，无明显脑皮层组织。

二、超声特征

1. 典型表现

（1）头围较同孕周增大，颅内为一巨大的无回声区，无大脑组织及脑中线结构；非典型性水脑，可见部分残留枕叶脑组织及少许脑中线。

（2）脑干常突入颅内无回声区内。

（3）彩色多普勒无法显示颅内大脑动脉。

2. 合并畸形 常合并有羊水过多。

三、注意事项与鉴别诊断

水脑易与严重脑积水、孔洞脑、无叶全前脑混淆。①严重脑积水，可见部分脑中线，脑干，未见小脑突入脑脊液无回声区内，额叶皮层多能显示；②无叶全前脑，可见丘脑融合；③孔洞脑，可显示残余的大脑皮层组织回声。

四、遗传学

参见脑室扩张和脑积水。

五、预后评估

水脑预后极差，多数患儿出生后即死亡。一旦确定诊断建议早期干预。

第 7 节　孔洞脑

孔洞脑（porencephaly）亦称脑穿通、先天性脑裂等，是由于脑白质软化、坏死，致使脑实质内有囊腔，囊腔内充满脑脊液。该囊腔可与脑室系统及蛛网膜下腔相通或不相通。

一、病理解剖与病理生理

孔洞脑是指在胚胎发育早期，大脑皮层细胞未向预定部位移行，大脑的灰质和白质未发育造成缺失，致使大脑裂开，无脑中线，蛛网膜下腔填充了这部分空隙。通常在大脑裂处，呈形态规则、全层裂开的多孔状囊腔，常伴有胼胝体及透明隔腔缺失、发育不良等。

孔洞脑分为两型，即真性孔洞脑和假性孔洞脑。

1. 真性孔洞脑 真性孔洞脑是指脑发育异常，胚胎 6 周前大脑皮层细胞未向预定部位移行，造成局部灰质和白质缺失，由蛛网膜下腔填充，病灶常在大脑裂处，形态对称，呈多孔的囊腔。

2. 假性孔洞脑 假性孔洞脑是指各种原因，如血管性、感染性、缺血性、创伤性等引起的脑实质受损，造成局部脑实质破坏，形成局部脑白质软化、坏死和液化。多数为单侧囊腔，在病变范围内可有炎性改变或缺血性损伤表现。

二、超声特征

真性孔洞脑的双侧大脑半球皮层对称性裂开，边界清晰；与脑室系统及蛛网膜下腔相通，偶可见单侧不对称囊腔；常伴有脑室扩张、透明隔腔缺失、胼胝体缺失或伴有其他部位的脑结构异常（图 33-7-1）。

假性孔洞脑常见单侧不对称囊腔，大小不一，形态不规则，边缘不光整，无囊壁显示；囊腔可发生于大脑实质任何部位；囊腔发生坏死时，可向皮层表面发展或累及蛛网膜下腔（图 33-7-2）。

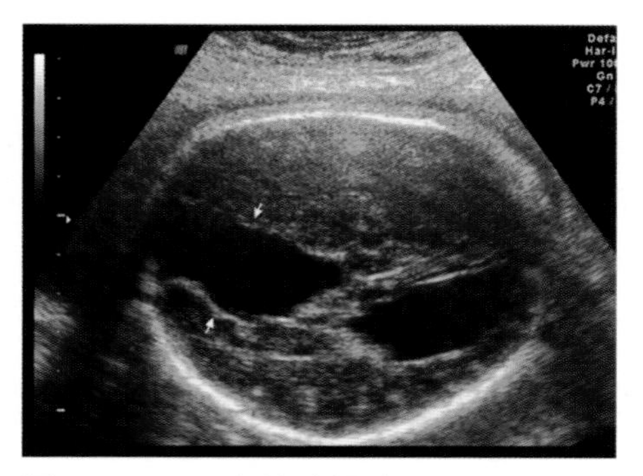

图 33-7-1　真性孔洞脑
脑中线近颅骨侧可见形态较规则的囊性无回声区（箭头所示），边界清晰，伴侧脑室扩张

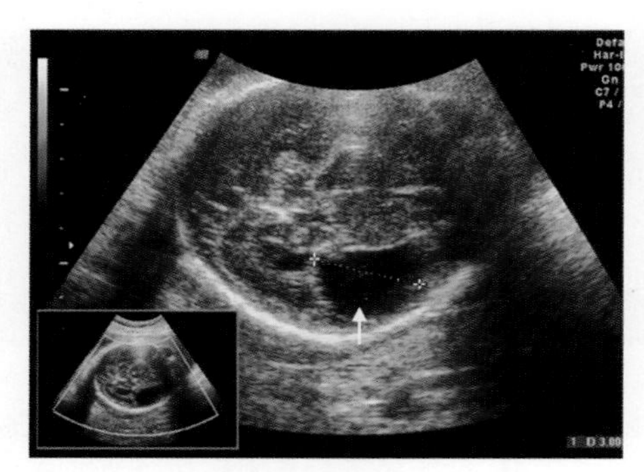

图 33-7-2　孔洞脑
不规则无回声区与侧脑室相通（箭头所示）

三、注意事项与鉴别诊断

颅内出血是引起孔洞脑的病因之一，但不是所有的颅内出血均发生孔洞脑。

形态规则的孔洞脑易与单纯不对称蛛网膜囊肿相混淆，蛛网膜囊肿多呈圆形，当囊肿压迫周围脑组织引起脑脊液循环受阻时可出现脑室扩张，但囊肿与脑室不通。

中线部位的孔洞脑可见双侧脑室贯通，中线结构消失，与全前脑表现相似。全前脑可见丘脑融合及面部相应异常表现。

四、预后评估

孔洞脑预后很差，出生后大部分为白痴或痴呆患儿，同时伴有严重的神经系统障碍。对妊娠早至中期确诊为孔洞脑的胎儿，建议早期干预，近足月妊娠发现者应避免剖宫产。

第 8 节　全前脑畸形

全前脑畸形（holoprosencephaly）是由于前脑完全未分裂或部分分化不全引起的一系列异常，常涉及多处颜面异常，如喙鼻、眼眶融合等。

一、病理解剖与病理生理

全前脑与染色体异常密切相关，系严重脑畸形。在胚胎发育过程中，前脑是三个脑泡中靠近面部的一个，后期发育为大脑半球和间脑结构，其中部分间质组织发育为面部、前额、鼻、眼眶间组织及上唇。若发生异常则脑和面部均出现畸形。

1. 分型　根据前脑分裂程度不同分为 3 种类型（图 33-8-1）

（1）无叶全前脑　前脑完全未分裂，单个脑室，无侧脑室分化；丘脑融合伴胼胝体、第三脑室等结构缺失。

（2）半叶全前脑　前脑完全旋转，存在脑室周围大脑皮层组织，单个脑室，两侧后角和下角分化可辨识，前方互相通连。

（3）叶状全前脑　大脑半球及双侧脑室分化良好；存在脑室周围大脑皮层组织，但部分结构融合，如侧脑室前角融合，透明隔缺失。

2. 颜面异常　多见喙鼻、眼眶过窄或融合，单鼻孔、鼻骨缺失、无鼻、唇裂等常见。

二、超声特征

1. 无叶全前脑　横切面显示：新月形单个扩张的原始脑室，脑室无前后角分化，无脑中线结构；融合的丘脑位于颅底部，无透明隔腔、第三脑室、无胼胝体等结构，周围脑组织皮层极薄，无裂隙分化（图 33-8-2，图 33-8-3）。

2. 半叶全前脑　与无叶全前脑表现相似，丘

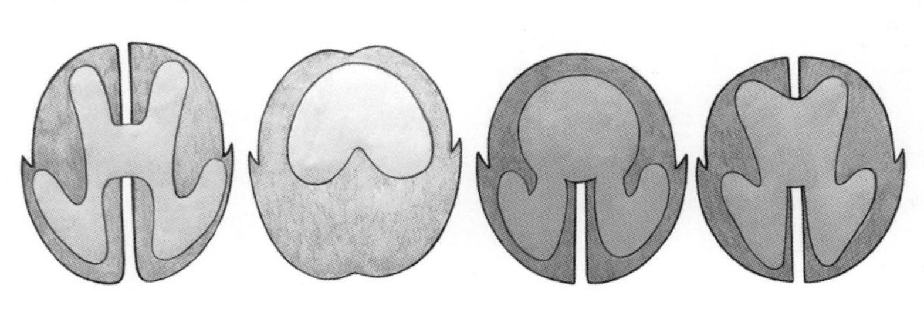

图 33-8-1　全前脑分型示意图

脑部分融合，存在部分脑中线结构，可见大脑半球裂隙（图 33-8-4）。

3. 叶状全前脑 侧脑室前角平展，通连，无透明隔腔及胼胝体发育（图 33-8-4）。

4. 合并畸形（图 33-8-5）

（1）眶间距过窄，正常眶内距 / 眶外距约 1/3，小于此值者为眶距过窄，极端者为独眼单眼球，亦可两个眼球位于同一眼眶内。

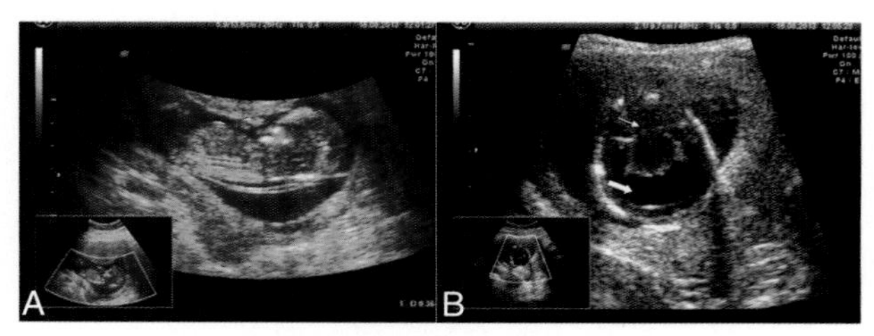

图 33-8-2 妊娠 13 周无叶全前脑
A. 胎儿颈项透明层明显增厚，鼻骨显示不清；B. 同一胎儿，横切面可见单一脑室（粗箭头所示），完全融合的丘脑（细箭头所示），单一脑室外侧可见压缩的大脑皮层，无中央裂分化

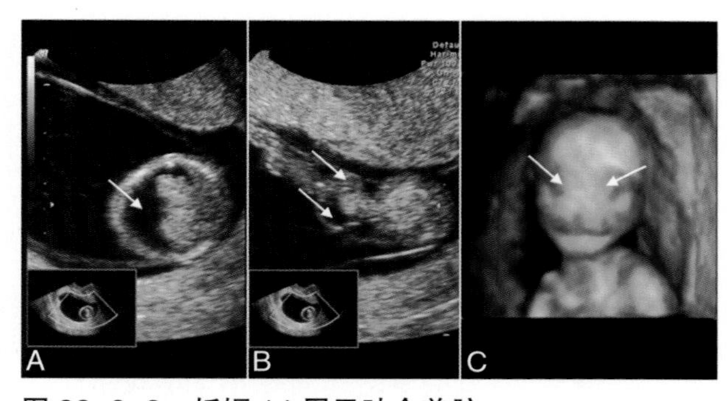

图 33-8-3 妊娠 14 周无叶全前脑
A. 单一脑室（箭头所示），无脑中线；B. 合并小型脐膨出，内容物为肠管（箭头所示）；C. 颜面部三维重建显示眼距明显增宽（箭头所示）

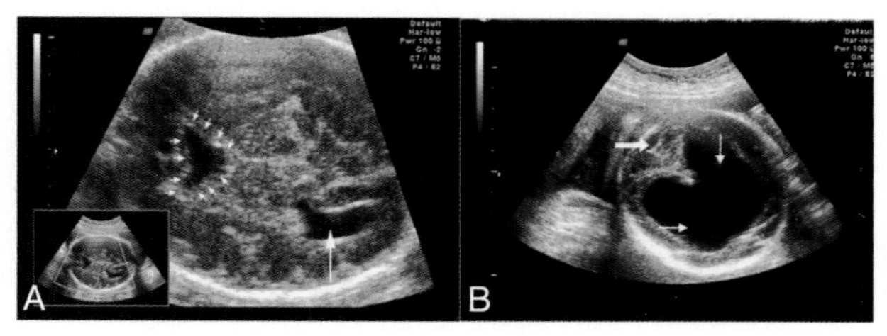

图 33-8-4 全前脑
A. 妊娠 24 周叶状全前脑，前角扁平融合（短箭头），后角分化较好（长箭头），透明隔腔消失，大脑中央裂可见；B. 妊娠 25 周半叶全前脑，单一脑室，后角分化（细箭头），无脑中线显示，枕部可见小脑（粗箭头）

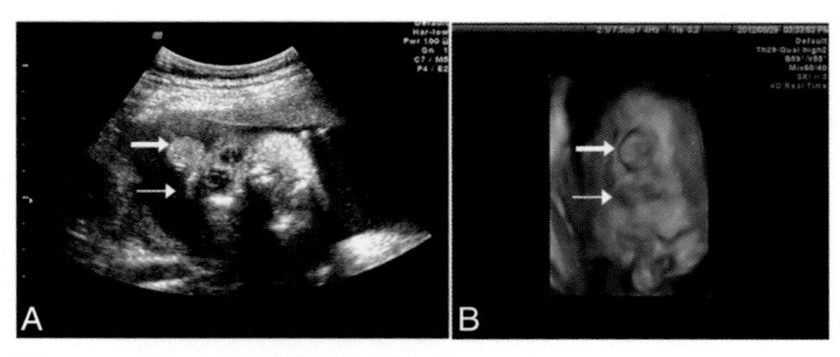

图 33-8-5 全前脑颜面异常
A. 眼距过近（细箭头），其上可见喙鼻的条状软组织（粗箭头）；B. 三维重建，可见眼距过近（细箭头）和喙鼻（粗箭头）

（2）鼻异常，包括无鼻、单鼻孔、鼻骨缺失及喙鼻。喙鼻是一软组织突起，位于眼眶距极窄或独眼的眼眶上方，无鼻骨强回声结构，眼与唇之间无正常鼻结构。

（3）中央型唇腭裂。

（4）其他异常，如六指、脐膨出、足内翻、心血管异常、单脐动脉等。

三、注意事项与鉴别诊断

1. 无叶全前脑与脑积水和水脑畸形 无叶全前脑通常超声特征明显，但有时与严重脑积水和水脑畸形难以鉴别。两者区别：①严重脑积水，表现为大脑皮层极薄，脑中线清晰且漂浮，丘脑因第三脑室扩张而被分开，无特殊面部异常改变。②水脑畸形，表现为无脑中线结构显示及颜面异常改变，无明显丘脑融合。

2. 半叶及叶状全前脑与单纯性胼胝体缺失 全前脑是侧脑室前角融合伴透明隔腔缺失以及胼胝体缺失；后者是侧脑室后角扩张，前角狭窄呈泪滴状侧脑室，透明隔缺失。

四、遗传学

全前脑通常合并其他部分畸形，合并的畸形越多，染色体异常的概率越高，13 三体综合征最常见，18 三体综合征，15 三体综合征及 21q22.3 和 7q36 缺失等一些病例亦有该临床表现。

常染色体显性遗传的全前脑畸形的遗传特征为不完全外显及家系内高度变异性，相关的最常见基因为 *SHH*，37% 常染色体显性遗传的家系中检出此基因突变。

Pallister-Hall 综合征为常染色体显性疾病，位于 7p13 上的 *GLI13* 基因突变是此病的病因。表现为脑垂体不发育或发育不良；全垂体机能减退。

Smith-Lemli-Opitz（SLO）综合征是因先天胆固醇合成障碍造成的多发畸形综合征，属常染色体隐性遗传，相关致病基因为 *DHCR7*；也称小头 – 小颌 – 并趾综合征或致死性多发先天畸形综合征。该综合征少见，可依靠检测血中 7–脱氢胆固醇水平排除 SLO 综合征。

五、预后评估

无叶和半叶全前脑预后差，生后即刻死亡或一个月内死亡，极少数幸存者均伴严重智力异常。叶状全前脑长期生存者伴明显智力障碍。任何孕期一旦确定诊断，建议早期干预。

叶状全前脑超声检查不易明确诊断，建议 MRI 检查以确诊。

第 9 节　丹迪 – 沃克畸形

丹迪 – 沃克畸形（Dandy-Walker 畸形）是指小脑蚓部结构完全或部分缺失的一组小脑蚓部发育不全，伴第四脑室和后颅窝池扩张的神经管畸形。目前认为病因是多样性和非特异性的，包括隐性遗传综合征、常染色体异常，或某些致畸因素所致，如风疹病毒、巨细胞病毒、酒精、糖尿病等。发病率为 1/35 000~1/25 000。

一、病理解剖与病理生理

小脑蚓部位于第四脑室与小脑延髓池之间，小脑发育期间，小脑蚓部是从头侧向尾部发育，小脑上蚓部先发育完全，下蚓部到妊娠 19 周后才发育完全。此期间丹迪 – 沃克畸形及变异可发生。

小脑蚓部发育不全包括：①完全性，蚓部完全缺如；②部分性，蚓部部分缺失，剩余部分结构容积正常。部分性蚓部发育不全多为小脑下蚓部发育不全。

小脑蚓部发育不全可为独立的畸形或丹迪 – 沃克畸形的组成部分。可有第四脑室扩张或与第四脑室相通。常有小脑幕的抬高、小脑半球小、蚓部缺失。

二、超声特征

Dandy-Walker 畸形及 Dandy-Walker 变异畸形可见小脑蚓部完全性或部分性缺失，双小脑半球分开（图 33–9–1）；第四脑室扩张及后颅窝池增宽，≥ 10mm 且两者相通（图 33–9–1）；部分可伴有侧脑室扩张；可合并其他部位的中枢神经系统异常和其他系统的畸形，如胼胝体缺失、中脑导水管狭窄、小头畸形、脑膨出、多囊肾、室间隔缺损、面部畸形等。

三、注意事项与鉴别诊断

妊娠 19 周前，由于小脑蚓部尚未发育完全而不能进行该畸形的诊断。部分正常的胎儿，后颅窝池可略宽大，但小脑蚓部和脑室系统显示正常，后颅窝池与第四脑室不相通（图 33–9–2）。

该畸形易与后颅窝蛛网膜囊肿相混淆，当蛛网膜囊肿较大占据整个后颅窝池并压迫小脑时两者不宜鉴别。

但小脑蚓部发育不全产前超声检查易造成误诊，建议结合 MRI 检查综合分析以明确诊断。

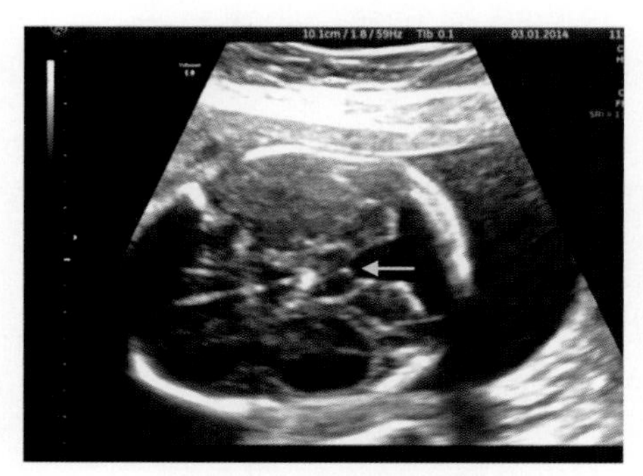

图 33–9–1　Dandy-Walker 畸形
小脑半球向两侧分开，蚓部未显示，第四脑室与后颅窝池相通（箭头所示）

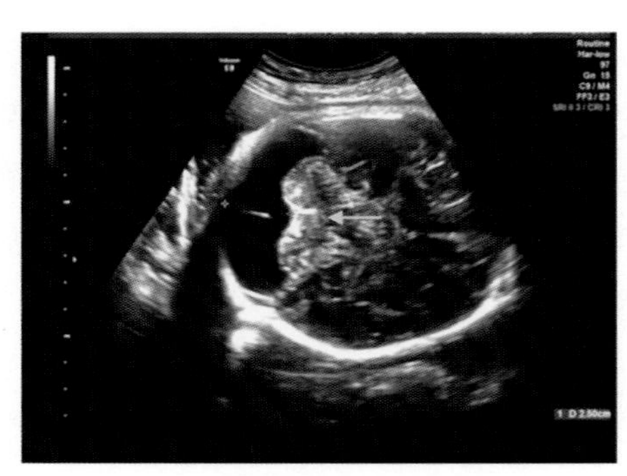

图 33-9-2 单纯性后颅窝池增宽
可见小脑蚓部（箭头所示），脑室系统正常

四、遗传学

1. 染色体异常 文献报道认为 46% 的患者有异常核型，包括 21、3、9、13 和 18 号染色体异常。

2. 部分综合征 WWS 综合征（参见本章第 1 节）、Smith-Lemli-Opitz（SLO）综合征（参见本章第 8 节）、Meckel-Gruber 综合征（参见本章第 2 节）、Hydrolethalus 综合征（参见第 34 章）。

3. 染色体微缺失 文献报道部分病例位于 3q24 区 DNA 拷贝数发生缺失或重复，或 1q44（1;20）（q44;q13.33）有 5Mb 的缺失。此外有病例提示 7 号染色体微缺失，位于 7p21.3 区 DNA 拷贝数发生缺失或重复，异常片段中包含与脊髓小脑疾病相关的 *NDUFA4* 和 *PHF14* 基因以及 6p25.3 的缺失。

4. Joubert 综合征 肌张力低下，共济失调，发育延迟，神经系统影像学表现有小脑蚓部发育不全及臼齿征。部分家系（Ferland）及伴皮质多小脑回的 Joubert 综合征的突变位于 6q23 的编码 Jouberin 的 *AHI1* 基因。现在已知与 Joubert 综合征相关的基因超过 30 个，多数呈常染色体隐性遗传，罕见有呈 X 连锁隐性遗传的。

五、预后评估

小脑蚓部发育不全，产后预后差异较大，包括死亡、残障、发育正常等，但多数预后不良。下列情况建议早期干预：孕期超声检查确定诊断的胎儿；具有严重染色体异常的胎儿。

第 10 节　无脑回与脑裂畸形

无脑回是由于神经沟形成障碍，指颅脑无成熟脑所特有的脑沟和脑回形成，常伴有语言功能障碍。脑裂畸形（schizenccphaly）是一种罕见的脑部裂开畸形，可能与脑发育异常有关，也可能是由于大脑中动脉梗阻导致脑组织坏死所致。

一、病理解剖与病理生理

正常情况下，神经元在发育过程中按一定的构造顺序移行为 7 层，如果移行过程中受到干扰或阻断，可发生无脑回畸形或脑裂畸形，导致颅脑功能受到严重影响。

正常胎儿期，妊娠 28 周后大脑半球表面皱褶开始形成，大脑皮质逐渐增厚，形成具有特征性的脑沟和脑回，直至妊娠 36 周脑表面才更像成年的大脑。无脑回在妊娠 26~28 周内，是神经元从脑室基质移行到皮质表层的过程中断而引起，表现为大脑半球表面光滑、脑沟缺如、大脑侧裂增宽、脑岛顶盖缺如。

典型的脑裂畸形是左、右大脑半球在颞叶裂开成前后两部分，裂开处与侧脑室相通，因而使侧脑室与蛛网膜下腔直接相通。脑裂畸形可以是双侧或单侧，对称性或非对称性。

伴发的脑畸形有脑室扩张、脑积水、多小脑回畸形、语言错乱、胼胝体发育不全、透明隔腔消失等。

二、影像学特征

产前超声检查难以辨认无脑回和脑裂畸形。①无脑回畸形，妊娠 26 周前胎儿脑表面轮廓光滑，产前超声难以诊断无脑回畸形；②脑裂畸形（图 33-10-1），胎头横切面时可见大脑半球裂开成前后两部分，裂开处呈无回声区，且与侧脑室无回声区及蛛网膜下腔相通，无回声区直抵两

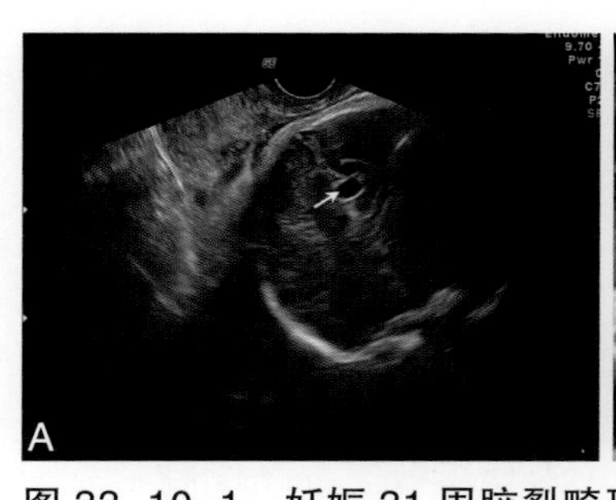
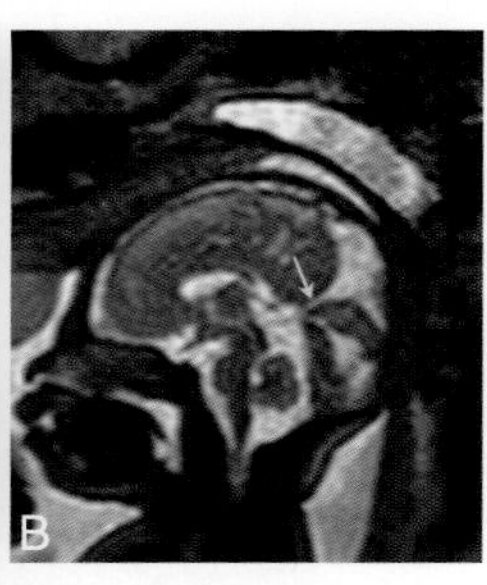

图 33-10-1　妊娠 31 周脑裂畸形
A. 产前超声仅见颅内一大小 1.0cm×0.9cm 囊性回声（箭头所示）；B. 产前 MRI 示左侧顶叶可见一裂隙贯穿脑实质（箭头所示）

侧颅骨内面。顶叶最常见，80%~90% 伴有透明隔腔消失。

三、注意事项与鉴别诊断

无脑回与脑裂畸形均属大脑皮层发育异常，产前超声及 MRI 诊断亦有一定的局限性；正常妊娠 20 周前大脑表面仍然很光滑，因此皮层发育异常的诊断不能过早提出。

四、遗传学

Miller-Dieker 综合征（MDS）即无脑回畸形综合征，大多数患者存在 17p13.3 缺失，并发现有环状 17 号染色体、17 号染色体末端缺失和非平衡易位。该易位是通过平衡相互易位携带者和由于臂间倒位携带者交换、重组的 17 号染色体遗传而来。本病可进行产前诊断，在典型表型患者高分辨染色体分析正常时，需要应用针对无脑回关键区 17p 特异性探针进行荧光原位杂交或直接进行染色体微阵列检测来进行诊断。现研究已从无脑回区的 17p13.3 克隆出 *LIS1* 基因，该基因编码 PAFH1B1 蛋白。目前认为该综合征的主要面部特征与无脑回区其他基因的缺失有关。

孤立性无脑回序列征（ILS）：约 64% 的孤立性无脑回序列征患者有 *LIS1* 基因缺失或突变，12% 的男性患者为 *DCX* 突变。*DCX* 基因编码微管相关蛋白，位于 X 染色体上，大部分患者为散发性，提示新发突变。由于 X 失活现象，女性表现为 *DCX* 突变的功能性嵌合体现象。部分早期迁移停滞的皮层神经元可形成皮层下带，而剩余神经元正常迁移至皮层表面。男性散发性患者可能为 *DCX* 的体细胞嵌合体。在男性与女性患者中，体细胞嵌合体的发生率均较高。在一例 *DCX* 生殖细胞突变且有三个患病儿子的女性病例中，有不完全外显率的报道。

X 连锁无脑回伴生殖器异常（XLAG）由同源盒基因 *ARX* 的功能丧失突变所致。所有患者均为基因型男性，表现为严重先天性或产后小头畸形，无脑回，胼胝体发育不全，新生儿难治性癫痫发作，体温调节困难，慢性腹泻，外生殖器性别不明或生殖器发育不良。在 X 连锁无脑回伴生殖器异常患者中，皮层厚度仅为 6~7mm，而 *LIS1* 或 *DCX* 突变相关的经典型无脑回症皮层厚度为 15~20mm。此外，*ARX* 突变与许多表型相关，包括 X 连锁婴儿痉挛，X 连锁肌阵挛癫痫发作伴痉挛及智力障碍以及轻、重度智力发育障碍伴或不伴肌张力障碍，共济失调或自闭症。

无脑回伴小脑发育不全（LCH）特征表现包括小头围和皮质畸形，范围从无脑回到脑回类型简化，从皮层厚度近乎正常到皮层灰质显著增厚。小脑表现范围从中线发育不全至弥漫体积减小和分叶异常。LCH 属于 *DCX* 突变所致的畸形范围。由 *RELN* 基因突变所致的 LCH 的特征是小脑病变较严重，且累及海马。*RELN* 突变所致病变的遗传方式为常染色体隐性。

Walker-Warburg 综合征（WWS）：肌 – 眼 – 脑病（MEB）及 Fukayama 先天性肌营养不良（FCMD），WWS、MEB 和 RCMD 均与鹅卵石无脑回症及智力发育障碍相关，均为常染色体隐性遗传。

微小无脑回症：微小无脑回包括广泛的大脑皮层畸形、脑回简化、无脑回与多小脑回，与严重先天性小头畸形相关。通常为常染色体隐性遗传。

五、预后评估

无脑回畸形预后不良，患儿有严重的学习障碍和总体发育迟缓，常伴有语言功能障碍。脑裂畸形预后不良，可表现癫痫病或轻度偏瘫至严重的神经发育迟缓、智力低下、癫痫发作和运动障碍，常伴有语言功能障碍。

第11节 小头畸形

小头畸形（microcephaly）是指胎儿头颅发育明显小于孕周，小头畸形是脑发育不良的结果，常伴智力发育迟缓或其他异常，可单发亦可伴有其他神经系统畸形，如全前脑、脑膜膨出等。此畸形的诊断是由生物统计学数据得出，需动态观察后才能明确诊断。小头畸形发生率1∶1000，部分为染色体异常或与宫内感染、缺氧等因素有关。

一、病理解剖与病理生理

头围明显缩小，较同龄组均值小3倍标准差或以上。由于头颅小而面部发育尚正常，颅面比例明显失调，前额后倾，大脑半球较间脑和菱脑受累更为明显，小头畸形是脑发育不良的结果。多数伴有脑回异常，如巨脑回、小脑回或无脑回畸形。部分伴有侧脑室扩张，常伴智力发育迟缓或其他异常。

二、影像学特征

1. 超声指标 胎儿头围、双顶径及头颅切面面积等的测值小于同龄组3倍标准差或以上。其中头围测值为该病诊断的最可靠指标（图33-11-1，图33-11-2）。

头围/腹围、双顶径/腹围及双顶径/股骨长比值等明显减小，比例明显失调。股骨长、肱骨长测值多在正常范围内。

2. 形态 额叶明显缩小，前额后缩变平。

3. 多普勒超声 小头畸形的频谱及彩色多普勒一般无明显异常。

4. 超声新技术 四维超声技术能够进行三平面分析及表面成像，能较好地显示小头畸形所致的颅面比例明显失调，具有一定的参考价值。

5. 磁共振影像特征（图33-11-2）

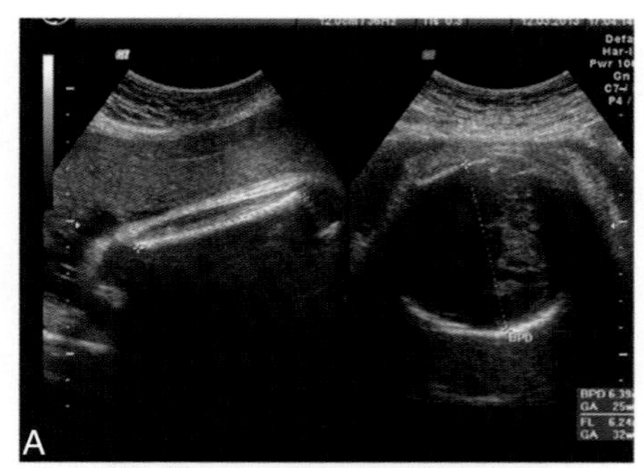

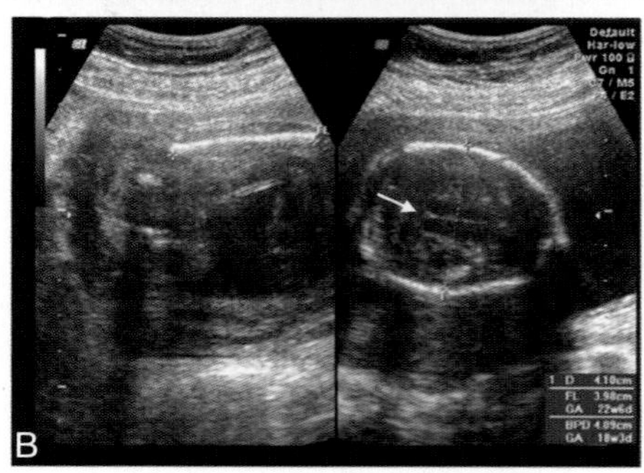

图33-11-1 妊娠31周小头畸形
A. 妊娠31周胎儿股骨长6.2cm相当于32周，双顶径6.3cm相当于25周，头颅形态尚正常；B. 妊娠24周的胎儿股骨长3.9cm相当于23周，双顶径4.1cm相当于18周，枕部平坦（箭头所示）

三、注意事项与鉴别诊断

1. 综合分析

（1）小头畸形的颅内结构常无明显的形态学改变，诊断有一定的难度，单纯的双顶径测量易出现假阳性，需要多指标、多切面测量，并进行综合评估以确定诊断。

（2）部分小头畸形胎儿在妊娠24周前无明显测值异常，应动态监测。

（3）小头畸形在超声图像中远场的沟回相对于孕周发育明显延迟，这为超声诊断小头畸形提供更多线索。

2. 与宫内发育迟缓鉴别 小头畸形者头围/腹围比值及脑组织发育异常；发育迟缓者头围和腹围均明显缩小，不出现额叶缩小的现象。

四、遗传学

1. 原发性小头畸形 常染色体隐性遗传小头畸形（autosomal recessive primary microcephaly，MCPH）表现为头围明显减小和智力障碍，而无

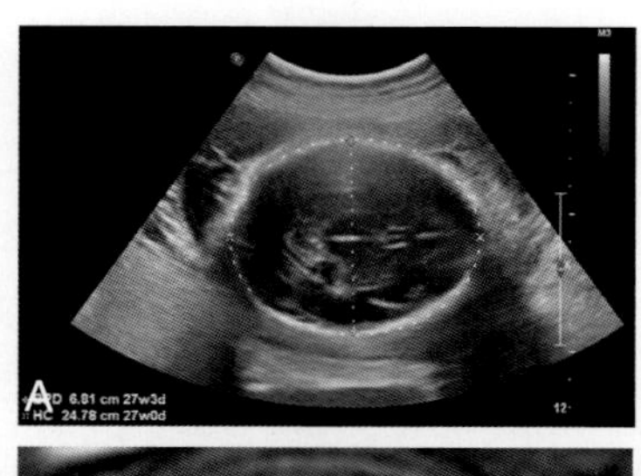

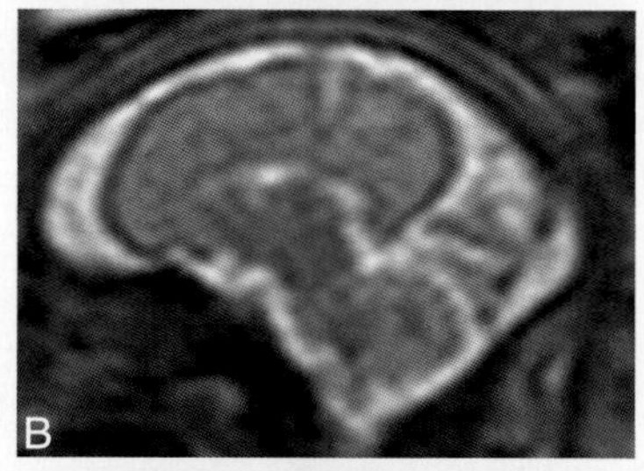

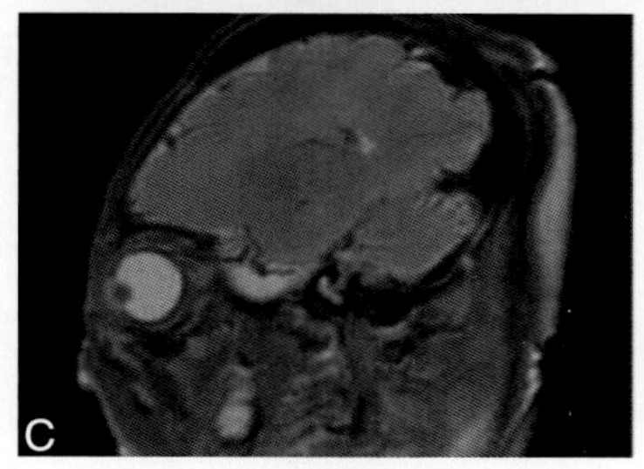

图 33-11-2　妊娠 34 周妊娠，小头畸形

A. 超声测量胎儿头围、双顶径对应孕周 27 周，明显小于妊娠周数（34 周）；B. 产前 MRI 示大脑沟回明显平滑、数目减少；C. 引产后标本 MRI 证实产前诊断

其他神经生物学异常。研究发现至少有 7 个基因与常染色体隐性遗传小头畸形相关，最常见的是 *ASPM*，可占 50% 以上。这些基因的突变导致小头畸形的产生，但突变的位置与小头畸形的严重程度无关。

2. 继发性小头畸形　小头畸形综合征（Rett 综合征）主要特征为继发性小头畸形，此类患者在出生 6~18 个月开始，发病前头的大小和神经功能均正常，随着疾病的进展，与大脑发育障碍一致的行为衰退也表现出来，并导致智力障碍和频繁抽搐。这一疾病通常发生在女性，其原因是 X 连锁的 *MECP2* 基因发生突变所致，为 X 连锁显性遗传。近来研究显示 *MECP2* 基因在建立和维持神经元功能方面具有重要的作用。

3. 其他综合征引起的小头畸形

（1）塞克尔综合征（Seckel 综合征）和骨营养不良型矮小症两者的共同表现包括重度小头畸形、出生前出生后矮小、鹰钩鼻。塞克尔综合征具有遗传异质性，一些病例由位于 3q11.1-q24 的编码共济失调毛细血管扩张症和 Rad-3 相关蛋白（*ATR*）基因突变引起；另一些病例则可定位于 18 号染色体的一个位点。

（2）DNA 修复缺陷包括 Fancoi 贫血，Cockayne 综合征，Bloom 综合征，Nijmegan 断裂综合征等。生长迟缓是大部分这些疾病的一个共有症状，并可伴有成比例的小头畸形或轻度小头畸形。Nijmegan 断裂综合征是一种非常罕见的常染色体隐性遗传疾病，患儿通常有中度小头畸形伴宫内生长迟缓（IUGR），身体矮小，面中部突出，生长迟缓，轻度学习困难。

（3）Amish 致死性小头畸形（Amish lethal microcephaly，MCPHA）　本病以进行性小头畸形和预期寿命缩短为特征，出生时即表现为重度小头畸形和脑发育不良，前额倾斜，小下颌，肝大。患者可能有癫痫发作和难以维持体温，一般只能存活 6 个月左右。该病的发生与 *SLC25A19* 基因的一个氨基酸被替代从而使其失去活性有关。Amish 致死性小头畸形引起大脑发育异常的原因是线粒体的 DNA 合成功能受到抑制，从而导致能量不足。

（4）5p-（Cri-du-chat）综合征和 del（1p36）颅面部均表现出小头畸形。5p- 是由于 5 号染色体短臂部分缺失引起的。约 85% 病例属于散发的新生缺失。1 号染色体短臂末端从 1p36.13-p36.33 缺失，伴 1p36.2 大部分缺失。一些病例的缺失可通过高分辨染色体核型分析检出，但大多数需 FISH 或染色体微阵列分析核实。

（5）Wolf-Hirschhorn 综合征（4p-）病是由于 4 号染色体短臂部分缺失引起的，主要表现为小头畸形、生长迟缓以及伴有畸形症状的智力发育障碍。

（6）Wilson 综合征　出生前后患儿有小头

畸形的同时伴有严重智力发育障碍、癫痫发作、尿道下裂及 Hirschsprung 病的表现（67%），也可有先天性心脏病、泌尿生殖系统畸形、胼胝体发育不全（35%）和身体矮小。患者有耳垂上翻的典型面容。82% 的患者有癫痫发作。该病是由位于 2q22 上的 *ZFHX1B*（*SMAD1P1*）基因发生大范围缺失或截短突变而导致的。

（7）Angelman 综合征　重度小头畸形并不是该综合征的特征，但多数患者在 3 岁前头围小于 25 位百分数。

（8）Rubenstein-Taybi 综合征（RTS）　多数患者出生时体重正常，出生后表现为身体矮小，小头畸形，中、重度学习困难，宽大的拇指/趾。大约 25% 患者存在 16q13 上 *CREBBP* 基因的缺失。

（9）Hoyerall-Hreidarsson 综合征（HHS）　X 连锁隐性疾病，由 *DKC1* 突变所致。特征病变包括小头畸形，生长迟缓，再生障碍及免疫缺陷。

（10）代谢疾病　许多先天性代谢疾病与继发性小头畸形有关，但很少和原发性小头畸形有关。

五、预后评估

出生后患儿额部和枕部平坦、狭小，顶部略呈尖形，头皮增厚、头发粗密、身体多矮小，多伴有智力障碍及神经、内分泌系统的紊乱，小头畸形预后不良。有研究表明，头围测值与智力发育迟缓有较高的相关性，头围越小，智力障碍也往往越严重。

第 12 节　胼胝体发育不良或缺失

胼胝体发育不良或缺失（agenesis of the corpus callosum, ACC）是一种脑部异常，与胼胝体胚胎发育异常或坏死有关。85% 胼胝体异常病例合并其他颅内结构异常，62% 合并颅外畸形，亦可出现在很多综合征中，如：Shapiro 综合征、Andrmann 综合征、Rubenstein-Taybi 综合征等。

一、病理解剖与病理生理

胼胝体是指联合左、右大脑半球皮质的纤维板，为白质束状结构，其发育晚于其他脑结构，整个胼胝体的发育完成应该在妊娠 18~20 周。胼胝体起着综合、汇总两大脑半球知觉的关系，在传递信息、感觉、记忆等各方面起着重要的作用，如果缺失、发育不良则常会伴有神经系统异常及综合征发生，还会引起周围颅内结构的位置偏移。常发生在染色体异常病例中。

胼胝体发育异常分为完全型和部分型两种，完全型是指胼胝体完全缺失；部分型是指胼胝体局部缺如，多为胼胝体尾（压部）缺如，即胼胝体发育最晚的部分。

二、超声特征

1. 侧脑室后角明显增宽　胎头横切面上，侧脑室体部向两侧分开，后角扩张（≥ 10mm），前角窄小、内聚；呈典型的“前角狭窄、后角扩张”，亦有称之为“泪滴状（teardrop appearance）”侧脑室（图 33-12-1）。

2. 第三脑室扩张上移　第三脑室径线增大（正常应 <2mm 且不易观察），在双顶径平面可明显显示；彩色多普勒显示其内未见血流信号。

3. 透明隔腔消失　胼胝体下方的无回声透明隔腔未见显示（图 33-12-2）。

4. 脑回结构　侧脑室与脑中线之间可见脑回回声。

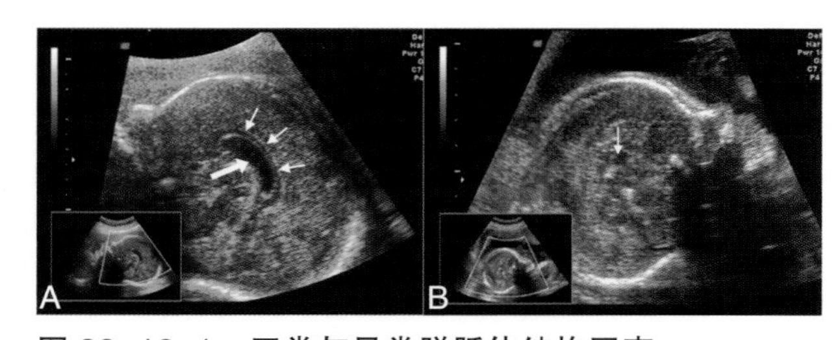

图 33-12-1　正常与异常胼胝体结构回声

A. 正常头颅正中矢状切面显示胼胝体呈双线状圆弧形结构（短箭头所示），下方无回声区为透明隔腔（长箭头）；B. 胼胝体缺失，头颅正中矢状切面显示胼胝体双线状圆弧形结构消失，透明隔腔无回声区消失（箭头所示）

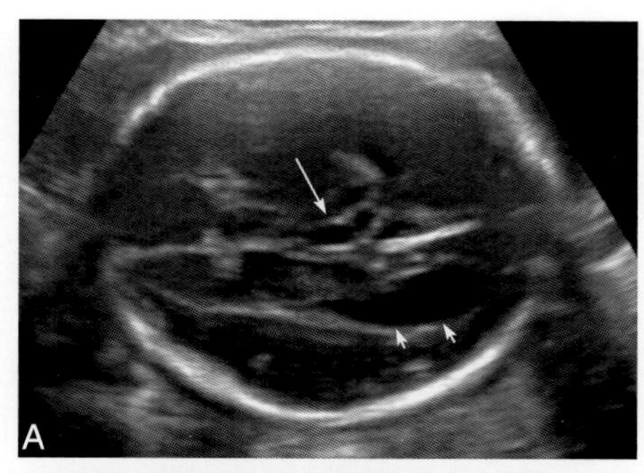

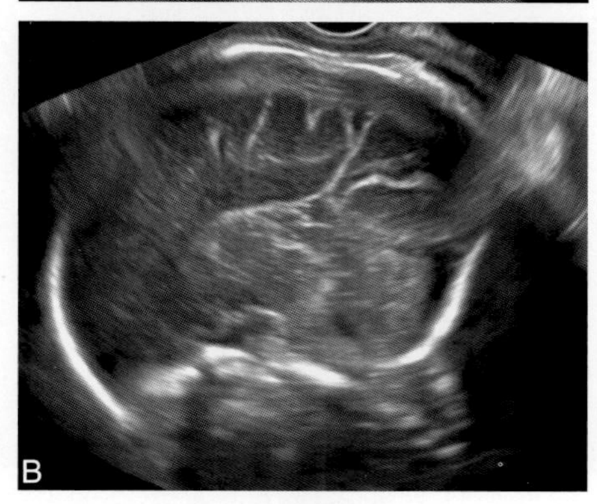

图 33-12-2　胼胝体缺失
A. 侧脑室前角窄小，后角呈泪滴状扩张（短箭头），脑中线处可见第三脑室上移扩张（长箭头）；B. 头颅正中矢状切面未显示胼胝体结构

三、注意事项与鉴别诊断

1. 诊断时机　由于胼胝体较其他脑结构发育较迟，通常在妊娠 18~20 周才能发育完成，故妊娠 20 周之前不能诊断此病。

2. 与脑积水鉴别　脑积水显示①前角多轻度扩张或正常，透明隔腔存在；②第三脑室位置正常，无扩张上移现象

3. 注意问题　第三脑室扩张上移所呈现的脑中线区囊性结构需与其他囊性病变鉴别，如中线区蛛网膜囊肿、孔洞脑和大脑大静脉畸形（Galen 静脉畸形）等，应结合头颅的其他改变、病变部位及彩色多普勒特点等予以鉴别；部分型胼胝体缺失在超声上不易诊断，应建议 MRI 检查以明确诊断。

四、遗传学

胼胝体发育不良或缺失，多伴有染色体和基因异常，如① DiGeorge/ 腭心面综合征，一些患者表现胼胝体发育不良及脑室扩大，脑积水等；② Basel-Vanagaite 等报道 X 连锁部分胼胝体缺失存在 *L1CAM* 基因杂合突变；③ 1q43q44 缺失，*AKT3* 基因是一个重要的与该畸形相关的候选基因，研究发现患者存在 360kb 基因组的断裂，该段区域包含除 *AKT3* 基因之外还包括 4 个基因；④ Salin-Cantegrel 等发现 *SLC12A6* 基因突变与胼胝体缺失相关。

五、预后评估

胼胝体发育不良或缺失的预后多与引起该病的病因有关。单纯的胼胝体缺失，预后较好。一般不影响胎儿生存，多数无明显临床症状，部分患儿可出现某些神经和精神系统问题，如癫痫、精神病等，多数作者认为与大脑皮质异常所致。染色体异常及合并其他畸形所致的胼胝体发育不良或缺失，预后差，死亡率高。

第 13 节　蛛网膜囊肿

蛛网膜囊肿（arachnoid cyst）是指在蛛网膜位置上的囊性包块，分为原发性和继发性两种。原发性系软脑膜发育异常所致；继发性多源于蛛网膜粘连所致的脑积水、脑膜炎、脑组织坏死和颅内出血。蛛网膜囊肿发生率约占颅内包块的 1%。

一、病理解剖与病理生理

脑膜由硬脑膜、蛛网膜和软脑膜构成，蛛网膜由内侧面及外侧面相贴而成，其间为充满脑脊液的蛛网膜下腔。此处易发生蛛网膜囊肿。

蛛网膜囊肿是一种非血管性囊性病变，位于蛛网膜下腔内，多位于脑中线及大脑外侧裂，位于后颅脑者较少。囊肿较大时会引起蛛网膜下腔及中脑导水管的梗阻，导致脑室扩张或囊肿压迫周围脑组织而引起发育不良。

二、超声特征

颅腔内出现囊性包块，壁薄，呈类圆形或不规则形，内无回声区清晰（图 33-13-1）。

囊肿多位于脑中线处，与侧脑室不连通（图33-13-1）。

囊肿大小不等，较大者可引起脑积水征象；部分伴颅内结构发育不良，如胼胝体缺失等。

彩色多普勒检查时，其内未见血流信号。

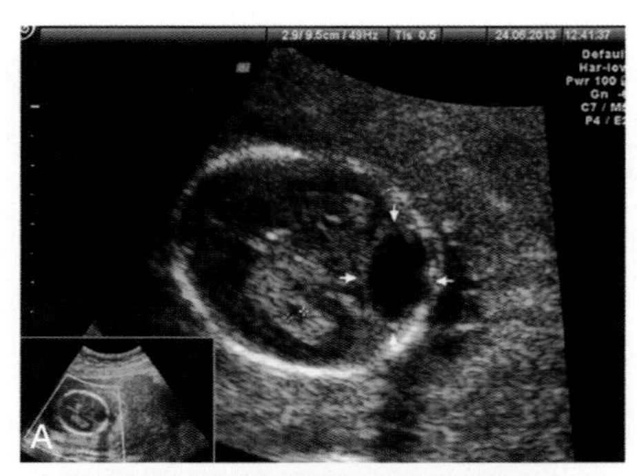

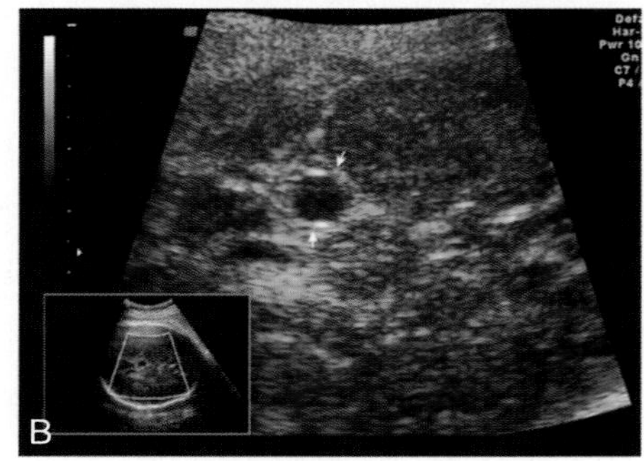

图 33-13-1 蛛网膜囊肿
A. 近枕部不规则囊性无回声区为蛛网膜囊肿（箭头），对侧侧脑室脉络丛内小囊性无回声区，为脉络丛囊肿（★标识处）；B. 脑中线可见类圆形囊性无回声区（箭头），与侧脑室无通连

三、注意事项与鉴别诊断

蛛网膜囊肿根据其位置不同，需与之鉴别的疾病也亦不同。①位于大脑半球表面及中央裂处的蛛网膜囊肿需要与孔洞脑、颅内囊性肿瘤等鉴别。孔洞脑与脑室互相贯通，颅内囊性肿瘤取决于其解剖位置。②位于后颅窝的蛛网膜囊肿与 Dandy-Walker 畸形鉴别，鉴别点是小脑蚓部的完整性，颅窝蛛网膜囊肿可发现菲薄的囊肿壁。③与 Galen 静脉瘤的鉴别，Galen 静脉瘤内充满彩色血流信号，可显示静脉或动脉血流频谱。

发现蛛网膜囊肿时应注意检测颅内中线结构有无合并异常，如胼胝体缺失等。

四、遗传学

多为散发性及单发性，有报道与 6 号染色体长臂缺失及 22q13.3 缺失综合征相关。

五、预后评估

80%~90% 的单发囊肿患儿不合并智力异常，部分蛛网膜囊肿胎儿出生后可消失或缩小，因此，预后的评估和判断应结合以下 3 个方面：①是否合并其他畸形及其严重性，与其存在正相关性；②脑积水的存在与否，合并脑积水者预后不良；③囊肿的部位及其动态的大小变化。

第 14 节 Galen 静脉血管瘤

Galen 静脉血管瘤（vein of Galen aneurysm）是一种少见的散发性血管发育畸形，是指由于动静脉畸形所致的 Galen 静脉呈瘤样扩张。

一、病理解剖与病理生理

胎儿发育中，Galen 静脉血管即大脑大静脉，在胼胝体和丘脑后下方，汇合后入直窦。而起源于 Willis 环或椎基底动脉系统的多个小动脉直接注入 Galen 静脉血管内，通过正常毛细血管网，起到动静脉交换，营养颅内组织的作用。当先天发育异常时，双侧壁薄的大脑内静脉变短为 1cm，第三脑室尾部后方动静脉发育畸形，直接注入 Galen 静脉瘤，形成动静脉瘘，瘤体内阻力低、流速快，大量血流由静脉瘤回流入静脉至心脏，随着胎龄的增加，血流量和分流量逐渐加大，进而导致充血性心力衰竭，出现心脏扩大，以右心扩大为著，肝静脉及腔静脉淤血，最后导致胎儿全身水肿，出现一系列综合征。

二、超声特征

超声成像时显示胎儿颅内丘脑后下方近中线部位为无回声区，边界清楚，多呈椭圆形或条索状，壁薄而光滑（图 33-14-1A）。

瘤体较大时，可对中脑导水管产生压迫，出现脑积水征象；伴有高心输出量心力衰竭时，可出现心脏扩大，肝静脉及腔静脉增宽及胎儿水肿等征象。

彩色多普勒显示囊性无回声区内充满丰富的血流信号；频谱多普勒可获得动脉或静脉湍流波形（图 33-14-1B）。

四维超声可见彩色血流与颅内主要静脉相通。

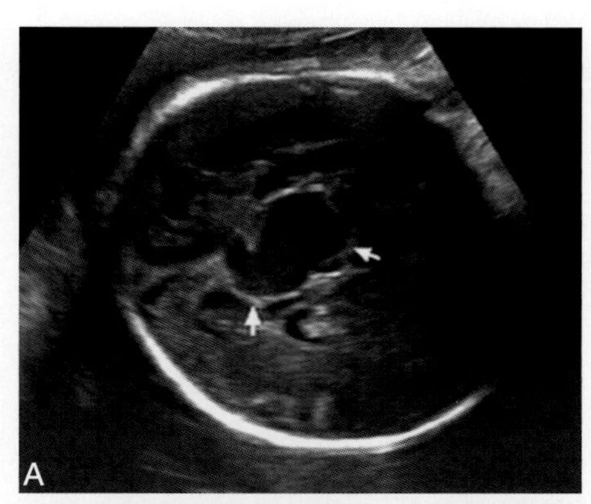

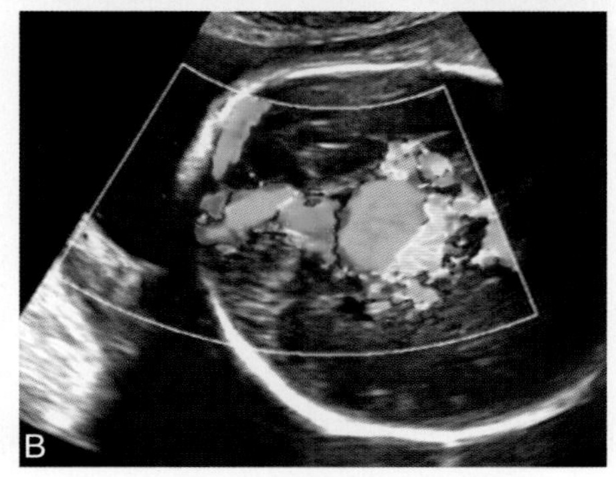

图 33-14-1 Galen 静脉血管瘤

A. 颅内近中线处囊性无回声，壁薄光滑，内可见细密光点流动；B. 囊性无回声内充满血流信号

三、注意事项与鉴别诊断

Galen 静脉血管瘤检出率较晚，多在妊娠晚期发现。二维声像图易与位于大脑表面及中央裂处的蛛网膜囊肿、颅内囊性病变及孔洞脑等混淆。需要结合彩色多普勒血流特征进行鉴别，即 Galen 静脉瘤内充满丰富的血流信号。

四、预后评估

Galen 静脉血管瘤的预后与其产生的并发症密切相关。该病既往预后很差，胎儿死亡率极高。主要原因是水肿进展快，心衰难以控制。目前随着介入放射学的发展，血管内栓塞技术日益成熟，有报道早期进行导管插管动静脉畸形栓塞术，具有很好的疗效。若同时伴发其他畸形时预后不良。

第 15 节 颅内出血

颅内出血（intracranial hemorrhage）较少见，是指多发生于胎儿脑室内（室管膜下）或脑实质内的出血。

一、病理解剖与病理生理

颅内出血可分为脑室内（室管膜下）出血、脑实质内出血、硬脑膜下出血、蛛网膜下出血和小脑实质内出血。出血部位以胎儿脑室内及脑实质内出血为常见。颅内出血后局部形成血块，血块逐渐分离出血清和纤维蛋白。破碎的血块可阻塞脑室引起脑积水，其周围脑组织变性坏死并囊变成囊腔结构，其最严重的改变是形成孔洞脑或水脑。

二、超声特征

1. 二维超声 颅内异常回声区，边界清晰，形态不规则。不同出血阶段的颅内出血声像图存在差异（图 33-15-1），表现如下：

（1）新鲜出血期病灶呈强回声。

（2）部分液化期回声逐渐减低，呈低回声或混合回声。

（3）完全液化期因血肿被吸收则呈囊性低回声区，与脑室交通时即成为脑穿通畸形，多个囊肿互相通连则形成孔洞脑。

2. 彩色多普勒 显示颅内血肿内无血流信号。

三、注意事项与鉴别诊断

颅内出血的诊断要慎重，未见典型的颅内出血征象时不要轻易诊断。不同出血阶段的颅内出血声像图表现有所不同，存在强、中等回声 - 低回声 - 囊性变的阶段变化；脑实质出血最终可发展为孔洞脑，但孔洞脑的起因未必有颅内出血。

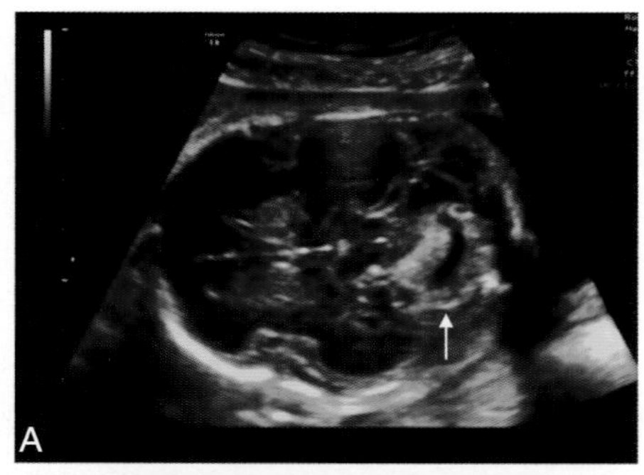

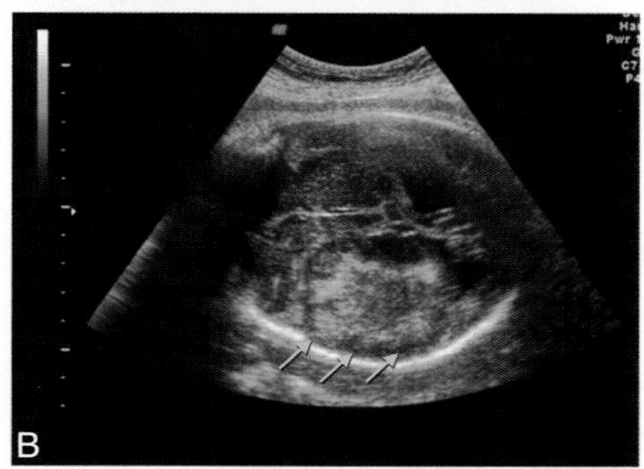

图 33-15-1　颅内出血
A. 近枕部脑组织回声明显增强，形态不规则，边界不清（箭头），无明显血流信号图；B. 大脑外侧叶脑组织回声明显增强，形态不规则，边界不清，呈云雾状回声（箭头所示），无明显血流信号

与胎儿颅内肿瘤的鉴别在于本病存在阶段变化，边界清楚，且肿块内部无血流信号。

四、预后评估

本病预后与出血部位及血肿大小有关。脑实质内出血及大血肿预后差，死亡率高；单纯脑室内出血预后相对稍好。随着微创外科的发展，虽可对生后小血肿予以清除、对脑积水患者予以脑脊液引流，但部分患者会出现脑功能失调的表现，如伴发癫痫、精神病等。

第 16 节　颅内肿瘤

颅内肿瘤（intracranial tumors）又称脑瘤，即生长于颅内的肿瘤，相当少见。

一、病理解剖与病理生理

根据来源可分为由脑实质发生的原发性脑瘤和由其他部位转移至颅内的继发性脑瘤，其中以继发性最为常见。根据肿瘤生长部位而定名称。

根据病理细胞学可分为室管膜瘤、皮样囊肿、畸胎瘤、表皮样瘤、脉络膜乳头状瘤及成神经管细胞瘤等，畸胎瘤最为常见。

胎儿颅内肿瘤位置常偏向一侧，有局部占位效应及阻塞性脑室扩张，从而导致正常解剖结构移位扭曲。

二、超声特征

1. 颅内形态不规则的实性、囊实性或囊性肿块（颅内畸胎瘤，图 33-16-1），有局部占位效应，对周围的组织和血管可有破坏性。

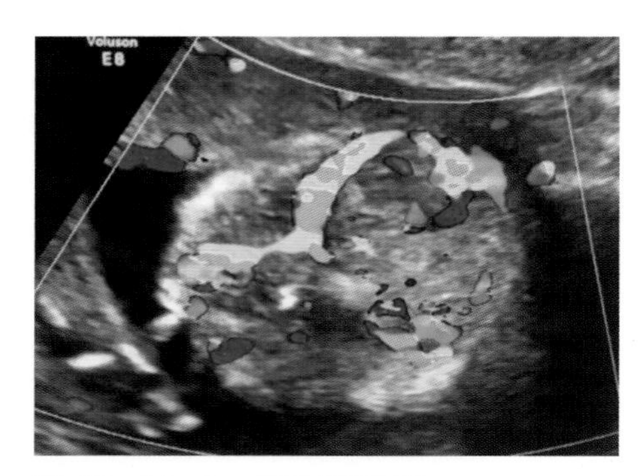

图 33-16-1　颅内畸胎瘤

2. 体积较大，内部回声不均匀，部分肿瘤可伴有强回声光点或强回声团块。

3. 巨大的颅内肿瘤可使胎儿头围增大，出现巨头的表现；当脑脊液循环受阻时可出现脑室扩张。

4. 彩色多普勒显示实性及囊实性肿瘤内多有血流信号；颅内肿瘤较大时可挤压周围脑组织使其失去正常的径线和分布。

三、注意事项与鉴别诊断

本病多在妊娠中、晚期才做出诊断。胎儿颅内肿瘤呈实性或囊实性时，较易诊断。

囊性颅内肿瘤应与蛛网膜囊肿鉴别。①蛛网膜囊肿囊壁较薄，好发于大脑半球表面及中央裂处；②颅内出血声像图随时间变化而变化，常呈强、中等回声 - 低回声 - 囊性变的阶段变化，且其内未见血流信号。

四、遗传学

胎儿颅内肿瘤的发生亦与肿瘤细胞染色体发生断裂、片段缺失、易位、重排等异常情况相关，如约三分之二少突胶质细胞瘤有染色体 1p 和 19q 的缺失；而神经胶质瘤的发展与 22 号染色体长臂的缺失有关；恶性胶质瘤则有表皮生长因子受体的扩增。

结节性硬化症也可有颅内结节表现。

五、预后评估

胎儿颅内肿瘤进展迅速，畸胎瘤最常见。部分颅内肿瘤虽可行外科切除，但完全切除率低且容易局部复发，总体预后差。

（郑 瑜　张建芳　雷小莹）

第 17 节　磁共振影像

一、中枢神经系统的影像征象

对胎儿中枢神经系统进行 MRI 检测成像时，由于在 T2WI 上脑脊液呈高信号影，脑实质呈灰色信号，白质信号较灰质信号略低，因此 MRI 可以清晰显示脑实质的轮廓，包括脑沟、脑回、灰质、白质的分辨。

妊娠 20~22 孕周时，脑的基本结构形态形成，可见大脑、小脑、脑干、脑室系统及蛛网膜下腔的结构。此时的大脑半球表面光滑、无脑回形成。脑实质呈典型的三层结构，最外层为灰质，侧脑室周围为生发层，两者之间为白质。此时只有宽大并较浅的大脑外侧裂，还未形成脑沟、脑回。23 孕周的胎儿大脑表面开始轻微凹陷，趋向不光滑，仍没有明显脑回、脑沟形成。随着孕周的推移，大脑表面越来越不光滑，小的脑回和浅的脑沟开始形成。30 孕周后脑回、脑沟更加明显。37 孕周左右，脑回、脑沟显著增多，与出生后的新生儿相当。MRI 上利用显示的中央沟、顶枕沟、外侧裂等，可以区分额叶、顶叶、颞叶、枕叶等重要的解剖结构。

中枢神经系统解剖与影像征象如下：

1. 基底节　尾状核头部位于双侧侧脑室前角外侧。丘脑位于第三脑室的两侧。豆状核位于尾状核与豆状核的外侧，呈楔形。内囊为尾状核、豆状核、丘脑之间的带状白质结构，分为前肢、膝部、后肢。豆状核外侧岛叶灰质下的带状灰质为屏状核。外囊为豆状核与屏状核之间的白质结构（图 33-17-1）。

2. 胼胝体　经过大脑半球中线的矢状位最适合显示胼胝体的直接征象，正常的胼胝体矢状位从前向后可见到嘴部、膝部、体部和压部，总体呈“弓形”，在 T2WI 上呈较脑实质略低信号（图 33-17-2）。

3. 小脑　小脑位于后颅窝，在延脑和桥脑的背侧，后上方隔着小脑幕、与端脑枕叶底面向对。

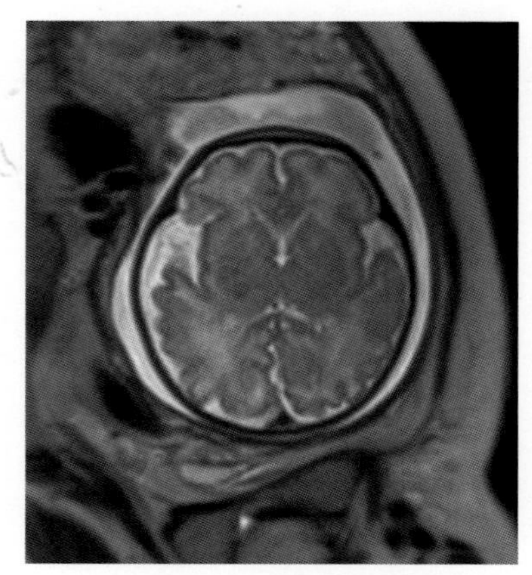

图 33-17-1　T2WI 轴位示正常基底节结构

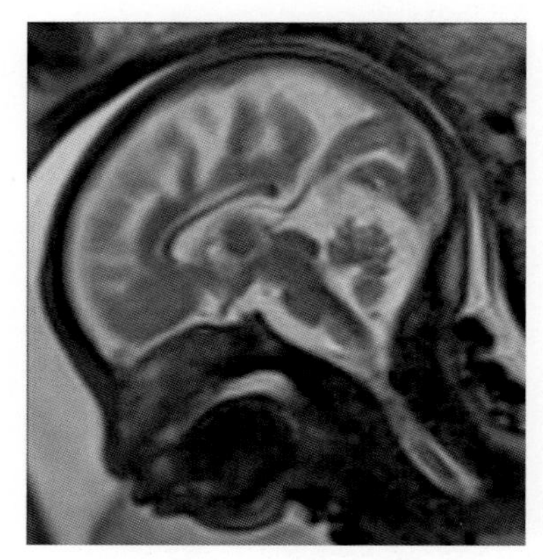

图 33-17-2　T2WI 矢状位示正常胼胝体结构

小脑蚓部为小脑中央狭窄的部分（图 33-17-3）。

4. 脑室系统 双侧侧脑室位于脑实质的深部，分体部、三角部和前角、后角、下角。第三脑室位于双侧丘脑和下丘脑之间、为一狭窄的空间，经室间孔与侧脑室相通，经导水管与第四脑室相通。中脑导水管为连接第三、第四脑室的细管状结构。第四脑室在轴位呈“五边形”，在矢状位呈顶朝后的“三角形”，冠状位呈“菱形”。由于脑室内均是脑脊液，所以在 T2WI 上呈高信号（图 33-17-4）。

5. 小脑延髓池 小脑延髓池位于后颅窝的后下部，小脑和延髓之间，向前通第四脑室，向下通脊髓的蛛网膜下腔。由于其内为脑脊液，则在 T2WI 上呈高信号（图 33-17-5）。

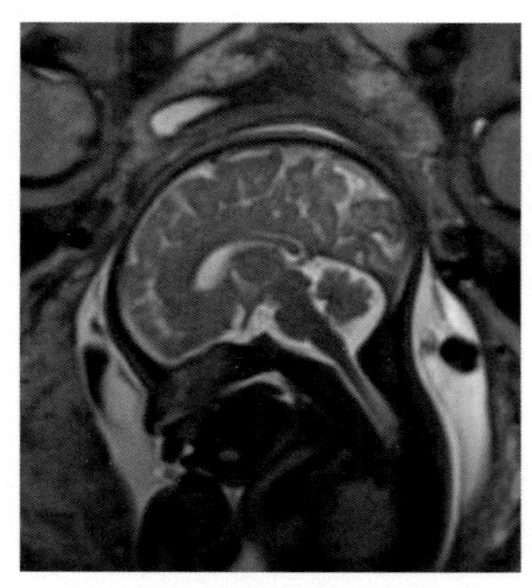

图 33-17-3 T2WI 矢状位示小脑蚓部正常结构

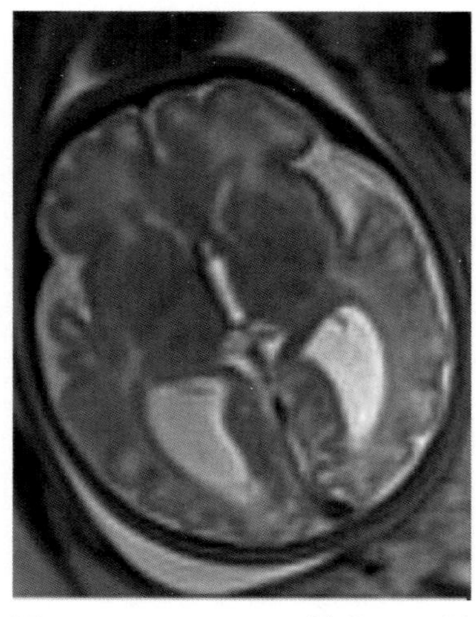

图 33-17-4 T2WI 轴位示双侧侧脑室前角、后角、三脑室

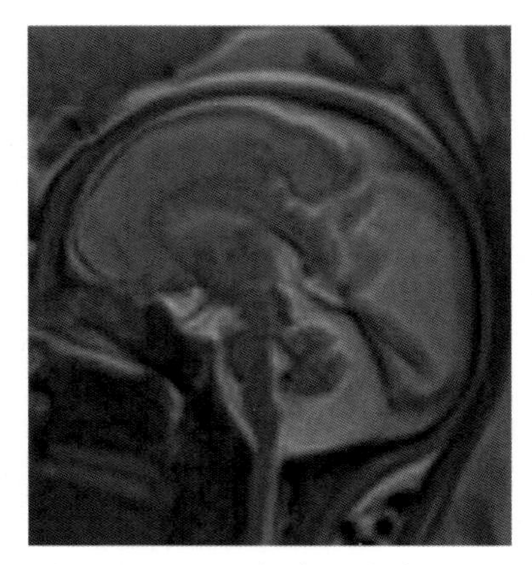

图 33-17-5 小脑延髓池

二、中枢神经系统异常的影像征象

1. 侧脑室增宽 妊娠 25 周以后，侧脑室最宽处大于 10mm 时，被定义为侧脑室增宽，可单侧增宽，或双侧同时增宽。MRI 可以清晰地显示侧脑室的轮廓，在轴位及冠状位对侧脑室进行精准测量（一般测量选取胎儿头部丘脑三角区脉络丛血管水平侧脑室扩张最明显的平面）。MRI 同时还可以发现侧脑室增宽的一些原因，例如：脑出血、胼胝体缺如或发育不良、小脑发育不良、脑裂畸形、侧脑室内囊肿、侧脑室内肿瘤等。当不合并影像所见的其他异常时，为单纯性侧脑室增宽（图 33-17-6）。

2. 导水管狭窄 在 MRI 矢状位上可以清晰

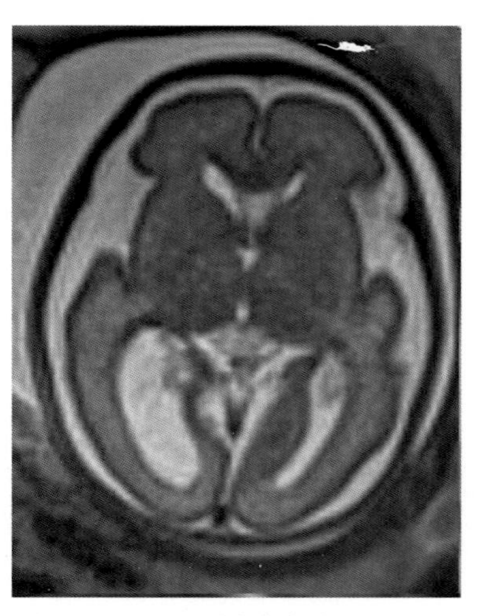

图 33-17-6 侧脑室宽

T2WI 矢状位示小脑延髓池位于小脑蚓部后方 T2WI 轴位示右侧侧脑室增宽，后角增宽约 1.0cm

显示导水管狭窄发生的部位，多发生于导水管远段，少数位于近段或全程狭窄。由于导水管的狭窄可致幕上脑室增宽、脑积水及侧脑室周围白质的间质性水肿而引起的信号异常等。

3. 孔洞脑　MRI 上表现为脑实质内单发或多发大小不等近圆形的空洞，周边光滑，其内与脑脊液信号一样，T2WI 呈高信号影。可单独存在亦可与扩大脑室相通。

4. 脑裂畸形　MRI 上表现是横贯大脑半球的裂隙，裂隙外端的软脑膜与内端的室管膜通过裂隙相连续。脑裂畸形常伴有灰质异位，MRI 上可以显示出裂隙周围的灰质信号影。

5. 小头畸形　表现为头小、脑白质体积小，脑室扩张，可伴有局部脑回增粗，皮质增厚，小脑发育不良等。

6. 胼胝体发育不良及缺失　头颅矢状位上可以显示胼胝体的直接征象。当缺如时，完全观察不到胼胝体，同时可以看到半球内侧面的脑沟呈放射状排列，顶枕裂和距状裂消失；当胼胝体部分缺如时，部分胼胝体观察不到。间接征象可见侧脑室后角的增宽、前角变尖分离，呈“泪滴征”，侧脑室形态不规则，中线结构增宽，三脑室上升等（图 33–17–7，图 33–17–8）。

7. 蛛网膜囊肿　MRI 上表现为脑外的囊性占位性病变，其内呈脑脊液样信号，均匀一致，T2WI 呈高信号影，边缘光滑，周围组织呈受压推挤改变，边缘骨质可变薄、凹陷（图 33–17–9）。

8. Galen 静脉瘤　MRI 上表现为第三脑室后部中线处的扩张的流空畸形血管团影（图 33–17–10）。周围脑实质均呈受压推挤改变。

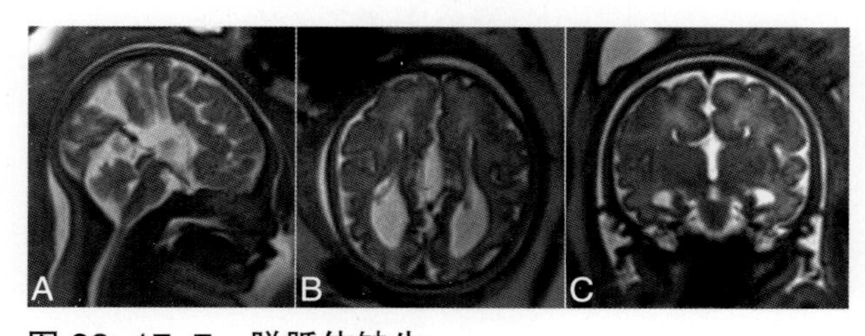

图 33–17–7　胼胝体缺失

A.T2WI 矢状位示胼胝体缺失的直接征象；B.T2WI 轴位示胼胝体缺失，透明隔间腔消失，中线结构增宽；C.T2WI 冠状位示双侧大脑分离

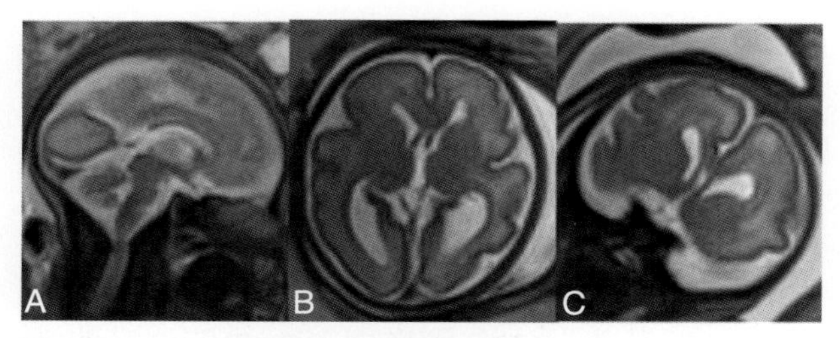

图 33–17–8　胼胝体后半部缺失

A.T2WI 矢状位示胼胝体后半部缺失的直接征象；B.T2WI 轴位示胼胝体前部存在，后半部缺失，双侧侧脑室形态欠规则；C.T2WI 冠状位示双侧大脑半球前部存在

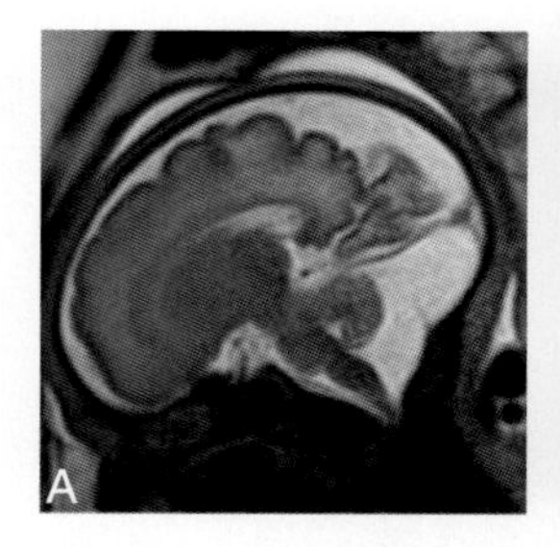

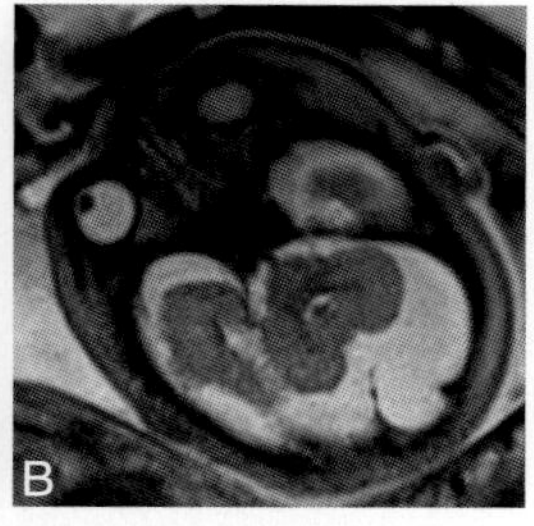

图 33–17–9　脑外囊性占位性病变

A.T2WI 矢状位示后颅窝池明显增宽；B.T2WI 轴位可见后缘颅骨局部凹陷

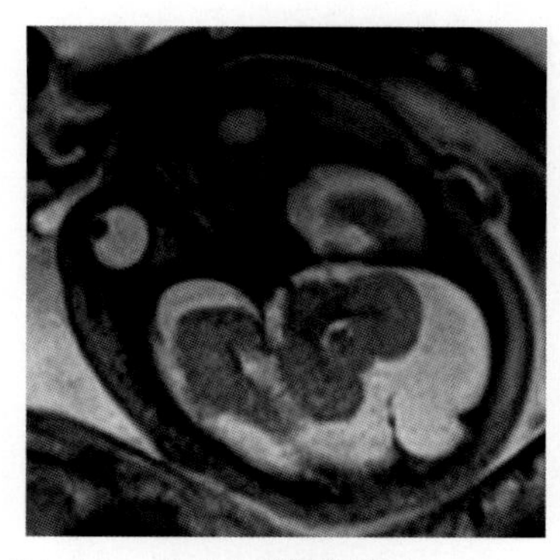

图 33–17–10　Galen 静脉瘤

T2WI 轴位示透明隔间腔后部中线处扩张的流空畸形血管团影

9. 颅内出血　颅内出血表现为脑实质内的 T2WI 不均匀混杂信号影，周围脑实质内信号增高。亚急性期血肿在 T1WI 上表现为高信号，有一定的特殊性。出血可破入脑室，形成脑室内的不均匀混杂信号影。硬膜下血肿呈脑外弧形的异常信号影，与脑脊液信号可以区分开（图 33–17–11）。

10. 全前脑畸形　无脑叶型：MRI 上呈单脑室，少量脑组织，无中线结构。半脑叶型：脑纵裂变浅，三脑室、中线结构缺如。脑叶型：透明隔间腔小时，侧脑室前角相通等（图 33-17-12）。

11. 无脑回及巨脑回 MRI 显示病变侧脑实质的脑表面光滑、脑回宽大扁平、脑沟浅小，及哑铃形的脑外形、异常增厚的皮层、变薄的白质带以及光滑的灰－白质界面等。无脑回畸形常累及全脑皮层，而巨脑回畸形可为对称性双侧大脑半球广泛受累，也可为非对称性的局限性改变（图 33-17-13）。

12. 脑积水 在 MRI 上仅表现为脑室增宽，其内呈脑脊液信号。大脑镰、基底节、小脑、脑干等结构正常。双侧侧脑室周围脑实质呈明显受压推挤改变，当伴有间质水肿时，其内信号增高（图 33-17-14）。

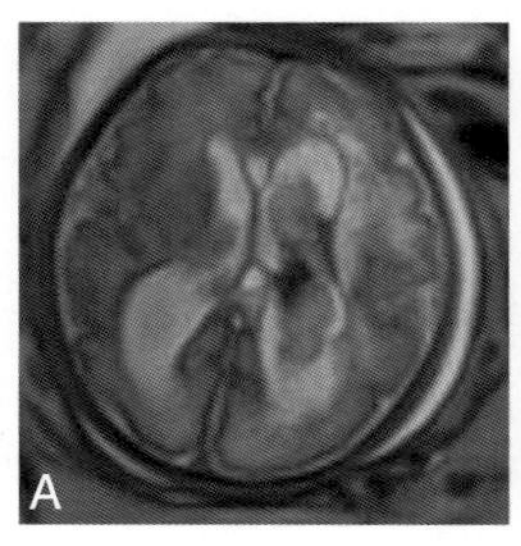

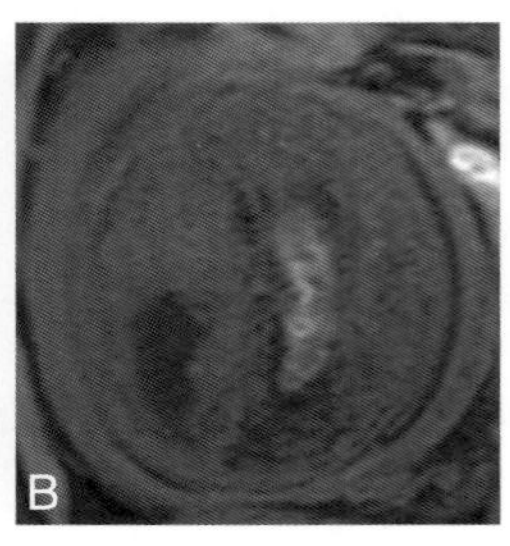

图 33-17-11 颅内出血
A.T2WI 轴位示左侧侧脑室内见混杂信号；B.T1WI 轴位示左侧侧脑室内高信号

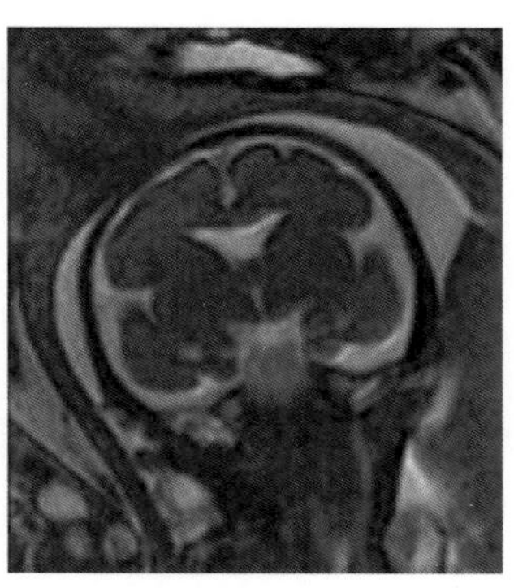

图 33-17-12 全前脑畸形
T2WI 冠状位示透明隔间腔消失双侧侧脑室相通

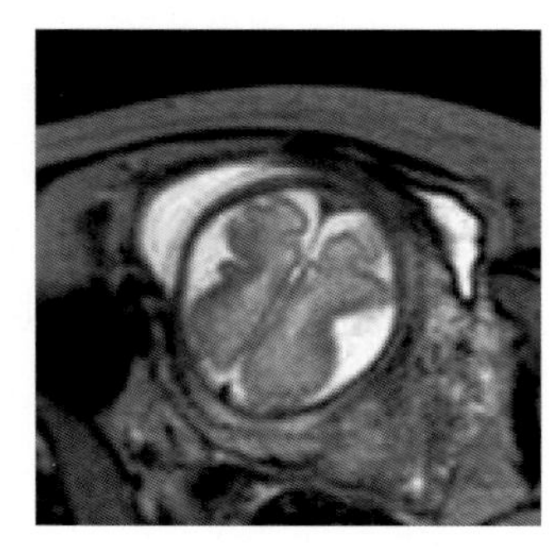

图 33-17-13 巨脑回畸形
T2WI 轴位示双侧额叶脑回宽大

13. Dandy-Walker 畸形 在头颅矢状位上可以清晰显示小脑蚓部的直接征象，表现为小脑蚓部的完全缺如，典型者呈喇叭口样改变，后颅窝池增宽且与第四脑室相通，小脑幕抬高。轴位上可见小脑中央局部缺如呈脑脊液信号影。

14. Black 囊肿 头颅矢状位上清晰显示完整的小脑蚓部和一个扩大的小脑延髓池。同时可见第四脑室下口增宽，小脑蚓部上抬，囊肿可以扩张至小脑蚓部的上方，伴或不伴有小脑幕的上抬（图 33-17-15）。

15. 结节性硬化 MRI 特征为室管膜下（或侧脑室附壁）、脑实质内（包括皮层及皮层下）多发结节，大小不等，T2WI 呈稍低信号影。可伴或不伴有白质发育异常及室管膜下巨细胞星型

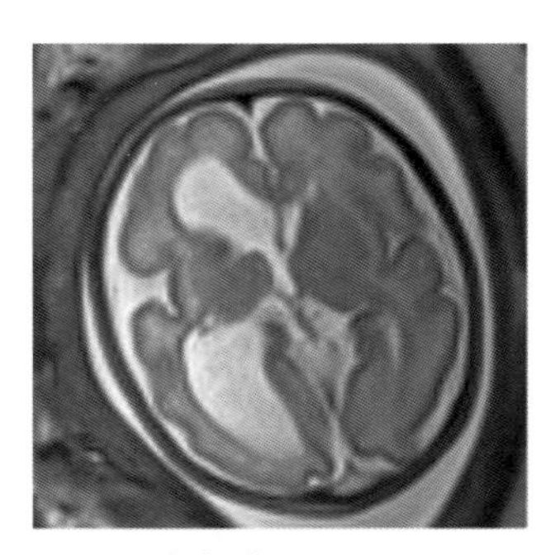

图 33-17-14 脑积水
T2WI 轴位示右侧侧脑室前、后角增宽明显，超过 1.5cm

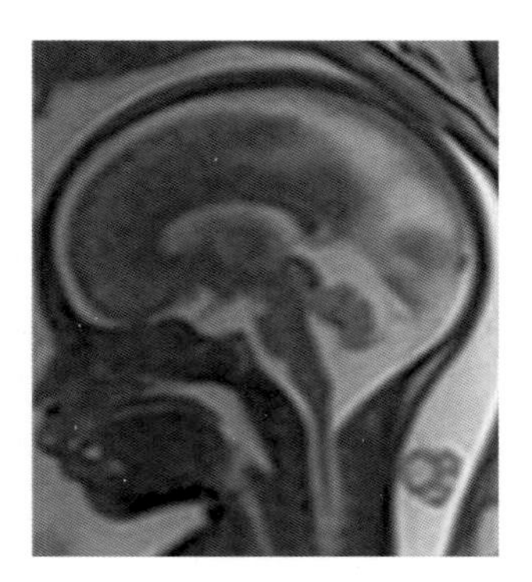

图 33-17-15 Black 囊肿
T2WI 矢状位示四脑室下口增宽，小脑蚓部上抬，囊肿扩张至小脑蚓部的上方，伴小脑幕的上抬

细胞瘤（图 33–17–16）。

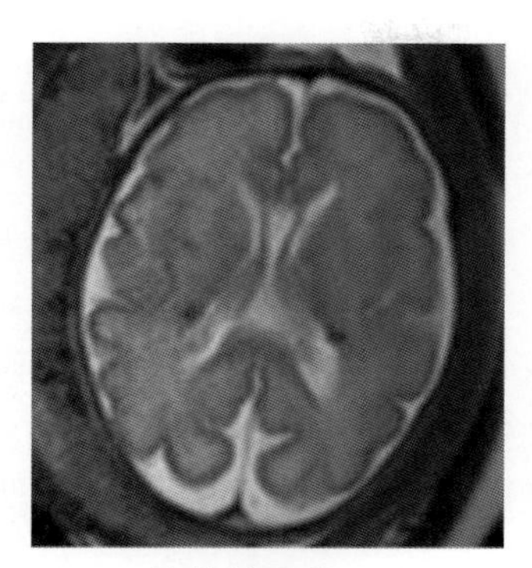

图 33–17–16 结节性硬化
T2WI 轴位示双侧侧脑室旁及脑实质内见多发结节状低信号

16. *颅内肿瘤* MRI 上一般呈软组织样稍高信号影。可位于脑外、脑实质内及脑室内。当肿瘤内囊变及坏死时，其内信号不均匀性增高。当发生出血时，可表现为不均匀性信号减低。良性肿瘤，一般与周围组织边界清楚，周围组织呈受压推挤改变。恶性肿瘤，一般与周围组织边界不清，周围组织呈受侵改变。

（唐兴 李军）

参考文献

[1] Kyu-Chang Wang, Ji Yeoun Lee, Seung-Ki Kim, et al. Fetal ventriculomegaly:postnatal management. Childs Nerv Syst, 2011, 27: 1571–1573

[2] V D Addario, A C Rossi, et al. Neuroimaging of ventriculomegaly in the fetal period. Seminars in Fetal & Neonatal Medicine, 2012, 17: 310–318

[3] Glenn OA, Goldstein RB, Li KC, et al. Fetal magnetic resonance imaging in the evaluation of fetuses referred for sonographically suspected abnormalities of the corpus callosum. J Ultrasound Med, 2005, 24: 791–804

[4] Paula Gomez-Arriaga, Ignacio Herraiz, Jose Manuel Puente et al. Mid-Term Neiaro developmental Outcome in Isolated Mild Ventriculomegaly Diagnosed in Fetal Life. Fetal Diagn Ther, 2012, 31: 12–18

[5] 庄严，张国福，田晓梅等 . MRI 在胎儿中枢神经系统畸形的应用价值 . 临床放射学杂志，2011, 30(3): 393–397

[6] 杨杰，谢红宁，何花等 . 胎儿胼胝体发育不全与合并其他异常的相关性 . 中国实用妇科与产科杂志 . 2009, 25(1): 37–39

[7] 钱继红，陈惠金，陈冠等 . 新生儿室管膜下囊肿预后的前瞻性观察 . 中华儿科杂志，2004, 42(12): 913–916

[8] Paul LK. Developmental malformation of the corpus callosum: a review of typical callosal development and examples of developmental disorders with callosal involvement. J Neurodev Disord, 2011, 3:23–27

[9] Sung PL, Chang CM, Chen CY, et al. Prenatal diagnosis of microdeletion16pl3.11 combination with partial monosomy of 2q37.1-qter and partial trisomy of 7pl5.3-pter in a fetus with bilateral ventriculomegaly, agenesis of corpus callosum, and Polydactyly. Taiwan J Obstet Gynecol, 2012, 51(2): 260–5

[10] Tzschach A, Grasshoff U, et al. Interstitial 9q34.11-q34.13 deletion in a patient with severe intellectual disability, hydrocephalus, and cleft lip/palate. Am J Med Genet A, 2012, 158A(7): 1709–12. doi: 10.1002/ajmg.a.35398

[11] 谢爱兰，赵雅萍，叶祎，等 . 产前超声诊断轻度胎儿脑室扩张的临床意义 . 医学研究杂志，2012, 41(2): 78–81

[12] Squierl W, Jansen A. Abnormal development of the human cerebral cortex. J Anat, 2010, 217(4): 312-323

[13] 姚远，李胜利，文华轩 . 半侧巨脑畸形产前超声诊断并文献回顾 . 中华医学超声杂志（电子版），2009, 6 (5); 887–893

[14] Glenn OA, Goldstein RB, Li KC, et al. Fetal magnetic resonance imaging in the evaluation of fetuses referred for sonographically suspected abnormalities of the coipus callosum. J Ultrasound Med, 2005, 24(6): 791–804

[15] 程桂静，杨太珠，徐红 . 胎儿胼胝体发育不全的超声诊断及临床分析 . 中国超声医学杂志，2012, 28 (6): 549–552

[16] Vasudevan C, Mckechnie L, Levene M, et aL. Long-term outcome of antenatally diagnosed agenesis of corpus callosum and cerebellar malformations. Semin Fetal Neonatal Med, 2012, 17(5): 295–300

[17] 李胜利 . 胎儿畸形产前超声诊断学 . 北京 : 人民军医出版社，2004

[18] 严英榴，杨秀雄，沈理 . 产前超声诊断学 . 北京 : 人民卫生出版社，2003

[19] 吕国荣 . 胎儿颅脑和心脏畸形超声诊断 . 北京 : 北京大学医学出版社 , 2010
[20] 刘讳 , 蔡爱露 , 刘海燕 , 等 . 腹部三维超声检测脑中线结构的初步研究 . 中华医学超声杂志电子版 , 2011, 8(1): 179–183
[21] 姜小力 , 邓学东 , 李晓兵 . 胎儿胼胝体发育不良的超声和磁共振对比观察 . 中国医学影像技术 , 2011, 27(2): 357–360
[22] Griffiths PD, Reeves MJ, Morris Q, et al. A prospective study of fetuses with isolated ventriculomegaly investigated by antenatal sonography and in utero MR imaging. Am J Neuro Radiol, 2010, 31(1): 106–111
[23] Fuchs F, Moutard ML, Blin Q, et al. Prenatal and postnatal follow-up of a fetal inter hemispheric arachnoid cyst with partial corpus callosum agenesis, asymmetric ventriculomegaly and localized polymicrogyria. Case report. Fetal Diagn Then, 2008, 24(4): 385–8
[24] Wejaphikul K, Cho SY, Huh R, et al. Hypoparathyroidism in a 3-year-old Korean boy with Sotos syndrome and a novel mutation in NSD1. Annals of clinical and laboratory science, 2015, 45(2): 215–218
[25] Robson S, Webster S, Smith M, et al. Outcome of mild/moderate fetal cerebral ventriculomegaly. J Obstet Gynaecol, 2003, 23(suppl.1): S22–S23
[26] 关海兰 . 胎儿侧脑室扩张与染色体异常的关系 . 中国医药指南 , 2011, 9(16): 236–237
[27] 霍平 , 高健 , 楚伟等 . 胎儿侧脑室增宽产前诊断及临床预后 . 中国妇幼保健 , 2014, 29(4): 543–545
[28] 胡冬贵 , 黎青 . X- 连锁脑积水综合征分子遗传学研究进展 . 国外医学遗传学分册 , 1997, 20(1): 35–38
[29] Abumansour IS, Al Sulmi E, Chodirker BN, et al. Prenatal Diagnosis of Walker-Warburg Syndrome Using Single Nucleotide Polymorphism Array: A Clinical Experience from Three Related Palestinian Families with Congenital Hydrocephalus. AJP reports, 2015, 5(2): e116–20
[30] Drielsma A, Jalas C, Simonis N, et al. Two novel CCDC88C mutations confirm the role of DAPLE in autosomal recessive congenital hydrocephalus. Journal of medical genetics, 2012, 49(11): 708–712
[31] Meyer E, Ricketts C, Morgan NV, et al. Mutations in FLVCR2 are associated with proliferative vasculopathy and hydranencephaly-hydrocephaly syndrome (Fowler syndrome). American journal of human genetics, 2010, 86(3): 471–478
[32] Barisic I, Boban L, Loane M, et al. Meckel-Gruber Syndrome: a population-based study on prevalence, prenatal diagnosis, clinical features, and survival in Europe. European journal of human genetics: EJHG, 2015, 23(6): 746–52
[33] Joyce S, Tee L, Abid A, et al. Locus heterogeneity and Knobloch syndrome. American journal of medical genetics Part A, 2010, 152A(11): 2880–2881
[34] Kalache KD, Masturzo B, Scott RJ, et al. Laryngeal atresia, encephalocele, and limb deformities (LEL): a possible new syndrome. Journal of medical genetics, 2001, 38(6): 420–422
[35] Firth H V, Richards, Clayton S, et al. Database of Chromosomal Imbalance and Phenotype in Humans using Ensembl Resources. Am J Hum Genet, 2009, 84, 524–533
[36] Nigri F, Cabral IF, da Silva RT, et al. Dandy-walker malformation and down syndrome association: good developmental outcome and successful endoscopic treatment of hydrocephalus. Case reports in neurology, 2014, 6(2): 156–160
[37] Bozkurt O, Nur Sari F, Alyamac Dizdar E, et al. Joubert syndrome overlapping with Dandy-Walker malformation. Genet Couns, 2014, 25(1): 75–76
[38] Na M, Xie C, Wang H, et al. Calvarial defects and Dandy-Walker malformation in association with neurofibromatosis type 1. Chinese medical journal, 2014, 127(6): 1187–1188
[39] Cacciagli P, Desvignes JP, Girard N, et al. AP1S2 is mutated in X-linked Dandy-Walker malformation with intellectual disability, basal ganglia disease and seizures (Pettigrew syndrome). European journal of human genetics, EJHG, 2014, 22(3): 363–368
[40] Ferraris A, Bernardini L, Sabolic Avramovska V, et al. Dandy-Walker malformation and Wisconsin syndrome: novel cases add further insight into the genotype-phenotype correlations of 3q23q25 deletions. Orphanet journal of rare diseases, 2013, 8: 75
[41] Inessa Grinberg, Hope Northrup, Holly Ardinger, et al. Heterozygous deletion of the linked genes ZIC1 and ZIC4 is involved in Dandy-Walker malformation, Nature Genetics,36, 1053–1055 (2004)
[42] Kimberly A Aldinger, Ordan J Lehmann, Louanne Hudgins, et al. FOXC1 is required for normal cerebellar development and is a major contributor to chromosome

6p25.3 Dandy-Walker malformation. Nature Genetics, 2009, 41, 1037–1042
[43] Mahgoub L, Aziz K, Davies D, et al. Miller-dieker syndrome associated with congenital lobar emphysema. AJP reports, 2014, 4(1): 13–16
[44] Cardoso C, Leventer RJ, Matsumoto N, et al. location and type of mutation predict malformation severity in isolated lissencephaly caused by abnormalities within the LIS1 gene. Human molecular genetics, 2000, 9(20): 3019–3028
[45] Pereira E, Marion R. Chromosome 22q11.2 deletion syndrome. Pediatrics in review / American Academy of Pediatrics, 2015, 36(6): 270–2, discussion 2
[46] Fabrizi GM, Ferrarini M, Cavallaro T, et al. A somatic and germline mosaic mutation in MPZ/P(0) mimics recessive inheritance of CMT1B. Neurology, 2001, 57(1): 101–5
[47] Bahi-Buisson N, Boddaert N, Saillour Y, et al. Epileptogenic brain malformations: radiological and clinical presentation and indications for genetic testing. Revue neurologique, 2008, 164(12): 995–1009
[48] Yis U. Lissencephaly with brainstem and cerebellar hypoplasia and congenital cataracts. Journal of child neurology, 2015, 30(5): 625–6
[49] Kitamura K, Yanazawa M, Sugiyama N, et al. Mutation of ARX causes abnormal development of forebrain and testes in mice and X-linked lissencephaly with abnormal genitalia in humans. Nature genetics, 2002, 32(3): 359–69
[50] Woods CG, Bond J, Enard W. Autosomal recessive primary microcephaly (MCPH): a review of clinical, molecular, and evolutionary findings. Am J Hum Genet, 2005, 76(5): 717–728
[51] Gupta A, Fazal TS, Arora R. Antenatal diagnosis of seckel syndrome. Journal of obstetrics and gynaecology of India, 2014, 64(Suppl 1): 6–8
[52] Buraniqi E, Moodley M. ZEB2 gene mutation and duplication of 22q11.23 in Mowat-Wilson syndrome. Journal of child neurology, 2015, 30(1): 32–36
[53] Hartill VL, Pendlebury M, Hobson E. Mowat-Wilson syndrome associated with craniosynostosis. Clinical dysmorphology, 2014, 23(1): 16–19
[54] Nandhagopal R, Udayakumar AM. Cri-du-chat syndrome. The Indian journal of medical research, 2014, 140(4): 570–571
[55] Saberi A, Shariati G, Hamid M, et al. Wolf-Hirschhorn syndrome: a case with normal karyotype, demonstrated by array CGH (aCGH). Archives of Iranian medicine, 2014, 17(9): 42–644
[56] Sasongko TH, Sadewa AH, Gunadi, et al. Nonsense mutations of the ZFHX1B gene in two Japanese girls with Mowat-Wilson syndrome. The Kobe journal of medical sciences, 2007, 53(4): 157–62
[57] Lee JW. Telomere shortening by mutations in the RTEL1 helicase cause severe form of dyskeratosis congenita, Hoyerall-Hreidarsson syndrome. Clinical genetics, 2013, 84(3): 210
[58] Bai JL, Qu YJ, Jin YW, et al. Molecular and clinical characterization of Angelman syndrome in Chinese patients. Clinical genetics, 2014, 85(3): 273–277
[59] Woods CG, Bond J, Enard W. Autosomal recessive primary microcephaly (MCPH): a review of clinical, molecular, and evolutionary findings.Am J Hum Genet, 2005, 76(5): 717–728
[60] Gupta A, Fazal TS, Arora R. Antenatal diagnosis of seckel syndrome. Journal of obstetrics and gynaecology of India, 2014, 64(Suppl 1): 6–8
[61] Buraniqi E, Moodley M. ZEB2 gene mutation and duplication of 22q11.23 in Mowat-Wilson syndrome. Journal of child neurology, 2015, 30(1): 32–36
[62] Hartill VL, Pendlebury M, Hobson E. Mowat-Wilson syndrome associated with craniosynostosis. Clinical dysmorphology, 2014, 23(1): 16–19
[63] Nandhagopal R, Udayakumar AM. Cri-du-chat syndrome. The Indian journal of medical research, 2014, 140(4): 570–571
[64] Saberi A, Shariati G, Hamid M, et al. Wolf-Hirschhorn syndrome: a case with normal karyotype, demonstrated by array CGH (aCGH). Archives of Iranian medicine, 2014, 17(9): 42–644
[65] Sasongko TH, Sadewa AH, Gunadi, et al. Nonsense mutations of the ZFHX1B gene in two Japanese girls with Mowat-Wilson syndrome. The Kobe journal of medical sciences, 2007, 53(4): 157–62
[66] Lee JW. Telomere shortening by mutations in the RTEL1 helicase cause severe form of dyskeratosis congenita, Hoyerall-Hreidarsson syndrome. Clinical genetics, 2013, 84(3): 210
[67] Bai JL, Qu YJ, Jin YW, et al. Molecular and clinical characterization of Angelman syndrome in Chinese

patients. Clinical genetics, 2014, 85(3): 273–277

[68] Karpinski BA, Maynard TM, Fralish MS, et al. Dysphagia and disrupted cranial nerve development in a mouse model of DiGeorge (22q11) deletion syndrome. Disease models & mechanisms, 2014, 7(2): 245–257

[69] Scambler PJ, Kelly D, Lindsay E, et al. Velo-cardio-facial syndrome associated with chromosome 22 deletions encompassing the DiGeorge locus. Lancet, 1992, 339(8802): 1138–1139

[70] Ryan AK, Goodship JA, Wilson DI, et al. Spectrum of clinical features associated with interstitial chromosome 22q11 deletions: a European collaborative study. Journal of medical genetics, 1997, 34(10): 798–804

[71] Karaman A, Aydin H, Geckinli B, et al. The deletion 22q13 syndrome: a new case. Genet Couns, 2015, 26(1): 53–60

[72] Kim IH, Lee S, Lee CY, et al. Intracranial Hemorrhage in the Corpus Callosum Presenting as Callosal Disconnection Syndrome: FDG-PET and Tractography: A Case Report. Annals of rehabilitation medicine, 2014, 38(6): 871–5

[73] Savastano CP, El-Jaick KB, Costa-Lima MA, et al. Molecular analysis of holoprosencephaly in South America. Genetics and molecular biology, 2014, 37(Suppl): 250–262

[74] Tasdemir S, Sahin I, Cayir A, et al. Holoprosencephaly: ZIC2 mutation in a case with panhypopituitarism. Journal of pediatric endocrinology & metabolism, JPEM, 2014, 27(7-8): 777–781

[75] Mallick S, Panda SS, Ray R, et al. Semilobar holoprosencephaly with 21q22 deletion: an autopsy report. BMJ case reports, 2014

[76] Warrell D. Oxford textbook of medicine, 4th ed. Oxford: Oxford University Press, 2003

[77] Hall JG. Pallister-Hall syndrome has gone the way of modern medical genetics. American journal of medical genetics Part C, Seminars in medical genetics, 2014, 166C(4): 414–418

[78] Witsch-Baumgartner M, Sawyer H, Haas D: Clinical utility gene card for: Smith-Lemli-Opitz Syndrome [SLOS]. EJHG, 2013, 21(8)

[79] 曹志成 . 颅内肿瘤综合治疗及其分子治疗研究进展 . 南方医科大学学报 , 2007, 27(7): 1047–1051

[80] Terashima K, Yu A, Chow WY, et al. Genome-wide analysis of DNA copy number alterations and loss of heterozygosity in intracranial germ cell tumors. Pediatric blood & cancer, 2014, 61(4): 593–600

[81] 宋婷婷 , 万陕宁 , 黎昱 , 等 . 染色体微阵列分析技术在侧脑室增宽胎儿产前诊断中的应用价值 . 解放军医学杂志 , 2017, 10: 902–908

第 34 章
脊柱异常

在胚胎发育早期，胚胎逐渐形成内胚层、中胚层和外胚层。中胚层在其中线部位出现细胞增殖，增殖细胞呈条索状即脊索。在脊索的诱导下，脊索背部外胚层增厚，细胞呈高柱状，称之为神经板。神经板向内凹陷形成神经沟。随着胚胎不断发育，神经沟凹陷得越来越深，同时，神经沟的背侧边缘逐步向中央靠拢，相互融合，将神经沟封闭起来，形成了中空的管道状结构，称之为神经管。中枢神经系统由神经管发育而来，神经管是在脊索诱导下，由其表面的外胚层转变而成。

最初，神经管上皮细胞由柱状的神经上皮细胞组成，神经上皮细胞包绕着神经腔。神经管形成后，神经管逐步与外胚层分割开来，在外胚层与神经管分割过程中，神经板细胞从神经管脱离下来，聚集在神经管的两侧，形成神经嵴。神经管发育成中枢神经系统，神经嵴发育成周围神经系统的神经节和神经胶质细胞。中枢神经系统由脑和脊髓构成，神经腔演变为脑内的侧脑室和脊髓中央管。

胎儿神经管的完整性表现为脊柱的骨化中心位置正常，脊柱表面覆盖的皮肤完整。而脊柱发育缺陷是指在胚胎发育过程中，神经管闭合障碍而产生的先天性畸形。在新生儿中的发生率可以高达 1/800。

第 1 节　脊柱裂

胎儿脊柱裂（spina bifida）是胚胎发育中，神经管的后神经孔未闭合造成脊柱背侧两边椎弓未能融合，形成脊椎中线缺失，导致脊膜和脊髓膨出于椎管外，称为脊柱裂。这一组脊柱畸形是常见的神经管畸形。脊柱裂发病机制十分复杂，一般认为与遗传、染色体异常、药物、环境因素等有关。脊柱裂是神经管缺损中最常见的一种畸形，围产期死亡率 5%~10%。

一、病理解剖与病理生理

脊柱裂发生在胚胎发育早期，由神经管的后神经孔未闭合所导致。脊柱裂是具有多种表现的脊柱畸形，所有病变均为间充质、骨质和神经组织在纵向位置的不完全闭合，主要特征是脊柱的椎板及棘突不闭合或部分闭合，容易发生脊膜和（或）脊髓在该部位疝出或向外露出。

根据是否有神经组织（神经基板）暴露在外或病变部位是否有完整的皮肤覆盖，可分为开放性脊柱裂和闭合性脊柱裂两类。

1. 开放性脊柱裂　开放性脊柱裂约占 90%。发生于妊娠第 6 周，表现为脊柱及皮肤连续中断，椎管内脊膜和（或）脊髓经缺损处部分或全部向外膨出，形成背部肿块，多位于腰段或骶尾段。分为 3 种类型：

（1）脊膜膨出　病变位于背部，该处皮肤缺损，可见囊性包块，囊壁为脊膜，内容物为脑脊液。

（2）脊髓脊膜膨出　背部病变皮肤缺损，可见囊性包块，囊壁为脊膜，内容物为马尾神经或脊髓组织。

（3）脊髓外露　背部病变皮肤缺损，该段

脊髓从缺损处暴露在外。

2. 闭合性脊柱裂 闭合脊柱裂亦称隐性脊柱裂，约占10%，是指病变部位皮肤完整，椎管内脊膜和（或）脊髓不会向后膨出，不伴有包块，脑脊液也不会通过缺损处漏出。闭合性脊柱裂仅有椎管缺损而无椎管内容物的膨出，病变较隐蔽，较难发现。

脊柱裂以腰椎、胸椎及腰骶椎受累最为常见。严重脊柱裂常伴有相应的头部异常、羊水量增多及其他畸形表现。

二、超声特征

1. 开放性脊柱裂 脊柱连续性中断，曲度异常，椎管裂开，脊柱横切面上，骨化中心三角形由闭合型变成开放型，背侧椎弓中心向两侧呈“V”字形或“U”字形开放。冠状切面显示病变部位后方的两个椎弓骨化中心距离增大（图34-1-1，图34-1-2）。矢状切面显示病变后方的强回声线连续性中断，该处皮肤和软组织回声带中断；合并脊膜或脊髓脊膜膨出时，裂口处可见囊性包块，内有纤细光带及光团为马尾神经或脊髓组织；严重脊柱裂时显示脊柱后凸畸形。

2. 开放性脊柱裂伴有颅脑异常

（1）脊柱裂常伴发不同程度的脑室增宽，甚至于整个脑室内充满无回声区，即脑积水。部分脊柱裂在妊娠中期后才出现脑积水，并随孕周增加，脑积水逐渐加重。

（2）“香蕉小脑征”超声显示后颅窝池消失，小脑受压，弯曲变形呈“香蕉状”，即小脑延髓疝形成，此征提示开放性脊柱裂的可能。

（3）“柠檬头征”超声显示为前额隆起，双侧颞骨内陷，形似柠檬，呈“柠檬头”征。

（4）第四脑室不显示，小脑幕及延髓移位，颅后窝池消失。

3. 闭合性脊柱裂 胎儿脊柱失去正常生理弯曲弧度，病变部位椎骨骨化中心排列异常，椎板缺如，椎管开放，皮肤完整性存在，两侧的椎管内未见膨出物。

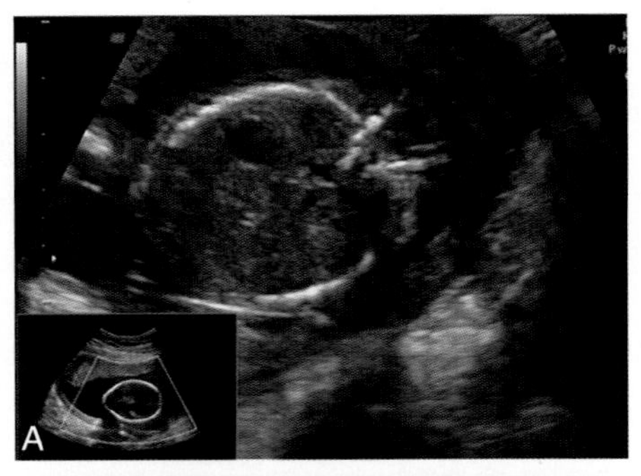

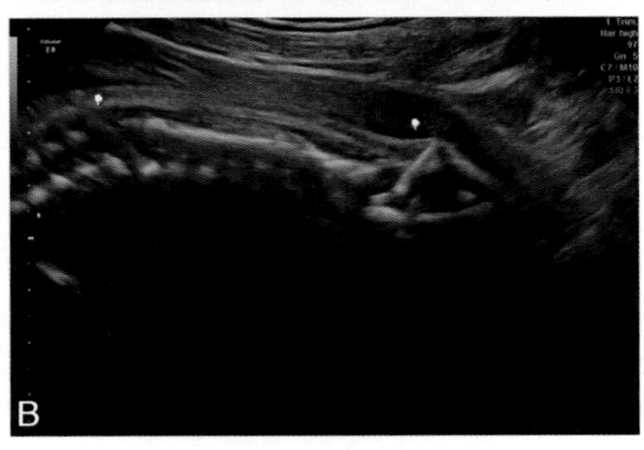

图 34-1-1 开放性脊柱裂

A. 脊椎横切面显示椎管呈“V”形开放；B. 脊椎纵切面显示脊椎曲度异常，末端排列紊乱

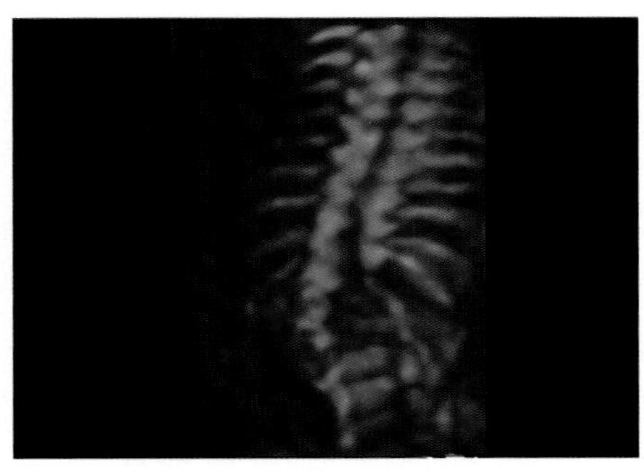

图 34-1-2 开放性脊柱裂

四维骨骼容积成像显示脊柱侧弯及腰段椎管明显增宽，裂开

三、注意事项与鉴别诊断

骶尾部畸胎瘤最易与骶尾部脊柱裂相混淆。前者声像图特点为腰骶部皮下膨出，膨出物可为囊性、实性或混合性。皮肤完整，椎骨显示正常。

开放性脊柱裂时可伴有脊柱的异常弯曲，但单纯的脊柱异常弯曲时胎儿皮肤完整，无脊椎缺损的超声表现。

脊柱裂与隐裂的鉴别，前者表现为脊柱椎管部分未完全闭合，缺损部位多数位于后侧；后者是一个或数个椎骨的椎板未完全闭合，两侧椎管的内容物没有膨出。

四、遗传学

脊柱裂与某些染色体异常和染色体微缺失有关，如 13 三体，18 三体，三倍体和其他结构性染色体异常，22q11 缺失，1p36 缺失等。

与神经管形成有关的调节基因，包括 *PAX* 家族、血小板衍生的生长因子受体 α 基因（*PDGFRA*）和叶酸及蛋氨酸代谢相关基因突变是神经管缺陷的危险因子。

脊柱裂可在妊娠 19 周时通过胎儿畸形扫描发现，严重程度较高的缺陷可在更早至妊娠 13 周时发现。此外，在妊娠 16 周以 2.5 倍 MoM 作为截断值进行血清甲胎蛋白（AFP）筛查，对于开放性脊柱裂的检出率为 82%，假阳性率为 1.9%，但无法检出隐性脊柱裂。

五、预后评估

严重的开放性脊柱裂预后很差，产前明确诊断后应建议早期干预。要求继续妊娠者，应行染色体检查及定期随访。对于合并脑积水及其他脑部异常者预后极差，死亡率高，大部分活产婴儿在出生后几个月内死亡。闭合性脊柱裂的预后明显好于开放性脊柱裂。

第 2 节　脊髓脊膜膨出

脊髓脊膜膨出（myelomeningoeele，MMC）是先天性中枢神经系统最常见的畸形之一。由于胚胎时期椎弓发育障碍和椎管未能闭合所致。全球发病率为 0.05%~0.1%，我国发病率为 0.1%~1.0%，是新生儿致残、致死的重要原因之一。

一、病理解剖与病理生理

在胚胎发育早期，由于先天性椎板发育不全，导致脊髓、脊膜通过椎板缺损处向椎管外膨出。在开放性脊柱裂时，皮肤全层缺如，神经管暴露在椎弓及软组织下，缺损处覆盖一层薄的脑膜，由硬脊膜及蛛网膜延伸而来，通过脊柱裂后方突出，囊内包含神经组织，称为脊髓脊膜膨出，以腰椎或腰骶段多见，常伴有多发畸形如脑积水、脊柱裂等。突出物内不包含神经组织的类型称为脊膜膨出。

二、超声特征

病变部位脊柱连续性中断，脊柱后方的皮肤及软组织缺失，椎骨后方分离，脊膜膨出形成的含脊髓的囊性为主的混合性包块（图 34-2-1）。

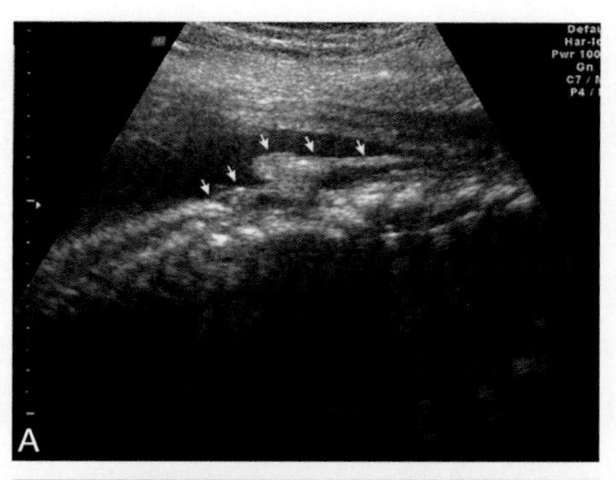

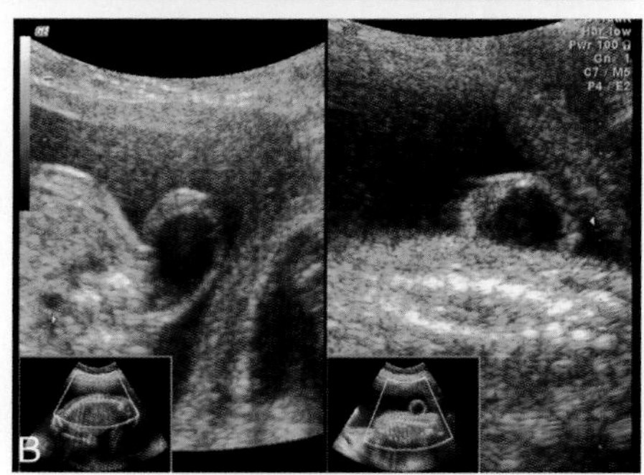

图 34-2-1　脊髓脊膜膨出
A. 脊柱纵切面显示连续性中断，含脊髓的稍强回声膨出；B. 脊柱横切面显示脊膜由脊椎裂处膨出

三、注意事项与鉴别诊断

脊髓脊膜膨出最易与骶尾部畸胎瘤混淆，两者最显著的区别是脊柱的完整性，骶尾部畸胎瘤包块位于脊柱骶尾部外方，脊柱完整性存在。

四、遗传学

国外大多数学者认为是多基因参与该病的发生。Isik 等报道通过对脊柱裂脊髓脊膜膨出合并肛门直肠畸形，骶骨畸形的 Curranino 综合征患儿基因检测发现染色体 7p36 同源盒基因 *HlxB9*

为脊柱裂脊髓脊膜膨出主要致病基因。Kinoshita等报道对骶部脊髓脊膜膨出合并DiGeorge综合征的患者行染色体及基因检测显示断裂基因*tuple1*相关增强子缺失，患者临床表现为低钙血症和癫痫。研究报道，对33例脊柱裂儿童，26例脊柱裂儿童母亲及48名健康人员血清叶酸、维生素B_{12}、高半胱氨酸浓度和亚甲基四氢叶酸还原酶基因*C667T*多态性进行相关性研究后发现：*C667T*基因的多态性不影响脊柱裂儿童血清叶酸、维生素B_{12}、高半胱氨酸的代谢，*C667T*基因的多态性不能被认为是脊柱裂儿童的主要危险因素。

五、预后评估

脊髓脊膜膨出部位越高，存活率越低。凡神经症状较轻和无脑积水者，可早期进行脊膜膨出修补手术治疗。双下肢严重瘫痪和伴有脑积水者，应视为手术禁忌。患儿年龄越小，治疗效果越好，但是该类畸形手术难度大，术后并发症多，疗效不确定。近年来，随着微创显微外科技术和设备进步，显微手术治疗成为研究热点，但术后近远期疗效仍不十分清楚。

第3节　脊髓纵裂

脊髓纵裂（split spinal cord malformation, SSCM）是神经管闭合不全的一种罕见的先天性脊椎发育畸形，指脊髓被硬性或纤维性的间隔纵行劈成两半的先天性发育异常，间隔由纤维组织、软骨、骨组织或者上述几种成分共同组成。可以孤立性存在，亦可伴脊柱畸形、脊膜膨出、背部皮肤异常等。脊髓纵裂以女性多见。

一、病理解剖与病理生理

胎儿脊椎脊髓发育组织结构复杂，在组织胚胎学上影响3个胚层的发育，在妊娠第3~4周内外胚层发生粘连形成附属的神经管和原肠的管腔，导致脊索和上方的神经板裂开；同时，周围的间充质形成脊索和神经板之间的内间充质道，对原肠（起源于内胚层）与皮肤（起源于外胚层）起连接作用，脊髓纵裂一般仅残留部分的内间充质道，间充质最终能分化成纤维、骨、软骨、血管、脂肪等组织，这些组织在中线矢状面上将脊髓分隔开，形成脊髓纵裂畸形。同时可导致先天性脊椎畸形、脊膜膨出等，最常见的是脊柱侧凸以及背部皮肤异常，如多毛症、皮窦、脂肪瘤、血管瘤或皮样囊肿。脊髓纵裂主要发生于腰段、胸腰段，颈段较罕见，位于胸腰段占70%~80%。

脊髓纵裂分为部分性或完全性，对称性或不对称性。根据硬脊膜管分裂或不分裂分为两型，Ⅰ型：双硬脊膜囊双脊髓型，即脊髓在纵裂处被纤维、软骨或骨嵴完全分开，一分为二，并有各自的硬脊膜和蛛网膜，脊髓被分隔物牵拉，出生后可引起临床症状；Ⅱ型：共脊膜囊双脊髓型，脊膜在纵裂处，多被纤维隔分开为两半，但有共同硬脊膜及蛛网膜，出生后一般无临床表现。

脊髓纵裂出生后由于脊髓的发育持续受到畸形椎骨、纤维束带的限制，临床神经症状逐渐加重，可能产生一系列神经损害表现，如下肢神经功能障碍、下肢发育不良、足畸形、神经性膀胱、便秘等。

二、超声特征

以“脊髓在矢状面上被间隔节段性分开”为主要特征，表现为胎儿局部椎管异常增宽，脊髓低回声内可见中央有团状、带状强回声（图34-3-1）。

三、注意事项与鉴别诊断

需要与脊柱裂鉴别，鉴别要点：脊柱裂表现在横切面上背侧椎弓中心向两侧呈“V”形或“U”形开放；脊髓纵裂是脊髓在矢状面上被间隔节段性分开。需要与其他引起椎管增宽的先天性椎体畸形鉴别，如半椎体等。

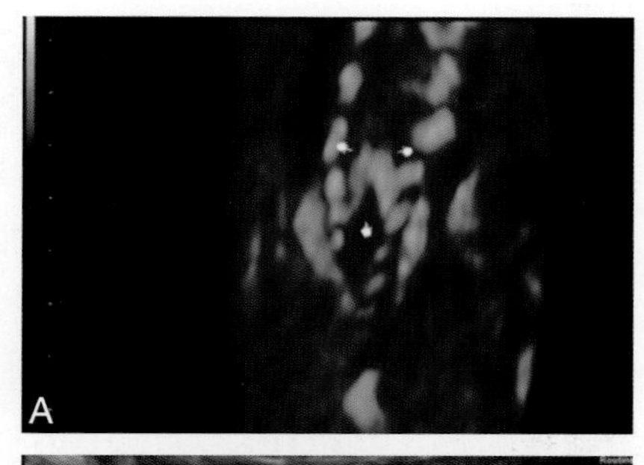

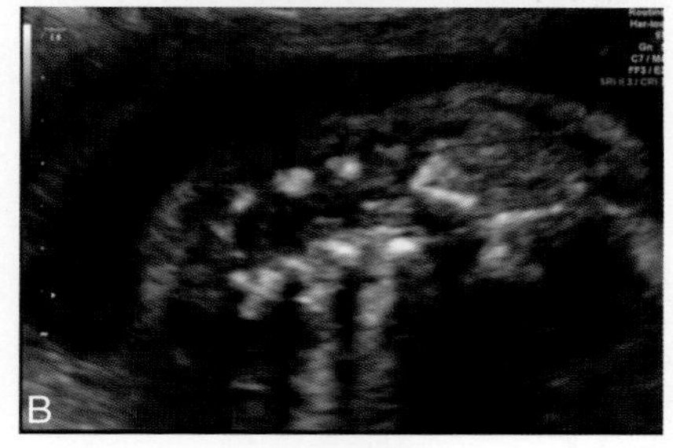

图 34-3-1 脊髓纵裂
A. 四维骨骼容积模式，椎管增宽，内可见倒“V”形强回声；B. 二维旁矢状切面，椎管内见“V”形强回声分隔

四、预后评估

产前早期明确诊断，出生后根据病情发展变化选择治疗，远期预后尚不明确。

第 4 节 脊柱异常弯曲

脊柱异常弯曲是指由于脊柱的异常或畸形造成的脊柱异常弯曲，包括脊柱前凸、脊柱后凸、脊柱侧凸及旋转畸形等，但不包括脊柱裂。

一、病理解剖与病理生理

脊柱异常弯曲可以是单纯的脊柱异常，也可以是某些综合征的表现之一。脊柱前方的椎体发育不良称为蝶状椎骨，表现为脊柱后凸。脊柱后方的椎弓发育不良表现为脊柱前凸。椎骨部分发育不良如一侧发育不良，表现为脊柱侧凸。

脊柱侧弯是指脊柱的一个或数个节段在冠状面上偏离身体中线向侧方弯曲，形成一个带有弧度的脊柱畸形，常常合并椎体的旋转，在矢状面上前突或后突增加或减少，同时还有肋骨畸形胸腔畸形、骨盆的旋转倾斜畸形等。

常见导致脊柱异常弯曲的畸形主要包括：①椎体畸形：占绝大多数（约占 76%），包括半椎体、楔形椎、蝴蝶椎；②椎体附件畸形：棘突、椎弓多个骨性异常；③畸形段椎体内脊髓各种畸形。半椎体是先天性椎体畸形中最常见的类型，约占 46%，可引起不同程度的脊柱侧弯畸形。

二、超声特征

脊柱弯曲声像图表现为脊柱失去正常的生理弯曲弧度，呈前后弯曲或侧位成角弯曲，脊椎骨一个或数个节段偏离身体中线向前后方或侧方弯曲、变形（图 34-4-1）。

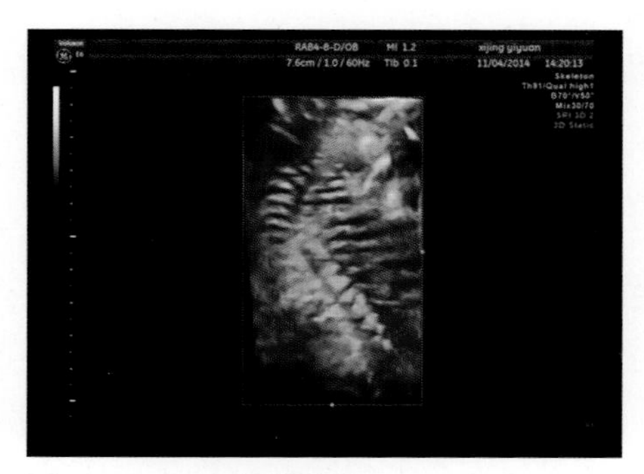

图 34-4-1 脊柱弯曲
四维骨骼容积显像，显示脊柱侧弯，侧弯处椎体排列紊乱

三、注意事项与鉴别诊断

脊柱异常弯曲与单纯脊柱裂具有不同的超声表现，较易鉴别诊断。脊柱裂除伴有脊柱的异常弯曲外，在横切面上还可见背侧椎弓中心向两侧呈“V”字形或“U”字形开放，病变部位常伴有脊膜膨出或脊髓脊膜膨出的膨出物。

四、遗传学

对脊椎肋骨发育不全（spondylocostal dysostosis, SCDO）的研究使人们对于脊椎分节异常的遗传学病因有了更深入的了解。SCDO 的表型包括半椎体异常、肋骨融合与缺失等，属于非进行性脊柱侧凸。*DLL3*、*MESP2*、*LFNG*、*HES7*、*TBX6* 基因的突变分别引发了 SCDO Ⅰ、Ⅱ、Ⅲ、Ⅳ、Ⅴ 这 5 种类型。这 5 个基因都是 Notch 通路的成员，对体节形成和发育有着非常重要的调控作用。Notch信号通路通过相邻细胞间的信号传递对骨骼发育起着非常重要的作用，当通路中的基因突变引起功能缺失或功能获得，都会导致严重的骨骼疾病。还有其他一些基因被认为与脊柱缺陷和先天性脊柱侧凸的发生有关，是重要的先天性脊柱侧凸致病候选基因。如*PAX1*基因的突变影响椎体分节，*SHOX*基因的表达缺陷在生长发育过程中通过影响椎节的发育，引起脊柱侧凸等多种骨骼发育畸形。

脊椎肋骨发育不全综合征表现为脊柱侧弯、脊柱前凸、椎骨融合等，也有腕关节和踝关节的上翻或内翻畸形，有些患者伴唇腭裂、听力缺失等。智力一般不受影响，少数患者有轻度的发育迟缓，可活到成年。

五、预后评估

单纯的脊柱畸形预后较好，可通过非手术疗法或手术矫正。手术治疗根据脊柱畸形的类型和严重程度、脊柱侧凸的进展速度、畸形的部位等决定术式。伴有合并症或某综合征，预后较差，远期预后根据畸形受损的严重程度而定。

第5节　半椎体畸形

半椎体畸形（spine Hemivertebrae）是一种相对常见的脊柱先天性发育畸形，指胚胎时期椎骨发育异常，导致左右对称的椎体软骨化中心其中的一个发育不全，形成半椎体畸形，即只有一半的椎体发育。发病率0.5‰~1‰。

一、病理解剖与病理生理

椎骨发生于中胚层，椎体由体节中生骨节演化而成，第8周已具有雏形，第16周发育完成。半椎体可能是胚胎第6周原椎某软骨化中心发育不良所致，是先天性的骨发育畸形，可累及1个至数个椎体。若生骨节一侧的间叶细胞发育异常或不向中线及背侧移动，而对侧发育正常则形成半椎体；双侧移动过度形成融合椎。半椎体可累及一个或多个椎体，当累及同侧时可导致脊柱不同程度的侧弯畸形，若胸段脊柱发生多个半椎体时可引起肋骨畸形（缺失，肋间隙增宽）及肺的发育障碍。

畸形缺损的部位不同可引起以下脊柱畸形：①脊柱侧凸：因单发或多发半椎体畸形所致。②脊柱后凸畸形：见于后侧半椎体畸形者。③脊柱侧凸及旋转畸形：严重侧弯者，若躯体上部重力不平衡，则发育过程中可逐渐形成伴有明显旋转的侧弯畸形，并伴有胸廓变形等体征。半椎体畸形伴有后侧半椎体畸形时易发生。④身高生长受限：以多发者影响为大。

二、超声特征

1. 半椎体畸形　声像图特征为正常脊柱排列中断，出现脊柱侧弯或成角，病变椎体骨化中心缺失等（图34-5-1）。

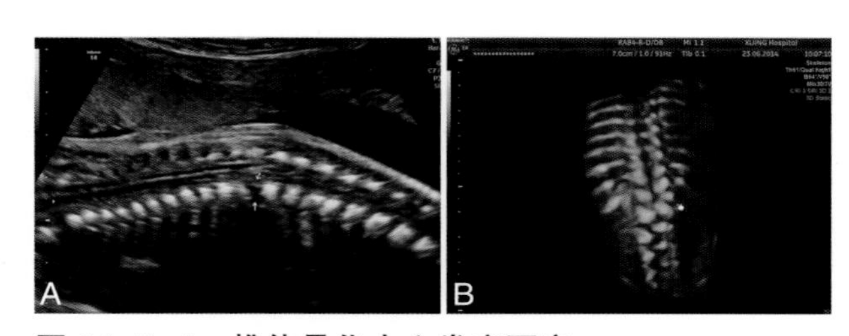

图34-5-1　椎体骨化中心发育不良
A. 脊柱纵切面显示一侧串珠样强回声中断（箭头所示）；B. 四维骨骼容积显像显示周围椎体骨化中心代偿性增大

（1）脊柱矢状面显示椎弓回声排列整齐，病变椎体回声模糊或缺失；冠状面可见病变椎体呈楔形改变，脊柱侧弯或成角畸形；横断面可见椎体变小，形态不规则或边缘模糊。

（2）矢状面及冠状面可显示病变椎体相邻椎间隙增宽或变窄。观察每对配对的椎弓骨化中心，可发现在成角畸形部位一侧的骨化中心缺失，半椎体邻近的椎体常表现为一侧代偿性增大及不同程度的脊柱侧弯畸形。

2. 合并其他畸形

（1）常伴有蝴蝶椎、融合椎及脊柱裂，肋骨畸形等，早期可引起严重脊柱侧凸、脊柱后凸畸形及胸腔畸形等。

（2）半椎体亦是 Jarcho-Levin 综合征和胎儿面容综合征（Robinow 综合征）中的主要畸形，表现为肢体中部短小、小阴茎、扁平面容正中唇裂等。

三、注意事项与鉴别诊断

半椎体畸形需要与单纯脊柱裂鉴别，单纯脊柱裂是先天性神经弓的椎板愈合不全，椎体形态尚可，脊柱一般不出现侧弯。半椎体畸形除椎体形态改变外，同时伴有脊柱侧弯或后凸，表现为椎体形态改变及继发的脊椎自然曲度及椎间隙改变，不合并脊柱裂时无椎板异常改变。

四、遗传学

参见本章第 4 节。

五、预后评估

孤立性单发的半椎体畸形，部分的新生儿不需要手术治疗，根据脊柱侧凸的严重程度择期选择矫治，一般预后良好；多发的半椎体畸形合并其他多发畸形时，自然发展预后较差，建议早期干预。选择继续妊娠者，出生后视畸形的合并畸形和脊柱发育异常的程度不同选择手术治疗，远期预后取决于合并多发畸形的影响。

第 6 节　尾部退化综合征

尾部退化综合征（caudal regression syndrome, CRS）是一种罕见的先天性缺陷，也称为骶骨或骶尾发育不良综合征，是以骶骨畸形、肛门直肠畸形及骶骨前包块为特征的一种罕见形态。

一、病理解剖与病理生理

尾部退化综合征是一种特殊的胎儿畸形综合征，被认为在早期胚胎发育阶段，内、外胚层之间发生异常粘连和脊索发育缺陷。在胚胎发育第 4 周前脊索复合体在成熟过程中发生中断，末端脊髓节段发育受影响，造成部分或全部骶、尾椎，甚至腰椎、下部胸椎的缺如，常合并复杂的多脏器畸形，如泌尿生殖道畸形、肛门直肠畸形，肾脏发育不良、肺发育不良等。偶伴下肢发育不良，严重的可有并腿畸形及中枢神经系统、肌肉骨骼等畸形，是一种非常少见的先天性发育畸形。

尾部退化综合征常伴有骶前肿块（脊膜膨出、畸胎瘤）、肛门狭窄或闭锁，而被称 Currarino 三联征。

二、超声特征

产前超声表现取决于骶尾部病变的范围及严重程度。

声像图特点是早期妊娠表现为头臂长小于孕周，躯干短，脊柱下段不显示；妊娠中晚期时表现为脊柱的连续性中断，未见正常骶骨回声（图 34-6-1），严重者甚至合并腰椎、胸椎的缺如及复杂的多脏器畸形，如泌尿系统畸形、肛门直肠畸形、肾脏发育不良、肺发育不良等，并伴下肢畸形，表现为膝关节过度伸直，双下肢“青蛙征”或固定强直；双足异常可表现为摇椅足、马蹄足内翻等。最严重的可有并腿畸形，是一种非常少见的先天性发育畸形。

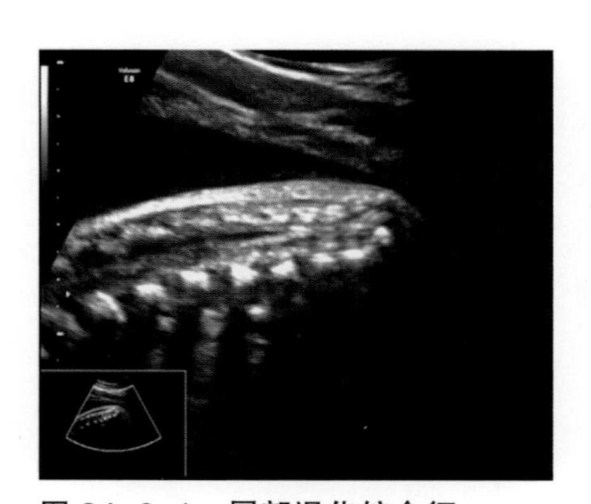

图 34-6-1　尾部退化综合征

三、注意事项与鉴别诊断

1. 并腿序列综合征（美人鱼综合征）　并腿序列综合征为严重的尾部发育不全，下肢融合成单一的肢体，双腿并排姿势固定，常有腿骨减少。

尾部退化综合征表现为双下肢固定强直，但双腿分开，下肢骨的数目正常。

2. 开放性脊柱裂 脊柱横切面检查时可见脊椎的异常改变，后方的椎弓骨化中心开放，呈“U”或“V”字形改变。合并有脊髓脊膜膨出时，裂口处可见囊性包块，但骶尾部结构正常。

3. 半椎体 半椎体的骶尾部结构正常，此为重要鉴别点。

四、遗传学

XXXY 和 XXXXY 综合征 73% 存在骶骨发育不良。

骶尾退化综合征（caudal regression，CRS）发生率约为 1∶60000，是一种罕见的先天性缺陷。骶尾退化综合征一般为散发病例，男性患儿和女性患儿的的比例为 2.7∶1。骶尾退化综合征确切的病因和发病机制尚不完全明确，有报道 7 号染色体长臂末端缺失患者常表现出骶骨发育不良。

孕妇患糖尿病和血管的灌注不足可能与发病有关。骶尾退化综合征患儿的母亲中有高达 22% 合并 1 型或 2 型糖尿病，其骶尾退化综合征的发病率为 1%，是正常孕妇的 200~400 倍。

五、预后评估

预后取决于脊髓缺陷的严重程度及相关畸形，尾部退化综合征一旦产前明确诊断，建议早期干预。如果选择继续妊娠，孕妇应行产前超声定期观察，绝大部分存活者均需要进行泌尿系及外科矫正手术，由于病因不可逆，手术无法使患儿达到正常状态，生活质量较低。

第 7 节 骶尾部畸胎瘤

骶尾部畸胎瘤是最常见的胎儿先天肿瘤之一，是指骶尾部附近的先天性胚芽细胞瘤，以尾骨为中心并向尾端或骶前内外侧生长。活产儿发生率为 1∶40 000。

一、病理解剖与病理生理

畸胎瘤是来源于细胞或胚胎干细胞并由其衍生而来的瘤性组织。骶尾部畸胎瘤起源于胚胎时期的原发性结节，原发性结节最初位于胚胎的背部，以后逐渐向尾部移行，最后停留在尾部的前方，含有内、中、外 3 个胚层的多种组织成分。由于畸胎瘤具有 3 个胚层演化的多种成分，瘤内几乎可见身体内的每一种组织，包括脂肪、牙齿、骨骼、血管、毛发及各种腺体等。

骶尾部畸胎瘤分为成熟性、非成熟性及恶性 3 类，成熟性骶尾部畸胎瘤主要表现为囊性，而恶性肿瘤多为实性包块。

根据肿瘤部位及在盆腔内外占据的范围分为 4 型。Ⅰ型：肿瘤瘤体向骶骨外生长，外露于体表；Ⅱ型：肿瘤瘤体主要向骶骨外生长，大部分外露于体表；Ⅲ型：肿瘤瘤体大部分位于骶骨的前方，少部分外露于体表；Ⅳ型：肿瘤瘤体仅位于骶骨前方，不向体腔外生长。

二、超声特征

超声表现为胎儿骶尾部皮下一膨出肿物，凸向羊水内，位置随着胎儿运动而变化（图 34-7-1）。声像图呈多样性及非特异性改变。

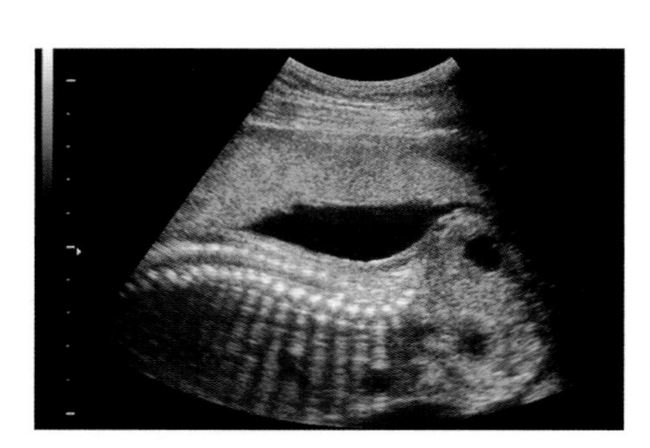

图 34-7-1 骶尾部畸胎瘤

良性畸胎瘤多呈囊性或混合性，形态较规则，肿瘤内见无回声区，内可见分隔，形成多囊状或囊中囊状，与成人畸胎瘤不同的是包块内脂质分层征、面团征、瀑布征等声像图表现在胎儿期常常不典型。

恶性畸胎瘤多为实性或混合性，肿瘤形态不规则，瘤体内多见实质回声，内部结构杂乱。产前超声无法区分良恶性畸胎瘤，但以良性多见。

三、注意事项与鉴别诊断

与脊髓脊膜膨出的鉴别，两者最显著的区别在于脊柱及皮肤是否完整。脊髓脊膜膨出，脊柱完整性中断，脊髓内容物通过脊柱裂后方突出，皮肤线中断，囊内包含神经组织。骶尾部畸胎瘤的脊柱完整性存在，包块位于骶尾部外方。骶尾部畸胎瘤需与胎儿臀部突出的较大脂肪瘤、血管瘤、横纹肌瘤及肉瘤鉴别。

四、遗传学

可有染色体异常及染色体微缺失微重复，畸胎瘤组织可检测到四倍体及 1、3、6 号染色体重复。

五、预后评估

本病的预后取决于肿瘤的病理类型和大小，影响预后的关键在于早期诊断。恶性畸胎瘤预后极差，几乎全部死亡。肿瘤巨大、生长快速、肿瘤内充血、出血、动静脉瘘等，可导致胎儿心衰和水肿，出现上述情况建议早期干预。

继续妊娠者，出生后尽早进行手术治疗，良性畸胎瘤预后较好。目前，随着胎儿医学的发展，骶尾部畸胎瘤是已经开展的胎儿外科手术之一。国外文献报道，胎儿宫内治疗已取得较好的临床效果。

（赵丽莎　徐 盈　张建芳　雷小莹）

第 8 节　磁共振影像

一、脊柱裂

脊柱裂表现为胎儿骨性椎管后壁闭合不全，相应皮肤局部缺损，脑脊液与羊水相通等。T2WI 轴位上可见椎体后缘骨质的不连续，由于椎管内的脑脊液与羊水均为高信号，当二者相通时，可见二者之间线状高信号。

二、脊髓脊膜膨出

脊髓脊膜膨出可表现为脊髓脊膜通过椎体后缘骨性闭合不全处，向外突起。T2WI 矢状位观察脊髓脊膜膨出最佳，可见囊状高信号膨出于脊柱（或皮肤）外缘，其内可观察到脊髓神经。

三、脊髓纵裂

脊髓纵裂表现为脊髓被纵行分隔呈两半（根），由于椎管内羊水在 T2WI 上呈高信号，脊髓呈低信号，在 T2WI 轴位可以清晰观察到 2 根脊髓断面。T2WI 冠状面上亦可观察到这一表现（图 34-8-1）。

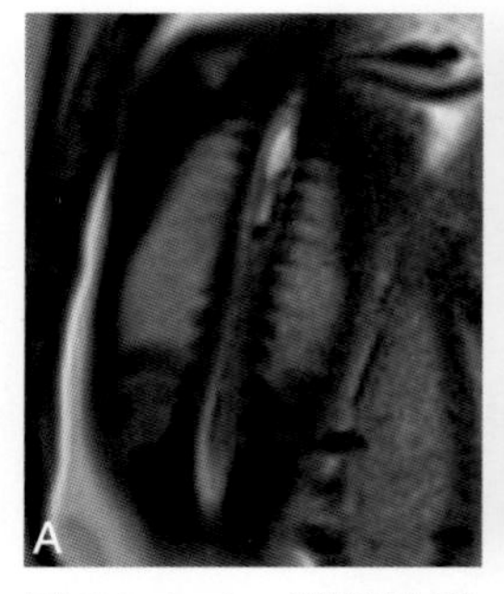

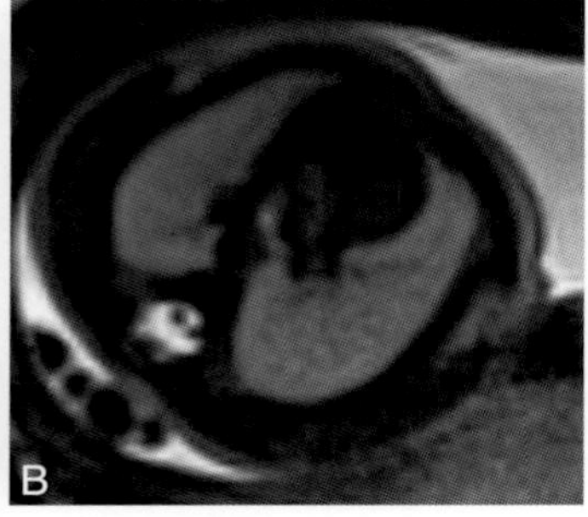

图 34-8-1　脊髓纵裂
A. T2WI 冠状位示椎管内脊髓上段被分隔呈纵裂；B. T2WI 轴位示椎管内脊髓呈纵裂

四、脊柱侧凸与弯曲

脊柱侧凸与弯曲在 MRI 冠状位上表现最佳，可以明确侧弯方向及原因等（图 34-8-2）。

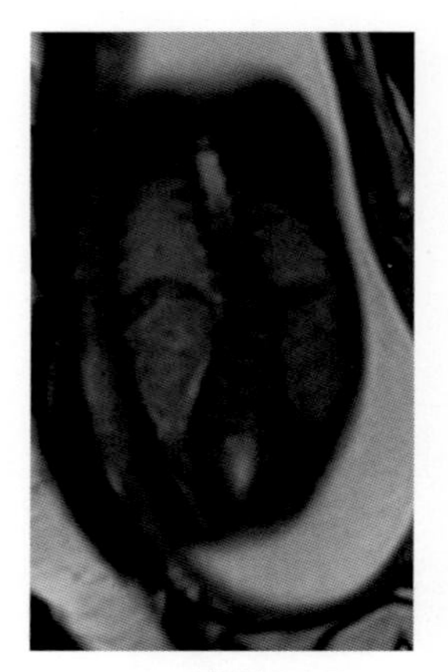

图 34-8-2　脊柱侧凸
T2WI 冠状位示脊柱侧弯明显

五、半椎体畸形

半椎体畸形在MRI矢状面上表现为：椎体的局部排列不整齐或局部椎体间间隙增大。在MRI冠状位上表现最佳：可见局部椎体呈楔形嵌入正常椎体间，脊柱侧弯或成角畸形（图34–8–3）。

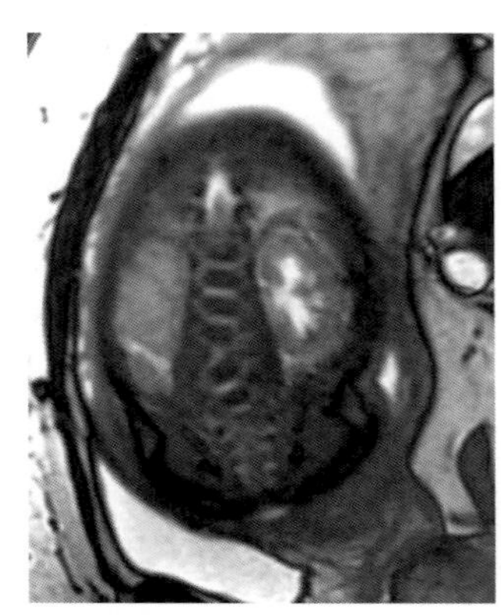

图 34–8–3　半椎体畸形
T2WI冠状位示椎体排列不整齐，局部椎体呈“楔形”

六、尾部退化综合征

尾部退化综合征在MRI矢状位上呈骶尾骨不同程度的缺如。严重的可以出现腰椎、甚至下部胸椎缺如（图34–8–4）。骶椎裂伴有骶前或后脊髓脊膜膨出、畸胎瘤。脊髓栓系，即脊髓圆锥低于腰椎1~2间隙水平，终丝增粗>2mm。椎管内、外脂肪瘤，且通过骨、硬膜缺损间隙相连，椎管内脂肪包裹终丝或紧贴脊髓。神经肠源性囊肿，即椎管内可见T1WI低信号，T2WI高信号的囊性肿块，信号均匀，囊肿部分嵌于脊髓内。

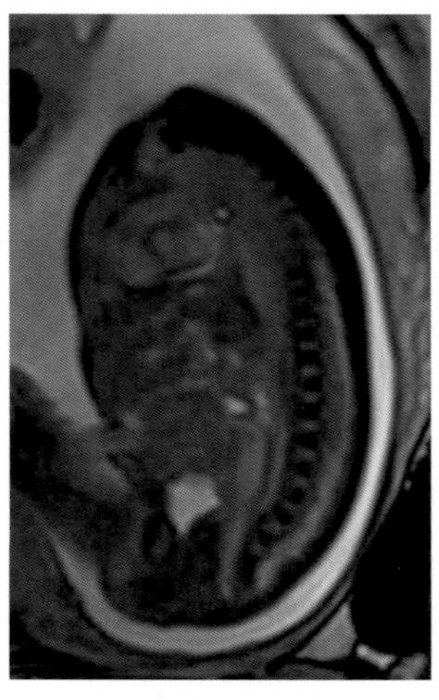

图 34–8–4　尾部退化综合征
T2WI矢状位示部分骶椎及尾骨消失

七、骶尾部畸胎瘤

骶尾部畸胎瘤在MRI上表现为骶尾部突起的大小不等的软组织肿块，病变可向体腔内或者向体腔外生长，边界光滑。MRI可以根据肿块内成分的不同，显示信号也不同。如当囊性肿块时，呈T2WI高信号，T1WI低信号。而囊实混合性肿块时，呈混杂信号改变。由于其包含了多种组织成分（如脂肪），故可呈T2WI高信号、T1WI低信号、抑脂序列呈低信号。钙化或骨化、牙齿等呈T2WI低信号和T1WI低信号。囊性区大多呈均匀的T2WI高信号和T1WI低信号。

（唐兴　李军）

参考文献

[1] Birnbacher R, Messerschmidt AM, Pollak AP. Diagnosis and prevention of neuraltube defects. Curr Opin Urol, 2002, 12(6): 461–464

[2] Buisson O, De Keersmaecker B, Senat MV, et al. S onographic diagnosis of spina bifida at 12 weeks: heading to wards indirect signs. Ultrasound Obstet Gynecol, 2002,19(3): 290–292

[3] Garcia-Posada R,Eixarch E,Sanz M,et al. Cisterna magna width at 11-13 weeks in the detection of posterior fossa anomalies. Ultrasound Obstet Gynecol, 2013, 41(5): 515–520

[4] Ghi T, Pilu G, Falco P, et al. Prenatal diagnosis of open and closed spina bifida. Ultrasound Obstet Gynecol, 2006, 28(7): 899–903

[5] Liescu D, Comanescu A, Antsaklis P, et al. Neuroimaging parameters in early open spina bifida detection. Further benefit in first trimester screening? Rom J Morphol Embryol, 2011, 52(3): 809–817

[6] Husler MR, Danzer E, Johnson MP, et al. Prenatal diagnosis and postnatal outcome of fetal spinal defects without

Arnold-chiari malformation. J Prenat Diagn 2009, 29(11)1050–1057.

[7] 彼得・M・都比，卡罗・B・本森. 妇产科超声图谱. 唐红，康彧，孔令秋，译. 天津：天津科技翻译出版公司，2005

[8] 姜志芬，俞芬，应伟雯. 胎儿脊柱裂中超声颅脑征象的意义. 中华超声影像学杂志，2006, 15(10):794–795

[9] Stroustroup-Smith A, Grable I, Levine D. Case 66: caudal regression syndrome in the fetus of a diabetic mother. Radiology, 2004, 230(1): 229–233

[10] Twining P, McHugo J, Pilling D, Textbook of fetal abnormalities. 2nd ed. Philadelphia Pa: Saunders, 2000

[11] Claudon P, Fotso-Kamdem A, AubertD. The non-neurogenic neurogenic bladder (Hinman's syndrome) inchildren: What are pronostic criteria basedon a 31 cases multicentric study. ProgUrol, 2010, 20(4): 292–300

[12] Hirose S, Farmer DL. Fetal surgery for myelomeningocele. Clin Perinatol, 2009, 36(2): 431–438

[13] Sutton LN. Fetal surgery for neural tube defects. Best Pract Res Clin Obstet Gynecol, 2008, 22(1): 175–188

[14] Pang D. Split cord malformation:part:clinical syndrome. Neurosurgery, 1992, 31: 481

[15] Jindal A, Mahapatra AK. Split cord malformations a clinical studyof 48 cases.Indian Pediatr, 2000, 37: 603

[16] Allen LM, Silverman RK. Prenatal Ultrasound evaluation of fetal diast ematomyelia, two cases of type Ñsplit cord malformation. UltrasoundObstet Gynecol, 2000, 15: 78

[18] SepulvedaW, Kyle PM, Hassan J, et al. Prenatal diagnosis of diastematomyelia. Case reports and review of the literature. Prenat Diagn, 1997, 17: 161

[20] Barkovich AJ. Pediatric Neuroimaging. 3rd ed. Philadelphia: Lippincott williams wilkins, 2002

[21] 兰斌尚，王坤正，阎传柱等. 脊髓纵裂分型及临床意义. 中华骨科杂志，2000, 20(2): 69–71

[22] Levin R, Mamsz D, Hasharoui A. Mini-open thoracoscopically assisted thoracotomy versus video-assisted thoracoscopic surgery for anterior release in thoracic scoliosis and kyphosis: a comparison of operative and radiographic results. Spine, 2005, 30: 632–638

[23] Gonzalez-Quintero VH, Lama T, Dibe M, et al. Sonographic diagnosis of caudal regression in the first trimester of pregnancy. Ultrasound Med, 2002, 21(10): 1175–1178

[24] Wax JR, Watson WJ, Miller RC, et al. Prenatal sonographic diagnosis of hemivertebrae: associations and outcomes. Journal of Ultrasound in Medicine, 2008, 27(7) : 1023–1027

[25] 张海春，马小燕，陈钟萍，等，三维超声在胎儿半椎体畸形诊断中的应用，中华医学超声杂志，2002, 7(10): 1712–1717

[26] Joshi M, Yadav S. Lumbosacral agenesis. Ind Radiol Imaging, 2005, 15(2): 251–254

[27] Tortori-Donati P, Rossi A , Cama A. Spinal dysrpahism: a review of neuroradiological features with embryological correlations and proposal for a new classification. Neuroradiology, 2000, 42: 471–491

[28] Pang D. Sacral agenesis and caudal spinal cord malformations. Neurosurgery, 1993, 32(5): 755–779

[29] Alman R P, Randolph J G, Lilly J R. Sacrococcygeal teratoma: American Academy of Pediatrics Surgical Section Survey-1973. Pediatr Surg, 1974, 9(3): 389–398

[30] Rios LT, Araujo Júnior E, Nardozza LM, et al. Prenatal diagnosis of sacrococcygeal teratoma using two and three-dimensional ultrasonography. Case Rep Obstet Gynecol. 2012. doi: 10.1155/2012/131369. Epub 2012 Aug 9

[31] Sugitani M, Morokuma S, Hidaka N, et al. Three-dimensional power Doppler sonography in the diagnosis of a cystic sacrococcygeal teratoma mimicking a meningomyelocele: A case report. Clin Ultrasound, 2009, 37(7): 410–413

[32] Sbragia L. Intrauterine fatal abnormalities therapy. Rev Bras Gynecol Obstet, 2010, 32: 47–54

[33] Mitchell LE, Adzick NS, Melchionne J, et al. Spina bifida. Lancet, 2004, 364(9448): 1885–1895

[34] Shangguan S, Wang L, Chang S, et al. DNA methylation aberrations rather than polymorphisms of FZD3 gene increase the risk of spina bifida in a high-risk region for neural tube defects. Birth defects research Part A, Clinical and molecular teratology, 2015, 103(1): 37–44

[35] Eser B, Cosar M, Eser O, et al. 677C>T and 1298A>C polymorphisms of methylenetetrahydropholate reductase gene and biochemical parameters in Turkish population with spina bifida occulta. Turkish neurosurgery, 2010, 20(1):9–15

[36] Marini NJ, Hoffmann TJ, Lammer EJ, et al. A genetic signature of spina bifida risk from pathway-informed comprehensive gene-variant analysis. PloS one, 2011, 6(11): e28408

[37] 李华龙 , 梁鹏 . 脊髓脊膜膨出的研究进展 . 中华神经外科杂志 , 2012, 28(6): 643–645

[38] Yoo HJ, Kim K, Kim IH, et al. Whole exome sequencing for a patient with Rubinstein-Taybi syndrome reveals de novo variants besides an overt CREBBP mutation. International journal of molecular sciences, 2015, 16(3): 5697–5713

[39] Tartaglia N, Ayari N, Howell S, et al. 48, XXYY, 48, XXXY and 49, XXXXY syndromes: not just variants of Klinefelter syndrome. Acta Paediatr, 2011, 100(6): 851–860

第 35 章
颜面与颈部异常

颜面部包含视觉、听觉、味觉及语言器官，具备重要的生理功能和社会交流功能。面部畸形常是染色体异常和复杂综合征的表面形式，应进行染色体核型分析及遗传咨询，胎儿颜面的胚胎学发育非常复杂。孕 4 周时，人类的面部由 5 个突起融合而成，主要包括额鼻突、双侧上颌突、双侧下颌突构成，通过不断的融合修复于 10 周左右发育完全，与中枢神经系统的发育密切相关，易受各类高危因素影响出现发育不良或畸形，因此产前超声诊断胎儿颜面部异常有重要的临床意义。

眼的发育在胚胎第 4 周开始，至第 8 周眼的基本结构已形成。眼睑约在第 8 周开始形成，20 周之前上、下眼睑暂时融合，20 周之后上、下眼睑可分开，双眼最初位于胚胎头部的两侧，随着脑的发育和颜面的形成，两眼逐渐前移相互靠近并转向前方。

鼻从第 5 周开始发育，第 10 周时，鼻中隔形成，将鼻腔分为左、右两个部分。

唇与腭在胚胎第 7~12 周时形成，两侧上颌突向中线方向生长与内侧鼻突向下生长并融合成人中的球状突相互融合形成上唇，两侧下颌突向中线方向生长并在中线融合形成下唇、下颌骨、牙及下颌软组织。上颌突与下颌突相凑合形成口角部。

内耳和中耳的发育在胚胎第 8 周时完成。第 6 周时在胎儿面部两侧分别出现 6 个耳结节，这些结节融合发育，孕 10 周时形成耳廓。

妊娠 14 周以后，由于胎儿前脑的发育诱导了胎儿面部的发育超声扫查可显示面部主要结构。在 20 周以后通过冠状、矢状及横切面对胎儿面部进行全面扫查，可清晰显示出面部的主要结构。虽然高分辨率的二维超声已经能够显示绝大部分的面部形态结构异常，但对于面部全貌的描述和病变特征的表达还有一定的局限性。随着三维超声在临床应用的进展，应用三维超声对胎儿面部成像已经成为诊断面部畸形的重要手段，能提供更多的诊断信息且便于会诊交流。

第 1 节　眼部异常

一、眼距异常

眼距异常包括眼距过宽及眼距过窄，指双眼眶间距离大于或小于正常。

（一）病理解剖与病理生理

胚胎发育早期，双眼位于原始面部的两侧，两眼相距甚远并朝向外侧，随着脑的发育和颜面的形成，两眼开始相互靠近并转向前方。眼眶过窄常出现于严重畸形病例，如全前脑；眼距过宽的主要病因是原发或继发性双眼向前移行受阻、颅骨生长异常，常合并中部面裂综合征及颅缝早闭、额部脑或脑膜膨出、胼胝体缺如等。

（二）超声特征

双侧眼眶的头颅横切面，测量眼眶间距，与正常参考值相对比来判断是否有异常，并注意颅内结构是否正常（图 35-1-1，图 35-1-2）。

判断眼眶的大小、眼内距及眼外距，20 周以上的胎儿正常眼内距约等于眼眶左右径。

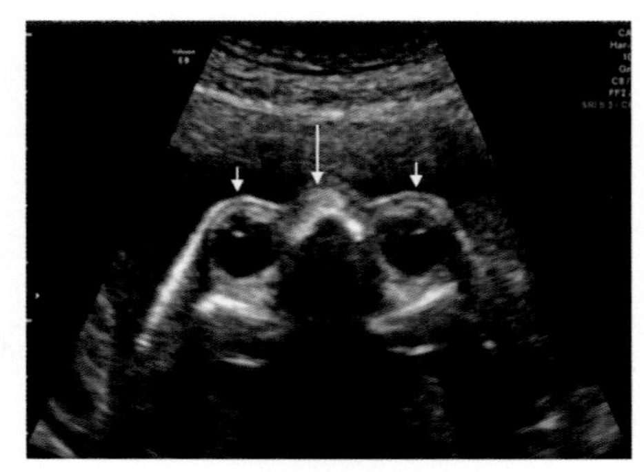

图 35-1-1　正常双眼眶横切面
眶内距 / 眶外距约 1/3，眶内可见晶状体（细箭头），眶间可见鼻骨强回声（粗箭头）

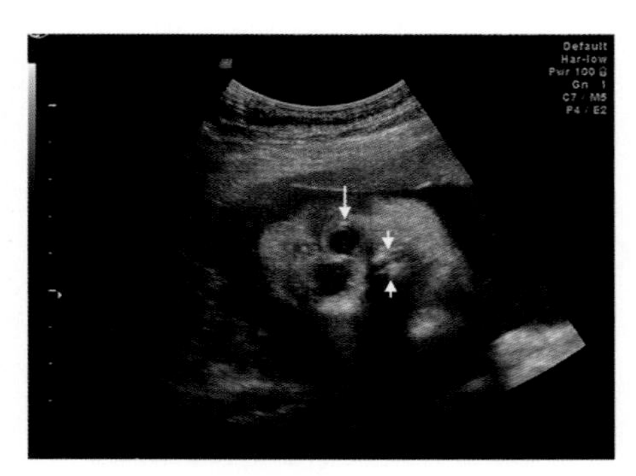

图 35-1-2　眼眶过窄
眶距过近（细箭头），上方可见喙鼻（粗箭头），眶水平以下无鼻骨显示

（三）注意事项与鉴别诊断

眼距增宽或过窄时，应注意扫查胎儿其他部位，尤其是颅内结构，在无其他异常时，轻度的眼距增宽或变窄不宜单独诊断，应动态观察并进行染色体检查。

（四）预后评估

单纯性眼眶增宽可能仅影响外貌及视野受损，若眼距的增宽及变窄作为某一综合征的一种表现，则需视该综合征的具体情况而定。凡具有多发畸形或是某一综合征者，应行染色体检查。染色体异常或合并严重致命畸形者，建议早期干预。

二、独　眼

独眼指仅有一个眼眶发育、单眼球或极度眼距过近。

（一）病理解剖与病理生理

独眼多是全前脑畸形的面部发育异常的表现之一，10%~15% 全前脑患儿伴独眼畸形，同时合并喙鼻、无鼻、口裂小等异常。

（二）超声特征

经眼眶的头颅横切面，显示单眼眶、单眼球或极度眼距过近，注意眼球的观察，部分可能为单眼球或距离过近的双眼球。

面部正中矢状切面常可显示眼眶结构，其上方多伴长条样突出的软组织结构即喙鼻（图 35-1-3）。

三维超声成像可显示独眼畸形的全貌及合并畸形，如喙鼻、手足异常、室间隔缺损等。

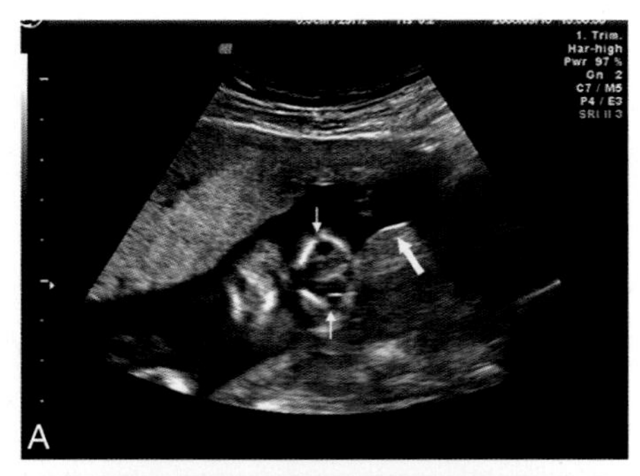

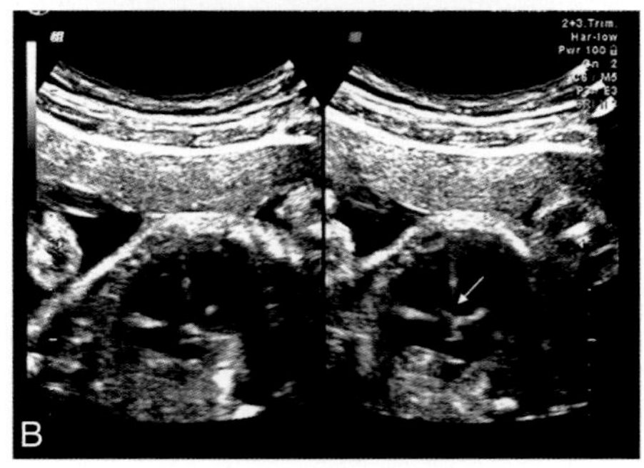

图 35-1-3　全前脑及合并畸形
A. 眼眶融合成独眼，眶呈菱形，内可见两个独立瞳孔（细箭头），上方可见喙鼻（粗箭头），眶水平以下无鼻骨显示；B. 四腔心切面显示室间隔连续中断（箭头所示）

（三）注意事项及鉴别诊断

当经过眼眶的头颅横切面仅显示单眼眶、单眼球时，需反复扫查确认，以避免假阳性；同时仔细观察胎儿颅内结构及颜面部其他部位，注意是否存在全前脑、胼胝体缺失等畸形。

（四）预后评估

独眼多合并全前脑畸形，其预后较差，建议

早期干预。

三、小眼畸形

该畸形罕见，表现为眼球及眼眶明显缩小、眼裂小，又称为先天性小眼球，可单侧或双侧发生。

（一）病理解剖与病理生理

致病原因较多，主要有染色体畸形、环境因素等。轻者受累眼球结构可正常，晶状体存在；重者眼球极小，虹膜缺失，先天性白内障，玻璃体纤维增生等；可伴有其他器官或系统的畸形，如面部其他畸形、肢体畸形等。严重小眼畸形时，临床很难和无眼畸形相区别。

（二）超声特征

单侧小眼畸形表现为病变侧眼眶及眼球明显小于健侧，在双眼横切面上明显不对称；双侧小眼畸形表现为双侧眼眶及眼球明显缩小，此时可出现眼内距增大，两眼眶直径、眼内距比例失调，眼内距明显大于眼眶左右径，同时小眼球内可有异常回声，透声差。

（三）注意事项及鉴别诊断

产前超声测量眼眶左右径低于正常孕周预测值的第 5 百分位时，应怀疑有小眼畸形的可能。轻度小眼畸形产前超声诊断几乎不可能，应仔细检查胎儿全身是否合并有其他畸形，了解有无小眼畸形遗传家族史等。

（四）预后评估

预后取决于合并畸形或综合征的严重程度。轻者，眼球结构可正常，但有视力差、斜眼、眼颤或远视；重者完全无视力。

四、无眼畸形

无眼球结构发育，眼眶缩小或缺如，眼睑闭锁，眼区下陷。该畸形极其罕见。

（一）病理解剖与病理生理

主要因胚胎期眼泡形成障碍所致，除眼球缺如外，晶状体、视神经、视交叉及视束均缺如，可单侧或双侧发生，与小眼畸形相似，可伴发于许多畸形综合征中。

（二）超声特征

双眼水平横切面上一侧或双侧眼眶及眼球图像不能显示，在相当于眼眶部位仅显示一浅凹状弧形强回声。

（三）注意事项及鉴别诊断

当超声显示一小的眼眶时，应仔细检查有无晶状体回声，如晶状体缺如，则多为无眼畸形；晶状体显示则多为小眼畸形。

检出无眼畸形时应仔细检查胎儿有无其他畸形，如耳畸形、下颌畸形等。

（四）预后评估

无眼畸形患者完全无视力，其他情况则取决于合并畸形的严重程度。

五、先天性白内障

（一）病理解剖与病理生理

病因多为先天感染（如风疹）所致，占失明原因的第 2 位。

（二）超声特征

晶状体可呈完全强回声或双环征，外侧强回声环为晶状体边界回声，内侧强回声环为白内障边界回声，部分病例表现为晶状体中央出现强回声区。

（三）注意事项及鉴别诊断

根据晶状体内强回声及晶状体边缘不规则提示先天性白内障，无上述特征时，尤其对本病高危孕妇不能除外本病的诊断。

（四）预后评估

先天性白内障可导致儿童失明，是导致儿童失明的主要原因之一。

六、眼部异常遗传学

Sticker 综合征：一种显性遗传的胶原疾病，表现为先天性玻璃体异常、近视、程度不等的口腔颌面异常、耳聋和关节病。通常编码Ⅱ型胶原的 α1 链（*COL2A1*）和Ⅺ型胶原 A1 链（*COL11A1*）的基因发生突变分别引起 1 型（STL1）和 2 型（STL2）Stickler 综合征，大部分患者是 1 型。*COL11A2* 基因突变也可导致 Sticker 综合征。

Peter 畸形：80% 患者双侧发病，但常为不对称性，晶状体异常与小眼畸形常见。如果伴有身体矮小与口裂等症状，则应考虑 Peters Plus 综合征与 Kivlin 综合征。部分患者可携带 *PAX6* 突变（无虹膜症基因）与 *PITX2* 突变。

Peters-Plus 综合征：由 *B3GALTL* 基因突变所导致，呈常染色体隐性遗传。最常见的是眼异常，眼内腔前房区域缺损，临床上可观察到角膜中心浑浊、角膜变薄等症状。可分为症状轻微的第一型及症状严重的第二型，轻微的前房区异常可能不会导致视觉障碍，而严重的第二型患者通常合并白内障、先天性青光眼等异常，患者视觉的预后差。Peters plus 综合征所造成的眼科症状因人而异，即使是同一家族中的患者，也可能观察到不同的症状。患者一般会有肢体生长迟缓的情况，通常于产前即会发生，但患者出生时身长可正常。成年患者平均身高为女性 128~151cm、男性 141~155cm。78%~83% 的患者可能出现发育迟缓问题，而成年患者的认知功能可能正常，或有轻重程度不一的智能障碍。Peters plus 综合征患者典型的颜面外观为前额突出、眼睛细长、人中较长等。45% 的患者可能患有唇裂症状，而 33% 患者则同时伴有腭裂的情况。大于 1/3 的患者可能会有耳前瘘管（preauricular pits）等耳朵部位的异常，约 3/4 的患者则有较宽的颈部。小于 1/3 的患者可能伴有房间隔缺损、室间隔缺损、主动脉瓣狭窄、肺动脉瓣狭窄、二尖瓣及肺动脉瓣畸形等。10%~19% 的患者可能有泌尿系统异常症状，如肾积水、重复肾、肾脏发育不全、多囊性肾脏发育不良等。

Axenfeld-Reiger 综合征：Axenfeld 畸形的病变局限于眼前段外围。Rieger 畸形的病变包括眼前段外围与虹膜改变。Rieger 综合征：包括眼部病变与非眼部病变（牙齿畸形，面中部发育不全，脐周多余皮肤，尿道下裂与垂体异常）。SHORT 综合征是 Rieger 畸形伴身体矮小，眼睛深陷及皮下脂肪萎缩的联合表现。与 *FOXC1* 与 *P1TX2* 基因有关，常呈常染色体显性遗传。

无虹膜症：角膜与晶状体不透明，白内障，视网膜中央凹陷发育不全，视神经发育不全及青光眼。常染色体显性遗传，与 *PAX6* 基因相关。*PAX6* 基因位于染色体 11p13 区域，与 Wilms 肿瘤易感基因 *WT1* 基因相邻。通过对 77 例散发与家族性无虹膜症患者的研究，发现染色体重组发生率很高，约为 40%。如发现缺失，必须进行随访及筛查以排除 Wilms 肿瘤风险。

Gillespie 综合征：表现为无虹膜，小脑共济失调与智力发育障碍。遗传方式不确定。

角膜畸形：大角膜是指出生时角膜直径大于 13mm，但仍然透明，且其他参数正常。对于角膜混浊者，需排除牛眼症（先天性青光眼）。发育延迟、小脑异常与身材矮小伴大角膜有时被称为 Boucher-Neuhauser 综合征，为常染色体隐性遗传，致病基因为 *PNPLA6*。

Meesmann 角膜营养不良（Meesmann corneal dystrophy）：1 岁内即可出现角膜上皮的小囊肿，通常无症状，直到青春期后或成年时囊肿破裂后导致畏光，眼睛有异物感，一些人会有暂时的视力模糊。相关致病基因为 *KRT12* 和 *KRT3*，呈常染色体显性遗传。

硬化性角膜：先天性非进行性角膜混浊伴血管形成可伴青光眼。常与其他眼前段异常相关，如 Peter 畸形小眼畸形，眼部缺损与白内障形成，还可见于 Ito 色素减少症与色素失禁症。Xp22 微缺失女性患者还可在面部及颈部特征性发生线状皮肤色素沉着。硬化性角膜最轻微病变仅表现为角膜外周混浊，但是如果病变广泛，则可表现为小角膜。

小角膜：是指出生时角膜直径小于 9~10mm，超声上眼球大小正常或表现为小眼畸形，可为常染色体显性或隐性遗传。小角膜可为 Nance-Horan 综合征的表现。

角膜薄翳：表现为角膜混浊。需排除青光眼。本病病因多为进行性代谢性疾病。

CHARGE 综合征：C 指眼部缺损，H 指心脏缺陷，A 指鼻后孔闭锁，R 指生长和（或）发育迟缓，G 指生殖系统缺陷，E 指耳畸形和（或）耳聋。此综合征由 *CHD7* 基因突变引起，*CHD7* 在胚胎早期发育过程中影响染色质结构和基因表达。一些患儿可能由整个 *CHD7* 基因的缺失（需要 FISH、染色体微阵列或其他剂量敏感性分析来检测）。

猫眼综合征：表现为先天性虹膜缺损、先心病、肛门畸形（肛门无孔、肛门闭锁或肛门前移）等，该病由包含 22q11 重复的小标记染色体所致，可引起 22q11 四体；也可为相对常见的 11q23 和 22q11 相互易位的不平衡产物。可发生于嵌合体并可遗传。

Kabuki 综合征（歌舞伎面谱综合征）：特征为面部畸形，如长睑裂和下唇外 1/3 外翻，产后生长迟缓，骨骼异常，智力发育障碍及持续性胎儿指垫。关节松弛，高弧度腭及腭裂，牙齿异常，反复发作的中耳炎。女婴乳房发育常见。约 42% 患儿可有先天性心脏病。本综合征 44%~76% 由 *KMT2D* 基因突变引起，呈常染色体显性遗传，1%~6% 由 *KDM6A* 基因突变引起，呈 X 连锁显性遗传。

Wolf-Hirschhorn 综合征（4p-）的发病率为 1/50000，其中 58% 可由常规的 G 带核型分析检测出来，其余的需要进行 FISH 检测或染色体微阵列检测。主要表现为小头畸形、生长迟缓以及伴有畸形症状的智力发育障碍。儿童和成人均有“古希腊头盔”样轮廓的突出鼻梁。患者可能有虹膜缺损。癫痫发作和先天性心脏病都是常见症状。婴儿时期反复感染较为普遍。

缺损性小眼畸形：轻度小眼畸形较难检测。据报道，部分家系中有常染色体显性遗传可能，外显率多变。在患非综合征性缺损性小眼畸形的一个家系中曾有报道 *SHH* 基因新发突变。

局灶性皮肤发育不全（Goltz 综合征）为 X 连锁显性遗传，致病基因为 Xp22 区的 *PORCN* 基因。局灶性皮肤发育不全可发生于躯干和四肢，皮肤缺陷部位可有脂肪疝现象。眼部常受累，多为非对称性，伴脉络膜视网膜或虹膜缺损，但单侧无眼畸形也有报道。

鳃 - 眼 - 面综合征（BOF）：常染色体显性遗传病，致病基因为 *TFAP2A*。表现为颈部或耳上部位的特征性红斑性皱缩皮肤，还可有颅面部、耳部、眼部及口的畸形表现。部分表现与鳃 - 耳 - 肾综合征重叠，两者都可有鼻泪管狭窄，耳聋，耳轮前凹陷，耳畸形及肾畸形表现，但这两种疾病的突变基因不是等位基因。

肾 - 眼部缺陷综合征（肾乳头综合征）：由 *PAX2* 突变所致的常染色体显性遗传病，特征表现为视神经缺损伴肾畸形。肾 - 眼部缺损综合征的视觉及肾脏特征表现可变性大。患者在早期或若干年后即需要进行透析或肾移植。可观察到眼前段的大范围眼部异常。轻微视盘发育不良或凹陷对功能无影响，可能会被漏诊。更严重的眼部缺陷或相关异常，如牵牛花畸形会导致严重视力下降。

Aicardi 综合征：表现为视神经缺损，视网膜腔隙，中枢神经系统异常及癫痫发作。几乎所有患者均为女性，推测可能为 X 连锁显性遗传病。

新生儿 13 三体综合征有表现为小眼或无眼畸形。

3q26.3 缺失：可引起小眼 / 无眼畸形，其中 4/35（11%）的无眼畸形患者中确定有杂合性 *SOX2* 基因截短突变。

14q22 缺失和 *SIX6* 基因突变半合子或存在 Xp22 缺失的女性会患小眼畸形和面部线性皮肤色素异常。

Farser 综合征可表现为隐眼畸形，并指 / 趾，肾脏和生殖异常，喉狭窄。常染色体隐性遗传，与 *FRA1* 和 *FRA2* 基因相关。

脑 - 眼 - 面 - 骨骼综合征，Pena-Shokeir 综合征和 Walker-Warbury 综合征（WWS）：常染色体隐性遗传，主要是中枢神经系统异常。WWS 通常在超声扫描时发现视网膜发育不良。

其他综合征：Goldenhar 综合征、Hallerman-Streiff 综合征、眼部缺损性小眼畸形和眼裂、非综合性眼部缺损性小眼畸形、Goltz 综合征、

Fryns 合并无眼畸形综合征、AEG 综合征、Lenz 小眼畸形综合征。

第 2 节　鼻部异常

外鼻由内侧鼻突和外侧鼻突发育的过程中，因遗传因素或其他原因导致这一过程障碍，可以形成多种外鼻畸形。常见畸形有：鼻骨缺失及发育不良、单鼻孔、喙鼻等。

一、病理解剖与病理生理

最早期的鼻起始于胚胎颜面部额鼻突下缘的两侧，称之为鼻板。鼻板中央向深部凹陷形成鼻窝，鼻窝周围隆起形成鼻突。两侧鼻窝向中线靠近，在中线处融合形成鼻。如果这一发育过程出现异常，则会出现无鼻、喙鼻或单鼻孔。先天性鼻骨发育平坦或下陷时，则会形成鞍鼻。

二、超声特征

（一）鼻骨缺失与发育不良

1. 检查鼻骨时超声图像应放大至只显示头部及上胸，取胎儿正中矢状面：①胎儿鼻骨呈水平走向，探头声束垂直鼻骨与胎儿面部中轴线约成 45 角；②标准的正常鼻部声像图有两条清晰的线，上端的线代表皮肤，下方较厚且回声较上端皮肤强的代表鼻骨（图 35-2-1）。

2. 孕周鼻骨长度 2.5 百分位数　① $11 \sim 11^{+6}$ 周，1.5mm；② $12 \sim 12^{+6}$ 周，1.4mm；③ $13 \sim 13^{+6}$ 周，2.1mm；④ $22 \sim 22^{+6}$ 周，5.5mm；⑤ $23 \sim 23^{+6}$ 周，5.9 mm；⑥ $24 \sim 24^{+6}$ 周，6.2mm；⑦ $25 \sim 25^{+6}$ 周，6.5mm；⑧ $26 \sim 26^{+6}$ 周，6.6mm。低于 2.5 百分位数即鼻骨发育不良（图 35-2-2）。皮肤下鼻骨强回声线经多切面扫查后均无明显显示则为鼻骨缺失（图 35-2-3）。

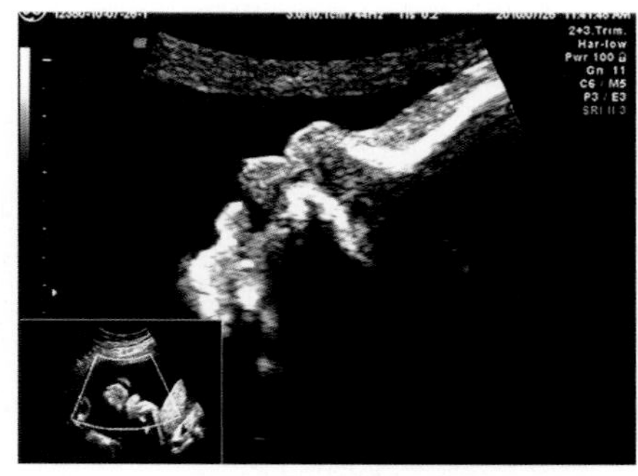

图 35-2-1　妊娠 26^{+3} 周 正常胎儿鼻骨
鼻骨纵切面，鼻骨长约 7.9mm

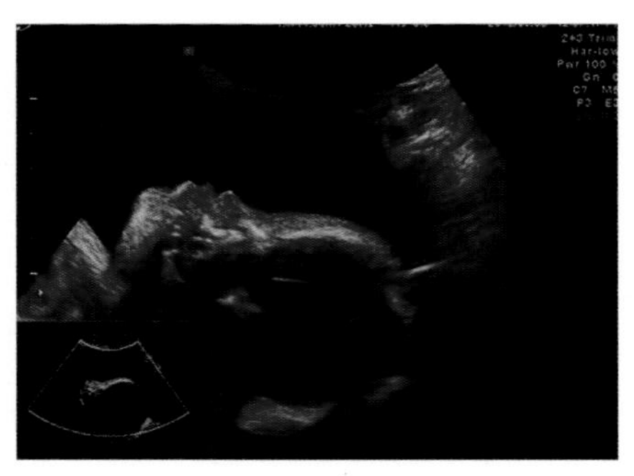

图 35-2-2　妊娠 22^{+1} 周 18 三体综合征
鼻骨正中矢状切面，长度仅 3.4mm，鼻部较小，前额及鼻前皮肤略厚

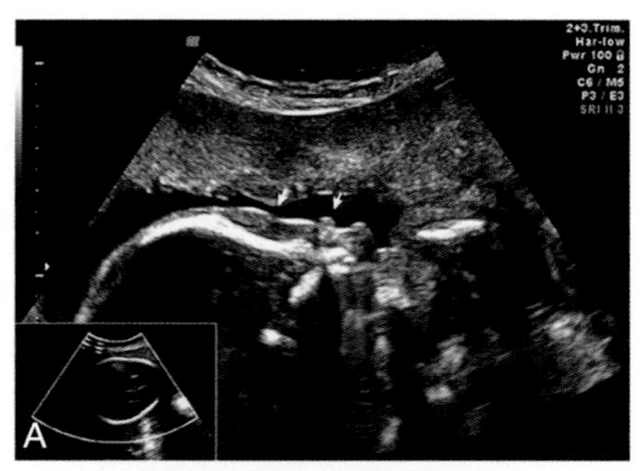

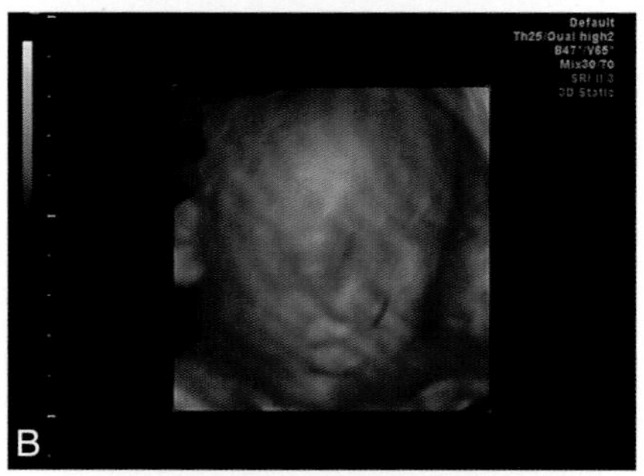

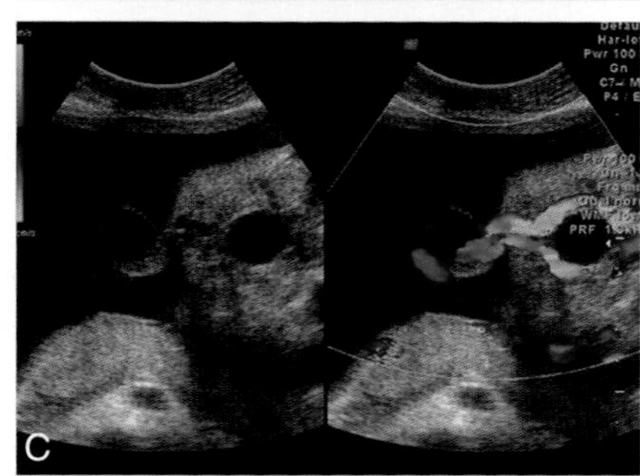

图 35-2-3　妊娠 22^{+1} 周 21 三体综合征
A. 正中矢状切面未显示鼻骨，前额及鼻前皮下组织增厚；B. 三维重建显示颜面部鼻塌陷；C. 合并脐带囊肿

3. 鼻骨发育不良或缺失，多伴前额及鼻前皮下组织增厚。

（二）无　鼻

在双眼下方、唇上方无鼻结构，颜面中部扁平，多伴发眼距过近、独眼及全前脑畸形。喙鼻则表现为一实性结节，无鼻尖、鼻梁及鼻孔，有时位于独眼的上方（图 35-2-4）。

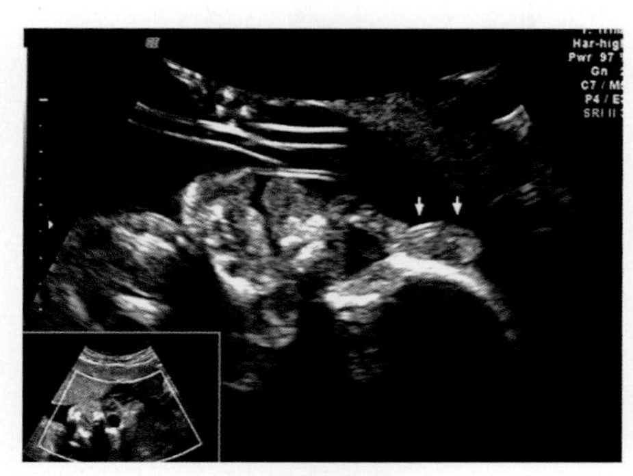

图 35-2-4　无鼻畸形
喙鼻（箭头所示）眶与上唇间鼻骨及鼻缺失

（三）单鼻孔

单一鼻孔回声，有时无鼻梁回声显示；鞍鼻为鼻梁塌陷，如马鞍状，又称塌鼻，常伴小下颌、鼻骨缺失等异常。

四维超声能非常清楚、直观地显示鼻部各类异常的特征及其他相伴的体表畸形，可提供更多的诊断信息。

三、注意事项与鉴别诊断

鼻骨发育不良及缺失时，应注意多切面扫查，降低假阳性率，测量鼻骨长度时应正中矢状切面并放大图像，测三次取平均值。一旦怀疑鼻骨发育不良或缺失，则需要全面解剖结构的超声检查并进行遗传学咨询。

其他鼻部的异常具有典型的声像图表现，注意多切面扫查多能发现并确诊。产前超声诊断除有鼻局部异常表现外，尚有其他相应结构如面部、脑部等严重畸形的异常表现。

四、遗传学

21 三体综合征：常表现鼻梁低平、小眼裂、硬腭窄等鼻面部发育异常。

点状软骨发育不良：病因不明。具有鼻梁扁平，上腭高，呈拱形，有短而粗的手指和足趾，不相称的短上臂和大腿，关节强直、颈短。有些患者常伴有先天性白内障，骨骺或心血管系统的缺陷。

Binder 综合征（上颌骨 - 鼻发育不良）：其特征症状为上颌骨发育不全以及扁平垂直的鼻。主要表现是鼻发育不全，鼻尖和鼻翼扁平，以及鼻中隔缺失。上颌骨的发育不全导致相对下颌前突畸形。对于 Binder 综合征究竟是一个单独的疾病还是轻型点状软骨发育不全的成年表型尚存在争议。

华法林胚胎病：华法林及其他香豆素衍生物均为维生素 K 拮抗剂，它们可以通过胎盘，妊娠 6~12 周使用可导致胚胎病，表现为鼻发育不全和（或）骨骺点状钙化。

Stickler 综合征：显性遗传的胶原异常疾病。表现为鼻发育不全，伴有扁平的鼻梁；在儿童时期可有所改善。眼部的复杂症状包括先天性玻璃体异常和近视。可能会出现腭裂伴小颌畸形，耳聋和由骨骺变化引起的关节病。

X 连锁 α 地中海贫血 / 智力发育障碍综合征（ATR-X）：主要症状是特征性上唇隆起伴有三角形小鼻和扁平的鼻梁。男性的生殖器异常范围从外生殖器发育不全到外生殖器性别不明。由 *ATRX* 基因突变引起。

4p 缺失（Wolf-Hirschhorn 综合征）：特征症状为高鼻根，出生体重偏低，出生后生长停滞、小头畸形、发育迟缓以及肌张力低下。

毛发 - 鼻 - 指 / 趾综合征（TRPS）：常染色体显性遗传病。主要症状为头发纤细稀疏，指甲营养不良，易碎，X 线显示指（趾）骨短缩伴有锥形骨骺，梨形球状鼻。*TRPS1* 基因位于 8q24 位点。*TRPS* 可能是由 *TRPS1* 基因突变引起或者为邻近基因缺失综合征的一部分，该综合征还包括多发性外生骨疣（TRPS2）。可通过特异性 FISH 或染色体微阵列分析来发现微缺失。

Floating Harbor 综合征（FHS）：主要表现为出生后身体矮小，小于 4~5 个标准差。鼻宽，口阔，耳的位置偏低且后旋，头颅前后距较长，患儿有轻度的发育迟缓特别是语言表达方面，眼窝深陷，骨龄显著推迟。

Velocardiofacial 综合征 / 22q11 微缺失：宽且突出的鼻梁和鼻根。其他畸形包括：短睑裂伴有内眦距离过宽、口小、圆形耳、上耳缺损。

Rubinsterin-Taybi 综合征（RTS）：面部症状根据年龄有所差异，包括显著的鹰钩鼻，鼻柱在鼻翼水平下，眼向下倾斜。另一个显著的症状为宽大拇指 / 趾，有时候甚至可成角。RTS 的相关基因位于 16p13.3 上。Petriji 等（2000）发现，20%RTS 表型的个人存在 *CREBBP* 基因的微缺失或截短突变。

Crouzon 综合征：眼窝浅导致的眼球突出以及鹰钩鼻都是特征症状。是由 *FGFR2* 突变引起的。

Saethre-Chotzen 综合征（SCS）：冠状缝不对称导致面部不对称。鼻突出，可由倾斜的前额垂直延续下来。前额发际低，上睑下垂和小耳伴显著的耳轮脚也是一些有指导意义的面部特征。常有皮肤性并指和宽大踇趾的表现。大部分 SCS 患者均有 *TWIST* 基因突变。

Ⅱ型 Majewski 骨发育不良性先天侏儒症（MOPD Ⅱ）：严重的宫内生长迟缓，头部比例大小正常，但随着年龄增长小头症状也越明显。显著的鹰钩鼻，进行性关节伸展过度和骨发育不良，高声尖叫，突眼，小齿。常染色体隐性遗传，致病基因为 *PCNT*。

Johanson-Blizzard 综合征（JBS）：鼻翼发育不良，有刻痕，有宫内生长迟缓、头皮缺陷、胰脏外分泌功能不足以及畸形症状。可发生先天性心脏病和耳聋。粪便弹性蛋白酶检测有助于评估胰脏外分泌腺功能。常染色体隐性遗传疾病，致病基因为 *UBR1*。

1 型口 – 面 – 指 / 趾综合征（OFD1）：该综合征是一种由位于 Xp22 上的 *OFD1* 突变引起的 X 连锁显性遗传的畸形综合征。手的表现包括并指，通常为皮肤并指，可影响不同手指，短指畸形和轴后性多指畸形，其他颅面异常包括腭裂，舌囊肿和舌系带过长。

眼 – 齿 – 指 / 趾发育不良：一种常染色体显性综合征，表现为瘦而紧缩的鼻，鼻翼发育不全，第 3,4,5 指并指，牙齿畸形及神经退行性病变。由位于 6q22–23 的连接蛋白 43 基因 *GJA1* 的突变引起。

额鼻发育不良：通常是散发的，孪生子中更常见。严重者可有面部中线开裂伴有脑膨出；轻型可出现眼距过宽和鼻尖分裂

颅额鼻发育不良（CFNS）：冠状缝早闭和面部不对称有助于发现该病。从上往下看可见鼻尖宽并有浅沟。指甲嵴、并指 / 趾、肩下垂以及腭裂都是其他相伴症状。X 连锁遗传，但女性患病程度更加严重，由位于 Xq13.1 位点上的 *ephrin-B1*（*EFNB1*）突变引起

Opitz 综合征：原称为 OpitzG/BBB。眼距过宽是最具特征性的症状，但也存在鼻尖分裂。此外患者可能出现消化道闭锁、尿道下裂、唇裂和（或）腭裂，以及喉裂，可导致喂食和呼吸问题。约一半的患者有中度智力低下和发育迟缓，有些患者有自闭症表现。已知有两个基因与 Opitz 综合征相关。一个是位于 Xp22 位点的 *MID1* 基因，呈 X 连锁隐性遗传，另一个是 22q11.2 的 *SPECC1L* 基因，呈常染色体显性遗传。

2 型口 – 面 – 指 / 趾综合征（OFD2）：常染色体隐性遗传综合征。患者可能出现鼻尖分裂以及并指 / 趾、多趾、唇中线裂、舌系带异常和舌错构瘤。

CHARGE 综合征：C 指眼部缺损，H 指心脏缺陷，A 指鼻后孔闭锁，R 指生长和（或）发育迟缓，G 指生殖系统缺陷，E 指耳畸形和（或）耳聋。此综合征由 *CHD7* 基因突变引起，*CHD7* 在胚胎早期发育过程中影响染色质结构和基因表达。一些患儿可能由整个基因的缺失（需要 FISH、染色体微阵列或者剂量敏感性分析

来检测）引起。

甲亢平（卡比马唑）/ 甲巯咪唑胚胎病：在母亲有甲亢用药史的婴儿中有报道，包括鼻后孔闭锁、乳头发育不全、头皮缺损、发育迟缓。对于鼻后孔闭锁来说，用药的关键时期为妊娠的第 35~38d。

五、预后评估

鼻骨发育不良或缺失多与染色体异常相关，尤其是三体综合征，遗传学检测结果决定其预后。亚洲正常人群中亦有 3.4%~5% 鼻骨异常率，其他绝大部分鼻部异常合并有全前脑等致死性畸形，其预后极差。

第 3 节　唇腭裂及面裂

唇裂系在上唇或下唇处裂开，上唇裂多见，下唇裂罕见。腭裂则为一侧或双侧原发腭与继发腭之间未融合（原发腭裂或牙槽突裂）或一侧或两侧继发腭与鼻中隔或两侧继发腭之间未融合（单纯硬腭裂或软腭裂）。面横裂为口角的过度裂开，程度不同，轻者表现为皮肤的沟状凹陷，重者裂入口腔，是一种少见的面颌部先天畸形，一般称巨口症，常伴有同侧咬肌、颌骨或耳部发育不良。部分病因与环境及遗传因素有关，另一部分则病因不明。

一、病理解剖与病理生理

由于胚胎时期上颌突、鼻突融合障碍形成唇裂；而外侧腭突、正中腭突及鼻部融合障碍则形成腭裂。面横裂系胚胎发育时期上颌突与下颌突部分或全部未融合所引起，可有单侧裂或双侧裂之分。男性多见，多为单侧，一般裂隙多终止于颊部，严重则裂入口腔。

病理上唇腭裂可分为单侧性、双侧性及中央性；同时，根据病变范围不同可分为单纯唇裂、唇裂合并腭裂及单纯腭裂。唇裂分 3 度：Ⅰ度：裂口仅限于唇红部；Ⅱ度：裂口超过唇红未达鼻根；Ⅲ度：裂口达鼻根部。腭裂分 3 度：Ⅰ度：仅腭垂及软腭裂；Ⅱ度：全软腭及部分硬腭裂；Ⅲ度：从软腭至上牙槽弓完全裂开，多合并兔唇。

二、超声特征

（一）唇　裂

取面部冠状切面显示鼻与唇的声像图通常可见一侧或双侧唇裂。①单侧唇裂为上唇回声连续性中断，鼻偏向患侧，并可见鼻孔与唇裂处相通（图 35-3-1）；②面裂，为颜面部软组织连续性中断，部分与口裂相连（图 35-3-2）；③双侧唇裂，为上唇左、右裂开，上唇中央部悬挂于两鼻孔之间并向前突出（图 35-3-3）。

（二）腭　裂

Ⅰ度及Ⅱ度不完全腭裂不易诊断，唇裂合并腭裂时，横切面可显示上唇及上牙槽的裂口，裂口起自唇裂处，向内上往上牙槽延伸至上腭。

（三）其他超声技术

三维表面及骨骼成像技术，能有效显示唇腭裂、面裂的体表特征，可以显著提高唇裂及面裂的检出率，能对于裂口的位置、形态及分级提供明确的证据。

三、注意事项与鉴别诊断

产前超声检查应注意常规观察胎儿鼻唇部，当胎儿太小或太大、胎位异常、羊水过少及胎儿肢体的遮挡时均有可能导致漏诊。

切面的不标准、较深的正常胎儿上唇人中及上唇受压均有可能导致误诊。发现唇腭裂后应对胎儿其他部位做详细检查，必要时建议做染色体检查。

对可疑唇腭裂及面裂畸形者，建议应用三维表面及骨骼成像技术，可以提高检出率。同时，非常便于与孕妇及其家属的告知和沟通，以及相关专科的咨询。

四、遗传学

一般认为，胚胎发育早期任何原因引起的面部血液循环障碍均可能导致唇裂、腭裂及面裂的

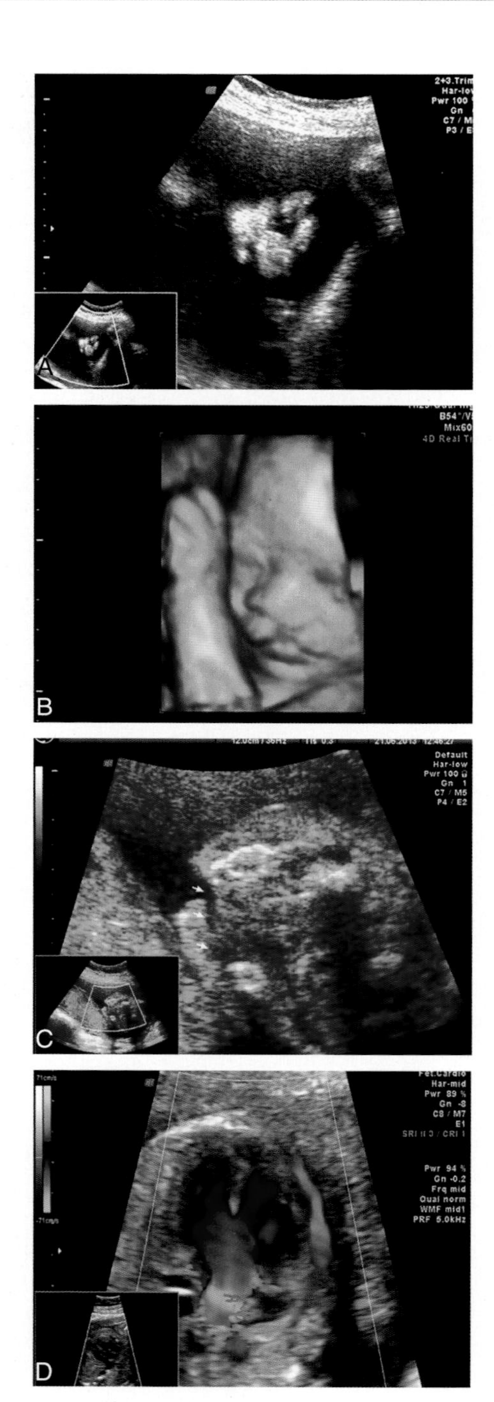

图 35-3-1　单侧Ⅲ度唇裂
A. 上唇部连续性中断，位于左侧鼻孔下方；B. 四维重建，上唇部可见“八”字形裂隙，位于左侧鼻孔下方；C. 合并腭裂，唇裂对应部位上牙槽弓中断；D. 合并法洛四联症，彩色多普勒显示左右心室的血流同时进入主动脉

发生，单独发生的唇裂遗传机制尚不完全清楚，多认为是多基因遗传病。由于染色体畸变和单基因突变所引起的唇腭裂常伴有其他组织和器官的多发性畸形，常以综合征的形式出现。

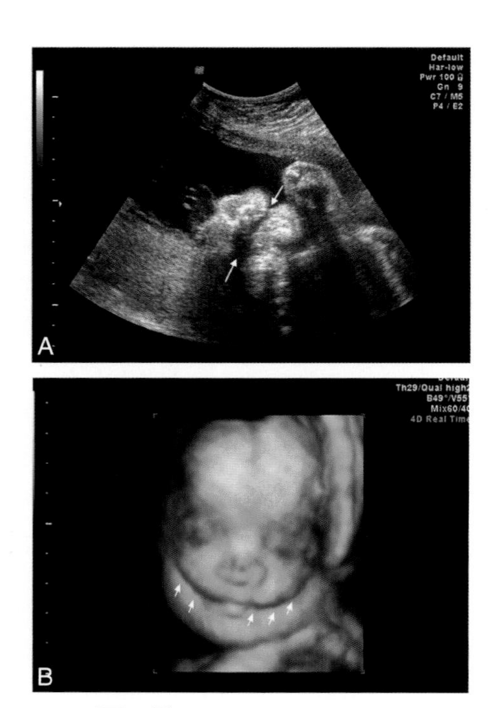

图 35-3-2　面　裂
A. 唇部冠状面显示上唇部连续性完整，唇部两侧边界可达颊并向两边延伸；B. 四维成像，口裂明显增大，向耳部延伸

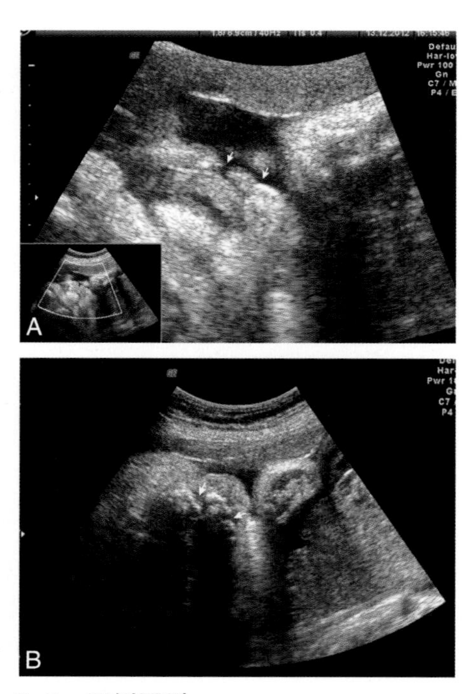

图 35-3-3　双侧唇裂
A. 显示明确的唇裂隙；B. 同一胎儿双侧唇裂对应处腭裂

正中颅面裂综合征：上唇红唇裂、完全裂、腭裂、鼻呈分叉状，裂隙向上形成颅骨缺损、颅内容物从裂隙中疝出，导致眶正常移动障碍，使

眼眶保持在胚胎的位置，眶距增宽。

Crouzon 综合征：伴有唇裂、腭裂、面横裂和“+”字形小睑裂等畸形，与 *FGFR2* 基因相关，呈常染色体显性遗传。

Vander Woude 综合征又称唇窝、唇裂与腭裂综合征，部分家系中为干扰素调节因子 6 基因（*IRF6*）突变所致的显性遗传疾病。*IRF6* 突变检出率约为 50%。30%~50% 患者为新发突变。特征表现为下唇的双侧凹陷（唇窝）。部分致病基因携带者可有牙齿缺失。外显率波动于 89%~99%，但同一家系内表现形式多样，有些突变携带者以唇窝为唯一临床表现。唇腭裂发生风险低于疾病遗传风险，因此本病是一个产前基因检测无法准确预知表型的例子。

Stickler 综合征（CP）：常染色体显性遗传病，特征表现为先天性变性近视伴玻璃体异常，面中部扁平及塌鼻梁，中线唇腭裂包括软腭裂与 Pierre-Robin 序列征，耳聋，年轻时关节活动过度及稍迟出现的早发退行性关节炎。与 *COL2A1*、*COL11A1*、*COL11A2* 基因相关。

22q11.2 微缺失综合征：表现为心脏圆锥动脉干缺陷，腭裂或腭缺陷伴鼻音，语言延迟，轻度学习困难，免疫缺陷。

Treacher-Collins 综合征（CP）：由位于 5q31 的 *TCOF1* 突变所致的常染色体显性疾病。表现为小颌畸形，耳部异常包括小耳畸形，传导性耳聋，颧骨发育不全，下唇缺损。

Opitz 综合征（CL/P）：原称为 OpitzG/BBB。已知有两个基因与 Opitz 综合征相关。一个是位于 Xp22 位点的 *MID1* 基因，呈 X 连锁隐性遗传，另一个是 22q11.2 的 *SPECC1L* 基因，呈常染色体显性遗传。眼距过宽是最具特征性的症状，但亦存在鼻尖分裂。此外可能出现尿道下裂、唇裂和（或）腭裂，以及喉裂，可导致喂食和呼吸问题。

Kabuki 综合征（歌舞伎面谱综合征）：特征为面部畸形如长睑裂和下唇外 1/3 外翻，产后生长迟缓，骨骼异常，智力发育障碍及持续性胎儿指垫。关节松弛、高弧度腭及腭裂，牙齿异常，反复发作的中耳炎非常罕见。女婴乳房发育常见。约 42% 患儿可有先天性心脏病。本综合征 44%~76% 由 *KMT2D* 基因突变引起，呈常染色体显性遗传，1%~6% 由 *KDM6A* 基因突变引起，呈 X 连锁显性遗传。

X 连锁腭裂与舌系带过短：由位于 Xq21 的 T 盒转录因子基因 *TBX22* 突变所致的 X 连锁显性疾病。

缺指畸形，外胚层发育不良及唇腭裂综合征（EEC；CL/P）：由 *p63* 突变所致。

综合征型唇腭裂：一种常见的先天性畸形，主要通过遗传与环境因素共同作用的结果，相关基因较多且相互作用机制尚不清楚，目前筛查到的可能与唇腭裂发生密切相关的基因位点有：1q32-41 内的 *IRF6* 基因，1q36 内 *MTHFR* 基因，2p13 上的 *TGF-a* 基因，4p16 上的 *MSX1* 基因，6p23 上，在 *HGP22* 和 *AP2* 基因附近，8q24.21 上 640kb 的区域有易感基因，14q24. 上的 *TGF-β3* 基因，19q13.2 上 *BCL3* 基因等。

五、预后评估

不伴其他结构异常的单纯唇腭裂可通过手术修补治愈，后期则辅以相关美容整形手术取得更好的效果。预后依最初病变的严重程度及手术修补效果可有不同。唇腭裂伴有其他结构畸形者，其预后取决于伴发畸形的严重程度。

第 4 节　小下颌及无颌畸形

该畸形是指下颌骨小或不发育，颏后缩，下唇较上唇位置更后。

一、病理解剖与病理生理

轻微的下颌短小有可能是正常变异，无下颌及小下颌畸形常常是染色体异常综合征及骨骼系统发育不良性疾病的多发异常之一。

二、超声特征

明显的小下颌畸形，胎头矢状面可见胎儿下颌骨的短小或缺如，颏部短且向内收，上唇部突起，下巴轮廓显示不清（图 35-4-1）。

轻度的小下颌畸形，表现为下颌骨发育较短，明显低于正常下颌骨长度与双顶径比值（正常多在 50%）。

三维超声技术可显示该畸形的面部特征，小下颌畸形多合并羊水过多。

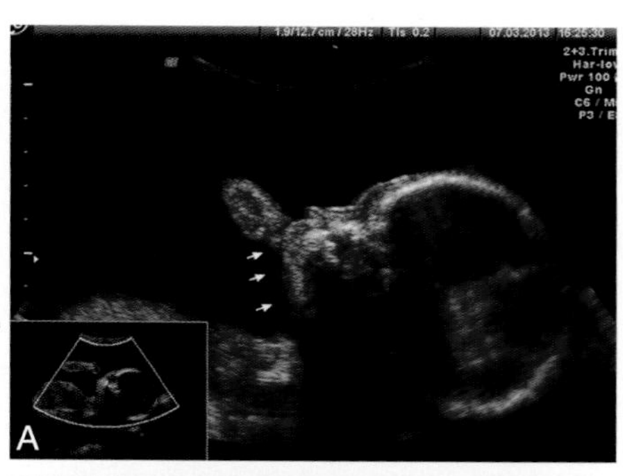

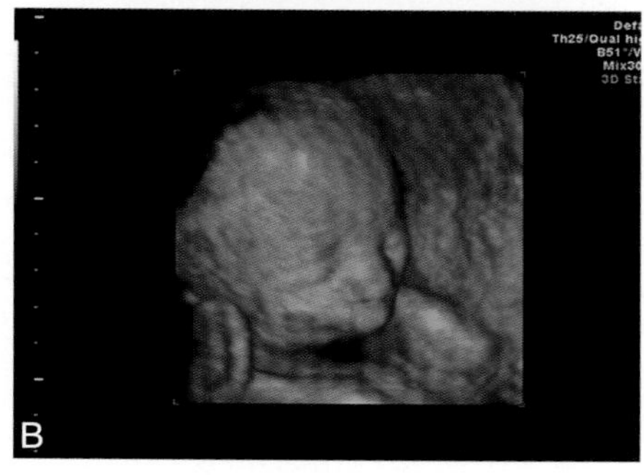

图 35-4-1　小下颌畸形
A. 下颌短小，颏部短小内收，上唇突起（箭头所示）；B. 同一胎儿四维成像

三、注意事项与鉴别诊断

轻微的下颌短小可能是正常变异，在常规超声检查中容易被忽略，而明显的下颌短小则往往伴有染色体的异常或是基因疾病。

四、遗传学

Stickler综合征：一种显性遗传的胶原疾病，可导致先天性玻璃体凝胶异常、近视、各种口-面症状、耳聋以及关节病。主要是由 *COL2A1* 或者 *COL11A1* 突变引起的。

22q11 缺失：表现为先天性心脏病同时伴有身体矮小、腭裂或腭咽闭合不良（鼻音）以及语言功能延迟。患者可能有轻度学习障碍以及免疫缺陷（T 细胞亚类减少）。在儿童患者中，最普通的单一心脏畸形为室间隔缺损和主动脉弓畸形，如主动脉弓中断。有相当一部分患有 Fallot 四联征的患儿有 22q11 缺失。

Treacher-Collins 综合征：由 5q32-33.1 上的 *TCOF1* 基因突变引起的常染色体显性遗传疾病，其表现度有很大变化。耳畸形呈双侧性，畸形耳向下颌角方位错位。1/3 的患者存在外耳道闭锁以及听小骨异常症状。通常为传导性耳聋，但也有检测结果为感觉神经性耳聋。颧骨发育不良，下眼睑在外 1/3 处发生缺损（V 型缺口）。智力正常。60%~70% 患者是由新发突变引起的。

Nager 综合征（肢端面部骨发育不全）：常染色体显性遗传和常染色体隐性遗传都有报道。面部畸形表现为睑裂下斜，颧骨发育不全，高鼻梁，小颌畸形及外耳畸形。肢体畸形表现为桡侧肢体缺陷，如大拇指缺失或发育不全，桡骨发育不全。骨骼畸形包括脊柱侧凸和颈椎及肋骨异常。

Potter 序列征：本形态异常特征由严重羊水过少或无羊水所致，主要由于双侧肾发育不全引起。除严重小颌畸形外，患儿还存在畸形足和严重肺发育不全，通常会导致新生儿死亡。

口-下颌骨-肢体发育不全综合征：联合表现为小颌畸形，舌发育不全和肢体横向短缩缺陷。有时可表现“U”形腭裂，有时可伴有 Moebius 综合征。

眼-耳-脊椎疾病谱：表现为半侧面部短小，第一和第二鳃弓综合征和颅面部短小。OAV 是遗传异质性疾病，主要影响耳、眼结构和下颌骨的发育。多数患儿表现为单侧异常。若双侧均异常，则左右两侧异常的程度有所不同。

脑-筋骨-下颌骨综合征：主要表现为 Robin 序列征、多肋骨缺陷以及偶发的智力缺陷。在已报道过的 60 例病例中，大约有一半是家族性的，常染色体显性及隐性遗传的家系均有报道，但无法通过临床表现加以区分。

五、预后评估

明显的下颌短小，常伴有染色体异常或基因疾病，其预后较差。

第 5 节　耳部畸形

主要包括小耳及无耳、耳位低畸形。发生率约 1 /7000，男性多见，右侧者多见，双侧者小于 10%。

一、病理解剖与病理生理

小耳及无耳畸形一般指的是重度耳廓发育不全，常伴有外耳道闭锁，中耳畸形和颌面畸形。

二、超声特征

当胎儿位置较好，耳朵周围有较多羊水衬托的时候，可于矢状切面及冠状切面显示耳

廓的大小、形态及位置（图 35-5-1）；眼眶横切面时能显示耳道切面及耳廓上缘。

无耳畸形，经多切面扫查显示一侧或两侧耳部缺如；小耳畸形（图 35-5-2），耳部明显小，且形态异常，可单发或多发；低耳位，耳部位置明显低于正常（低于颞骨）（图 35-5-3），多为双侧。

当发现胎儿面部畸形时，需注意观察耳廓有无异常，三维超声技术有利于显示耳廓。

三、注意事项与鉴别诊断

耳部畸形产前超声检查易漏诊断，且多与

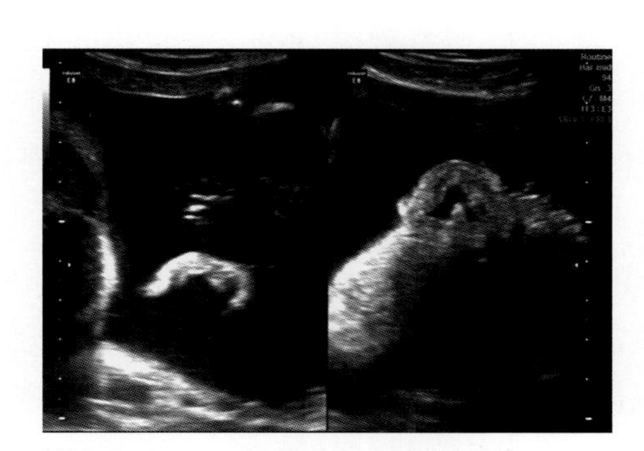

图 35-5-1　正常胎儿双侧外耳

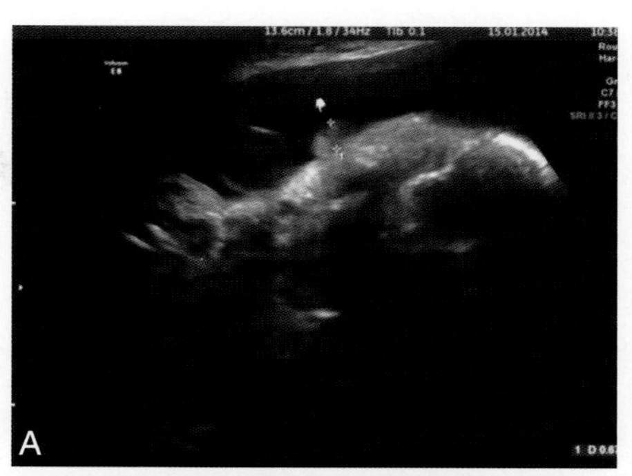

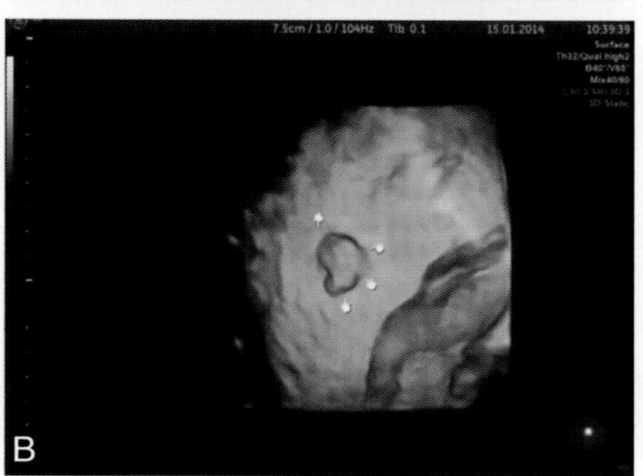

图 35-5-2　小耳畸形
A. 声像图显示左侧小耳畸形；B. 同一胎儿四维成像

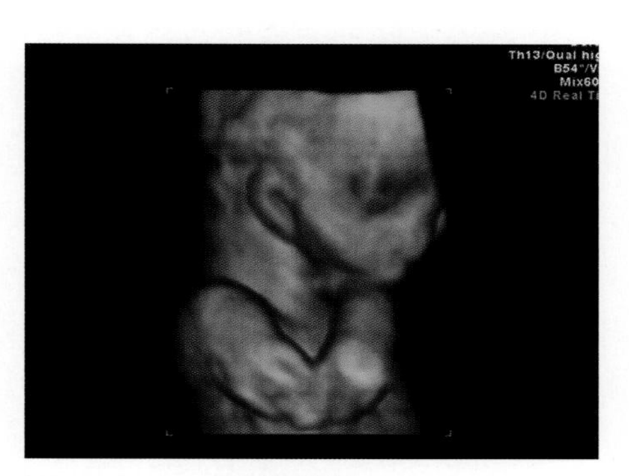

图 35-5-3　四维成像
13 三体综合征胎儿，右侧低耳位，合并小下颌

染色体异常有关。相关综合征较多，如 Treacher Collins 综合征、眼耳脊柱综合征等。多切面扫查及应用三维超声技术有利于外耳的检查。

四、遗传学

Treacher-Collins 综合征：由 5q32-33.1 上的 *TCOF1* 基因突变引起的常染色体显性疾病，其表现度有很大变化。耳畸形呈双侧性，畸形耳向下颌角方位错位。1/3 的患者存在外耳道闭锁以及听小骨异常症状。通常为传导性耳聋，但也有检测结果为感觉神经性耳聋。颧骨发育不良，

下眼睑在外 1/3 处发生缺损（V 型缺口）。智力正常。60%~70% 患者是由新发突变引起的。

眼 – 耳 – 脊椎疾病谱：表现为半侧面部短小，第一和第二鳃弓综合征和颅面部短小。在大部分儿童中，病变为单侧性。双侧病变者左右病变严重不等。右侧病变较左侧更重。本病表现非常多变，范围从孤立性、单侧耳畸形的最轻微病变，到包括中枢神经系统、脊椎、心脏及肾畸形的严重病变。耳畸形发生于 65% 的患者，表现为小耳畸形伴有前肉赘或耳屏与嘴角连线间的肉赘。耳畸形可为双侧但多数为非对称性。

CHARGE[眼部缺损 – 心脏缺陷 – 鼻后孔闭锁 – 生长和（或）发育迟缓 – 生殖器缺陷 – 耳畸形和（或）耳聋综合征]。特征性耳畸形和（或）耳聋发生于 85%~100% 患者。多为双侧但非对称，表现为低位耳，招风耳，后旋耳伴软骨缺陷与耳垂发育不全。耳部可为“杯状”或垂耳，但形态学变化极多，同一患者的两只耳朵常有不同表现。耳聋程度不一，多为中度到严重进行性混合型耳聋，伴听小骨缺陷，导致传导性耳聋的“胶耳”。半规管缺失或发育不全为常见的严重特征。CHARGE 的发病率约为 1/12 000，由胚胎发生早期可影响染色质结构及基因表达的 *CHD7* 基因突变所致。

鳃 – 耳 – 肾（BOR）综合征：由位于 8q13 的 *EYA1* 突变引起的常染色体显性遗传疾病。耳畸形包括耳陷窝，耳发育不良，传导性、感觉神经性或混合性耳聋。鳃瘘或囊肿多见于胸锁乳突肌中线。肾畸形包括双重集合系统，肾积水，多囊肾及单侧或双侧肾发育不全。鼻泪管可阻塞。

Goldenhar 综合征：又称眼 – 耳 – 脊柱发育不良综合征、眼 – 耳发育不良或颌面骨发育不良 – 眼球上皮样囊肿综合征，其致病基因为 *HFM*，定位于染色体 14q32，遗传方式存在争议，可能为常染色体显性遗传或同时合并有环境因素影响，致胚胎第一、二鳃弓的血供由镫骨动脉转到颈外动脉时，此区域出血而引起 Goldenhar 综合征。

Townes–Brock 综合征：由 *SALL1* 转录因子基因突变所致的常染色体显性遗传疾病，该基因在发育中的耳、肢芽及排泄器官中表达。表型可变性很大，但包括如下的两种或两种以上的症状：双侧耳畸形，如耳发育不良，耳肉赘，感觉神经性听力丧失（71%）；手畸形，如拇指三指节或发育不全（56%）；肛门无孔或直肠阴道 / 直肠尿道瘘（47%）；肾畸形。新突变发生率高，有心脏畸形的报道。

Waardenburg Syndrome 综合征：又称内眦皱裂耳聋综合征或耳聋白发眼病综合征，该综合征病患通常会出蓝色眼珠，但对视力没有影响，听力可能出现极大障碍及有先天性巨结肠症。*EDN3*，*EDNRB*，*MITF*，*PAX3*，*SNAI2*，和 *SOX10* 基因突变均可导致本综合征。

Alport 综合征：患者听力丧失不是先天性的，常在 15 岁左右在男性患者发生。在患 Alport 综合征家族的成员中，听力的损害往往伴随着肾脏损害。在女性患者，听力缺失较少且倾向于较大年龄发生。女性患者如有进行性的听力丧失预示肾脏病结局不良。与 *COL4A5*（X 连锁显性）和 *COL4A3*、*COL4A4* 基因相关（常染色体显性）

18q 缺失：18q 亚端粒缺失患者典型表现为狭缝样耳道伴智力发育障碍，面中部发育不全及鲤鱼口。

非综合征型耳聋占 70% ，是先天性耳聋的主要表现形式。根据遗传方式的不同，遗传性耳聋可分为：常染色体显性遗传、隐性遗传、X 连锁遗传和线粒体遗传。

非综合征型耳聋中 80% 为常染色体隐性遗传，15% 为常染色体显性遗传，其他 5% 为线粒体遗传或 X 连锁遗传。目前已发现的非综合征型聋基因数目在 100 种以上（http://hereditaryhearingloss.org），中国人群中常见的先天性耳聋基因包括 *GJB2*、*SLC26A4*、*GJB3*、线粒体基因 *12S rRNA* 等，其中，*GJB2* 突变会导致先天中重度感音神经性耳聋；*SLC26A4* 突变会导致大前庭水管综合征，先天或后天中重度感音神经性耳聋；*GJB3* 突变会导致后天高频感音神经性耳聋；线粒体基因 *12S rRNA* 是母系遗传，线粒体基因突变会导致药物性耳聋，此类基因突变者应禁用耳毒性药物 。

五、预后评估

如伴双侧外耳道闭锁则可致先天性耳聋，继发语言障碍；预后取决于合并畸形种类及其程度，以及染色体异常。

第 6 节　颈项透明层增厚与淋巴管囊肿

颈项透明层是指胎儿颈后部皮下组织内液体积聚的厚度，极度增厚则称为颈部淋巴水囊瘤或淋巴管囊肿。

一、病理解剖与病理生理

妊娠 10 周左右淋巴系统逐渐发育，14 周左右淋巴管成熟。在 11~14 周淋巴系统引流入体静脉机制尚不健全，少部分淋巴液聚集于颈淋巴囊内形成颈项透明层，14 周后引流机制成熟，颈项透明层迅速消失。

颈项透明层增厚形成的原因主要包括淋巴系统本身发育迟缓、胎儿胸腔压力增高、染色体异常、早期心衰、贫血、胎动消失等，引起引流机制受阻，液体聚集于胎儿颈后部。

大部分 10~14 周检测到颈项透明层增厚胎儿，出生后无明显异常。10% 左右合并染色体异常，4%~20% 存在解剖结构异常或遗传综合征等，尤其是先天性心脏病。

二、超声特征

（一）测量方法与正常值

妊娠 11~13^{+6} 周，胎儿头臀长为 45~84mm 时进行检查。在胎儿自然伸展姿势时，取正中矢状切面，此时超声图像显示胎儿颈项部皮下组织一层延续到背部的无回声区即为透明层。

正常值 <2.5mm；颈项透明层增厚，测值 ≥ 2.5mm（图 35–6–1，图 35–6–2）；极度增厚，呈囊状改变时诊断为淋巴水囊瘤。

（二）淋巴管囊肿及染色体异常

囊肿呈多房性，内见菲薄分隔状强回声光带，多累及双侧颈部。较大者，多伴胎体外套样水肿，头颅、躯干周围均被一层无回声或低回声包绕，此征象染色体异常的发生率高达 86% 以上（图 35–6–3，图 35–6–4）。

（三）皮肤及皮下组织厚度（NF）

妊娠中期，颈项透明层消失，皮肤及皮下脂肪增厚，于小脑横径平面，测量从枕骨外缘至皮肤外缘的距离，即 NF，NF 可反映淋巴循环是否顺畅。17~24 周时 NF ≤ 5mm（图 35–6–5）。

三、注意事项与鉴别诊断

胎儿头臀长切面测量 NT，其最佳位置是胎儿面向探头位，胎体呈自然俯屈位，仅显示胎儿头部及上胸部，并将图像放至最大，测量皮肤层

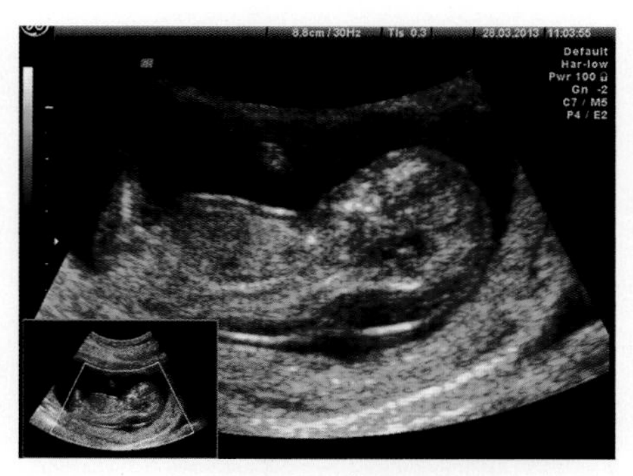

图 35–6–1　妊娠 13^{+6} 周胎儿 21– 三体
颈项透明层明显增厚，颜面部鼻骨显示不清，鼻前皮肤增增厚

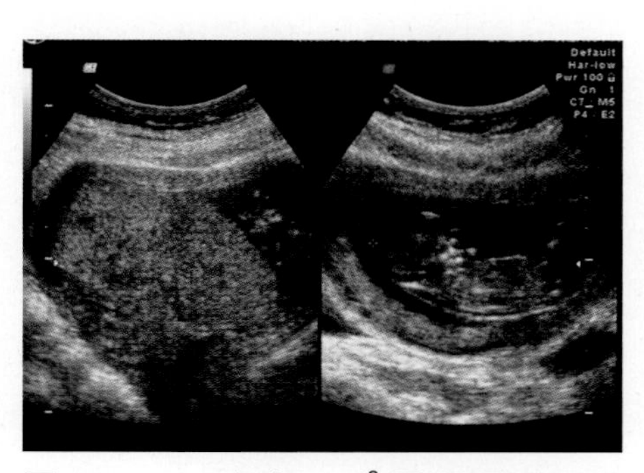

图 35–6–2　妊娠 12^{+3} 周颈项透明层轻度增厚
A. 胎盘增厚；B. 颜面部皮下组织无明显水肿，NT 2.7mm，染色体正常

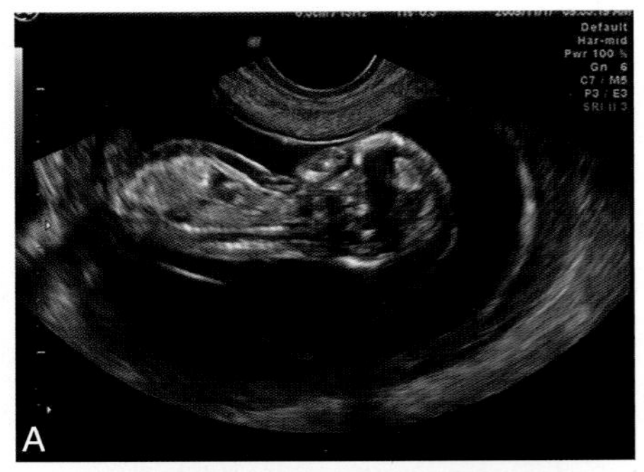

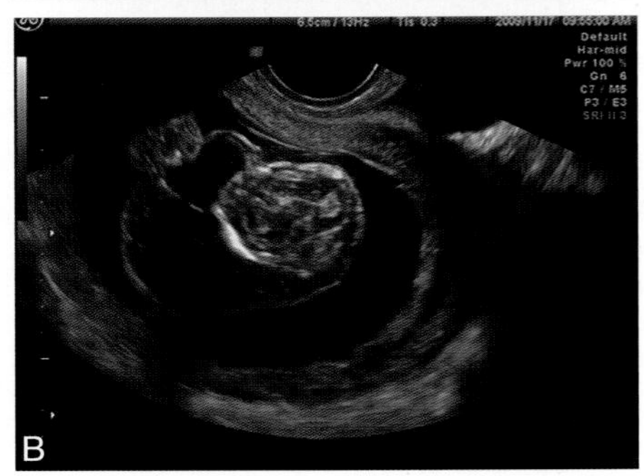

图 35-6-3　妊娠 13^{+1} 周颈部淋巴管囊肿

A. 淋巴管囊肿伴全身皮肤水肿；B. 同一胎儿横切面，可见网格状结构

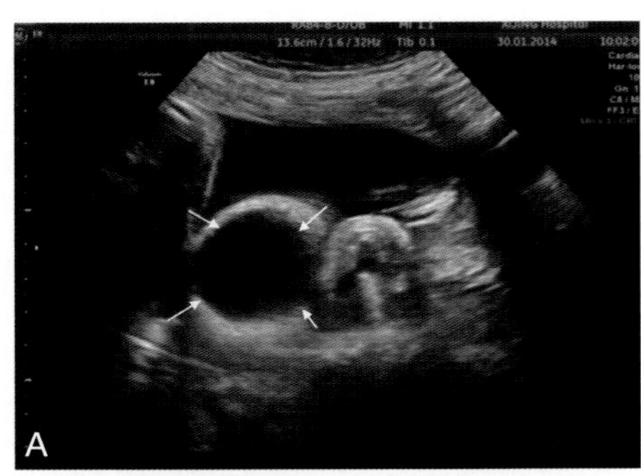

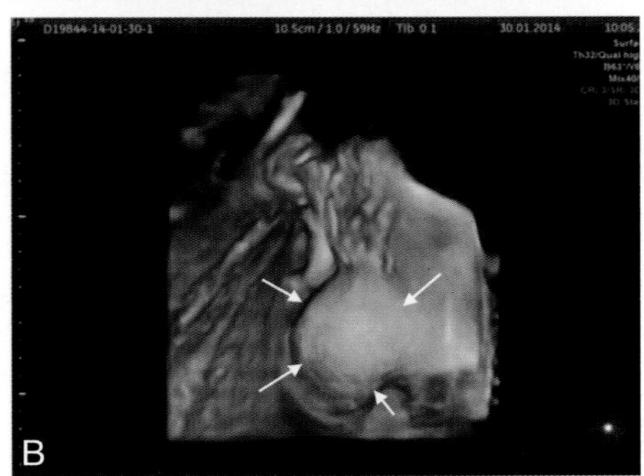

图 35-6-4　左耳下方淋巴水瘤

A. 左耳下方淋巴水瘤显示为无回声区；B. 局部的四维成像

的内缘至筋膜层的外缘距离，需注意与羊膜回声鉴别，胎动有助于将二者区分。

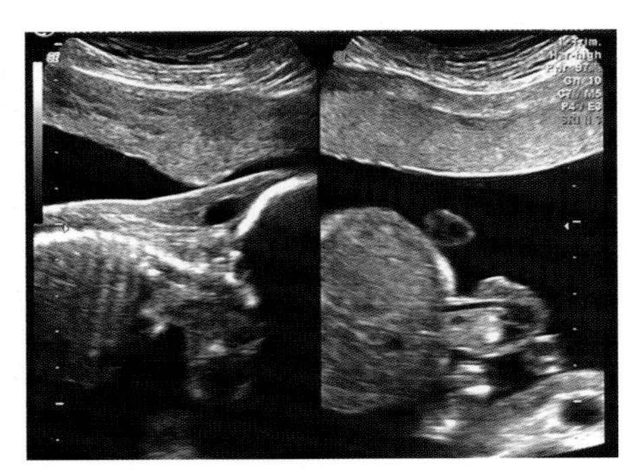

图 35-6-5　妊娠 22 周颈后皮褶增厚

A. 伴小型脐膨出；B. 内容物为少量肠管

四、遗传学

NT 是染色体异常的软指标。早孕期 NT 增厚与淋巴管囊肿胎儿染色体非整倍体异常风险高，心脏异常发生率及围产儿病死率较高。

五、预后评估

一般情况下，胎儿颈项透明层增厚越明显，其发生异常的概率越高。此时，建议进一步全面的超声检查，以排除致死性畸形，同时进行染色体的检查，根据畸形的类型、病变程度及染色体有无异常选择不同的产前处理方式。

（郑　瑜　张建芳　燕　凤　李　军）

参考文献

[1] 福林，王晓磊，申文凤，等．实时动态三维超声对胎儿唇腭裂的诊断价值．中国临床医学影像杂志，2011, 22(8): 587–588

[2] 刘春斌，覃艳玲，等．二维及三维超声在产前诊断胎儿先天性畸形中的比较分析．中外医学研究，2010, 8(18): 1–2

[3] 肖坤则，张芝燕，高健．中国神经管缺陷的流行病学．中华医学杂志，1989, 69(4):189–191

[4] Zheng Y, Zhou X D, Zhu Y L, et al. Three-and 4-dimensional ultrasonography in the prenatal evaluation of fetal anomalies associated with trionmy 18. J ultrasound Med. 2008, 27(7): 1041–1051

[5] 李胜利，欧阳淑媛，陈琮瑛，等．连续顺序追踪超声法检测胎儿肢体畸形．中华妇产科杂志，2003, 38(5): 267–269, 39

[6] 漆玖玲，崔爱平，孙红．产前超声检查胎儿手足畸形最佳孕周探讨．上海医学影像．2010, 19(3): 186–187
[7] 潘玉萍，蔡爱露，王冰，等．妊娠中晚期超声筛查胎儿染色体三体的临床价值，中国医学影像学杂志，2011, 15(8): 630–633
[8] 姜华，姜玉新．21- 三体综合征和 18- 三体综合征产前超声诊断，中国实用妇产科杂志，2005, 21(9): 515–516
[9] Markov D, Jacquemyn Y, Leroy Y. Bilateral cleft lip and palate associated with increased nuchal translucency and maternal cocaine abuse at 14 weeks of gestation. Clin Exp Obstet Gynecol, 2003, 30(2-3): 109–110
[10] Ghi T, Arcangeli T, Radico D, et al. Three-dimensional sonographic imaging of fetal bilateral cleft lip and palate in the first trimester. Ultrasound Obstet Gynecol, 2009, 34(l): 119–120
[11] Paladini D. Fetal micrognathia: almost always an ominous finding. Ultrasound Obstet Gynecol, 2010, 35(4): 377–38
[12] Sepulveda W,Wong A E,Vinals F, et al. Absent mandibular gap in the retronasal triangle view: a clue to the diagnosis of micrognathia in the first trimester. Ultrasound Obstet Gynecol, 2012, 39(2): 152–156
[13] 毕静如，李胜利，陈琮瑛，等．三平面正交超声扫查诊断胎儿唇腭裂的价值．中国妇幼保健，2005, (16):2082–2083
[14] Markov D, Chernev T, Dimitrova V, et al. Ultrasound screening and diagnosisof fetal structural abnormalities between 11-14 gestational weeks. AkushGinekol (Sofna) . 2004, 43(3): 3–10
[15] Schmidt P, Hormansdorfer C, Oehler K, et al. Three-dimensional scatter plotanalysis to estimate the risk of foetal aneuloidy. Z Geburtshilfe Neonatol, 2008, 212(4): 127–135
[16] Stickler GB, Hughes W, Houchin P. Clinical features of hereditary progressive arthro- ophthalmopathy (Stickler syndrome): a survey. Genetics in medicine, official journal of the American College of Medical Genetics, 2001, 3 (3): 192–196
[17] Soin K, Levin AV. Resolution of bilateral ptosis after reduction of unilaterally elevated intraocular pressure in a child with Axenfeld-Reiger spectrum disorder. Journal of AAPOS: the official publication of the American Association for Pediatric Ophthalmology and Strabismus / American Association for Pediatric Ophthalmology and Strabismus, 2012, 16(3): 307–308
[18] Myers KA, Bello-Espinosa LE, Kherani A, et al. TUBA1A Mutation Associated With Eye Abnormalities in Addition to Brain Malformation. Pediatric neurology, 2015, 53(5): 442–444
[19] Saleem MM, Alzuobi MN, Shahait AD. Cat eye syndrome, anorectal malformation, and Hirschsprung's disease. Journal of Indian Association of Pediatric Surgeons, 2014, 19(2): 119–120
[20] Legius E, de Die-Smulders CE, Verbraak F, et al. Genetic heterogeneity in Rieger eye malformation. Journal of medical genetics, 1994, 31(4): 340–341
[21] Hsu P, Ma A, Wilson M, et al. CHARGE syndrome: a review. Journal of pediatrics and child health, 2014, 50(7): 504–511
[22] 丛日昌，宋书娟，刘英芝．先天性无虹膜症家系的基因突变位点研究．中国眼科杂志，2006, 42(12): 1113–1117
[23] 田甜．Binder 综合征的诊断和治疗．中国美容医学，2012, 21(11L): 2087–2089
[24] Rishi P, Maheshwari A, Rishi E. Stickler syndrome. Indian journal of ophthalmology, 2015, 63(7): 614–615
[25] Baker LA, Agim NG. Nevus comedonicus in oral-facial-digital syndrome type 1: a new finding or overlapping syndromes? Pediatric dermatology, 2014, 31(2): e48–51
[26] Goel H, Dudding T. Carbimazole/methimazole embryopathy in siblings: a possible genetic susceptibility. Birth defects research Part A, Clinical and molecular teratology, 2013, 97(11): 755–758
[27] DeLuke DM. Syndromes of the head and neck. Atlas of the oral and maxillofacial surgery clinics of North America, 2014, 22(2):xi
[28] Wallis D, Lacbawan F, Jain M, et al. Additional EFNB1 mutations in craniofrontonasal syndrome. American journal of medical genetics Part A, 2008, 146A(15): 2008–2012
[29] Seven M, Gezdirici A, Ulucan H, et al. A novel EFNB1 mutation in a patient with craniofrontonasal syndrome and right hallux duplication. Gene, 2013, 527(2): 675–678
[30] Pauws E, Peskett E, Boissin C, et al. X-linked CHARGE-like Abruzzo-Erickson syndrome and classic cleft palate with ankyloglossia result from TBX22 splicing mutations. Clinical genetics, 2013, 83(4): 352–358

[31] Huh JK, Chung MS, Baek GH, et al. Cleft hand in Kabuki make-up syndrome: case report. The Journal of hand surgery, 2011, 36(4): 653–657

[32] Hozyasz KK, Mostowska A, Wojcicki P, et al. Nucleotide Variants of the BH4 Biosynthesis Pathway Gene GCH1 and the Risk of Orofacial Clefts. Molecular neurobiology, 2015

[33] Zucchero TM, Cooper ME, Maher BS, et al. Interferon regulatory factor 6 (IRF6) gene variants and the risk of isolated cleft lip or palate. N Engl J Med, 2004, 351(8): 769–780

[34] Witsch-Baumgartner M, Sawyer H, Haas D. Clinical utility gene card for: Smith-Lemli-Opitz Syndrome [SLOS]. EJHG, 2013, 21(8): 255–259

[35] Frulio N, Bonnefoy O, Maugey-Laulom B, et al. Prenatal diagnosis of a familial case of Cerebro-costo-mandibular syndrome. Journal de radiologie, 2007, 88(6): 897–899

[36] Linz A, Bacher M, Kagan KO, et al. Pierre Robin Sequence: interdisciplinary treatment after prenatal diagnosis. Zeitschrift fur Geburtshilfe und Neonatologie, 2011, 215(3): 105–108

[37] 袁慧军，卢宇．新一代测序技术在遗传性耳聋基因研究及诊断中的应用．遗传，2014, 36(11): 1112–1120

[38] Gupta G, Liu A. Atypical Miller Fisher Syndrome with Anisocoria and Rapidly Fluctuating Pupillary Diameter. Case reports in neurological medicine, 2015, 2015, 472843

[39] Davies G, Armstrong N, Bis JC, et al. Genetic contributions to variation in general cognitive function: a meta-analysis of genome-wide association studies in the CHARGE consortium (N=53949). Molecular psychiatry, 2015, 20(2): 183–192

[40] van Ravenswaaij-Arts CM, Blake K, Hoefsloot L, et al. Clinical utility gene card for: CHARGE syndrome-update 2015. European journal of human genetics: EJHG, 2015, 23(11)

[41] Wang RY, Earl DL, Ruder RO, et al. Syndromic ear anomalies and renal ultrasounds. Pediatrics, 2001, 108(2): E32

[42] Mireille N. Bekker, MD, Jos W. R. Twisk, et al. Reproducibility of the Fetal Nasal Bone Length Measurement. J Ultrasound Med, 2004, 23: 1613–1618

第 36 章
胸腔异常

胎儿胸廓由胸椎、肋骨、肋软骨及胸骨支撑组成。上方以胸骨为界，下方以横隔为界。

胸腔内脏器包括肺脏、气管、支气管、食管、心脏及大血管、胸腺、横隔等。胎儿肺脏起源于前肠喉气管沟的尾端膨出部，生长发育分为 5 个阶段，分别为胚胎期、假腺期、小管期、囊泡期和肺泡期。各阶段之间逐渐过渡，没有明显分界，并有一定重合。

在胚胎期（妊娠 4 周末），尾端膨出部的肺组织开始发育，逐渐形成原始气管及肺芽。在妊娠 6 周末时形成支气管肺段，经过反复的二叉分支型发育，在假腺期（妊娠 16 周前）逐渐形成气道，气管支气管树基本形成。至小管期（妊娠 16~28 周），肺组织逐渐形成毛细血管与肺泡间进行气体交换的结构基础及血管。至囊泡期（妊娠 28~36 周），气道末端形成圆柱状结构，并分出许多小隆起，称为“嵴”，这些嵴突入小囊内；并且肺的气体交换部位迅速增多，肺间质明显变薄。至肺泡期（妊娠 36 周到足月），肺表面活性物质显著增多，气管分支也越来越多。

肺的发育包括肺体积及肺功能两个方面，肺体积的增长和肺功能的成熟两者密切关联，并且羊水量对其发育也起到一定的作用。

肺部血管在肺的发育过程中也逐渐形成。妊娠 5 周，第 6 支气管弓出现，至假腺期时，第 6 支气管弓逐渐发育成主肺动脉干及分支。妊娠 7 周，肺的血管和心脏建立动静脉连接，此时已与正常成人相似，继续发育成熟逐渐形成高阻力、高压力、少血流的肺循环系统。

第 1 节　肺发育不良

肺发育不良是指因肺的腺泡数目减少或体积减小而导致肺体积的减小及肺发育的不完全。先天性肺发育不良是由胚胎时期肺发育障碍造成的肺部疾病，严重的双肺发育不良患儿常于出生后不久死亡，是围产儿的死亡原因之一。

一、病理解剖与病理生理

在胚胎发育过程中的某个阶段，尤其在肺发育的小管期，肺芽发育发生障碍，在某些致畸因素的影响下，肺血管延迟发育甚至停止发育，从而引起肺体积缩小及肺血管阻力增高，导致肺发育不全甚至不发育。主要表现为肺细胞、气道和肺泡数量减少，肺的体积和质量减小，从而影响气体交换，严重的双肺发育不良胎儿出生后无法正常呼吸，很快死亡。肺发育不良可发生于单侧或双侧，其围产期病死率约 70%。

1. 根据病变部位分型

Ⅰ型：肺实质发育障碍，肺组织不发育，可伴先天性膈疝、肺动脉缺如及支气管畸形等。

Ⅱ型：肺叶缺如，一叶或多叶缺如，常见为右中叶和右下叶缺如。

Ⅲ型：单侧肺缺如是由一侧肺芽发育障碍造成，远端没有肺组织及肺血管，表现为支气管闭锁或支气管狭窄和远端肺组织肺气肿，左侧明显多于右侧。

Ⅳ型：双肺缺如，胚胎期双侧肺芽不发育，此类型极少见，多合并其他脏器畸形。

2. 根据病因分类

（1）原发性　较罕见，由于肺本身发育异常所致。

（2）继发性　较多见，主要见于胎儿先天畸形或妊娠并发症。常见于胸部包块、大量胸腔积液、心脏畸形、神经肌肉骨骼系统疾病以及羊水过少等，其中胸腔占位性病变是导致胎儿肺发育不良的主要原因之一，最常见为胸部包块（包括先天性膈疝、先天性肺囊腺瘤、支气管囊肿、隔离肺及胸腔肿瘤等）及大量胸腔积液。

二、超声特征

1. 肺组织声像图表现　胸腔内正常肺组织回声减少，肺实质缩小（图 36-1-1），或未见肺组织的回声。

2. 合并畸形　合并其他畸形，如胸部包块、胸腔积液、肺发育不良相关综合征、心脏畸形、骨骼畸形、腹壁缺陷、泌尿系统畸形导致的羊水过少、非肾性羊水过少、神经肌肉与中枢神经系统畸形等。

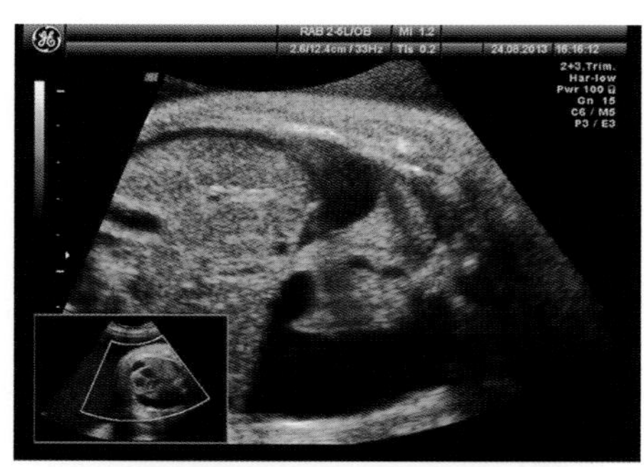

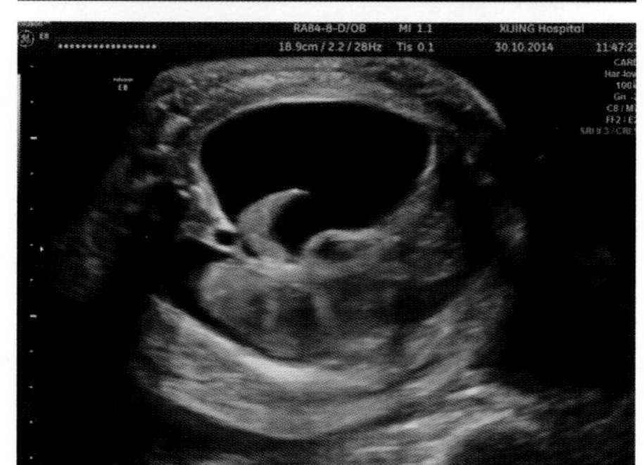

图 36-1-1　肺发育不良
图中大片无回声区为胸腔积液

三、注意事项与鉴别诊断

随着对肺发育不良研究的深入以及产前诊断技术的不断提高，产前超声在诊断胎儿肺发育不良以及评估预后都有较好的应用前景。但目前对鉴别致死性与非致死性肺发育不良尚无公认的判断标准。许多检查方法都对评价预后有一定意义，但仍停留在研究阶段，而多种诊断方法结合有助于提高胎儿肺发育不良诊断的敏感性和准确度，有待更加深入系统的研究证实。

四、遗传学

肺发育不良具有遗传易患性，抗氧化酶、甘露糖结合凝集素 2、肺表面活性物质相关蛋白、人白细胞抗原 -A2（*HLA-A2*）、血管紧张素转化酶（*ACE*）、谷胱甘肽转化酶（*GST*）、胰岛素样生长因子 1（*IGF-1*）、白细胞介素（IL）-4 和 IL-10、转化生长因子 -β1（*TGF-β1*）、肿瘤坏死因子（*TNF*）、尿激酶等基因的某些型别与肺发育不良的发生相关。

五、预后评估

严重肺发育不良患儿多在婴儿期死亡，双肺缺如极罕见，多合并其他畸形，大多在宫内流产死亡；双肺发育不良少见，多伴发胸廓发育障碍、胸腔占位或积液，出生后即出现严重的呼吸功能不全，导致新生儿死亡。

第 2 节　肺囊性腺瘤

肺囊性腺瘤（congenital cystic adenomatoid malformation, CCAM）是一种错构瘤或发育不良的良性肿瘤，以终末细支气管的过度增生，呈腺瘤样生长，伴肺泡数量的减少为体征。病变提示正常肺泡发育受阻，分化成熟的气管生长失控。

一、病理解剖与病理生理

肺囊性腺瘤发生在肺发育的假腺期（胚胎发育第 7~16 周），可能是由于气道与间充质之间不能建立正常联系，腺体未分化成正常肺泡而导致肺组织呈“腺瘤样”病理改变。该病的主要特点是气道和周围肺小管的扩张，周围的肺小管不断分支并形成芽，最终形成腺泡管，肺囊性腺瘤的囊性部分主要由呼吸上皮包绕形成。

根据病理结构分 3 型。Ⅰ型：大囊型，病变以多个较大的囊肿为主，囊肿大小不等，直径多为 2~10cm。Ⅱ型：中囊型，病变内多个囊肿，囊肿大小 <2cm。Ⅲ型：小囊型，病变内有大量细小囊肿，囊肿大小 <0.5cm，呈实质性改变，其内有大量腺瘤样结构，可见散在的、薄壁的、类似支气管的结构。

肺囊性腺瘤中 80%~95% 为单侧病变或仅累及一叶肺，小于 2% 的病例累及双侧肺叶。病灶较大且明显压迫心脏及大血管时，可导致胎儿腹水及全身水肿，由于病灶压迫食管，胎儿吞咽羊水减少，出现羊水过多等，上述改变提示可能出现心力衰竭。

二、超声特征

胸腔内实性稍强回声或囊实性混合回声（图 36-2-1）。Ⅰ型：肺实质内见一个或数个圆形无回声，大小不等，直径为 2~10cm。Ⅱ型：多个小囊肿，分布在肺实质内，直径小于 2cm。Ⅲ型：病变部位呈均匀一致的稍强回声，边界清晰。

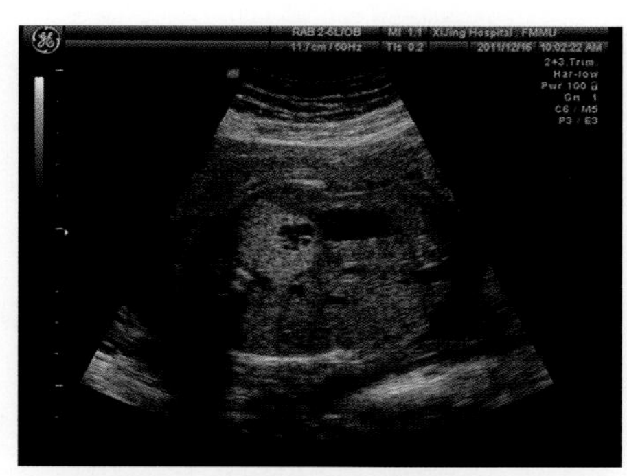

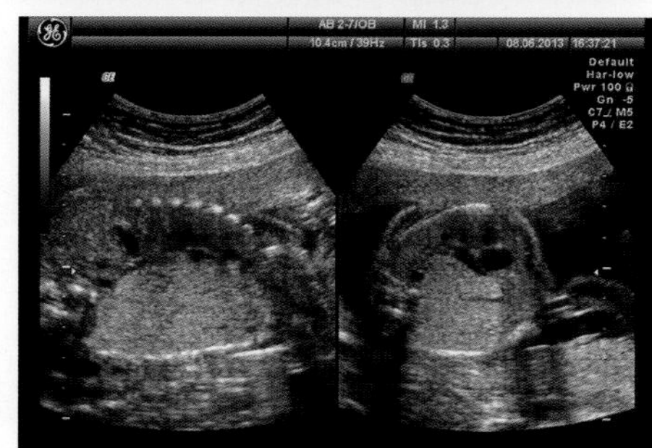

图 36-2-1 肺囊性腺瘤

病变多累及一侧肺或肺叶，偶累及双侧。病变较大时，可对同侧和对侧肺产生压迫，甚至引起肺发育不良，正常肺组织回声减少，心脏及纵隔受压移位，偏向对侧。可继发胎儿水肿、羊水增多等。

三、注意事项与鉴别诊断

肺囊性腺瘤需要与下列畸形鉴别。隔离肺声像图表现也是病变呈均匀一致的稍强回声，累及一侧肺或肺叶，可出现纵隔及心脏受压移位，此点与肺囊性腺瘤Ⅲ型声像图相似，其区别为隔离肺主要位于肺下叶，彩色血流显示胸主动脉分支进入病变肺组织内，而肺囊性腺瘤为肺动脉供血。另外，值得注意的是，肺囊性腺瘤可同时合并隔离肺，称为混合性肺囊性腺瘤，其预后较单纯型肺囊性腺瘤好。

先天性膈疝的疝入物为肠管时，与肺囊性腺瘤Ⅱ型易混淆，鉴别要点是可观察到疝入肠管的蠕动现象。同时应注意，部分肺囊性腺瘤亦可合并先天性膈疝。

此外应与神经源性肿块、食管重复畸形、纵隔肿瘤、心脏肿瘤等肿块鉴别。

肺囊性腺瘤可合并心血管畸形，以动脉干及法洛四联症常见。因此，对疑似病例应行胎儿超声心动图检查。

四、遗传学

生长因子的过度表达与肺囊性腺瘤的发生有关，可单一或多因子联合作用。*HOXB5*、*Cyclin D1*、*PCNA*、*CC10* 的过度表达，*FBP-7* 的抑制性表达均与肺组织过度增生相关。

对预期出生或接受胎儿治疗的病例，应行羊膜腔穿刺染色体检查。

五、预后评估

肺囊性腺瘤的预后与病灶大小、类型、纵隔移位程度、肺的发育、胎儿水肿及羊水量多少、合并畸形等有关。病灶较小、无心脏及纵隔移位、未合并其他畸形者，预后较好；病灶随妊娠月份的增大逐渐缩小，则预后良好，以Ⅲ型多见。

单纯性肺囊性腺瘤的初诊胎儿，应行详细的产前系统超声检查，重点观察病灶部位、大小、类型，有无纵隔移位、水肿及合并畸形存在；初诊在26周前未出现胎儿水肿者，建议每周复查超声至26周之后。相关文献报道，妊娠26周左右为肺囊性腺瘤疾病发展的最高平台期。此期之后胎儿的生长速度超过病灶的生长速度，出现胎儿水肿的风险明显减少，甚至无风险；妊娠26周后对于胎儿的超声监测可减少，但仍应持续随访。

肺囊性腺瘤出现胎儿水肿者，预后最差。肿块较小、无心脏及纵隔移位、未合并其他畸形者，预后较好。如果先天性肺囊腺瘤畸形随着妊娠的进展逐渐缩小，则预后良好，追踪观察发现少数病例的肿块随着孕周增大可有不同程度的缩小，并以Ⅲ型多见。据报道，约70%的先天性肺囊腺瘤畸形病例，肿块大小较稳定；约20%产前明显萎缩或消失；仅10%是进行性增大。在有症状的新生儿中，手术后生存率达90%，而无症状的新生儿是否需要手术治疗尚不肯定。

肺囊性腺瘤体积比可用于预测胎儿水肿的发生，其公式如下：

CCAM 体积 =hwL0.52cm^3

CCAM 体积比 =CCAM 体积 / 头围（HC）

L: 病灶矢状面最长径，h 和 w：与矢状面垂直90°切面测量的病灶高度和宽度。

肺囊性腺瘤体积比 >1.6 的患儿80%出现水肿，<1.6 的患儿且病灶内无巨大囊肿者，仅2%出现水肿。

第3节　隔离肺

隔离肺亦称肺分离或副肺，是一种先天性肺发育畸形，表现为肺的一部分和正常肺分离，且肺分离的组织不与气管相通。隔离肺占先天性肺部疾病的0.15%~6.4%，其血液供应来源于体循环。

一、病理解剖与病理生理

隔离肺是前肠发育畸形的一种类型，起源于非正常的气管和支气管树，或是肺发育过程中病变部位未与其他支气管树相连而造成，是胚胎时期一部分肺组织与正常肺主体分离，单独发育，与正常气管支气管树没有交通，并接受体循环动脉的异常供血，形成不具备呼吸功能的独立肺组织。隔离肺是以血管发育异常为基础的胚胎发育缺陷。

隔离肺分为①叶内型，多见，发生在胸膜形成之前，与其他正常肺组织在同一胸膜腔内，病变与正常的支气管相通或不相通，通常不伴有其他先天性肺发育畸形。②叶外型，发生在胸膜形成之后，有独立的胸膜腔，和正常肺组织分离，病变与正常支气管不相通。动脉血供均来自体循环的主动脉分支；静脉回流，叶内型汇入肺静脉，叶外型汇入体循环静脉。可合并其他畸形，如食管憩室、食管囊肿、气管食管瘘、膈疝、先天性心脏病或其他类型的肺畸形等。

胎儿期和新生儿期以叶外型多见，儿童期和成人期以叶内型多见。男性发病率高于女性。

二、超声特征

1. 声像图表现　①左肺基底部或膈下的高回声团块，呈叶状或三角形；内部回声均匀，边界清晰。②常累及一侧肺或一叶肺，左肺多于右肺，80%~90%发生于左肺基底部，少部分发生在其他部位如心脏旁、纵隔、心包下、膈下和腹腔内。③病灶体积较大者可造成纵隔移位、心脏受压、胸腔积液等。

2. 彩色多普勒　彩色多普勒显示病变部位丰富的血流信号（图36-3-1），可追踪到一条粗大的滋养动脉与主动脉相通。

三、注意事项与鉴别诊断

隔离肺与先天性囊性腺瘤Ⅲ型不易鉴别，鉴别点是仔细观察病灶内滋养血管的来源。超声鉴

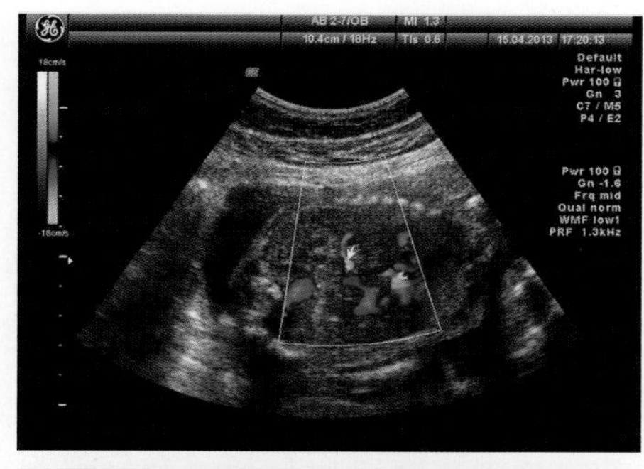

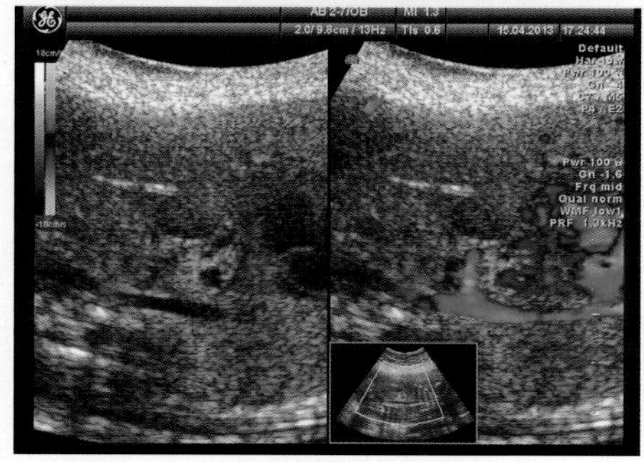

图 36-3-1　隔离肺

别困难时，建议 MRI 检查有助确诊。

位于膈下的隔离肺与肾上腺神经母细胞瘤相鉴别，后者多位于右侧，好发于妊娠晚期，超声表现为圆形或分叶状呈囊性、混合性及实性强回声，病灶生长速度快，并可在胎儿体内发生转移。

四、预后评估

预后与隔离肺的病变范围、合并畸形及有否胸腔积液密切相关，单纯的隔离肺预后较好。动态观察部分隔离肺病灶随孕周增加可消退，若合并胸腔积液可能进展为胎儿水肿和围产期死亡。合并胸腔积液而选择继续妊娠者可采取宫内介入治疗手段进行干预；出生后，有临床症状者可通过手术切除或栓塞滋养血管的方法治疗。

第 4 节　胸腔积液

胸腔积液也称胸水，是指液体异常积聚在胎儿胸膜腔内。

一、病理解剖与病理生理

妊娠 5 周时胎儿淋巴系统开始发育，胸导管在第 5 胸椎水平从右向左于主动脉弓后方上行，在第 7 颈椎水平注入左静脉角。凡淋巴液产生过多或回流受阻均可造成液体异常聚积在胎儿胸腔内。

胸腔积液分原发性和继发性。先天性乳糜胸是原发性胎儿胸腔积液的主要原因，形成的原因有：①胸导管发育异常；②胸腔内的淋巴液产生过多或排出功能受损；③先天性肺淋巴管扩张；④先天性淋巴管漏；⑤缺乏淋巴系统正常发育所需的蛋白质等。继发性胸腔积液为免疫性或非免疫性胎儿水肿的表现之一，可由免疫系统疾病，染色体异常、甲状腺因素、心血管系统异常、胎儿宫内感染、胃肠道异常、代谢性疾病、胎盘及脐带的异常等造成。

胎儿胸腔积液可引起肺发育不良、羊水过多，当积液达到一定量时，可造成纵隔移位、肺及心脏受压，肺实质萎缩变小，从而导致肺发育不良、心脏功能受损。同时，大量的胸腔积液压迫下腔静脉和心脏，可引起胎儿低输出量心力衰竭。

二、超声特征

胸腔积液可发生在妊娠的早、中、晚期。

声像图表现为胎儿胸腔内单侧或双侧的无回声区（图 36-4-1）。双侧胸腔积液时，左、右胸腔的液体量不等，肺常受压变小，漂浮于羊水中，呈“蝙蝠翅膀”征，并出现心脏受压改变；单侧大量胸腔积液可导致纵隔移位，患侧肺脏明显小于正常尺寸。免疫性或非免疫性胎儿水肿所见的胸腔积液多为双侧性，左右两侧液体量基本

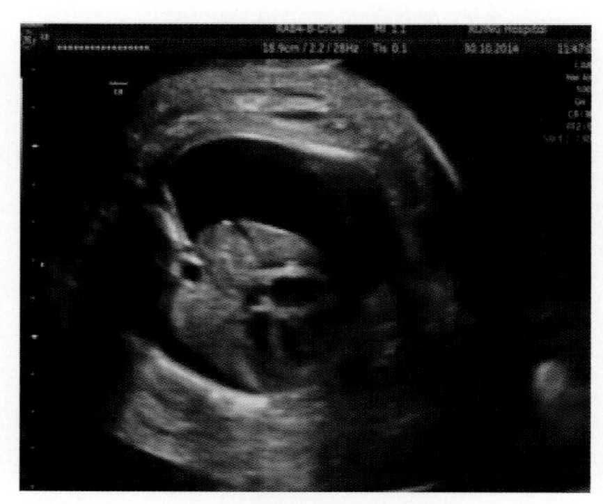

图 36-4-1　双侧胸腔积液
双侧胸腔内可见无回声区，右侧多与左侧，胸腔增大，双肺体积变小

相等，同时出现胎儿皮下水肿、腹水、心包积液等表现。

胸水影响胎儿静脉回流或压迫胎儿食管时，可造成胎儿水肿及羊水过多。

三、注意事项与鉴别诊断

少量胸腔积液时需与心包积液鉴别，后者液体仅局限于心包内；前者肺尖部可见无回声。

四、预后评估

单纯少量胸腔积液，无其他并发症者预后较好；大量的胸腔积液可引起肺发育不良、羊水过多、胎儿心力衰竭、早产等，围产儿死亡率高。国外多数学者认为对染色体核型及结构正常的胎儿行超声引导下胸腔穿刺抽液或胸腔 – 羊膜腔分流术，可降低围产儿死亡率。

第 5 节　先天性膈疝

先天性膈疝是指膈肌发育缺陷，导致腹腔内容物疝入胸腔，新生儿发病率为 1∶3000~1∶2000。

一、病理解剖与病理生理

胚胎早期胸腹腔相通，在胚胎第 8 周时左右形成圆顶状肌肉筋膜组织即横膈，将胸腔与腹腔分开。当横膈发育过程中某一部位发育停止或发育不全导致膈肌缺损或发育薄弱，部分腹腔内脏器通过膈肌异常缺损或薄弱处进入胸腔，即形成先天性膈疝。左侧膈疝多见，以胃泡疝入最常见，其次为小肠。右侧膈疝，疝入胸腔的器官多为肝右叶。约 75% 伴发羊水过多。

常见的几种膈肌缺损。①胸腹裂孔疝最为多见，占新生儿先天性膈疝的 85% ~90%。位于膈肌的背外方，左侧多于右侧。②胸骨后膈疝，最少见，缺损位于胸骨后方的膈肌，疝孔常位于右侧。③膈膨升，由于膈肌的肌纤维在胚胎发育过程中未完成肌化而致膈肌薄弱，膈呈半透明状，膈顶抬高，占所有膈疝的 5%，右侧多于左侧。④食管裂孔疝，由于膈脚和食管韧带发育异常，形成食管裂孔；或食道过短，造成胃的上部进入胸腔。食管裂孔滑动疝最常见，其特点是疝入胸腔的内容物随着腹压的变化而上下移动。

二、超声特征

超声评价整个膈肌的完整性较困难，只有当腹腔内脏器进入胸腔内时，才可能被检出。典型的声像图表现为正常左、右肺包绕心脏的特征消失，出现占位性病变。

根据疝入物的不同声像图表现各一（图 36-5-1）。①胃泡，显示胸腔内一较大囊性结构，而腹腔内未见胃泡回声；②小肠，显示不规则的肠管环形断面，其内含液性无回声；③肠梗阻，可见肠管扩张，显示胃泡或肠管均可见有变形或蠕动现象；④肝脏，胸腔内实质性回声，彩色多普勒连续追踪门静脉走行超过膈肌水平。

膈疝严重时，可发生心脏及纵隔不同程度的向对侧移位，同时伴左心房、降主动脉与脊柱分离征象；由于部分腹腔内脏器突入胸腔内，胎儿腹围缩小，腹腔内容物随胎儿呼吸样运动而运

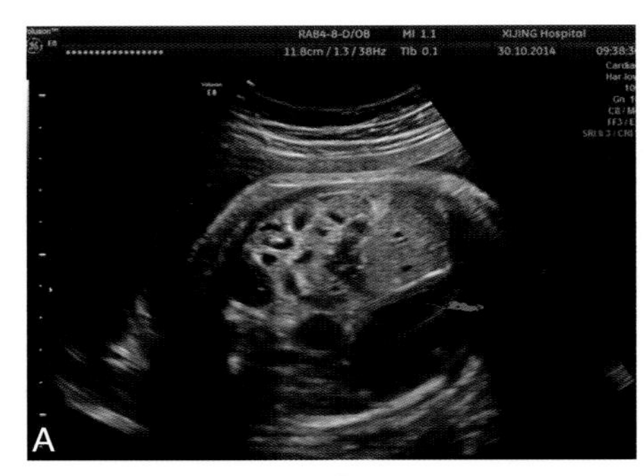

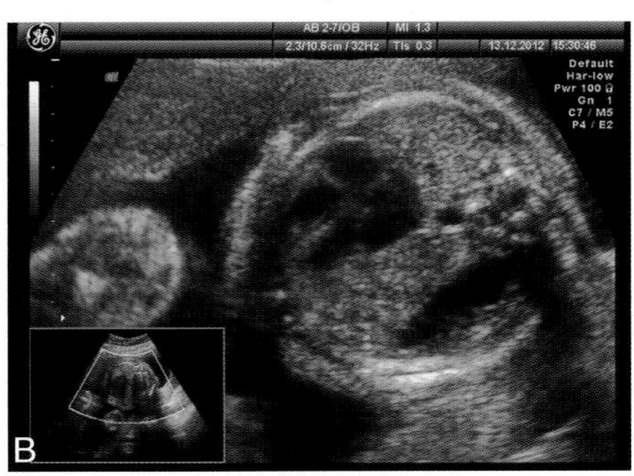

图 36-5-1　左侧膈疝伴心脏右移
A. 疝入物为位于后方的胃泡及肠管环状回声，内见液性无回声，B. 疝入物为椭圆形胃泡

动，吸气时，受累侧腹腔内容物向上（胸腔方向）运动，而正常侧腹腔内容物则位置向下运动。

右侧膈疝较难诊断，肝脏疝入胸腔后会挤压心脏，心轴向左移位，且肝脏回声误认为右肺。需注意观察疝入的肝脏内有无静脉，其次注意观察腹腔内的胃泡是否紧贴膈肌，在膈下变为横位。

三、注意事项与鉴别诊断

超声可以观察与膈疝预后相关的一系列指标：膈疝发生的孕周；膈疝的部位（单侧或双侧）、范围及疝孔大小；胎儿呼吸样运动时胸腔内容物的变化；有无胎儿水肿、羊水过多、合并畸形；左右心腔大小及受压程度。上述因素涉及的主要问题是肺的发育，膈疝出现越早，疝入物越多，肺发育受影响越严重。

膈疝疝入物为肠管时，需要与肺囊性腺瘤Ⅱ型鉴别，鉴别要点是膈肌连续性中断，肠管可出现蠕动现象。

疝入物为胃泡时，应与囊腺瘤Ⅰ型及支气管囊肿鉴别，鉴别要点是膈疝时胃泡位于胸腔内，腹腔内未见正常胃泡，腹围减小，而后两者可于腹腔内见正常胃泡。

四、遗传学

常见染色体异常，包括 18 三体、13 三体、性染色体异常。

Pallister–Killian 综合征（12p 四体）由 12p 等臂染色体的嵌合体所致，仅出现在皮肤成纤维细胞。可出现其他与胎儿过度生长相关的异常，如颈项透明层增厚，先天性膈疝，羊水过多，肢根性肢体短缩，异常面部轮廓伴人中突起，可高度怀疑是该综合征。

Fryns 综合征是一种罕见的常染色隐性遗传病，有多种先天畸形。重要诊断标准包括先天性膈疝，远端肢体和指甲发育不全，异常面容。其中 86% 的患者夭折。

Simpson-Golabi-Behmel 综合征是 X 连锁隐性遗传疾病，由 *glypican3* 基因突变所致。出生前即有过度生长，出生后继续，出生体重和枕骨前额周径通常都大于 97 位百分数。可能有心脏或胃肠畸形。

Donnai-Barrow 综合征为罕见的常染色体隐性遗传病，表现为膈疝、心脏和肺畸形、性别逆转。

致死性多发翼状胬肉综合征（LMPS）偶发膈疝。

五、预后评估

膈疝预后差，围生期死亡率 30%~90%。预后与以下因素有关：膈疝的部位、大小、疝内容物及多少、肺受压程度、有无合并其他结构畸形或染色体异常、羊水量多少等。肺发育不全（肺小血管阻力增加和肺高压）是膈疝死亡的主要原因。疝入越早，疝入腹腔内容物越多（如双侧膈疝），对肺发育的影响越重；膈疝发生在胎儿心脏发育期，可导致先天性心血管畸形，其预后不佳；合并其他部位畸形及染色体异常则预后更差。

随着小儿外科手术水平的不断提高，部分膈疝出生后可行手术修补。近年来，国外开展妊娠 24~26 周的宫内介入性手术治疗膈疝，取得一定的疗效，可有效地降低膈疝的围生期死亡率。

第 6 节 胸腺发育不良与不发育

胸腺发育不良在病理学上是指胎儿胸腺体积明显缩小，甚至缺如；组织学上是以淋巴细胞和胸腺小体严重减少或缺如，无皮质、髓质分化为特征。

一、病理解剖与病理生理

胸腺起源于第 3、4 鳃弓，在胚胎第 6 周时开始发育。第 8 周时胎儿肝脏干细胞进入胸腺，在各种体液因子的作用下转化为 T 淋巴细胞。第 10 周时胸腺进一步分化成皮质与髓质，并形成胸腺小体。在此发育过程中，由于受某些致畸因素的影响，出现胸腺体积明显缩小，缺乏淋巴细胞和胸腺小体，胸腺及周围淋巴组织发育不良。大多数导致胸腺发育不良的疾病与遗传有关；营养不良、窒息等均可影响胸腺的发育；母体类固醇激素的使用可导致胎儿胸腺退化。

二、超声特征

正常胸腺回声略低于肺组织，边界清楚，内部回声与胎儿肺比较略粗大（图 36-6-1）。纵隔横切面，显示胸腺位于主动脉与肺动脉前方，胸骨的后方，形状略呈半月形；矢状切面，胸腺位于锁骨横断面后下方，心脏前方，下端可达右室前壁下方，形状略呈长三角形。

胸腺发育不良或不发育时，超声表现胸腺不显示或体积小于正常。先天性胸腺发育不良可合并先天性心血管畸形。

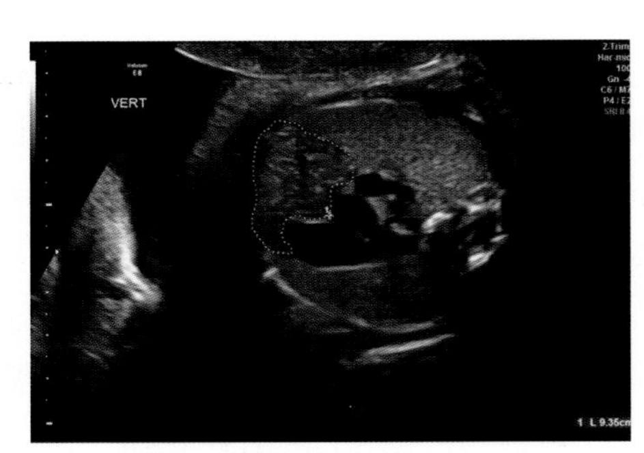

图 36-6-1　正常胸腺
三血管气管切面显示正常胸腺组织回声位于主动脉与肺动脉前方（虚线包络范围内）

三、注意事项与鉴别诊断

因部分胸腺前方被肺组织掩盖，需要侧动探头避开肺组织回声。注意与肺部肿瘤或心脏肿瘤鉴别，根据其发生位置一般较易鉴别。

四、预后评估

胸腺系中枢免疫器官，其发育异常会影响细胞免疫和体液免疫功能，出生后感染是造成患儿早年夭折的重要原因。本病的治疗可采用骨髓移植或胸腺移植；应用胸腺素治疗取得了一定的疗效。

第 7 节　支气管囊肿

支气管囊肿（congenital bronchial cysts）是一种由于胚胎发育时期气管、支气管树或肺芽发育障碍引起的先天性疾病，由于前肠的心室憩室芽异常生长导致气管、支气管树的局部反复折叠而形成囊肿，是呼吸系统常见的先天性疾病。

一、病理解剖与病理生理

支气管囊肿是由胚胎期原始前肠支气管芽突脱落的胚胎组织演变而成，多位于气管旁或气管支气管分叉处，内含液体，其内壁与支气管黏膜相似。

在胚胎第 26~40 天为气管发育最活跃的时期，肺芽远端肺实质细胞在其分化过程中与主体脱离，异位发育，部分支气管树停止发育，并与邻近正常气道组织分离。异常胚芽出现的早晚，决定其病变部位。若发生于胚胎发育早期，肺组织尚未充分形成，则近端气管芽生异常，多在肺外纵隔部位形成囊肿，即纵隔支气管囊肿（中央型肺囊肿）；若发生于胚胎发育后期，肺组织已充分发育，远端气管 - 支气管树芽生异常，则囊肿多位于肺内，即肺内支气管囊肿（周围型肺囊肿）。支气管囊肿可为单发或多发，右侧常见，直径一般在几毫米至 5cm 之间。

二、超声特征

声像图表现为圆形或椭圆形的无回声区，边缘光滑、界限清晰（图 36-7-1）；可为单个或多发。少数可呈分叶状或不规则形。纵隔支气管囊肿多位于气管旁，隆突下和左主支气管旁；肺内支气管囊肿则多位于两肺下叶。

三、注意事项与鉴别诊断

支气管囊肿易与肺囊性腺瘤Ⅰ型混淆，由于肺囊性腺瘤Ⅰ型在临床上更为常见，故产前较少做出支气管囊肿的诊断，两者产前超声均容易发

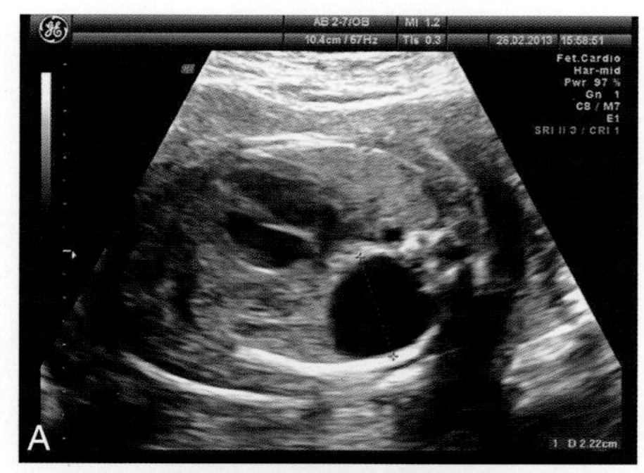

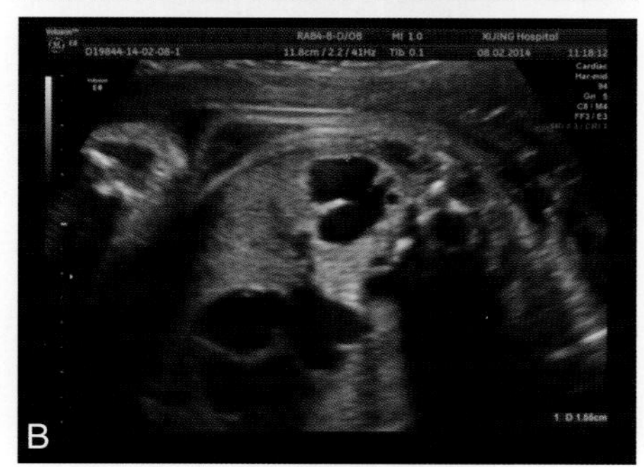

图 36-7-1　支气管囊肿
A. 脊柱右前方可见一类圆形无回声区，边界清；B. 脊柱右前方可见一不规则无回声区，边界清

现，但做精确诊断较为困难，最终需要依靠病理检查确诊。联合磁共振检查有助于鉴别。

四、预后评估

先天性支气管囊肿是良性病变，一般预后较好；但随着囊肿增大，可压迫周围组织器官，严重者影响心肺功能，出生后应尽早治疗。手术切除病灶是支气管囊肿有效的治疗方法。

第 8 节　喉 – 气管闭锁

喉 – 气管闭锁（congenital bronchia atresia，CBA）是发生在咽喉气管部位的一种罕见的先天性畸形，以高位呼吸道梗阻，气管或主支气管闭塞为特征。

一、病理解剖与病理生理

胚胎发育第 4 周开始，喉气管憩室的上端脱离前肠发育为喉，中段发育为气管，末端膨大分成两支形成肺芽，至第 10 周，喉、软骨、气管及大支气管的软骨环基本形成。喉 – 气管气道闭锁发生的主要病因可能是在胚胎发育中，喉、气管上皮细胞一度过度增生，使气管管腔狭窄甚至闭锁，大部分随着胚胎发育，过度增生的上皮细胞退化消失，管腔重建，如退化过程中上皮分化发生障碍，则会出现气道狭窄或闭锁。最终可导致双肺显著增大、心脏及大血管受压、静脉回流受阻，出现胎儿水肿、腹水、心功能不全。

根据闭锁部位不同分为 3 型：Ⅰ型：声门上或声门下部分闭锁；Ⅱ型：声门下闭锁；Ⅲ型：声门处闭锁。

二、超声特征

四腔心切面显示双肺显著增大（图 36-8-1），对称性肺实质回声增强，分布均匀；双侧气管、支气管扩张。心脏受压变小，明显移位，呈“泪滴样”改变；正常膈肌呈圆顶状突向胸腔的征象消失，膈肌变平或反向突向腹腔。

可伴有羊水过少，或羊水量增多。

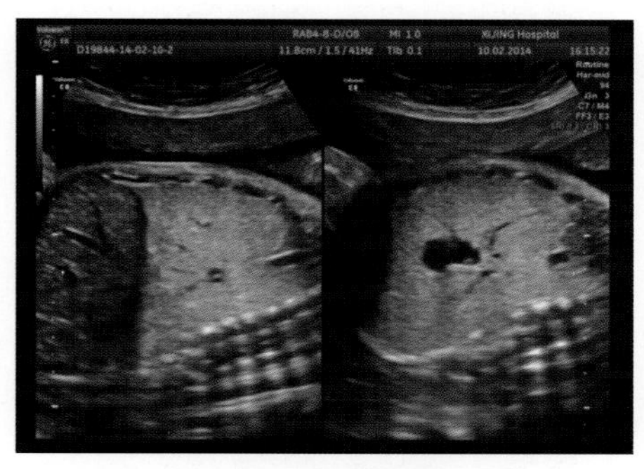

图 36-8-1　喉 – 气管闭锁
双肺回声增强，体积增大，气管增宽，膈肌膨向腹腔

三、注意事项与鉴别诊断

与先天性肺囊腺瘤鉴别：肺囊腺瘤Ⅲ型亦表现为病变部位肺体积增大，回声增强，心脏及膈肌受压移位，且双侧罕见，无气管及主支气管扩张的现象。

与隔离肺鉴别：隔离肺叶外型亦表现为强回声包块，且双侧罕见，多位于胸腔底部，供血动脉来自胸主动脉或腹主动脉，不伴气管及主支气管扩张的现象。

四、预后评估

喉－气管闭锁是一种少见畸形，常合并水肿、心力衰竭。严重者，出生后不能建立呼吸功能，一般夭折。

（赵丽莎　王云　张建芳　徐盈　雷小莹）

第9节　磁共振影像

一、正常肺部

双侧胸廓对称，胸壁肌肉呈软组织信号。胎儿肺及支气管内充满羊水及肺自身的分泌物，在T2WI上呈高信号；气管及支气管呈“人”字形（图36–9–1）。气管的后方可见食管影，因其内亦充填羊水，所以T2WI也是管状高信号。胎儿纵隔内可见心脏及大血管影，由于“流空效应”，若为T2WI“亮血”序列，则其心腔及大血管内呈高信号，若为T2WI“黑血”序列，则其心腔及大血管内呈低信号。前纵隔内可见胸腺影，T2WI上呈软组织样信号。

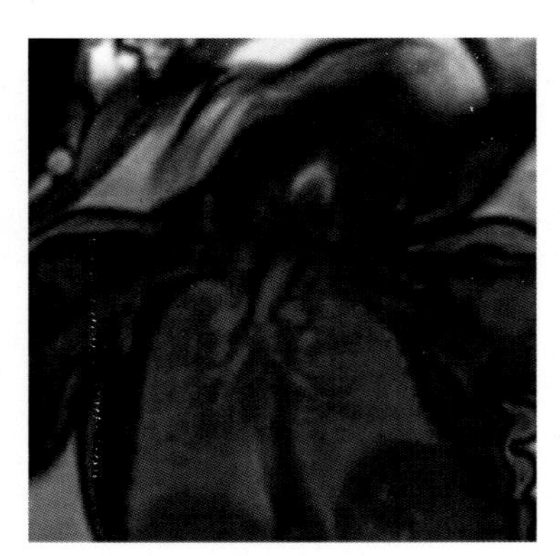

图36–9–1　T2WI冠状位示“人”字形气管及支气管高信号

二、支气管囊肿

纵隔内的囊性病灶，T2WI上呈明显高信号，边界清楚，一般呈圆形或卵圆形，病灶与支气管关系密切。当扫描条件良好时，可以观察到病灶与支气管相连，破口开放于支气管内（图36–9–2）。

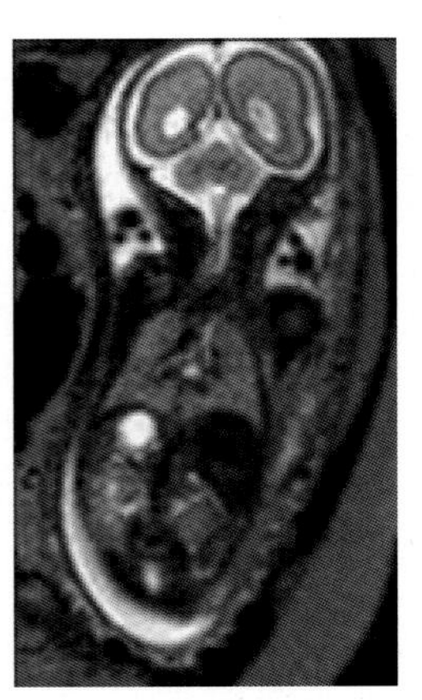

图36–9–2　T2WI冠状位示气管分叉处下方近左侧支气管旁见囊状高信号，与左侧支气管相通

三、膈　疝

MRI上表现为腹腔内容物进入胸腔内，左侧常见肠管影。若小肠肠管内充满液体，T2WI上呈高信号，T1WI上呈低信号。若结肠肠管内含有胎粪，则在T2WI上呈低信号，T1WI上呈高信号，对肠管具有定性诊断作用。右侧常见疝入物为肝脏。疝入物推挤肺向上及纵隔内移位。严重时可产生胸腔积液。

四、肺囊腺瘤

MRI上表现为一侧肺内的团状改变，边界清楚，T2WI上呈高信号，高于正常肺组织信号，低于羊水信号。病灶可以是单囊，也可以是多发小囊，其内可见分隔。病灶体积可增大，推挤纵隔向对侧移位，当受压推挤明显时，可有胸腔积液。在MRI上可以利用“黑血”序列，观察到由肺动脉供血的血管影，从而可以明确诊断（图36–9–3）。

五、隔离肺

在MRI上表现为肺内T2WI上的团状高信号，其信号高与周围正常肺组织，边界清楚，可见体循环来源的供血血管影。在T2WI“黑血”序列中，可以观察到条形的低信号，为血管影，其一端深入团块内，另一端来自体循环的大血管，从而可以明确诊断（图 36-9-4）。

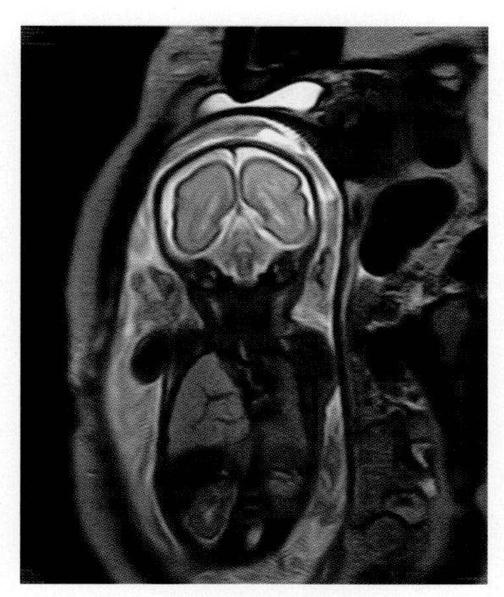

图 36-9-3 T2WI 冠状位示右肺下叶内团块状高信号，其内见从肺循环来源的血管影，考虑囊腺瘤高信号

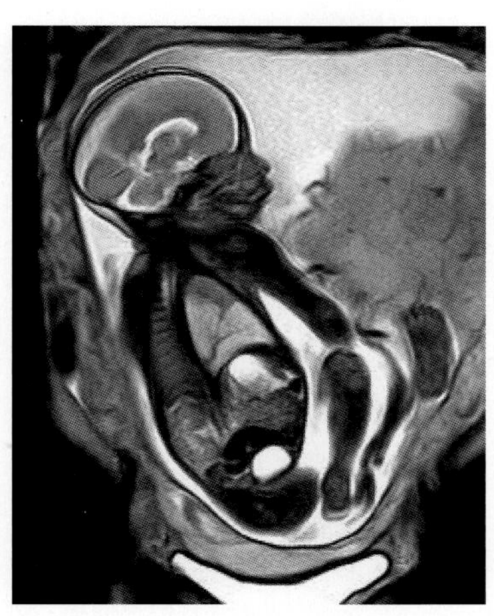

图 36-9-4 T2WI 矢状位示左肺下叶内可见团块状其内可见由体循环来源的血管影，考虑隔离肺

（唐兴 李军）

参考文献

[1] Ruano R, Aubry MC, Barthe B, et al. Quantitative analysis of fetal pulmonary vasculature by 3-dimensional power Doppler ultrasonography in isolated congenital diaphragmatic hernia.Am J Obstet Gynecol, 2006, 195(11): 1720–1728.

[2] Deprest J, Jani J, Van Sehouhroeck D, et al. Current consequences of prenatal diagnosis of congenital diaphragmatic hernia.Pediatr Surg, 2006, 41(2): 423–430

[3] Graham G, Devine PC. Antenatal diagnosis of congenital diaphragmmatic hernia.Semin Perinatol, 2005, 29(2): 69–76

[4] Jani J, Nicolaides KH, Keller RL, et a1. Observed to expected lung area to head circumference ratio in the prediction of survival in fetuses with isolated diaphragmatic hernia.Ultrasound Obstet Gynecol, 2007, 30(1): 67–71

[5] Ruano R, Martinovic J, Dommergues M, et a1. Accuracy of fetal lung volume assessed by three-dimensional sonography. Ultrasound Obstet Gynecol, 2005, 26(7): 725–730

[6] Peraha CF, Cavoretto P, Csapo B, et a1. Lung and heart volumesby three dimensional ultrasound in normal fetuses at 12-32weeks'gestation. Ultrasound Obstet Gynecol, 2006, 27(2): 128–133

[7] Sabogal JC, Becker E, Bega G, et a1. Reproducibility of fetal lung volume measurements with 3-dimensional ultrasonography. J Ultrasound Med, 2004, 23(3): 347–352

[8] Moreno A, Lvarez O, Hernandez-Andrade E, et a1. Association between intrapulmonary arterial Doppler parameters and degree of lung growth as measured by lung-to-head ratio in fetuses with congenital diaphragmatichernia.Ultrasound Obstet Gynecol, 2008, 31(2): 164–118

[9] 李胜利 . 胎儿畸形产前超声诊断学 . 北京：人民军医出版社 , 2008

[10] 梁琴，周启昌 . 胎儿肺发育不良的研究现状与进展 . 中华妇产科杂志 , 2006, 41: 858–860

[11] Sfakianaki AK, Copel JA. Congenital cystic lesions of the lung: congenital cystic adenomatoid malformation and bronchopulmonary sequestration. Rev Obstet Gynecol, 2012, 5(2): 85–93

[12] Johnson AM, Hubbard AM. Congenital anomalies of the fetal/neonatal chest.Semin Roentgenol, 2004, 39(2): 197–214

[13] Adzick NS. Management of fetal lung lesions. Clin Perinatol, 2003, 30(3): 481–492

[14] Chen HW, Hsu WM, Lu FL, et al. Management of congenital cystic adenomatoid malformation and bronchopulmonary sequestration in newborns. Pediatr Neonatol, 2010, 51(3): 172–177

[15] Büsing KA, Kilian AK, Schaible T, et a1. Fetal magnetic

resonance imaging diagnostics in cases of congenital cystic adenomatoid malformation of the lung(CCAM). Radiology, 2006, 46(2): 133–138
[16] Mahle WT, Rychik J, Tian ZY, et a1. Echocardiographic evaluation of the fetus with congenital cystic adenomatoid malformation. Ultrasound Obstet Gynecol, 2000, 16(7): 620–624
[17] Gezer S, Tastepe I, Sirmali M, et al. Pulmonary sequestration: a single-institutional series composed of 27 cases.Thorac Cardiovasc Surg, 2007, 133(4): 955–959
[18] Azizkhan RG, Crombleholme TM. Congenital cystic lung disease: contemporary antenatal and postnatal management. Pediatr Surg Int, 2008, 24(6): 643–657
[19] P. Cavoretto, F Molina, S Poggi, et al. Prenatal diagnosis and outcome of echogenic fetal lung lesions. Ultrasound Obstet Gynecol, 2008, 32(5): 769–783
[20] Antonetti M, Manuck TA, Schramm C, et al. Congenital pulmonary lymphangiectasia: a case report of thoracic duct agenesis.Pediatr Pulmonol, 2001, 32(2): 184–186
[21] Nicolini U, Cerri V, Groli C, et al. A new approach to prenatal treatment of extra lobar pulmonary sequestration. Prenat Diagn, 2000, 20(9): 758–760
[22] Morine M, Takeda T, Minekawa R, et al. Antenatal diagnosis and treatment of a case of fetal goitrous hypothyroidism associated with high-output cardiac failure. Ultrasound Obstet Gynecol, 2002, 19(5): 506–509
[23] Gratacos E, Van Schoubroeck D, Carreras E, et al. Transient hydropic signs in the donor fetus after fetoscopic laser coagulation in severe twin-twin transfusion syndrome: incidence and clinical relevance. Ultrasound Obstet Gynecol, 2002, 19(5): 449–453
[24] Gonen R, Degani S, Kugelman A, et al. Intrapartum drainage of fetal pleural effusion.Prenat Diagn, 1999, 19(12): 1124–1126
[25] Sydorak RM, Harrison MR. Congenital diaphragmatic hernia: advances in prenatal therapy. World J Surg, 2003, 27(6): 68–76
[26] Keler RL, Glidden DV, Paek BW, et al. The lung-to-head ratio and fetoscopic temporary tracheal occlusion: prediction of survival in severe left congenital diaphragmatic hernia. Ultrasound Obstet Gynecol, 2003, 21(10): 244–249
[27] Ivana MV, Wesley Lee, Christine HC. The evolving appearance of a congenital diaphragmatic hernia. J Ultrasound Med, 2001, 21(12): 85–89
[28] Ruano R, Aubry MC, Barthe B, et al. Quantitative analysis of fetal pulmonary vasculature by 3-dimensional power Doppler ultrasonography in isolated congenital diaphragmatic hernia. Am J Obstet Gynecol, 2006, 195(11): 1720–1728
[29] 李胜利 . 胎儿畸形产前超声诊断学 . 北京 : 人民军医出版社 , 2006
[30] 位永娟 , 刘文英 . 先天性膈疝患儿肺发育不全机制的研究进展 , 中华小儿外科杂志 , 2006, 27(2) : 102
[31] Cromi A, Ghezzi F, Raffaelli R, et al. Ultrasonographic measurement of thymus size in IUGR fetuses: a marker of the fetal immunoendocrine response to malnutrition.Ultrasound Obstet Gynecol, 2009, 33: 421
[32] Akin Iscan, Serdar Tarhan, Hasan Guven, et al. Sonographic measurement of the thymus in newborns: close association between thymus size and birth weight. Eur J Pediatr, 2000, 159: 223
[33] Lima em F, Ayadi-Kaddour A, Djilani H, et al. Pulmonary and mediastinal bronchogenic cysts:a clinicopathologic study of 33 cases. Lung, 2008, 186(1): 55–61
[34] Liu HS, Li SQ, Cao ZL, et al. Clinical features and treatment of bronchogenic cyst in adults. Chin Med Sci J, 2009, 24(1): 60–63
[35] Takeda S, Miyoshi S, Minami M, et al. Clinical spectrum of mediastinal cysts. Cheat, 2003, 124(1): 125–132
[36] Nakagawa M, Hara M, Oshima H, et al. Pleural bronchogenic cysts:imaging findings. J Thorac Imaging, 2008, 23(4): 284–288
[37] Vidaeff AC, Szmuk P, Mastrobattistal JM, et al. More or less CHAOS: case report and literature review suggesting the existence of a distinct subtype of congenital high airway obstruction syndrome. Ultrasound Obstet Gynecol, 2007. 30(1): 114–117
[38] Mong A, Johnson AM, Kramer SS, et al. Congenital high airway obstruction syndrome: MR/US findings. effect on management.and outcome. Pediatr Radiol, 2008, 38(11): 1171–1179
[39] Matsushima H, Takayanagi N, Satoh M, et al. Congenital bronchialatresia: radiologic findings in nine patients. J Comput Assist Tomogr, 2002, 26: 860–864
[40] Chooi WK, Matthews S, Bull MJ, et al. Multislice helical

CT: the value of multiplanar image reconstruction in assessment of the bronchi and small airways disease. Br J Radiol, 2003, 76: 536–540

[41] Kinsella D, Sissons GW, Williams MP. The radiological imagings of bronchial atresia (Review). Br J Radiol, 1992, 65: 681–685

[42] Kawamoto S, Yuasa M, Tsukuda S, et al. Bronchial atresia: three-dimensional CT bronchography using volume rendering technique. Radiat Med, 2001, 19: 107–110

[43] 孟庆贵 . 先天性支气管闭锁 CT 表现 3 例 . 中国临床医学影像杂志 , 2005, 16: 706

[44] Hussein K, Steinemann D, Scholz H, et al. Array-CGH and quantitative PCR genetic analysis in a case with bilateral hypoplasia of pulmonary arteries and lungs and simultaneous unilateral renal agenesis. International journal of clinical and experimental pathology, 2010, 3(7): 723–729

[45] Stark Z, Behrsin J, Burgess T, et al. SNP microarray abnormalities in a cohort of 28 infants with congenital diaphragmatic hernia. American journal of medical genetics Part A, 2015, 167(10): 2319–2326

[46] Esplin ED, Chaib H, Haney M, et al. 46XY disorders of sex development and congenital diaphragmatic hernia: a case with dysmorphic facies, truncus arteriosus, bifid thymus, gut malrotation, rhizomelia, and adactyly. American journal of medical genetics Part A, 2015, 167(6): 1360–1364

[47] Chen CP, Wang YL, Chern SR, et al. Prenatal diagnosis and array comparative genomic hybridization characterization of trisomy 21 in a fetus associated with right congenital diaphragmatic hernia and a review of the literature of chromosomal abnormalities associated with congenital diaphragmatic hernia. Taiwanese journal of obstetrics & gynecology, 2015, 54(1): 66–70

[48] Kunz J, Schoner K, Stein W, et al. Tetrasomy 12p (Pallister-Killian syndrome): difficulties in prenatal diagnosis. Archives of gynecology and obstetrics, 2009, 280(6): 1049–1053

[49] Goumy C, Laffargue F, Eymard-Pierre E, et al. Congenital diaphragmatic hernia may be associated with 17q12 microdeletion syndrome. American journal of medical genetics Part A, 2015, 167A(1): 250–253

[50] Peron A, Bedeschi MF, Fabietti I, et al. Prenatal and postnatal findings in five cases of Fryns syndrome. Prenatal diagnosis, 2014, 34(12): 1227–1230

[51] Knopp C, Rudnik-Schoneborn S, Zerres K, et al. Twenty-one years to the right diagnosis-clinical overlap of Simpson-Golabi-Behmel and Beckwith-Wiedemann syndrome. American journal of medical genetics Part A, 2015, 167A (1): 151–155

[52] Killeen OG, Kelehan P, Reardon W. Double vagina with sex reversal, congenital diaphragmatic hernia, pulmonary and cardiac malformations-another case of Meacham syndrome. Clinical dysmorphology, 2002, 11(1): 25–28

[53] Roposch A, Bhaskar AR, Lee F, et al. Orthopaedic manifestations of Brachmann-de Lange syndrome: a report of 34 patients. Journal of pediatric orthopedics Part B, 2004, 13(2): 118–122

第 37 章
腹壁及腹腔异常

腹壁是由胚盘头尾和双侧向中心包卷及外胚层向内胚层包卷形成。妊娠 8 周后，中肠迅速延长形成中肠襻，并突入脐带根部，称为生理性中肠疝；妊娠 12 周时肠管回到腹腔内；妊娠晚期胎儿腹壁由皮肤层、皮下软组织及肌层构成。

腹腔内脏器包括肝脏、胆囊、胃泡、脾脏、肾脏、膀胱、肠管。肝脏位于右上腹；胃泡位于左侧；脾脏位于胃泡左后方；胆囊位于肝右叶下方，脐静脉的右侧；肾脏位于脊柱两侧；肠管位于下腹部；膀胱位于盆腔。

脐静脉入脐后向上走行入肝，再分出两支，一支为门静脉右支，另一支为静脉导管连于下腔静脉。

第 1 节　脐膨出

脐膨出（omphalocele）是指前腹壁中线处肌肉、筋膜及皮肤缺损，腹腔内容物突入脐带，其表面有腹膜和羊膜覆盖。

一、病理解剖与病理生理

脐膨出是胚盘外胚层向中线包卷失败，腹壁中线结构缺损，腹腔内容物通过脐孔突入脐带。脐膨出最常见的内容物有肠管、胃泡、肝脏，膨出物表面有腹膜和羊膜覆盖，脐带常连于其上。

二、超声特征

腹前壁可见圆形或类圆形包块自腹腔突出，形态规则，内可见肠管或肝脏回声（图 37-1-1，图 37-1-2）或两者均可见，脐带连于膨出物表面。

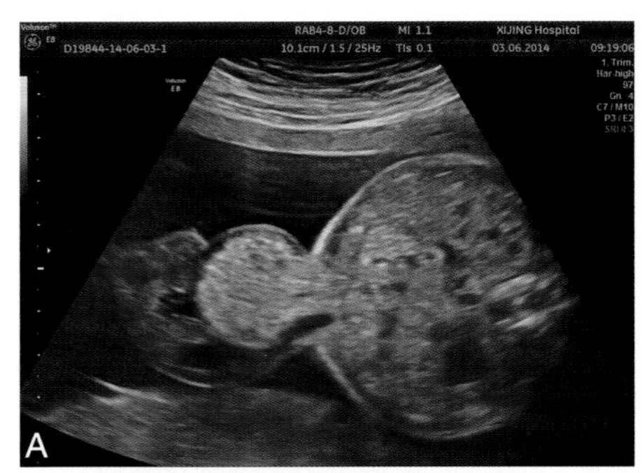

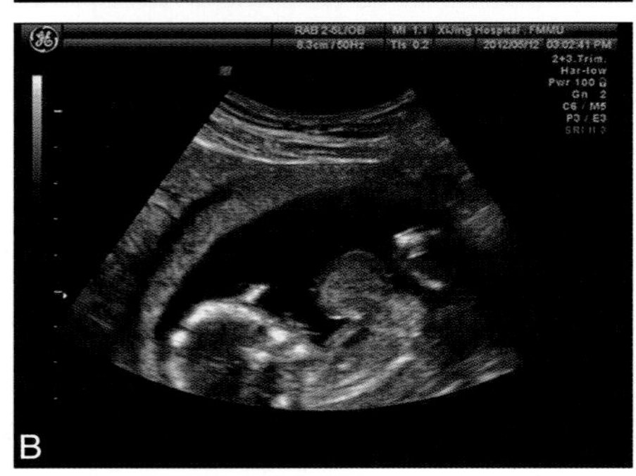

图 37-1-1　脐膨出
A. 膨出物为肠管；B. 膨出物为肝脏

三、注意事项与鉴别诊断

脐膨出的膨出物表面虽有膜覆盖，但超声难以清楚显示，结合膨出物形态规则，呈圆形，提示可能有膜覆盖。

脐膨出在妊娠 12 周后方可诊断。12 周之前需要与生理性中肠疝鉴别，后者通常疝环较小，妊娠 12 周时肠管回到腹腔内。

脐膨出与腹裂的鉴别：腹裂属腹壁缺损，而非中线缺损，多偏右侧，表面无膜覆盖，脐带连于脐孔，母体 AFP 有明显升高。

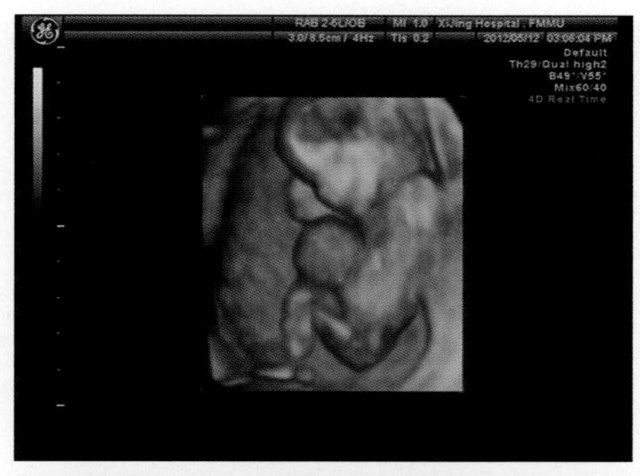

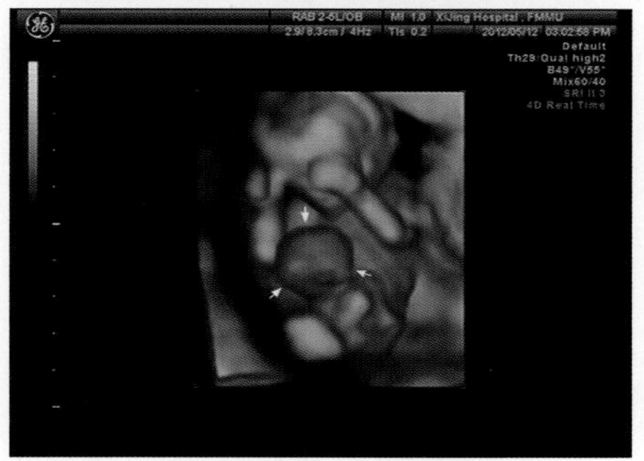

图 37-1-2　脐膨出的三维成像

脐膨出与体蒂异常和泄殖腔外翻鉴别：体蒂异常是严重的腹壁缺损，腹腔脏器外露并与胎盘相连，脐带过短或缺如。泄殖腔外翻是指脐孔下方腹壁的缺损，伴有膀胱缺如等。

四、遗传学

并发脐膨出的综合征有：Beckwith-wiedemann 综合征（脐疝 - 巨舌 - 巨大发育综合征）、Marshall-smith 综合征、Meckel-Gruber 综合征、泄殖腔外翻、纤维软骨增生、致死性脐膨出 - 腭裂综合征、13 三体综合征、18 三体综合征、三倍体等。脐膨出 - 泄殖腔外翻 - 肛门无孔 - 脊柱缺陷多为散发，遗传病因尚不明确。

五、预后评估

单纯脐膨出预后相对较好；小型脐膨出与染色体异常关系密切；大的脐膨出常不容易发生染色体异常，但死亡率较高。

第 2 节　腹　裂

腹裂（gastroschisis）是指腹壁全层缺损导致腹腔内脏器突出并游离于羊水中。

一、病理解剖与病理生理

腹裂与胚胎发育过程中脐静脉或脐肠系膜动脉受损，导致局部缺血而损伤中、外胚层有关。腹裂为脐旁腹壁全层缺损，以脐右侧多见，主要以肠管漂浮于羊水中多见，少有肝脏及泌尿系器官外突，脐带与腹壁相连处正常。浸泡于羊水中的肠管可发生炎症反应，导致肠管扩张、梗阻、坏死穿孔，并产生羊水过多诱发早产。

二、超声特征

1. 脐旁腹壁缺损，以脐孔右侧多见。

2. 脐根部连接正常。

3. 腹围减小，腹腔内脏器外突，漂浮于羊水中，表面无膜覆盖，以肠管外突多见（图 37-2-1）。

4. 浸泡于羊水中的肠管可见肠壁增厚、管腔轻度扩张。当腹腔内、外肠管明显扩张时，常提示肠梗阻；连续观察，若扩张肠管突然消失，则提示肠穿孔可能。

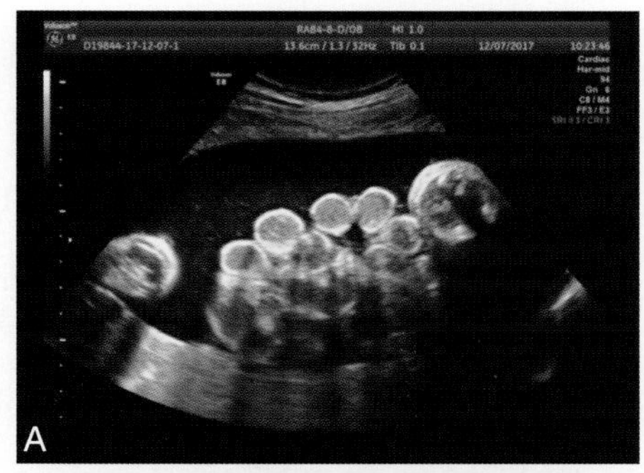

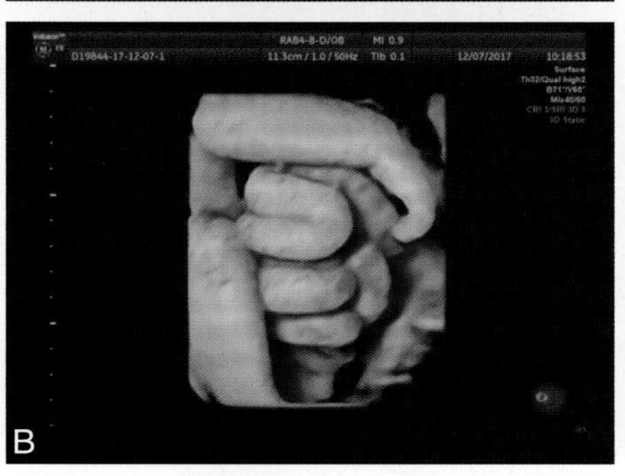

图 37-2-1 腹裂
A，可见肠管漂浮于羊水中；B，腹裂的三维成像

三、注意事项与鉴别诊断

腹裂需与下列畸形鉴别。

1. 脐膨出为腹壁中线结构缺损，腹腔内容物突入脐带，其表面有腹膜和羊膜覆盖。腹壁缺损较大，常见肝脏、胃泡、肠管突出。

2. 羊膜束带综合征所致腹壁缺损常较大，可造成肠管暴露在腹腔外，其缺损的位置不固定，亦可合并其他畸形。

3. 体蒂异常是严重的腹壁缺损，腹腔脏器外露并与胎盘相连，脐带过短或缺如。

4. 泄殖腔外翻是指脐孔下方腹壁的缺损，伴有膀胱缺如等。

四、预后评估

预后与腹壁缺损大小相关，缺损过大者产后修补并发症较多，死亡率增加。产前发现腹裂并选择继续妊娠者应行超声的定期随访，密切观察有无肠管扩张及羊水量多少。

第 3 节　泄殖腔外翻、膀胱外翻

泄殖腔外翻（cloacal exstrophy）是指泌尿道和肠道两个系统的发育异常，包括尿道膀胱外翻、肠管外翻、结肠发育不良、肛门闭锁、脐膨出和生殖器畸形等一系列畸形，亦称为 OEIS 综合征。约 50% 胎儿可能合并神经管缺陷，其中膀胱外翻较多见，指膀胱前壁缺如，后壁暴露在外，是由于胚胎下腹尾部包卷失败所致。

一、病理解剖与病理生理

胚胎发育 4~7 周，尿生殖膈下降分隔泄殖腔，形成肛生殖管、尿生殖窦，同时位于前方的泄殖腔膜逐渐退缩至会阴部，泄殖腔膜上方双侧的中胚层嵴在中线处融合成生殖结节，随泄殖腔膜下降。若泄殖腔膜不向会阴部退缩，双侧的中胚层嵴仅能在其下方融合，泄殖腔膜则成为膀胱前壁，在胚胎 9 周时泄殖腔膜消失，膀胱后壁暴露，最终形成膀胱外翻；当泄殖腔膜在肛生殖管、尿生殖窦形成之前消失，膀胱和直肠暴露在外，则形成泄殖腔外翻。

二、超声特征

1. 膀胱外翻（图 37-3-1）

（1）多次检查未显示膀胱。

（2）下腹部前腹壁耻骨联合上方可见软组织包块，脐动脉沿下腹部包块走行。

（3）脐带插入部，即脐孔，位置低。

（4）外生殖器畸形，如男性阴茎短小，阴囊前移；女性阴阜、阴蒂、阴唇分离。产前超声检查无法明确诊断。

（5）羊水量正常。

2. 泄殖腔外翻（图 37-3-2）

（1）盆腔内未见正常膀胱显示，即膀胱缺如。

（2）脐下方前中线大面积缺损伴脐膨出，回肠脱垂形成“象鼻征”。

（3）胸腔狭窄。

（4）脊柱畸形，如脊柱裂，骶尾部脊髓脊膜膨出。

（5）双侧马蹄内翻足。

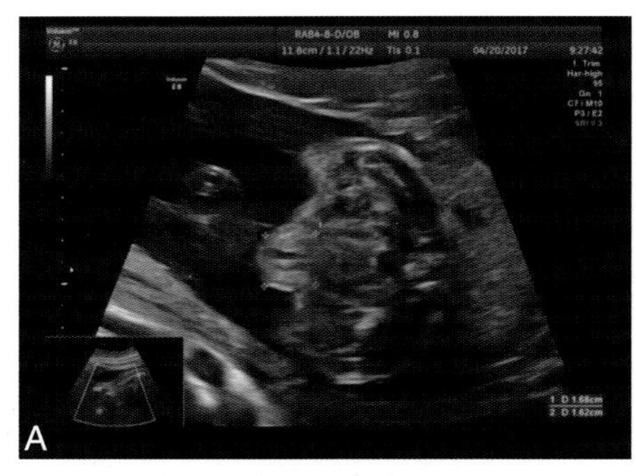

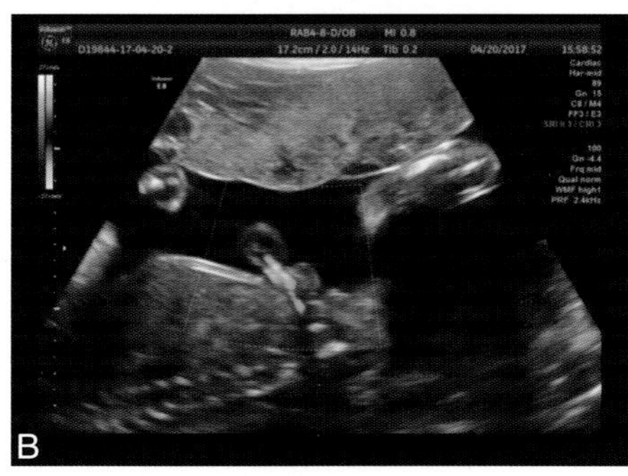

图 37-3-1　膀胱外翻
A. 测量游标之间为外翻的膀胱；B. 显示脐孔位置低，脐动脉沿下腹部包块走行

（6）肾积水。

（7）合并羊水过多。

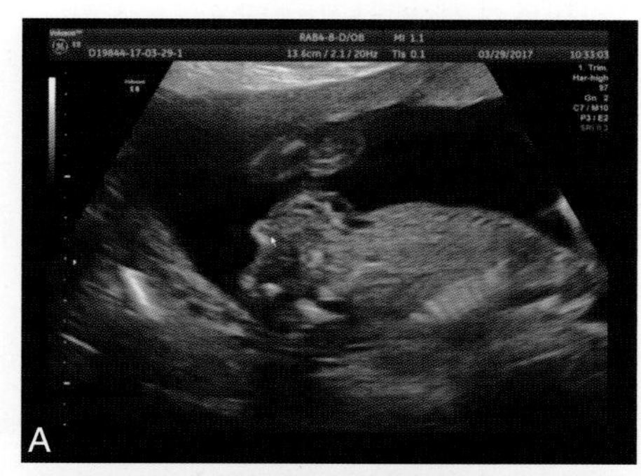

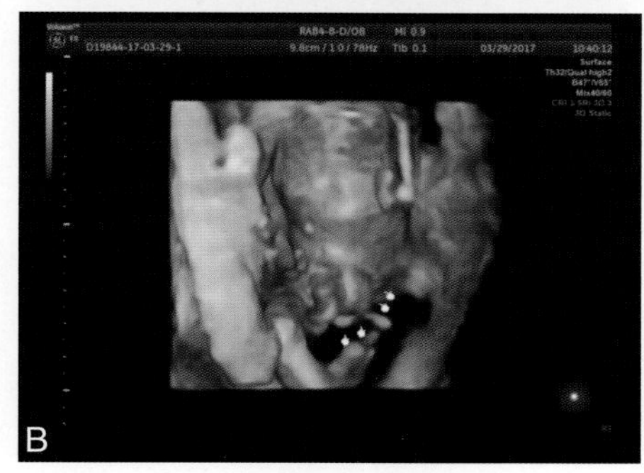

图 37-3-2 泄殖腔外翻
A. 显示脐下方腹壁缺损伴脐膨出；B. 四维成像图示回肠脱垂形成的“象鼻征”（箭头所指）

三、注意事项与鉴别诊断

脐膨出时应仔细扫查下腹部，避免漏诊泄殖腔外翻畸形。大型泄殖腔外翻合并脊柱异常时，与体蒂异常不易鉴别。

四、遗传学

泄殖腔外翻、膀胱外翻无明显遗传因素，是一种较少见而复杂难治的先天性疾病。膀胱外翻或泄殖器外翻均呈散发性。膀胱外翻有家族史的报道。复发率为 1%。如果夫妇之一有膀胱外翻，则胎儿风险率为 1∶70，比一般人群高 500 倍。目前，尚不清楚染色体异常的发生情况，但有膀胱外翻合并 21 三体综合征的个案报道。

五、预后评估

膀胱外翻可行修补术，预后较好。泄殖腔外翻预后差，手术复杂。早期诊断膀胱外翻或泄殖腔外翻，可及时干预。

第 4 节 体蒂异常

体蒂异常（body stalk anomaly，BSA）又称肢体 - 体壁综合征（limbbodywallcomplex,LBWC）是由于腹壁缺损、腹腔脏器位于腹腔外，导致无脐部、无脐带或脐带短缩，并与胎盘相连，脊柱侧弯及肢体畸形而形成的综合征。

一、病理解剖与病理生理

正常妊娠 5 周起，胚盘开始形成胎儿，胚盘头尾部及双侧向腹侧包卷，最终腹腔与胚外体腔分开，三条脐血管表面覆以羊膜形成脐带，连接胎儿与胎盘。体蒂异常可能与早期羊膜破裂、胚盘包卷异常、血供受损有关。

体蒂异常胎儿脐带缺如或短缩，胎儿腹侧与胎盘直接相贴，腹腔内脏裸露在外。一般不伴有染色体异常。

二、超声特征

妊娠 10~14 周可见较大腹壁缺损，腹腔内脏外翻，无脐带或脐带过短（图 37-4-1），胎儿上半身位于羊膜腔内、下半身位于胚外体腔。

妊娠中期可见胎儿固定，胎儿腹侧与胎盘直接相贴，腹壁巨大缺损，腹腔内脏外翻，无脐带或脐带过短。

合并畸形有内翻足、肢体缺如、心血管畸形、颜面部畸形、神经系统畸形等。

三、注意事项与鉴别诊断

体蒂异常与性别无关，目前主要通过血清甲胎蛋白测定和超声进行产前诊断，属于多因素造成的畸形。

体蒂异常与羊膜束带综合征的鉴别要点是，羊膜束带综合征者脐带正常，常合并颅裂、面裂、肢体缺如等多发性畸形。

体蒂异常与腹裂的鉴别要点是，腹裂者有脐带且脐根部显示正常。

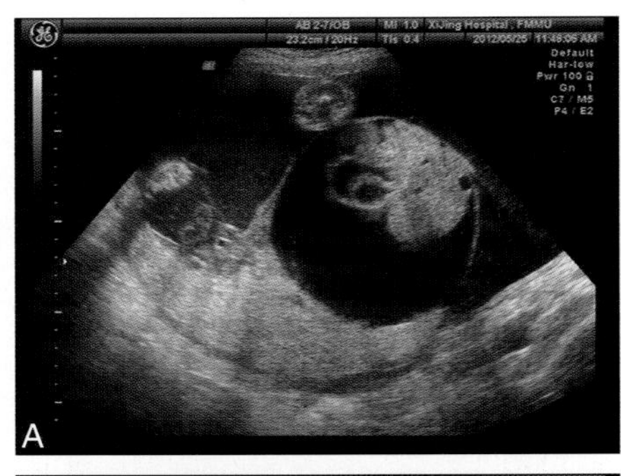

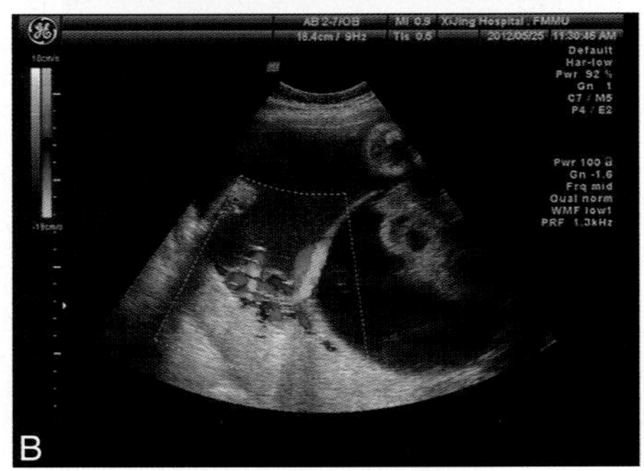

图 37-4-1　体蒂异常
A，显示胎儿腹侧与胎盘直接相贴；B，彩色多普勒血流显示脐带过短

四、预后评估

体蒂异常为严重致死性畸形，明确诊断后建议及时干预。

第 5 节　脐膨出 - 巨舌 - 巨体综合征

脐膨出 - 巨舌 - 巨体综合征（exomphalos-macroglossia-gigantism syndrome）亦称 Beckwith-wiedemann 综合征（BWS）。该畸形是一种复杂的、遗传异质性疾病，呈复杂性过度生长，主要表现为脐膨出、巨舌、内脏肥大、出生后体重大，新生儿重度低血糖，常合并有心血管畸形，约 10% 可发生恶性肿瘤。

一、病理解剖与病理生理

该病属代谢性疾病，其病因病理尚不清楚。

二、超声特征

胎儿颜面部横切面、矢状面及冠状面显示巨舌的直接征象为巨大的舌头伸出口腔之外；间接征象为羊水过多（吞咽功能受损导致）。

肾上腺、肝脏、肾脏、胰腺增大（生长过度导致）。

脐膨出或合并心血管畸形。

三、注意事项与鉴别诊断

脐膨出 - 巨舌 - 巨体综合征比较罕见，注意与先天性巨大儿、母亲糖尿病胎儿、胎儿水肿鉴别。先天性巨大儿，胎儿结构无明显异常，可伴发羊水过多；母亲糖尿病胎儿常见羊水过多，伴发畸形包括尾部退化不良综合征、神经管畸形、单脐动脉等；胎儿水肿者可见体腔积液、皮肤水肿、羊水过多等表现。

四、遗传学

脐膨出 - 巨舌 - 巨体综合征多数为基因变异的偶发个案，仅有少数案例为家族遗传所致，以基因的缺陷而言，约有 80% 的患者可于第 11 号染色体短臂的末端区域发现异常，并与基因的印迹效应（Imprinting）有关。

BWS 是因为 11p15.5 位置上的基因缺陷，导致印迹效应机制发生异常而致病，目前认为可能与此区域上的 *IGF2*（来自父亲的染色体表达）、*KCNQ1OT1*（又称 *LIT1*，来自父亲的染色体表达）、*H19*（来自母亲的染色体表达）、*CDKN1C*（来自母亲的染色体表达）及 *KCNQ1*（来自母亲的染色体表达）等基因的缺陷有关。由于此区域的基因涉及细胞周期与生长控制，因此这些基因的缺陷将造成患者生长上的异常。母源性的 11p15 的染色体易位、倒位及父源性的重复可诊断 5% 的患者；10%~20% 的患者为 11q15 单亲二倍体；2%~7% 的患者为甲基化异常；5%~10% 的新发患者和 40% 的家族遗传患者为 *CDKN1C* 基因突变。

五、预后评估

胎儿出生后患肿瘤（Wilms 瘤最常见）的风险高达 10%；新生儿期发生严重低血糖症可导致脑损伤，死亡率约 20%。

第 6 节　食管闭锁

食管闭锁（esophageal atresia）指食管部分缺如或狭窄。可单独存在，多见合并气管 – 食管瘘。

一、病理解剖与病理生理

妊娠第 3 周时，前肠向腹侧形成憩室，随后内胚层细胞迁入形成组织嵴分隔前肠，形成气管腔和食管腔，如分隔失败则形成气管食管瘘。

单纯的食管闭锁可能是因为血管发育异常所致。50% 食管闭锁可合并消化系统、心血管系统、泌尿生殖系统畸形。10% 左右的患者存在染色体异常。临床分 6 型（图 37–6–1）：

A 型：单纯型食管闭锁，不合并气管 – 食管瘘。

B 型：上段食管合并气管 – 食管瘘，下段食管闭锁呈盲端。

C 型：上段食管闭锁呈盲端，下段食管合并气管 – 食管瘘。

D 型：食管上、下段均闭锁，均合并气管 – 食管瘘。

E 型：单纯型气管 – 食管瘘，不伴有食管闭锁。

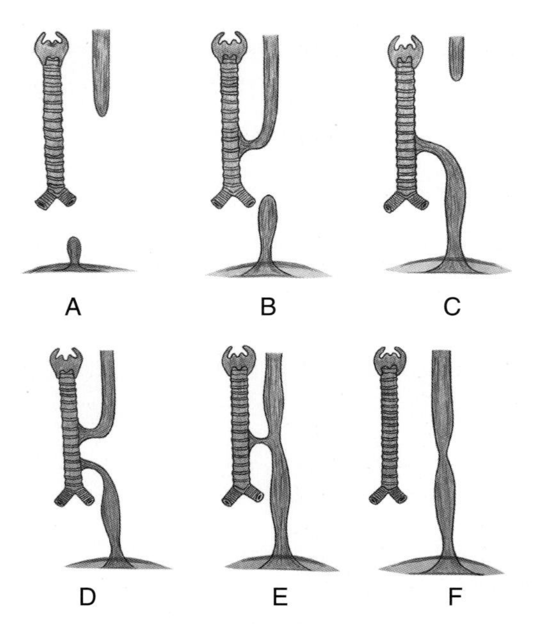

图 37–6–1　食管闭锁临床分型示意图

F 型：食管局部狭窄。

二、超声特征

单纯性食管闭锁声像图典型表现为反复扫查未见胃泡显示、羊水过多（图 37–6–2），或颈部时有时无的“囊袋样”样结构，或小胃泡（与胃液分泌、积聚有关）。

部分食管闭锁合并食管气管瘘，即使显示正常形态的胃泡，也不能排除食管闭锁的可能（胃液分泌使胃泡充盈所致）。

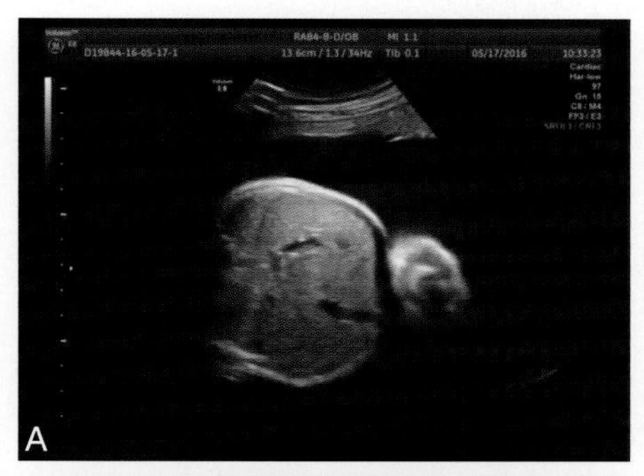

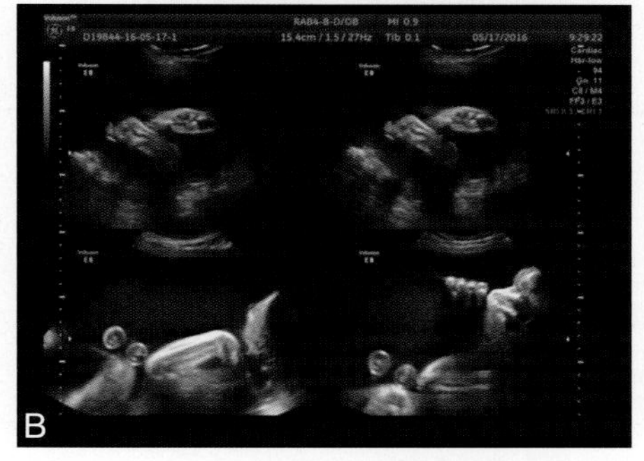

图 37–6–2　A. 胎儿腹部横切面胃泡小，B. 四个象限图显示羊水过多

三、注意事项与鉴别诊断

正常胎儿胃排空后可出现胃泡一过性不显示，需动态观察，如胎儿吞咽羊水后胃泡显示，即可与食管闭锁相鉴别。

超声连续动态扫查显示小胃泡时，仍不能排除食管闭锁。

四、遗传学

食管闭锁约 20% 有染色体异常（主要 18 号或 21 号染色体异常）；其他相关的染色体异常包括 13q32、17q22–23、22q11 染色体微缺失。

育有单纯食管闭锁（无或合并有气管 - 食管瘘）胎儿的孕妇，再次妊娠时复发率约 1%，如合并有染色体异常者，复发率与父母亲的年龄和染色体有关。目前已经鉴定出 3 个与食管闭锁相关的基因 *NMYC*，*SOX2* 和 *CHD7* 基因。食道闭锁者 50% 有其他缺陷，主要为心血管畸形。

五、预后评估

食管闭锁的预后与合并畸形、出生孕周与体重等有关。疑似食管闭锁者应行系统超声及染色体检查，以排除合并畸形及染色体异常。

第 7 节　十二指肠闭锁与狭窄

十二指肠闭锁与狭窄（ duodenal atresia and stenosis）是产前最常见的胃肠道发育异常，亦是新生儿常见的小肠梗阻原因。1/3 的病例可合并心血管畸形，30% 的病例与 21 三体有关。活产儿发病率为 1/10000。

一、病理解剖与病理生理

妊娠 11 周时肠腔重建受阻，可发生十二指肠闭锁或狭窄。病理表现为管腔内一个或多个横膈或肠道血管梗阻、血供受损而导致肠道发育异常。

二、超声特征

十二指肠闭锁与狭窄的典型声像图表现为“双泡征”，即由位于腹腔中线右侧的十二指肠球部扩张及位于腹腔中线左侧的胃泡扩张形成，两泡在幽门管处相通或完全不通（幽门部肌肉肥厚所致），该狭窄处的两侧膨大（图 37-7-1）。

羊水过多，多数出现在妊娠 24 周后。羊水过多的严重程度取决于十二指肠梗阻的程度及合并畸形。

三、注意事项与鉴别诊断

扩张的十二指肠位于中线右侧，并与胃泡相通，可与胃泡的假性“双泡征”、胆总管囊肿鉴别。

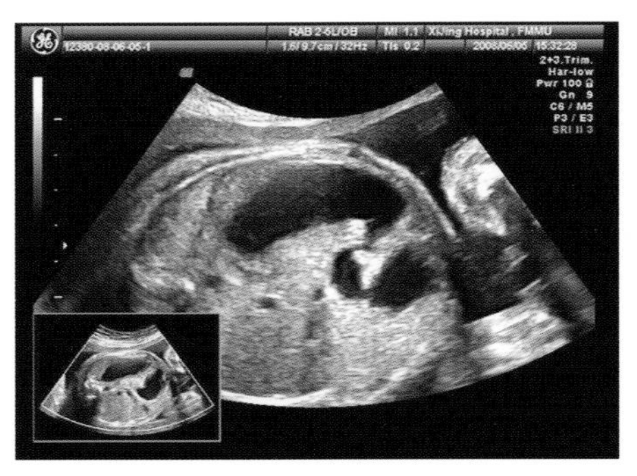

图 37-7-1　十二指肠狭窄
腹部横切面显示扩张的十二指肠球部与胃泡形成“双泡征”

若胃泡极度扩张、羊水过多而无“双泡征”者，可能为先天性幽门梗阻；

环状胰腺合并十二指肠狭窄与单纯十二指肠狭窄产前超声检查难以鉴别。

四、遗传学

21 三体综合征在所有十二指肠闭锁病例中占 30%~50%。

Feingold 综合征：常染色体显性遗传病，主要表现为手足异常的综合征（短指及第 5 指屈曲畸形，双侧 2、3 趾及 4、5 趾并趾），睑裂短，学习障碍，食管闭锁（25%）和（或）十二指肠闭锁（20%）。相关基因为 2p24-p25 的 *MYCN*。

Martinez-Frias 综合征：常染色体隐性遗传病，出生体重低，有十二指肠闭锁、肝内外胆管闭锁、尿道下裂等表现。

Opitz 综合征：原称为 OpitzG/BBB。眼距过宽是最具特征性的症状，但也有十二指肠闭锁、肝内外胆管闭锁、肛门无孔及肛门异位的报道。常有喉裂，可引起严重的呼吸和吞咽困难。约一半的患者有中度智力低下和发育迟缓，有些患者有自闭症表现。一半的患者有唇裂伴（或）腭裂。此外患者可能出现尿道下裂。已知有两个基因与 Opitz 综合征相关。一个是位于 Xp22 位点的 *MID1* 基因，呈 X 连锁隐性遗传；另一个是 22q11.2 的 *SPECC1L* 基因，呈常染色体显性遗传。

五、预后评估

产前诊断十二指肠狭窄或闭锁者，应行系统超声及染色体检查。预后取决于出生孕周、体重、合并畸形及有无染色体异常，单纯性者一般预后较好，出生后可行手术矫治。

第 8 节 肠梗阻与闭锁

肠梗阻与闭锁（bowel obstruction and atresia）在消化道闭锁及狭窄中以小肠较为多见，可发生在空肠或回肠中，结肠较少见。临床分为小肠梗阻和结肠梗阻，根据病因可分为原发性和继发性。原发性包括肠闭锁或狭窄，继发性包括肠扭转和肠套叠。

一、病理解剖与病理生理

小肠闭锁的病因多数是在胚胎发生肠旋转过程中造成肠扭转、套叠，导致肠管血供障碍，局部缺血发育不良，进而引起肠腔狭窄、闭锁。小肠闭锁多于小肠狭窄，常为多发性。

结肠闭锁、狭窄的原因主要是血管异常。先天性巨结肠是结肠肌层缺乏副交感神经节，可累及乙状结肠及直肠或盲肠。一般为散发，或有家族聚集性。先天性巨结肠主要引起功能性肠梗阻，由于该段肠管无神经节，故无肠蠕动，形成肠管扩张。

二、超声特征

小肠梗阻与闭锁表现为：其上方肠管扩张，呈多个无回声占据腹腔，并彼此相通。肠管扩张程度呈渐进性，并伴发羊水过多（图 37–8–1）。

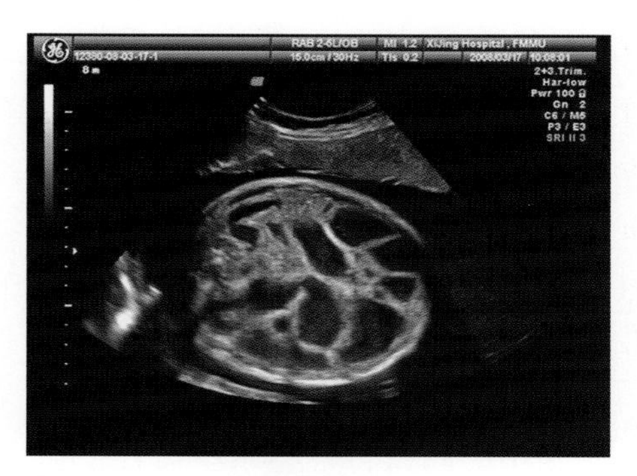

图 37–8–1 小肠梗阻
下腹部横切面显示多个无回声区并彼此相通

结肠闭锁，偶可见结肠扩张，难以与正常妊娠晚期扩张的肠管相鉴别（图 37–8–2）。

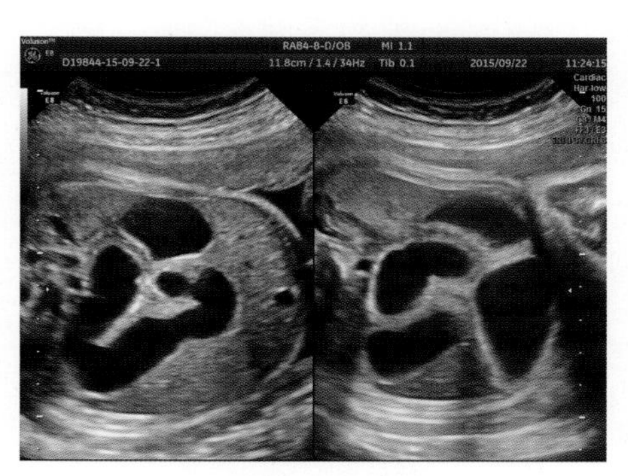

图 37–8–2 下消化道闭锁

先天性巨结肠在产前做诊断必须慎重，需要排除正常结肠回声及肛门闭锁。

三、注意事项与鉴别诊断

由于肠道内羊水几乎在小肠内完全吸收，结肠内仅有胎粪，并在产后排出体外，故结肠闭锁产前诊断缺乏依据。

小肠梗阻需与多囊泡性肾发育不良、巨输尿管等腹盆腔囊性结构鉴别，鉴别要点为腹腔内的囊性占位通常位置不定，形态各异，不导致肠蠕动异常。

妊娠晚期正常结肠可轻度扩张，诊断结肠闭锁或先天性巨结肠应慎重。

四、遗传学

囊性纤维化症 10%~20% 以胎粪性肠梗阻为首发症状。囊性纤维化是 *CTFR* 基因突变所致的常染色体隐性遗传病，最常见于高加索人，我国确诊患者少。

五、预后评估

肠梗阻的预后与梗阻部位、受累肠管长度、有无肠穿孔及其大小、合并畸形有关。梗阻部位越低，预后相对越好。如腹腔内出现强回声钙化点，提示肠穿孔和胎粪性腹膜炎，穿孔越早，范围越大，预后越差。

第9节 胎粪性腹膜炎

胎粪性腹膜炎（meconium peritonitis）是指胎儿在宫内发生肠穿孔，胎粪进入腹腔，刺激腹膜造成无菌性炎症。

一、病理解剖与病理生理

小肠闭锁、肠扭转、肠系膜血管受损均可造成肠梗阻，继而发生肠腔小的穿孔，肠穿孔后，导致腹膜与肠管纤维粘连、渗出或形成纤维带及散在的小钙化斑，或胎粪进入腹腔，肠道内的消化酶刺激腹膜引起无菌性、化学性炎症及腹水，数天后机化、包裹形成致密包块，最终封闭穿孔口。若穿孔处未封闭，则在穿孔周围形成腹腔假性囊肿。

二、超声特征

部分病例可观察到肠梗阻、肠穿孔至胎粪性腹膜炎形成的不同阶段，表现为腹腔内极少量积液或腹腔内肠管壁上及肠管内散在的、不规则的强回声斑块；或不规则的假性囊肿，壁较厚，其内可见点状回声，常有囊壁钙化；或密集钙化灶，呈线状或团块样。

当超声检查发现腹腔内钙化灶或不规则厚壁性的假性囊肿（图37-9-1），可诊断胎粪性腹膜炎；孤立性腹腔无回声区不合并其他异常积液，可考虑胎粪性腹膜炎的可能。部分病例可伴羊水过多。

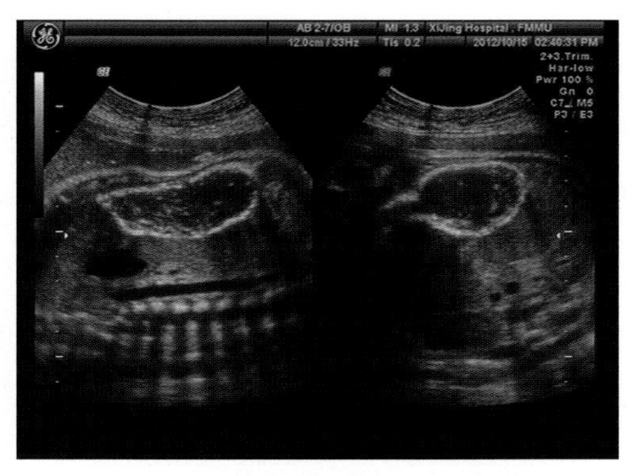

图37-9-1　胎粪性腹膜炎假性囊肿

三、注意事项与鉴别诊断

当发生宫内感染时，胎儿的腹腔内亦可出现钙化灶和腹水或同时出现颅内钙化灶、脑室扩张。

胎粪性腹膜炎与肠管强回声的鉴别，肠管内粪便或肠管壁可回声增强，但后者无肠穿孔，无腹水。

应注意与腹腔其他囊性或实质性包块鉴别，通常实质性脏器内的钙化位置局限，极少发生羊水过多和羊水浑浊；胎粪性腹膜炎常造成腹腔内钙化，可出现在任何区域，呈点状、线状或团块样强回声斑，常伴腹水和羊水过多。

四、遗传学

同胎粪性肠梗阻，可为囊性纤维化的表现。

五、预后评估

胎粪性腹膜炎预后较差，新生儿死亡率高。若孕期发生较早或病变较局限，建议定期超声随访观察并进行综合性评估。

第10节 肛门直肠闭锁

肛门直肠闭锁（anorectal atresia）常合并有直肠尿道瘘，较难诊断。

一、病理解剖与病理生理

病因主要与胚胎发育过程中血供障碍有关。一般分为3类：①膜型肛门闭锁，肛门位置正常，肛门口有膜样组织覆盖；②肛门发育不全，肛门呈盲端，伴直肠尿道瘘或直肠阴道瘘；③肛门直肠闭锁，高位直肠畸形，肛门及直肠未发育或发育不全。

二、超声特征

正常肛门在会阴处呈“靶环征”，如盆腔内出现“双叶征”，即盆腔下部肠管明显扩张，呈分叶状，内径>2cm，且肛门处“靶环征”消失，可考虑肛门闭锁（图37-10-1，图37-10-2）。

正常晚孕期盆腔下部肠管因充满胎粪亦可扩张，其最大直径小于充盈的膀胱，一般认为 <1.8cm。

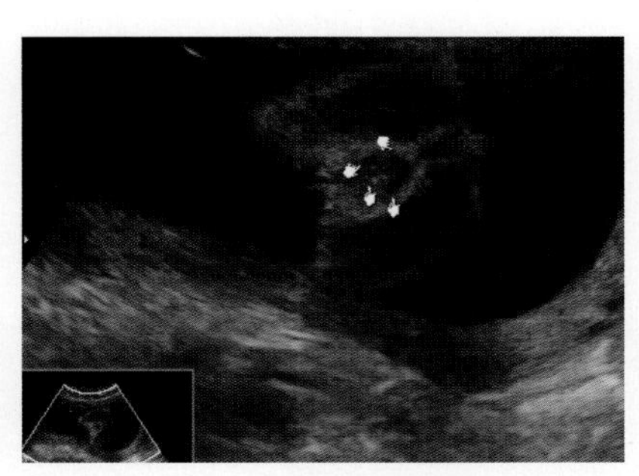

图 37-10-1　正常肛门会阴处呈“靶环征”

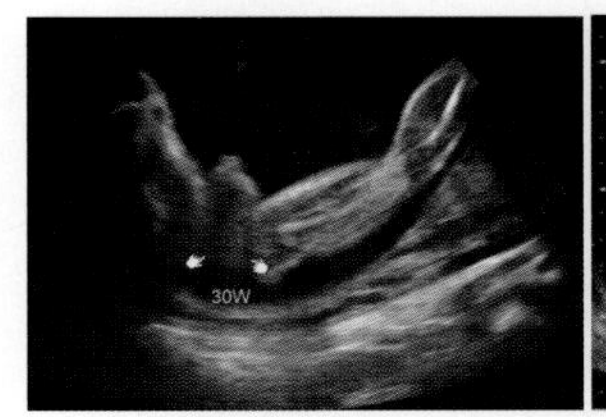

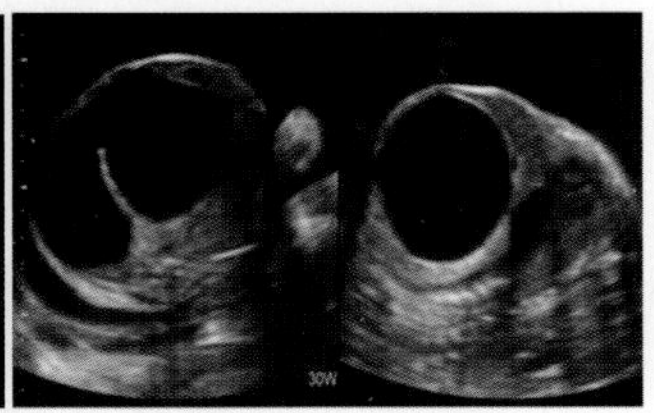

图 37-10-2　肛门闭锁

肛门处“靶环征”消失，盆腔下部肠管明显扩张，呈分叶状

三、注意事项与鉴别诊断

部分肛门闭锁患儿产前超声检查无阳性表现。

由于正常晚期妊娠胎儿腹部肠管因充满胎粪亦可发生扩张，故诊断肛门闭锁应特别慎重。

四、遗传学

VATER/VACTERL 联合征即 VACTERL/VATER 异常，包括① V：脊柱缺陷，常累及胸椎中段以上及腰椎。通常表现为半椎体或不成段椎体及椎体融合，常伴肋骨异常。② A：肛门闭锁常合并生殖器缺陷（尿道下裂、阴囊开裂）或肛瘘。③ C：心血管畸形见于 80% 的病例，任何类型、任何程度都有可能出现。④ T，气管 - 食管瘘。⑤ E，食管闭锁，80% 的病例伴有气管 - 食管瘘。⑥ R：肾脏畸形见于 80% 的患儿，如肾发育不全 / 发育不良。⑦ L：肢体的轴前性发育不全或拇指、桡骨发育不全；常为双侧病变，但不对称。发病率为 1.6/10 000。大部分患儿有 3~4 种疾病表现，但认知能力不受影响。常为散发病例，再发风险低。

OEIS（脐膨出 - 泄殖腔外翻 - 肛门无孔 - 脊柱缺陷）多为散发，致病基因不详。

尾部退化综合征：大部分尾部退化综合征为散发，与母亲糖尿病相关。通常认为本疾病属于肛门无孔 - 骶骨发育不全 - 并腿畸形疾病谱的一部分。

Currarino 综合征：常染色体显性遗传病，相关基因为 *MNX1*。骶骨发育不全只累及 S2–S5 椎体，为部分性骶骨发育不全。相关表现包括肛门直肠畸形，骶旁肿块及泌尿生殖系统畸形。

Townes-Brock 综合征：属于常染色体显性疾病，表现为肛门无孔，手异常（拇指三节指骨，拇指发育不全），耳畸形（耳发育不良及耳肉赘）伴感觉神经性耳聋。在家系内或不同家系间表型差异很大。锌指转录因子 *SALL1* 为致病基因。新发突变率高。曾有报道称该病可并发心血管畸形。

猫眼综合征：表现为肛门畸形（肛门无孔、肛门闭锁或肛门前移），该病由包含 22q11 重复的小标记染色体所致，可为 22q11 四体，或相对常见的 11q23 和 22q11 交互易位的不平衡产物。猫眼综合征可发生于嵌合体并可遗传。

Pallister-Hall 综合征（肛门 - 脑 - 指综合征）：表现为肛门无孔，轴中多指，垂体功能减退及下丘脑错构细胞瘤。部分患者可有喉裂或会厌分叉。Pallister-Hall 综合征为常染色体显性遗传，表现多变。由位于 7p13 的 *GL13* 突变所致。

FG 综合征：可影响多组织和器官的综合征，多有肛门缺陷，包括肛门无孔、狭窄及肛门前移，或肛门旁皮赘，可伴胼胝体发育不全。患者几乎均为男性，有轻到重度智力低下。患者往往友好、好奇、活跃，注意力集中时间短。与其他形式的智力残疾者相比，他们的社会和日常生活能力强，而言语交际和语言技能常较弱。其他特征有肌张力低，大拇指（趾）宽大，耳朵小而不发达，前额突出和外眼角下斜等。研究发现FG综合征与X染色体上的五个区域相关，目前已知*MED12*基因是最常见的致病基因，呈X连锁隐性遗传。

Opitz综合征原称为OpitzG/BBB。眼距过宽是最具特征性的症状，但也有肛门无孔及肛门异位的报道。常有喉裂，可引起严重的呼吸和吞咽困难。约一半的患者有中度智力低下和发育迟缓，或有自闭症表现。一半的患者有唇裂伴和（或）腭裂，或可能出现尿道下裂。已知有两个基因与Opitz综合征相关。一个是位于Xp22位点的*MID1*基因，呈X连锁隐性遗传，另一个是22q11.2的*SPECC1L*基因，呈常染色体显性遗传。

五、预后评估

预后取决于是否合并染色体异常及其他严重畸形，如单独发生则预后较好，合并染色体异常或其他部位的严重畸形，如VACTERL综合征和尾部退化综合征者，预后极差。

第11节　肠管强回声

肠管强回声主要是指小肠回声增强，与骨骼回声相似或更强。与心室强光点一样，肠管强回声不是一种疾病，而是一种超声表现，不能单独作为诊断胎儿畸形的依据。大多数随访结局良好，部分与染色体异常、宫内感染有关。

一、病理解剖与病理生理

肠管回声增强原因多种多样。肠梗阻时，肠管内的胎粪瘀滞、浓缩后回声增强；肠穿孔后引起胎粪性腹膜炎可导致肠道水肿，形成肠道强回声；胎儿宫内感染也可引起肠道内的钙化；羊膜腔出血时，胎儿吞咽含血细胞的羊水，使胎粪回声增强；当羊水少时，导致胎粪内液体含量减少，而显示出肠道回声增强。目前，将肠管强回声作为诊断染色体异常的超声软指标之一。

二、超声特征

腹腔肠管回声增强（图37–11–1），回声强度分为3级：Ⅰ级，肠管回声强于肝脏而低于骨骼；Ⅱ级，肠管回声强度与骨骼相同；Ⅲ级，肠管回声强于骨骼。多见于下腹中部的小肠，可呈弥漫性或局限性，边界较清晰，将超声仪器的二维增益降低后仍可显示局部回声增强的肠管回声。

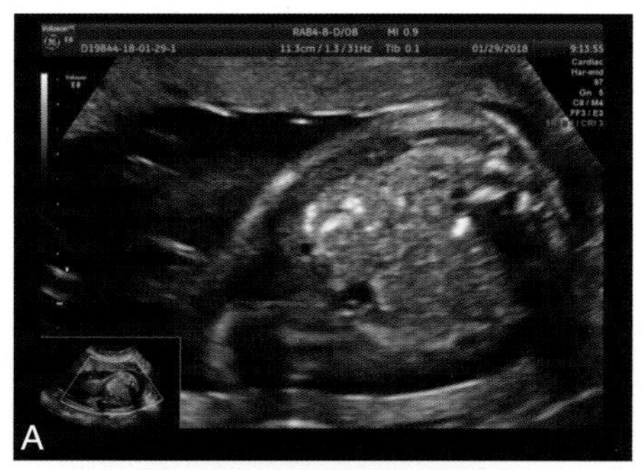

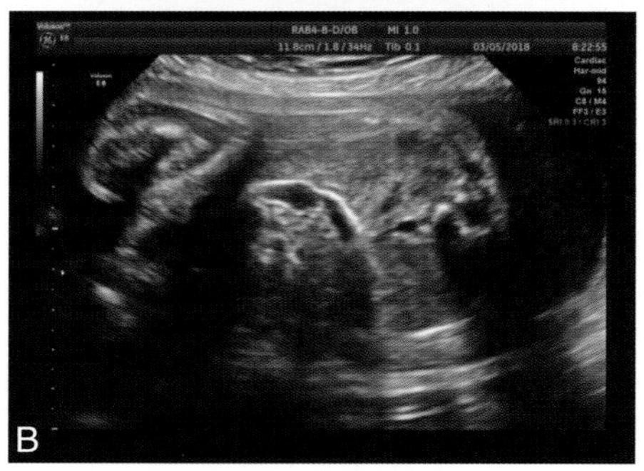

图37–11–1　肠管回声增强
A. 腹腔横断切面显示肠管回声增强；
B. 肠管管壁回声增强

三、注意事项与鉴别诊断

Ⅱ级和Ⅲ级强回声有一定的临床意义，应建议染色体检查。

如超声发现肠管强回声，检查者应仔细扫查其他系统有无异常、有无支持宫内感染的其他诊断依据。

应注意与胎粪性腹膜炎、胆囊钙化、肾脏肿瘤、卵巢畸胎瘤等相鉴别，单纯肠管强回声会随孕周增加而逐步消失。

四、遗传学

肠管强回声是染色体非整倍性异常的超声软指标。

有肠回声增强的胎儿发生囊性纤维化的风险高。囊性纤维化是 *CTFR* 基因突变所致的常染色体隐性遗传病，最常见于高加索人，我国确诊患者少。

五、预后评估

多数肠管强回声的胎儿出生后情况良好。

第 12 节　腹　水

腹水即腹腔积液，指胎儿腹腔内出现异常液体积聚。

一、病理解剖与病理生理

腹水的产生是由于多种原因引起组织与血管及淋巴管液体交换平衡失调所致，有免疫性和非免疫性两种情况。免疫性是指孕妇与胎儿的血型不合，如 Rh 血型不合，孕妇体内存在抗胎儿红细胞抗体，导致胎儿红细胞破坏而发生溶血，之后胎儿机体发生一系列变化，最终发生胎儿水肿而出现腹水；非免疫性见于胎儿循环系统异常、胎儿贫血、感染、骨骼发育不良综合征以及染色体异常。

二、超声特征

腹水早期仅表现为肠管管壁回声增强，1 周或 2 周后才出现腹水，常伴有羊水过多和胎盘增厚。

少量腹水声像图仅见肠襻间少许无回声液区。

大量腹水声像图可见肝、脾及肠管漂浮其中（图 37-12-1）。

三、注意事项与鉴别诊断

当发现胎儿腹水时，应对胎儿进行系统超声检查，除外其他系统的畸形。

正常腹壁肌肉及脂肪组织为规则的弧形低回声，仅限于腹前壁，一般厚 1~3mm，应注意与腹水的鉴别。

四、预后评估

预后与产生腹水的原因、合并畸形有关。

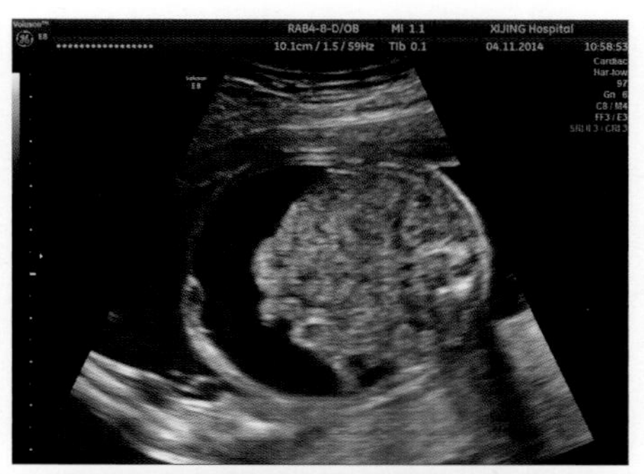

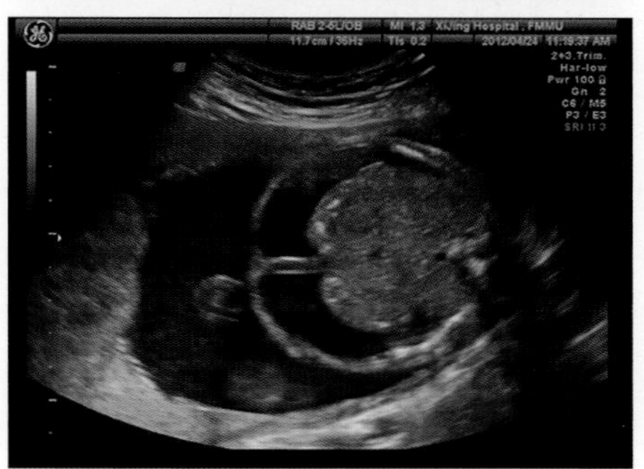

图 37-12-1　腹水
腹腔积液，腹腔肠管周围可见液性暗区

第 13 节　腹腔与盆腔包块

腹盆腔包块是腹盆腔正常解剖结构以外出现的异常囊性或实性占位性病变。

一、病理解剖与病理生理

腹盆腔包块可来源于肝脏、胆道、胰腺、脾脏、肾脏、肾上腺、肠道、网膜、腹膜后、卵巢、子宫、阴道、膈下肺分离等。包块分类：

1. 囊性包块　肝囊肿、胆总管囊肿、脾囊肿、胰腺囊肿、肾囊肿、多囊泡肾发育不良、肾上腺囊肿、肠重复畸形、大网膜囊肿、脐尿管囊肿、脐静脉异常扩张、女性胎儿的卵巢囊肿等。

2. 实性包块　肝母细胞瘤、肝血管内皮细胞瘤、肾母细胞瘤、腹腔钙化灶、胆囊及胆道结石等。

3. 混合性包块　畸胎瘤、肝肿瘤、腹膜后神经母细胞瘤、肾母细胞瘤等。

二、超声特征

孕期超声检查虽不能对腹、盆腔包块判断病理性质，但可根据解剖定位及脏器毗邻关系，初步判断其来源。部分的腹、盆腔囊性包块在连续的动态观察中，可发生大小及回声的变化，或自行消失。彩色多普勒可判断包块内及周围的血供分布情况。腹、盆腔内可显示异常的包块回声，根据回声特点可分为囊性、实性、混合性；大小、形态、部位不定，边界清晰或与周围组织分界不清（图 37–13–1~ 图 37–13–6）。

另外，腹盆腔包块可出现羊水量的异常。

三、注意事项与鉴别诊断

胎儿生长发育是一个过程，在中期妊娠和晚期妊娠要进行全面的详细扫查，腹盆腔包块可发生在任何孕周。

注意与正常腹盆腔正常结构相鉴别。

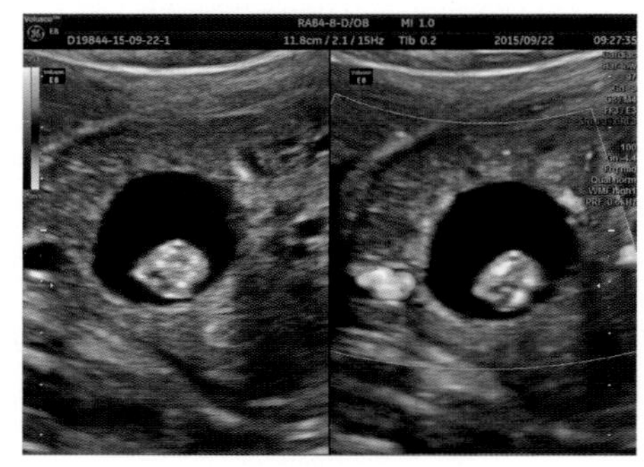

图 37–13–1　腹腔内畸胎瘤

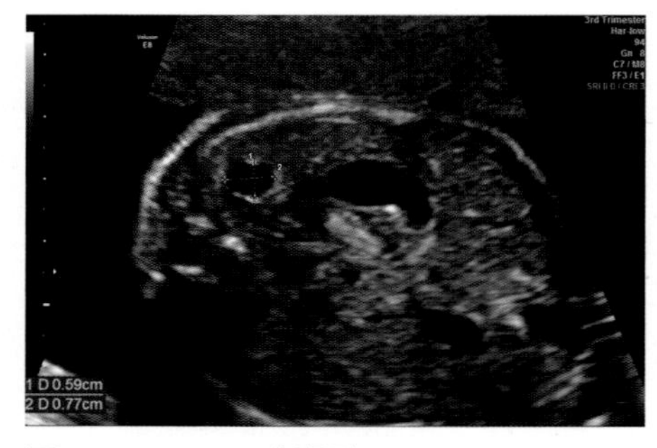

图 37–13–2　脾囊肿

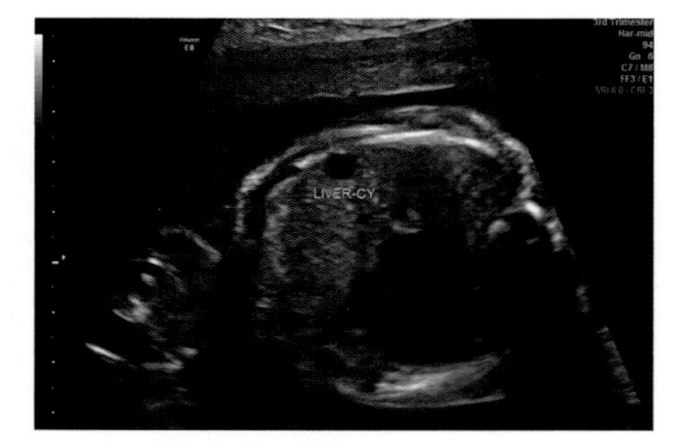

图 37–13–3　肝囊肿

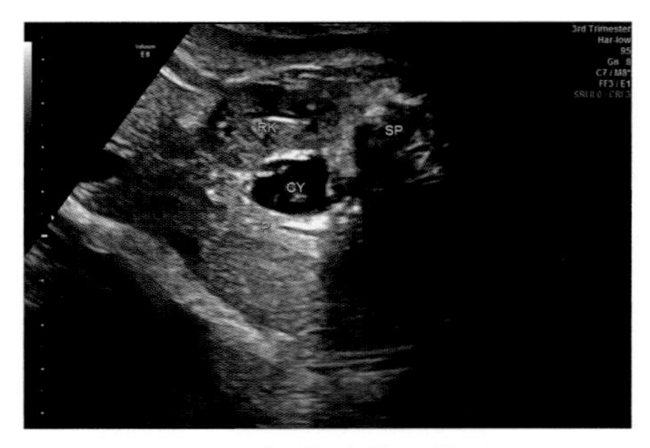

图 37–13–4　腹膜后淋巴管瘤

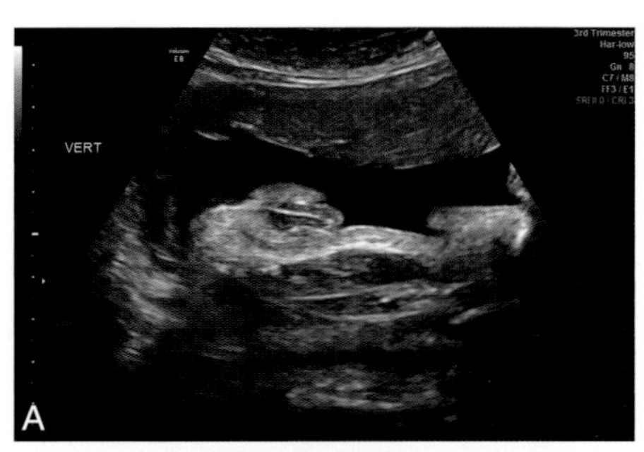

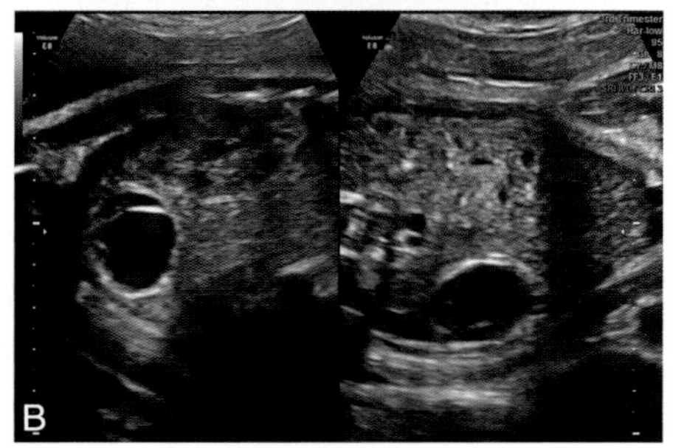

图 37–13–5　女性胎儿下腹部囊肿（卵巢囊肿）

A. 女性胎儿外生殖器；B. 下腹部囊性包块

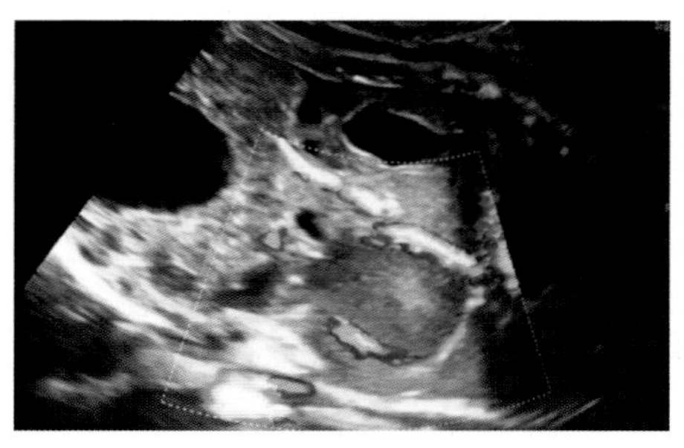

图 37–13–6　妊娠 37 周腹膜后神经母细胞瘤

四、预后评估

预后与腹、盆腔包块性质有关。部分的腹、盆腔囊性包块可随孕周增加而自行消失，预后

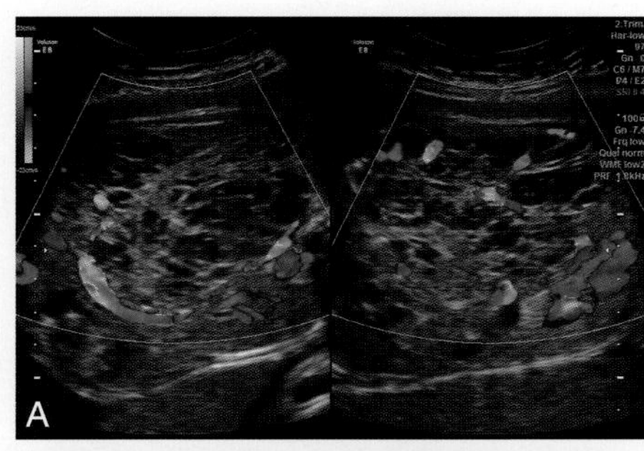

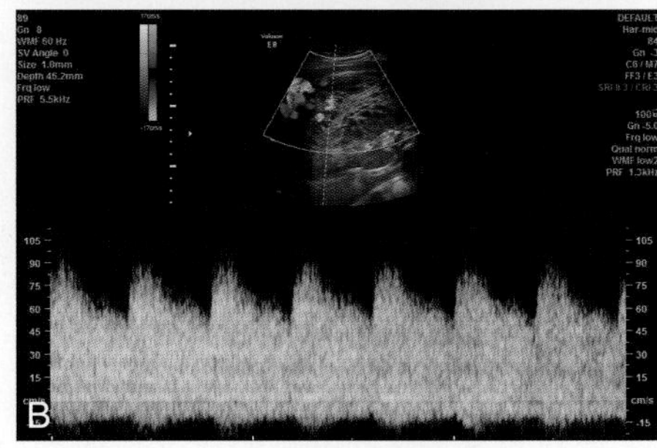

图 37-13-7 妊娠 32 周胎儿肝血管瘤
A. 彩色多普勒显示瘤内血流丰富；B. 脉冲多普勒记录的低速低阻的动脉血流频谱

好。包块出现的孕周早，生长速度快并合并胎儿水肿、羊水过多则提示预后不良。

（王云 徐盈 张建芳 徐鹏 雷小莹）

参考文献

[1] Mussa A, Ferrero GB. Screening Hepatoblastoma in Beckwith-Wiedemann Syndrome: A Complex Issue. J Pediatr Hematol Oncol, 2015, 37 (8): 627

[2] Shaw-Smith C. Oesophageal atresia, tracheooesophageal fistula, and the VACTERL association: review of genetics and epidemiology. J Med Genet, 2006, 43: 545–554

[3] Reid CO, Hall JG, Anderson C, et al. Association of amyoplasia with gastroschisis, bowel atresia, and defects of the muscular layer of the trunk. Am J Med Genet, 1986, 24(4): 701–710

[4] Warren J, Evans K, Carter CO. Offspring of patients with tracheo-oesophageal fistula. J Med Genet, 1979, 16(5): 338–340

[5] van Bokhoven H, Celli J, van Reeuwijk J, et al. MYCN haploinsufficiency is associated with reduced brain size and intestinal atresias in Feingold syndrome. Nat Genet, 2005, 37(5): 465–467

[6] Roberts HE, et al. Increased frequency of CF among infants with jejunoileal atresia. Am J Med Genet, 1998, 78: 446–449

[7] Heij HA, Nievelstein RA, de Zwart I, et al. Abnormal anatomy of the lumbosacral region imaged by magnetic resonance in children with anorectal malformations. Arch Dis Child, 1996, 74(5): 441–444

[8] Keppler-Noreuil KM. OEIS complex (omphalocele-exstrophy-imperforate anus-spinal defects): a review of 14 cases. Am J Med Genet, 2001, 99(4): 271–279

[9] Winter RM, Baraitser M. The London Dysmorphology Database. J Med Genet, 1987, 24(8): 509–510

[10] Simon-Bouy B, Satre V, Ferec C, et al. Hyperechogenic fetal bowel: a large French collaborative study of 682 cases. Am J Med Genet A, 2003, 121A(3): 209–213

[11] Strocker AM, Snijders RJ, Carlson DE, et al. Fetal echogenic bowel: parameters to be considered in differential diagnosis. Ultrasound Obstet Gynecol, 2000, 16(6): 519–523

[12] 蔡勇，陈德晖. 中国囊性纤维化患儿囊性纤维化跨膜传导调节因子基因突变分析. 中华实用儿科临床杂志，2017, 32(13): 1000–1003

[13] 伍德沃克·肯尼迪·索哈伊. 影像专家鉴别诊断-产科超声分册. 张晶，译. 北京：人民军医出版社，2012

[14] 戴安娜·W·比安奇. 胎儿学. 李笑天，杨慧霞，译. 北京：人民卫生出版社，2012

第 38 章
生殖、泌尿系统异常

与成人一样，胎儿泌尿系统与生殖系统关系密切，均由中胚层发育而来，形成尿生殖嵴。发育成泌尿系统的尿生殖嵴为生肾素；发育成生殖系统为生殖嵴；泌尿系统的发育在生殖系统之前。

众所周知，胚胎时早期原基形成泄殖腔及泄殖腔膜，尿直肠隔将泄殖腔分为前面尿生殖窦，后面直肠。泄殖腔膜又分为尿生殖窦与肛窦。泄殖腔中生肾嵴可形成前肾、中肾和后肾，在发育中前肾、中肾退化，后肾发育成为肾脏。肾脏于妊娠 5 周发育，逐渐生长，慢慢有血液供应，初步具有功能，同时逐渐位置上升；约妊娠 1 8 周胎儿双肾位置固定；妊娠 20 周以后，肾脏包膜、皮质、髓质、锥体逐渐形成。与此同时，肾上腺则形成月牙形或三角形，边界清楚，紧贴肾脏上方。随着肾脏发育，尿生殖窦上部分形成膀胱，下部分形成尿道。后肾管发育，逐渐形成输尿管，通向膀胱。如果在胚胎发育阶段中，上述脏器因各种原因所致受阻，则会发生畸形。

胚胎 8 周具有相同的生殖原基，若男性则分化为睾丸，而女性则分化为卵巢。通常泌尿系统畸形常易合并有生殖系统畸形。

胎儿膀胱在早期妊娠 12 周即可显示，随妊娠时间变化充盈大小不同。

第 1 节　异位肾

异位肾（ectopic kidney）是指肾脏不在正常后腹膜位置上，发生率约 1/1200。

一、病理解剖与病理生理

发育过程中，早期双肾均在盆腔中，逐渐发育成熟上升达到腰部正常位置。若肾脏上升过程中发生障碍未达到正常位置，位于盆腔内称为盆腔异位肾；双肾集中在同侧，可以下极相连或不连，称交叉异位肾；肾脏异位于胸腔或纵隔内称胸腔异位肾。

二、超声特征

1. 盆腔异位肾　盆腔异位肾最多见，盆腔内常显示较小肾脏或实性低回声肿块，呈不典型“肾形”或可见腹主动脉发出肾动脉伸向盆腔，达到不典型肾脏或包块内。缺如的肾区可见与脊柱平行的“平卧状”肾上腺（图 38-1-1）。

2. 交叉异位肾　一侧肾区内未显示正常肾脏，其肾上腺与脊柱平行，呈“平卧位”。对侧肾脏增大可探及两个相互融合肾脏（图 38-1-2）或不融合；彩色多普勒可显示两个肾均有独立走行的肾动脉，分别起源于腹主动脉。

3. 胸腔异位肾　很少见，左侧多于右侧，胸腔内显示低回声孤立肿块，边界清楚、有包膜，多合并膈疝。

三、注意事项与鉴别诊断

异位肾较难诊断，易被肠管遮盖，回声与周围肠管相似。此时，需要用高频探头，将图像放大并叠加彩色多普勒血流，异位肾内大多可见点状或条状彩色血流信号，而肠管很少见彩色血流信号。

注意与单侧肾缺如鉴别。单侧肾缺如，对

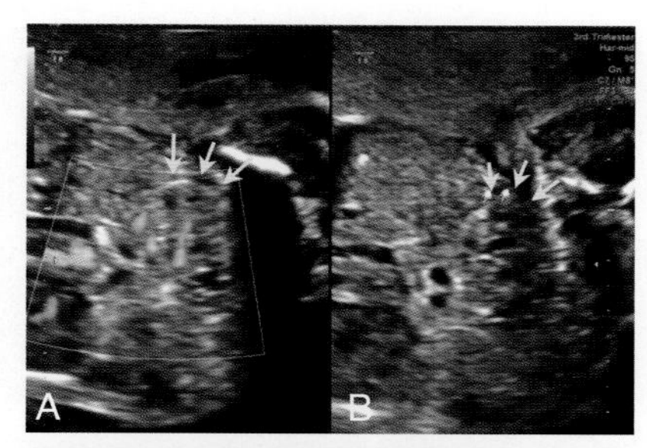

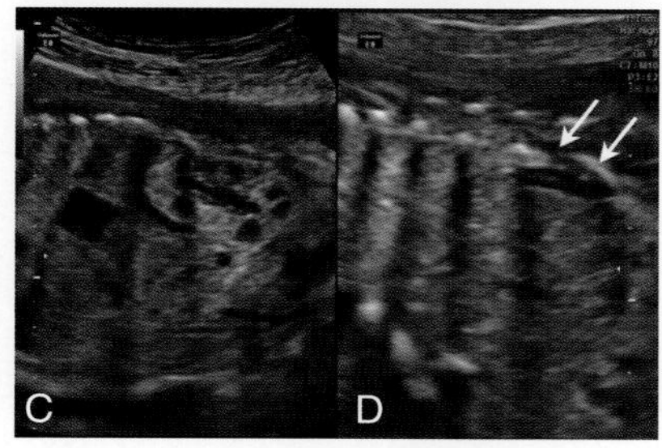

图 38-1-1　妊娠 28 周盆腔异位肾
A、B. 右侧盆腔可见肾形包块，其内显示腹主动脉血流分支（箭头所示）；C、D. 左侧肾脏大小、形态、位置正常，右侧肾区未见正常肾脏回声，可见右肾上腺"平卧"

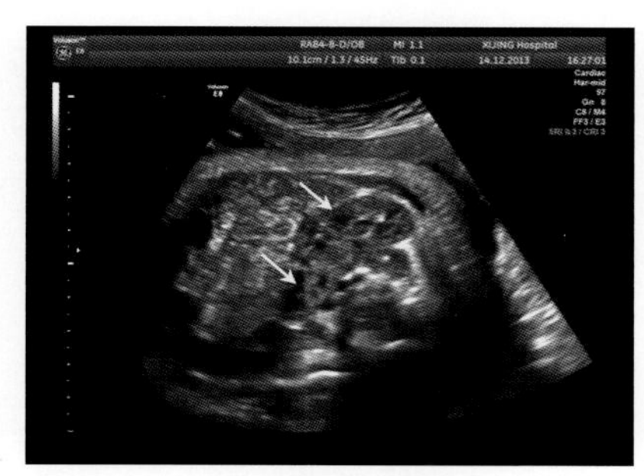

图 38-1-2　交叉异位肾
声像图显示两个肾脏相互融合（箭头所示）

侧肾脏一般代偿性增大；异位肾的对侧肾脏大小正常。

双侧肾区均未显示肾脏回声，而膀胱充盈则一定存在异位肾的。

超声检查时，注意有无合并输尿管扩张和排除泌尿、生殖系统及其他系统畸形。

四、遗传学

Coffin-Siris 综合征又名第五指综合征，患者偶发肾脏畸形（肾积水，小输尿管伴有膀胱输尿管集合处狭窄，异位肾）。多为散发病例，表现为常染色体隐性遗传。相关基因有 *ARID1A*、*ARID1B*、*SMARCA4*、*SMARCB1*、*SMARCE1*。

Williams 综合征多为散发病例，部分为常染色体显性遗传疾病。该综合征以主动脉发育不良和认知障碍为特点，亦可表现为肾脏异常，包括肾钙质沉着、肾大小不对称、小的独肾或盆腔异位肾，膀胱憩室，尿道狭窄，膀胱输尿管反流。该综合征是由于 7q11.23 微缺失引起，该区域至少有 15 个基因。

五、预后评估

单纯性异位肾预后较好，生后不需干预，仅注意防止泌尿系统感染。预后取决于合并畸形或染色体的异常。

第 2 节　肾缺如

肾缺如（renal agenesis）包括双侧肾缺如及单侧肾缺如，常合并其他畸形。孕妇再次怀孕时肾缺如的发生率为 3%~5%。

一、病理解剖与病理生理

胚胎期泄殖腔的后肾原基不发育，常由于输尿管芽不发育所致。一侧肾不发育则为孤立肾，若双侧均不发育，则为肾缺如。

二、超声特征

1. 单侧肾缺如　肾区内未显示肾脏，且肾上腺呈"平卧位"，膀胱正常充盈，无羊水量减少；对侧肾脏可代偿性增大；彩色多普勒显示一侧肾动脉（图 38-2-1）。

2. 双侧肾缺如　双侧肾区内未显示肾脏，双侧肾上腺形态及位置异常，双侧肾上腺均呈"平卧位"（图 38-2-2）；动态观察膀胱不充盈，可出现羊水过少或无羊水；腹部长轴切面，彩色多普勒未显示腹主动脉发出的肾动脉。

三、注意事项与鉴别诊断

因其他原因造成羊水过少，以至于未显示双肾和膀胱，易造成误诊。

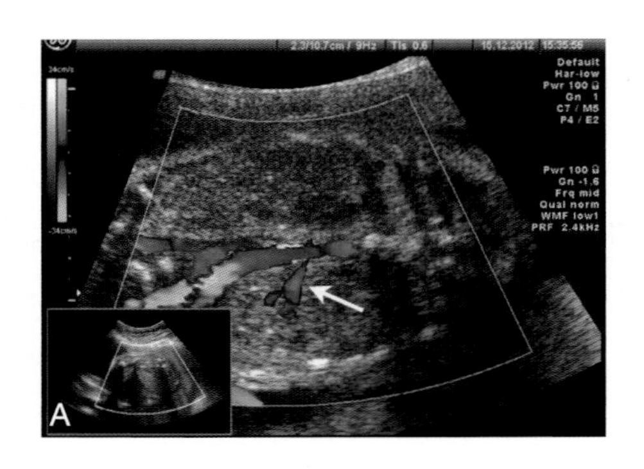

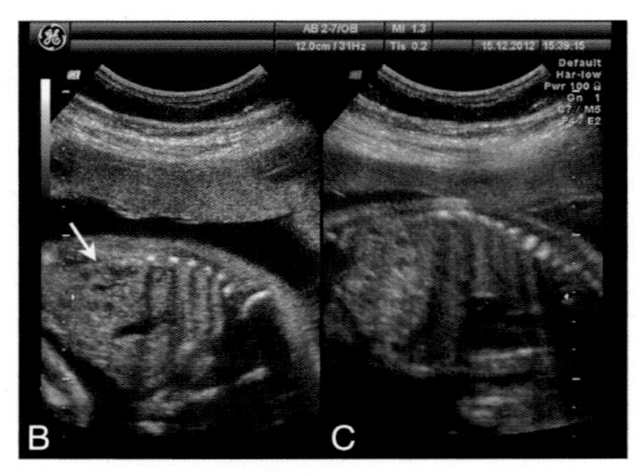

图 38-2-1　单侧肾缺如

A. 左侧肾动脉显示（箭头所示），右肾及右肾动脉未显示；B、C. 声像图显示左肾大小形态正常（箭头），右肾未显示

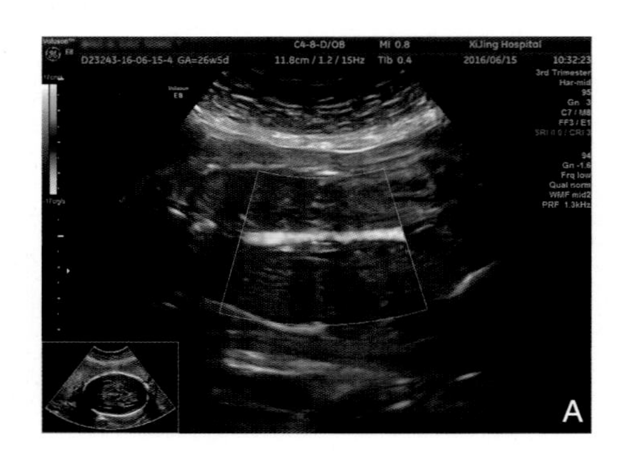

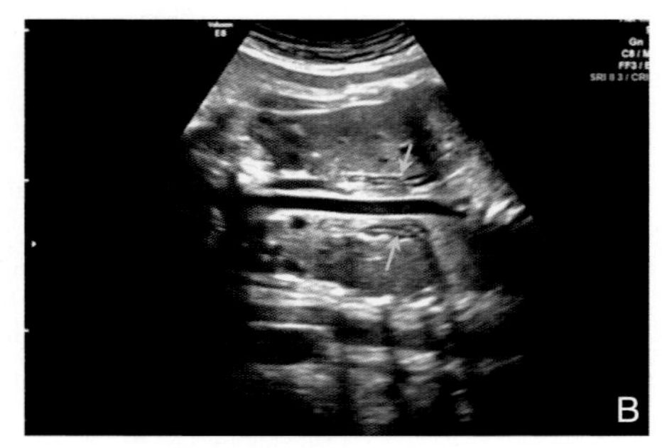

图 38-2-2　双肾缺如

A. 双侧肾动脉缺如；B. 双侧肾脏缺如，双侧肾上腺平卧（箭头所示）

肾区内未见肾脏图像，需要结合彩色多普勒进行肾动脉的扫查。

肾缺如可能合并生殖系统异常，或其他畸形，如肺发育不良、肢体畸形、面部受压畸形等。

单侧肾缺如注意与异位肾鉴别。

四、遗传学

双侧肾缺如可以是单发性病变，也可以是某些染色体疾病的综合征中的一种表现，如 21 三综合征、22 三体综合征、7 三体综合征、10 三体综合征、特纳综合征、Williams 综合征，22q11 微缺失综合征等。肾缺如可能为多因素遗传模式，再发率较高。肾缺如患者家族中约 9% 的父母或同胞有无症状的肾脏畸形，其中 4.5% 表现为单侧肾缺如。

五、预后评估

一侧肾缺如预后较好，不影响胎儿及产后新生儿的肾脏功能，生后不需要手术，注意防止泌尿系统感染。双侧肾缺如为致死性，孕期胎儿无尿液生成，则羊水极少，易胎死宫内，即便产后新生儿也不能存活。

第 3 节　重复肾

重复肾（duplex kidney）是一个肾脏有两个肾盂，可共用一个输尿管，或有二个输尿管，肾实质多数融合为一体。发生率约 1/9000。

一、病理解剖与病理生理

胚胎早期泄殖腔中生肾嵴留下发育的后肾时，输尿管芽自中肾管突出，被顶端的原始生肾组织包围，分为两支，则形成重复肾、重复肾盂，若分支过早将形成重复输尿管。在发育中形成重复肾、部分肾盂重复及完全肾盂重复、输尿管重复等类型。最多见的重复肾为下部分肾盂发出的输尿管与膀胱连接，上部的肾盂发出的输尿管不连接到膀胱，常自然消退或狭窄，造成输尿管上部分扩张，以至于上部肾盂积水。通常上部肾脏体积较小，形态不规则。

二、超声特征

重复肾失去正常肾脏外形。声像图表现为肾脏整体增大，上部肾体积小，下部肾尚正常，肾实质融合为一个，无明显分隔。

肾盂显示为不典型的两个紧密相贴的稍强回声区域，结构较紊乱。当肾门处显示双输尿管时，较易诊断；也可仅有单一的输尿管。如有双输尿管可出现上部肾盂积水及输尿管扩张（图 38-3-1）。

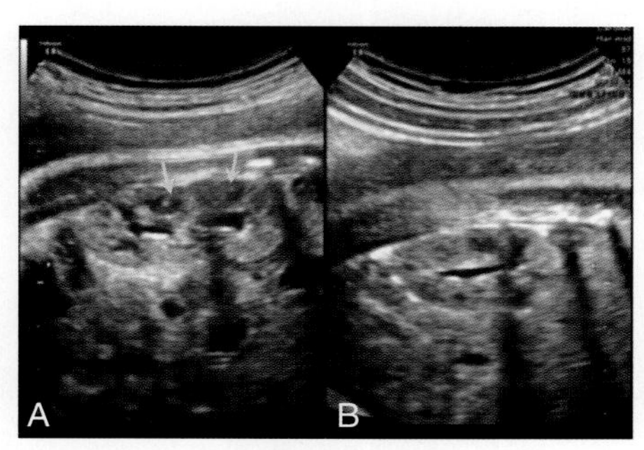

图 38-3-1　重复肾
A. 左肾重复肾，内可见两个肾盂回声（箭头所示）；B. 右肾大小形态正常

三、注意事项与鉴别诊断

超声检查应注意比较双侧肾脏大小及形态、观察肾门部变化，以纵切面观察肾脏长轴较易诊断；注意输尿管与膀胱连接处有无异常。

重复肾，如无肾盂积水及输尿管扩张时超声检查极易漏诊。

与其他原因引起的肾盂积水和输尿管扩张鉴别，鉴别点在于明确肾内肾盂的数目，重复肾的肾盂扩张多见于上方，下方可见一个正常大小的肾盂；非重复肾的肾盂扩张表现单个扩张的肾盂。

四、遗传学

重复肾不易合并染色体病，但产前发现仍需要排除 21 三体综合征等染色体异常。

先天性缺指（趾）- 外胚层发育异常 - 唇腭裂综合征：少数该综合征患者表现为肾脏重复，肾脏发育不良和发育不全，肾盂积水，该综合征呈常染色体显性遗传，相关基因为 *p63*。

Peters-Plus 综合征：由 *B3GALTL* 基因突变所导致，呈常染色体隐性遗传。10%~19% 的患者可能有泌尿系统异常症状，如肾积水、重复肾、肾脏发育不全、多囊性肾脏发育不良等。

五、预　后

单纯重复肾、包括双侧重复肾预后极好。产后注意防止泌尿系统感染，若存在输尿管扩张和肾积水，可观察其变化，决定是否需要进行手术治疗及其时间。

第 4 节　马蹄肾

马蹄肾（horseshoe kidney）是指双侧肾脏下极在腹中线处相连融合，似‘马蹄状’，是最常见的融合肾类型。以往因对该畸形认识不足致产前漏诊率较高，多为合并其他畸形进行尸检时意外发现，或出生后出现泌尿系统梗阻性疾病、感染或一般体检时发现。发生率约 1/400，男性多见。

一、病理解剖与病理生理

马蹄肾是生肾嵴中的后肾发育过程中，上升至正常位置受阻，一般与后腹膜血管生长有关。

由于肾上升时被肠系膜下动脉根部所阻，故肾的位置常较正常胎儿低，多位于下腰椎水平，由于两侧输尿管受压，出生后易发生尿路梗阻性疾病及感染。

双侧肾脏下极相互融合，且肾盂也融合，但双侧肾脏有各自输尿管，不相交，属于融合肾的一种。

二、超声特征

双肾横切面及冠状切面为诊断马蹄肾的重要切面。

声像图显示双侧肾区大小相同的肾脏及肾盂，边界清楚、有包膜，其下极在腹主动脉前方相互融合，形成峡部，位置约在下腰部。双肾下极融合是最具特征性的马蹄肾的超声表现。

双侧肾门处各发出一根输尿管通向膀胱（图38-4-1）。有研究认为马蹄肾声像图可表现出肾盂角明显缩小。

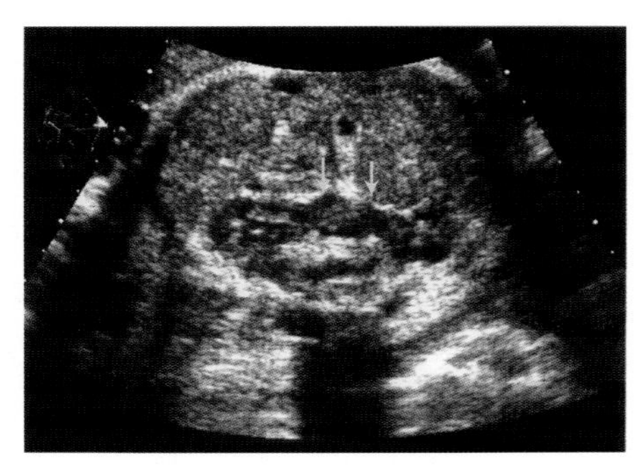

图 38-4-1　妊娠 33 周马蹄肾
双肾下极融合（箭头所示）

三、注意事项与鉴别诊断

超声检查双肾区时注意扫查的手法，选择斜切和腹部横切等多切面扫查，注意肾脏下极走行，以免漏诊。

需要排除其他系统畸形，并注意与单侧肾缺如、肾脏肿瘤等鉴别，马蹄肾具有双肾下极融合的特征性表现。

四、遗传学

马蹄肾如合并肾积水、生殖系统异常或心脏、骨骼、头颅等其他部位畸形，应排除染色体异常。

Kabuki 综合征呈常染色体显性遗传，目前较为明确的致病基因为 *MLL2*。该综合征可伴有重复肾或马蹄肾。

特纳综合征易发马蹄肾、双肾盂或肾盂裂。

其他综合征如 18 三体综合征，13 三体综合征，三倍体，9 号染色体三体嵌合体等亦会出现马蹄肾。

五、预后评估

单纯马蹄肾如未合并其他畸形预后好。 单纯马蹄肾生后不需要手术干预，注意防止泌尿系统感染。

第 5 节　肾积水

肾积水（hydronephrosis）是指肾盂积水，即肾脏集合系统扩张，常为一种现象。肾积水是最常见的先天性肾脏畸形，占泌尿生殖系统异常的 80%~87%。

一、病理解剖与病理生理

肾盂积水最多见的是泌尿系统梗阻所致，一般分为梗阻性及非梗阻性两大类。

梗阻性有肾盂输尿管连接处梗阻、膀胱输尿管连接处梗阻、后尿道瓣膜、尿道闭锁等；非梗阻性有膀胱输尿管反流、孕妇大量饮水、膀胱过度充盈压迫输尿管、高孕激素状态引起泌尿系统平滑肌松弛、合并染色体异常的胎儿，肾脏、输尿管、膀胱等发育异常亦可发生肾积水。

胎儿期泌尿系统在发育过程中，可因膀胱充盈程度不同而发生轻度或中度肾盂扩张，但多数自行消退，重度肾盂扩张则为上述病变所致。

二、超声特征

1. 声像图特征　声像图表现肾脏集合系统分离为无回声区；肾盂扩张，肾盏随肾积水的增加而逐渐扩张，肾皮质相应变薄。

2. 诊断标准　妊娠 30 周前肾盂前后径 ≥ 5mm 为肾盂扩张，≥ 10mm 为肾盂积水。

妊娠 30 周后肾盂前后径 ≥ 10mm 为肾盂扩张，≥ 15mm 为肾盂积水。

肾盂前后径（anteroposterior diameter, APD）测量，首先沿脊柱两侧对双肾长轴矢状面进行扫查，而后探头旋转 90°，获取肾脏横切面，以脊柱为中心，测量 APD。

3. 肾积水分级　目前，胎儿肾积水分级评估标准尚未统一。临床常用的产前肾积水分级方法有美国胎儿泌尿学会（Society of Fetal Urology, SFU）制定的 4 级法和根据 APD 的 5 级法，亦有研究认为超声诊断胎儿肾积水应考虑 5 个主要因素：肾盂宽度、肾盏扩张、肾脏大小、肾实质厚度以及相应孕周。

（1）轻度肾积水，肾盂宽度 > 相应孕周的正常参考范围，但无肾盏扩张、肾脏体积增大、肾实质变薄（图 38-5-1）。

（2）中度肾积水，肾盂宽度 > 相应孕周的正常参考范围，可见肾盏扩张且无肾脏体积增大、肾实质变薄（图 38-5-2）。

（3）重度肾积水，肾盂宽度 > 相应孕周的正常参考范围，且肾盏扩张，肾脏体积增大和(或)肾实质变薄（图 38-5-3）。

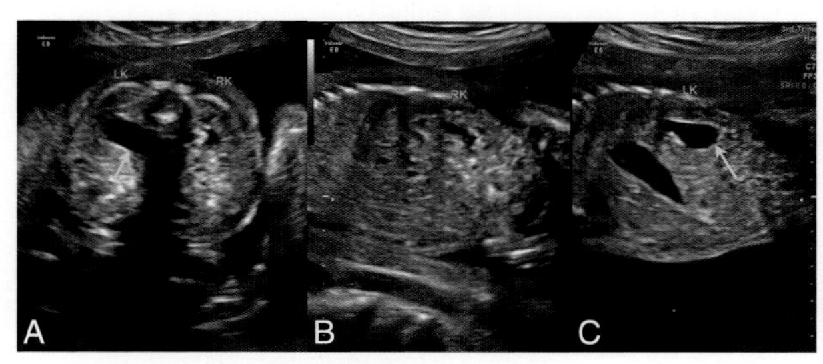

图 38-5-1　左肾轻度积水
A. 双肾横切面显示左肾盂前后径增宽（箭头所示）；B. 双肾矢状切面显示右肾肾盂未见明增宽；C. 左肾肾盂前后径增宽（箭头所示）

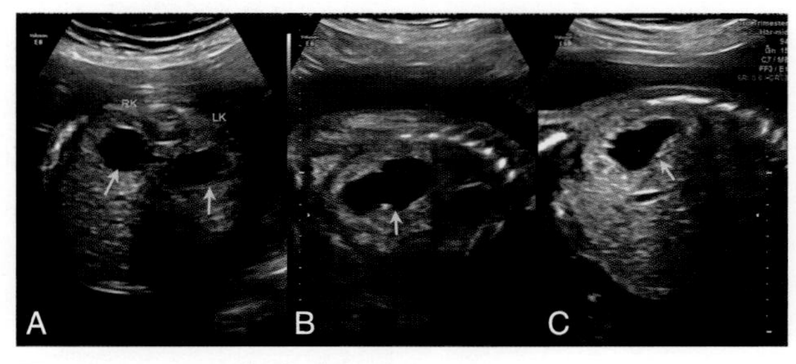

图 38-5-2　双肾中度积水
A. 双肾横切面显示双侧盂前后径增宽、肾盏扩张（箭头所示）；B、C. 双肾矢状切面显示双侧肾盂、肾盏扩张（箭头所示）

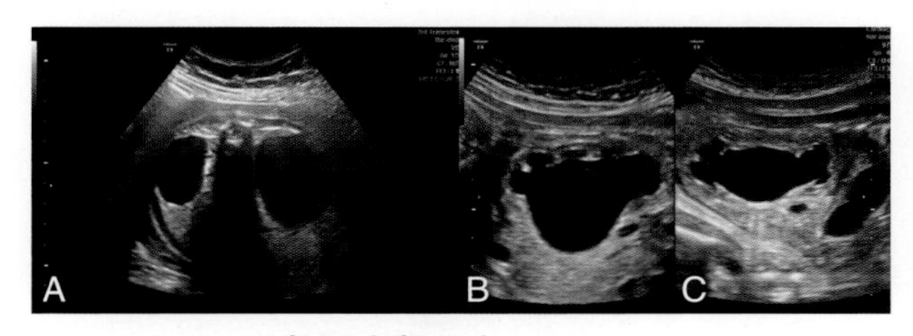

图 38-5-3　双肾重度肾积水
A. 双肾横切面显示双肾盂前后径扩张、肾皮质变薄；B、C. 双肾矢状切面显示双肾体积增大、肾盂肾盏扩张

三、注意事项与鉴别诊断

注意观察单侧或双侧肾盂积水、积水程度，查找原因。妊娠中、晚期发现肾盂积水时，应注意测量与观察双侧肾脏大小、皮质厚度、肾血流情况、肾盂分离大小、范围以及膀胱容量大小。排除合并其他畸形及染色体异常。

根据孕周大小，定期超声复查，一般 2~3 周观察其变化。单侧肾盂积水多考虑肾盂输尿管连接处梗阻狭窄；双侧轻度肾盂积水，即前后径 2~3 mm 者多为功能性的，通常一般 2~3 周后可消失。

羊水量亦是肾盂积水观察的指标。

四、预后评估

单侧中 - 重度肾盂积水不合并染色体疾病，需要找出其原发病，出生后根据原发病情，进行手术干预，预后较好。

双侧轻度肾盂积水不合并染色体疾病，孕期或出生后可恢复正常。

双侧中 - 重度肾盂积水，根据有无合并泌尿系统畸形，决定是否手术干预及预后。重度者一般预后较差。

第 6 节　肾脏囊性疾病

肾脏囊性疾病 (renal cystic disease) 种类较多，表现形式多样，与染色体关系密切。目前公认的 Potter 分类法将肾脏囊性疾病分为以下 4 种类型：

Ⅰ型，常染色体隐性遗传性多囊肾(婴儿型)；Ⅱ型，多囊性发育不良肾；Ⅲ型，常染色体显性遗传性多囊肾(成人型)；Ⅳ型，梗阻性囊性发育不良肾。

一、常染色体隐性遗传性多囊肾

婴儿型多囊肾（ARPKD）即 Potter Ⅰ型属于常染色体隐性遗传性疾病，平均发病率约为 1/20 000，再次妊娠易再发。本病常合并肝脏纤维化，除超声诊断外，还需进行染色体及基因检查确诊。

1. 病理解剖与病理生理 由于双肾原发性发育异常所致，主要是肾集合管海绵状囊性扩张，每个小管 1~2mm，从肾髓质直至皮质，双肾增大，但形态仍保持椭圆形。

2. 超声特征

（1）双侧肾脏明显增大，但仍保持肾脏形态，包膜完整、光滑；双肾占据整个腹腔，使胎儿腹围明显增大；双肾实质内充满多个细小囊泡，回声增强，肾皮质和髓质分界不清，无正常肾组织（图 38-6-1）。

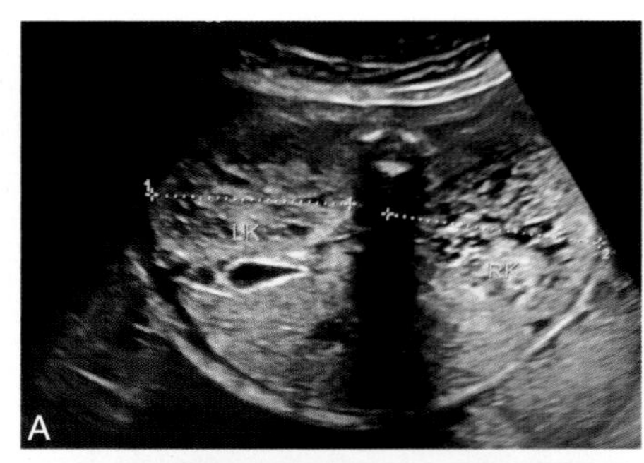
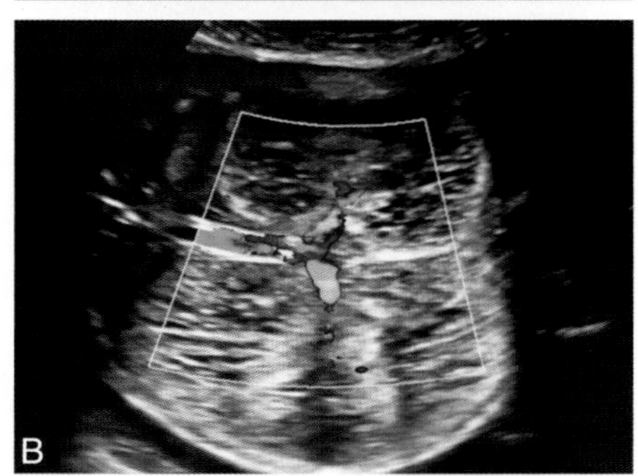

图 38-6-1 妊娠 27 周婴儿型多囊肾
A. 双肾明显增大，回声增强，肾实质内可见多个细小囊泡；B. 双侧肾动脉显示

（2）膀胱不显示，羊水过少。

3. 注意事项与鉴别诊断

（1）该病为少见病，主要靠基因检查确诊，注意勿轻易下诊断。

（2）妊娠 24 周前肾脏增大，注意密切随访观察。妊娠早期肾脏和羊水量均可能在正常范围内，超声诊断较困难。

（3）与成人型多囊肾鉴别，该病肾皮髓质分界较婴儿型多囊肾更为明显，皮质回声较强，髓质回声较弱，此外两者遗传模式不同。

4. 遗传学 婴儿型多囊肾为常染色体隐性遗传病，致病基因为 *PKHD1*。确诊该病需进行基因检测。

5. 预后评估 孕期一旦确诊，预后极差，应早期干预。

二、多囊性发育不良肾

多囊性发育不良肾（MCDK）即 Potter Ⅱ型，单侧发病，男性多见，新生儿中发病率为 1/4000 ~ 1/2000。单侧肾脏内多个大小不等囊泡，对侧肾脏发育正常或双侧肾脏发病，或局限于肾脏某一部分。

1. 病理解剖与病理生理 主要为一侧肾脏的肾蒂血管及输尿管先天性发育不良，集合管囊性扩张成大小不等的囊泡，互不相通，囊泡可较多或少。

2. 超声特征

（1）单侧肾脏发病，患侧肾脏无正常形态，体积常增大或后期缩小；双侧肾脏发病，双肾增大明显且占据整个腹腔，双侧肾脏大小常不一致；病变局限于单侧肾脏某部分，则多见重复肾中。

（2）病变肾脏内可存在多个大小不等、互不相通的无回声囊泡，肾盂与肾皮质分界不清。若囊泡较少时，囊泡之间尚可显示少许正常肾实质，为细小均匀光点，整个肾脏回声增强。

（3）若双侧肾脏均有多个囊泡样改变，常表现羊水过少、膀胱不充盈等（图 38-6-2）。

（4）单侧多囊性发育不良肾，对侧肾脏及膀胱显示正常，无羊水减少（图 38-6-3）。

（5）病变肾脏肾动脉显示不清或无肾动脉，且肾内肾动脉分支紊乱或减少，呈现高阻型动脉血流频谱。

3. 注意事项与鉴别诊断

（1）较大囊泡或囊泡居于肾脏中部时应与肾积水相鉴别，多囊性发育不良肾失去正常肾脏

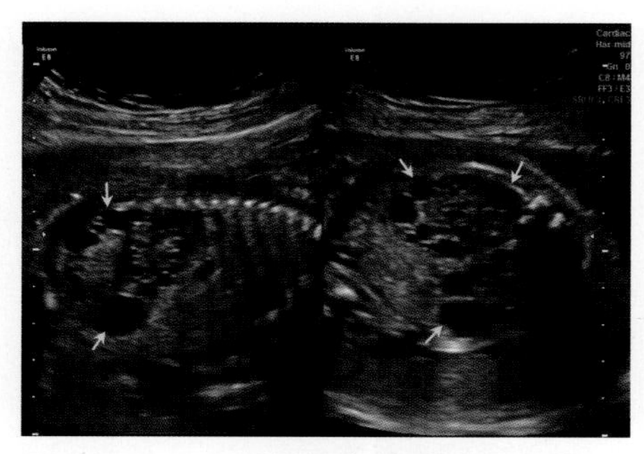

图 38-6-2　双侧多囊性发育不良肾
双肾体积增大，肾实质内可见多个囊泡回声（箭头所示）

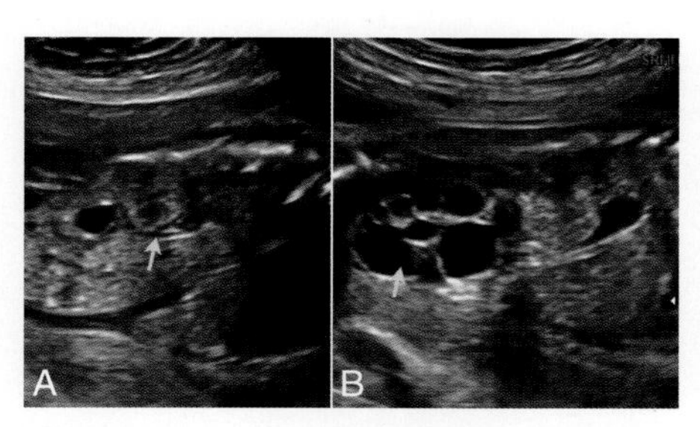

图 38-6-3　单侧多囊性发育不良肾
A. 右肾大小形态正常（箭头所示）；B. 左肾增大，肾实质内可见多个囊泡回声（箭头所示）

形态及无肾皮质，最重要的是囊泡之间不相连；肾积水则肾脏形态、结构无变化，肾皮质存在，肾盂内无回声区相互连通，这点是鉴别要点。

2. 多囊性发育不良肾易与成人型多囊肾或多发单个肾囊肿相混淆，应结合染色体检查来鉴别。

4. 预后评估

单侧多囊性发育不良肾，对侧肾脏正常，则不影响生存，应注意产后随访观察。双侧多囊性发育不良肾的肾脏功能不全、无膀胱伴无羊水或羊水量少，会胎死宫内，应尽早孕期干预。

三、常染色体显性遗传性多囊肾

常染色体显性遗传性多囊肾（ADPKD）又称成人型多囊肾、Potter Ⅲ型，是一种常染色体显性遗传疾病，人群发病率为 1/1000 ~ 1/500。双侧多见，肾实质常受压，多数对正常肾脏组织影响不大，少数会影响肾功能。易合并肝、脾及胰腺多囊性改变。胎儿期、新生儿期不发病，多数在 40 岁后才发现肾、肝功异常。

1. 病理解剖与病理生理　由于肾单位及集合管等部位的囊性扩张，形成细小的囊泡，囊泡之间有正常肾实质部分。

2. 超声特征

（1）双侧肾脏中度增大，肾实质回声增强，可见中等大小不等的囊泡或极小囊泡（图 38-6-4）。

（2）肾脏皮质及髓质分界清晰。

（3）膀胱正常，羊水量正常。

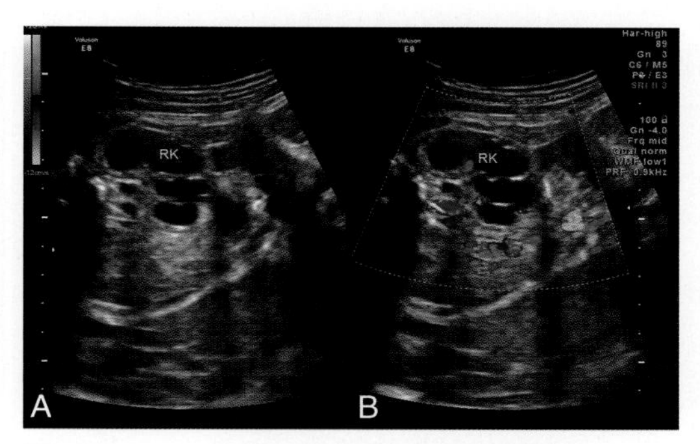

图 38-6-4　妊娠 30 周成人型多囊肾
A. 右肾体积增大，内可见多个囊泡回声；B. 右肾内及囊泡未见明显血流信号

3. 注意事项与鉴别诊断

（1）与Ⅰ型常染色体隐性遗传性多囊肾（婴儿型）鉴别时，Ⅰ型常染色体隐性遗传性多囊肾胎儿的双肾内充满囊泡，且占据整个腹腔；而本病双侧肾脏稍增大，腹腔内其余脏器存在，无羊水量变化。

（2）若仅表现双肾增大，囊泡极小，回声增强，膀胱未充盈，应注意追踪随访。

（3）为排除胎儿期有该病者，除进行羊水穿刺染色体检查外，应追踪家族中有无成人型多囊肾表现，对家族人群进行双肾、肝及脾脏超声检查。

4. 遗传学　成人型多囊肾是一种常染色体显性遗传疾病。约 85% 的患者为 *PKD1* 基因突变，基因位于第 16 号染色体短臂；约 15% 的患者为 *PKD2* 基因突变，位于 4 号染色体长臂。

5. 预后评估　孕期确诊者，无特殊处理。产后应长期随访，直至终身，一般 40 岁后易发生肾功能不全。

四、梗阻性囊性发育不良肾

梗阻性囊性发育不良肾即Potter Ⅳ型，由于严重的尿路梗阻，使肾盂肾盏压力增高，影响肾脏发育，肾实质常被破坏，表现为双侧肾脏发育不良。

1. 妊娠12周左右泌尿系统发育不良，多因肾盂梗阻、输尿管及尿道狭窄、闭锁导致压力升高，尿液排不出，影响肾脏发育，肾小球囊性扩张形成细小囊肿。部分肾实质无法生长而形成纤维化，导致肾功能受损，严重影响肾脏发育，肾脏常变小或合并泄殖腔发育畸形。

2. 超声特征

（1）妊娠早期至中期时，多数双侧肾脏小，回声增强；常会愈来愈小；肾皮质内有时可见数个小囊肿或肾皮质极薄不易检出。

（2）可伴有肾盂积水及输尿管扩张。

（3）双侧梗阻性发育不良肾常引起膀胱明显增大，膀胱壁增厚。

（4）羊水减少。

3. 注意事项与鉴别诊断

（1）本病为妊娠中晚期开始发病，常常妊娠早中期系统超声检查时肾脏无明显异常，至妊娠中期较晚或晚期才出现病变。

（2）注意与其他肾脏囊性病变鉴别，梗阻性囊性发育不良肾表现为肾脏变小、羊水量减少伴膀胱壁增厚。

（3）常易合并心脏、大脑畸形及一些综合征。

4. 预后评估 首先要排除合并其他畸形。单侧梗阻性发育不良肾预后尚好，除妊娠期定期观察有无变化外，分娩后需继续观察。双侧梗阻性发育不良肾预后不好，一般妊娠晚期或生后夭折。

第7节 先天性泌尿道连接处梗阻

先天性泌尿道连接处梗阻主要指肾盂输尿管连接处梗阻及输尿管膀胱连接处梗阻。

一、先天性肾盂输尿管连接处梗阻

先天性肾盂输尿管连接处梗阻（congenital ureteropelvic junction obstruction）单侧多见，表现为轻度—中度肾盂扩张积水。

1. 病理解剖与病理生理 胚胎发育中，肾盂与输尿管连接处异常发育，常见原因为扭转不良、粘连纤维化、肌纤维未发育等。

2. 超声特征

（1）表现单侧肾盂轻—中度扩张，肾门处输尿管起始段扩张，有时可延续到输尿管上段扩张，输尿管中下段及膀胱不扩张。

（2）对侧肾脏显示正常，输尿管不扩张。

（3）膀胱正常。

3. 注意事项与鉴别诊断

（1）单纯肾盂扩张应多次观察，需要排除生长发育中正常膀胱充盈状态导致的肾盂轻度扩张。

（2）输尿管全程扩张时注意排除膀胱输尿管反流状态，膀胱输尿管反流状态由于先天性下输尿管过短及输尿管开口异常等原因导致的尿路畸形，超声表现为输尿管和（或）肾盂肾盏扩张。

（3）注意有无合并其他部位畸形。

4. 预后评估 肾盂输尿管连接处梗阻无论轻重均可在出生后手术，效果较好；较重的双侧肾盂输尿管连接处梗阻，尤其羊水较少，预后差。

二、先天性输尿管膀胱连接处梗阻

先天性输尿管膀胱连接处梗阻（congenital vesicoureteral junction obstruction）是指输尿管膀胱连接狭窄或梗阻，表现为肾盂扩张及部分输尿管扩张。单侧多见，不属于膀胱输尿管反流所致。

1. 病理解剖与病理生理 胚胎发育中，与先天性肾盂输尿管连接处梗阻相似，输尿管膀胱连接处发育异常，扭转不良、粘连纤维化、肌纤维未发育等原因所致。

2. **超声特征**

（1）膀胱输尿管连接处梗阻，表现输尿管为弯曲细长的管腔回声，从肾盂延续到膀胱，常不易看到全程扩张的输尿管，中段输尿管不易显示，多在下腹部看到增粗，弯曲细长管腔，伴有该侧肾盂扩张。

（2）双侧输尿管与膀胱连接处梗阻，一旦出现，则双侧肾盂积水、梗阻部位及输尿管粗细、长短可不相同（图 38-7-1）。

（3）膀胱和羊水量正常。

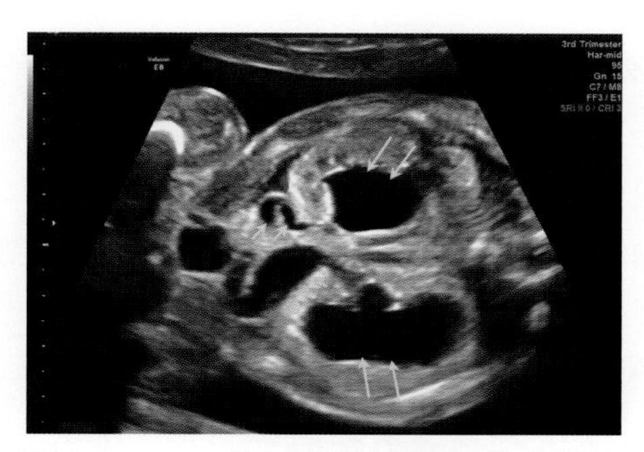

图 38-7-1　先天性膀胱输尿管连接处梗阻（双侧）
双侧肾盂积水（长箭头），双侧输尿管增宽、迂曲走行（短箭头）

3. **注意事项与鉴别诊断**

（1）单纯先天性膀胱输尿管连接处梗阻需注意与单纯肾积水鉴别。

（2）输尿管全程扩张较难与膀胱输尿管反流相鉴别。

（3）注意与输尿管囊肿鉴别及排查有无合并其他部位畸形。

4. **预后评估**　输尿管膀胱连接处梗阻轻者，出生后可好转，预后良好；梗阻较明显者可进行手术治疗，其预后与梗阻程度有关；较重的双侧肾盂输尿管连接处梗阻，尤其羊水较少，预后差。

第 8 节　先天性巨输尿管和输尿管囊肿

先天性巨输尿管（congenital megaloureter）为输尿管全程扩张、增粗，无膀胱及尿道异常，单侧多见。

输尿管囊肿（ureteroele）为输尿管入膀胱处，肌层发育薄弱，形成小囊泡突向膀胱腔内，该病无下尿道异常，多为双侧。

一、病理解剖与病理生理

先天性巨输尿管为输尿管发育不良，肌纤维薄弱、缺乏所致，输尿管全程扩张、增粗，不影响膀胱及尿道。

输尿管囊肿为输尿管进入膀胱处，其末端的隔膜未完全吸收，或者吸收不全，致使输尿管口狭窄，引流不畅，形成小囊肿，突向膀胱腔内；囊肿外层是膀胱黏膜，内层是输尿管黏膜，中间为发育不良的肌层；小囊肿远端有一小孔，以便尿液充满囊肿后，再从小孔流入膀胱。

二、超声特征

1. **先天性巨输尿管**　整个输尿管全程扩张（图 38-8-1），从肾脏至膀胱呈直管腔状或多个互相连通的粗、细不等长管腔回声。可伴有肾脏增大，肾盂积水。

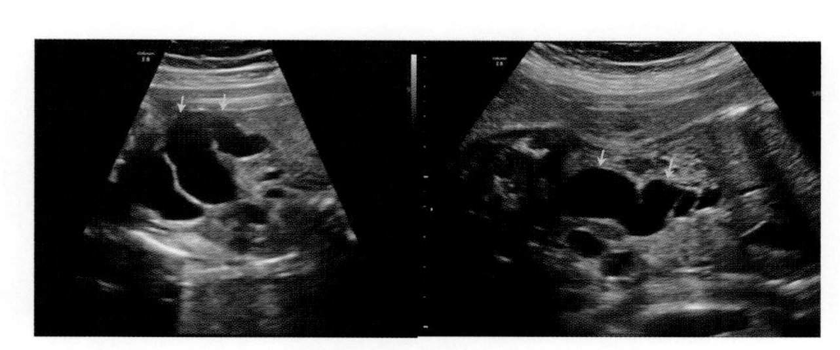

图 38-8-1　先天性巨输尿管
双侧输尿管扩张（箭头所示）

2. **输尿管囊肿**　膀胱内输尿管开口处，可见小囊肿回声，囊肿壁光滑，膀胱充盈时较易显示。偶可见尿液流动过程中，囊肿可有大小的变化（图 38-8-2）。

三、注意事项与鉴别诊断

先天性巨输尿管从肾盂处向下延伸到膀胱、其蠕动方向止于膀胱，应与肠管扩张相鉴别。输尿管囊肿需要排除膀胱输尿管连接处梗阻。

注意有无肾盂积水及其他合并畸形。根据合并畸形种类选择遗传学的检查。

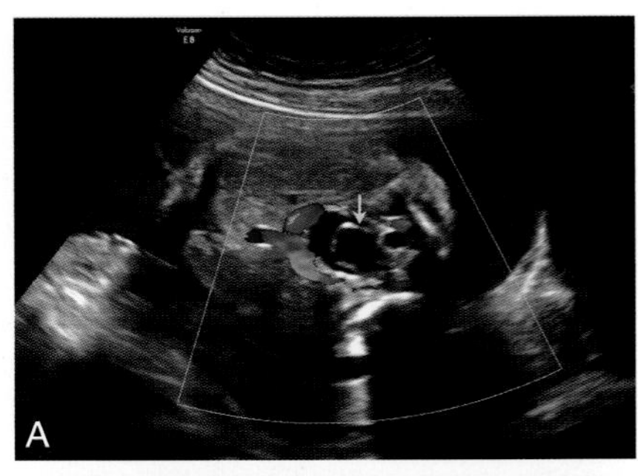

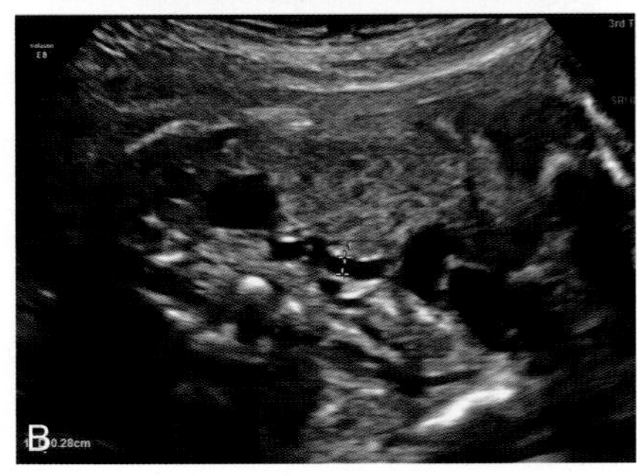

图 38-8-2　妊娠 25w 先天性输尿管扩张伴末端囊肿
A. 膀胱内小囊肿回声（箭头）；B. 输尿管内径增宽（测量处）

四、预后评估

预后较好，部分新生儿出生后可缓解或进行手术治疗。

第 9 节　尿道下裂、尿道闭锁和后尿道瓣膜

尿道下裂（hypospadias）系男性胎儿的尿道开口在阴茎腹侧或阴茎头、阴茎体、阴囊部及会阴部。

尿道闭锁（urethral atresia）为尿道完全阻塞，引起膀胱极度扩张。

后尿道瓣膜（posterior urethral valve）为发育异常的瓣膜遮盖了尿道，尿液排出不畅，致使膀胱充盈、增大。常在妊娠早期发生，通常较早的影响泌尿系统发育及功能，导致胎儿各个系统发育受到影响，尤其尿液减少，导致羊水过少，影响全身循环。

上述三者均属于下泌尿道梗阻。

一、病理解剖与病理生理

胚胎期尿道发育异常，尿道下裂易伴发阴茎发育异常，即阴茎小、隐匿阴茎、阴茎前阴囊，两性畸性等。

尿道闭锁是由胚胎期尿殖窦盆部发育异常导致，男、女性均可发生。

后尿道瓣膜是由于中肾管末端进入尿生殖窦时，发育异常，形成一对瓣膜，影响尿液排出，使膀胱明显增大，且壁纤维化增厚。

二、超声特征

尿道下裂的部分胎儿可在矢状切面或三维成像中显示，多合并阴茎小或不显示。睾丸显示不清晰，似外阴形态等（图 38-9-1）。

尿道闭锁超声检查不显示，仅表现为膀胱明显增大，壁光滑，占据整个腹腔；双肾均显示肾盂积水或出现双侧输尿管扩张（图 38-9-2）。

后尿道瓣膜显示膀胱明显增大且壁增厚，可见扩张的后尿道，典型的图像为“钥匙孔”

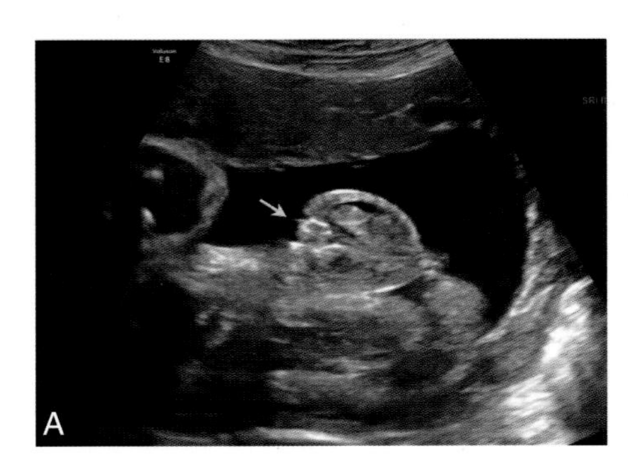

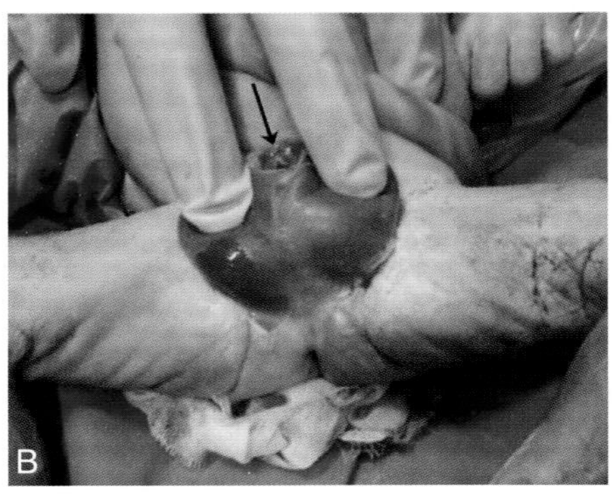

图 38-9-1　先天性尿道下裂
A. 声像图显示胎儿阴茎小（箭头）；B. 引产标本示阴茎小，尿道开口异常（箭头）

样改变；双侧肾盂积水及输尿管扩张明显；常易合并心脏、肠道、肛门闭锁等畸形（图 38-9-3）。

尿道闭锁及后尿道瓣膜常伴羊水过少。

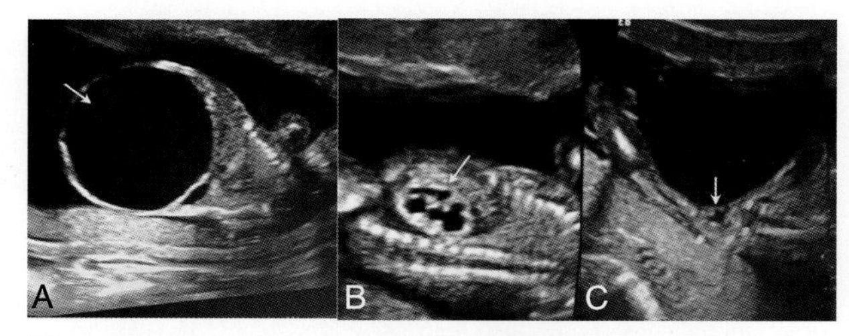

图 38-9-2 妊娠 15 周先天性尿道闭锁伴肾积水
A. 膀胱巨大，占据整个腹腔（箭头所示）；B、C. 双侧肾盂积水（箭头所示）

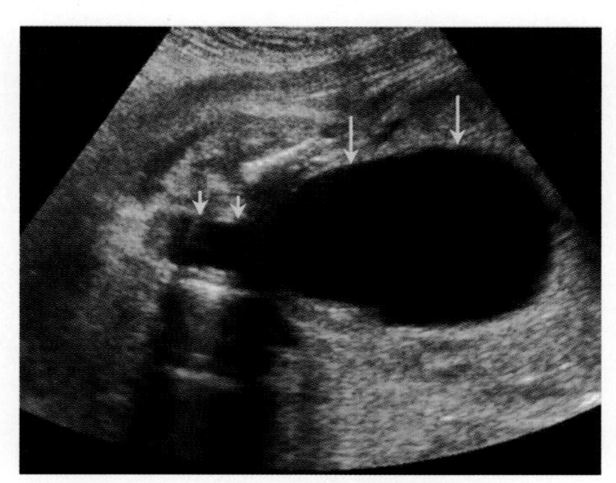

图 38-9-3 先天性后尿道瓣膜
膀胱增大（长箭头）伴尿道上段扩张（短箭头），呈“钥匙孔”征

三、注意事项与鉴别诊断

尿道下裂和尿道闭锁超声检查均较难诊断，注意间接征象。尿道下裂及后尿道瓣膜多见于男性；尿道闭锁可发生男性或女性。注意测量双肾大小和肾盂积水大小。

四、遗传学

多种染色体非整倍性异常、染色体微缺失微重复及单基因遗传病均可有尿道下裂的表现。

五、预 后

单纯尿道下裂出生后可手术治疗，预后较好。尿道闭锁预后差，胎儿难以存活。后尿道瓣膜发生孕期越早，双肾功能受损越重，愈后越差。

第 10 节 梅干腹综合征

梅干腹综合征（prune-belly syndrome）又称为腹壁肌肉缺如综合征，是一种非常严重而少见的尿道梗阻综合征，包括尿道梗阻、膀胱过度增大、巨输尿管、隐睾及腹壁变薄、松弛膨隆等。多见男性胎儿。

一、病理解剖与病理生理

梅干腹综合征可由于多种因素致使胚胎期中胚层发育不良，导致腹壁肌层松弛，影响了泌尿系统，或由于尿道梗阻造成膀胱过度充盈使输尿管增粗、肾盂积水，加之腹壁变薄、肌肉萎缩，腹腔过度膨胀，膈肌抬高，继之肺发育不良，肾脏发育不良，睾丸不下降等。

二、超声特征

腹壁变薄、膨隆，腹腔过度膨胀、膈肌抬高、肺发育不良，变小。膀胱过度增大，占据整个下腹部，输尿管也迂曲增粗。早期双肾积水，逐渐肾脏缩小、发育不良，失去功能。阴囊内无睾丸。羊水过少。

三、注意事项与鉴别诊断

该病为一组病变所致的综合征，少见病，多为男性胎儿。

四、预后评估

该综合征为致死性畸形，出生后难以存活；一旦明确诊断应早期干预。

第 11 节 泌尿系统肿瘤

泌尿系统肿瘤是胎儿期常见的肾脏肿瘤（renal tumor），良性为肾中胚瘤（mesoblastic nephroma），胎儿期少见；恶性为肾母细胞瘤（Wilms'tumor）又称肾胚胎瘤或 Wilms 瘤，好发于 5 岁以下儿童，占小儿肾肿瘤 97%，于胎儿罕见。

一、病理解剖与病理生理

肾中胚瘤是胚胎发育中遗留的中胚层组织，形成肿瘤，有完整光滑的包膜，其内为实性组织。

肾母细胞瘤是由后肾胚基发展而来。

二、超声特征

肾中胚瘤可见单侧肾脏内实性肿瘤，包膜完整光滑，其内为密集细小均匀的点状低回声，与肾组织分界清楚，肿瘤较大时会压迫周围肠管。

肾母细胞瘤表现为肾区实性肿块，包膜完整，肿块回声不均匀，肾实质和集合系统变形。

肿块内部常见囊性变，瘤体边缘可见斑点状强回声。肿块常对周边组织产生挤压。彩色多普勒多显示肿块血供丰富（图 38-11-1）。

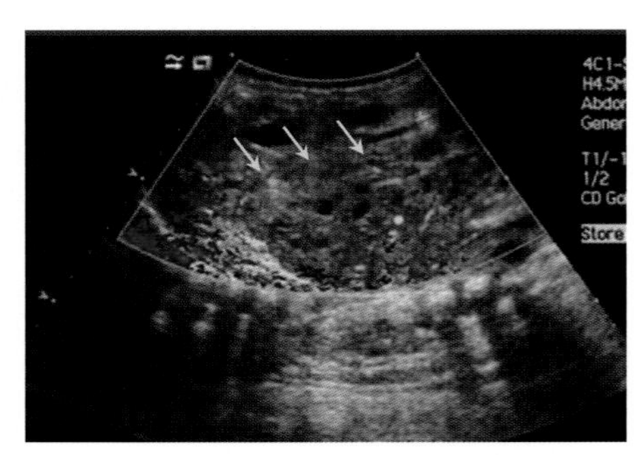

图 38-11-1　妊娠 40 周肾脏肿瘤
肾区实性肿块（箭头所示），其内血流丰富

三、注意事项与鉴别诊断

肾中胚瘤及肾母细胞瘤应注意与其邻近脏器肿瘤鉴别及判断有无向周围组织浸润。

肾母细胞瘤与良性肾中胚瘤在声像图上无法鉴别，出生后手术病理证实。

四、预后评估

肾中胚瘤及肾母细胞瘤均可在出生后进行手术，预后取决于病理结果。

第 12 节　先天性肾上腺皮质增生症

先天性肾上腺皮质增生症（congenital adrenal hyperplasia, CAH）是一组因肾上腺皮质激素合成途径中酶缺陷引起肾上腺皮质增生的疾病，活产新生儿发病率为 1/15 000~1/10 000。属常染色体隐性遗传，其中以 21- 羟化酶缺乏症最常见，占该病的 90%~95%。临床表现为女孩男性化，男性性早熟，外阴显示男女性别不易鉴别。

一、病理解剖与病理生理

肾上腺皮质激素在生物合成酶过程中由于某些酶的缺乏，使皮质醇等一些激素水平改变所致，表现出皮质醇下降，此种负反馈促进了垂体释放促肾上腺皮质激素，造成促肾上腺皮质激素（ACTH）分泌过多，引起肾上腺皮质增生。

根据酶缺陷程度分为经典型和非经典型。经典型中失盐型最常见，临床症状最严重，表现高雄激素症状及皮质醇和醛固酮缺乏导致的失盐症状。非经典型者症状较轻，直至青春期才表现出高雄激素的症状。

二、超声特征

双侧肾上腺明显增大；外生殖器异常，女性表现为阴蒂大，类似阴茎，双侧阴唇饱满，其内无睾丸或短棒状细小回声，周围无回声区；男性表现为阴茎短小，尿道开口不在正常位置。

三、注意事项与鉴别诊断

声像图难以确诊胎儿性别，需要结合羊水激素测定及基因检测结果。须注意与尿道下裂鉴别，该病声像图显示双侧肾上腺明显增大。

四、遗传学

先天性肾上腺皮质增生症（CAH）是由于编码皮质激素合成必需酶的基因突变导致肾上腺皮质类固醇类激素合成障碍的一组常染色体隐性遗传疾病。从胆固醇到皮质醇的生物合成需要胆固醇 20、22 裂链酶，21- 羟化酶（CYP21），11β- 羟化酶（CYP11B），3β 羟类固醇脱氢酶（3β-HSD）和 17α 羟化酶（CYP17）的参与，无论哪个酶的基因发生突变都可导致酶活性缺陷，进而引起肾上腺皮质增生。最常见的为 21-

羟化酶基因变异。

细胞色素 450 氧化还原酶缺陷可引起包括 CYP21 和 CYP17 在内的多种酶活性下降，导致性激素和糖皮质激素合成障碍，也可导致肾上腺皮质增生。

五、预后评估

出生后男女性别无法确定，应参考激素水平判定。总体预后不佳。

（王音 张建芳 黎昱 雷小莹）

参考文献

[1] 弗兰克·H·奈特 . 奈特人体解剖学彩色图谱 . 张卫光主泽. 北京 : 人民卫生出版社 , 2015

[2] 严英榴 . 杨秀雄 . 产前超声诊断学 . 2 版 . 北京 : 人民卫生出版社 , 2012

[3] 邓学东 . 产前超声诊断与鉴别诊断 . 北京 : 人民军医出版社 , 2013

[4] 李胜利 . 胎儿畸形产前超声诊断学 . 北京 : 人民军医出版社 , 2004

[5] 陈欣林 . 张丹 . 妇科与产科 . 北京 : 科学技术文献出版社 , 2011

[6] 李胜利 . 胎儿畸形产前超声与病理解剖图谱 . 北京 : 人民军医出版社 , 2013

[7] 涂艳萍 , 欧阳春艳 , 马小燕 , 等 . 产前超声诊断胎儿异位肾的价值 . 中华临床医师杂志 (电子版), 2012, 6(16): 4923–4925

[8] Cho JY, Lee YH, Toi A, et al. Prenatal diagnosis of horseshoe kidney by measurement of the renal pelvic angle. Ultrasound Obstet Gynecol, 2005, 25(6): 554-558

[9] 张玉娟 , 张辉 , 郑静 , 等 . 超声测量肾盂角在诊断胎儿马蹄肾中的应用价值 . 临床超声医学杂志 , 2014, 16(11): 776–777

[10] 刘洪国 , 初大鹏 , 张格云 . 胎儿肾盂宽度的超声研究 . 中华医学超声杂志 (电子版), 2009, 6(5): 905–913

[11] Nguyen HT, Herndon CD, Cooper C, et al. The Society for Fetal Urology consensus statement on the evaluation and management of antenatal hydronephrosis. J Pediatr Urol, 2010, 6(3): 212–231

[12] Grignon A, Filion R, Filiatrault D, et al. Urinary tract dilatation in utero：classification and clinical applications. Radiology, 1986, 160(3): 645–647

[13] Carbone J, Tuuli M, Dicke J, et al. Revisiting the risk for aneuploidy in fetuses with isolated pyelectaasis. Prenat Diagn, 2011, 31(6): 566–570

[14] Dally EA, Raman A, Webb NR, et al. Unilateral multicystic dysplastic kidney with progressive infundibular stenosis in the contralateral kidney: experience at 1 center and review of literature. The Journal of Urology, 2011, 186(3): 1053–1058

[15] 姜小力 , 邓学东 , 凌晨 , 等 . 胎儿肾脏多囊性疾病的产前诊断与分型 . 苏州大学学报 (医学版), 2012, 32(5): 713–717

[16] 张蓉 . 胎儿肾母细胞瘤超声表现 1 例 . 中华超声影像学杂志 , 2012, 21(8): 718

[17] Van der Kamp HJ, Wit JM. Neonatal screening for congenital adrenal hyperplasis. Eur J Endocrinol, 2004, 151(3): 71–75

[18] 刘娜 , 边旭明 . 先天性肾上腺皮质增生的产前诊断及治疗 . 生殖医学杂志 , 2009, 18(2): 170–173

第 39 章
肌肉、骨骼及四肢异常

骨骼及骨骼肌是由中胚层发生而来，骨骼的发生都是在软骨基础上，出现骨化中心，由骨化中心向周围扩展，最终软骨转化为骨。胚胎约 4 周出现上肢芽、下肢芽；胚胎约 5 周可分出上臂、前臂、手和大腿、小腿、脚；胚胎约 9 周时上、下肢完全形成。一般认为，四肢长骨原发性骨化中心主要在骨干，大约出现在胚胎 11 周，而骨骺属继发性骨化中心，直到妊娠末期才出现。

胎儿上肢肢芽在受精后第 26 天出现，下肢肢芽较上肢晚 1~2 天出现。妊娠第 8 周末胎儿肢体基本形成，但其中的骨骼尚没有骨化，完全为软骨。因此受精后的第 4~8 周是四肢形成的关键时期，极易受药物或环境影响而引发肢体畸形。胎儿骨骼形成有两种不同方式，一是膜内成骨，发生在锁骨和下颌骨，二是软骨内成骨，此型最常见，如四肢长骨、椎体骨、肋骨等均为软骨内成骨。

一、骨骼畸形

骨骼畸形相对常见，病因多种多样，可为单纯的骨骼畸形或骨骼发育障碍性疾病，也可伴发于某一综合征或某一染色体异常。肢体的畸形可由于特定的外伤引起，如截断畸形与羊膜带损伤，而多指（趾）则多为某一染色体异常引起。肢体畸形也常伴发其他结构异常，如心脏、肾脏、面部及皮肤发育异常。新生儿骨骼畸形发生率约 1/500。

二、肢体扫查的基本方法

首先对某肢体从近端开始追踪至最末端，进行长轴及短轴切面扫查，并对其他肢体连续顺序追踪扫查，可通过对胎儿骨骼骨化程度、形态、姿势、位置、长短、数目、运动来评价胎儿肢体的发育情况。羊水足够时，应用实时四维超声多种成像模式能有效地监测胎儿肢体形态及内部结构，提高肢体畸形检出率。

三、长骨声图像、测量与正常值

长骨呈现为条状强回声，其两端稍宽于中央，从该处中央平行测量至末端。上肢测量肱骨，观察外侧桡骨（拇指侧）、内侧尺骨（小指侧），并显示手腕及手；下肢测量股骨，观察内侧胫骨，外侧的腓骨，显示双足及足底。

各长骨的正常值参考第 31 章第 1 节表 31–1–3。

第 1 节　软骨发育不全

软骨发育不全（achondroplasia，ACH）又称胎儿型软骨营养障碍、软骨营养障碍性侏儒，是儿童和成人不成比例身材矮小的最常见原因，以短肢、躯干相对正常和巨头为特征的常染色体显性遗传病。临床表现为四肢短小、巨头、前额突出、塌鼻梁、腰椎前凸、膝外翻等，但智力一般正常，活产儿中发病率约为 1/77 000~1/15 000。

一、病理解剖与病理生理

软骨发育不全是由软骨骨化障碍所致，因成骨的纵向生长受限，导致严重的短肢、骨化程度差。骨膜的骨化过程一般不受影响，骨的粗细正常，但因长度的缩短而相对变粗。膜内成骨受累较轻，通常颅骨改变不明显，头相对较大，可伴有脑积水。

该病分为两型：Ⅰ型占 20%，是最严重的类型，除严重短肢外，还伴有脊柱及颅骨未骨化，肋骨细小、多处肋骨骨折，胸腔小；Ⅱ型较轻，占 80%，仅有软骨内骨化障碍，较Ⅰ型严重程度减轻，脊柱或颅骨相对正常，除严重短肢外，多不伴有肋骨骨折。

二、超声特征

Ⅰ型：四肢严重短小、短躯干、大头、短肋骨常伴有骨折、短小四肢与头躯干比例不对称，胸腔狭小，腹部膨隆，上述表现均由于弥漫性骨化不良所致。常合并皮下水肿及羊水过多（图 39-1-1）。

Ⅱ型：较Ⅰ型轻，软骨内骨化障碍轻，四肢长骨短小明显、大头、前额突出、小下颌、无肋骨骨折，颅骨骨化正常。

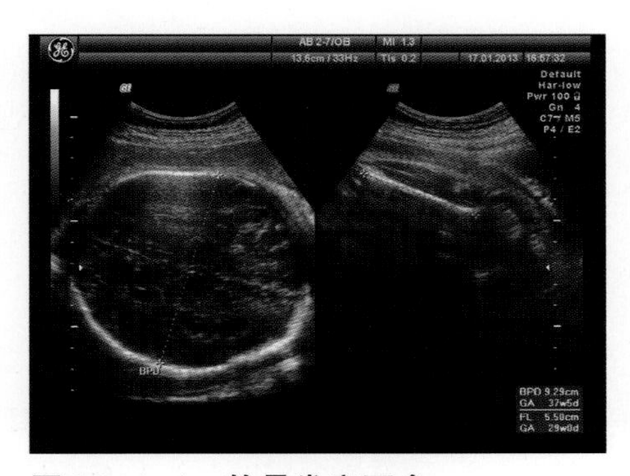

图 39-1-1 软骨发育不全
股骨长明显小于双顶径，呈“头大腿短”表现

三、注意事项与鉴别诊断

该病与宫内生长迟缓难鉴别，对疑似病例可行侵入性染色体产前诊断。

四、遗传学

软骨发育不全是常染色体显性遗传疾病，是由位于染色体 4p 的 *FGFR3* 基因突变引起。*FGFR3* 基因突变位点不同可引起不同的骨骼疾病，如软骨发育低下、严重软骨发育不全伴发育迟缓和黑棘皮症、致死性侏儒（Ⅰ、Ⅱ型）等遗传性骨骼畸形。

软骨发育不全患者中 98% 携带 *FGFR3* c.1138G>A 突变，1% 携带 *FGFR3* c.1138G>C 突变，均会引起 *FGFR3* 第 380 位跨膜区甘氨酸置换为精氨酸（G380R），此外，*FGFR3* c.1123 G>T 突变导致第 375 位甘氨酸被半胱氨酸替代（G375C）也会引起 ACH。约 80% 的患者为新生突变，若突变为新生的，则患儿同胞发病的风险是 0.02%。若父母一方患病，其子女均有 50% 的概率罹患疾病；若父母双方均患病，则子女有 25% 的概率不患病，50% 的概率患有软骨发育不全，25% 的概率成为该病的纯合子（大多数患儿通常由于呼吸困难夭折于新生儿时期，与致死性骨发育不全相似）。

假性软骨发育不良是软骨发育障碍性疾病，由 *COMP* 基因突变所致。主要表现为短肢侏儒畸形。患儿出生时身高和面部发育正常，通常在一岁后表现异常，身体比例与软骨发育不全类似。

五、预后评估

致死型骨骼畸形，尤其是Ⅰ型，常为死胎或死产，即便分娩，出生后较难生存。

第 2 节 成骨发育不全

成骨发育不全（osteogenesis imperfecta）是一种少见的先天性骨骼发育障碍性疾病，患者易发生骨折，亦称脆骨病，加之伴有蓝巩膜和耳聋等临床症状，又称为脆骨 - 蓝巩膜 - 耳聋综合征。该病的最主要特点为骨骼脆性增加及胶原代谢紊乱，其特征是多发骨折、眼睛为蓝巩膜、出现进行性耳聋、伴有牙本质发育不全、关节松弛等畸形。发病率约为 1/20 000。病因为胎儿生长发育中胶原蛋白生成、分泌及功能紊乱，形成先天性骨脆性发育异常的畸形。

一、病理解剖与病理生理

该畸形分为四型：I 型，非致死型，特点是骨质脆弱，孕期长骨弯曲、增粗，生后骨折，眼睛为蓝巩膜，有些可出现耳聋；Ⅱ型，致死型，特点是短肢畸形明显、骨化很差，长骨明显弯曲、胸腔变窄，肋骨多处骨折，可发生死胎、死产或新生儿死亡，如能存活者表现蓝巩膜，股骨畸形和串珠肋骨；Ⅲ型，严重型，非致死型，孕期就发生自发性肋骨骨折，也常在分娩中发生多发骨折。生后也易多次骨折，颅骨骨化差，巩膜和听力常正常；Ⅳ型：最轻的一种，为非致死型，长骨正常，仅表现股骨稍弯曲，生后巩膜和听力正常，但容易发生骨质脆弱。

二、超声特征

超声检查时发现长骨成角骨折时，应考虑成骨发育不全。成骨发育不全Ⅱ型是宫内诊断的主要类型，在妊娠中期即可观察长骨异常，为致死性畸形。I 型、Ⅲ型和Ⅳ型在宫内不易诊断。

1. 四肢长骨短而宽、弯曲、以股骨最明显，可发生多处成角骨折，由于骨折愈合而出现成角弯曲，局部增粗（图 39-2-1）。

2. 颅骨骨化差或不骨化，颅骨光环变薄、柔软易变形，常有塌陷，光环回声低，显示不清，颅内结构则清晰可见。

3. 肋骨可有多处骨折导致胸廓变形、狭小，呈“钟形”或“啤酒瓶状”（图 39-2-2，图 39-2-3）。

4. 伴有羊水过多。

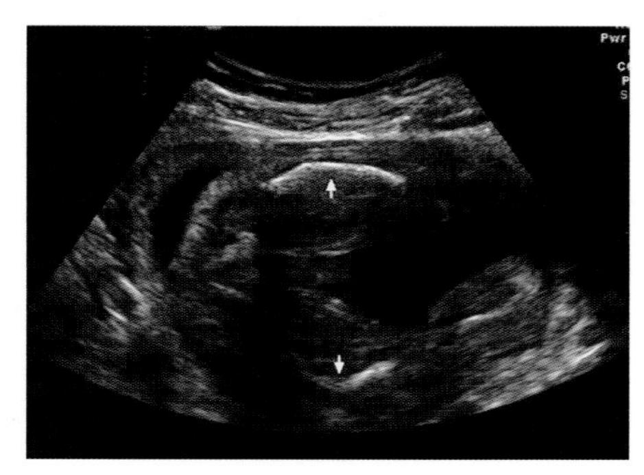

图 39-2-1　成骨发育不全
胎儿股骨较短并弯曲、骨折（箭头所示）

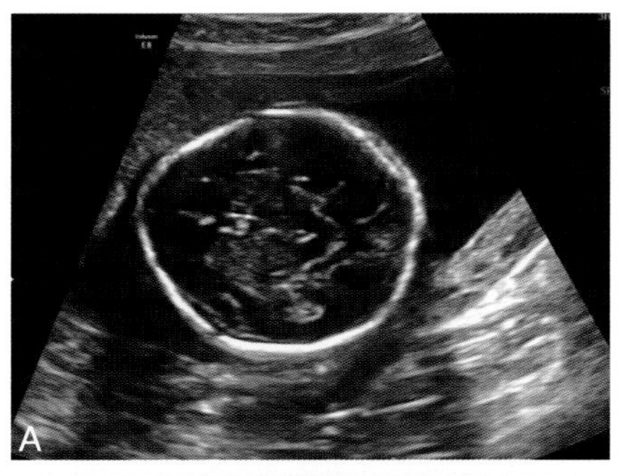

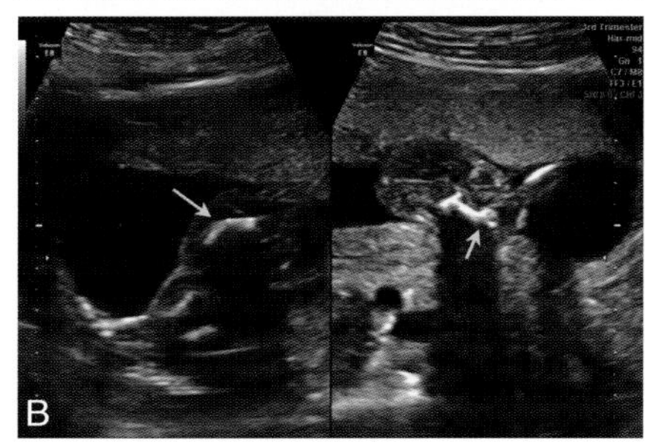

图 39-2-2　妊娠 28 周，胎儿成骨发育不全
A. 头大；B. 长骨明显短小弯曲（箭头）

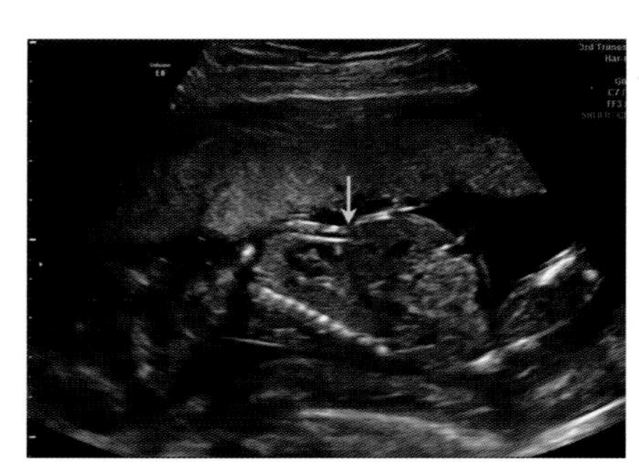

图 39-2-3　妊娠 27 周成骨发育不全
胎儿胸腔狭小、胸廓狭小凹陷（箭头）、腹部膨隆呈“啤酒瓶状”

三、注意事项与鉴别诊断

注意观察致死性畸形中的成骨发育不良Ⅱ型，特别是下肢长骨有无异常，如短小、骨折现象。

成骨发育不全Ⅱ型与软骨发育不全鉴别，前者胎儿四肢短小伴多发性骨折表现为成角畸形；后者头颅大于正常，四肢短小但不成角弯曲。

四、遗传学

该病是一种在病因、表型及发病机制方面都有明显异质性的结缔组织遗传病，可广泛累及肌腱、骨骼、筋膜、韧带、巩膜和牙本质等。多数为常染色体显性遗传，少数为常染色体隐性遗传，大部分为散发病例。

成骨发育不全最早被分为 4 型，相关基因分别为 *COL1A1*，*COL1A2*，*CRTAP*，*P3H1*。目前已经可以分为Ⅰ ~ XⅦ型，分别由不同的基因变异所致。

五、预后评估

成骨发育不全Ⅱ型为致死性畸形，孕期易检出，预后不佳，孕期或生后即死亡。Ⅰ型和Ⅳ型在宫内不易诊断，常在生后才确诊，结局较好。Ⅲ型运动性残疾，随年龄增长而恶化，听力下降，无法行走。

第 3 节　致死型侏儒

致死性侏儒（thanatophoric dysplasia，TD）属致死性骨骼发育畸形最常见的一种类型，新生儿发生率为 1/50 000~1/2 000，常染色体显性遗传；以长骨严重短小为主，尤其是股骨、肱骨短小明显伴有弯曲，胸腔狭小，腹部膨隆，头大明显为特征，患儿常在出生后 12h 内死于呼吸衰竭。

一、病理解剖与病理生理

软骨细胞增殖及成熟减少或缺乏，软骨细胞丧失正常排列和生长机能，软骨内成骨延迟和终止，其膜内化骨不受影响，而骨的纵向生长受阻，且横向生长正常。以长骨严重短小，尤其是股骨、肱骨短小弯曲明显为主，干骺端可膨大，同时由于颅骨骨缝早闭，头颅形状常如“三叶草”状。分为 TD- Ⅰ型和 TD- Ⅱ型，其中 TD- Ⅰ型约占 85%，主要表现为长骨短而弯曲，椎骨严重扁平，无三叶草状颅骨；TD- Ⅱ型占 15%，长骨短及椎骨扁平较Ⅰ型轻，长骨弯曲不明显，但颅骨呈典型的三叶草状。

二、超声特征

声像图表现为①长骨极短伴弯曲，以股骨、肱骨显著，干骺端可膨大（图 39-3-1）。②胸腔狭小，腹部膨隆。③头颅较大，可出现如“三叶草”样头颅，前额突出。④椎骨扁平，其躯干显示正常长度。⑤常合并脑室扩张或胼胝体发育不全，可伴肾积水、心脏异常等其他畸形。羊水过多。

三、注意事项与鉴别诊断

应注意与致死性成骨发育不全Ⅱ型、软骨发育不全鉴别：“三叶草型”头颅为致死性侏儒症特征表现，此外四肢长骨短小弯曲明显，胸腔狭小；多发性骨折是成骨发育不全Ⅱ型的特征表现；软骨发育不全头颅较大，四肢短小较轻。

四、遗传学

致死性侏儒也是由 *FGFR3* 基因的突变引起，目前已报道基因突变类型 12 种，其中 P.R248C 错义突变为 TD-I 最高发的致死突变，突变率高达 55% 以上。

五、预后评估

本病为致死性骨骼发育畸形，建议早期干预。若出生常因胸腔狭窄导致呼吸窘迫、心力衰竭而死亡。

（王 音　王 云　张建芳　徐 盈　雷小莹）

第 4 节　桡骨发育不良与缺失

桡骨发育不良与缺失又称轴旁性桡侧半肢畸形，是由于桡骨先天性发育不全或不发育所致，可伴有尺骨发育不全。发生率在围生儿中约占 1/30 000，可单侧或双侧发病。

一、病理解剖与病理生理

依畸形程度分为三型：①Ⅰ型，桡骨完全缺如，此型最常见，表现为桡骨完全未发育，胎儿腕部由于失去桡骨的支持而导致严重的桡偏畸形，同时手可成直角或接近前臂桡侧表面，可出现拇指缺如等严重手畸形；②Ⅱ型，桡骨部分缺如，表现为桡骨远侧部未发育，近侧部发育不全，常与尺骨融合成为桡尺骨骨性连接，常并发腕关节屈曲；③Ⅲ型，桡骨发育不全，病变轻者表现为桡骨轻度缩短，腕关节向桡侧轻度偏斜，同时可伴发拇指发育不良等手部畸形，重度者桡骨明显缩短，尺骨向桡侧弯曲，腕关节向桡侧屈曲，常伴拇指异常。

二、超声特征

声像图表现：①桡骨较短或未显示，尺骨长度尚正常，部分伴弯曲；②手形态失常，腕部明显向桡侧弯曲，手指多显示不全；③三维超声显示手的形态及与前臂关系。骨骼模式显示尺桡骨关系及腕关节解剖，对诊断有较大帮助（图 39-4-1，图 39-4-2）。

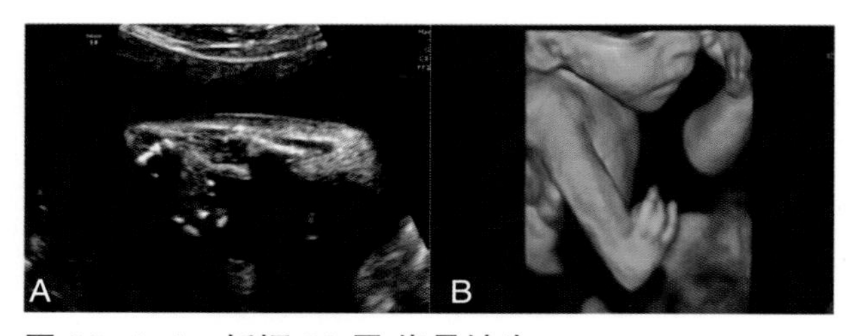

图 39-4-1 妊娠 25 周 桡骨缺失
A. 右前臂仅见一根长骨，腕关节异常屈曲，桡骨缺失；B. 四维成像，右手向桡侧屈曲

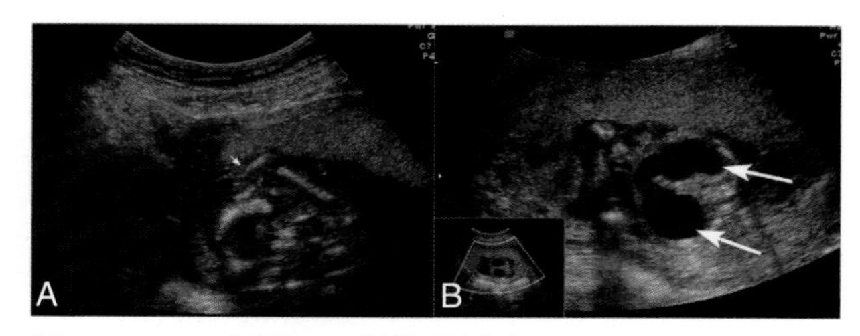

图 39-4-2 妊娠 17 周桡骨缺失
A. 右侧前臂桡骨缺失，手向桡侧屈曲（箭头）；B. 同时合并十二指肠闭锁，双泡征（箭头所示）

三、注意事项与鉴别诊断

典型病变超声较易诊断，系统、连续追踪扫查每一肢体直至肢体最末端可减少漏诊。轻度桡骨发育不全且不伴发其他畸形时产前超声诊断较困难。手部发育异常及腕关节曲度异常是桡骨发育不良或缺失的重要线索。

四、遗传学

范科尼贫血（Fanconi 贫血）为常染色体或 X 连锁隐性遗传病，患者常见骨骼畸形，包括一系列桡骨线异常，拇指发育不全、数目增多或缺失、分叉和桡骨发育不全或缺失。20% 患者伴有其他骨骼异常（如脊椎与肋骨异常）。范科尼贫血主要由相关基因突变所致，最终影响 DNA 修复过程。根据突变基因种类的不同，目前范科尼贫血分为 17 型。

血小板减少 – 桡骨缺失综合征（TAR）表现为双侧桡骨缺失和血小板减少，可累及下肢、心血管、胃肠道和其他系统。遗传方式尚不明确。

Nager 综合征（肢端面部骨发育不全）系常染色体显性遗传疾病，面容特点为颅面骨发育不全（特别是颧骨、下颌骨），面部瘘管、双眼外眦下移、外耳畸形、巨口等，形成特征性的鱼面样面容，伴有桡骨及肢体缺陷。

罗伯特综合征（Roberts 综合征）又称假性沙利度胺综合征或肢体发育不良 – 毛发稀疏 – 颅面血管瘤综合征，为常染色体隐性遗传疾病，表现肢体发育不良，且上肢更严重，常累及桡骨、尺骨或肱骨；伴有并指（趾）或弯曲指（趾），手指长度下降和数目减少；腓骨、胫骨、大腿骨短或缺失；脚趾数目减少，合并颅面部异常，由 *ESCO2* 基因突变引起。

VATER/VACTERL（脊椎缺陷 – 肛门闭锁 – 心脏畸形 – 气管食管瘘 – 食管闭锁 – 肾畸形 – 肢体缺陷）综合征多为散发病例，再发风险较低（2%~3%）；表现为轴前肢体缺陷伴拇指与桡骨发育不全或发育不良，通常为双侧病变或不对称。病变的最轻微表现为鱼际肌萎缩，下肢通常不受累。

五、预后评估

桡骨缺如或发育不全可引起严重的手畸形及手的功能障碍。畸形越严重且伴发畸形多或合并染色体异常者预后差。

第 5 节　指（趾）异常

多指（趾）最常见，通常为手指或足趾数目的增多，往往见于多发畸形或是有家族史的病例中，多余指可为桡侧或尺侧。

缺指（趾）极少见，表现为手指或足趾数目减少。

并指（趾）指手指或足趾不能分开，轻者仅为不完全蹼指，也可为皮肤并指，严重者为骨分化不全、指骨融合的完全并指。

重叠指为中指位置低，其余指头重叠于中指上，是三体综合征的特有异常。

一、病理解剖与病理生理

先天性手指及足趾畸形类型较多，畸形可局限在一根手指或脚趾，也可累及全手或全脚，或仅是全身某种畸形综合征的局部表现，如羊膜带综合征及染色体异常等，可呈对称或不对称性出现。

二、超声特征

声像图表现①多指，常在小指侧或拇指侧检出额外手指，可为一指状软组织回声或一根完整的手指回声；②缺指（趾），经多切面反复扫查显示手指数目减少，多伴手指形态变异；③并指，显示手指不能完全分开，由软组织相连或骨性结构相连；④重叠指，可见手指呈半握状，中指低位，余指均重叠于其上；⑤羊水充足时，应用实时四维超声有助于手指异常的检出，可对手指数目、形态、结构等做详细观察（图 39-5-1~ 图 39-5-4）。

三、注意事项与鉴别诊断

由于胎动、体位、羊水等多种因素的影响，超声对轻微手足畸形的检出及辨认较困难，如胎儿手指数目异常及并指常易漏诊。

手足指（趾）异常应尽量在伸展时观察，利用三维超声可以显著提高此类畸形的检出率；指趾异常时应进行详细检查。同时须注意对合并畸形的检查及染色体异常的排查。

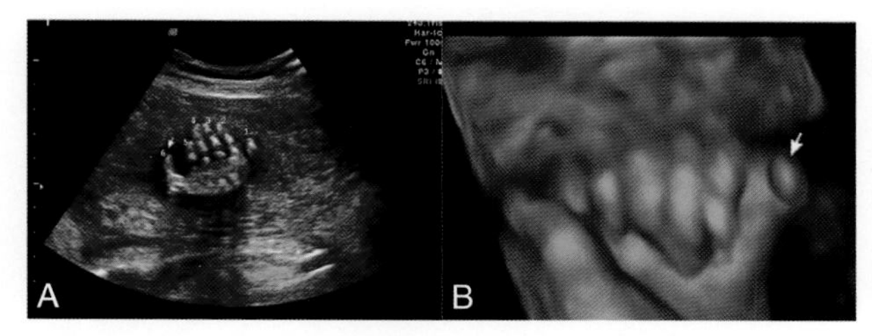

图 39-5-1　妊娠 27 周六指
A. 二维超声示右手六指，位于尺侧；B. 六指四维成像，位于尺侧（箭头所示）

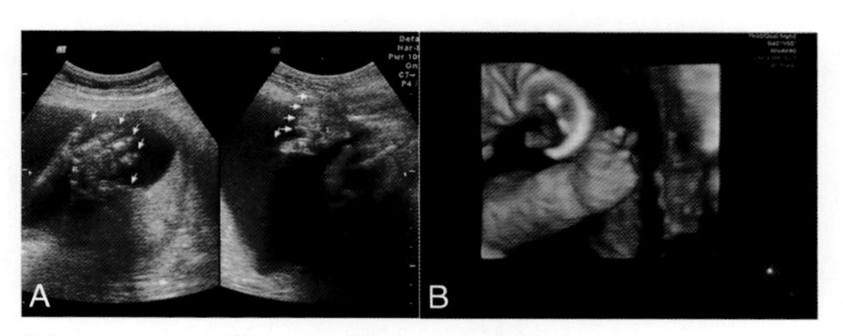

图 39-5-2　妊娠 26 周左手四指缺失
A. 左侧为正常右手，右侧图像显示左手四指缺失，仅余大拇指；B. 四维成像左手四指缺失

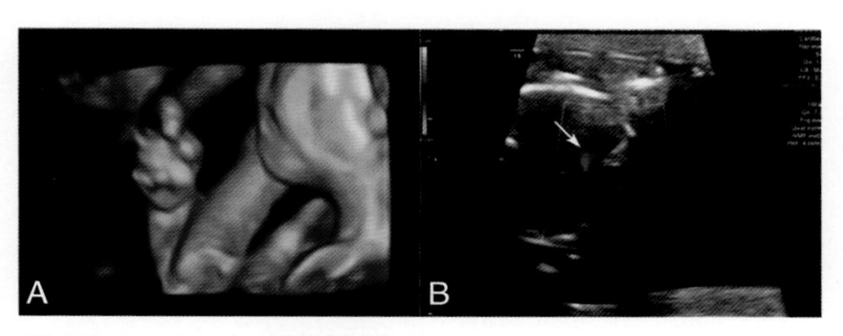

图 39-5-3　右手重叠指
A. 四维表面成像示胎儿右手重叠指；B. 彩色多普勒血流示合并室间隔缺损（箭头所示）；羊水穿刺结果为 18 三体综合征

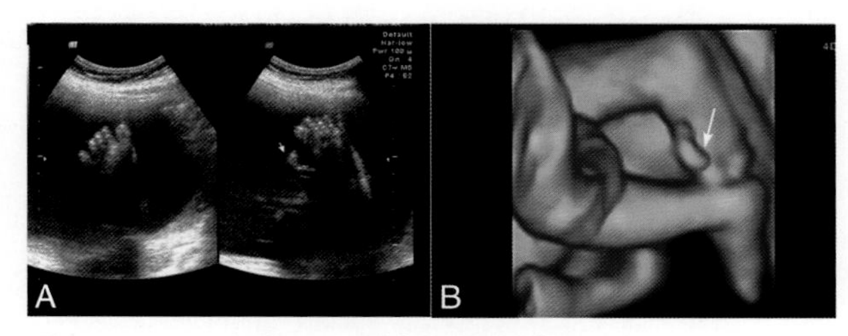

图 39-5-4　妊娠 23 周右足胫侧多趾
A. 二维超声示右足胫侧多趾，趾形态异常；B. 四维成像示右足胫侧多趾（箭头所示）

四、遗传学

并多指畸形（synpolydactyly, SPD）是一种常染色体显性遗传病，具有较强的临床异质性。按致病基因，并多指畸形可分为三型：*HOXD13*

突变引起的为 *SPD1*, 占并多指中的绝大多数；*FBLN1* 突变引起的为 *SPD2*；*SPD3* 致病基因定位于 14q11.2–q12, 但仍存疑。并多指畸形需要与多并指畸形（polysyndactyly）相鉴别：前者指蹼中含有多余指骨，后者则无；后者由 *GLI3* 基因突变造成。并多指畸形的基因型和表型之间缺乏明显的对应关系。

阿佩尔综合征（Apert 综合征）又称尖头并指综合征。该综合征多为散发，为常染色体显性遗传疾病，10q26 成纤维细胞生长因子受体 2（*FGFR2*）基因突变所致。表现为严重并指，足部也可受累，并伴有冠状缝早闭及发育迟缓。

OFD1 综合征为 X 连锁显性遗传病，突变基因为 *CXORF5*。通常为皮肤并指（且影响多个手指）、短指及轴后多指。颅面部异常包括舌囊肿、唇中线裂及多余口腔系带。

Miller 综合征为常染色体隐性遗传疾病，患者第 5 指（趾）缺如，伴有尺桡骨发育不良和内弯曲或前臂缩短，并指（趾）。相关基因为 *DHODH*。

眼牙手指综合征（oculodentodigital syndrome）表现为 4、5 指并指，3、4 趾并趾，中指（趾）骨发育不良，第 5 手指弯曲，一个或多个指（趾）发育不良。约 50% 的患者发生神经系统症状。新发突变率较高，突变基因 *GJA1* 位于 6q22–23。

FG 综合征（FG syndrome）为 X 连锁隐性遗传疾病，相关基因为 *MED12*。表现为拇指宽、脚趾较大，胸骨发育异常，通贯手，指（趾）弯曲，并指（趾），多个关节挛缩，椎骨轻度缺陷。

缺指（趾）–外胚层发育不良–唇腭裂综合征（ectrodactyly-ectodermal dyspla sia-clefting syndrome，EEC 综合征）又称唇腭裂虾爪综合征或 Walker-Clodius 综合征，是一类以先天性缺指（趾）、并指（趾）或手足裂，外胚叶发育不全和伴或不伴腭裂的唇裂三联征为主要临床表现的综合征。该病除了典型的三大表现外，还可累及全身各个系统，包括泪囊炎、泌尿生殖系统畸形等。常染色体显性遗传，相关基因为 *p63*。

Roberts 综合征（Roberts syndrome）：参见本章第 4 节。

CHILD 综合征：单侧短肢，从肢体缺失到掌部和指（趾）发育不全；单侧肾缺如。大多数病例为散发，为 X 连锁显性遗传，罕见家族性母女遗传现象。由位于 Xq28 上的 *NSDHL* 基因突变所致，该综合征患者伴有单侧短肢畸形和皮肤发育不全，单冠状动脉口，单心室。

Yunis-Varon 综合征为常染色体隐性遗传疾病，相关致病基因 *FIG4*。患者表现为拇指和大脚趾发育不全，手指和脚趾的指（趾）骨末端、手指的中间指骨、第一跖骨发育不全。*FIG4* 的不同位点突变可导致不同的疾病，如 Charcot-Marie-Tooth 病和肌萎缩性脊髓侧索硬化症。

CARPENTER 综合征又名尖头多并指（趾）畸形综合征，是一种导致颅缝早闭的常染色体隐性遗传病，临床表现主要以颅缝早闭、多指(趾)、并指（趾）、肥胖等先天畸形为主，可引起智力发育迟缓、颅内高压等一系列并发症。目前发现其与 *RAB23* 基因突变有关，也有少数患者是由 *MEGF8* 基因突变所致。

五、预后评估

单纯指（趾）异常多不影响其智力，但伴发畸形及染色体异常时预后多不良。

第 6 节　足部异常

马蹄内翻足是临床最常见的足部畸形，其特点是足的前半部内收、内翻，跟骨内翻、跖屈、跟腱挛缩呈马蹄畸形等。可单独存在或是其他某一畸形综合征的一种表现，如肌肉骨骼疾病、染色体异常、中枢神经系统异常等，10%~14% 伴发其他畸形。

摇椅足畸形部位为踝关节，表现为患足踝关节前移，足跟大而圆，足弓呈反弧形，似摇椅状，常合并足内翻。

一、病理解剖与病理生理

在胎儿发育过程中，足的肌腱和韧带发育未能与足部其他肌腱的发育保持同步引起跟骨和跗骨间的关系异常，导致前足内收、跟骨内翻、足底和踝跖屈。

二、超声特征

声像图表现①马蹄内翻足畸形，胫腓骨长轴切面内同时显示胫腓骨长轴和冠状切面的足掌结构；②摇椅足，显示足底中间高，两头翘，并且前后突出，呈摇椅状；③典型病变足部畸形解剖关系应持续存在，不随胎动而改变；④三维超声对足部畸形有较好的检出率（图 39-6-1，图 39-6-2）。

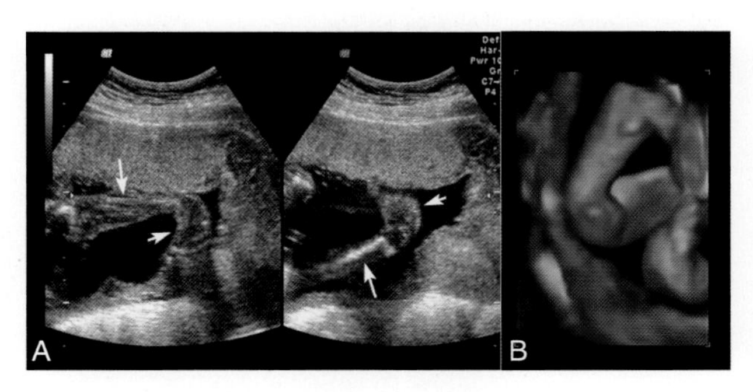

图 39-6-1　妊娠 22 周双侧足内翻
A. 胫腓骨长轴切面二维超声可同时显示胫腓骨（长箭头）和足掌结构（短箭头）；B. 四维成像双侧足内翻

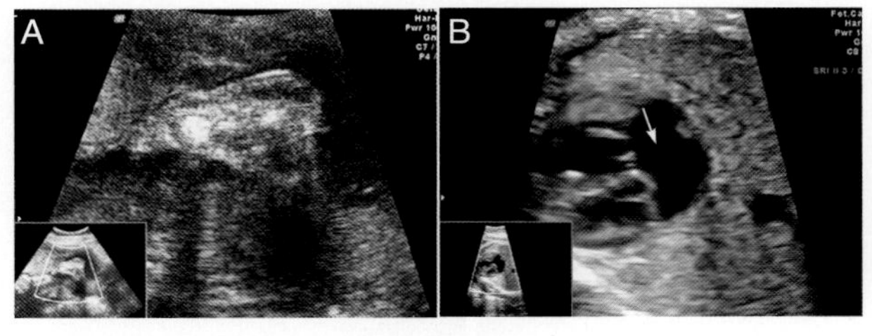

图 39-6-2　妊娠 23 周摇椅足
A. 足底皮肤水肿增厚，足弓消失，摇椅足；B. 合并房间隔大部分缺失（箭头所示）；羊水穿刺结果为 21 三体综合征

三、注意事项与鉴别诊断

需要清楚显示足与小腿骨骼的关系以及足底切面。动态观察极其重要，等待胎动后或离开子宫壁的压迫后再观察，可减少漏诊及误诊。发现摇椅足时应建议行染色体检查。

四、遗传学

足部异常的发病机制尚不清楚，偶见家族性报道，且大部分畸形足常合并有其他发育异常。在一项 127 例的马蹄内翻足的产前诊断的研究中发现，有 33% 的病例存在染色体异常，主要是 18 三体综合征。

Escobar 综合征是多发性翼状胬肉综合征的一种，为常染色体隐性遗传疾病，相关致病基因为 *CHRNG*。患者表现为指屈曲、并指，马蹄内翻足或摇椅足。

股骨发育不全 - 罕见颜面综合征（Femoral hypoplasia-unusual facies 综合征）表现为马蹄内翻足、肾缺如、多囊肾、肾异常集合系统。多数病例散发，遗传机制尚不明确。

五、预后评估

单纯足内翻预后较好，可通过石膏固定或手术矫正，伴发其他严重畸形则预后不良。摇椅足常是 18 三体综合征的特异性改变，预后较差。

第 7 节　肢体缺失

肢体缺失是指上肢或下肢，或一侧上（下）肢缺失，或双侧上（下）肢的缺失。

一、病理解剖与病理生理

妊娠第 4~8 周是四肢形成的关键时期，至第 8 周末胎儿肢体基本形成，但是骨骼尚未完全骨化，完全为软骨。这一阶段肢体生长发育受阻则形成肢体缺失，多见于前臂、小腿及手足等中远段肢体，亦可见整肢缺失。

二、超声特征

多切面反复扫查未显示肢体局部或整肢。上肢畸形多数为单一畸形，下肢畸形常是复杂畸形或某一综合征的一部分。

三维超声成像可观察肢体的发育情况（图 39-7-1~ 图 39-7-3）。

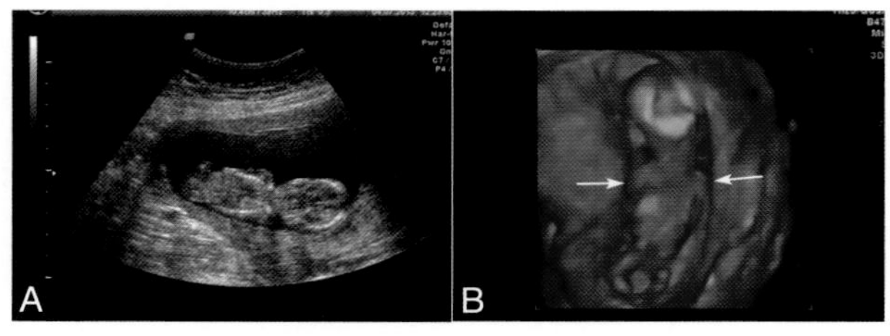

图 39-7-1　妊娠 14 周 双上肢缺失
A. 二维超声示双上肢缺失；B. 四维成像，肩膀处无双上肢影像（箭头所示）

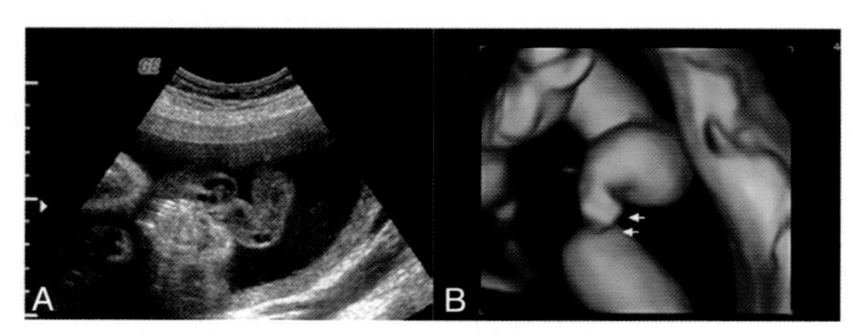

图 39-7-2　妊娠 25 周 左手大部缺失
A. 二维超声示左手大部缺失，手指显示成团；B. 四维成像左手大部缺失，仅见团状回声（箭头所示）

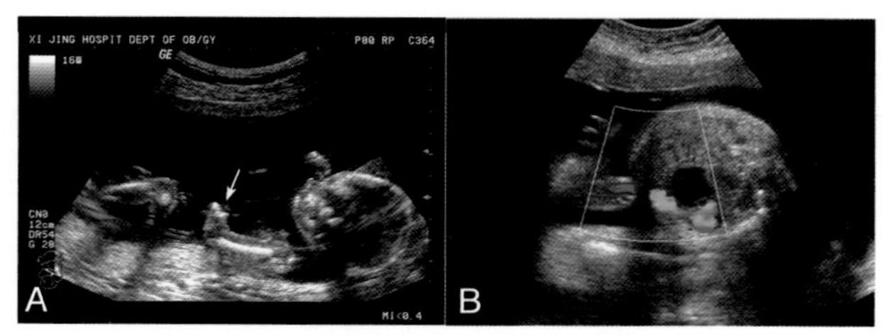

图 39-7-3　妊娠 20 周左前臂前部缺失
A. 左前臂前 2/3 缺失（箭头）；B. 伴单脐动脉左支缺如

三、注意事项与鉴别诊断

妊娠 12 周后，经腹超声可对胎儿四肢进行观察，应注意肢体缺失的检出；妊娠 13~14 周可对胎儿大部分肢体缺失做出诊断；妊娠 18~28 周羊水量相对处于高峰期，胎动频繁，有利于显示肢体的全貌；妊娠晚期由于胎体增大，羊水相对减少、胎位固定等因素影响，将导致部分肢体无法显示。

连续追踪扫查对于观察胎儿肢体非常重要，各种肢体畸形有一定的特征性，仔细、耐心、有序的扫查能够明显提高畸形的检出率；合理的应用三维超声，尤其是实时的观察对此类畸形检出有较大帮助。

四、遗传学

Adams-Oliver 综合征为常染色体显性或隐性遗传，但个体表型差异显著。四肢表现为不同程度的肢体远端截断畸形。已知相关基因有 *ARHGAP31*、*DLL4*、*DOCK6*、*EOGT*、*NOTCH1* 和 *RBPJ*。*EOGT* 和 *DOCK6* 突变表现为常染色体隐性遗传，其余为常染色体显性遗传。

先天性小胃 – 肢缩小畸形谱（congenital microgastria-limb reduction complex）：桡骨和尺骨有不同程度的发育不良，其中两侧均发育不良占 40%；末端肱骨横向缺损、拇指缺失和海豹肢。该病遗传机制不明，目前相关报道的病例均为散发病例。

CHILD 综合征参见本章第 5 节。

缺指（趾）– 外胚层发育不良 – 唇腭裂综合征（EEC 综合征）：参见本章第 5 节。

Grebe 综合征可见桡骨和尺骨短小，且尺骨短小更严重；胫骨短小，从近端向远端逐渐加重；腕骨指骨退化；足短、外翻，趾骨退化。该病为常染色体隐性遗传疾病，由位于 20q11.2 上的 *CDMP1* 基因突变所致。

Holt-oram 综合征（心 – 手综合征）可见拇指发育不良、缺如、分叉或三指节，拇指与食指常并指；上肢及肩带骨不同程度缺损；海豹肢畸形，且不对称受累；尺骨、肱骨、锁骨、肩胛骨及胸骨缺损；第一掌骨和桡骨发育不良到缺如。该综合征呈常染色体显性遗传，相关致病基因为 *TBX5*。

肢体 – 体壁复合畸形（limb-Body wall complex）常伴有肢体异常，如缺指（趾）畸形、单前臂或下肢，且多指畸形和桡骨骨结合的发生率更高。

口与下颌 – 四肢发育不良畸形谱（oro-mandibular limb hypogenesis spectrum）可见四肢有不同程度的发育不良至缺指（趾）或并指（趾）。

胫骨发育不全 – 缺指（趾）综合征（Tibial aplasia-ectrodactyly 综合征）可见缺指（手裂）

畸形；多发手指缺如；常见跗骨、跖骨和足趾各种缺如。可表现为常染色体显性遗传，但表型个体差异较大，常见因外显不全而表型正常的携带者，因此患者家族中的孕妇均应进行产前检查；也可能相关致病基因不止一个。

Roberts 综合征（Roberts syndrome）：参见本章第 4 节。

五、预后评估

肢体缺失胎儿不仅有明显的外观异常，且多伴劳动及交流能力的障碍，但非致死性畸形，发现肢体缺失胎儿时应做详细的超声解剖学评估，同时进行遗传学异常的排查，如有染色体异常及严重并发畸形，一般预后较差。

第 8 节　肢体屈曲症及多发性关节挛缩症

肢体屈曲症（campthomelia disease, CD）及多发性关节挛缩症均属骨畸形性发育不良，其中胎儿肢体屈曲症发病率极低，表现为长骨异常弯曲，与骨折无关。多发性关节挛缩症是指出生时即表现为至少两个以上关节持续性、非进展性屈曲挛缩。新生儿发病率为 1/4500~1/2500。

一、病理解剖与病理生理

先天性多发性关节挛缩症发病原因极其复杂，临床表现呈多样性。按病变累及的范围分成三类：①仅累及四肢关节，约占 50%；②关节挛缩伴内脏及头面部畸形；③关节挛缩伴神经系统异常。

三、超声特征

1. 肢体屈曲症　下肢长骨完全变形，以股骨和胫骨受累明显，肢体长度可轻度或严重缩短，腓骨可发育不良或缺如，常合并足内翻、严重者可有胸腔狭小，伴有胸椎发育不良及其他畸形。

2. 多发性关节挛缩症

（1）关节僵直，呈挛缩状或过伸状，张力增高，活动减少。

（2）常见受累关节为膝、踝关节。

（3）25% 合并皮下组织菲薄。

（4）常伴发中枢神经系统异常。

（5）合并脐带囊肿和羊水过多（图 39-8-1）。

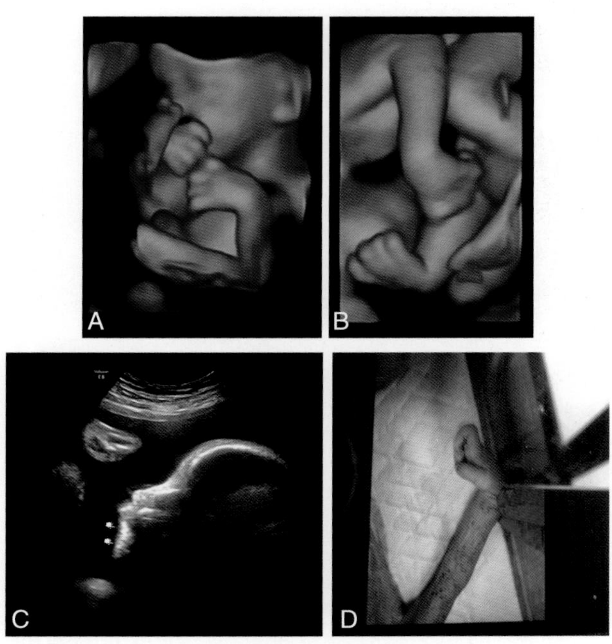

图 39-8-1　妊娠 27 周关节挛缩症
A、B. 产前四维超声示胎儿双侧腕关节挛缩、双手姿势异常；C. 同一胎儿合并小下颌及羊水过多；D. 同一胎儿引产后示腕关节挛缩

四、注意事项与鉴别诊断

肢体屈曲症诊断中正确显示并测量长骨极其重要，当股骨轻度弯曲时在股骨矢状切面或远场一侧股骨容易漏诊。当疑似长骨弯曲时，应仔细反复检查。

胎儿肢体屈曲症应与致死性侏儒、软骨发育不全、成骨发育不全相鉴别，该病主要超声表现为长骨缩短和成角弯曲，特别是股骨和胫骨。

多发性关节挛缩症注意应反复多次观察骨与关节的固定有无变化，受累关节及远端的运动受限、活动减少；

产前发现合并羊水过多的胎儿应特别注意手、足及关节姿态，排除多发性关节挛缩症。

五、预后评估

预后不佳，肢体屈曲症生后无法生活，若伴有胸腔狭小，气管、喉管受压可导致胎儿死亡。

（郑 瑜　王 云　张建芳　徐 盈　雷小莹）

参考文献

[1] 严英榴 . 杨秀雄 . 产前超声诊断学 . 2 版 . 北京：人民卫生出版社 , 2012

[2] 邓学东 . 产前超声诊断与鉴别诊断 . 北京：人民军医出版社 , 2013

[3] 李胜利 . 胎儿畸形产前超声诊断学 . 北京：人民军医出版社 , 2012

[4] 陈欣林 . 张丹 . 妇科与产科 . 北京：科学技术文献出版社 , 2011

[5] 朱军 . 李胜利 . 中国出生缺陷图谱 . 北京：人民卫生出版社 , 2008: 207–216

[6] 连细华 , 吕国荣 , 黄冰冰 . 产前超声诊断致死性成骨不全并全身多发畸形 1 例，中国超声医学杂志 , 2015, 31(11)1054

[7] Wang Y, Liu ZY, Liu ZX, et al. Advances in research on and diagnosis and treatment of achondroplasia in China. Intractable & Rare Diseases Research, 2013, 2(2): 45–50

[8] 黎昱 , 徐盈 , 程璐 , 等 . 软骨发育不全的基因检测及产前诊断 . 中国优生与遗传杂志 , 2017, 25(10): 25–27

[9] 王海燕 , 杨艳红 , 刘耀萍 , 等 . 两次妊娠胎儿成骨发育不全产前超声诊断及文献复习 . 中华医学超声杂志 (电子版), 2011, 8(4): 843–846

[10] 雒瑶 , 朱宝生 . 成骨发育不全研究进展 . 中国妇幼保健 , 2017, 32(6): 1333–1336

[11] 黄林环 , 方群 . 常见胎儿骨骼发育异常的产前诊断 . 中华妇产科杂志 , 2006, 41(11): 779–782

[12] 何丽娟 , 李冬至， 梁德民 . 致死性侏儒 — 附三例报告 . 中国优生与遗传杂志 , 2008, 16(2): 94–95

[13] De Vivo A, Giacobbe A, De Vivo D, et al. Usefulness of three dimensional ultrasonography in the prenatal evaluation of acromelic deviationgs. J Clin Ultrasound, 2009, 37(7): 399–400

[14] 吴锡金 , 陈桂荣 , 阮俏梅 , 等 . 实时四维超声诊断胎儿骨骼发育障碍 . 临床超声医学杂志 , 2008, 10(7): 491–492

[15] 李胜利 , 欧阳淑媛 , 陈琮瑛 , 等 . 连续顺序追踪超声法检测胎儿肢体畸形 . 中华妇产科杂志 , 2003, 38(5): 267–269

[16] 黄勤 , 刘志伟 . 胎儿肢体畸形的产前超声检查最适时间探讨 . 中国超声医学杂志 , 2009, 25(2): 167–170

[17] Sunagawa S, Kikuchi A, Sano Y, et al. Prenatal diagnosis of holt-oram syndrome： role of 3-D ultrasonography. Congenit Anom (Kyoto), 2009, 49(1): 38–41

[18] 孟华 , 姜玉新 . 21- 三体综合征和 18- 三体综合征产前超声诊断 . 中国实用妇产科杂志 , 2005, 21(9): 515–516

[19] 詹林 , 文桂琼 , 林毅 , 等 . 产前超声筛查诊断胎儿肢体畸形的价值 . 中国医学影像学杂志 , 2010, 18(3): 213–216

[20] 李胜利 . 胎儿肢体畸形诊断思维方法及超声诊断 . 中华医学超声杂志 (电子版), 2005, 2(6): 324–326, 23

[21] 安绍宇 , 岳林先 , 王艳 , 等 . 胎儿肢体畸形与羊水过多的相关性分析 , 医学影像学杂志 , 2008, 11(18): 1342–1343, 24

[22] Sunagawa S, Kikuchi A, Sano Y, et al. Prenatal diagnosis of holt-oram syndrome: role of 3-D ultrasonography. Congenit Anom (Kyoto), 2009, 49(1): 38–41

[23] DeVore GR, RomerR. Genetic sonography, an option for women of advanced maternal age with negative triple-marker maternal serum screening results. J Ultrasound Med, 2003, 22(11): 1191–1199

[24] Hindis P K, Theodora M, Anastasakis E, et al. 3D assessment of the nuchal translucency and the fetal anatomy in the first trimester of pregnancy. Ultrasound in Obstetrics & Gynecology, 2010, 36(s1): 181

[25] 郑瑜 , 周晓东 , 王西林 , 等 . 实时动态三维超声诊断胎儿肢体畸形的临床研究 . 中国超声医学杂志 , 2009, 25(1): 67–70

[26] Sahinoglu Z, Uludogan M, Arik H, et al. Prenatal ultrasonographical features of limb body wall complex: a review of etiopathogenesis and a new classification. Fetal Pediatr Pathol, 2007, 26(3): 135–151

[27] 徐加英 , 张亦青 , 王晓莹 , 等 . 中孕期胎儿手指的超声观察 . 中国医学影像学杂志 , 2007(6):404–405

[28] Dane B, Dane C, Aksoy F, et al. Semilobar holoprosencephaly with associated cyclopia and radial aplasia: first trimester diagnosis by means of integrating 2D-

3D ultrasound. Arch Gynecol Obstet, 2009, 280(4): 647–651

[29] Khalil A, Pajkrt E, Chitty L S. Early prenatal diagnosis of skeletalanomalies. Prenat Diagn, 2011, 31(1): 115–124

[30] Kagan KO, Valencia c, Livanos P, et a1. Tricuspid regurgitation in screening for trisomies 21, 18 and 13 and Turner syndrome at 11^{+0} to 13^{+6} weeks of gestation.Ultrasound Obstet Gynecol, 2009, 33: 18–22

[31] Singh S., Shemesh K, Liefshitz B, et al. Genetic and physical interactions between the yeast ELG1 gene and orthologs of the Fanconi anemia pathway. Cell cycle, 2013, 12 (10): 1625–1636

[32] Bottillo I, Castori M, De Bernardo C, et al. Prenatal diagnosis and post-mortem examination in a fetus with thrombocytopenia-absent radius (TAR) syndrome due to compound heterozygosity for a 1q21.1 microdeletion and a RBM8A hypomorphic allele: a case report. BMC research notes, 2013, 6: 376

[33] Czeschik J C, Voigt C, Alanay Y, et al. Clinical and mutation data in 12 patients with the clinical diagnosis of Nager syndrome. Human genetics, 2013, 132(8): 885–898

[34] Dogan M, Firinci F, Balci Y I, et al. The Roberts syndrome: a case report of an infant with valvular aortic stenosis and mutation in ESCO2. JPMA. The Journal of the Pakistan Medical Association, 2014, 64 (4): 457–460

[35] Sandal G, Aslan N, Duman L, et al. VACTERL association with a rare vertebral anomaly (butterfly vertebra) in a case of monochorionic twin. Genet Couns, 2014, 25 (2): 231–235

[36] Datta S, Saha S, Kar A, et al. Apert Syndrome. The Journal of the Association of Physicians of India, 2014, 62 (9): 845–848

[37] Rump P, Niessen R C, Verbruggen K T, et al. A novel mutation in MED12 causes FG syndrome (Opitz-Kaveggia syndrome). Clinical genetics, 2011, 79(2): 183–188

[38] Kodaganur S G, Tontanahal S J, Sarda A, et al. Clinical phenotype and the lack of mutations in the CHRNG, CHRND, and CHRNA1 genes in two Indian families with Escobar syndrome. Clinical dysmorphology, 2013, 22(2): 54–58

[39] Seeger M A, Paller A S, The role of abnormalities in the distal pathway of cholesterol synthesis in the Congenital Hemidysplasia with Ichthyosiform erythroderma and Limb Defects (CHILD) syndrome. Biochimica et biophysica acta, 2014, 1841 (3): 345–352

[40] Corona-Rivera J R, Romo-Huerta C O, Lopez-Marure E, et al. New ocular findings in two sisters with Yunis-Varon syndrome and literature review. European journal of medical genetics, 2011, 54 (1): 76–81

[41] Iftikhar N, Ahmad Ghumman FI, Janjua S A, et al. Adams-Oliver syndrome. Journal of the College of Physicians and Surgeons. Pakistan: JCPSP, 2014, 24 Suppl 2: S76–77

[42] Vasas P, Mudan S S, Akle C A. Congenital microgastria with limb defect combined with megaduodenum: case report and review of literature. The Indian journal of surgery, 2011, 73 (2): 122–124

[43] Saminathan D. Grebe syndrome. Indian pediatrics, 2010, 47 (9): 791

[44] Zakanj Z. Holt-Oram syndrome-the importance of early diagnosis and interdisciplinary approach. A case report. Lijecnicki vjesnik, 2013, 135 (1-2): 12–14

[45] Chikkannaiah P, Dhumale H, Kangle R, et al. Limb body wall complex: a rare anomaly. Journal of laboratory physicians, 2013, 5 (1): 65–67

[46] Lipson A H, Webster W S. Transverse limb deficiency, oro-mandibular limb hypogenesis sequences, and chorionic villus biopsy: human and animal experimental evidence for a uterine vascular pathogenesis. American journal of medical genetics, 1993, 47 (7): 1141–1143

[47] Richieri-Costa A, Ferrareto I, Masiero D et al. Tibial hemimelia: report on 37 new cases, clinical and genetic considerations. American journal of medical genetics, 1987, 27 (4): 867–884

第 40 章
多胎妊娠

多胎妊娠（multiple pregnancy）是指一次妊娠中，同时有两个或两个以上胎儿称为多胎妊娠。双胎妊娠与全部妊娠比例约为 1 ∶ 90。近年来，各种原因导致多胎妊娠发生率不断增加，约占所有妊娠的 1.5%。同时围产期发病率及死亡率不断增加，曾有报道可高达 10%，多胎妊娠合并症明显较单胎妊娠增高。Hellin 统计多胎妊娠发生率公式为 $1:89^{n-1}$（n 代表一次妊娠的胎儿数）。一般自然情况下，三胎发生率为万分之一；四胎发生率为百万分之一；再多则更罕见。众所周知，多胎妊娠较单胎妊娠孕妇及胎儿风险均大大增加。近年来，由于饮食、环境等因素影响，年龄偏大，特别是应用促排卵药物及试管婴儿等辅助生育技术的开展，多胎妊娠明显增加。除孕妇妊娠合并症、胎盘早期剥离及产后出血增多外，胎儿发生早产、先天畸形、染色体异常等并发症也同样增加，而且围产儿死亡也大大增加，为此应特别引起重视。

在超声检查中，确定多胎妊娠数目，有着非常重要的临床意义。多胎妊娠中常见为双胎，本章重点描述双胎妊娠。

第 1 节　多胎绒毛膜性及羊膜性的判断

一、双胎妊娠发生过程与分型

双胎妊娠（twins pregnancy）占整个妊娠 1%，近年来由于上述原因导致双胎妊娠明显增加。双胎妊娠分为双卵双胎（dizygotic twins）和单卵双胎（monozygotic twins）。双卵双胎约占双胎的 2/3，而单卵双胎仅占双胎的 1/3，其发生过程与分型如下（图 40-1-1）。

1. 双卵双胎　双卵双胎指一个月经周期中有两个卵子成熟、排卵后与两个精子结合形成两个受精卵，种植在子宫蜕膜中，形成各自的胎盘、绒毛膜及羊膜腔。两个胎儿有各自基因，可为同性别、同血型，也可不同性别、不同血型，其各方面表现如同兄弟姐妹一样，称为双绒毛膜囊双羊膜囊双胎，亦称双绒双羊。发育中两个胎盘可以紧贴或融合，但两者血循环不相同。两个羊膜腔中间的间隔为两层羊膜及两层绒毛膜。

2. 单卵双胎　单卵双胎指一个月经周期中 1 个卵子成熟与 1 个精子结合，受精后分裂成两个胎儿。由于受精卵发生分裂的时间与植入的时间不同，而形成不同类型的双胎。

（1）双绒毛膜囊双羊膜囊双胎　受精后 3d 内分裂，即受精卵尚未植入子宫蜕膜组织时，形成两个独立的受精卵和卵黄囊，两个有各自胎儿、羊膜腔、绒毛膜囊及胎盘，亦称双绒双羊，但不属于真正的双绒毛膜囊双羊膜囊双胎，在检查中需按照双绒双羊对待。

（2）单绒毛膜囊双羊膜囊双胎　受精后 4~8d，即受精卵植入子宫蜕膜组织后才分裂。这时胚泡已形成，但羊膜囊尚未形成，发育为两个胎儿、两个羊膜腔，共用一个绒毛膜囊一个胎盘，亦称单绒双羊。

（3）单绒毛膜囊单羊膜囊双胎　受精后 9~13d 内分裂，已植入子宫蜕膜组织内，羊膜腔已形成。双胎儿仅一个卵黄囊、胚盘分为两个胎

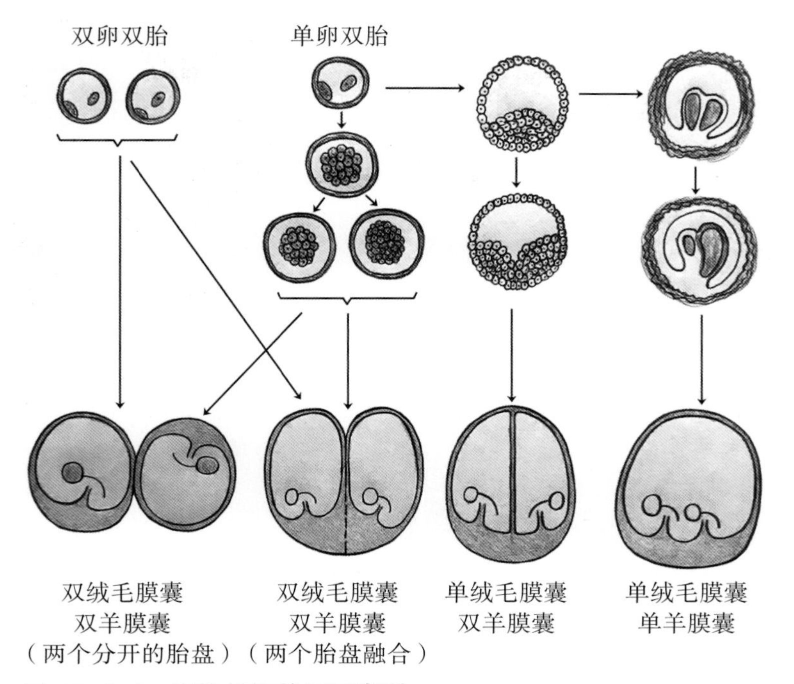

图 40-1-1 双胎妊娠的不同类型

儿，在一个羊膜囊内，形成单一的绒毛膜囊、单一的羊膜囊及单一胎盘。该型亦称单绒单羊，此类型的双胎易发生畸形。

二、双胎妊娠绒毛膜性及羊膜性的判断

双胎妊娠绒毛膜性及羊膜性包括单绒毛膜囊、双绒毛膜囊、单羊膜囊、双羊膜囊。

1. 绒毛膜囊和羊膜囊数目的确定 在双绒毛膜囊双羊膜囊型双胎（dichorionic diamniotic twins，DCDA twins）中，双胎之间的隔膜包含两层绒毛膜组织，夹在两层羊膜之间，而在单绒毛膜囊双羊膜囊型双胎（monochorionic diamniotic twins，MCDA twins）中，其隔膜仅有两层羊膜。

判断双胎绒毛膜性的最佳超声方法：在妊娠早期DCDA双胎间显示的隔膜呈“三角形”或“人”字状（lambda sign）结构，这种超声特征又叫“双胎峰”（twin peak）（图 40-1-2），而 MCDA 双胎在绒毛膜底部仅有一层薄膜，呈“T”形特征（T sign）（图 40-1-3）。

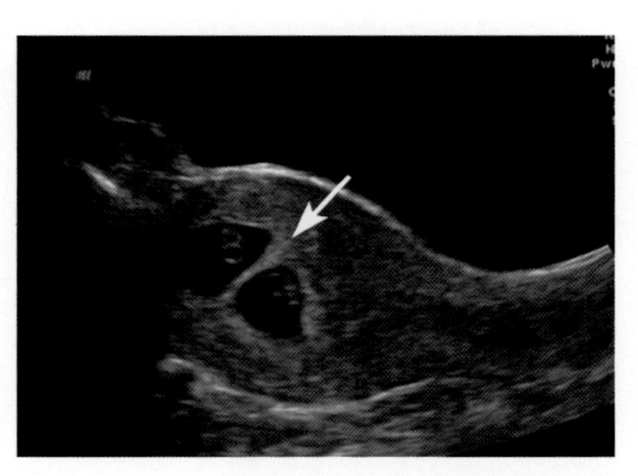
图 40-1-2 早期妊娠双绒毛膜囊双羊膜囊双胎
隔膜呈“双胎峰”（箭头）

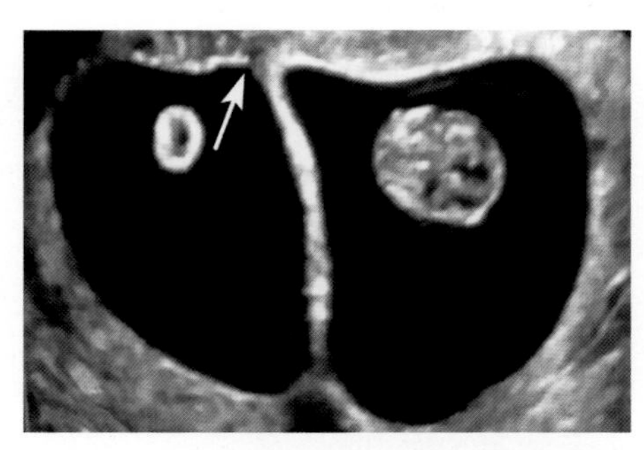
图 40-1-3 早期妊娠单绒毛膜囊双羊膜囊双胎
隔膜呈“T”形（箭头）

2. 绒毛膜囊和羊膜囊数目的确定时间

（1）妊娠早期超声确定双胎妊娠绒毛膜和羊膜的数目最为准确。当妊娠 6~9 周进行超声检查，若在双胎之间观察到隔膜厚≥ 2mm，呈“双

胎峰”，为“双绒双羊”。若隔膜厚 <2mm，呈“T”形，常为“单绒单羊”。在 11~13^{+6} 周甚至可能在妊娠 18 周仍可显示“双胎峰”（图 40-1-4）。但随着孕周的增加，此层隔膜逐渐变薄，大多数妊娠 18 周以后，超声检查难以判断双胎绒毛膜性。

需要注意的是，若双胎孕妇就诊晚，无法确定为单绒毛膜囊双胎还是双绒毛膜囊双胎时，均按单绒毛膜囊双胎对待（图 40-1-5，图 40-1-6）。

3. 中期妊娠绒毛膜和羊膜囊数目不确定 可根据下述情况协助判断，但难以达到准确诊断。

（1）单绒毛膜囊双羊膜囊双胎性别一样，双绒毛膜囊双羊膜囊双胎性别可相同或不同。

（2）单绒毛膜囊双羊膜囊双胎为“T”形结构，双绒毛膜囊双羊膜囊双胎为“双胎峰”。

（3）单绒毛膜囊双羊膜囊双胎隔膜厚度多 <2mm，双绒毛膜囊双羊膜囊双胎隔膜≥ 2mm。

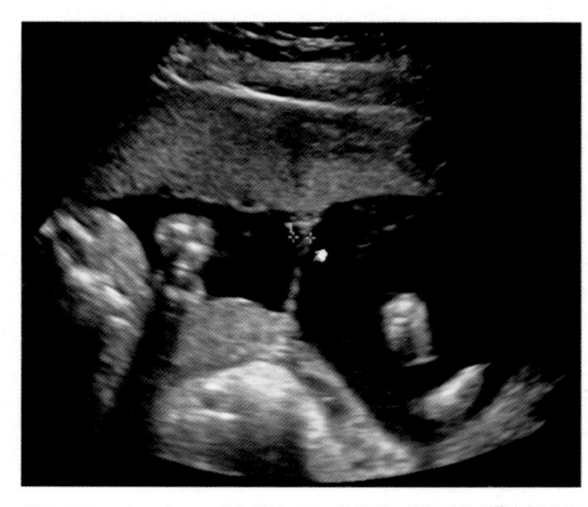

图 40-1-4 妊娠 18 周双绒毛膜囊双羊膜囊双胎

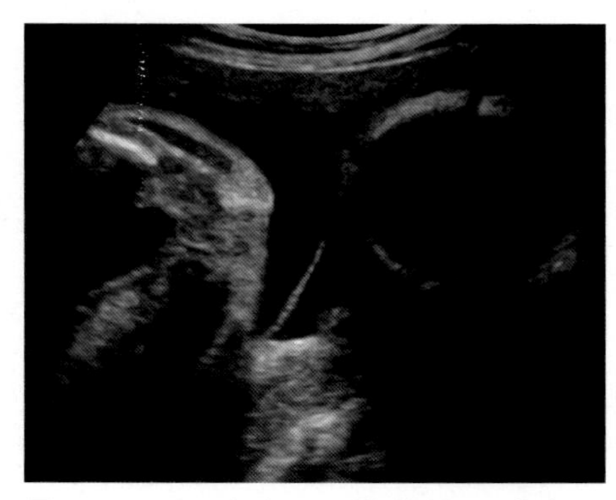

图 40-1-5 妊娠 22 周单绒毛膜囊双羊膜囊双胎

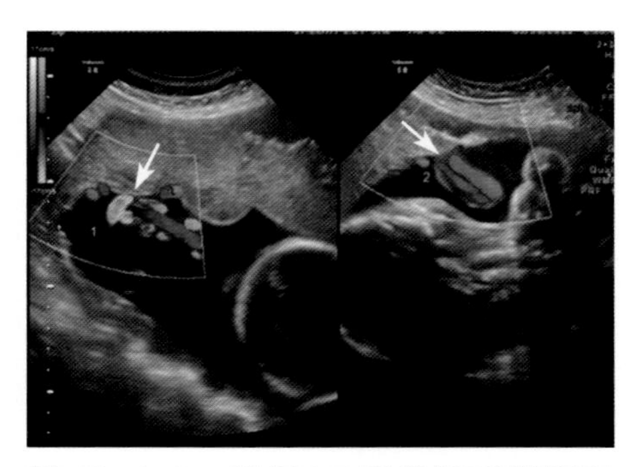

图 40-1-6 妊娠 27 周单绒毛膜囊双羊膜囊双胎

一个胎盘两个不同部位脐带发出处（箭头所示）

（4）双绒毛膜囊双羊膜囊为 4 层，单绒毛膜囊双羊膜囊为 2 层。

（5）单绒毛膜囊双羊膜囊为一个胎盘，双绒毛膜囊双羊膜囊为两个胎盘或融合胎盘。

三、注意事项与鉴别诊断

绒毛膜囊及羊膜囊数目的确定非常重要。单绒毛膜囊双胎的流产率与围产儿死亡率较双绒毛膜囊双胎明显增高，应引起临床重视。

双胎之一死亡，另一胎预后不一。单绒毛膜囊双胎之一死亡，另一胎较易突然死亡或神经系统受损率极高。双胎之一畸形，单绒毛膜囊及双绒毛膜囊的处理方法不同。

妊娠早期超声检查若未明确绒毛膜性，均按单绒毛膜囊双羊膜囊双胎处理。超声检查双胎过程中，若妊娠早期、中期及晚期不论是“单绒”或“双绒”，均需在一幅图像内显示强回声隔膜带与两个胎儿。注明第一个和第二个胎儿，以免漏误诊。

当前双胎及多胎妊娠需做胎儿染色体检查时，必须在妊娠早期或中期进行。超声检查无明显畸形时，可行无创 DNA 检测，否则需要分别行羊水穿刺取每个胎儿的羊水进行染色体检测。

第 2 节 双胎相关畸形

双胎妊娠增加了孕妇合并症和胎儿畸形的

发病率，应引起足够重视。双胎常发生双胎之一死亡或消失，双胎之一合并畸形，双胎之一生长发育受限（intra uterine growth retardation/restriction，IUGR），双胎输血综合征，双胎反向动脉灌注序列症，联体双胎等。上述双胎妊娠中的这些问题也见于多胎妊娠。

一、双胎之一死亡

双胎之一死亡（co-twin demise），也称双胎之一消失，即由于各种原因，一个胎儿存活，一个胎儿未能妊娠至足月，发生死亡或自然消失。

1. 病理解剖与病理生理 双绒毛膜囊双胎之一死亡原因与单胎妊娠胎儿死亡原因相同，包括染色体异常、基因突变、胎儿畸形及孕妇合并妊娠高血压综合征、糖尿病、甲状腺功能低下等。单绒毛膜囊双胎之一死亡，除上述原因外，还有以下原因：由于共用一个胎盘或两个相连的胎盘，供血不均匀，或者发生血管吻合，致使一胎儿发育受限或死亡。

2. 超声特征

（1）妊娠早期宫腔内可见两个孕囊，两个孕囊内均有卵黄囊及胚胎，且胎心搏动正常（图40-2-1），以后发现并证实其中一个胎心搏动停止，胚胎停止发育 。

（2）妊娠早期诊断为“单绒双羊”时，宫腔内可见两个羊膜囊，一个羊膜囊内探及胎儿和胎心，另一个羊膜囊内胎儿不清晰、无胎心搏动。该情况多发生在单绒毛膜囊双羊膜囊内（图40-2-2）。此时，应在2~5d超声复查，以确定诊断。

（3）妊娠中期，一个羊膜腔内可见一存活胎儿，正常脐带、羊水和胎盘；另一个羊膜腔内一个模糊胎儿或贴壁小胎儿，无胎心及胎动，脐带内无彩色血流信号，羊水减少，亦可形成纸样儿。单绒毛膜囊双胎一胎死亡后另一胎如发生急性失血，死亡率极高（图40-2-3，图40-2-4）。

3. 注意事项与鉴别诊断

（1）妊娠早期若双胎之一死亡或消失，可

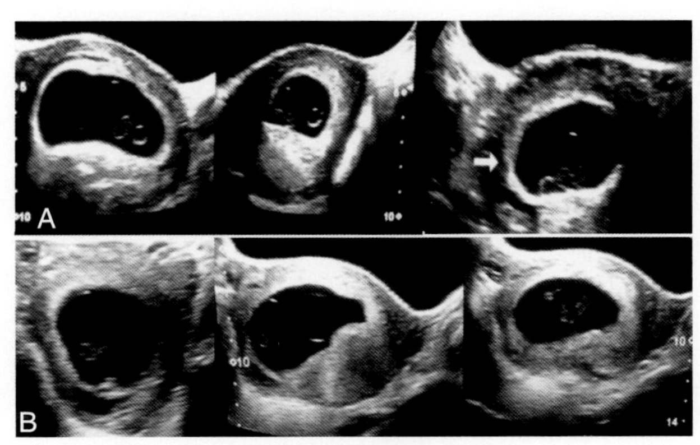

图 40-2-1 早期妊娠（单绒单羊三胎）
A. 三胎存活，三胚芽及三卵黄囊；B. 1周后一胎消失、两胎死亡

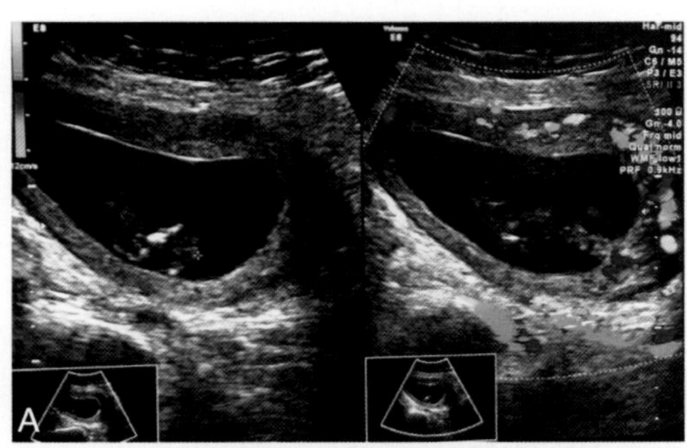

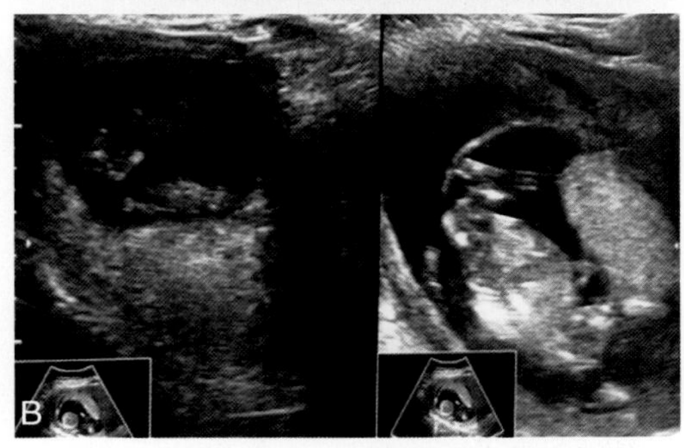

图 40-2-2 妊娠14周试管婴儿单绒双羊
一胎死亡，另一胎存活

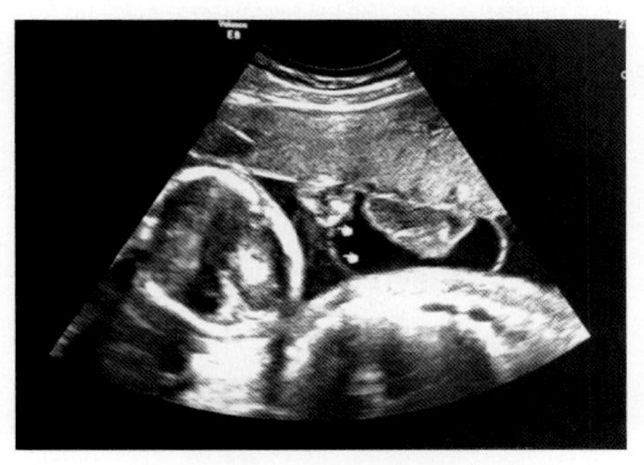

图 40-2-3 妊娠26周单绒双羊
一胎儿存活，一胎儿纸样儿（手型标记）

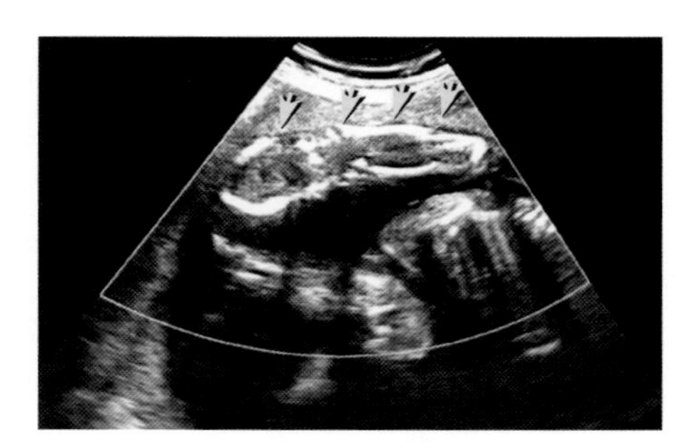

图 40-2-4　妊娠 23 周单绒双羊
一胎儿存活，一胎儿贴壁儿（箭头所示）

造成另一个胚胎死亡，但也可不影响另一胚胎正常生长发育，需要超声动态观察确定。

（2）妊娠中期和妊娠晚期超声检查发现双胎之一死亡，可形成纸样儿，对另一正常胎儿常不影响。

（3）双胎之一死亡需与双胎无心畸形相鉴别，后者常显示下肢但无心脏搏动，动态观察无心畸胎随孕周增长也持续长大，且较正常胎儿快，无心畸胎还可出现胎动。

4. 预后评估　早期双绒毛膜囊双羊膜囊妊娠发生双胎之一死亡，乃至流产、消失，对正常胎儿生长、发育影响不大，可妊娠至足月；妊娠中期、晚期发生双胎之一死亡，可能会引起流产或早产。早期单绒毛膜囊双胎之一死亡可导致流产，妊娠中期、晚期发生双胎之一死亡，另一胎可发生急性失血，死亡率极高。

二、双胎胎儿生长发育受限

双胎胎儿生长发育受限（fetal growth restrictien, FGR）是指双胎之一胎儿及新生儿体重与正常单胎妊娠胎儿体重相比受限。双胎儿体重低于单胎同龄儿体重的第 10 百分位数或两个标准差，或两胎儿体重相差大于 20%。双胎胎儿生长发育受限可为单一胎儿生长发育受限或两个胎儿均生长发育受限。

1. 病理解剖与病理生理　双胎胎儿生长发育受限多见于单绒毛膜囊双胎中，在早、中期妊娠双胎儿生长发育差距不大，在生长发育中，双胎胎儿逐渐生长发育不协调。主要原因为两个胎儿共用一个胎盘，使一个胎儿有充足血供，而另一胎儿血供少、营养不足，致使发育不良、生长发育受限。

2. 超声特征

（1）双胎之一胎儿发育正常，符合孕周，羊水量正常。另一胎儿明显小，各个径线小于正常孕周的第 10 百分位，羊水少，随孕周增长，两胎儿大小差异越来越明显，严重时小胎儿羊水极少，甚至发展为固定胎（图 40-2-5）。

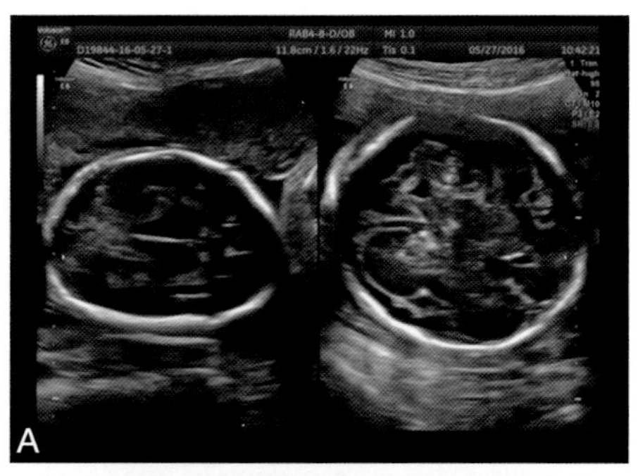

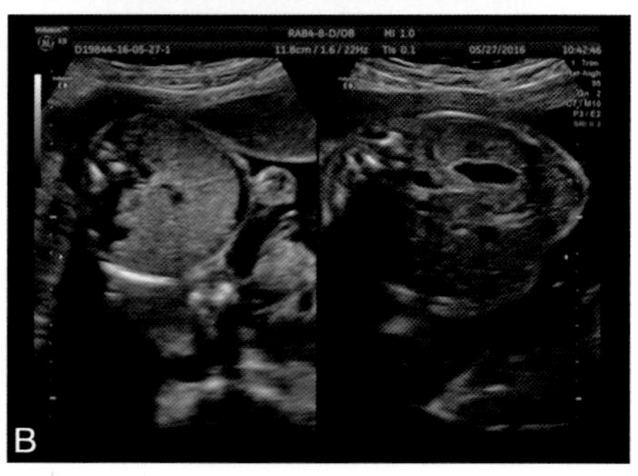

图 40-2-5　双胎生长发育不均，一胎生长发育受限
A. 小胎儿（A 左和 B 左）生长发育受限；B. 颅脑及腹围均小于正常发育胎儿（A 右和 B 右）

（2）严重者，彩色多普勒显示脐动脉阻力升高，静脉导管血流形态异常。除脐动脉持续性舒张末期血流消失或反向外，静脉导管 a 波反向。

3. 注意事项与鉴别诊断　需要注意与双胎输血综合征鉴别，双胎输血综合征表现两个胎儿明显大小不一，大胎儿全身水肿、胸腹腔积液、心脏大、羊水过多；小胎儿明显小、呈固定胎，羊水过少；彩色多普勒检测出现异常。

4. 预后评估　取决于胎儿生长受限程度，轻者可持续到出生，预后较好。严重生长发育受限小胎儿可形成贴附儿，并发症可为胎死宫内或生后新生儿死亡，也会直接影响另一正常胎儿，在单绒毛囊双胎中对另一胎的影响可能会比较严重。

三、双胎输血综合征

双胎输血综合征（twin-twin transfusion syndrome, TTTS）是指单卵单绒毛膜囊双胎时，由于单一共用的胎盘血管发生动静脉吻合，而输入到两个胎儿血循环内，形成一系列病理生理变化，引起临床症状的改变，称为双胎输血综合征（图 40-2-6）。单绒毛膜囊双胎中发生率为 25%~35%，双胎中发生率为 1.6%，绝大多数发生宫内死亡，部分可能早产。

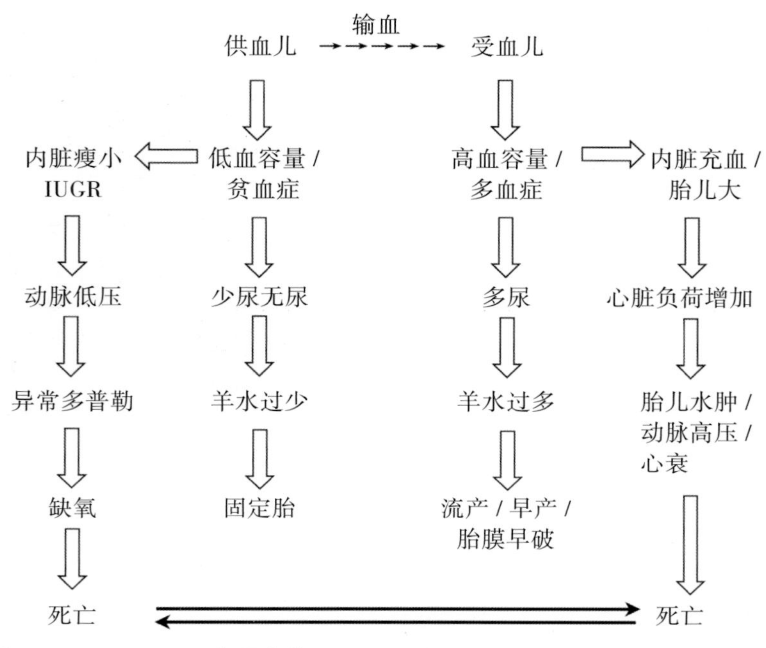

图 40-2-6　TTTS 病理变化

1. 病理解剖与病理生理　单一共用的胎盘血管之间存在着动静脉交通，交通的程度取决于范围大小、胎盘部位深浅。双胎输血综合征易造成胎儿心功能不全、早产、IUGR 甚至死亡。供血儿将血给予受血儿，导致供血儿血供不足、胎儿发育不良，动脉呈低压力状态，胎儿表现为贫血症，少尿、无尿，羊水过少，呈缺氧状态，最终死亡或形成固定胎。受血儿接受供血儿的高血容量血流，内脏充血、心脏负荷增加、水肿、动脉压增高、胎儿增大，造成心力衰竭、多尿、羊水过多，最终可造成流产、早产及胎膜早破，直至死亡（图 40-2-7）。

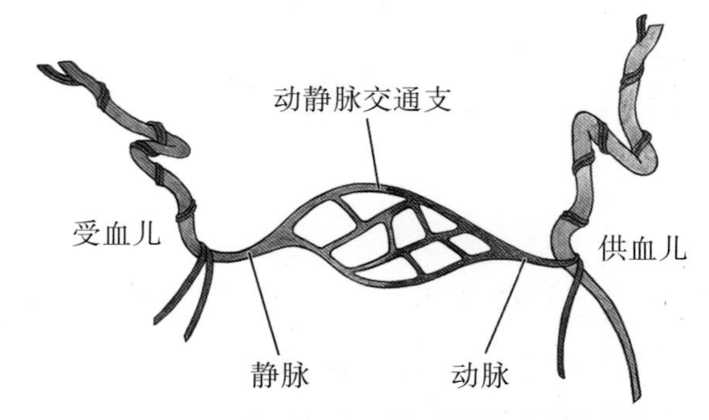

图 40-2-7　双胎输血综合征共用胎盘血管动静脉吻合图

2. 超声特征

（1）两个胎儿共用一个胎盘，隔膜为“T”形，无“双胎峰”。脐带从胎盘发出处，可分别为两个各自独立的脐带或一个脐带从胎盘发出后，走行一段，再分出两个脐带到各个胎儿体内（图 40-2-8）。

（2）两个胎儿大小不一致。

（3）受血儿羊水多、大膀胱、大胎儿；供

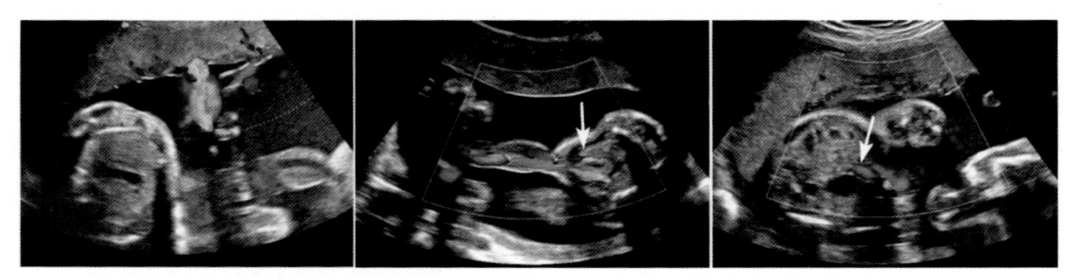

图 40-2-8　双胎共用一个胎盘
脐带从胎盘发出后分出两根脐带，一根为单脐动脉（箭头所示），一根为双脐动脉到各个胎儿体内（箭头所示）

血儿小羊膜腔、羊水少、小膀胱、小胎儿（图 40-2-9）。

（4）供血儿多为贴壁儿或固定儿，羊水多，（图 40-2-10）。

（5）多普勒血流频谱形态异常。脐动脉舒张末期血流消失或反向血流，脐静脉血流呈搏动性，静脉导管心房收缩期反流（a 波反向），心功能受损（图 40-2-11）。

3. 双胎输血综合征分期

Ⅰ期：一胎羊水过多（>8cm），一胎羊水过少（<2cm），供血儿膀胱存在。

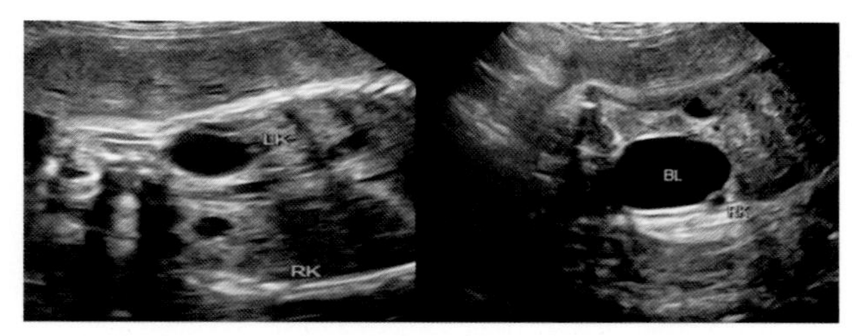

图 40-2-9　妊娠 28 周双胎输血综合征（单绒毛膜囊双羊膜囊双胎）

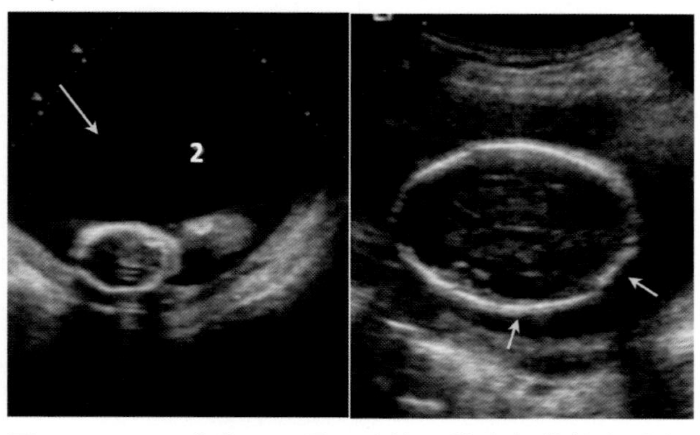

图 40-2-10　妊娠 23 周双胎输血综合征伴羊水过多
一胎儿贴壁（短箭头）、羊水过少；一胎儿羊水过多（长箭头）

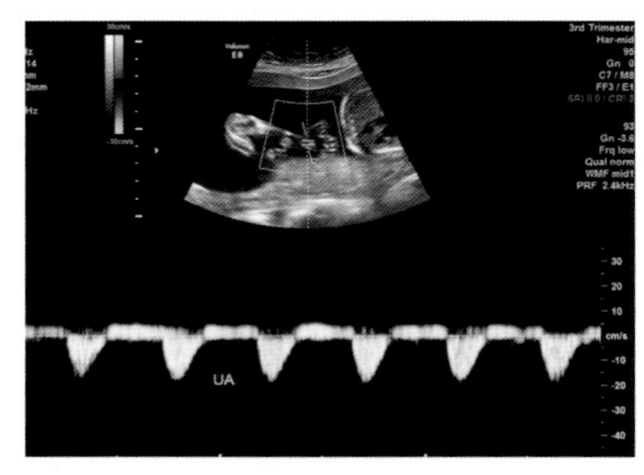

图 40-2-11　脐动脉舒张末期血流反向血流

Ⅱ期：供血儿小膀胱，受血儿大膀胱。

Ⅲ期：Ⅱ期加异常血流变化，脐动脉舒张末期血流消失或反向血流，脐静脉血流呈搏动性，静脉导管心房收缩期反流（a 波反向），心功能受损。

Ⅳ期：受血儿或两个胎儿均水肿。

Ⅴ期：双胎或两胎儿之一死亡。

4. 注意事项与鉴别诊断

（1）妊娠早期及妊娠中期的早期阶段（14~20 周），均应注意单绒毛膜囊双羊膜囊双胎和双绒毛膜囊双羊膜囊双胎的鉴别，以帮助判断有无双胎输血综合征。

（2）根据双胎输血综合征的分期进行诊断，特别注意早期双胎输血综合征的表现特征，早期明确诊断，尽早治疗。

（3）与双胎之一生长受限的鉴别，小胎儿羊水少或发展为贴壁儿；大胎儿常大小正常，羊水量正常，无心衰、无水肿、无大膀胱，根据上述特征多数可以区别，但双胎之一生长受限与双胎输血综合征的早期，两者较难诊断，需追踪观察。

5. 预后评估 总体预后不良。孕期部分双胎均死亡，或一胎死亡，另一胎存活，亦常在出生后夭折。若妊娠晚期出现症状，早诊断，尽早分娩，可能会挽救一胎儿。已有报道早期诊断后，采取激光阻断胎盘表面吻合血管的方法治疗双胎输血综合征，取得一定的疗效。

四、双胎之一合并畸形

双胎之一合并畸形发生如同单胎畸形一样，但双胎均发生畸形者较少。发生畸形原因较多，与环境、染色体异常、合并症等均有密切关系。

1. 病理解剖与病理生理 单卵双胎中不管单一胎儿发生畸形还是双胎均发生畸形的概率均高于双卵双胎，其原因是双卵双胎为各自独立的基因，与单个基因发生畸形概率是一样的。而单卵双胎是由于一个单合子分裂为两个胚胎，表现程度不一致，尤其是胚胎分裂不同和血流分布异常等所致的差异，易引起一个或两个畸形。除易发生无心序列综合征、联体双胎、双胎输血综合征外，发生心血管畸形较多见。

2. 超声特征 双胎发生畸形与单胎发生畸形完全一样，可以有各种各样表现。超声检查时应特别仔细和全面扫查，以免漏诊（图 40-2-12，图 40-2-13）。

3. 注意事项与鉴别诊断 双胎胎儿畸形，可为一个胎儿或两个胎儿，超声检查中需仔细观察，除了筛查结构畸形外，应常规进行胎儿心脏专项超声检查。

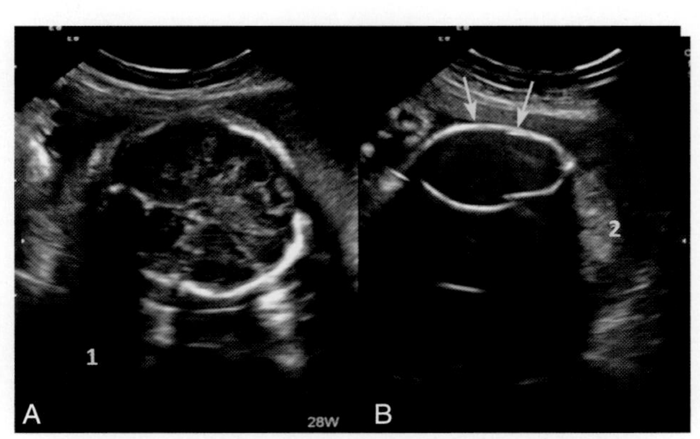

图 40-2-12 妊娠 28 周单绒毛膜囊双羊膜囊双胎
A. 一胎正常；B. 一胎柠檬头（箭头所示）

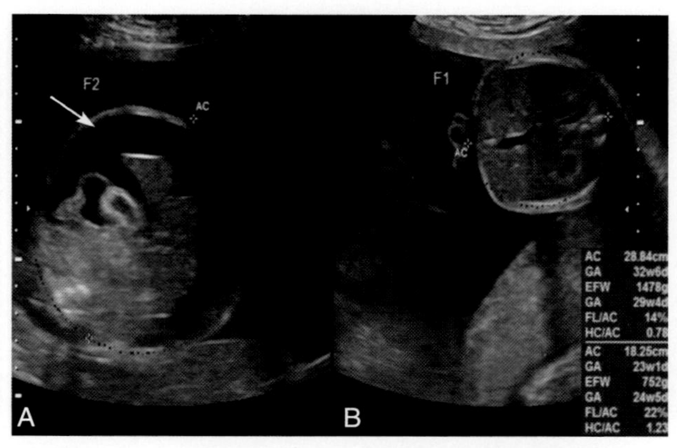

图 40-2-13 妊娠 25 周单绒毛膜囊双羊膜囊双胎
A. 一胎儿腹水（箭头）；B. 一胎儿正常

4. 预后评估 双胎若一胎正常，一胎畸形，较难进行选择。一般应结合妊娠周数根据畸形类型进行评估。若晚期妊娠严密观察，等待分娩后进行决定；妊娠早期或早－中期妊娠时，明确诊断后可选择减胎保留健康胎儿。

五、双胎之一无心畸形（双胎反向动脉灌注序列征）

双胎之一无心畸形（acardiac twins）又称双胎反向动脉灌注序列征（twin reversed arterial perfusion，TRAP），在单绒毛膜囊双胎中发生率为 1%，一个胎儿正常，另一胎儿为无心畸形，属于一种严重的致死性畸形。

1. 病理解剖与病理生理 发生在单绒毛膜囊双胎中，两个胎儿胎盘内血管吻合，由于动脉－动脉、静脉－静脉的吻合造成一个胎儿（泵血儿）的脐动脉血流，倒灌注入另一胎儿脐动脉内，即泵血向另一胎儿（受血儿）。泵血儿尚能正常发育，而受血儿接受泵血儿含氧量低的脐动脉反向血流，无法供应受血儿全身的需要，若进入髂动脉及下肢，不能供应头、胸及上肢，故多数长成无头、无躯干，仅有下肢的肉团。若仅供应头部，无法供应心脏或腹部等，则形成各种各样的畸形。按照畸形结构不同分为四型：

（1）无心有头型 占 5%。胎儿头部基本正常，头以下胸腔和腹腔及其内脏器缺失。

（2）无心部分无头型　占8%。可见胎儿胸腹躯干和四肢部分，部分头面部。

（3）无心不定型　占25%。胎儿无心、无明显躯体，仅见不规则的皮肤包裹肌肉、骨骼、脂肪组织等，形成一个光团。

（4）无心无头型　占62%。无头、胸腔及上肢，仅见盆腔或双下肢。

双胎反向动脉灌注序列征的胎盘血流模式图（图40-2-14）

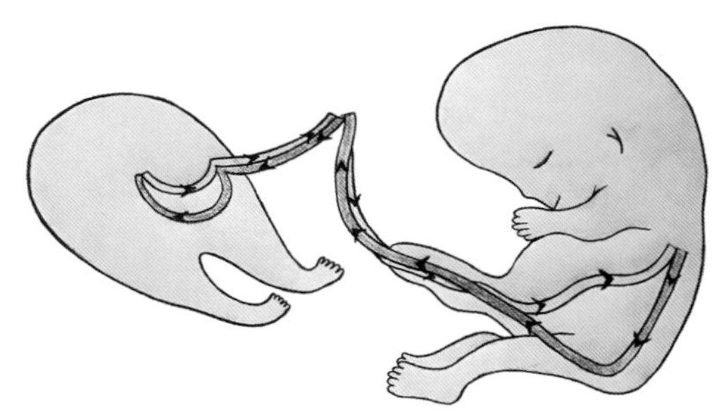

图40-2-14　双胎反向动脉灌注序列征的胎盘血流模式

2. 超声特征

（1）妊娠11周左右可见单绒毛膜囊双羊膜囊双胎中一个正常胚胎，有胎心搏动及胎儿雏形；另一胎儿无胎儿雏形，仅见细小肉团，有时可见上半身的点状血流搏动（图40-2-15）。

（2）妊娠中、晚期羊膜腔内可见一"正常胎儿"，"正常胎儿"可出现心脏扩大、胸腔及腹腔无回声积液、水肿、羊水过多等；另一胎儿表现为无头、无上肢、无躯干，仅见下半身结构，

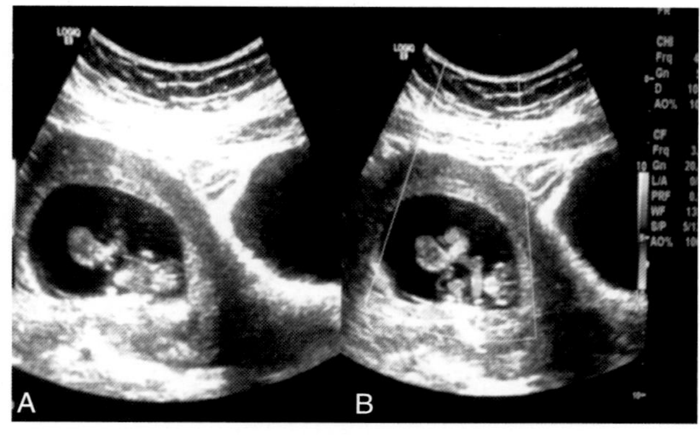

图40-2-15　妊娠11周双胎之一无心畸形

A. 无胎儿雏形，仅显示细小肉团；B. 可见胎儿雏形及胎心搏动

或为一不定形软组织团块。未见心脏结构，但彩色多普勒在胎体内可见有血液循环，进入无心畸胎的血流为脐动脉血流，出无心畸胎的血流为脐静脉血流，多普勒频谱心率、心律与正常胎儿一致，为无心畸胎的特征（图40-2-16，图40-2-17）。

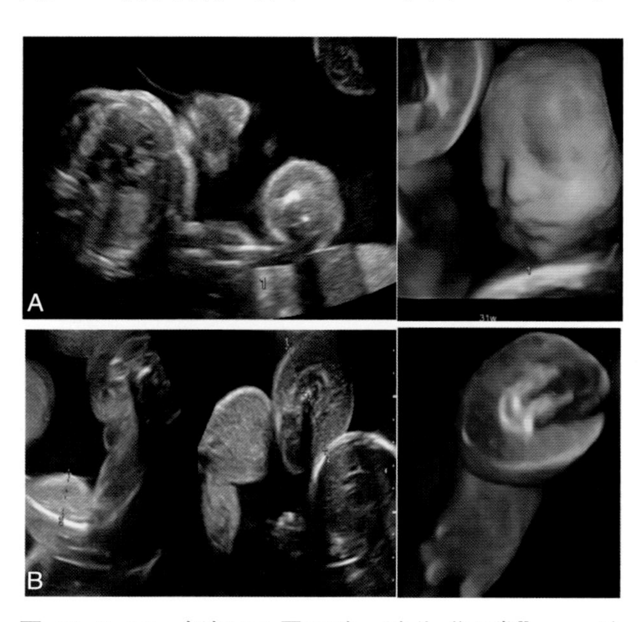

图40-2-16　妊娠31周双胎一胎儿"正常"，一胎儿无心畸形

A. 正常胎儿二维颜面（左）及三维颜面成像（右）；B. 无心畸胎，仅见部分水肿的肢体

3. 注意事项与鉴别诊断　双胎之一无心畸形较易诊断。早期妊娠时，易被认为双胎之一难免流产。中期妊娠需与双胎之一死亡鉴别。鉴别方法：随孕周增加无心畸胎径线增长，彩色多普勒显示脐带内可见血流信号，入畸胎血流为脐动脉血流，且有胎动。

4. 预后评估　妊娠早期、中期检查确诊的胎儿，预后不良，即便是正常胎儿仍易发生心衰，水肿，以致死亡；妊娠晚期确诊的正常胎儿预后与有无充血性心力衰竭、胸水、腹水、全身水肿，羊水过多等及其程度有关。

六、联体双胎

联体双胎（Conjoined twins）是指两个胎儿身体某部分互相联结在一起。发生率为五万分之一。联体胎儿可在身体各个部位相联、种类繁多，均发生在单绒毛膜囊单羊膜囊双胎。

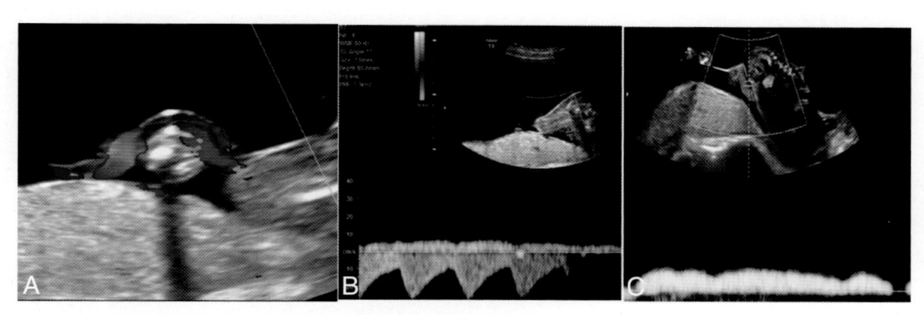

图 40-2-17　妊娠 21 周无心畸形彩色多普勒

A. 脐血管反向血流灌注入无心胎儿；B. 进无心畸胎为脐动脉；C. 出无心畸胎为脐静脉

1. 病理解剖与病理生理　由于受精卵在胚盘分裂中未分化好而形成。联体双胎多种多样，一般为对称性联体。分为头部、胸部、腹部、背部、肩部等联结。此外尚有少见的寄生胎，指非对称性联体双胎，两胎儿发育大小极其不对称，大胎儿发育尚正常，其腹腔、胸腔或头部内，可有另一小的发育不全的胎儿。

2. 超声特征

（1）双胎为单绒毛膜囊单羊毛膜囊双胎，超声显示两个胎儿相互靠近、相对位置固定不变、相互联结和完全一致的胎动。

（2）联体双胎的联结部位和范围形式多样，可以有双面、双头、双臀联结，两个躯体，肢体正常；若胸腹部联结，可共用一个较大心脏或两个各自心脏，各自的头部及各自肢体等（图 40-2-18）。

（3）寄生胎较难诊断，寄生胎未正常发育、仅为胎儿一部分，需仔细注意观察（图 40-2-19）。

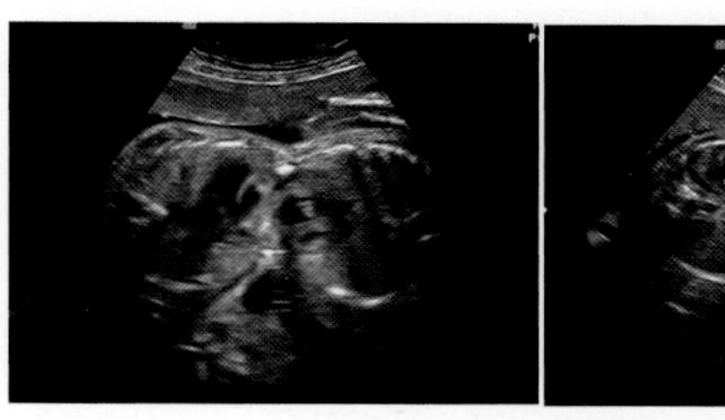
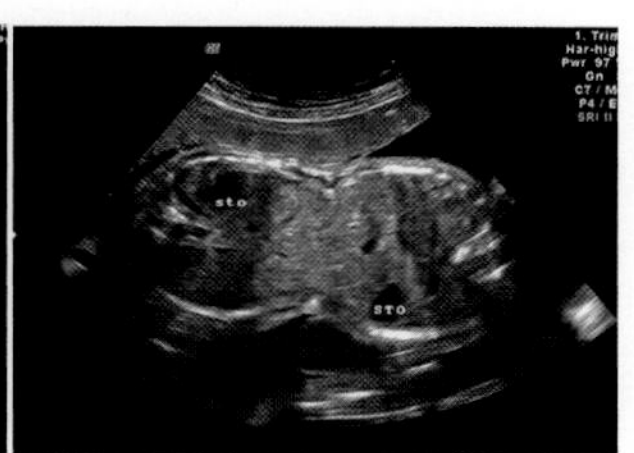

图 40-2-18　妊娠 26 周联体畸形（两胎儿胸腔及腹腔联结）

3. 注意事项与鉴别诊断　重点注意羊膜腔内有无羊膜隔带，联体双胎为单绒毛膜囊单羊毛膜囊双胎。双胎相联，应注意胎动是否一致。

寄生胎较难诊断，若在胸腹腔或口腔内，应与肿瘤鉴别，常是产后或引产后才确诊。

4. 预后评估　总体预后不良，取决于联体双胎严重程度。如遇双肩联体或单纯胸、腔壁相连，出生后可手术。若联结范围广，涉及脏器多，尤其重要器官多，预后差，应终止妊娠。

（杨文娟　王音　雷小莹）

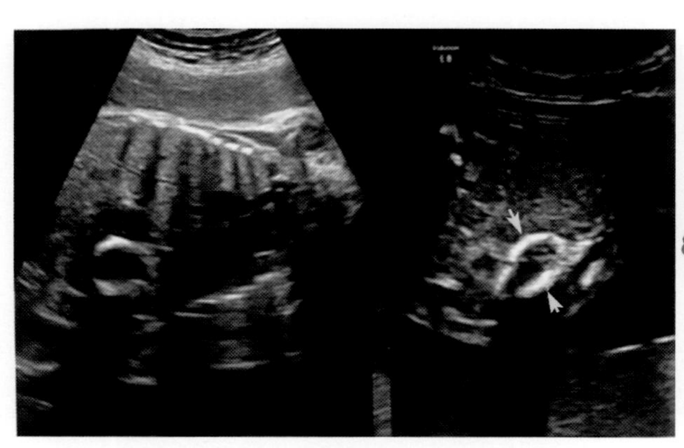
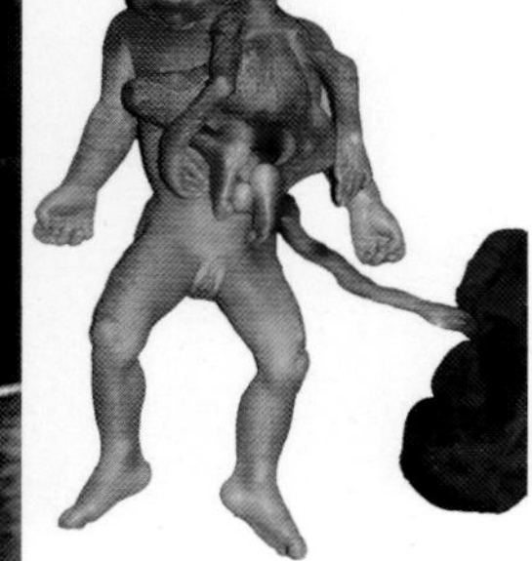

图 40-2-19　妊娠 28 周寄生胎（箭头所示）

参考文献

[1] 乐杰 . 妇产科学 . 全国高等教育“十五”国家级规划教材 . 6 版 . 北京 : 人民卫生出版社 , 2006

[2] Southwest Thames Obstetric Research Collaborative (STORK). Prospective risk of late stillbirth in monochorionic twins: a regional cohort Study. Ultrasound Obstet Gynecol, 2012, 39(5): 500–504

[3] 张一休 , 孟华 , 姜玉新 . 单绒毛膜囊双胎妊娠的并发症及其超声诊断 . 中华医学超声杂志 (电子版), 2012, 9(4): 297–298

[4] 赵蕾 , 肖梅 . 10 年 112 例复杂性双胎妊娠的母儿结局 . 中国产前诊断杂志 (电子版), 2010, 2(1): 34–37

[5] 严英榴 . 杨秀雄 . 产前超声诊断学 . 2 版 . 北京 : 人民卫生出版社 , 2012

[6] 邓学东 . 产前超声诊断与鉴别诊断 . 北京 : 人民军医出版社

[7] 李胜利 . 胎儿畸形产前超声诊断学 . 北京 : 人民军医出版社 . 2004

[8] 陈欣林 , 张丹 . 妇科与产科 . 北京 : 科学技术文献出版社 . 2011

[9] 李胜利 . 胎儿畸形产前超声与病理解剖图谱 . 北京 : 人民军医出版社 , 2013

[10] 刘涛 , 王慧芳 , 谭喜平 , 等 . 产前超声监测羊水量不均衡双胎妊娠的临床价值 . 中华超声影像学杂志 , 2010, 19(12):1069–1071

[11] 陈欣林 . 杨小红 , 陈佩文 , 等 . 双胎反向动脉灌注序列征声像图与胎盘血管铸型的对比研究 , 中华超声影像学杂志 , 2010, 20(4): 327–330

[12] 顾燕 , 茹彤 , 李洁 , 等 . 超声在多胎妊娠筛查和选择性减胎中的临床应用 . 中华医学超声杂志 (电子版), 2015, 12(10): 807–811

[13] 张一休 , 孟华 , 欧阳云淑 , 等 . 双绒毛膜双胎早孕期发育不均衡性的超声研究 . 中华超声影像学杂志 , 2012, 21(3): 228–231

[14] 姜纬 , 邓学东 , 姜小力 , 等 . 双胎反向动脉灌注序列征胎儿产前超声表现及妊娠结局 . 中华医学超声杂志 (电子版), 2015, 12(9): 713–717

[15] 朱军 , 李胜利 , 中国出生缺陷图谱 , 北京 : 人民卫生出版社 , 2008

第41章 胎儿附属物

胎儿附属物是指胎儿以外的组织，包括羊水、胎盘、脐带和胎膜。它们对维持胎儿在宫内的生命及生长发育具有极其重要的作用。

第1节 羊 水

羊水（amniotic fluid）是指羊膜腔内的液体，为胎儿的生长发育提供一个恒定的环境。

一、病理解剖与病理生理

妊娠早期羊水主要来源于母体血清经胎膜进入羊膜腔的透析液；妊娠中期羊水主要来源于胎儿的尿液；妊娠晚期胎儿的肺脏参与羊水的生成。羊水吸收主要通过胎儿吞咽排泄、胃肠道吸收及胎肺的循环，此外羊水的去路还包括胎盘循环、羊膜吸收、脐带循环、皮肤挥发等。正常羊水量为300~2000mL。羊水的产生和吸收处于一种动态平衡，适量的羊水对胎儿的生长发育具有重要意义。

1. 羊水过多　羊水过多（polyhydramnios）是指妊娠期间羊水量超过2000mL，发生率约为1%。病因包括以下几点。

（1）胎儿畸形　包括神经管畸形，心血管系统畸形，消化道畸形，骨骼系统畸形，胎儿肿瘤及某些综合征等。

（2）胎盘因素　巨大胎盘，胎盘血管瘤等。

（3）妊娠合并症　包括高血压，糖尿病，母儿血型不合。

（4）多胎妊娠　双胎输血综合征。

（5）宫内感染　巨细胞病毒、细小病毒、弓形虫、梅毒等。

（6）先天性遗传代谢病及染色体异常。

（7）特发性羊水过多。

2. 羊水过少　羊水过少（oligohydramnios）是指妊娠期间羊水量少于300mL。发生率为0.4%~4%。病因包括以下几点。

（1）胎儿畸形　包括泌尿生殖系统畸形，神经管畸形，肺发育不全，胎儿生长发育受限，某些综合征等。

（2）胎膜早破、死胎。

（3）胎盘功能不全、胎盘早剥。

（4）母体药物影响。

（5）妊娠期合并症：高血压。

（6）多胎妊娠：双胎输血综合征。

（7）染色体异常。

二、超声特征

1. 测量方法与参数　超声是判断羊水量的首选检查方法，常用的评估参数：最大垂直深度（maximum vertical pocket，MVP）和羊水指数（amniotic fluid index，AFI）。

（1）测量羊水时，要求探头与水平面垂直，并非与母体腹壁相垂直；测量区应避开胎儿及脐带。

（2）寻找宫腔内羊水最大无回声区，测量MVP。

（3）以孕妇脐孔为中心，用腹白线和经脐水平线将子宫分为4个象限，测量4个象限内羊水最大垂直深度，计算其总和，即为AFI（图41-1-1）。

（4）双胎及多胎妊娠，应分别测量每个羊膜腔内的羊水量。

2. 羊水过多或过少 羊水过多诊断标准：MVP ≥ 8cm 或 AFI ≥ 25（图 41-1-2）。

羊水过少诊断标准：MVP ≤ 2cm 或 AFI ≤ 5。

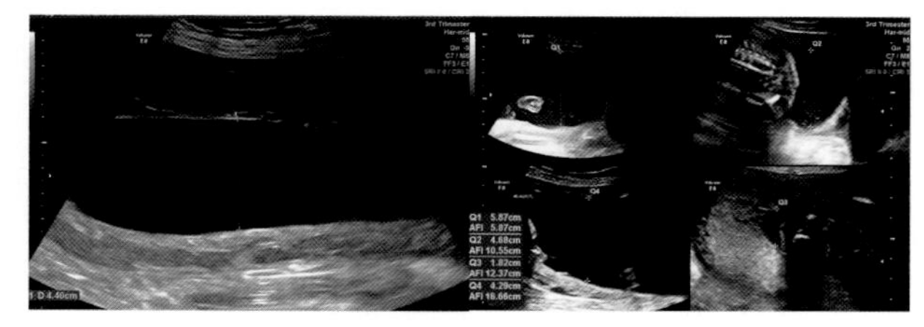

图 41-1-1 MVP 及 AFI 的测量方法

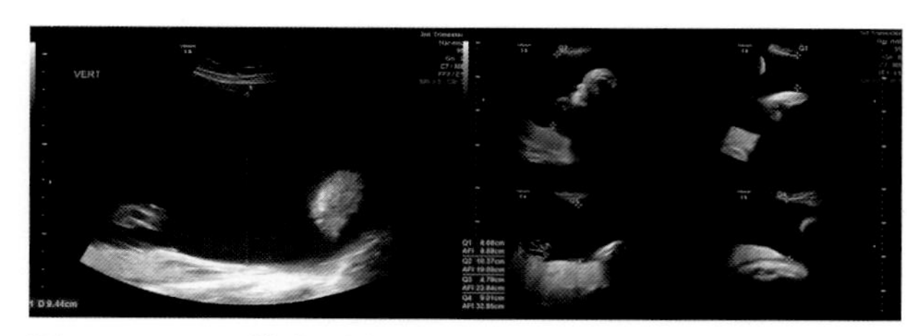

图 41-1-2 羊水过多
MVP：9.4cm，AFI：32.8

三、注意事项与鉴别诊断

羊水过多或过少常合并胎儿畸形，应对胎儿进行详细的系统超声检查。

四、遗传学

食道闭锁合并羊水过多病例中，约 30% 的为 18 三体综合征或 21 三体综合征；十二指肠闭锁合并羊水过多病例中，约 30% 为 21 三体综合征。

五、预后评估

预后取决于诊断孕周、病因及合并畸形。羊水过少出现孕周越早，合并肺发育不全的风险越高，预后越差。妊娠晚期羊水过少，不合并胎儿畸形者，可择期提前分娩。羊水过多而超声检查未发现可识别畸形者，建议行染色体检查。

第 2 节 胎 盘

胎盘（placenta）是维系胎儿在子宫内生长发育最重要的器官。

胎盘由受孕后子宫底蜕膜及胚胎叶状绒毛膜和羊膜构成。妊娠早期叶状绒毛膜中的绒毛血管形成开始，间质细胞逐步分化形成初级绒毛直至干绒毛。多个干绒毛及其分支构成一个胎儿小叶，几个小叶组成胎儿叶。每个绒毛内有脐动脉和脐静脉，它们通过胎盘间隙吸收营养并排泄代谢产物，参与形成胎盘屏障并具有维持母胎稳态的重要功能。在妊娠过程中，胎盘具有物质交换、代谢、分泌妊娠激素，向胎儿输送氧气、营养物质并分解胎儿的代谢产物，是胎儿和母体进行物质交换的重要器官。

对于胎盘功能的评价，我国主要采用 Grammum 于 1979 年提出的胎盘成熟度分级方法。

0 级：绒毛膜板光滑平整，胎盘实质光点细密，分布均匀，基底层与宫壁分界不清（图 41-2-1A）。常见于妊娠 28 周以前。

Ⅰ级：绒毛膜板呈轻微的波浪状，胎盘实质内出现散在的线状强回声，基底层呈近似无回声（图 41-2-1B）。Ⅰ级胎盘标志着胎盘基本成熟，常见于妊娠 29~36 周。

Ⅱ级：绒毛膜板出现切迹并深入胎盘实质内，但未达基底层，胎盘实质内出现粗点状强回声，基底层呈线状强回声，其长轴与胎盘长轴平行（图 41-2-2A）。Ⅱ级胎盘标志着胎盘已经成熟，常见于妊娠 37~40 周。

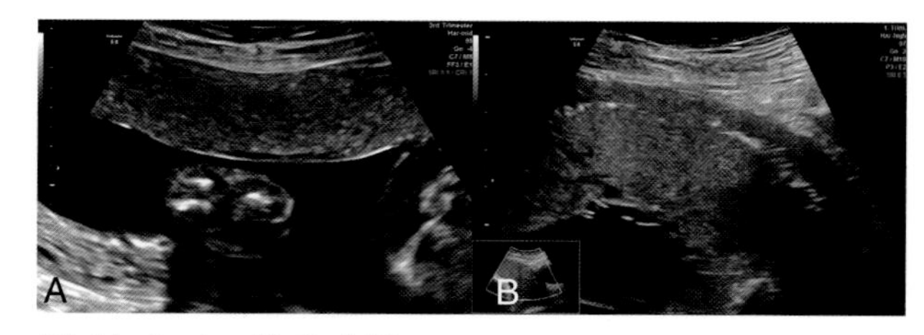

图 41-2-1 胎盘功能
A. 胎盘 0 级；B. 胎盘Ⅰ级

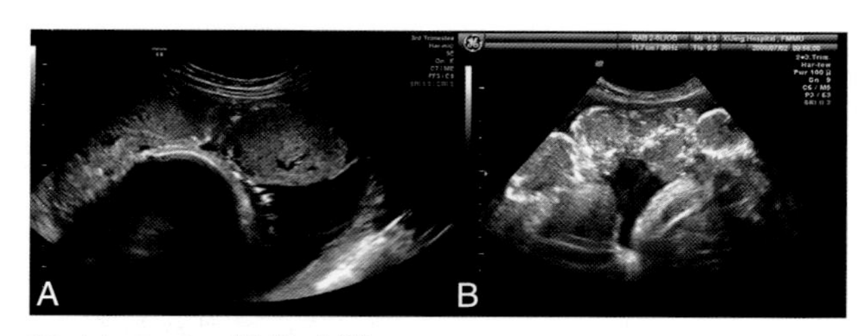

图 41-2-2 胎盘功能
A. 胎盘Ⅱ级；B. 胎盘Ⅲ级

Ⅲ级：绒毛膜板呈锯齿状并深入胎盘实质达基底层，胎盘实质内出现强回声光环或不规则强光团，基底层光点增大，融合相连，可伴有声影（图 41-2-2B）。Ⅲ级胎盘标志着胎盘已经成熟并趋于老化。

但此方法完全依赖于检查者的肉眼观测与经验分析，没有客观的评价标准。目前，测量母体子宫动脉和胎儿脐动脉的血流动力学参数已成为评价胎盘功能的两个重要指标。

常见的胎盘异常包括：①大小异常；②形态异常：副胎盘、分叶胎盘、膜状胎盘、轮状胎盘等；③位置异常：前置胎盘、血管前置；④胎盘植入；⑤胎盘早剥；⑥胎盘肿瘤等。

一、胎盘大小异常

足月妊娠胎盘为一圆形或椭圆形盘状结构，直径 16~20cm，厚度为 1~4cm，分母面和胎儿面，脐带附着点位于胎盘胎儿面中心。胎盘由胎儿的羊膜、叶状绒毛膜及母体部分的底蜕膜共同构成。

胎盘厚度 >5cm 为胎盘增厚（过大）；胎盘厚度 <2cm 为胎盘过小。

1. 病理解剖与病理生理　胎盘过大或过小与妊娠期糖尿病、高血压、贫血和胎儿免疫或非免疫性水肿、感染、滋养细胞疾病及胎儿染色体异常有关。

胎盘过大或过小，则组成胎盘的小叶内绒毛失去原有的功能，影响胎儿生长发育，易造成胎儿发育不良，甚至死亡。

2. 超声特征　妊娠 8 周左右，超声可观察到胎盘的结构。

（1）胎盘过大，胎盘厚度 >5cm，且附着面积增大超过宫腔一半，其内无或有少许血流信号；胎儿大小明显小于妊娠月份或死亡（图 41-2-3）。

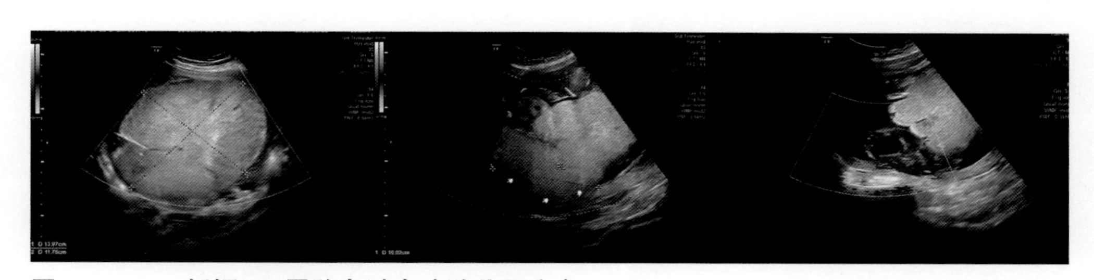

图 41-2-3　妊娠 28 周胎盘过大（胎儿死亡）

（2）胎盘过小，胎盘厚度 <2cm，且附着面积小，常在一个切面内即可显示整个胎盘，其内无或有少许点状血流信号；羊水量常正常。胎儿大小明显小于妊娠月份或死亡。

3. 注意事项与鉴别诊断　子宫收缩形成的宫缩波与胎盘增厚的鉴别：宫缩波与子宫壁无明显界限，观察过程中可见其消失（图 41-2-4）。

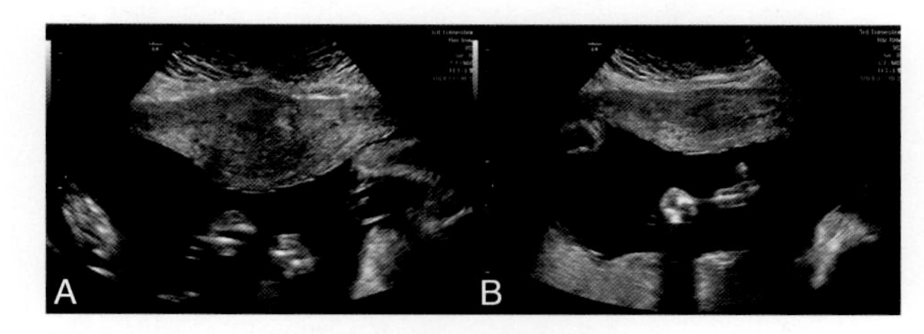

图 41-2-4　宫缩波与胎盘增厚鉴别
A. 显示子宫收缩形成的宫缩波；B. 显示同一位置宫缩波消失

子宫肌瘤、腺肌症与胎盘增厚的鉴别：子宫肌瘤、腺肌症呈低回声，多切面扫查有助于鉴别。

胎盘厚度与围产儿死亡率呈正相关。

4. 遗传学　胎儿染色体异常可合并胎盘大小及形态异常。

5. 预后评估　预后主要取决于病因及是否合并胎儿畸形。

二、胎盘形态异常

1. 副胎盘　副胎盘（succenturiate placenta）是指一个或多个胎盘小叶与主胎盘分离，两者之间有血管相连，发生率为 0.5%~6%。

（1）病理解剖与病理生理，可能与额外绒毛膜的异常分布与发育有关。

（2）超声特征：在距离主胎盘的周边≥2cm的胎膜内，有一个或数个小而薄的副胎盘，二者实质不相连，而血管相连（图 41-2-5）。

（3）注意事项与鉴别诊断

1）副胎盘位于子宫下段时，主胎盘与副胎盘之间连接的血管跨越宫颈内口时，会发生血管前置（图 41-2-6A）。

2）复胎盘是指胎盘两叶实质未完全分开，两叶的血管亦相连（图 41-2-6B）。

3）假胎盘是指副胎盘与主胎盘之间无血管相连。

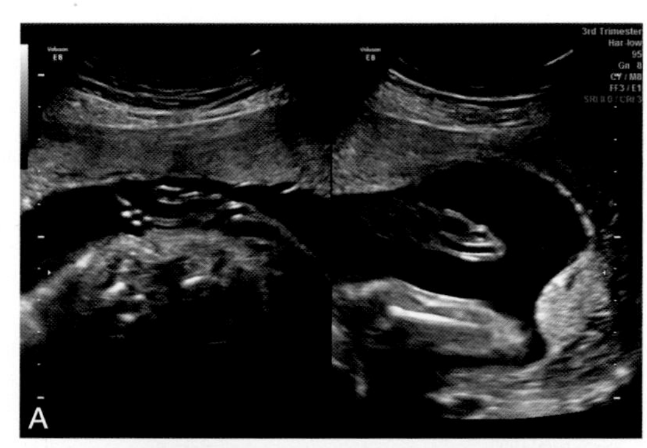

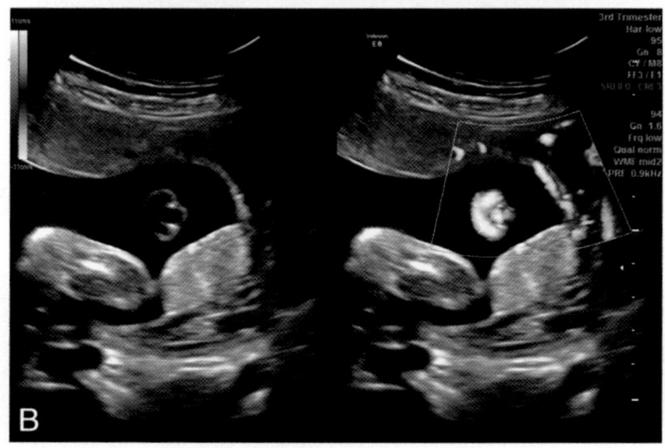

图 41-2-5 副胎盘
A. 子宫前壁为与脐带相连的主胎盘，后壁为副胎盘；B. 可见主胎盘与副胎盘之间的脐血管相连

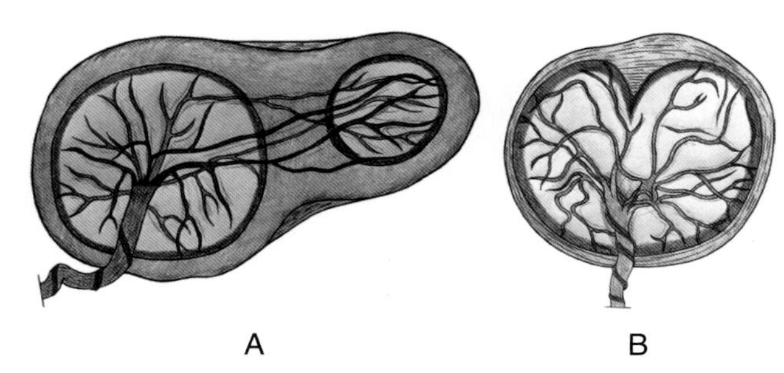

图 41-2-6 A. 副胎盘示意图；B. 复胎盘示意图

4）胎盘从子宫前壁延续到后壁或从后壁延续到前壁者，易被误诊为副胎盘，应注意鉴别。

（4）预后评估

副胎盘合并血管前置时可能导致胎儿死亡。分娩时副胎盘残留可致产后出血、感染。

2. 分叶胎盘（lobular placenta） 如胎盘实质呈双叶以上，称为多叶胎盘，一般以双叶胎盘多见。胎盘两叶完全分开，其血管不相连，直至进入脐带时合并，两叶间有胎膜及薄层蜕膜相连，称为双叶胎盘。如果胎盘为完全分离的三叶，称为三叶胎盘（图 41-2-7）。

（1）病理解剖与病理生理 孕卵着床后，底蜕膜血管供给障碍，呈局灶状分布。在血管丰富的底蜕膜部位有叶状绒毛膜分布，故形成的胎盘呈双叶或多叶状。

（2）超声特征 胎盘呈完全分开的两叶或多叶，血管不相连，直到进入脐带时才合并（图 41-2-8）。

（3）注意事项与鉴别诊断 分叶胎盘血管在形成脐带之前的部分，走行于胎膜之上而无华通氏胶的保护，如这部分血管跨越宫颈内口时，会发生血管前置。

（4）预后评估 与副胎盘类似。

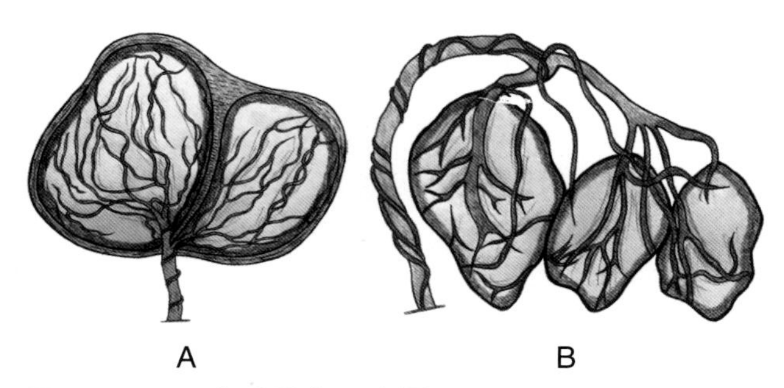

图 41-2-7 分叶胎盘示意图
A. 双叶胎盘；B. 三叶胎盘

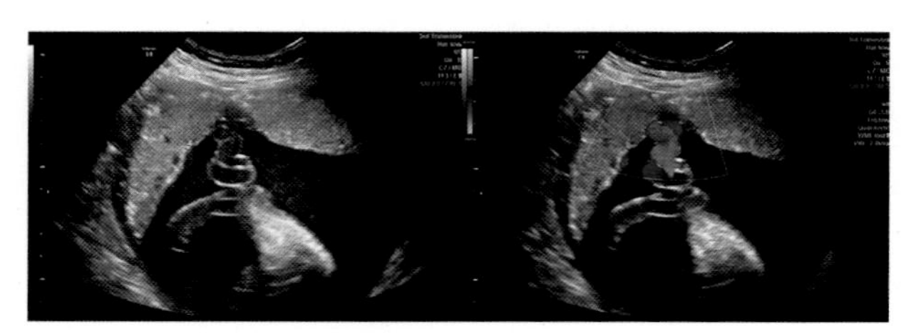

图 41-2-8 分叶胎盘

3. 膜状胎盘　膜状胎盘 (membranaceous placenta) 是一种发育异常平滑绒毛膜形成的胎盘，发病率低。

（1）病理解剖与病理生理　形成的原因可能是在妊娠早期时，包蜕膜血运丰富，应当退化萎缩的平滑绒毛膜部分绒毛未萎缩退化、孕卵周围为一层功能性的绒毛膜所包绕，形成面积大而薄的胎盘。胎盘娩出后，胎盘内的积血流出，胎盘体积小重量轻，组织厚薄不均，最薄处如纸样。膜状胎盘的病因与母体子宫内膜炎症、发育不良，多产或多次宫腔操作，蜕膜血管发育不良等因素有关。根据病变范围可分为完全型和部分型。

（2）超声特征　①胎盘附着范围大，占据子宫壁 2/3 以上，超声显示几乎所有子宫壁均有胎盘覆盖。②胎盘厚度明显增厚，胎盘实质回声少，内可见大片流动性点状回声（图 41-2-9）。③胎儿明显的宫内发育迟缓表现。

（3）鉴别诊断与注意事项　①膜状胎盘的特征性临床表现为反复的阴道出血，可发生在妊娠各期。②膜状胎盘与胎盘过大的鉴别：两者均表现为胎盘增厚，附着范围大，同时合并胎儿不同程度的发育迟缓，鉴别点为膜状胎盘内实质回声少，绝大部分为积血形成的流动性点状回声。③膜状胎盘与胎盘内血窦、血池的鉴别：三者均表现为胎盘内大小不等的无回声区，无回声区内可见流动性点状回声。鉴别点为胎盘内血窦、血池无回声区范围较小，胎盘大部分为实质回声，大多数为正常现象，几乎不合并胎儿宫内发育迟缓。④膜状胎盘常合并羊水过少。

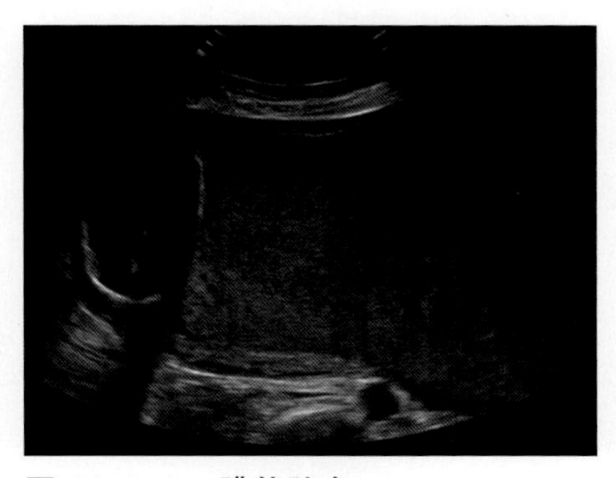

图 41-2-9　膜状胎盘

（4）预后评估　①膜状胎盘由于绝大部分绒毛缺如，绒毛间隙大范围充血，胎盘－胎儿循环血量减少，导致胎儿宫内发育迟缓。②膜状胎盘附着范围大，易发生胎盘低置、前置，从而引起妊娠期出血、流产、早产等。

4. 轮状胎盘　轮状胎盘 (Rotiform Placenta) 指胎盘的胎儿面中心部分内凹，周围环绕增厚的完整或不完整灰白色环，形如“轮状”。该环由双折的羊膜和绒毛膜构成，其内含有退化的蜕膜及纤维组织成分。在环内，胎儿面与脐带相连，可见脐动、静脉血管走行并中断于环的边缘，周围卷起增厚的羊膜、绒毛组织常合并胎盘出血和梗死。发生率较低。

（1）病理解剖与病理生理　轮状胎盘的发生是由于绒毛膜与绒毛膜板大小发育不一致而形成，可分为完全型（有完整的胎盘组织环）和部分型（不完整的胎盘组织环）。

（2）超声特征　在常规扫查胎盘过程中，可见胎盘胎儿面中央部分略凹陷，脐动、静脉血管走行并中断于边缘，胎盘边缘呈环状或片状突向羊膜腔并朝向胎盘中央，内部回声与胎盘实质回声相延续，如合并有出血或梗死者，可出现无回声或低回声区（图 41-2-10）。

（3）鉴别诊断与注意事项　①轮状胎盘与宫腔粘连带的鉴别：鉴别点为追踪胎盘附着部位，粘连带连于子宫壁之间，而轮状胎盘连于胎盘边缘。②轮状胎盘与羊膜带的鉴别：羊膜带呈菲薄的带状回声，较粘连带薄，如合并畸形，常表现为截肢样畸形。轮状胎盘与胎儿无粘连，胎

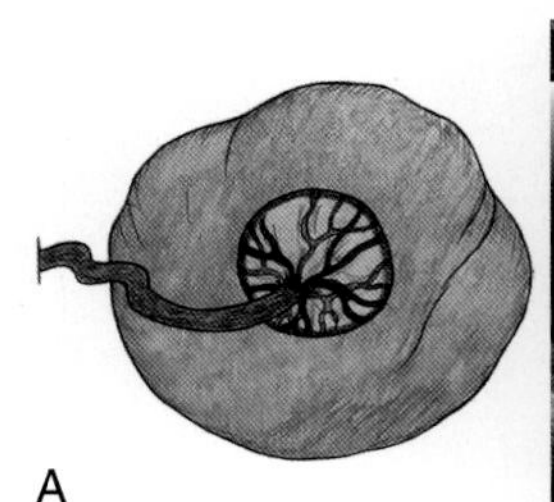

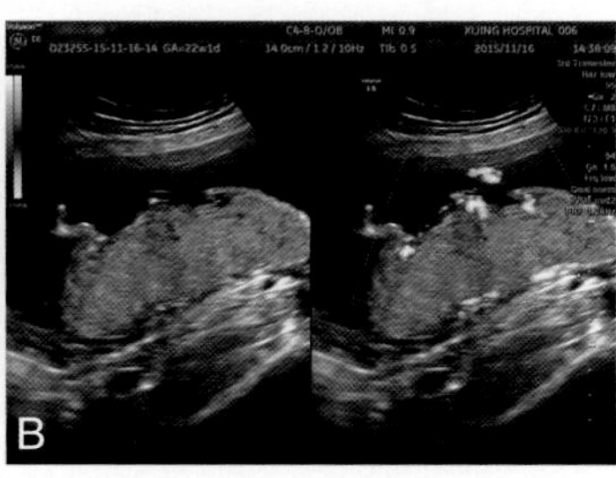

图 41-2-10　轮状胎盘
A. 轮状胎盘示意图；B. 超声声像图

儿运动不受限制。③超声扫查胎盘时，要求对胎盘进行放射状扫查，以免漏诊。

（4）预后评估　部分型轮状胎盘不引起任何胎儿异常，而完全型轮状胎盘与胎盘早剥、早产、胎儿畸形、宫内发育迟缓、围产儿死亡率增高有关。

三、胎盘位置异常

1. 前置胎盘　前置胎盘 (placenta previa) 是指妊娠 28 周以后，胎盘附着于子宫下段，其下缘达到或覆盖宫颈内口，位置低于胎先露部。

（1）病理解剖与病理生理，病因尚不明确，相关影响因素包括以下方面：①高龄经产妇、流产史、多产、多次宫腔操作等导致的子宫内膜受损，受精卵着床后，由于蜕膜血管供血不足，为了摄取营养供胚胎发育而增加胎盘底蜕膜面积。②剖宫产瘢痕子宫下段的伸展度差，使胎盘难以完成向宫底的“迁移”（指胎盘被动的向上“移行”体现了胎盘的嗜营养性，即宫体、宫底血供丰富的部分胎盘增大，而子宫下段血供较差的部分胎盘萎缩退化）。③多胎妊娠，由于胎盘数目多或者面积大，可延伸至子宫下段。

（2）分型　妊娠 28 周后，依据宫颈内口与胎盘下缘的关系分为以下类型。

1）完全性前置胎盘 胎盘完全覆盖宫颈内口（图 41-2-11A）；

2）部分性前置胎盘 胎盘部分覆盖宫颈内口（图 41-2-11B）；

3）边缘性前置胎盘 胎盘下缘达宫颈内口而未覆盖（图 41-2-11C）；

4）低置胎盘 胎盘下缘距宫颈内口 ≤ 2cm，且未达宫颈内口。

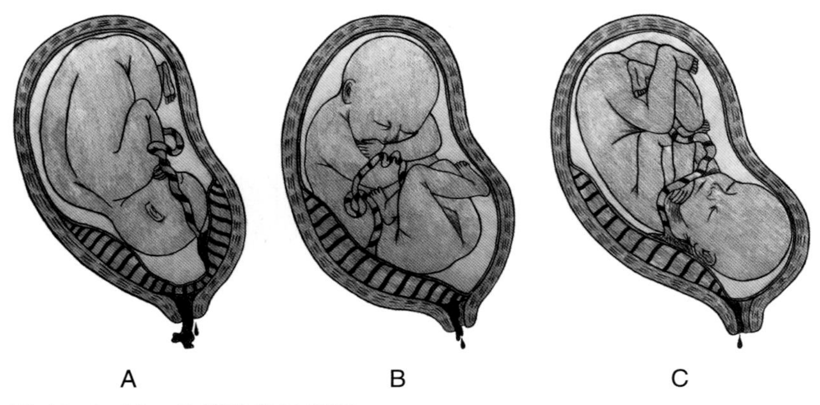

图 41-2-11　前置胎盘示意图
A. 完全性；B. 部分性；C. 边缘性

（2）超声

①常规检查方法是经腹超声扫查，但需适度充盈膀胱。当常规扫查不满意时可经会阴、阴道扫查，注意选择合适频率的探头及禁忌证。②超声可清晰显示胎盘附着位置、胎先露位置及胎盘下缘与宫颈内口的关系，做出相应的诊断（图 41-2-12）。②当妊娠 28 周前发现胎盘下缘距离宫颈内口 ≤ 2cm 时，可诊断胎盘低置或前置状态，需要动态观察。③有前次剖宫产史，再次妊娠胎盘附着于子宫下段瘢痕处，称为凶险性前置胎盘。发生胎盘植入的风险高达 50%，应密切观察。

（3）鉴别诊断与注意事项

胎盘边缘血窦前置时，估测下缘位置应测量胎盘边缘静脉距宫颈内口的距离，而非胎盘实质。

宫缩波到达子宫下段时，容易造成低置或前置胎盘的假象。

（4）预后评估　前置胎盘约 90% 以上表现为妊娠晚期无痛性反复出血，极少数可无任何出血表现。临床依据出血量多少做出不同的处置，出血量少者，密切观察；出血量多者，纠正贫血、预防感染；反复大量出血者，应酌情考虑提前终

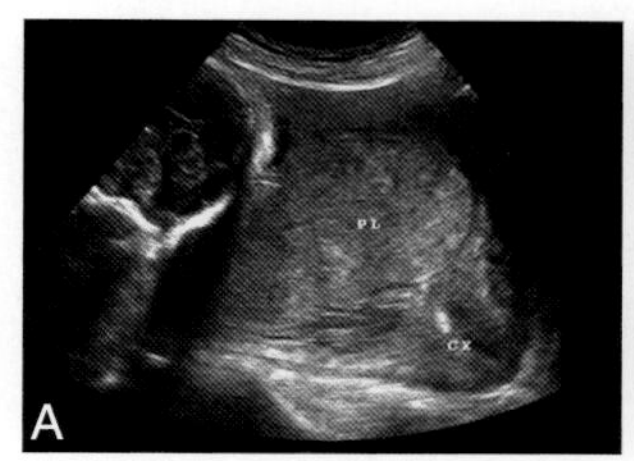

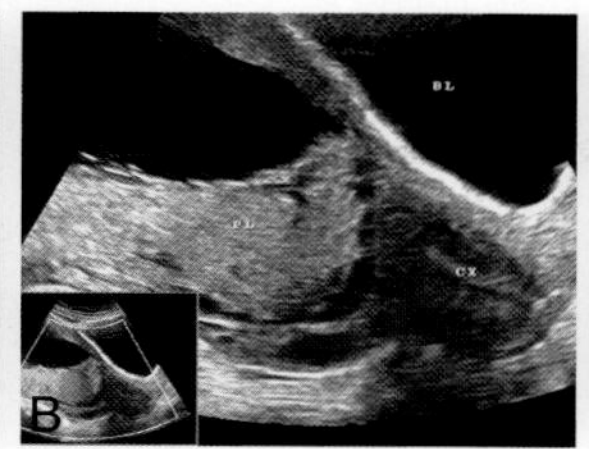

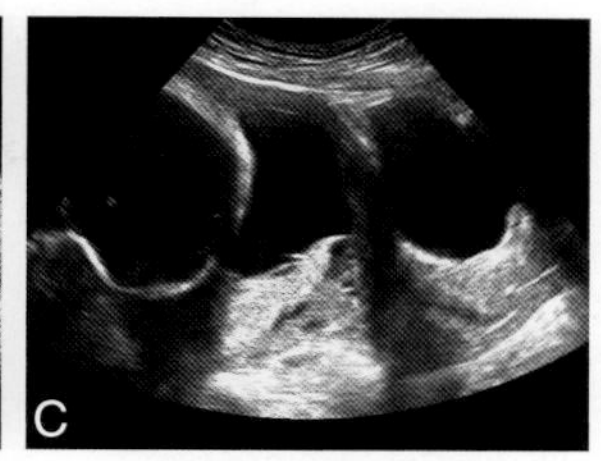

图 41-2-12　前置胎盘声像图
A. 完全性前置胎盘；B. 部分性前置胎盘；C. 边缘性前置胎盘

止妊娠。凶险性前置胎盘合并胎盘植入时，易导致产后大出血，预后极差。

2. 血管前置　血管前置（vasa previa）指无华通氏胶及胎盘组织保护的脐血管走行于胎膜间，通过子宫下段或跨越宫颈内口，位于胎先露部下方。分娩时一旦发生血管破裂，围产儿死亡率极高。

（1）病理解剖与病理生理　单叶胎盘伴发血管前置比较常见，如脐带帆状附着、前置胎盘、胎盘低置状态即走行于胎膜上的脐血管通过子宫下段或跨越宫颈内口；多叶胎盘亦可伴发血管前置，如副胎盘或分叶胎盘，即连接两处胎盘的脐血管通过子宫下段或跨越宫颈内口（图 41-2-13）。

（2）超声特征　超声扫查过程中可见脐带帆状附着、副胎盘或分叶胎盘、前置胎盘征象，并于宫颈内口上方可见单根走行的脐动脉或脐静脉血管（图 41-2-14）。

（3）鉴别诊断与注意事项

1）血管前置与绒毛膜羊膜分离、胎盘边缘血窦的鉴别：彩色多普勒和脉冲多普勒技术有助于鉴别，部分胎盘边缘血窦因血液流动可产生多普勒信号，鉴别血流信号来源有助于诊断，胎盘边缘血窦血流来源于母体，血管前置血流来源于胎儿。

2）血管前置与脐带先露、脐带脱垂的鉴别：脐带先露是指胎膜未破时，胎先露部前方或一侧可见脐带走行或堆积，而非单根血管走行，脐带胎盘附着处正常。胎膜破裂后，脐带可脱出于宫颈外口，降至阴道、外阴部。

3）血管前置与母体宫颈静脉曲张的鉴别：母体宫颈静脉曲张的扩张血管位于子宫下段或宫颈，不在宫颈内口上方，脉冲多普勒可录得静脉频谱，伴行动脉的心率与孕妇心率一致。

4）超声诊断脐带帆状附着、副胎盘、分叶胎盘及前置胎盘（低置胎盘）时，注意排除血管前置。

（4）预后评估　血管前置是胎儿潜在的灾难，胎膜破裂后，覆盖在宫颈内口的血管易破裂，导致胎儿迅速失血和死亡；即使不破裂，前置的

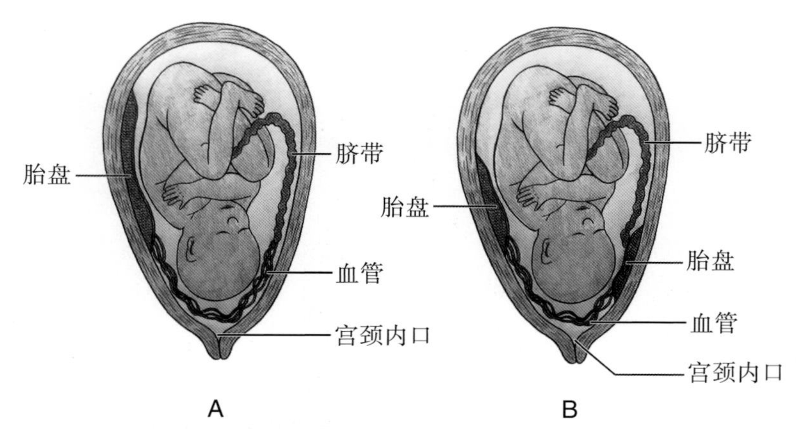

图 41-2-13　血管前置示意图
A. 脐带帆状附着合并血管前置；B. 副胎盘合并血管前置

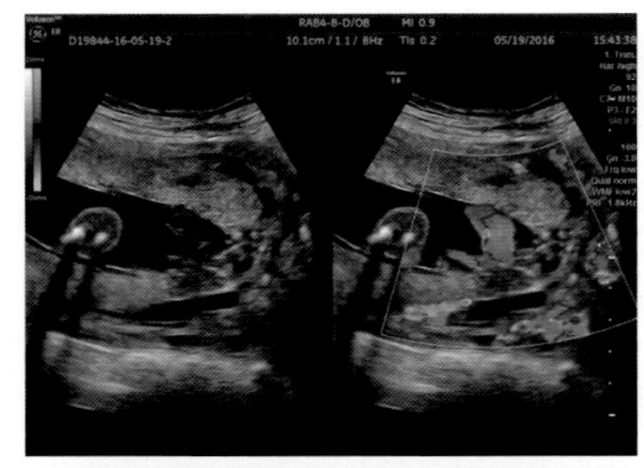

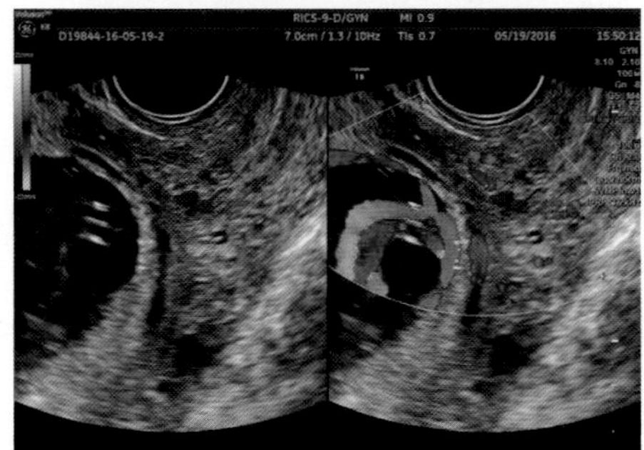

图 41-2-14　血管前置声像图

血管在分娩过程中被胎先露部压迫，可导致血液循环受阻而发生胎儿窘迫，甚至死亡。产前未明确诊断血管前置者，死亡率极高；一旦明确诊断，血管前置是剖宫产的绝对指征。

四、胎盘植入

胎盘植入（placenta accreta）是指胎盘附着异常，胎盘绒毛组织异常侵入子宫肌层内。

1. 病理生理及分型　胎盘由叶状绒毛膜、子宫底蜕膜共同构成。若底蜕膜发育不良，蜕膜部分或完全由结缔组织替代，绒毛膜可侵入到子宫肌层内获取营养。

分型依据胎盘绒毛侵入子宫肌层的深度（图 41-2-15）：

Ⅰ型（粘连性胎盘）：胎盘绒毛附着于子宫肌层，但未植入肌层内。

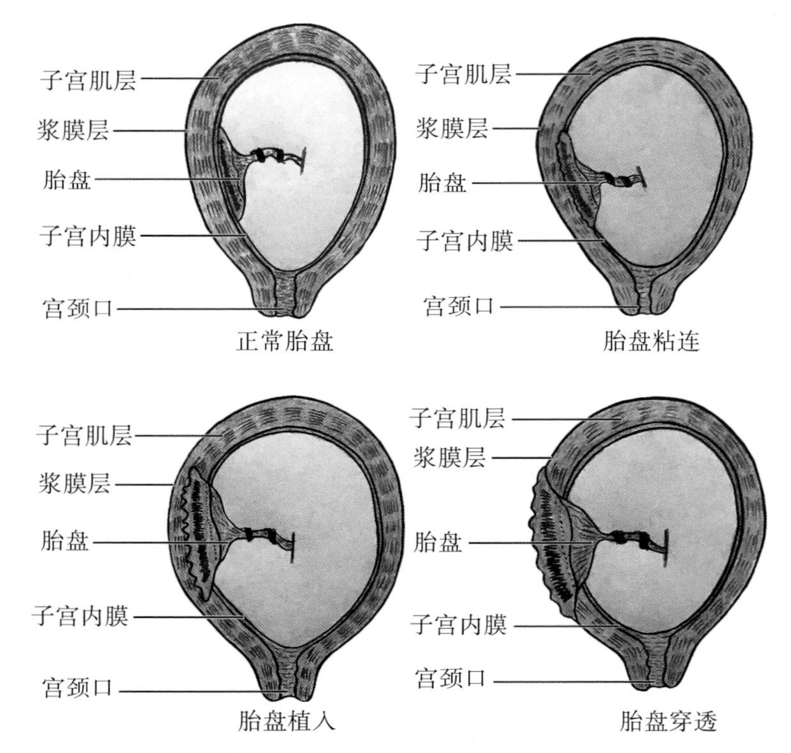

图 41-2-15　胎盘植入分型示意图

Ⅱ型（植入性胎盘）：胎盘绒毛部分侵入子宫肌层。

Ⅲ型（穿透性胎盘）：胎盘绒毛穿透子宫肌层。

以上为病理学分型，在影像学检查中很难准确判断其分型。

在胎盘异常种植的病例中，约 80% 为粘连性胎盘，穿透性胎盘不足 10%。剖宫产史和前置胎盘是胎盘植入最常见的危险因素。

2. 超声特征

（1）胎盘内可见多个血池样回声，胎盘后间隙显示不清或消失，子宫肌层厚度变薄（常 <2mm，图 41-2-16）。

（2）胎盘与子宫浆膜层之间出现大量血管，呈“虫蚀样”，膀胱腹膜返折面变薄或中断（图 41-2-16）。

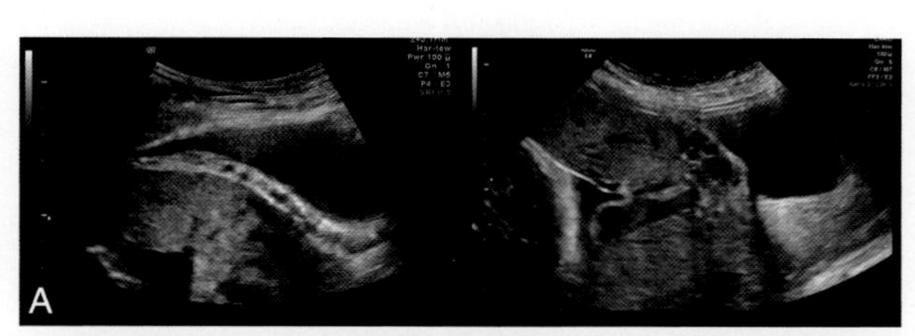
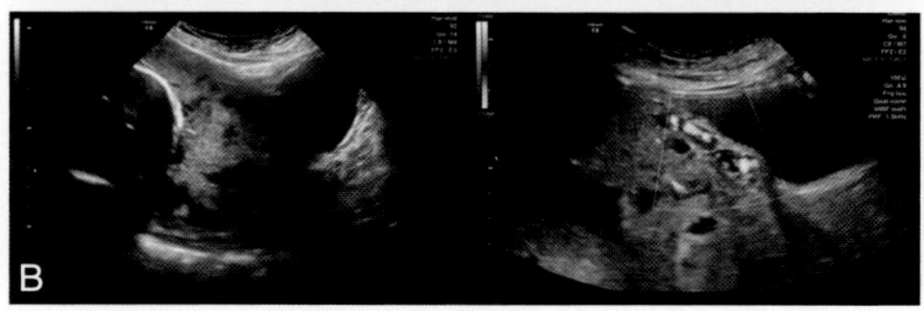

图 41-2-16　胎盘植入
A. 胎盘后间隙显示不清，胎盘与子宫浆膜层之间出现大量血管，呈“虫蚀样”；B. 膀胱壁与子宫的正常回声线的中断，类似胎盘回声的局灶性结节向子宫浆膜层突出

（3）彩色多普勒显示胎盘后间隙有异常丰富的血流信号（图 41-2-17）。

3. 预后评估　胎盘植入者胎儿娩出后胎盘难以剥离，可能导致产后大出血，危及生命。如徒手强行剥离胎盘，易引起子宫受损。其他并发症包括子宫破裂、感染等。

既往有明显胎盘植入者需行子宫切除术。目前，可根据具体情况不同选择保留子宫。临床采用血管阻断术、子宫压迫缝合、宫腔填塞等方法防治产后出血。

五、胎盘早剥

胎盘早剥 (placental abruption) 是指妊娠 20 周后或分娩期，胎盘在胎儿娩出前，部分或全部从子宫壁剥离。发生率为 0.46%~2.1%，早产儿

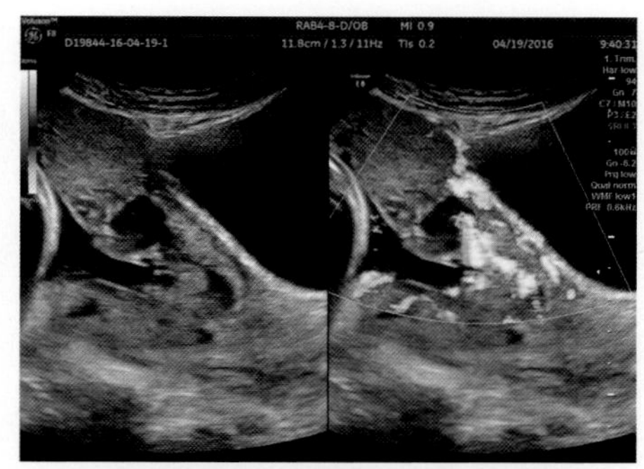
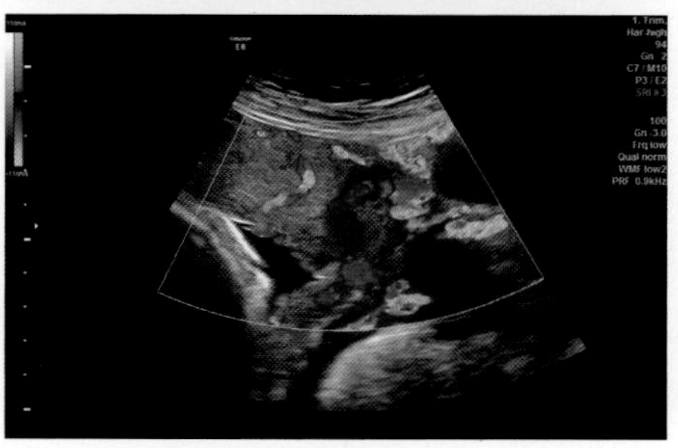

图 41-2-17　胎盘植入
彩色多普勒显示胎盘后间隙有异常丰富的血流信号

发生率更高。

1. 病理解剖与病理生理　引起胎盘早剥的主要原因是胎盘出血。高危因素包括：妊娠期高血压、高龄、胎盘血管异常、外伤、双胎及脐带过短等。

依据病理变化，有无阴道出血的剥离分型如下（图 41-2-18）：

（1）显性剥离　胎盘剥离面大，血液冲开胎盘边缘，沿胎膜与子宫壁之间经宫颈管向外流出；

（2）隐性剥离　胎盘边缘仍附着于子宫壁，胎膜与子宫壁未完全分离，或胎头固定于骨盆入口，血液积聚于胎盘与子宫壁之间，未外流；

（3）混合性剥离　由于出血量过多，胎盘后血液越积越多，出血量达到一定程度，血液最终仍冲开胎盘边缘与胎膜而外流。血液亦可破入羊膜腔，导致血性羊水。

2. 超声特征　声像图表现：①胎盘增厚。②胎盘后血肿，胎盘与子宫壁之间形成血肿，血肿回声随时间推移表现不一，急性期呈稍强回声，之

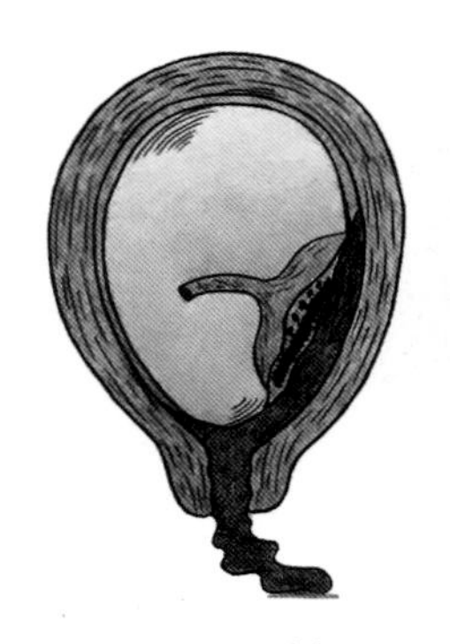
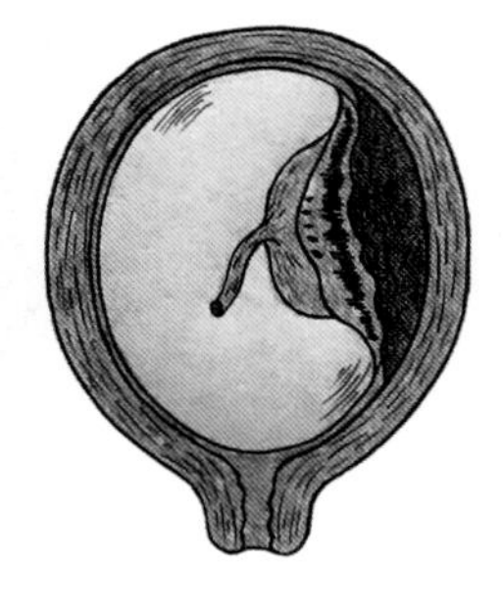
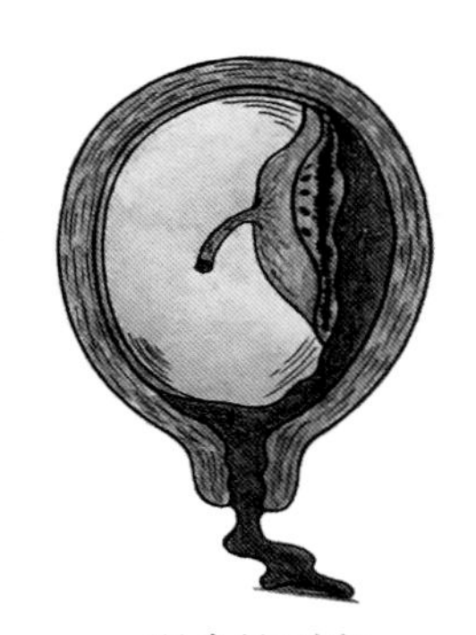

显性剥离　　隐性剥离　　混合性剥离

图 41-2-18　胎盘早剥分型示意图

后可变成低回声，甚至无回声。彩色血流显示血肿内无血流信号。③胎盘边缘血肿：血肿位于胎盘边缘，其回声随出血时间长短表现不同。如血肿破入羊膜腔，羊水内可见漂浮光点或凝血块回声（图 41-2-19）。

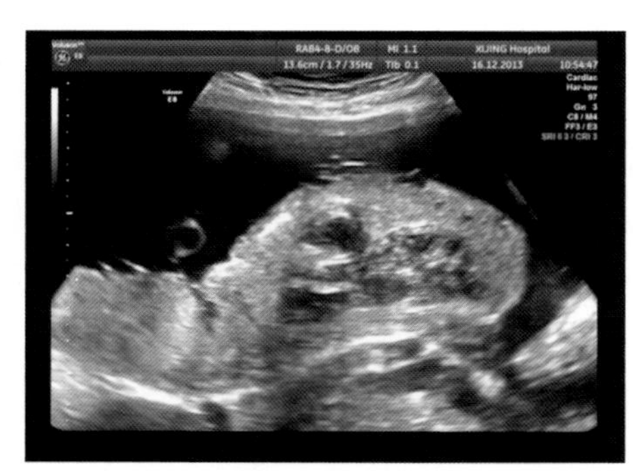

图 41-2-19　胎盘早剥

胎盘后方可见血肿回声

3. 鉴别诊断与注意事项

（1）胎盘早剥与子宫肌瘤的鉴别　子宫肌瘤位于肌层内，回声较低，形态规则，边界清楚，位置固定。

（2）胎盘早剥与宫缩波的鉴别　宫缩波表现为子宫壁局部一过性增厚，与子宫壁无明显界限，观察过程中可见其消失。

（3）胎盘早剥与胎盘内畸胎瘤的鉴别　畸胎瘤内的强回声钙化有助于诊断。

（4）胎盘早剥与子宫肌壁扩张血管丛的鉴别　彩色多普勒可显示肌壁血管丛内的血流信号。

4. 预后评估　胎盘早剥是产科急腹症，其预后与胎盘剥离面积有关，剥离面积 <30%，预后良好；剥离面积 >50%，预后差，母体可发生休克和弥散性血管内凝血，胎儿可出现宫内缺氧或死亡。

六、胎盘肿瘤

胎盘肿瘤（placental tumor）分为原发性和转移性，原发性胎盘肿瘤又分为滋养细胞肿瘤和非滋养细胞肿瘤。滋养细胞肿瘤包括葡萄胎、侵袭型葡萄胎和绒毛膜癌；非滋养细胞肿瘤包括绒毛膜血管瘤和畸胎瘤。

1. 胎盘绒毛膜血管瘤　胎盘绒毛膜血管瘤 (placental chorioangioma) 是最常见的良性胎盘肿瘤，主要由血管和结缔组织构成，属于一种血管过多的囊性改变，单发多见，偶见多发。发病率为 0.7%~1.6%。

（1）病理解剖与病理生理　绒毛膜血管瘤的形成，可能与胎盘的原始成血管细胞发育异常有关。根据组成成分分为①血管瘤型；②富细胞型；③退变型。

（2）超声特征　①胎盘绒毛膜血管瘤表现为边界清楚的类圆形实性或混合性回声，多数可见完整包膜，多位于胎盘胎儿面，常邻近脐带附着处。②肿瘤较大时（>5cm）常合并羊水过多、胎儿水肿及宫内发育迟缓（图 41-2-20）。③彩色多普勒显示肿瘤内血流信号较丰富；脉冲多普勒可录得连续低速的动脉血流频谱。

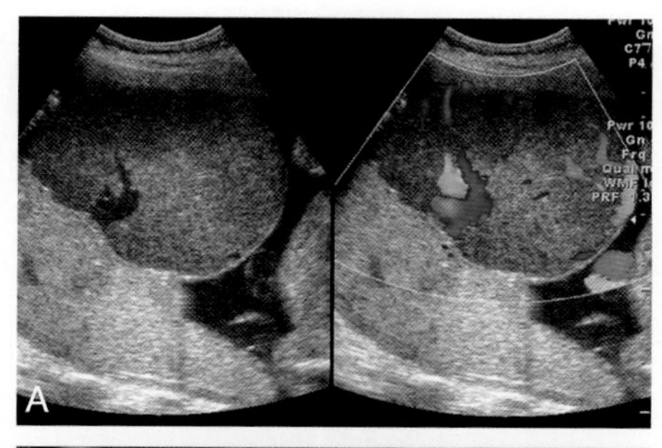

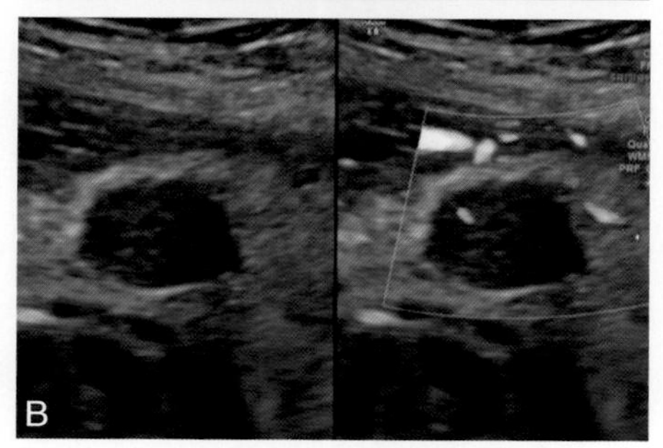

图 41-2-20　胎盘绒毛膜血管瘤
A. 胎盘胎儿面绒毛膜血管瘤；B. 胎盘实质内绒毛膜血管瘤

（3）鉴别诊断与注意事项　①胎盘绒毛膜血管瘤与胎盘血窦、胎盘血肿的鉴别：胎盘血窦位于胎盘实质内，无包膜，形态不规则，其内无明显血流信号；胎盘血肿内无血流信号。②胎盘绒毛膜血管瘤与胎盘囊肿的鉴别：胎盘囊肿为囊性回声，内部透声性良好，无血流信号。③妊娠期发现绒毛膜血管瘤应做染色体检查。

（4）预后评估　预后取决于瘤体的大小及合并畸形。瘤体较小时（<5cm）一般无临床症状；瘤体较大时（>5cm）可能合并胎儿水肿、贫血、心功能不全、宫内发育迟缓、羊水过多、早产等，预后不良。母体外周血内AFP水平增高。

2. 胎盘畸胎瘤（placental teratoma）

（1）病理解剖与病理生理　胎盘畸胎瘤属罕见肿瘤，多为良性的成熟畸胎瘤，其形成可能与双胎之一融于胎盘或原肠组织异常伸入胎盘发育所致。多位于胎盘胎儿面，羊膜与绒毛膜之间，或位于胎盘边缘的胎膜上。

（2）超声特征　表现为边界清楚的圆形或类圆形混合性回声，其内可见强回声后伴声影；彩色多普勒显示多数瘤体内无血流信号。

（3）预后评估　胎盘畸胎瘤罕见，一般不影响胎儿及孕妇，但需要进行染色体检查。如合并其他畸形，其预后取决于合并畸形的类型与程度。

3. 胎盘滋养细胞肿瘤（placental trophoblastic tumor）

（1）病理解剖与病理生理　胎盘滋养细胞肿瘤来源于胎盘种植部位的滋养细胞过度增殖导致的疾病，包括葡萄胎、侵袭型葡萄胎和绒毛膜癌。危险因素包括高龄、既往滋养细胞疾病史等。

（2）超声特征　①胎盘实质多囊性改变，呈“蜂窝征”或“落雪征”，未见胚胎组织结构。②侵袭型葡萄胎和绒毛膜癌可表现为子宫肌层内出现不规则无回声区；彩色多普勒显示其内丰富血流信号；脉冲多普勒可显示低阻力动脉血流频谱。③约50%可伴发双侧卵巢黄素化，表现为双侧卵巢内均出现多房性囊肿。

（3）预后评估　胎盘滋养细胞肿瘤治愈率高，早期明确诊断并及时治疗至关重要。

4. 胎盘转移性肿瘤　胎盘转移性肿瘤包括母体转移来源和胎儿转移来源两类。

（1）病理解剖与病理生理　母体转移来源发生率约1%，包括黑色素瘤、白血病、淋巴瘤、乳腺癌、直肠癌、肺癌、胰腺癌等，以黑色素瘤最为常见。胎儿转移来源罕见，文献报道神经母细胞瘤、白血病等可转移至胎盘。

（2）超声特征　胎盘内可见圆形或类圆形低回声，呈单发或多发；同时伴母体或胎儿相关的肿瘤表现。

（3）预后评估　胎儿转移来源者、母体转移来源者如累及胎儿则预后差。

第3节　脐　带

脐带（umbilical cord）连接胎儿和胎盘，是母体与胎儿之间进行气体交换、营养物质供应和代谢产物排出的重要通道。脐带长30~70cm，平均长度55cm，直径0.8~2.0cm，表面有羊膜覆盖，内有两根动脉和一根静脉，血管周围包裹来自胚外中胚层形成的胶样组织，即华通氏胶。

脐带的常见异常包括：①脐带长度异常；②脐带附着异常；③脐带变形异常；④脐带血管异常；⑤脐带赘生物；⑥脐带华通氏胶异常；⑦脐带先露与脐带脱垂。

一、脐带长度异常

脐带长度异常包括脐带过长和脐带过短。

1. 病理解剖与病理生理 脐带的生长主要在妊娠早期和中期，胎儿运动的牵拉作用是脐带生长的关键因素。脐带的长度至少达到32cm，才能满足正常经阴道分娩。足月胎儿的脐带长度≤35cm，称为绝对过短；≤54cm称为相对过短；≥70cm，称为脐带过长。

2. 超声特征

（1）正常脐带 游离段横切面呈“品”字排列，较粗的血管为脐静脉，较细的血管为脐动脉；长轴切面可见三条血管呈螺旋状排列；彩色多普勒显示为一红二蓝或一蓝二红血流信号；盆腔膀胱水平横切面显示左、右脐动脉沿膀胱两侧走行。

（2）检查方法 常规检查部位①脐带胎盘连接处；②脐带前腹壁插入点；③脐带腹腔段；④脐带游离段。

（3）脐带过短 ①羊水中脐带回声明显减少；②脐带短而直，呈被牵拉状；③胎儿位置相对固定，运动减少。

（4）脐带过长 ①羊水中脐带回声明显增多；②脐带迂曲并堆积；③脐带缠绕胎儿多处部位。

3. 预后评估 脐带过短可导致胎盘早剥，合并胎儿体蒂异常则预后差；脐带过长可导致脐带绕颈、绕体、打结、脱垂等。

二、脐带附着异常

脐带附着异常包括边缘性脐带附着、脐带帆状附着及血管前置。

1. 边缘性脐带附着 边缘性脐带附着又称球拍状胎盘，即脐带胎盘附着处距离胎盘边缘≤2cm，如球拍状。发生率约7%。

（1）病理解剖与病理生理 妊娠早期胎盘发育过程中，底蜕膜血流灌注不均，灌注较好的部位生长发育，灌注差的部位萎缩退化，最终导致脐带附着处呈偏心性，形成边缘性脐带附着。

（2）超声特征 表现为脐带胎盘附着处距胎盘边缘≤2cm；彩色多普勒显示脐血管深入胎盘实质（图41-3-1）。

（3）预后评估，边缘性脐带附着如不合并其他异常，则预后好；若脐带附着处的胎盘位于宫颈内口，胎先露部可压迫脐血管，导致胎儿宫内窘迫甚至死亡。

2. 脐带帆状附着 脐带帆状附着是指脐带附着于胎盘边缘以外的游离胎膜上，脐血管全部或部分附着于胎膜上，呈扇形分布，像帆船的帆布，故亦称帆状胎盘，脐带附着处周围无胎盘组织覆盖。

（1）病理解剖与病理生理 多数认为形成原因可能是在胎盘发育过程中，由于叶状绒毛膜的嗜营养性生长，而导致脐带附着处的绒毛因营养不良而萎缩退化成平滑绒毛膜，脐血管则形成

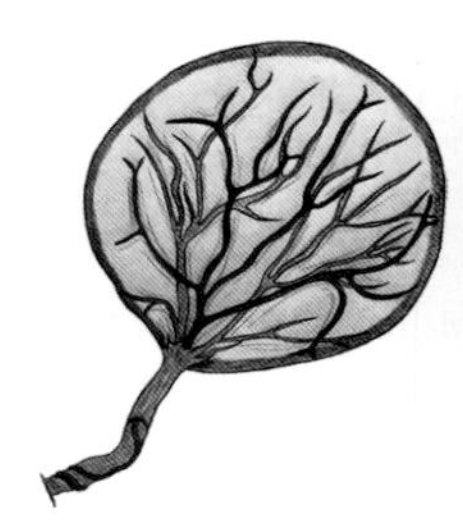
A

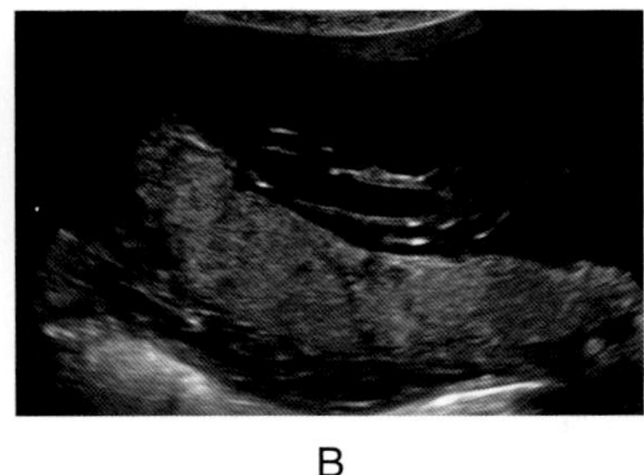
B

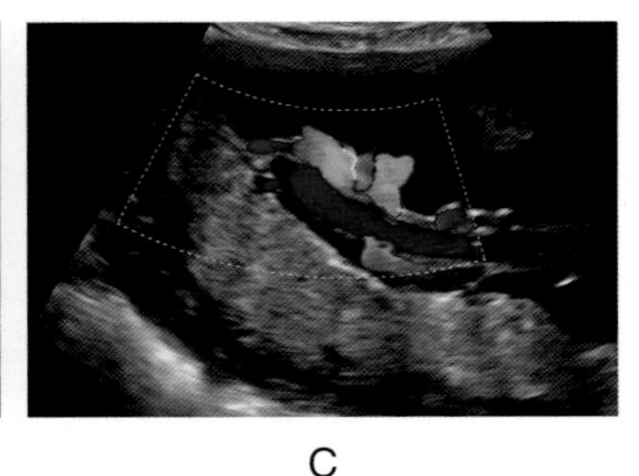
C

图41-3-1 边缘性脐带附着

A. 示意图；B、C. 声像图显示脐带胎盘附着处距胎盘边缘≤2cm

帆状附着。其最大特点是脐血管周围无华通氏胶包绕保护，容易合并血管前置导致胎儿死亡。

依据脐血管的分布情况分为：①完全性，脐血管分支全部走行于胎膜之上；②部分性，部分脐血管分支进入胎盘实质而部分走行于胎膜之上。

（2）超声特征　①胎盘胎儿面未见脐带与胎盘直接相连。②追踪脐带扫查可见脐带附着于胎盘附近（附着处无胎盘实质），并发出数根分支血管走行于胎膜之上，延伸至胎盘。超声检查时，注意全方位 360° 扫查，明确脐带走行。③彩色多普勒有助于追踪走行于胎膜上的脐血管（图 41-3-2），了解脐血管的分布状态。

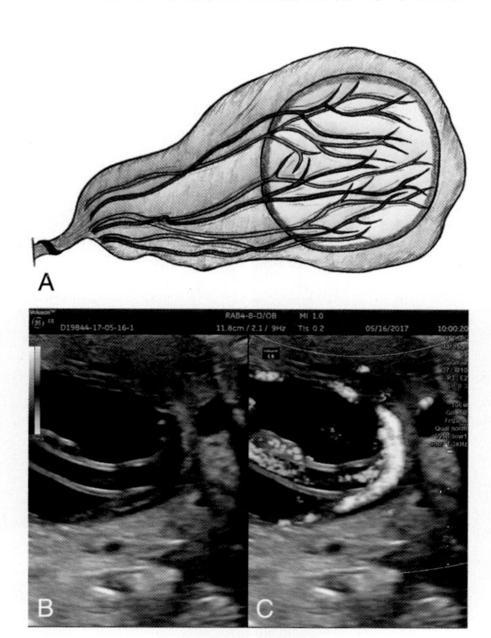

图 41-3-2　脐带帆状附着
A. 示意图；B、C. 脐带帆状附着合并血管前置，彩色多普勒显示宫颈内口上方可见脐血管走行

（3）预后评估　需高度重视脐带帆状附着，此症易造成胎儿产时死亡，在双胎中的发生率比单胎高 9 倍。脐带帆状附着如不合并血管前置，则预后良好。如合并血管前置，胎先露部可压迫前置的血管，导致血管破裂造成胎儿失血死亡，因此，一旦明确诊断脐带帆状附着伴血管前置，需密切观察，择期选择手术。

（4）鉴别诊断与注意事项　①脐带帆状附着需与球拍状胎盘、副胎盘鉴别；②脐带帆状附着诊断时，注意是否合并血管前置。

三、脐带变形异常

脐带变形异常包括真结、假结、扭转和缠绕。

1. 脐带真结　脐带真结多为脐带缠绕胎体后，胎儿穿过脐带套环形成真结，多见于单绒毛膜单羊膜囊双胎。真结较松时不阻断血流，对胎儿的生长发育无影响；如真结拉紧后可导致脐血流的减少、阻断从而引起胎儿的宫内窘迫、死亡。

脐带打结一般无典型的临床特征，产前超声检出率低。在孕期及产程中出现不明原因的胎动减少、胎心率下降，应考虑脐带打结（图 41-3-3，图由 GE 公司提供）的可能，临床需要早期干预。

2. 脐带假结　因脐血管较脐带长，血管卷曲似结；或因脐静脉较脐动脉长而形成迂曲似结，一般无临床意义。

3. 脐带扭转　脐带内血管呈螺旋状走行，形成脐带的生理性扭转，正常情况为 6~10 周；> 11 周为过度扭转，可导致脐血流受阻或中断，造成胎儿宫内窘迫或死亡（图 41-3-4）。

4. 脐带缠绕　脐带缠绕是指脐带缠绕胎儿颈部、体部及四肢，也见于单绒毛膜单羊膜囊双胎脐带之间的相互缠绕。以脐绕颈最常见。其发生可能与脐带过长、羊水过多、胎动频繁等有关。

超声扫查发现在胎儿体表出现脐带压迹，呈“U”、“W”或锯齿状（图 41-3-5，图 41-3-6）。缠绕周数越多、缠绕越紧，可导致脐血管狭窄、血流受阻，引起胎儿宫内窘迫甚至死亡。

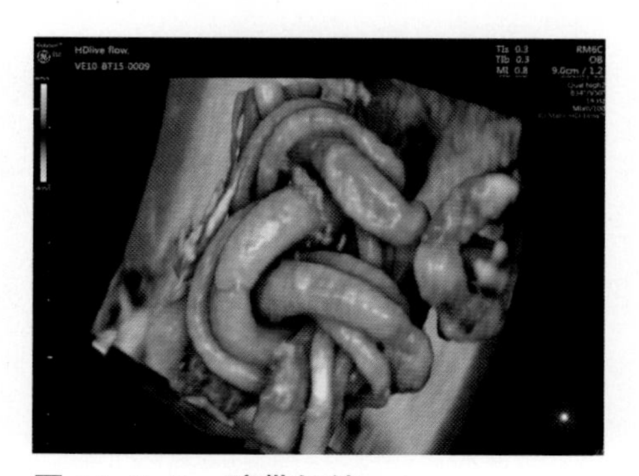

图 41-3-3　脐带打结

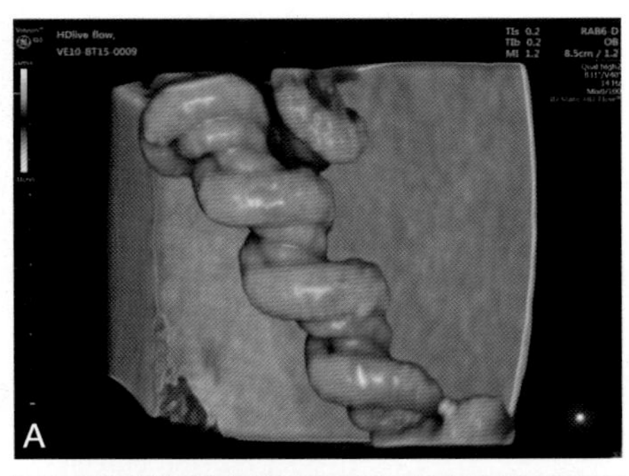

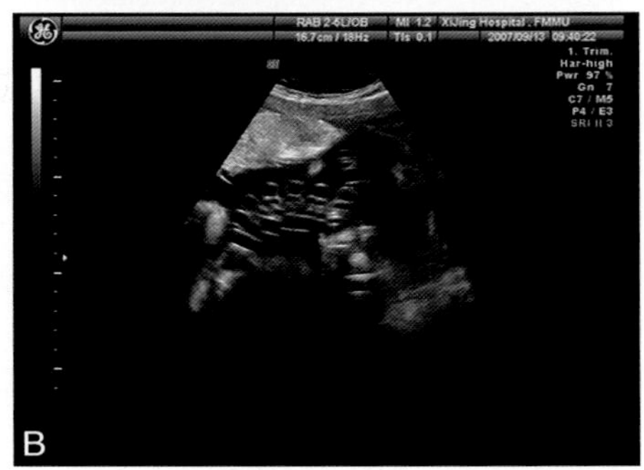

图 41-3-4 脐带扭转，呈“麻花样”

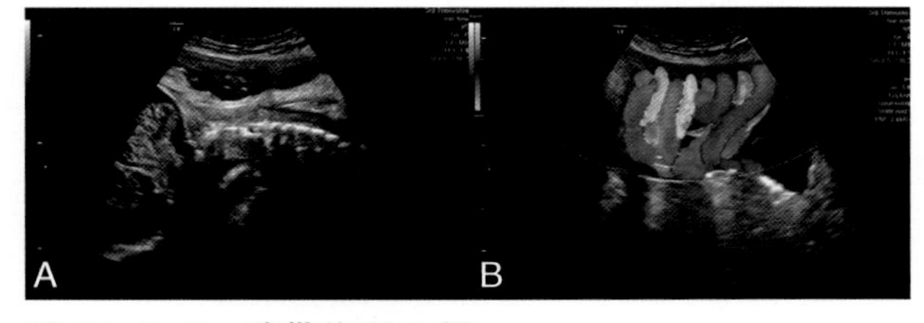

图 41-3-5 脐带绕颈 3 周
A. 胎儿颈后部可见脐带压迹，呈锯齿状；B. 彩色多普勒显示脐带绕颈 3 周

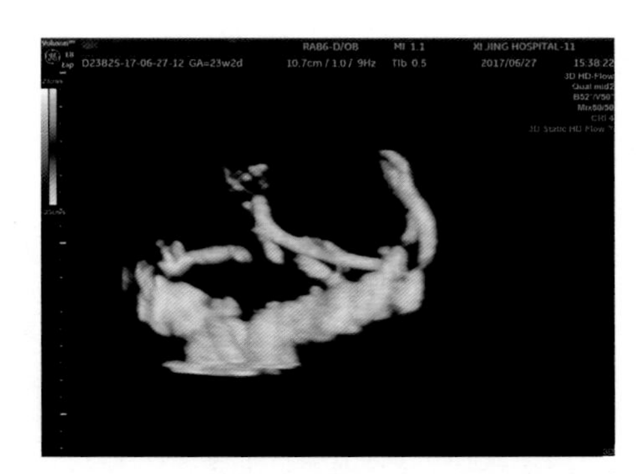

图 41-3-6 三维成像显示双胎脐带缠绕

四、脐带血管异常

脐带血管异常包括单脐动脉、脐动脉发育不良、脐带融合、双胎间动脉反向灌注综合征、螺旋化异常、静脉曲张、动脉瘤、持续性右脐静脉等。

1. 单脐动脉 单脐动脉（single umbilical artery,SUA）是指脐带内仅有 1 根脐动脉与 1 根脐静脉。发生率为 0.2%~1.9%。

（1）病理解剖与病理生理 单脐动脉与脐动脉原发性发育不良或继发性萎缩、闭锁以及卵黄囊动脉持续存在等有关。单脐动脉中脐动脉的内径略增宽。

（2）超声特征 ①妊娠 13 周后即可检出。由于脐动脉在进入胎盘前可能融合成单条脐动脉而形成正常变异，超声应在近胎儿侧进行检测并诊断。②声像图表现，脐带游离段横切面显示两个大小不等的圆环并列走行，呈“吕”字形；长轴切面显示两根血管相互伴行并呈稀疏螺旋状排列（图 41-3-7A）。③彩色多普勒，脐带显示一红一蓝彩色血流信号，胎儿盆腔膀胱水平横切面显示仅见膀胱一侧脐动脉走行（图 41-3-7B）。

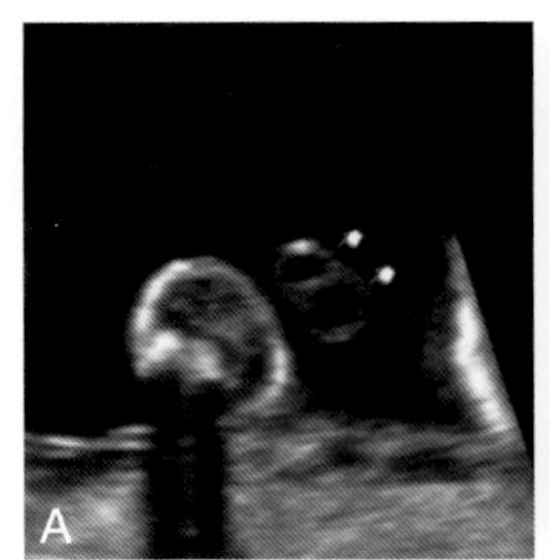

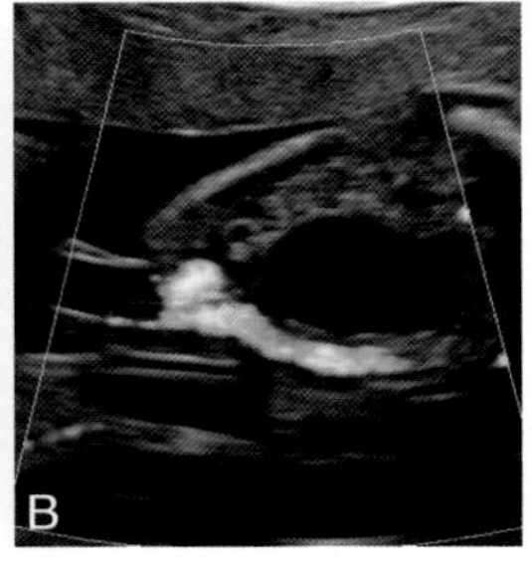

图 41-3-7 单脐动脉
A. 脐带横切面呈“吕”字形；B. 彩色多普勒显示单脐动脉沿膀胱一侧走行

（3）预后评估 单脐动脉的预后取决于合并畸形及其程度。所有单脐动脉胎儿均应行全面的系统超声检查后予以评估。对于单纯的单脐动脉胎儿，应进行针对性胎儿心脏超声检查。

单脐动脉的合并畸形包括：心血管畸形，中枢神经系统畸形，骨骼系统、胃肠道以及泌尿生殖系统畸形。合并畸形的存在明显增加胎儿染色体异常的风险，建议行染色体的排查。单脐动脉胎儿可能伴发 13 三体综合征、18 三体综合征、21 三体综合征和 Turner 综合征，以 18 三体综合征最为常见。

2. 脐动脉发育不良 脐动脉发育不良属于单脐动脉的特殊类型。表现为两根脐动脉内径不对称，1 根粗 1 根细，两者内径差≥ 2mm。

3. 脐带融合 脐带融合是指脐带内脐血管的数目异常增多，常见于联体双胎。

4. 双胎反向动脉灌注序列 正常胎儿脐动脉的血流方向是从胎儿到胎盘，而在双胎反向动脉灌注序列中，异常无心或半心胎儿的脐动脉血流是反向的，即从胎盘到胎儿。

5. 螺旋化异常 脐带内血管的螺旋化在妊娠 9 周之前已完成，这种螺旋化被认为明显增加了脐带的坚固性。如脐血管的螺旋化缺失，被称为直脐带，可导致脐带对外力的敏感性增加，是围产儿死亡的高危因素。

目前，多采用脐带螺旋指数（umbilical coiling index, UCI）对其螺旋化进行评估，脐带螺旋指数等于螺旋数除以脐带长度。正常脐带每 1cm 长度大约有 0.17 个螺旋，UCI<0.17 为螺旋过疏，UCI>0.37 为螺旋过密。

超声表现：螺旋过疏为脐带内血管螺旋稀少，大部分呈平行排列；螺旋过密为脐带长轴切面血管扭曲呈“麻花样”。

6. 脐静脉曲张 脐静脉曲张 (umbilical vein varix) 是指脐静脉血管局限性扩张，内径大于 9mm 或大于肝内脐静脉的 1.5 倍，以腹内段扩张最常见。其病因可能与脐孔狭窄、脐静脉管壁发育薄弱等有关。

（1）超声特征 ①上腹部类圆形无回声区与静脉相连，内径大于 9mm 或大于肝内脐静脉的 1.5 倍；②彩色多普勒显示其内为静脉血流（图 41-3-8）；脉冲多普勒可录得静脉血流频谱。扩张的脐静脉内出现彩色血流充盈缺损时，应考虑血栓形成的可能。③超声检查中发现脐静脉曲张时，应对胎儿进行全面的系统超声和针对性的胎儿心脏超声检查。

（2）预后评估 单纯脐静脉曲张预后良好，巨大的脐静脉曲张可能因胎儿体内血流量的减少，导致胎儿宫内窘迫、甚至死亡。

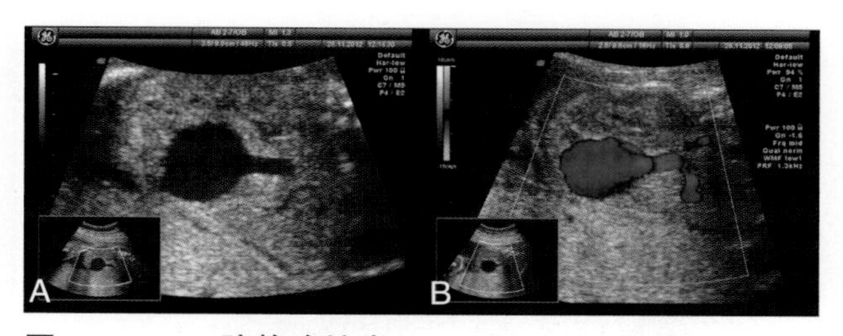

图 41-3-8 脐静脉扩张
A. 声像图显示上腹部类圆形无回声区与静脉相连；B. 彩色多普勒显示其内充满血流信号

7. 脐动脉瘤 脐动脉瘤是指脐动脉的囊性扩张，常见的发生部位在脐带胎盘附着处。

超声表现为脐动脉内径增宽，呈“瘤样”扩张；彩色多普勒和脉冲多普勒显示其内为动脉血流信号，可伴发动静脉瘘形成。

脐动脉瘤与 18 三体综合征有一定的相关性，应进行染色体检测。脐动脉瘤一旦破裂可能危及胎儿生命。

8. 持续性右脐静脉 持续性右脐静脉亦称永久性右脐静脉，不属于胎儿畸形而是解剖结构变异。持续性右脐静脉是指应该退化消失的右脐静脉没有退化，而不该退化消失的左脐静脉退化消失。

根据发生部位分为①肝内型，表现为脐静脉入肝后向胎儿左侧走行，弓背朝向胎儿右侧，与静脉导管直接相连，胆囊位于脐静脉左侧（图 41-3-9）；②肝外型，表现为脐静脉不经过肝脏和肝门静脉系统而进入体循环静脉系统，静脉导管常缺如，此型常合并胎儿多发畸形，并与非

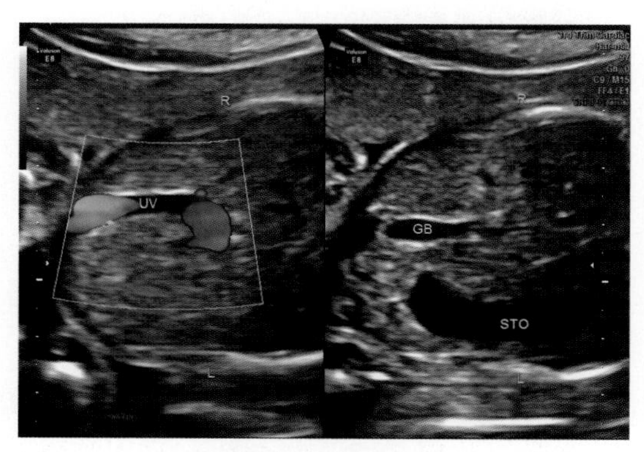

图 41-3-9 持续性右脐静脉
L：胎儿左侧，R：胎儿右侧，UV：脐静脉，GB：胆囊，STO：胃泡

整倍体相关。

单纯性持续性右脐静脉,应进行染色体检测,预后好；如合并胎儿其他畸形，预后取决于畸形的类型与病变程度。

五、脐带赘生物

脐带赘生物包括囊肿、血肿、血栓、畸胎瘤等。

1. 脐带囊肿 脐带囊肿（umbilical cord cyst）是指发生在脐带上的囊性包块，表现为异常增粗的脐带或囊肿附着于脐带上。脐带囊肿可发生在脐带的任何位置，通常小于 5 cm。

（1）病理解剖及病理生理 根据囊肿组织来源不同分为真性囊肿和假性囊肿。

1）真性囊肿又根据组织来源不同分为脐尿管囊肿、脐肠系膜囊肿，囊壁有上皮细胞，伴有分泌功能，囊肿呈圆形或椭圆形。单发，以脐尿管囊肿较常见。

2）假性囊肿来源于华通氏胶，囊内有黏液而无上皮细胞，囊肿无张力。一般认为脐带囊肿的发生与脐带螺旋化和生理性中肠疝形成有关。

（2）超声特征 ①脐带上可见圆形或类圆形无回声区，边界清楚，囊壁菲薄；可位于脐血管之间或附着于脐带上，随脐带飘动而移动。如囊肿内出现回声，应考虑囊肿合并出血可能；②彩色多普勒显示脐血流从囊肿中间或者旁边通过（图 41-3-10）。

（3）预后评估 妊娠早期发生的单纯性脐带囊肿多数可自行消失；妊娠中晚期发生的脐带囊肿与胎儿畸形及非整倍体有关。如囊肿过大或合并出血，则可能因脐血流异常而导致预后不良；如合并畸形，预后取决于合并畸形类型与病变程度。

2. 脐带血肿 脐带血肿通常是由于脐静脉血管曲张、破裂导致血液渗出至脐带周围所致，可发生在脐带两端。脐血管发育不良、脐带扭转、过短、脱垂、机械损伤、华通氏胶缺乏等均可造成脐血管破裂出血而形成血肿。

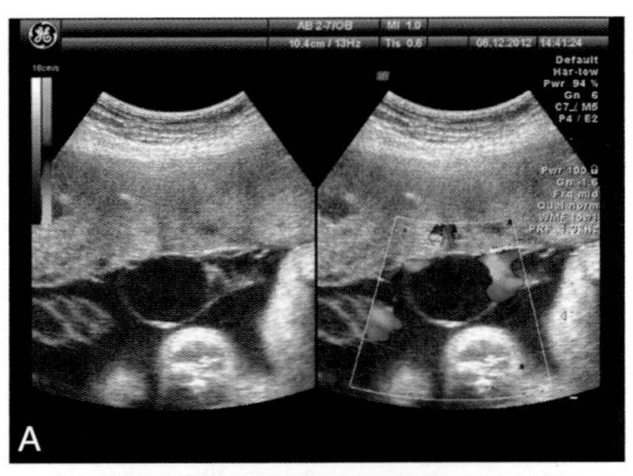

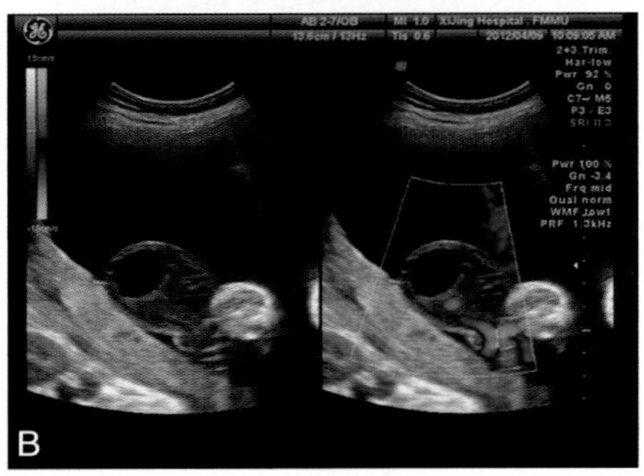

图 41-3-10 脐带囊肿
A. 脐带胎盘端囊肿；B. 脐带内囊肿

超声特征为脐带内出现无回声的液性暗区，并进行性增大。

脐带血肿可压迫血管造成胎儿急性缺血缺氧甚至死亡。

3. 脐带血栓症 脐带血栓症是指脐静脉内出现血栓，是引起胎儿宫内死亡的原因之一。脐静脉曲张、脐带囊肿、脐带血肿及羊水穿刺检查均是其危险因素。

超声特征为脐静脉管腔内出现低回声；彩色多普勒显示低回声处充盈缺损。

4. 脐带畸胎瘤 脐带畸胎瘤极为罕见，多为良性。

发生原因可能是妊娠早期原肠陷入脐带，原始生殖细胞进入脐带结缔组织内而形成畸胎瘤。

超声特征为脐带上出现圆形或类圆形混合性回声包块，包膜完整，其内强回声钙化有助于明确诊断。

六、脐带华通氏胶异常

脐带华通氏胶异常包括华通氏胶过多、发育不良和华通氏胶囊肿。华通氏胶囊肿是由于华通氏胶的黏液变性而出现的囊肿。

华通氏胶囊肿的超声特征为脐带内血管周围出现多发的无回声区，形态不规则、囊肿无张力（图 41-3-11）。

常合并胎儿非整倍体异常。预后取决于合并畸形种类及病变程度。

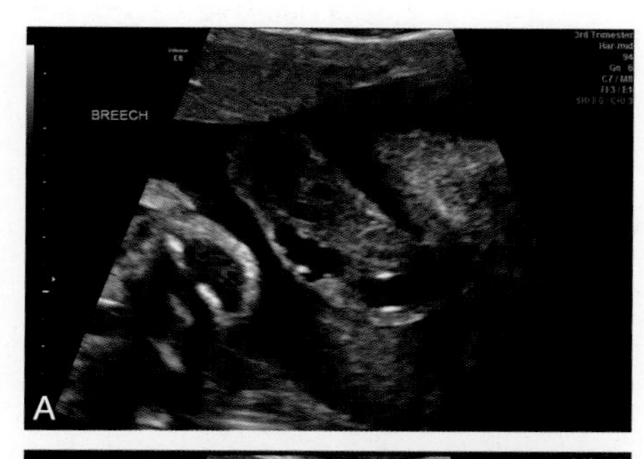

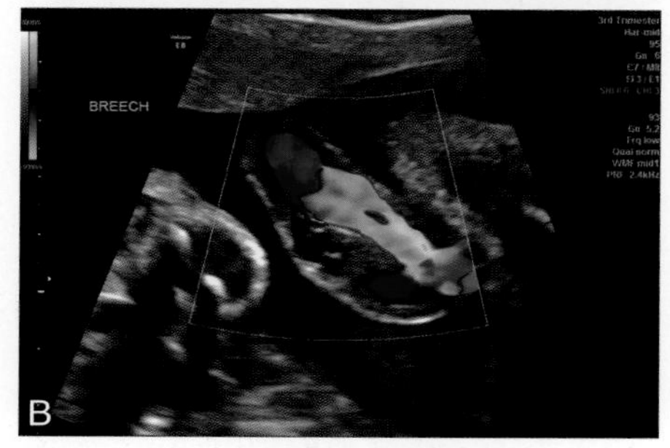

图 41-3-11　脐带华通氏胶囊肿

七、脐带先露与脐带脱垂

1. 脐带先露　脐带先露是指胎膜未破时，胎先露前方或一侧可显示脐带。这部分脐带游离于羊膜腔内，并可见脐血管螺旋，可随胎儿体位变动而发生位置改变。

超声检查需注意与血管前置相鉴别（参见本章血管前置）。

2. 脐带脱垂　脐带脱垂是指胎膜破裂后，脐带可脱出于宫颈外口，降至阴道、外阴部。引起脐带脱垂常见的原因有：胎位异常、头盆不称、早产、多胎妊娠、胎儿畸形、羊水过多、胎盘低置、脐带过长、胎膜早破等。

超声特征为胎膜破裂时，宫颈内、外口或阴道内可见扭曲的血管回声；脉冲多普勒可录得脐动脉频谱。脐带脱垂可导致脐血流受阻，胎儿宫内窘迫，甚至死亡。

（王云　李军　雷小莹）

参考文献

[1] Saltvedt S, Almstrom H, Kublickas M, et al. Detection of malformations in chromosomally normal fetuses by routine ultrasound at 12 or 18 weeks of gestation-a randomised controlled trial in 39, 572 pregnancies. BJOG, 2006, 113: 664–674

[2] 中国医师协会超声医师分会 . 产前超声检查指南 (2012) 中华医学超声杂志 (电子版) , 2012, 9(7): 574–580

[3] 吴小凤 , 马芬 , 周江 . 超声中孕期筛查胎盘脐带入口位置异常的临床价值 , 中国医药指南 , 2014, 12(10): 29–30

[4] 李菁华 , 吴青青 . ISUOG 多普勒超声产科应用指南解读 . 中华医学超声杂志 (电子版), 2013, 10(10): 5–7

[5] 田源 , 吴青青 , 王莉 . ISUOG 早孕期胎儿超声扫查应用指南解读 . 中华医学超声杂志 (电子版), 2014, 11(4): 15–17

[6] 吴青青 , 杨文娟 . 解读胎儿孕中期常规超声筛查应用指南 [国际妇产科超声学会 (ISUOG)]. 中华医学超声杂志 (电子版), 2011, 8(1): 17–21

[7] 徐学翠 , 茹彤 , 杨岚 . 早孕期超声规范化结构筛查在胎儿四肢畸形 . 中华医学超声杂志 (电子版), 2014, 11(4): 38–42